心血管麻醉与围术期处理

Cardiovascular Anesthesia & Perioperative Management

第 3 版

主　编　陈　杰　徐美英　杭燕南

审　阅　王祥瑞　俞卫锋

顾　问　孙大金

科学出版社

北　京

内 容 简 介

《心血管麻醉与围术期处理》（第 3 版）由全国 60 余位著名麻醉学、心血管病学、医学影像学等专家教授撰写，全书共分 5 篇 42 章，分别叙述了心血管麻醉学基础、心血管手术麻醉、心血管麻醉监测技术、心血管麻醉治疗技术和心血管手术围术期处理。本书内容系统、全面，理论联系实际，既有心血管麻醉和相关专业专家们的宝贵临床经验，也有国内外最新研究进展，是麻醉科、心血管科和 ICU 专业医务人员的高级参考书。

图书在版编目（CIP）数据

心血管麻醉与围术期处理 / 陈杰，徐美英，杭燕南主编. —3 版. —北京：科学出版社，2019.2
　ISBN 978-7-03-060421-7

Ⅰ.①心… Ⅱ.①陈… ②徐… ③杭… Ⅲ.①心脏血管疾病－外科手术－麻醉 ②心脏血管疾病－外科手术－围手术期－处理 Ⅳ.① R654 ② R614

中国版本图书馆 CIP 数据核字（2019）第 009543 号

责任编辑：戚东桂　董　婕 / 责任校对：张小霞
责任印制：肖　兴 / 封面设计：龙　岩

科学出版社 出版
北京东黄城根北街 16 号
邮政编码：100717
http://www.sciencep.com

三河市春园印刷有限公司　印刷
科学出版社发行　各地新华书店经销
*
1999 年 4 月第　一　版　由上海科学技术文献出版社出版
2019 年 2 月第　三　版　开本：889×1194　1/16
2019 年 2 月第二次印刷　印张：47
字数：1 295 000
定价：**248.00 元**
（如有印装质量问题，我社负责调换）

作者简介

陈杰　上海交通大学医学院附属仁济医院麻醉科副主任，主任医师，教授，硕士生导师

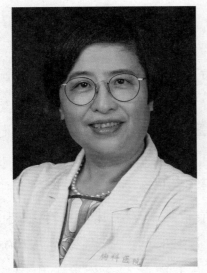

　　中国心胸血管麻醉学会理事，中国心胸血管麻醉学会心血管麻醉分会委员和脏器保护分会委员，中华医学会麻醉学分会心胸学组委员。上海市医学会麻醉学专科分会心胸学组成员，上海市中西医结合学会围术期专业委员会委员，上海市中医药学会疼痛分会副主任委员，《上海医学》杂志特约编委。长期从事心血管麻醉、老年人麻醉和危重症患者麻醉，具有丰富的临床经验。曾获上海市科学技术进步奖三等奖。

徐美英　上海交通大学附属胸科医院麻醉科主任，主任医师，教授，硕士生导师

　　中国心胸血管麻醉学会常务理事兼胸外麻醉分会前任主任委员。中华医学会麻醉学分会、中国医师协会麻醉医师分会委员。上海市医学会麻醉学专科分会副主任委员，上海市医师协会麻醉医师分会副会长。30余年来，一直致力于心胸疑难病患者的临床麻醉管理，具有丰富的临床经验。倡导并实施"安全、无痛、舒适、改善预后"的麻醉管理规范，创造了连续8万余例心、胸手术无严重麻醉并发症的佳绩。

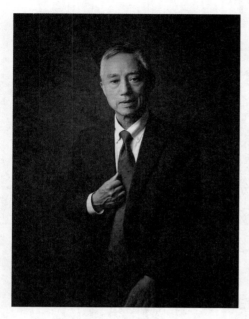

杭燕南 上海交通大学医学院附属仁济医院麻醉科和 ICU 教授，博士生导师，学科带头人

曾任中华医学会麻醉学分会第七届全国委员，上海市医学会第 32、33 届理事，上海市医学会麻醉学专科分会副主任委员。《中华麻醉学杂志》《临床麻醉学杂志》《国际麻醉学与复苏杂志》编委和常务编委。中国药理学会麻醉药理分会、上海市医学会麻醉学专科分会和疼痛专业委员会及上海市中西医结合学会麻醉与疼痛分会顾问。培养硕士、博士研究生 25 名，发表论文 472 篇，主编、副主编麻醉学与重症医学专著和手册 16 部，2009 年获中华医学会麻醉学分会颁发的中国麻醉学贡献奖，2015 年被评为中国医师协会麻醉医师分会终身成就麻醉学家。2017 年获上海市医学会麻醉学专科分会颁发的上海市麻醉事业发展杰出贡献奖。

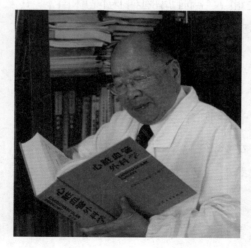

孙大金 上海交通大学医学院附属仁济医院麻醉学终身教授，博士生导师

我国著名麻醉学家，上海交通大学医学院麻醉学科创始人之一。曾任中华医学会麻醉学分会副主任委员，卫生部医学科学委员会专题委员会委员，上海市医学会麻醉学专科分会主任委员，上海市医学会生物电阻抗研究会主任委员。《中华麻醉学杂志》《临床麻醉学杂志》副主编，《国际麻醉学与复苏杂志》常务编委及《上海医学》杂志编委。2008 年获得麻醉医师终身成就奖，2009 年获得中华医学会麻醉学分会颁发的中国麻醉杰出贡献奖。2017 年获上海市医学会麻醉学专科分会最具贡献奖。

《心血管麻醉与围术期处理》
第3版编写人员

主　编　陈　杰　徐美英　杭燕南

审　阅　王祥瑞　俞卫锋

顾　问　孙大金

编　者　（按姓氏汉语拼音排序）

陈　杰　上海交通大学医学院附属仁济医院

陈书弘　中国医学科学院阜外医院

陈锡明　上海交通大学医学院附属新华医院

崔　璀　上海交通大学医学院附属仁济医院

邓硕曾　中国医学科学院阜外医院

邓小明　海军军医大学附属长海医院

董　榕　上海交通大学医学院附属瑞金医院

皋　源　上海交通大学医学院附属仁济医院

葛圣金　复旦大学附属中山医院

郭克芳　复旦大学附属中山医院

杭燕南　上海交通大学医学院附属仁济医院

何振洲　上海交通大学医学院附属仁济医院

黑飞龙　中国医学科学院阜外医院

黄　悦　上海交通大学医学院附属上海儿童医学中心

黄贞玲　上海交通大学医学院附属仁济医院

江　伟　上海交通大学附属上海市第六人民医院

李　雯　上海交通大学医学院附属仁济医院

李　悦　上海交通大学医学院附属仁济医院

连庆泉　温州医科大学附属第二医院

刘　苏　同济大学附属同济医院

马媛媛　复旦大学附属中山医院

邱郁薇　上海交通大学附属胸科医院

单江桂　上海交通大学医学院附属仁济医院

沈　立　上海交通大学医学院附属仁济医院

史宏伟　南京医科大学附属南京第一医院

苏殿三　上海交通大学医学院附属仁济医院

孙　瑛　上海交通大学医学院附属上海儿童医学中心

孙贝贝　上海交通大学医学院附属仁济医院

孙大金　上海交通大学医学院附属仁济医院

汪　鑫　上海交通大学医学院附属仁济医院

王珊娟　上海交通大学医学院附属仁济医院

王维俊　上海交通大学医学院附属仁济医院

王祥瑞　同济大学附属东方医院

王学敏　上海交通大学附属上海市第六人民医院

闻大翔　上海交通大学医学院附属仁济医院

吴安石　首都医科大学附属北京朝阳医院

吴镜湘　上海交通大学附属胸科医院

肖　洁　上海交通大学医学院附属仁济医院

谢　波　上海交通大学医学院附属仁济医院

谢　红　苏州大学医学院附属第二医院

邢顺鹏　上海交通大学医学院附属仁济医院

徐丽颖　复旦大学附属中山医院

徐美英　上海交通大学附属胸科医院

许建荣　上海交通大学医学院附属仁济医院

薛　松　上海交通大学医学院附属仁济医院

薛玉良　泰达国际心血管病医院

薛张纲　复旦大学附属中山医院

杨立群　上海交通大学医学院附属仁济医院

姚立农　首都医科大学附属北京朝阳医院

於章杰　上海交通大学医学院附属仁济医院

于布为　上海交通大学医学院附属瑞金医院

俞卫锋　上海交通大学医学院附属仁济医院

岳　云　首都医科大学附属北京朝阳医院

张　进　上海交通大学医学院附属仁济医院

张金源　上海交通大学医学院附属仁济医院

张马忠　上海交通大学医学院附属上海儿童医学中心

张晓庆　同济大学附属同济医院

赵辉林　上海交通大学医学院附属仁济医院

赵延华　上海交通大学医学院附属仁济医院

周　洁　上海交通大学医学院附属仁济医院

周仁龙　上海交通大学医学院附属仁济医院

周姝婧　上海交通大学医学院附属仁济医院

朱文忠　海军军医大学附属长海医院

秘　书　郑蓓洁　上海交通大学医学院附属仁济医院

序　一

麻醉学突飞猛进，心血管手术麻醉与围术期处理方法日新月异，微创和机器人手术的开展，心胸超声技术的普及应用，麻醉新药和新技术的不断出现，加速康复外科的发展，从循证麻醉、精准麻醉到舒适化医疗，麻醉学正向围术期医学发展，令人鼓舞！

我国人口众多，据统计，上海市 2017 年共实施心脏手术 18 051 例，近 1/2 为老年和小儿心血管手术。我国的心血管麻醉医师在繁忙的工作中积累了丰富的临床经验，同时也进行了心血管麻醉的基础和临床研究，其中主要是心肌保护及心脏超声在心血管麻醉和围术期的应用，优化了麻醉和围术期管理，减少了并发症，提高了心血管麻醉的安全性。有的微创心血管介入手术需要在放射科实施，空间有限，远离手术室，使用放射源、摄影机、血管造影仪器、C 臂透视仪、扫描仪及激光设备等均可妨碍麻醉医师接近患者，造成严重的安全隐患。微创心血管手术给麻醉医师提出了新的挑战。鉴于心血管麻醉的复杂性和危险性，要求从事心血管麻醉的医师，必须经过严格培训，掌握扎实的心血管解剖、生理和药理基础知识，以及熟悉心血管麻醉的临床技能，与外科医师、体外循环灌注医师、重症医学医师等组成合作团队，相互配合，提高心血管手术的医疗质量，降低术后并发症发生率和死亡率，改善患者预后。

近 10 年来，心血管手术麻醉与围术期处理有了许多新进展，具有丰富的心血管麻醉和危重症患者治疗临床经验，以及理论底蕴深厚的杭燕南、陈杰和徐美英教授，在我的鼓励下组织上海和北京等地的心血管麻醉专家，经历一年多时间，在第 1 版和第 2 版的基础上，完成了第 3 版的编写工作。该书参考了近 10 年有关心血管麻醉的文献和专著，并结合作者们的临床经验，内容新颖而实用，有较高的临床参考价值。

热烈祝贺《心血管麻醉与围术期处理》第 3 版出版！

孙大金

2018 年 5 月

心血管麻醉伴随着心血管外科的发展经历了艰辛的历程，取得了辉煌成就，在许多领域引领了麻醉学的发展。我国心血管麻醉始于 20 世纪 40～50 年代，经过几代人艰苦卓绝的努力，一直迈着追赶世界发展的步伐，如今国内许多医学中心的心血管麻醉水平已与世界同步。但我国幅员辽阔，发展很不平衡，心血管麻醉水平差异较大。心血管麻醉医师要求具有丰富的心血管生理学及心血管药理学等知识，应用先进的麻醉理念和精确的监测技术，加强麻醉和围术期的管理，以确保患者的安全与康复，并在促进心血管外科的发展中发挥重要作用。

2015 年 11 月经国家民政部注册的中国心胸血管麻醉学会成立，三年来开展了卓有成效的学术交流，建立了多中心临床研究平台，进行了心血管麻醉医师培训，发布了多项心血管麻醉专家共识和指南，推动了我国心血管麻醉事业的发展。

我国心血管麻醉正在进入超声应用和全面发展时代，目前全国有 697 家医院开展了心血管外科手术，共有心血管麻醉医师 4600 多名，均需要不断更新知识。近年，国内已有多部心血管麻醉相关优秀译著出版，如《卡普兰心脏麻醉学》（李立环主译）、《实用心血管麻醉学》（王锷等主译），而国内相关专著较少。可喜的是，上海交通大学医学院附属仁济医院陈杰、杭燕南教授和上海交通大学附属胸科医院徐美英教授共同组织专家编写了《心血管麻醉与围术期处理》第 3 版，该书内容新颖、全面，参考了最新文献并结合临床实践，对心血管麻醉医师临床工作具有较好的指导意义。我祝贺《心血管麻醉与围术期处理》第 3 版出版。

中国医学科学院阜外医院教授

中国心胸血管麻醉学会会长

2018 年 6 月

心血管麻醉和 ICU 监护治疗的发展不仅保障了患者的安全，同时也提高了心血管手术的成功率。心血管麻醉和监测技术的进步，包括新药合理应用、低温体外循环和心肌保护效果的提高，以及血流动力学监测、机械通气和呼吸支持等精准监护和治疗手段，使心血管手术后患者死亡率明显降低。麻醉学为我国心血管外科的发展做出了卓越的贡献。我国在心胸专科医院及许多医科大学附属医院有一支心血管麻醉专业队伍，40 余年来进行了大量的实验和临床研究工作，积累了丰富的经验，取得了许多研究成果，推动了我国心血管麻醉事业的发展。

1954 年，我国首例闭式心脏二尖瓣交界分离术在上海交通大学医学院附属仁济医院获得成功，1978 年上海交通大学医学院附属瑞金医院施行了我国第一例原位心脏移植手术，患者生存达 109 天。1956 年后，上海、北京、南京、长沙、西安等地相继开展低温麻醉、体外循环和心内直视手术等实验和临床工作，我国心血管手术麻醉蓬勃开展起来。1957 年 11月 2 日，经上海市人民政府批准，创建上海市胸科医院。这是我国最早建立的以诊治心胸疾病为主的三甲专科医院。首任院长黄家驷，副院长兰锡纯、顾恺时。当时，胸科医院就汇聚起原上海第一、第二医学院和卫生局所属医院的一大批医学精英，著名麻醉学家吴珏、李杏芳教授兼任了麻醉科的第一任正、副主任。60 余年来上海的心血管麻醉持续发展，据统计上海市共有 23 家三甲医院开展心血管手术，主要包括复旦大学附属中山医院、上海交通大学医学院附属瑞金医院、上海交通大学医学院附属仁济医院、海军医科大学附属长海医院、上海交通大学附属胸科医院、上海交通大学附属第一人民医院、同济大学附属第十人民医院、同济大学附属东方医院、同济大学附属同济医院等，主要实施成人心血管手术；上海交通大学医学院附属上海儿童医学中心和新华医院、复旦大学附属儿科医院、上海交通大学附属儿童医院等主要进行小儿心血管手术。2017 年，上海市心脏手术 18 051 例，其中行体外循环 13 955 例，冠状动脉搭桥手术 2934 例，心脏瓣膜手术 5120 例，小儿先天性心脏病手术 6325 例。

　　心血管手术的发展促进了麻醉和监测技术的进步，近年来，随着社会老龄化和我国人民生活水平的提高，心血管疾病逐渐增加，临床上也开展了许多新的外科手术，微创介入治疗和机器人手术也迅速发展起来，新药和新的监测与治疗手段，尤其是超声技术在心血管麻醉和围术期已广泛应用。因此，需要麻醉医师不断更新知识，提高麻醉技术。目前，距离 2011 年本书第 2 版出版已有 7 年，学科的发展和读者的期盼促使我们发起再版《心血管麻醉和术后处理》的决心。为了适应医学理念变更，第 3 版书名改为《心血管麻醉与围术期处理》，由临床经验丰富的陈杰、徐美英和杭燕南教授主编，由德高望重的孙大金教授指导和杭燕南教授主要审校。邀请上海、北京等地著名的心血管麻醉、心脏外科、医学影像学等专家参与编写。

　　本书共分 42 章，近 130 万字，内容包括心血管麻醉基础知识、心血管手术麻醉方法、重症监测治疗技术、麻醉处理技术和心血管手术围术期处理等。既有心血管麻醉和相关专业的专家们的宝贵临床经验，也有国内外最新研究进展。经过再版后，本书的可读性更强，希望能够获得广大读者一如既往的支持，并指出不足之处，以便再版时修改。

　　最后衷心感谢孙大金、王祥瑞和俞卫锋教授关心和支持本书的编审工作，感谢参与第 1 版和第 2 版编写的专家，感谢在全书的编写和审阅工作中倾注了大量心血的教授和专家，感谢科学出版社对本书出版和发行的大力支持。

　　虽经编者们的仔细校对，但书中难免有疏漏之处，敬请同仁批评指正。

陈　杰　徐美英　杭燕南

2018 年 5 月

目　录

第三篇　心血管麻醉监测技术

第四篇　心血管麻醉治疗技术

第五篇　心血管手术围术期处理

绪论

我国心血管麻醉的发展与现状

我国心血管麻醉学的发展分为萌芽时期（1949年前）、起步时期（1954年以后）、发展时期（1960～1990年）和大发展时期（1990年后）。现将心血管麻醉的发展和现状分述如下。

第一节　我国心血管麻醉的萌芽时期

1846年10月16日，William TG Morton首先在美国波士顿麻省总医院演示乙醚全身麻醉并获得成功，开创了现代麻醉的新纪元。随后，乙醚陆续广泛应用于各科手术。1847年，Russel公司的Forbes JM将乙醚引进中国。同年，传教士Parker医师首次在广州中山医科大学孙逸仙纪念医院（现中山大学附属第二医院）使用乙醚进行手术，乙醚成为常用的吸入麻醉药之一。1940年10月张超昧等首先报道，一例37岁男性患者因右心室壁刺伤约2cm，在乙醚全身麻醉（全麻）下用羊肠线缝合3针获得成功。手术时间55min，麻醉后2h完全清醒。术后出现支气管炎，经治疗后24d出院。术后4月余随访，预后良好。这是我国心脏手术和麻醉的开端。1944年10月吴英恺在气管插管全麻下为动脉导管未闭患者施行结扎术，开创了我国大血管手术和麻醉的先河。1947年吴英恺等又为慢性缩窄性心包炎患者在全麻下首次采用手术疗法，而为该手术实施麻醉者是刚从加拿大回国不久的姚张明，以及王源昶和严仁华等医师。因此，20世纪40年代是我国心血管手术的萌芽时期，也是我国心血管麻醉的萌芽时期。

第二节　我国心血管麻醉的发展历程

一、心血管麻醉的先驱者

（一）李杏芳教授

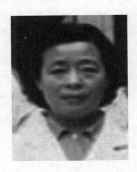

李杏芳教授，女，湖南长沙人，生于1914年，1942年毕业于上海女子医院。1944年赴美国学习，1947年回国，就任上海仁济医院麻醉科主任。1957年因上海第二医学院院系调整，李教授接任上海瑞金医院麻醉科主任，1984年退休，定居于美国，2011年病故。李教授善于实践，敢于创新。1954年2月成功地实施了首例二尖瓣闭合分离术的麻醉，开创了国内心脏内手术麻醉的先河。1956年5月、1957年1月分别在国内首先开展了低温下外伤性腹主动脉瘤同种主动脉移植术和先天性心脏病肺动脉瓣狭窄直视切开术的麻醉。1959年9月在全市心血管学科的协作下，采用国产人工心肺机进行房间隔缺损（房缺）修补术、室间隔缺损（室缺）修补术的麻醉。又于1978年4月进行了国内首例心脏移植术的麻醉。李教授是原上海第二医学院各附属医院麻醉科的创始人。

其曾任首届中华医学会麻醉学分会委员、《中华麻醉学杂志》常务编委和上海医学会麻醉学会首届副主委等职。

（二）尚德延教授

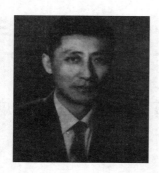

尚德延教授，男，辽宁沈阳人，出生于 1918 年，1943 年毕业于甘肃学院（兰州大学前身）医学系，1947 年去美国学习，1949 年回国。1956 年尚教授就任解放军胸科医院（阜外医院前身）麻醉科主任。1957 年开展了水浴体表低温麻醉下心内直视术和大血管移植术，对常温、低温、深低温下心脏手术的心功能恢复和心脏复苏，低温和深低温的病理生理改变，低温下心室颤动的预防和治疗等方面研究均取得了显著成绩。同时对控制性降压的病理生理学基础和临床应用也取得了显著成绩。1958 年尚教授与外科等医师合作研究人工心肺机，进行动物实验 200 余次，并于 1959 年将国产人工心肺机成功用于临床。分别于 1965 年和 1985 年任硕士、博士研究生导师，为我国麻醉学专业的发展培养了大批专业人才。1979 年当选中华医学会麻醉学分会首届主任委员，又任《中华麻醉学杂志》首届副主编。于 1985 年病故。

（三）王源昶教授

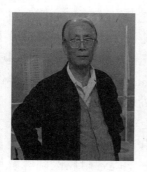

王源昶教授，男，山东省文登区人，出生于 1922 年，1948 年毕业于北京大学医学院。历任天津医学院总医院麻醉科主任，中华医学会麻醉学

分会常委、《中华麻醉学杂志》常务编委、天津麻醉学会主委等职。1998 年 10 月病逝。王源昶教授在世界上首次（1955 年）成功采用经胸壁外心脏按压法抢救了患者的生命，突破了沿用多年的开胸后心脏按压的旧框，较公认最早的 1960 年 Kouwenhoven 的相关报道早了 5 年。王教授对心血管麻醉的贡献主要是 1960 年 3 月创建了低温合并半身体外循环法，克服了当时对成人较大体重的患者因氧合器氧合不足的限制，保证了脑等重要器官的氧供，此项改良方法称为"低温低流量分量灌注法"，半身体外循环法已被北方几个医院采用。1963 年，王教授开始采用 5% 葡萄糖溶液或右旋糖酐 40 代替部分预充血，效果良好，明显减少体外循环的用血量。

二、心血管手术的麻醉药和麻醉方法

（一）心外和心内手术麻醉

1954 年 2 月兰锡纯等首先在国内成功施行了二尖瓣分离术；同年 3 月董方中等报道了二尖瓣交界分离术 62 例的初步观察结果。李杏芳为二尖瓣交界分离患者实施麻醉，选择 2.5% 硫喷妥钠诱导，吸入乙醚，达第三期第 2 级时，行气管内插管，并以乙醚维持麻醉。但乙醚本身缺点较多，在临床麻醉中的应用日益减少。孙大金等于 1957 年开始应用静脉强化麻醉施行二尖瓣分离术，至 1964 年 2 月共计 400 例，死亡率为 1.75%，死亡与麻醉无明显关联。2.5% 硫喷妥钠和琥珀胆碱行麻醉诱导后气管插管，静脉强化麻醉药（5% 葡萄糖溶液 100ml 加入普鲁卡因 1g，或利多卡因 0.5g、哌替啶 20mg、氯丙嗪和异丙嗪各 5mg）维持麻醉，术后无特殊并发症。盛卓人等报道了外伤性心脏穿透伤修补术的麻醉，早期使用硫喷妥钠静脉注射，乙醚开放点滴麻醉。之后报道了 18 例，使用硫喷妥钠、琥珀胆碱、γ-羟基丁酸钠（γ-OH）、氯胺酮等诱导，维持用乙醚、普鲁卡因复合液静脉滴注。许广汾等报道，自 1956 年 8 月至 1961 年 5 月行心导管检查和心血管造影术的麻醉共 224 例。使用 2.0%～2.5% 硫喷妥钠 15～25mg 肌内注射基础麻醉，合并使用局部麻醉用于心导管检查。而心血管造影术使用 1.25% 硫喷妥钠 2～3mg/kg，琥珀胆碱 0.5～1.0mg/kg，于造影前经导管注射硫喷妥钠和琥珀胆碱,造影后呼吸 2 ~ 5min 恢复,10min 后患者清醒,麻醉后无不良反应。

(二)低温心内直视术麻醉

梁其琛等于 1957 年 1 月首先报道国内首例低温直视下切开肺动脉瓣治疗先天性单纯肺动脉瓣狭窄症。李杏芳于 1956 年 5 月在国内首先成功地应用低温麻醉为腹主动脉创伤性动脉瘤患者施行手术后,又一次将低温用于心内直视术。采用 2.5% 硫喷妥钠静脉注射诱导,循环紧闭法吸入乙醚达第三期第 3 级后行气管插管。将患者置于 0 ~ 4℃ 水浴中,降至 28 ~ 30℃,需时 45 ~ 90min,出水后继续下降 4 ~ 6℃。有一例最低达 23.5℃,未发生心室颤动。手术时间达 10.5h(同种主动脉移植术)。谢陶瀛等于 1957 年 4 ~ 6 月进行低温下阻断心脏血流循环的实验研究,对犬进行了 20 次实验,冰水温度 2 ~ 4℃,水浴中降温至 27 ~ 29℃。作者认为降温至 26℃,阻断心脏血流小于 12min 是安全的。李杏芳等于 1958 年 4 ~ 5 月在低温下施行房间隔缺损修补术,至 1959 年,共进行了 42 例心内直视术,同期引进了琥珀胆碱、筒箭毒碱等肌肉松弛药(肌松药)。以硫喷妥钠诱导后,静脉注射琥珀胆碱行气管插管,接着吸入乙醚至第三期第 2 级,并静脉注射筒箭毒碱 4 ~ 6mg。将患者放入冰浴中,水温 0 ~ 4℃,经 15 ~ 25min,体温降至 34℃,体温继续下降,最后控制在 30 ~ 32℃,阻断循环时间房缺时小于 8min,主动脉瓣切开术时 3 ~ 4min。42 例患者中,术中发生心室颤动者 3 例,经除颤后结果均好,术中术后各死亡 2 例患者,死亡原因与麻醉无关。与此同时,徐守春等报道自 1958 年 3 月至 1960 年 2 月,在低温全麻下行心内直视术患者 89 例,90 例次。以 2.5% 硫喷妥钠,肌松药静脉注射诱导,快速气管插管后以乙醚维持。57 例患者中发生心室颤动 12 例,复苏均成功。死亡患者 11 例,原因与麻醉无关。低温麻醉过程中发生心室颤动是最危险的。尚德延对心室颤动的发生原因、病理生理、预防和治疗做了大量研究。采取不同降温方法,应用心内注射普鲁卡因、肾上腺素和去甲肾上腺素,心脏按压和电击除颤措施。为临床上预防和治疗心室颤动提供了理论和应用的指导。

王一山等提出在恢复循环时,应先放松上腔静脉控制带条 1.0 ~ 1.5min,再放松下腔静脉控制带条,这样就能避免大量血流突然涌入心腔,使心脏过度膨胀而致心室颤动。上述措施为低温麻醉的临床应用提供了安全性,为推广使用创造了条件。吴英恺于 1959 年 12 月 19 ~ 26 日在西安召开的全国心脏血管外科会议上总结,自 1957 年以来全国已有 12 个省、1 个自治区和 2 个直辖市的 30 所医院开展了低温下心内直视术,至 1959 年共进行 239 次,死亡率为 8%。低温下进行心内直视术,阻断心脏循环时间不宜超过 8min。除了水浴物理降温外,史誉吾介绍了自制降温毡的构造及应用,从 1957 年开始研究,采用 76 根长 1.4m,内径 0.5cm,总容量为 2L 的橡胶管,将患者置于降温毡上进行全身麻醉,诱导时,局部放上冰袋。两年期间采用上述方法近百例,表明安全有效。

(三)体外循环心内直视术麻醉

1956 年,叶椿秀等已开始研制鼓泡式氧合器及指压血泵并进行了动物实验的研究工作。苏鸿熙等于 1957 年 6 月开始以犬为实验对象,共进行 42 次,采用指式电动唧筒鼓泡式氧合器,取得经验后,于 1958 年 6 月为 6 岁儿童在体外循环下施行室间隔缺损修补术。这是我国体外循环应用的开始,进一步推动了心内直视术的发展。史誉吾等自 1958 年 6 月施行全国首例体外循环心内直视术麻醉取得成功后,至 1960 年 2 月共进行了 10 例该手术。其中包括肺动脉瓣狭窄症、房间隔缺损、室间隔缺损和法洛四联症等。麻醉方法采用硫喷妥钠诱导,吸入乙醚,肌松药应用琥珀胆碱或筒箭毒碱,在气管插管全麻下实施体外循环。人工心肺机(进口)灌注时间为 14.0 ~ 98.5min。1957 年以后,随着国产人工心肺机的研制不断发展、改进和完善,全国各省市逐步开展使用不同机型的转流泵和氧合器,低温和深低温,全身和半身体外循环,体外循环期间生理、生化等变化的研究报道也陆续发表。吴英恺在 1959 年 12 月西安心血管外科会议上总结:自 1956 年开始研究体外循环心内直视术已有 7 个省 18 个单位,13 年来进行动物实验 738 次。自 1958 年以来,西安、上海、天津、北京等医院临床上施行室间隔缺损、房间隔缺损等手术 29 次,死亡率为 16.6%。许多麻醉专业学者都参与了人工心肺机的研制，以及体外循环方法的研究等。张天惠等报道选择性低温与体外循环的综合方法，即在体表置冰帽和冰袋，开胸后胸腔内注冷盐水，大血管插管后，人工心肺机转流开始，待直肠温度降至30℃，阻断下半身体外循环，行上半身体外循环。自1963年3月开始施行心内直视术共32例，均取得良好效果。江苏心脏大血管病研究组（李德馨等）报道，自1960年3月开始进行动物实验50次，将犬体温降至18℃，阻断循环20～30min。随后于1960年12月应用于临床，包括肺动脉瓣狭窄等共10例，全麻气管插管后施行体表及血流综合变化和自肺灌注，体温低至18℃左右，阻断循环时间为13.00～38.17min。

1972年4月上海仁济医院首次将针刺麻醉（针麻）用于体外循环心内直视术，至1977年8月共计200例，针麻效果Ⅰ级占26.5%，Ⅱ级占51.5%，Ⅲ级占21.5%，Ⅳ级占0.5%。病例中包括室间隔缺损、法洛四联症，以及球瓣置换术1例。体外循环灌流时间＞60min，平均100min，最长为132min，主动脉阻断时间平均6.8min。在体外循环后复苏的196例患者中，自动复跳者55例，用除颤器者120例，心搏未停患者21例。死亡患者11例，但与麻醉无关。随后又进行了针刺麻醉体外循环心内直视术，生理和生化的测定的研究。由于针刺麻醉存在镇痛不全等问题，如何提高针刺麻醉镇痛的效果，在针刺麻醉机制研究，以及针药复合等进行探讨，无论在实验和临床上都继续进行了大量工作。

体外循环心内直视术用于婴幼儿早在1958年6月已有报道，而有关婴幼儿体外循环心内直视术的麻醉处理全面报道要推迟至1973～1979年12月金熊元等总结的305例患者的经验。年龄＜5岁的患儿有142例。麻醉方法有针刺麻醉、中药麻醉、乙醚或氟烷、静脉复合麻醉包括氯胺酮和γ-OH等。采用体表降温加血流降温，死亡患者27例（19.0%）。高天华等报道，1957年8月～1983年12月共施行13 189例心脏大血管手术麻醉，总结了1980年3月～1983年12月3152例麻醉处理的经验，即良好的术前准备、麻醉期间积极维护患者的心功能、加强监测、对心功能严重减退患者术后积极给予呼吸支持等都是改善预后的重要措施。胡小琴等报道了1974～1983年期间心内直视术患者8455例，复苏失败16例（0.29%），其中浅低温下心内直视术1439例，复苏失败4例（0.07%）；体外循环下手术4405例，复苏失败12例（0.27%）。复苏失败原因：基本方法选择不当、心肌保护差等。1985年胡小琴等分析了阜外医院20余年来14 000余例心血管手术发生循环骤停的诱发因素，并从做好术前准备等方面进行讨论，以减少循环骤停的发生。张小先等于1979年12月～1980年10月采用国产硅藻土测定激活全血凝固时间（ACT）患者共57例，ACT正常值为60～130s。停止体外循环后43例患者ACT完全正常，用鱼精蛋白拮抗后，30例患者ACT恢复正常。邓硕曾等在心脏手术7000例中首次肝素400IU/kg静脉注射后，ACT＜450s作为肝素耐药的相对指标有56例，分析肝素耐药和非耐药各20例，测定抗凝血酶（AT）Ⅲ蛋白含量及其功能活性，结果两组间比较具有非常显著性差异，表明肝素耐药可能与ATⅢ含量和活性低下有密切关系。1980年7月后，张小先等报道体外循环心内直视术低血钾的防治。于术中、术后定时测定血钾、尿钾和尿量，分析低血钾的原因，提出低钾的防治措施。

在体外循环心内直视术麻醉领域中，还取得许多其他成就。如郑斯聚等报道了1977年2月～1978年6月，使用γ-OH静脉复合麻醉用于体外循环心内直视术100例，优点是不抑制循环系统，安全有效，但起效时较慢。蒋豪等将心脏瓣膜置换术患者76例，随机分为3组：Ⅰ组选用地西泮和氯胺酮；Ⅱ组应用地西泮、硫喷妥钠和吗啡；Ⅲ组应用地西泮、芬太尼、氟哌利多。结果提示，瓣膜置换术患者全麻诱导宜选用适量芬太尼，麻醉维持应用芬太尼加氟哌利多替代吗啡，并吸入低浓度氟烷或恩氟烷，可使麻醉更完善。1985年沈坚等使用异氟烷在体外循环心内直视术共20例。麻醉诱导：静脉注射γ-OH或地西泮，待患者入睡后，经异氟烷蒸发器（Drager，NA）吸入异氟烷。在围麻醉期采用NCCOM3无创连续心排血量监测仪（BoMed公司，美国），测定SI、CI等6项指标，观察异氟烷复合静脉麻醉过程中心功能变化。还对部分患者（6例）应用Normac吸入麻醉浓度监测仪（Datex公司，芬兰）与气相色谱仪测定异氟烷浓度，结果显示，麻醉和手术过程中各阶段 SI、CI 均无明显变化，各阶段中吸入麻醉浓度监测仪和气相色谱仪的异氟烷 MAC 浓度变化一致。张宏等报道用国产 103 麻醉机，麻醉药挥发罐中加入异氟烷，氧流量 0.5L/min，气管内插管全身麻醉下施行室间隔缺损修补术 6 例。徐美英等介绍在旁气流气体监测下，用持续气流麻醉机和注射器或输注泵，对 14 例心内直视术患者施行低流量氧 - 异氟烷紧闭吸入麻醉。结果显示，即使心功能很差的心脏病患者，也可安全实施低温低流量紧闭吸入麻醉。晏馥霞等通过比较观察 CPB 下 CABG 患者异氟烷麻醉及芬太尼复合地西泮麻醉后血清肌钙蛋白 I、肌酸激酶同工酶水平的变化，探讨异氟烷对心肌缺血再灌注损伤的保护作用，结果提示，异氟烷对 CPB 下 CABG 术患者心肌有一定的保护作用。招伟贤等研究七氟烷或七氟烷 -N_2O 吸入法用于心脏瓣膜患者的麻醉诱导，并以漂浮导管监测。结果显示，瓣膜手术患者采用七氟烷麻醉诱导过程平稳，对呼吸、循环抑制轻。梁启波等研究七氟烷及七氟烷 -N_2O 吸入麻醉诱导及维持对心脏瓣膜手术患者血流动力学的影响，术中采用 Swan-Ganz 导管技术，结果显示，七氟烷 1MAC 或 1.2MAC-N_2O 麻醉诱导是可取的，但此浓度维持，对于强烈刺激反应的抑制仍显不足。

20 世纪 80 年代中期、90 年代初国产菲诺哌啶、国产乙咪酯、咪达唑仑和异丙酚也相继用于临床麻醉。1985 年吴珏等应用菲诺哌啶或双氢埃托啡于心内直视术共 229 例，并与吗啡或芬太尼作对比，初步表明其药代动力学与阿芬太尼相似而镇痛效应更强。孙大金等观察了国产乙咪酯在体外循环心内直视术（30 例）对心血管系统的影响，并与 γ-OH 作比较，结果表明，MAP、心肌收缩指数等变化乙咪酯明显小于 γ-OH。江伟等于 1990 年 3 月开始使用咪达唑仑于体外循环心内直视术 20 例，并与颅脑手术作对比，麻醉过程中采用 NCCOM3 和 Apple2 微机联机系统观察血流动力学变化。咪达唑仑的诱导剂量为 0.2mg/kg，静脉注射 40 ～ 110s（平均 72s）时患者意识消失，麻醉过程中 CI、SI 等无明显变化，呼吸幅度减弱、频率减慢。1996 年王祥瑞等报道了丙泊酚的血药浓度与临床效应的关系。结果表明，清醒状态丙泊酚的 EC_{50} 为 0.43μg/ml，浅睡状态为 1.77μg/ml，麻醉状态为 2.77μg/ml，血药浓度在 2.5μg/ml 左右达

到理想的麻醉效果。注药后 MAP 下降，血药浓度 2.35 ～ 3.00μg/ml，呼吸出现暂停，在 1.68 ～ 2.01μg/ml 即恢复。魏蔚等报道了丙泊酚对体外循环各阶段中脑氧乳酸代谢的影响，结果显示，体外循环复温期间有发生脑氧供需失衡趋势，丙泊酚可降低脑摄氧率，在一定程度上防止 CPB 延长所致的乳酸进行性升高。陶星等报道了丙泊酚对不停搏冠状动脉搭桥术患者围术期心肌肌钙蛋白水平的影响，研究结果未发现临床剂量的丙泊酚能减轻心脏病患者手术对心肌的损伤。进入 21 世纪初，靶控输注技术开始引进我国临床，有关研究也有报道。2000 年陈新春等比较了丙泊酚靶控输注（TCI）、异氟烷和丙泊酚 TCI 复合异氟烷不同麻醉方式对非体外循环不停搏冠状动脉旁路移植术（OPCABG）患者应激反应的影响。测定指标有血浆肾上腺素等，结果显示，丙泊酚 TCI 复合异氟烷对 OPCABG 患者能明显抑制手术引起的应激反应。程卫平等观察了咪达唑仑和依托咪酯对冠心病患者血流动力学和氧代谢的影响，结果显示，与依托咪酯相比，咪达唑仑与芬太尼复合有较强的协同扩血管作用，依托咪酯诱导可维持较好的心肌氧供需平衡，更适用于冠状动脉搭桥术患者的诱导。

阿片类药物如吗啡、哌替啶、芬太尼、舒芬太尼在心脏手术中的应用均有报道。杭燕南等对 400 例体外循环心内直视术患者不同全麻诱导方法进行比较，并探讨其优点和适用范围，提出了维持麻醉诱导期呼吸与循环功能稳定和患者安全的必要措施。芬太尼从小剂量发展至大剂量，目前常用诱导剂量为 2 ～ 5μg/kg。徐凯智等研究了 18 例心脏瓣膜置换术患者大剂量芬太尼麻醉的药代动力学，膜肺与鼓泡肺对血浆芬太尼浓度的影响。气相色谱 - 质谱联用仪检测血浆芬太尼浓度，NONLIN 软件计算药代动力学参数。结果表明，芬太尼的药代动力学符合开放性三室模型，表观分布容积 13.8L/kg，消除半衰期 357.4ml 及清除率 566.9ml/min。史春霞等采用多中心、大样本、随机、开放的研究方法对心脏瓣膜置换术和冠状动脉搭桥术的患者分别以芬太尼 6.1μg/kg 复合咪达唑仑 0.07μg/kg，瑞芬太尼 6.5μg/kg 复合咪达唑仑 0.08mg/kg 诱导。瑞芬太尼 0.05 ～ 0.80μg/（kg·min）在临床上血流动力学状态满意。

1994 年陈杰等观察和研究了 18 例成人心内

直视术期间脑血流变化规律及其影响因素，经颅多普勒测定大脑中动脉血流平均速度（Vm）。结果显示，心功能明显影响 Vm，麻醉可致 Vm 下降 26.3%±16.7%，但某些心功能很差的患者 Vm 增快，体外循环转流中较转流前 Vm 下降 42.7%，转流期间 Vm 受体温、转流流量、通气、血液稀释等因素影响，体外循环毕较转流前 Vm 提高 18.1%。因此，许多因素影响心内直视术期间脑血流。詹仁智等对 17 例重症瓣膜患者围术期 VO_2 与 DO_2 关系进行了研究，结果显示，CPB 1h 后 VO_2 与 DO_2 相关性良好（$r=0.60$，$P < 0.01$，$n=17$）；CPB 停止后 18h 内相关性仍存在（$r=0.45$，$P < 0.01$，$n=102$），但有个体差异，其中 8 例患者呈明显氧供依赖，另 9 例患者为非氧供依赖。上述提示，CPB 期间及停止后 18h 内氧供依赖均存在，并有个体差异。非氧供依赖不能排除组织缺氧存在。招伟贤等采用高效液相色谱 - 电化学检测方法及 Swan-Ganz 导管技术，对 24 例心脏瓣膜置换术患者检测麻醉手术期间血浆儿茶酚胺（CA）和血流动力学的变化。结果提示，这类患者麻醉前血浆 CA 增高，可反映血流动力学的受累程度；由于 CPB 期间和 CPB 后的影响因素较多，血浆 CA 水平不能完全反映血流动力学变化，循环功能的维持有赖于多种因素的综合作用。刘仁玉等观察和研究了心内直视术 30 例，通过监测脑氧饱和度（rSO_2）、颈内静脉球部血氧饱和度（SjO_2）及动脉 - 颈内静脉血乳酸差值，综合分析了心内直视手术期间脑氧供需平衡。结果显示，在体外循环复温过程中，rSO_2 及 SjO_2 均明显下降；体外循环开始后，动脉血乳酸和颈内静脉血乳酸进行性增加，提示在低温 CPB 手术麻醉过程中，复温期间有脑氧供需失衡的趋势，应加强监测。黑飞龙等研究了体外循环心内手术对胰岛 B 细胞功能的影响。选择先天性心脏病（先心病）和风湿性心脏病（风心病）患者各 10 例。结果显示，CPB 时胰岛 B 细胞功能并不被抑制，但组织对胰岛素的敏感性降低，提示 CPB 期间补充外源性胰岛素有利于改善 CPB 中的胰岛素抵抗。张锦等观察了 40 例左向右分流先天性心脏病小儿（肺动脉高压组 20 例，对照组 20 例）CPB 转流前后呼吸功能的变化，结果显示，转流前，肺动脉高压组呼吸阻力明显高于对照组，肺胸顺应性明显低于对照组。徐美英等用单次呼吸 CO_2 曲线

的方法研究心脏手术中和 CPB 停机早期呼吸功能的变化，结果显示，CPB 后早期呼吸功能降低的原因，主要是肺低灌注导致的通气血流比例失衡。夏正远等观察了 20 例先天性室间隔或房间隔缺损患者，于手术开始前、复温后、心脏复搏前分别静脉注射复方丹参 200mg/kg。结果显示，与术前比较，对照组缺血及再灌注后各期血清乳酸脱氢酶、肌酸激酶显著增高，而超氧化物歧化酶明显下降，与复方丹参组各时期值有显著性差异，而且术后心功能恢复较差。王东信等评价术中应用利多卡因能否减少冠脉分流手术后患者早期认知功能障碍的发生。118 例 CPB 下行 CABG 患者，在切开心包后静脉注射利多卡因 1.5mg/kg，继以 4mg/min 的速率持续输注至术毕，CPB 预充液中另加 4mg/kg。分别于术前 1d 和术后 9d 对患者进行神经精神功能 9 项测验，结果显示，术中给予利多卡因可明显降低 CPB 下 CABG 后早期认知功能障碍的发生。何小京等观察了乌司他丁对 CPB 心脏手术后患者肾功能的影响。24 例择期心脏瓣膜置换术患者，术中给予乌司他丁（UTI）30 万 U 注入预充液中随机转入体内，术后 1～3d 均给予 UTI 30 万 U 静脉滴注。分别于术前、术后 1、3、5、7d 检测尿液视黄醇结合蛋白质、N- 乙酰 -β-D- 氨基葡萄糖苷酶、$β_2$- 微球蛋白，以及血清 $β_2$- 微球蛋白、肌酐、尿素氮，结果显示，UTI 对 CPB 心脏手术后患者肾功能具有保护作用。高岚等探讨了心脏瓣膜置换术患者 CPB 后肺损伤的机制。选择 8 例行心脏瓣膜置换术的患者，全身麻醉后经颈内静脉置入 Swan-Ganz 导管。分别在 CPB 前即刻、腔静脉开放后 5min、停机时和术毕时采集桡动脉（肺静脉）血和混合静脉（肺动脉）血，计数 PMN，测定 TNF-α、SOD 和 LPO 浓度，并计算肺动、静脉血各项指标的差值。结果显示，CPB 后肺功能损害与肺外组织生成的氧自由基及炎性反应激活的 PMN 与 TNF-α 有关。王天龙等研究 CPB 下肺缺血再灌注损伤对肺功能的影响及尼卡地平对肺缺血再灌注损伤的预防作用。选择 16 例择期心脏瓣膜置换术患者，CPB 开始时给予尼卡地平 0.02mg/kg，采用大剂量芬太尼全静脉麻醉方法，麻醉诱导后行颈内静脉穿刺，置入 Swan-Ganz 导管。结果显示，CPB 下肺缺血再灌注损伤会导致肺功能损害，炎性反应介导的 PMN 激活在

肺损伤过程中可能起主导作用；尼卡地平可减轻由肺缺血再灌注所致的肺功能损害，其机制可能与其抗缺血介导的抗炎作用有关。张挺杰等观察了老年患者 CPB 下 CABG 中脑氧代谢变化与术后精神障碍的关系。年龄≥65 岁择期 CABG 患者 30 例，取右颈内静脉和桡动脉血进行血气分析，测定葡萄糖及乳酸浓度，并计算脑血流量、脑氧耗比值、脑氧耗、脑糖耗比值及乳酸生成量；术后用 ICU 精神错乱评估量表（CAM-ICU），将患者分为精神障碍（POMD）组和无精神障碍（NPMD）组，结果显示，老年患者 CABG 术后精神障碍与 CPB 期间脑氧代谢失衡有关。于钦军等通过对 CABG 术中进行经颅脑氧饱和度和经颅多普勒监测，探讨老年患者 CABG 术中局部脑氧饱和度（rSO$_2$）和大脑中动脉微栓数量（HITS）的变化与术后神经功能障碍的关系，结果显示，老年患者术后神经功能障碍发病率高，与术前合并脑血管病等危险因素和术中低 rSO$_2$ 发生率高有关，而与 HITS 无关。引起低 rSO$_2$ 的原因可能与低灌注、脑氧供 / 氧耗失衡、低灌注和栓塞多种因素共同作用所致。于金贵等评价了乌司他丁对血浆促炎细胞因子和自然基代谢水平的影响。患者接受乌司他丁 1.2 万 IU/kg，于切皮后至 CPB 前缓慢静脉注射半量，另半量加入预充液中随转机进入体内，结果显示，乌司他丁可抑制 CPB 心脏手术导致的全身炎性反应，减少自由基的产生，从而减轻心肌缺血再灌注损伤。徐军美等观察心脏手术患者围术期组织氧合的变化，选择心脏瓣膜置换术患者 30 例，观察其围术期动脉血氧分压、动脉血氧饱和度、混合静脉血氧分压、混合静脉血氧饱和度、氧供、氧耗、氧摄取率、动脉血乳酸等指标变化情况，结果显示，心脏手术患者在围术期存在一定程度的组织氧合障碍，应进行组织氧合指标的监测。李立环等比较了尼卡地平或乌拉地尔在体外循环中控制血压的效果及其对血流动力学的影响。60 例 CABG 患者在 CPB 中 MAP 升至 80mmHg，分别接受尼卡地平或乌拉地尔治疗，随机分为尼卡地平组和乌拉地尔组，每组 30 例；另设同时期同类患者 30 例作为对照组，结果显示，CPB 中应用尼卡地平或乌拉地尔控制血压，具有起效快、心脏复搏率高，停机后心率稳定，SV 和 CI 明显增加，氧供、氧耗平稳良好等优点，并可减少输

液和库血的输入量。王珊娟等探讨了麻醉和手术创伤对心脏自主神经系统的影响。20 例心内直视术患者，采用静吸复合全麻，麻醉诱导药为地西泮、依托咪酯、芬太尼、阿曲库铵和琥珀胆碱。结论显示，通过心率变异性测定可以了解麻醉和手术创伤对心脏自主神经系统的影响。于灵芝等采用颈静脉球氧饱和度（SjO$_2$）持续监测，以平均动脉压变化对 SjO$_2$ 的影响及两者的相关关系作为评定脑自身调节的指标，对心脏手术患者术中脑自身调节功能进行估测，结果显示，CPB 心脏手术中可发生一过性脑自身调节失常。孟冬梅等评价了乌司他丁对先天性心脏病心内直视术围 CPB 期心肌缺血再灌注损伤的保护作用，选择 20 例房间隔缺损或室间隔缺损修补术患者，随机分为对照组与乌司他丁组，每组 10 例，分别于体外转流前、开放主动脉即刻、开放主动脉 30min、停止 CPB 4h 和 24h 时抽取动脉血，测定血浆 CK-MB、CK 活性及 cTnI 浓度，结果显示，围 CPB 期间分两次使用乌司他丁 1.2 万 U/kg，可减轻心肌缺血再灌注损伤。张兰等探讨了小剂量抑肽酶对 CPB 所致急性肺损伤的保护作用，28 例择期心脏瓣膜置换术患者随机分为抑肽酶组和对照组，每组 14 例。于麻醉诱导前、CPB 前、CPB 结束后 1h 及 24h 时测定血浆 TNF-α 和 IL-10 水平，于 CPB 前，CPB 结束后 10min、1h 测定呼吸指数，结果显示，小剂量抑肽酶具有抗炎及肺保护作用。张晓庆等报道了米力农联合多巴胺对重症心脏瓣膜置换术后脱离 CPB 过程血流动力学及氧供需平衡的影响，结果表明，联合用药改善了重症心脏手术后心肌收缩功能，提高氧的利用率，而对全身氧耗无明显影响。高晓秋等报道了应用国产抑肽酶 600 例，其中引起严重循环抑制的患者有 5 例，原因首先考虑是否发生过敏反应。吉冰洋等报道了乌司他丁对心脏直视术中缺血再灌注损伤的影响，20 例 CPB 心脏瓣膜手术患者分为对照组、不用药组和乌司他丁组，分各时段取静脉血用 ELISA 法测定 TNF-α、IL-6、IL-8 水平。结果显示，CPB 过程中乌司他丁可通过上述介质的释放而减轻缺血再灌注损伤。徐美英等探讨了 CPB 心脏停搏下冠状动脉搭桥术（ECCABG）与非 CPB 不停搏冠状动脉搭桥术（OPCABG）对患者术后免疫功能的影响，结果显示，与 ECCABG 术相比，OPCABG 全身

炎性反应抑制程度减轻。吴安石等报道自 1999 年 1 月至 2003 年 12 月，共完成急诊 CABG 患者 46 例。其中 CPB 患者 30 例，16 例患者为不停搏搭桥手术。分别在导管室和手术室进行一定的准备，采用 Baxter2 型连续 CO 多功能监测测定 CO 等。其中 15 例患者术前放置 IABP。作者讨论了急诊 CABG 适应证，麻醉诱导和术中管理。张挺杰等报道老年患者体外循环下 CABG 术后血清神经元特异烯醇化酶（NSE）和 S100β 蛋白水平的变化，结果显示，血清 NSE 和 S100β 蛋白水平明显升高，提示术后急性精神障碍可能与此有关，而术前合并糖尿病是 CABG 后脑损伤和精神障碍的危险因素。尹毅春等观察 CABG 术后中枢神经系统并发症患者围术期血浆褪黑素、皮质醇和 NSE 和术后神经心理的变化。结果显示，CABG 术后神经系统并发症患者认知功能减退，情绪紊乱，这些改变可能与患者围术期 NSE 升高，褪黑素和皮质醇昼夜分泌紊乱有关。段开明等研究了甘草酸二铵（甘利欣）对 CPB 心脏直视术血浆选择素 P、TNF-α、血清中性粒细胞（PMNs）和肺换气功能的影响，结果显示，CPB 术中存在肺炎症反应，甘草酸二铵可一定程度上缓解 CPB 术后患者血浆选择素 P 和 TNF-α 上升程度，减少 PMNs 黏附，减轻肺炎症反应。詹丽英等报道了观察参附注射液对心脏手术 CPB 期间胃黏膜灌注、氧合及屏障功能的影响，并探讨其上皮细胞功能机制，结果显示，心脏手术 CPB 预防性应用参附注射液，可以改善胃黏膜灌注和氧合，减轻胃黏膜上皮细胞损伤，保护黏膜屏障功能。罗爱林等报道了 60 例 CPB 心内直视术，探讨术后炎性细胞因子 TNF-α、IL-1β、IL-6、IL-8 水平变化与全身炎症反应综合征（SIRS）之间的关系。结果发现，上述细胞因子水平明显升高，常合并 SIRS，甚至继发 MOF。曹德权等报道了米力农能有效抵制 CPB 诱发的促炎性细胞因子反应和心肌损伤。闵苏等报道了参附注射液可抑制 CPB MVR 术后炎性反应，并能减轻术后疲劳综合征，结果表明，预充和开放主动脉经 CPB 泵注入参附注射液有较好效果。王寿勇等报道了 CPB 下行心脏瓣膜置换术患者 40 例，麻醉诱导后即刻静脉注射地塞米松 0.5mg/kg，转流时间和阻断时间分别为（134±15）min、（84±6）min。结果显示，地塞米松对 CPB 下心脏瓣膜置换术患者肺弥散功能有一

定的保护作用，与抑制基质金属蛋白酶 -9（matrix metallo proteinase-9，MMP-9）的表达和活性有关。何爱霞等研究比较了全量和半量抑肽酶（2.0×10^6）对 OPCABG 患者围术期 IL-6、IL-10 和肌钙蛋白 I 的影响，结果显示，全量和半量抑肽酶均能抑制 OPCABG 患者围术期炎性反应，减轻心肌损伤，减少术后失血。宋琳琳等择期行 CABG 术患者 22 例，与常规 CPB 下行 CABG 术相比，OPCABG 可减轻术后炎性反应，特别是肺炎反应的程度和术后肺功能障碍程度，缩短术后机械通气和气管插管的时间。

王凤学等报道了自 1980 年至 1990 年 5 月共行体外循环心内直视术 4732 例，术后发生急性心脏压塞 14 例，其中 13 例行开胸止血心包减压术后，并介绍了麻醉处理的经验。林成新等比较了停搏（99 例）和不停搏（110 例）体外循环心内直视术，结果显示，不停搏手术患者中出现低心排血量、VF 及术中因心力衰竭死亡例数明显少于停搏者，不停搏组手术时间和体外循环时间少于停搏组，不停搏组麻醉中芬太尼用量大于停搏组。王东信等比较了非体外循环冠状动脉搭桥术与体外循环冠状动脉搭桥术患者的术中及术后早期恢复情况。39 例患者接受了非体外循环下冠状动脉搭桥术，同时期 33 例患者接受了体外循环冠状动脉搭桥术。两组均采用中等剂量阿片受体静脉复合全麻，结果显示，与体外循环冠状动脉搭桥术相比，非体外循环冠状动脉搭桥术缩短了患者的麻醉、手术及在监护室停留时间，加快了患者的恢复，从而提高了手术的安全性，并降低了手术费用。何军等报道了手术治疗 Ebstein 畸形患者 22 例，围术期无一例死亡，麻醉管理的要点是减轻右心室前后负荷，避免肺血管阻力增加保护心功能，维持血流动力学稳定，所有患者术后症状明显缓解，右心房右心室内径低于术前。齐娟等报道了心肺联合移植的麻醉处理一例的体会，表明麻醉处理是移植成败的重要环节之一。麻醉方法和监测与重症心脏手术相同，但加大抗生素和激素用量，吻合心肺过程中，降低胸腔温度，以保护供体心肺组织等。陆益斌等评价患者 PCIA 对不停搏冠状动脉搭桥术后血流动力学和氧代谢的影响。40 例不停搏冠状动脉搭桥术后患者，PCIA 组镇痛药配方为吗啡 100mg、咪达唑仑 0.03 ～ 0.06mg/kg 和甲氧氯普胺 20mg，结果显示，患者静脉自控

镇痛能为冠状动脉搭桥术后患者提供有效镇痛，减少血流动力学波动，同时改善全身氧供需平衡。

三、心血管麻醉期间的监测

麻醉期间常用的监测方法有心电、血压、脉搏血氧饱和度、呼气末二氧化碳和体温等，对重症患者还有中心静脉压监测、直接动脉压监测和心功能监测等。上述监测方法都已用于心血管麻醉期间。

（一）动脉穿刺测压术

陈志明于1975年3月至1977年5月对体外循环心脏手术245例进行桡动脉穿刺测压术。年龄最小为10个月，患者有室间隔缺损、法洛四联征等。穿刺前常规做Allen试验。1984年11月在中华医学会第三次全国麻醉学术会议上长海医院对二尖瓣置换术前后桡动脉压力波改变进行了报告。陈光韬等使用压力监测仪（瑞士）对体外循环二尖瓣膜置换术患者进行动脉波形改变记录并分析其机制。杭燕南等使用桡动脉压持续监测共650例，并详细记录其中105例的桡动脉压数据和波形进行分析。将桡动脉压归纳为陡直波等5类，并通过桡动脉压波的收缩期和射血期，计算其dp/dt及上升支到重搏切迹的面积。目前桡动脉穿刺测压已列为心脏手术常规监测方法之一。卿恩明等对20例1周岁以下先天性心脏病患儿股动脉穿刺前后下肢血流及趾温进行了观察，结果显示，在观察的各时期穿刺侧血流图与趾温变化相同，说明股动脉穿刺对下肢血流无影响。目前在婴幼儿和桡动脉穿刺困难的患者中可以用超声引导，提高穿刺成功率，减少并发症。

（二）脉搏血氧饱和度监测

杭燕南等自1987年开始应用SpO_2监测，共监测150例患者，其中体外循环心内直视术54例，患者包括室间隔缺损、房间隔缺损、法洛四联症、二尖瓣置换术。观察围术期SpO_2的变化，并对其临床意义、局限性、保证测量的可靠性，以及应注意的事项进行讨论。目前SpO_2已成为麻醉期间常用监测方法之一。

（三）中心静脉压监测

1964年5月孙大金等在第一次全国麻醉学术会议上报告，中心静脉压测定的途径选择及其定位。目前CVP已是心脏手术常规监测之一。何振洲等报道了颈内静脉穿刺置管中，当成人置管深度为13cm时，导管尖端位于上腔静脉和右心房开口交界处，CVP监测数值准确，避免导管过深引起的心律失常等并发症。

（四）循环功能监测

1. 无创性监测　1979年8月在第一次全国麻醉学术会议上（哈尔滨），孙大金等讨论了用收缩时间间期观察心脏手术静脉复合麻醉对心功能变化的影响。杭燕南等根据心肌力-速度关系的理论，使用多导生理记录仪（RM85，日本），测定左心室心肌收缩性的各项生理指标，并结合心阻抗血流图（四电极法，Kubicek）测定和计算CO等无创伤性心功能指标，观察对象为体外循环心内直视术患者共73例。静脉复合麻醉诱导方法分3组，即硫喷妥钠组、氯胺酮组和γ-OH组，结果表明，γ-OH组除心率减慢外，其他指标变化不明显，但要提高操作水平避免发生误差。孙大金等报道了自1983年开始使用无创性连续心排血量仪（NCCOM3）对室间隔缺损、二尖瓣置换术等12例患者进行监测，并与颅脑手术患者30例进行比较，评估在不同MAC异氟烷中的临床意义。结果表明，该方法简便、易于掌握而安全，但要注意各种影响因素，并提高操作水平。随后，沈坚等又进一步将NCCOM3与中心静脉压、桡动脉穿刺测压、心电等联合使用，并与异氟烷浓度测定结合进行异氟烷静脉复合麻醉过程中循环功能的研究。1988年3月起至1989年末，姜祯等采用经食管超声心动图（TEE）和彩色多普勒血流显像（PCFI）技术（7720，HP），对133例心脏手术患者在术中进行监测，并评价其应用价值，结果表明，该方法在心脏手术中应用将会更多、更广泛。史宏伟等评价了TEE在心血管手术麻醉中的价值，共完成122例TEE监测。对41例心脏瓣膜置换术患者的瓣膜做反流和狭窄分级及评价机械或生物瓣的功能，48例不停搏冠状动脉搭桥患者手术前后心功能变化。结果表明，在心血管手术中，TEE是一种新的有用的监测技术。杨拔贤等报道应用自动化心肺功能生理测试图分析冠状动脉搭桥术20例术后血流动力学的变化。结果表明，术后早期出现的心功能损害在短期内未恢复正常，可能与疾病的严重性损害程度等因素有关。周建美等观察心内直视术患者 130 例机械通气期间 $PetCO_2$ 与 $PaCO_2$ 相关的变化，提示心内直视术患者两者相关性较心肺功能正常者差，认为应根据病情分别监测 $PetCO_2$ 与 $PaCO_2$，以维持良好的通气。

2. 创伤性监测——漂浮导管的应用 孙大金等于 1982 年 5 月至 1986 年 1 月应用漂浮导管对体外循环下二尖瓣关闭不全和二尖瓣狭窄手术患者 31 例进行麻醉和术后监测。观察的指标有 CI、SI、SVR、PVR 等 13 项，结果表明，该方法可研究和监测麻醉手术对全身和肺循环血流动力学的影响，有助于指导麻醉、术中用药和术后早期循环管理。并提出操作技术要注意的事项，以预防并发症，提高安全性。高崇荣报道了危重手术患者 3 例，其中体外循环心脏瓣膜置换术 1 例，使用漂浮导管监测血流动力学变化。陈秉学等选择心内直视术患者 60 例，分为芬太尼 - 地西泮复合麻醉组和吗啡 - 地西泮复合麻醉组，应用漂浮导管测 CO 等血流动力学指标，比较两种方法对心血管的影响。结果表明，芬太尼 - 地西泮复合麻醉优于吗啡 - 地西泮复合麻醉。杭燕南等报道了对体外心内直视术患者 20 例用连续温度稀释法测定围术期 CO 等，认为该法的优点是准确可靠影响因素少，但比较复杂，适用于重症心脏疾患、高危手术患者。高玉英等随机选择双瓣置换术患者 15 例。右颈内静脉置入 CCO/SvO_2 六芯肺动脉导管，测 CI、SI、LVSWI、RVSWI、DO_2I、VO_2I。结果显示，CO 与 MAP 和 SvO_2 无明显相关，而与 SVRI 呈负相关。因此，围术期血压正常并不表示患者情况良好，SvO_2 高也不表示组织氧合良好。因此，对各项指标进行综合分析才能避免意外情况的变化。李立环等观察了 CABG 术中 CCO 和 SvO_2 监测的临床意义及影响因素。50 例 CABG 患者，从颈内静脉放置 Swan-Ganz CCO-SvO_2 导管，连续监测 CO 和 SvO_2 的变化。结果显示，CPB 前 CI 最低值为 1.1L/（min·m^2），但 SvO_2 均 > 65%，CO 与 SvO_2 无相关性。CBP 有 5 例 SvO_2 < 65%，其中有 2 例 CI 不能满足组织氧合的需要。芮燕等对经食管超声多普勒测定 CCO 与 Swan-Ganz 导管测定 CCO 进行比较。结果显示，经食管超声多普勒测定的 CCO 与 Swan-Ganz 导管测定的 CCO 之间

相关性良好，前者对血流动力学参数的突发性改变比后者反应及时。李向宁等报道因二尖瓣瓣膜脱垂并关闭不全在 CPB 下行二尖瓣置换术。麻醉后经右颈内静脉插入 Swan-Ganz 导管，顺利到位。术后进 ICU 在拔导管时阻力很大，X 线显示导管尖端位于右肺动脉，导管在右心房靠上有一点儿弯曲，开胸后手指插入右心房探查导管，麻醉医师配合拔出导管，导管尖端约 30cm 处有一贯通的针眼。陈启智对心脏手术 70 例，从右颈内静脉插入导管至右心房，又在术中将导管经房间隔插入左心房，直接测左房压。结果认为该方法准确可靠，技术上并不困难。

四、心血管麻醉学学术交流

中华医学会麻醉学分会于 1989 年 12 月 3 ~ 5 日在上海举办第一届全国心血管胸腔手术麻醉学术交流会议。与会代表 323 人，会议录用论文 246 篇，其中大会报告 22 篇，小会交流 138 篇。开幕式由金士翱教授主持，吴珏教授致开幕词，作了题为"心胸麻醉的承前启后，继往开来"的演讲。吴珏教授指出，心胸麻醉是麻醉发展史上的一个里程碑，它推动了生理、病理、呼吸等各学科的发展，也推动了临床各监测手段的提高。目前，临床研究许多课题都同心胸麻醉密切相关。要求我国麻醉专业工作者既要有丰富的专业知识，又要具有广泛的边缘学科知识。吴珏教授语重心长地说："临床麻醉任务任重而道远"。本次会议对各类心血管胸腔手术的麻醉学术问题进行了广泛交流，尤其对体外循环下的各类手术麻醉和心肌保护进行了深入的探讨。

第二次全国心血管、胸腔手术麻醉会议于 1995 年 11 月 2 ~ 5 日在广州隆重召开，来自全国 28 个省市自治区 500 余名代表欢聚一堂，交流心血管、胸腔手术麻醉的成果和经验。大会收到论文 741 篇，选录（论文汇编）536 篇，会议报告 258 篇；并有 10 位专家教授作了进展和知识更新专题报告，其内容包括："心脏大血管手术麻醉的进展""肌松药对心血管及自主神经的影响""二尖瓣置换手术期间血流动力学变化特点及临床意义""旁气流通气监测的进展""EEG 对全麻术中疼痛的监测""单肺通气方法和低氧血症的防治""血

液保护的进展和胸部手术后的镇痛术"。本次大会为麻醉学心胸专业会议规模较大的一次聚会，《南方日报》《广州日报》《羊城晚报》和广州电视台对大会进行了采访和报道，各界反应良好。前中华医学会麻醉学分会主任委员金清尘作题为"迎接21世纪的挑战"的报告，副主任委员孙大金作"开创我国心胸麻醉新篇章——祝第二次全国心胸麻醉手术会议成功"的报告。

2008全国心胸麻醉学术会议暨第四届国际华人心血管麻醉论坛于2008年5月16～19日在杭州召开。会议由心胸麻醉学组组长、中国医学科学院阜外医院麻醉科主任李立环教授主持。代表来自全国各省市(包括香港和台湾)，以及新加坡、加拿大和美国等国家。麻醉分会主任委员吴新民教授向大会致欢迎辞。本次大会是自1995年于广州举行的第二届全国心胸麻醉会议以后相隔12年的全国心胸麻醉专业会议。它充分反映了改革开放近20年来我国以至国际上心胸麻醉的新成就，内容十分丰富。在会上报告的有"我国心血管麻醉的发展历程""心脏麻醉在台湾""心脏麻醉和外科的过去""现在和将来""心脏移植的麻醉及三维食管超声心动图"等70篇报告。会议选录论文503篇，包括瓣膜病患者麻醉、大血管麻醉与术后镇痛等共计19章汇编成册供学习交流。此外，代表们对麻醉分会成立心胸麻醉专业委员会，进行国际交流及心胸麻醉的基础和临床研究等做了热烈深入的讨论，并期盼心胸专业会议能定期举行，不断推动我国心胸麻醉的发展。

由国务院备案、批准，在民政部注册的中国心胸血管麻醉学会已于2015年1月26日由民政部批复筹备成立（民函{2015}37号）。2015年3月20日中国心胸血管麻醉学会成立，李立环教授任会长。2015年11月、2017年3月分别在福建、南京召开了首届和第二次全国年会。中国心胸血管麻醉学会致力于加强国内外心胸血管麻醉的学术研究、交流和合作、推动制定我国心胸血管麻醉的规范化诊疗标准，提高我国心胸血管麻醉的临床科研水平、卫生从业人员的临床诊疗的规范化水平，以及我国在国际心胸血管麻醉临床、科研领域的影响力，降低心血管病患者外科手术的死亡率和致残率，提高人民健康水平等方面做了大量工作。

通过以上历史性的回顾，充分说明了我国心血管麻醉的发展在老一代麻醉学者、专家、教师的带领下，勤勤恳恳，艰苦创业，奋发向上，为我国心血管麻醉奠定了扎实的基础，并为我国麻醉学作出了巨大的贡献。通过对我国心血管麻醉发展的回顾，能进一步激励年轻一代，不断创新，为我国心血管麻醉学作出更大的贡献。

第三节　我国心血管麻醉的现状

在改革开放、科学创新的光辉鲜明的旗帜指引下，近年来，我国心血管麻醉又有了茁壮的成长。主要表现在以下几方面。

一、开展心血管麻醉已遍及全国各地，并有了不断提高

据中国心脏中心报告，2016年，我国大陆722家医院总心脏手术例数为218 667例，与2015年比较，心脏手术增加了5872例（增长2.76%），但体外循环数量减少了652例（减少0.41%）。该较2006年开展心血管手术的医院600余所，手术数量达每年11余万例（2006年资料），有了长足的发展。2016年单中心心脏手术量排名前十的医院是中国医学科学院阜外医院（14 656例）、首都医科大学附属北京安贞医院（13 481例）、武汉亚洲心脏病医院（5326例）、广东省心血管病研究所（5114例）、空军军医大学（第四军医大学）西京医院(5103例)、复旦大学附属中山医院（4022例）、中南大学湘雅二医院（3558例）、华中科技大学同济医学院附属协和医院（3389例）、上海儿童医学中心（3385例）、河南省人民医院（3259例）。中等城市的医院也已能做比较复杂心脏手术的麻醉。

二、疑难和重症患者的麻醉新方法及处理

雷迁等应用深低温停循环并顺行选择性脑灌注（DHCA+ASCP）方法，实施主动脉弓替换术

共 173 例，并分析术后于 ICU 时间延长的危险因素。结果显示，急诊手术、CPB 时间 > 180min，术后脑卒中和急性肾衰竭与术后 ICU 时间延长有关，并提出应对措施。白洁报道了对先天性心脏病合并肺动脉高压患儿（CPB 终止后 P_P/P_S > 0.5）11 例，在停 CPB 后超声雾化吸入伊洛前列素（iloprost）30mg/（kg·min），给药 20min。结果显示，吸入伊洛前列素后肺动脉压/体动脉压显著下降 [（0.62±0.23）vs（0.56±0.24）]，肺循环阻力/体循环阻力也显著下降 [（0.4±0.21）vs（0.37±0.23）]，跨肺压下降 [（16±9.1）vs（15±9.4）]。胡强夫等研究米力农对合并肺动脉高压瓣膜病患者 30 例，随机分为 3 组，即对照组、米力农 I 组和米力农 II 组。结果显示，米力农术前预先给药，能够改善重症瓣膜病体外循环后肺氧合功能。卢家凯等总结了 1992～2007 年原位心脏移植患者 83 例的麻醉处理的经验，表明：①做好对供体心脏功能的预见性评估；②做好体外循环前麻醉管理；③积极预防和干预移植后右心功能不全。

三、新药和新技术的应用

潘四新等探讨了羟乙基淀粉 130/0.4（万汶）应用于婴幼儿心脏手术 CPB 预充时，在围体外循环期间对血浆胶体渗透压和乳酸水平的影响。将 40 例婴幼儿（4 月龄≤年龄≤6 岁），随机分为万汶组和血浆组，每组 20 例。结果显示，万汶组的血浆胶体渗透压明显高于血浆组，万汶组的乳酸水平明显低于血浆组。结论显示，万汶应用于婴幼儿心脏手术的 CPB 预充能够有效提高血浆胶体渗透压，且能降低血中乳酸水平。吴辉选择冠状动脉搭桥术和心脏瓣膜置换术患者 60 例，比较单纯舒芬太尼和氟比洛芬酯复合舒芬太尼对心脏术后静脉镇痛的疗效，结果显示，单纯舒芬太尼 2.5μg/kg 和氟比洛芬酯 2mg/kg 复合舒芬太尼 1.5μg/kg，镇痛效果均确切，但后者镇静程度较轻，患者较舒适。韦华等报道了电视胸腔镜下施行二尖瓣置换术，随机分为胸腔镜组和传统开胸组，每组 45 例。胸腔镜组采用单腔气管内插管、减少潮气量和增加呼吸频率等，结果显示，胸腔镜组术后呼吸机辅助时间、术后胸腔积液量、术后住院时间与同期常规开胸组相比明显缩短，能取得良好术野显露，

满足手术要求。程文莉等采用快通道麻醉技术及 TEE 引导对 82 例房间隔缺损患者施行经胸从右心房置入一双伞膜封堵器封闭房间隔缺损。术后拔管时间（30±12.2）min，ICU 停留时间（60.5±23.1）min，术后 3d 出院。王刚等自 2007 年 1 月至 2008 年 2 月实施机器人心脏手术 63 例，其中冠状动脉搭桥术患者 22 例，房间隔缺损修补术、二尖瓣成形术患者 41 例。机器人心脏手术增加了麻醉的复杂性，主要包括双腔支气管插管单肺通气、CO_2 气胸、术中 TEE 监测等。作者认为最特殊且困难的是经右侧颈内静脉置入冠状静脉窦逆行灌注管。赵晓琴等选择择期 CABG 患者 24 例，EF 30%～55%，于术中采用多巴酚丁胺负荷经食管超声心动图（DSE）预测 CABG 术后心肌存活。结果显示，术中 DSE 可有效地预测 CABG 术后存活心肌及功能恢复。

四、心、肺和脑保护的研究

范永斌等回顾分析了 3845 例冠状动脉搭桥手术患者应用抑肽酶的利与弊。在 3845 例患者中，3245 例用了抑肽酶。结果表明，低心排血量综合征发生率非抑肽酶组为 1.3%，抑肽酶组为 0.3%，抑肽酶组死亡率低于非抑肽酶组。结果表明，抑肽酶没有增加血栓、肾功能不全和脑病的发生率，抑肽酶有心肌缺血的保护作用。相静等探讨了腺苷预处理在 OPCABG 患者中的心肌保护作用。OPCABG 患者 40 例，随机分为对照组和腺苷组。结果发现，腺苷能减少 OPCABG 术后 CK-MB 和 cTnI 释放，减轻心肌组织学损伤，并可在分子水平抑制炎症因子和黏附分子表达，但术后血流动力学无显著改善。张帮健等选择了心脏瓣膜置换术患者 50 例，随机分为抗坏血酸组和对照组各 25 例。于手术开始时和 CPB 中腔静脉开放时，分别经 CVP 和 CPB 管道给予抗坏血酸 125mg/kg。结果显示，抗坏血酸 250mg/kg 通过清除自由基在一定程度上抑制了 CPB 期间肺缺血再灌注引起的氧化应激反应导致的肺功能下降。刘英华等采用前瞻性队列研究设计，观察择期 CABG 患者 104 例，比较了 OPCABG 和体外循环下搭桥手术对患者术中脑部微栓数量和术后认知功能障碍发生情况的影响差异。结果显示，OPCABG 组术中脑部微栓

数明显减少（采用经颅多普勒超声技术监测双侧大脑中动脉的脑部微栓数），但并不改变术后1周和术后3个月时认知功能障碍的发生。

李华同等报道提示，七氟烷后处理减轻大鼠心肌缺血再灌注损伤的机制可能与激活 RISK 信号通路，并与减轻细胞内钙超载有关。心肌保护机制是通过 ERK1/2、PI3K/Akt、Nrf2-ARE、NOS-NO-NHE1、AMPK、PI3K-Akt-eNOS 等信号转导通路而起作用。焦玉蓓等则使用七氟烷后处理，证实七氟烷后处理减轻小鼠心肌缺血再灌注损伤的机制与上调 HIF-1α 表达有关。临床研究中，王丹等通过对比，七氟烷后处理可使体外循环患者血浆 MDA 浓度降低，停机后心肌组织 a-GST 表达上调，七氟烷后处理可增强体外循环下心脏瓣膜置换术患者抗氧化能力，减轻心肌氧化应激损伤，该作用有助于减轻心肌再灌注损伤。刘杨等通过利多卡因与七氟烷联合应用，结果显示，静脉输注利多卡因（气管插管后静脉注射 1.5mg/kg，随后以 2mg/min 的速率输注）联合七氟烷（呼气末浓度 2.2%～2.5%）对非体外循环冠状动脉旁路移植患者的心肌保护作用强于二者单独应用。

近10年来我国对心血管麻醉相关静脉麻醉药物的研究主要集中在右美托咪定。王惠枢等通过试验表示右美托咪定抑制严重烫伤大鼠心肌细胞凋亡的机制与抑制 PERK 信号通路有关。而陈昌秀的研究则表明，右美托咪定后处理通过 PI3K/Akt 信号通路减轻大鼠心肌缺血再灌注损伤。张莉等则通过研究右美托咪定对肾缺血再灌注损伤诱发的心肌损伤的影响得出结论，右美托咪定可减轻肾缺血再灌注诱发大鼠心肌损伤，其机制可能与抑制心肌细胞凋亡和减轻脂质过氧化反应有关。临床方面，郭海等对右美托咪定预防冠状动脉粥样硬化性心脏病（冠心病）患者术后心脏不良事件进行了荟萃分析，得出结论，α₂肾上腺素能受体激动剂虽然可诱发心动过缓，但是可降低冠心病患者术后严重心脏不良事件发生，且可乐定和右美托咪定的效果一致。除心肌保护外，还有临床研究报道右美托咪定有助于维持血流动力学稳定，可降低术后认知功能障碍的发生，减轻体外循环患者脑损伤和肾损伤等。

除右美托咪定外，阿片类镇痛药物对心血管手术的心肌保护作用也有研究。田首元等报道了舒芬太尼后处理可激活 PI3K/Akt 信号通路抑制 mPTP 开放，减轻线粒体损伤，抑制心肌细胞凋亡，从而减轻大鼠心肌缺血再灌注损伤。杨婉等研究表明，吗啡预处理减轻慢性心力衰竭大鼠心肌缺血再灌注损伤的机制与激活 p38MAPK 信号通路有关。金世云等报道 ERK 信号通路的激活参与了吗啡预处理减轻心力衰竭大鼠离体心脏缺血再灌注损伤，而 PI3K 信号通路无此作用。

李艳超报道了肢体缺血预处理可减轻 CPB 下心脏瓣膜置换术患者的肝损伤。孙立新等将胸椎旁神经阻滞用于微创冠状动脉旁路移植术患者超前镇痛，临床试验结果显示，超前镇痛效应良好。

五、基础研究有了深入和提高

王英等采用大鼠 Langendoff 离体心脏灌注模型，研究线粒体钾通道开放剂二氮嗪（DZ）药物后处理对离体心脏心功能的影响及其与再灌注损伤挽救激酶途径（RISK 途径）的关系，结果显示，线粒体钾通道开放剂二氮嗪处理后能改善缺血再灌注大鼠心肌的收缩功能，是通过激活 ATP 敏感性线粒体钾通道产生心肌保护效应的，而挽救激酶途径是二氮嗪后处理产生心肌保护作用的又一机制。魏昕等观察了36例心内直视术患者围 CPB 期血浆肾上腺髓质素（ADM）、TNF-2、IL-6、IL-10 等的变化，并探讨其相应关系和临床意义。结果发现，CPB 后 ADM 明显增加，IL-6、TNF-2 也显著升高，IL-10 无明显变化。作者表明，ADM 的改变与 CPB 引起的炎性因素有关。张琳等通过建立大鼠心肌缺血再灌注模型，探讨了缺血后处理（IPTC）和 ATP 敏感性钾通道开放剂吡那地尔（PiNa）后处理对成年大鼠心肌细胞舒敏感受体（CaSR）表达的影响。并观察 CaSR 与 ATP 敏感性钾通道的关系，结果显示，缺血后处理和吡那地尔后处理通过降低 CaSR 表达而减少细胞内钙超载，产生心肌保护作用。

王焰斌等通过检测 Akt、磷酸化 Akt（p-Akt）与细胞色素 c、caspase-9、Bcl-2、Bax 表达和细胞凋亡情况，计算 Bcl-2 与 Bax 比值（Bcl-2/Bax）和凋亡指数（AI），探讨乌司他丁后处理心肌保护的机制，研究表明，乌司他丁后处理通过激活 PI3K/Akt 信号转导通路减轻 CPB 下心脏瓣膜置换术患者心肌细胞凋亡。郎志斌等通过临床试验报道表明，乌司他丁预先给药抑制心肌细胞凋亡，减轻CPB下二尖瓣置换术患者心肌损伤的机制与降低心肌内质网应激有关。

此外，围术期循环功能监测的进展，TEE在心血管手术中广泛应用，脑电双频谱指数（BIS）的监测在小儿心血管手术中的应用，以及心血管手术中神经系统监测等都有了较大的发展。在术后镇痛方面，也有许多临床的报道和深入研究，如舒芬太尼在不同年龄组OPCAB术后患者自控静脉镇痛的观察；舒芬太尼用于先天性心脏病（先心病）患儿术后镇痛与吗啡的比较；超声引导下肋间神经阻滞应用于开胸手术镇痛的临床研究等。

通过上述心血管麻醉近年来的快速发展，提示我国心血管麻醉方面已有了一支老年、中年、青年相结合的优秀队伍，工作踏踏实实，不断创新。又通过频繁的与我国香港、澳门、台湾，以及广泛的国际交流，走出去、请进来，不断学习新知识、新技术，为我国心血管麻醉缩小与国际先进的水平差距，都起着积极作用。然而，我们与先进国家相比，还存在着一定的差距，但我们对未来抱有充分的信心和期盼，我们的宗旨是不断提高心血管麻醉的质量和水平，更好地为患者服务。

第四节　展　望

当今，医学生物工程、基因和细胞分子学、信息和智能化、药理学及临床医学等各方面都有了巨大的进展，这将为心血管麻醉的发展提供机遇和挑战。大致有以下几方面。

一、提高对疑难和重症心血管手术的麻醉处理水平

肺动脉高压是心脏和非心脏手术治疗并发症和病死率的危险因素。通过TEE可评估肺动脉高压和右心衰竭，并可指导治疗。肺动脉高压未伴心力衰竭可采用血管扩张药（静脉或吸入）；右心衰竭未伴肺动脉高压应使用强心药，或容量治疗/利尿药，或缩血管药；肺动脉高压伴心力衰竭时应合并使用强心药和血管扩张药（吸入为主）。

机械通气会影响肺动脉高压和心力衰竭，可采用低潮气量和低PEEP。容量治疗方面要求CVP＜10mmHg。姚允泰等通过在温习肺动脉高压的分类、诊断、病理生理、治疗现状及肺血管扩张药物等方面的基础上，重点评议有关文献，包括：①治疗围术期肺动脉高压的静脉血管扩张药物的应用；②iNO治疗；③伊洛前列素治疗；④吸入前列腺素（prostacyclin）等。并在体外循环、鱼精蛋白、呼吸管理、右心衰竭、特殊手术（心脏介入手术、心脏移植、肺移植、LVAD植入术）等方面提出了有效的处理意见。通过上述对肺动脉高压围术期的干预，将有助于提高心血管手术患者伴肺动脉高压的麻醉处理的水平。赵丽云等温习先心病导致艾森门格综合征的病变机制基础上，对先心病合并艾森门格综合征的治疗，提高生存率，提出了进行先心病畸形矫治并行心肺移植的围术期管理措施和观点。具体方法如下：①进行术前治疗，包括给予氧治疗，纠正心力衰竭，抗凝治疗和使用血管扩张药等。②选择手术方式，施行先心病畸形矫治加单肺或双肺移植，以及心肺联合移植等。目前心肺移植的适应证约1/3为先心病合并艾森门格综合征。③麻醉管理方面，对麻醉选择、麻醉深度掌握、呼吸管理、输液、术中监测和凝血功能的维护、激素应用及预防感染都指出了积极措施。④患者术后在ICU的管理等。最后作者认为降低先天性心脏病伴艾森门格综合征的并发症和病死率，涉及多学科的协作，是对我们的巨大挑战。

Gravlee分析了美国每年诊断充血性心力衰竭患者达50余万例，左心室EF＜30%，但每年能接受心脏移植者仅2500例。为此，提出了各种治疗方案和麻醉处理，其中包括药物治疗，使用双室起搏器、心脏复律-除颤器植入及手术治疗等。处理上要考虑效价之比。这些经验是值得我们借鉴的。

二、进一步开展新药、新技术的研制和应用

徐军美对心肌保护基因治疗新进展做了系统、全面的文献温习，认为基因与传统治疗相比，主要优势在于其能高度选择性的在靶器官（靶细胞）上表达高水平的目的基因，对靶器官（靶细胞）

直接转染目的基因，以达到治疗目的。基因治疗大致包括4个步骤：①分离克隆目的基因。②选择合适的靶细胞与载体。③将目的基因通过载体导入人体靶细胞。④目的基因表达，显示出临床效果。作者进一步对运输载体的选择、基因转移、目的基因的选择又做了详细分析和叙述。基因治疗已引起人们的广泛关注和研究，在各种途径上都取得了较大的进展，基因治疗必将取得飞跃的发展。陈杰等就新型正性肌力药钙增敏剂 - 左西孟旦的作用机制和临床应用等方面的研究现状作一综述。左西孟旦的药理作用：①改善心功能。②抗心肌缺血作用。③可扩张冠脉血管、肺血管和脑血管。近年，已应用于：①急性失代偿心力衰竭。②心肌缺血后对心肌收缩力的支持。③心肌顿抑的治疗。④心脏手术患者围术期。⑤右心功能不全等，都取得较好的疗效，并对该药的作用机制，以及临床应用的安全性做了分析和评估。作者认为与其他正性肌力药相比，该药具有显著改善血流动力学，保护心肌等特点。具有良好的应用前景，但仍需要进一步临床研究，以作出更客观的评价及合理应用。

Hines 认为心脏药物新的研究方向应围绕增强心肌功能，改善肺循环和体循环后负荷，以及抗心律失常方面。正性变力药有 B 型利钠肽（BNP）、左西孟旦、Toborinone 等。吸入性肺血管扩张药除 NO 外，还有吸入性硝酸甘油、硝普钠、磷酸二酯酶（PDE）和前列环素（PGE）等。此外，血管升压素（AVP）应用于血管扩张性休克和原因不明的低血压。因此，新药研创还需要投入大量人力、物力和资金。在我国目前还缺少原创性的药物研发，中草药应用于心血管治疗有待深入研究和临床应用。

TEE 在心血管麻醉和围手术期的应用价值已肯定，正在逐步普遍中，但能熟练掌握该项技术和专业知识的麻醉医师人数还不足。因此，将 TEE 在围手术和麻醉期间的使用应列为今后积极发展的规划之一。

三、组织多中心进行心血管麻醉实验和临床研究

现有资料表明：①心血管手术麻醉已在全国各地广泛而深入地开展，临床病例的积累数量已居全球之最。②全国各地尤其是北京、上海、天津、广州、武汉等地都有实力坚强、人才辈出的心血管病中心和院校附属医院麻醉科等。③ 2009 年中华医学会麻醉学分会心血管学组已成立，建立了组织保证。④从近年麻醉学相关杂志、各种学术会议所发表的文献和资料来看，有许多实验和临床问题趋于类同，如心、肺、脑保护，体外循环过程中炎性反应的机制和预防措施，冠心病冠状动脉搭桥术体外循环和非体外循环不停搏的比较，新的循环功能监测，以及新药的应用等。为了避免重复，资源浪费，建议在心血管学组指导下进行多中心循证医学研究，以提高我国心血管麻醉的研究水平，为人类福祉作出更大的贡献。

四、抓住机遇，积极开展国内和国际的交往与交流

在总结过去的经验基础上，借助我国香港和台湾及其他各国心血管麻醉成立学会的经验，把中华医学会麻醉学分会心血管学组与中国心胸血管麻醉学会有机结合，以便更好地开展心血管麻醉的学术交流，采取请进来、走出去的方式，学习各方面的新知识、新经验，还包括管理工作的经验，付之以行动，尽快、尽早地缩小与先进国家地区的差距。

五、培养素质好、学术水平高、动手能力强的心血管麻醉专业队伍

近年来，全国各地都十分重视心血管麻醉的学科建设，各种设备都有了较大的改善，但心血管麻醉数量也随之不断增加。由于具有独立进行工作能力的医护人员仍然比较紧缺，这也制约我国心血管麻醉的发展。因此，当务之急，大力培养人才应列为各地各医院的首要任务。因此，建议各大城市的心血管中心和医学院校附属医院麻醉科等，应义不容辞，挑起培养新生力的重担，为全国各医院，尤其是中等城市基层医院输送人员，以满足日益发展的需要。

展望我国心血管麻醉发展的未来，首先我们应满怀信心，开展调查研究，找出存在问题和不

足之处，在中国心胸血管麻醉学会、中华医学会麻醉分会、中国医师协会麻醉学分会等组织领导下，依靠各地领导的支持，脚踏实地地努力工作，并寄希望于年轻的一代，积极努力完成上述各项任务。我国的心血管麻醉事业必将蒸蒸日上，兴旺发达。

（孙大金　陈　杰　杭燕南）

参考文献

白洁，张瑞冬，黄悦，2008. 吸入性伊洛前列素对先心脏病体外循环后肺动脉高压的影响. 2008年全国心胸麻醉学术会议大会文集

曹德权，陈艳平，常业恬，2006. 米力农对心肺转流促炎细胞因子反应及心肌损伤的影响. 临床麻醉学杂志，22：254-256

陈秉学，谭洁芳，林志华，等，1989. 芬太尼-安定与吗啡-安定复合麻醉对心血管功能的影响. 临床麻醉学杂志，5：13-15

陈昌秀，赵文静，2014. PI3K/Akt信号通路在右美托咪定后处理减轻大鼠心肌缺血再灌注损伤中的作用. 中华麻醉学杂志，34（4）：481-484

陈芳，王越夫，石佳，等，2013. 冠状动脉旁路移植术患者术后早期体温升高的危险因素. 中华麻醉学杂志，33（8）：937-939

陈光韫，王景阳，肖行贵，1987. 二尖瓣置换与体外循环后桡动脉压力波形改变及其机理初探. 临床麻醉学杂志，3：204-206

陈杰，李玮伟，2008. 新型正性肌力药左西孟旦作用机制及临床作用. 2008年文集

陈杰，孙大金，杭燕南，等，1994. 心内直视术期间脑血流的观察与研究. 中华麻醉学杂志，14：83-86

陈启智，詹樾，1989. 左房直接测压的临床应用和体会. 临床麻醉学杂志，5（2）：86-87

陈小莉，何睿林，谭冠先，等，2013. 右美托咪定对非体外循环冠状动脉旁路移植术后患者认知功能障碍发生的影响. 中华麻醉学杂志，33（5）：548-550

陈新春，朱敏敏，钱燕宁，等，2000. 不同麻醉方式对不停跳冠状动脉旁路移植术患者应激反应的影响. 临床麻醉学杂志，22：81-83

陈志明，1978. 桡动脉穿刺测压法在体外循环以及手术中的应用. 中华外科杂志，16：295

程卫平，王宇红，1997. 咪唑安定和依托咪酯静脉诱导对冠状搭桥病人血流动力学和氧代谢的影响. 中华麻醉学杂志，17：646-649

程文莉，薛玉良，王洪武，等，2008. 食道超声引导82例房间隔缺损封堵术的麻醉. 2008年全国心胸麻醉学术会议大会文集

大会秘书组，1990. 全国心血管胸腔手术麻醉专题学术交流会议在上海召开. 临床麻醉学杂志，6：4

邓硕曾，胡如兰，王廷杰，等，1994. 心脏手术中肝素耐药与抗凝血酶Ⅲ的关系. 临床麻醉学杂志，10：132-134

丁超，孙莉，2008. 超声引导下肋间神经阻滞应用于开胸手术镇痛的临床研究. 2008年全国心胸麻醉学术会议大会文集

董方中，陶清，梁其琛，等，1956. 二尖瓣交界分离术62例的初步观察. 中华外科学杂志，4：764-770

董方中等，1957. 用同种主动脉移植术治疗损伤性腹主动脉瘤一例报告. 中华外科杂志，5：274

段开明，王明安，欧阳文，等，2005. 甘利欣对心肺转流手术血浆选择素P和肺气体交换功能的影响. 临床麻醉学杂志，21：9-12

范永斌，宋勇刚，何爱霞，等，2008. 围心脏手术期应用抑肽酶的心脏

保护作用. 2008年全国心胸麻醉学术会议大会文集

高崇荣，1986. 危重手术病人应用Swan-Ganz导管. 中华麻醉学杂志，6：56

高航，2008. 舒芬太尼在不同年龄组OCPAB术后病人自控镇痛的观察. 2008年全国心胸麻醉学术会议大会文集

高岚，王天龙，杨拔贤，等，2004. 心脏瓣膜置换术病人体外循环后肺损伤的机制. 中华麻醉学杂志，24：501-503

高天华，周全福，施令章，等，1985. 3152例心脏大血管手术的麻醉经验. 临床麻醉学杂志，1：17-20

高晓秋，王心田，2000. 国产抑肽酶引起严重循环抑制4例报告. 临床麻醉学杂志，16：339

高玉英，杭燕南，皋源，等，1997. 心脏双瓣置换术病人围术期循环功能和氧供需平衡的变化及处理. 中华麻醉学杂志，17：640

杭燕南，1985. 静脉复合麻醉对心血管功能影响的实验研究和临床观察. 中华麻醉学杂志，5：322

杭燕南，高玉英，孙大金，等，1999. 连续温度稀释法测定心排血量的临床应用及评价. 临床麻醉学杂志，15：3-5

杭燕南，孙大金，1989. 无创伤搏动性血氧饱和度仪连续监测的临床意义和评价. 中华麻醉学杂志，9：105

杭燕南，孙大金，1991. 心脏手术病人全麻诱导方法的比较. 实用麻醉学杂志，4：1

杭燕南，孙大金，沈坚，1988. 心内直视手术期间桡动脉压持续监测及其波形分析. 中华麻醉学杂志，18：321

何爱霞，杨静，李立环，等，2006. 不同剂量抑肽酶对非体外循环下冠状动脉搭桥病人围术期炎症反应的影响. 中华麻醉学杂志，26：581-584

何军，张东亚，吴清玉，等，2006. Ebstein畸形矫治术的麻醉管理. 中华麻醉学杂志，26：1101-1103

何小京，常业恬，陈爱武，等，2004. 乌司他丁对体外循环心脏手术后病人肾功能的影响. 中华麻醉学杂志，24：168-171

何振洲，王珊娟，杭燕南，2001. 右房心电图测定中心静脉置管深度的探讨. 临床麻醉学杂志，17（3）：155

黑飞龙，房秀生，1997. 体外循环心内手术对胰腺β细胞功能的影响. 中华麻醉学杂志，17：711-713

胡小琴，1997. 心血管麻醉及体外循环. 北京：人民卫生出版社

胡小琴，尚德延，1985. 心血管手术麻醉与术中术后循环骤停. 临床麻醉学杂志，1：3-6

胡小琴，尚德延，1985. 心脏为什么不复苏. 临床麻醉学杂志，1：23-24

黄延辉，白洁，周泓，等，2008. 舒芬太尼用于先心病患儿术后镇痛与吗啡的比较. 2008年文集

吉冰洋，王伟鹏，冯正义，等，2002. 乌司他丁对心脏直视术中缺血-再灌注损伤的保护作用. 临床麻醉学杂志，18：457-459

江苏省心脏大血管病研究组，1961. 深低温麻醉术的动物实验和临床应用（体表及血流综合变温和自肺灌注的研究）. 中华外科杂志，10：69-73

江伟，孙大金，杭燕南，等，1993. 咪唑安定的临床应用及其对血流动力学的影响. 中华麻醉学杂志，13：4-6

姜秀丽，谢红，乔世刚，等，2011. 七氟醚延迟预处理对大鼠缺血再灌注心肌ARC表达的影响. 中华麻醉学杂志，31（5）：598-601

姜祯，诸杜明，肖常思，等，1990. 经食道多普勒彩色血流显像在心脏手术中的应用. 临床麻醉学杂志，6：209-211

蒋豪，兰凤英，1990. 心脏瓣膜置换术的合理评议. 临床麻醉学杂志，6：68-71

焦玉蓓，郭海，余瑾，等，2017. HIF-1α在七氟醚后处理减轻小鼠心肌缺血再灌注损伤中的作用. 中华麻醉学杂志，37（6）

金世云，何淑芳，吴昊，等，2014. PI3K和ERK信号通路在吗啡预处

理减轻心力衰竭大鼠离体心脏缺血再灌注损伤中的作用 . 中华麻醉学杂志, 34（4）：470-473

金熊元, 1981. 婴幼儿体外循环心内直视手术的麻醉处理 . 中华麻醉学杂志, 1：142-144

兰锡纯, 冯卓荣, 1985. 心血管外科学（上册）. 北京：人民卫生出版社, 1

兰锡纯, 黄铭新, 冯卓荣, 等, 1955. 二尖瓣狭窄症的外科治疗（文献综述及五病例报告）. 中华外科杂志, 3：1

郎志斌, 范晓珍, 邱林, 等, 2017. 乌司他丁预先给药对 CPB 下二尖瓣置换术患者心肌损伤时内质网应激的影响 . 中华麻醉学杂志, 37（6）：722-726

雷迁, 陈雷, 方能新, 等, 2008. 主动脉弓替换术后重症监护室时间延长的危险因素分析 .2008 年全国心胸麻醉学术会议大会文集

李芳, 王力甚, 2008. 二尖瓣、主动脉瓣双瓣置换术 15 例临床麻醉 .2008 年全国心胸麻醉学术会议大会文集

李立环, 傅家红, 陈海林, 等, 1998. 冠状动脉旁路移植术中连续心排血量及混合静脉血氧饱和度 . 中华麻醉学杂志, 18：245-247

李立环, 傅家红, 狄高梅, 等, 1999. 尼卡地平或乌拉地尔在冠状动脉旁路移植术转流中控制血压 . 中华麻醉学杂志, 19：517-520

李立环, 2008. 全国心胸麻醉学术会议暨第四届国际华人心血管麻醉论坛

李向宁, 柳垂亮, 招伟贤, 2006.Swan-Ganz 导管竟被缝在右房一例 . 中华麻醉学杂志, 26：359

李杏芳, 钱肇鄂, 周光裕, 1957. 低温麻醉的临床应用 - 附病例报告 . 中华外科杂志, 5：17-23

李杏芳, 孙大金, 张小先, 1960. 低温麻醉在心脏直视的临床应用 . 中华外科杂志, 8：214-216

李艳超, 邓恢伟, 毛鑫诚, 等, 2015. 肢体缺血预处理对 CPB 下心脏瓣膜置换术患者肝损伤的影响 . 中华麻醉学杂志, 35（9）：1041-1043

梁其琛, 1958. 用心脏内直视手术治疗单纯肺动脉瓣狭窄症 . 中华外科杂志, 6：974-978

梁启波, 肖广钧, 1997. 七氟醚诱导及维持麻醉时对心脏瓣膜手术病人血液动力学的影响 . 中华麻醉学杂志, 17：593-596

林成新, 陈强, 谭冠先, 等, 1998. 停跳和不停跳体外循环心脏直视手术麻醉的比较 . 临床麻醉学杂志, 14：141-143

刘仁玉, 杭燕南, 1996. 低温体外循环心内直视手术麻醉期间脑氧供需平衡 . 中华麻醉学杂志, 16：583-585

刘扬, 吴安石, 吴迪, 等, 2015. 静脉输注利多卡因联合七氟醚对非体外循环冠状动脉旁路移植术患者的心肌保护作用 . 中华麻醉学杂志, 35（2）：149-153

刘英华, 王东信, 李立环, 等, 2008. 体外循环或非体外循环下冠脉搭桥手术病人术中脑部微栓与术后认知功能障碍的发生情况比较 .2008 年全国心胸麻醉学术会议大会文集

卢家凯, 卿恩明, 刘晓明, 等, 2008. 原位心脏移植麻醉处理（附 83 例总结）.2008 年全国心胸麻醉学术会议大会文集

陆益斌, 彭章龙, 于布为, 等, 2004. 非体外循环冠脉搭桥术后病人静脉自控镇痛对血液动力学和氧代谢的影响 . 中华麻醉学杂志, 24：335-338

罗爱林, 廖品品, 田玉科, 2005. 心肺转流心内直视术围术期血清重要炎性细胞因子水平变化与全身炎性反应综合征 . 临床麻醉学杂志, 21：806-808

孟冬梅, 余金贵, 周广利, 等, 2002. 体外循环心内直视手术期间乌司他丁对心肌缺血 / 再灌注损伤的保护作用 . 中华麻醉学杂志, 22：344-347

闵苏, 郑传东, 2006. 参附注射液对心肺转流二尖瓣置换术后疲劳综合征的影响 . 临床麻醉学杂志, 22：269-271

牛志强, 聂宇, 单士强, 等, 2014. 支气管封堵器用于小切口冠状动脉旁路移植术老年患者单肺通气的效果：与双腔支气管导管比较 . 中华麻醉学杂志, 34（11）：1361-1364.

潘四新, 2008. 万汶应用于婴幼儿体外循环预充时胶体渗透压及乳酸水平的影响 .2008 年全国心胸麻醉学术会议大会文集

齐娟, 陈秋荣, 雷立华, 等, 2000. 心肺联合移植的麻醉处理一例报道 . 临床麻醉学杂志, 16：122

卿恩明, 2006. 心血管手术麻醉学 . 北京：人民军医出版社, 2006.2

卿恩明, 胡小琴, 祝青璇, 1987. 小儿心内直视手术时穿刺股动脉测压前后下肢血流及趾温观察 . 临床麻醉学杂志, 3：209-210

芮燕, 岳云, 龙健君, 等, 2002. 经食管超声多普勒与 Swan-Ganz 导管测定的连续心输出量相关性比较 . 中华麻醉学杂志, 22：91-93

上海第二医学院第三人民医院（仁济医院）, 1978. 针刺麻醉体外循环心内直视术 . 中华外科杂志, 16：197

上海第二医学院第三人民医院, 二医针研究组, 1979. 针麻体外循环心内直视术 230 例临床应用及生理、生化观察 . 第一届全国针灸针麻学术会议, 6

尚德延, 1959. 心室纤颤的治疗 - 低温下心内直视手术的实验研究 . 中华外科杂志, 7：663-669

佘守章, 1996. 中华医学会麻醉学会第二次全国心血管, 胸腔手术麻醉会议在广州召开 . 中华麻醉学杂志, 16：94

沈坚, 孙大金, 1985. 异氟醚静脉复合麻醉在心脏手术中的应用 . 临床麻醉学杂志, 4：134-137

沈社良, 钱江, 谢屹红, 等, 2015. 右美托咪定对体外循环心脏手术病人脑损伤的影响 . 中华麻醉学杂志, 35（11）：1321-1324

盛卓人, 1981. 心脏穿透伤修补术的麻醉处理 . 中华外科杂志, 19：721-723

盛卓人, 吴怡芳, 李廷敏, 1962. 外伤性心脏裂伤一例报告 . 中华外科杂志, 10：451

史春霞, 李立环, 卿恩明, 等, 2006. 瑞芬太尼在体外循环心脏直视手术病人麻醉中的应用 . 中华麻醉学杂志, 26：958-959

史宏伟, 2008.TEE 的临床实践 .2008 年全国心胸麻醉学术会议大会文集

史宏伟, 徐晨健, 杨海基, 等, 2003. 经食管超声心动图在心血管手术麻醉与监测中的应用 . 临床麻醉学杂志, 19：409-411

史誉吾, 1960. 自制降温毡的构造及应用 . 中华外科杂志, 8：450-458

史誉吾, 李桂科, 1961. 体外循环下心内直视手术的麻醉处理 . 中华外科杂志, 9：294-301

宋琳琳, 王东信, 吴新民, 等, 2005. 体外循环与非体外循环下冠脉搭桥病人围术期炎症反应和肺功能的比较 . 中华麻醉学杂志, 25：85-89

苏鸿熙, 蔺崇甲, 石慧良, 等, 1959. 体外循环的动物实验 . 中华外科杂志, 7：369-374

苏鸿熙, 蔺崇甲, 石慧良, 等, 1959. 应用体外循环直视修补心室间隔缺损：病例报告 . 中华外科杂志, 7：557-565

孙大金, 1979. 收缩时间间期在心脏手术静脉复合麻醉中的变异 . 哈尔滨：第一届全国麻醉学术会议

孙大金, 杭燕南, 王祥瑞, 等, 2011. 心血管麻醉和术后处理 . 北京：科学出版社

孙大金, 1964. 中心静脉压测定的途径选择及其定位 . 南京：第一次全国麻醉学术会议

孙大金, 1991. 国产乙咪酯在心脏手术麻醉诱导中对血流动力学的影响 . 中华外科杂志, 29：682

孙大金, 2008. 团结和谐 - 忆上海市麻醉学会的发展 . 西宁：第二届国际麻醉与镇痛杂志学术会议论文集, 4

孙大金, 2008. 围术期循环功能监测的进展 .2008 年全国心胸麻醉学术会议大会文集

孙大金, 杭燕南, 沈坚, 1987. 无创性心排血量监测在异氟醚中评价 . 临

床麻醉学杂志，3：1-10

孙大金，杭燕南，张小先，等，1986.漂浮导管在麻醉和术后监测中的应用.临床麻醉学杂志，2：197-200

孙大金，张小先，1964.静脉强化麻醉施行二尖瓣分离术400例的体会.南京：第一次全国麻醉学术会议资料汇编

孙立新，王彬，马福国，等，2016.胸椎旁神经阻滞用于微创冠状动脉旁路移植术患者超前镇痛的效果.中华麻醉学杂志，36（2）：171-174.

谭蕙英，1988.第三次全国麻醉学术会议学术总结.临床麻醉学杂志，4：321

唐莹，刘金东，李新巧，等，2011.PI3K—Akt信号通路在七氟醚预处理减轻大鼠离体心脏缺血再灌注损伤中的作用.中华麻醉学杂志，31（5）：630-633

陶星，李树人，赵志丹，等，2003.丙泊酚麻醉对不停跳冠脉搭桥患者围术期心肌肌钙蛋白T水平的影响.临床麻醉学杂志，19：194-199

天津科技名人 - 王源昶.北方网（enorth.com.cn）

田首元，张文颉，聂丽霞，等，2017.PI3K/Akt信号通路在舒芬太尼后处理减轻大鼠心肌缺血再灌注损伤中的作用：与线粒体通透性转换孔的关系.中华麻醉学杂志，37（5）

王丹，吕志平，李双凤，等，2011.七氟醚后处理对体外循环下心脏瓣膜置换术患者心肌氧化应激损伤的影响.中华麻醉学杂志，31（5）：547-549

王东信，吴新民，2001.非体外循环下冠脉搭桥术的围术期管理.中华麻醉学杂志，21：136-139

王东信，吴新民，李军，等，2004.利多卡因对心脏手术后病人早期认知功能障碍发生率的影响.中华麻醉学杂志，24：85-89

王凤学，卢玉平，王朝仁，等，1994.体外循环心内手术后急性心包堵塞症手术的麻醉处理.临床麻醉学杂志，10：147

王刚，周琪，高长青，等，2008.63例机器人心脏手术的麻醉经验.2008年文集

王惠枢，张良成，徐世元，2016.右美托咪定对严重烫伤大鼠心肌细胞PERK信号通路的影响.中华麻醉学杂志，36（7）：819-822

王剑辉，2008.脑电双频指数监测在小儿的应用.2008年全国心胸麻醉学术会议大会文集

王珊娟，杭燕南，1999.心内直视术病人心率变异性的变化.中华麻醉学杂志，19：12-14

王寿勇，张诗海，姚尚龙，2006.地塞米松对体外循环下心脏瓣膜置换术患者肺弥散功能的保护作用.中华麻醉学杂志，26：489-491

王天龙，高岚，杨拔贤，等，2003.尼卡地平对心脏瓣膜置换术病人肺缺血/再灌注损伤的保护作用.中华麻醉学杂志，23：565-568

王伟鹏，李立环，2007.阜外医院心血管麻醉学发展.北京：协和 - 克里夫兰国际麻醉学论坛，209-217

王祥瑞，金正均，1996.异丙酚的血药浓度与临床效应的关系.中华麻醉学杂志，16：292-294

王焰斌，王小雷，陈伟新，等，2013.PI3K/Akt信号转导通路在乌司他丁后处理减轻CPB下心脏瓣膜置换术患者心肌细胞凋亡中的作用.中华麻醉学杂志，33（6）：653-656

王一山，钱学昌，冯卓荣，等，1959.低温麻醉下心脏直视手术时心室颤动之探讨：动物实验初步体会.上海第二医学院学报，2

王英，刘兴奎，喻田，2008.mitoKCOs后处理对离体大鼠心脏功能与RISK途径的影响及其机制研究.2008年全国心胸麻醉学术会议大会文集

韦华，邓劲松，李家胜，等，2008.电视胸腔镜下二尖瓣置换术麻醉期间呼吸管理.2008年文集

魏蔚，王泉云，刘斌，等，2000.异丙酚对体外循环中脑氧代谢的影响.临床麻醉学杂志，16：70-73

魏昕，谢志琼，谷海，等，2008.心内直视术患者体外循环前后血浆肾

上腺髓质素及炎性因子变化的相关性.2008年全国心胸麻醉学术会议大会文集

吴安石，岳云，2004.急诊冠状动脉搭桥术的麻醉处理.临床麻醉学杂志，20：681-689

吴辉，2008.氟比洛芬酯复合舒芬太尼用于心脏术后静脉镇痛的疗效观察.2008年全国心胸麻醉学术会议大会文集

吴珏，朱银南，1986.应用菲诺哌啶或双氢埃托啡于剖心手术的麻醉.临床麻醉学杂志，2：8-11

吴强夫，袁世荧，2008.米力农对合并肺高压瓣膜病体外循环期间氧合功能的影响.2008年全国心胸麻醉学术会议大会文集

吴新民.历史回顾，工作汇报.2009年中华医学会全国麻醉学术年会

吴英恺，1960.我国心脏血管外科的现状及今后发展方向.中华外科杂志，8：209-211

夏正远，顾家珍，张尊严，等，1996.体外循环下心肌缺血再灌注后血清心肌酶，SOD活性变化.中华麻醉学杂志，16：153-155

相海昌，2007.中国现代麻醉学发展的先驱系列 - 尚德延.谊安杂志，3：27

相静，杨大桓，叶珏，等，2008.腺苷预处理在非体外循环冠状动脉旁路移植术中心肌保护作用的初步研究.2008年全国心胸麻醉学术会议大会文集

谢陶瀛，柳培津，1957.在人工低温下遮断心脏血液循环的实验.中华外科杂志，5：39

徐军美，2008.心肌保护基因治疗新进展.2008年全国心胸麻醉学术会议大会文集

徐军美，陈启智，杨荣雪，等，1997.心脏瓣膜置换患者围术期组织氧合变化.中华麻醉学杂志，17：263-265

徐凯智，胡小琴，1996.心脏瓣膜置换术大剂量芬太尼麻醉的药代动力学研究.中华麻醉学杂志，16：51-54

徐美英，盛直久，于布为，等，1996.体外循环心脏手术后早期呼吸功能的变化：用单次呼吸CO$_2$曲线.中华麻醉学杂志，16：205-208

徐美英，时文珠，王富军，等，2003.体外循环及非体外循环下冠状动脉搭桥术对患者免疫功能的影响.临床麻醉学杂志，19：210-221

徐美英，于布为，1995.低流量氧异氟醚紧闭吸入麻醉在心脏手术中的应用.临床麻醉学杂志，11：134-136

徐守春，尚德延，1960.低温麻醉用于心内直视手术的临床观察.中华外科杂志，8：222-228

许广汾，游礼法，1962.心导管检查和心血管造影的麻醉.中华外科杂志，10：587

薛峰，张伟，张晓，等，2016.右美托咪定对体外循环下瓣膜置换术后患者急性肾损伤的影响.中华麻醉学杂志，36（10）：1171-1174

晏馥霞，雷义高，陈勇，等，2006.异氟醚对体外循环下冠状动脉搭桥术患者心肌的保护作用.中华麻醉学杂志，26：277-278

杨拔贤，刘秀文，刘文椿，等，1992.应用APP分析冠状动脉搭桥术后血流动力学的改变.临床麻醉学杂志，8：213-215

杨大桓，2008.心血管手术中神经系统监测.2008年全国心胸麻醉学术会议大会文集

杨玲，曹定睿，杨春艳，等，2015.延迟远隔缺血预处理对CPB下心脏瓣膜置换术患者心肌损伤的影响.中华麻醉学杂志，35（2）：158-160

杨婉，金世云，许士进，等，2016.p38MAPK信号通路在吗啡预处理减轻心力衰竭大鼠心肌缺血再灌注损伤中的作用：离体实验.中华麻醉学杂志，36（6）：673-677

姚允泰，李立环，2008.肺动脉高压与围术期干预.2008年文集，52-65

尹毅青，罗爱伦，郭向阳，等，2005.冠状动脉搭桥术后中枢神经系统并发症病人围术期神经内分泌和术后神经心理的变化.中华麻醉学杂志，25：405-409

于金贵，周广利，孟冬梅，等，2001.乌司他丁对心脏直视手术患者围

体外循环期炎性细胞因子和自由基的影响.中华麻醉学杂志,21:724-726

于灵芝,佳西,政和,2001.体外循环心脏手术中脑自身调节的变化.中华麻醉学杂志,21:77-81

于钦军,曹莉,2002.老年病人冠状动脉搭桥术后神经功能障碍的初步探讨.中华麻醉学杂志,22:261-263

余正文,2008.36例重症心脏瓣膜置换术麻醉处理.2008年全国心胸麻醉学术会议大会论文集,15-16

詹丽英,夏中元,夏芳,等,2005.参附注射液对心脏手术心肺转流期间胃肠道的影响.临床麻醉学杂志,21:294-295

詹仁智,孙大金,杭燕南,等,1995.重症心脏瓣膜患者围手术期氧供与氧耗关系.中华麻醉学杂志,15:196-198

张帮健,周荣华,李坚,等,2008.抗坏血酸在体外循环中对肺的保护作用.2008年全国心胸麻醉学术会议大会文集

张超昧,1942.心脏创伤之探讨.中华医学杂志,28:53

张宏,1986.异氟醚麻醉的临床应用.中华麻醉学杂志,6:143-145

张加强,张伟,张贝贝,等,2013.右美托咪定对合并肺动脉高压患者二尖瓣置换术时血流动力学和心肌损伤的影响.中华麻醉学杂志,33(5):537-540

张锦,王占明,马世贤,等,1996.先心病肺高压小儿体外循环转流及分流修复前后呼吸功能的变化.中华麻醉学杂志,16:339-342

张兰,刘斌,王泉云,等,2002.小剂量抑肽酶用于体外循环肺保护的临床研究.中华麻醉学杂志,22:13-16

张莉,张勇,唐晓,等,2014.右美托咪定对肾缺血再灌注诱发大鼠心肌损伤的影响.中华麻醉学杂志,34(8):1017-1019

张琳,喻田,2008.缺血后处理及药物后处理对成年大鼠心肌细胞钙敏感受体的影响.2008年全国心胸麻醉学术会议大会文集

张天惠,王源昶,孙惠庆,1962.选择性低温与体外循环的综合方法在心内直视手术的临床应用.天津医药杂志,10:74-78

张挺杰,杭燕南,皋源,等,2003.老年病人冠脉搭桥术中脑氧代谢与术后精神障碍的关系.中华麻醉学杂志,23:805-808

张挺杰,王祥瑞,杭燕南,2004.老年患者冠状动脉搭桥术后血清NSE和S100β蛋白水平的变化.临床麻醉学杂志,20:707-709

张小先,1982.激活全血凝固时间在体外循环的应用.中华麻醉学杂志,2:147-148

张小先,1982.体外循环心内直视手术低血钾的防治.中华麻醉学杂志,2:7

张晓庆,杭燕南,孙大金,等,2000.米力农联合多巴胺用于重症心内直视术停机过程.临床麻醉学杂志,16:328-331

招伟贤,肖广钧,梁启发,等,1995.心脏瓣膜置换术患者麻醉手术期间血浆儿茶酚胺和血流动力学的变化.中华麻醉学杂志,15:10-11

招伟贤,叶小平,1999.七氟醚吸入诱导在心脏手术病人的应用及其对呼吸循环功能的影响.临床麻醉学杂志,15:131-133

赵丽云,卿恩明,2008.先天性心脏病并艾森门格综合征与心肺移植围术期管理.2008年全国心胸麻醉学术会议大会文集

赵晓琴,王伟鹏,史春霞,等,2009.术中多巴酚丁胺负荷经食管超声心动图预测冠状动脉旁路移植术后心肌存活的评价.中华麻醉学杂志,29:869-872

郑斯聚,王朝仁,王凤学,等,1979.羟基丁酸钠静脉复合麻醉用于体外循环下心内直视手术(附100例临床观察).中华外科杂志,17:119-120

周建美,刘流,陈启智,1995.心内直视手术期间呼气末和动脉血二氧化碳分压的相关观察.临床麻醉学杂志,11:153-154

Gravlee G,2009. Update on cardiac anesthesia. ASA,122

Hines RL,2009. Cardiac pharmacology: a new look at clinical indications and application. ASA:230

Rich GF,2009. Management of the patient with pulmonary hypertention and right heart failure. ASA,510

第一篇

心血管麻醉学基础

第一章

心血管解剖

心血管系统解剖是心脏外科和心血管麻醉的基础，学习心血管系统解剖，简要介绍心血管手术相关应用解剖，有助于了解心血管手术进程，提高动静脉穿刺操作水平，提高麻醉和围术期监测管理质量。

第一节　心　　包

心包是一个纤维浆膜囊，包裹于心脏和大血管的外表，呈圆锥形，基底部附着于膈肌的中央部分。心包前面上方有两侧胸膜、肺和胸腺覆盖，与胸骨隔离；前面下方在左侧第 5 肋软骨的胸骨端后面，为心包无胸膜覆盖部分；上面与主动脉外表的纤维层相混合，与颈深筋膜的气管前层连续。心包的结构分为壁层和脏层。壁层的外表为纤维层，包被在外面，内层为浆膜层；脏层为浆膜层，紧贴在心肌面及心外膜之间。壁层和脏层之间为心包腔，在正常状态下，为一个潜在的间隙，内有少量浆液。

一、心包大隐窝

心脏下面有一个大间隙，称为心包大隐窝，处于心脏下面与膈面心包之间，略偏左方。当人体直立时，心包液大都积聚于此大隐窝内。心包发炎时，因脓液的积聚，纤维素在此沉积较多，因而此处心包增厚也较显著。此外，心包腔内还有几个窦腔及隐窝。右剑突后做切口入心包大隐窝，排脓效果最好。

二、心包斜窦

心包斜窦位于左心房的后面，偏于左侧。脏层心包从心脏的前面和下面向上及向后伸展，盖于左心房的表面，在肺上静脉水平向下转折，覆于食管及主动脉前面，而形成这个窦腔，其边界成"Γ"形。心包斜窦的右方有右肺静脉及下腔静脉，左上方有左肺静脉。如以右手示指放在心尖后面，向上及向右推进，至肺上静脉的平面时，即被此窦腔的顶界浆膜所阻。

三、横　　窦

横窦位于升主动脉和肺动脉主干的后面。横窦的背面有上腔静脉、左心房和右肺动脉。此处心包的脏层完全覆盖于此两大动脉的表面。横窦贯通于左、右心包腔之间。进行心内直视手术时，如需阻断主动脉和（或）肺动脉的血流，可以手指横贯此窦，将主动脉、肺动脉近端抬起，即可用控制钳夹住这些血管的根部（图1-1）。

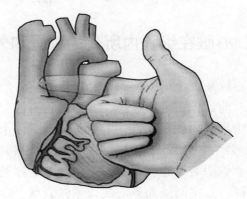

图 1-1　横窦示意图

四、心包小隐窝

在右侧心包腔内，由于心包在大血管表面高低不平地翻转，便形成几个心包小隐窝。最高的一个处于升主动脉后方，上腔静脉和右肺动脉的前方，直接与心包横窦相通，也即横窦的入口；其次是位于上腔静脉外侧的后方，在右肺动脉和右肺静脉之间的隐窝；其余的两个小隐窝，一个处于右肺上、下静脉之间，另一个处于右肺下静脉和下腔静脉之间。在左侧心包腔内也有一个小隐窝，位于左肺动脉和左肺上静脉之间，其内侧界为 Marshall 折。

五、房 间 沟

右心房和右肺静脉之间形成一沟，表面有一薄层脂肪组织覆盖，在此处切开心包脏层，解剖脂肪组织，便能显露与右肺静脉相连的左心房壁，可深及 1.5cm 以上。此时可见左、右心房的肌壁，中间为房间沟。此解剖常应用于二尖瓣手术的右侧途径，或用于切入左心房施行二尖瓣置换术。

六、心包浆膜的反折

附着于主动脉上的心包浆膜，最高达 6cm，由此向双侧斜行向下覆于上腔静脉和肺动脉上。由主动脉跨往肺动脉主干时心包浆膜左缘边界抵达动脉导管韧带或未闭的动脉导管表面近肺动脉的一端。

第二节 心 脏

一、心脏在纵隔内所处的位置和外形

心脏是一个中空的肌性纤维性器官，形似倒置的、前后偏扁的圆锥体，表面覆盖有心包膜，位于中纵隔内偏前下部。心脏分隔成为 4 个腔，约有 1/3 在正中线的右侧，2/3 在左侧，靠其基部有大血管附着。心脏的长轴是从其基底部通过心房间隔、心室间隔而到心尖，呈倾斜状，由右肩斜向左肋下区，与身体正中线构成约 45° 角，而心底是向右后上方，右半心的大部分是在前面，左半心大部分是在后面及下面。从正面看，心脏的右缘为右心房，左缘为左心室。心脏的两侧和前面的大部分被肺和纵隔胸膜所覆盖，前面只有一小部分，主要是右心室，贴近胸骨和第 3～6

肋软骨，心脏的后面与食管、胸主动脉、奇静脉及迷走神经等相联属，心脏的下面紧贴膈肌腱。

心脏表面有浅沟可以区分左、右心室和心房。前、后心室间沟区分左、右心室，它们的下端在心尖右侧相交成为心尖切迹；左、右心房间沟较浅而不明显，位于右心房后界与右肺静脉前壁相交接的地方，其表面有一层淡黄色的脂肪组织，在其深部常有数个小静脉跨过心房间沟。

心脏有 3 面：前面向前凸出称为胸肋面，大部分为右心室和右心房，小部分为左心室和一小部分左心耳；后面主要是左心房；下面平坦与膈肌相贴，称为膈面。

心脏有两边缘：左缘较钝，称为钝缘，主要为左心室，斜向下至心尖，左缘上方很短的一段为左心耳；右缘较锐，称为锐缘，右缘上部为右心房，下部为右心室。

心尖圆钝、游离，由左心室构成，朝向左下方，与左胸前壁接近，在左侧第 5 肋间锁骨中线内侧 1～2cm 处可扪及心尖搏动。

心底朝向右后上方，主要由左心房和小部分右心房构成。上、下腔静脉分别从上、下注入右心房；左、右肺静脉分别从左、右两侧注入左心房。心底后面以心包后壁与食管、迷走神经和胸主动脉相邻。

二、心 肌

（一）心肌层

心房壁肌层很薄，分深、浅两层。浅层心肌纤维包绕左、右心房壁，并进入房间隔，呈 "8" 字形行走于两个房室环；深层肌主要连接在一个房室环上。

心室肌极厚，左心室厚于右心室 2～3 倍。心肌纤维环形包绕心室，分层分组，交叉配搭，形成浅层和深层的球螺旋肌和窦螺旋肌。左心室肌壁虽极厚但心尖部却很薄，心尖处插管应注意避免撕裂。术毕时应仔细检查以免术后发生出血。做心脏按压时主要挤捏左、右心室；避免挤捏右心房，或固定在一处挤捏以免磨损肌层，造成心肌破裂。

心房肌与心室肌被心脏支架组织完全隔开，

没有连续性，只有心脏传导束将心房和心室沟通。

（二）右心房

右心房壁薄，表面光滑。右心耳短小，呈三角形，基底部宽大，其上缘与上腔静脉交界处有窦房结，为心搏起点所在处。右心房内面有界嵴，自上腔静脉入口的前面伸至下腔静脉入口的前面。在界嵴后面的部分心房光滑，而在界嵴前面的部分心房有高低不平的梳状肌分布。梳状肌间心房壁极薄如纸，并呈透明状。施行心导管检查时，导管可能穿透心房壁。右心房后壁为房间隔，与左心房相隔。近房间隔的中面有一卵圆形的浅凹陷，除下缘外，周围有增厚的嵴缘，称为卵圆窝。卵圆窝的前上缘可能有未闭的小裂口与左心房相通，称为卵圆孔未闭。

三尖瓣孔又称右房室孔，位于右心房内面的前下部，正常瓣孔可容纳三指尖。上腔静脉开口处无瓣膜。下腔静脉与上腔静脉并不位于同一直线上，下腔静脉入口指向卵圆窝。在胚胎时期，下腔静脉入口的前面有极大的右静脉窦，其基底大部分沿界嵴附着，有引导胎儿血流由下腔静脉通向卵圆孔的功能。胎儿出生后，瓣膜退化，遗留在下腔静脉入口前面，称为下腔静脉瓣（eustachian valve）。有时此瓣仍遗留，施行房间隔缺损修补术时，以手指进行房内探查，能扪及此瓣膜的弧形边缘，勿误认为房间隔缺损下缘。在下腔静脉入口的内上方，与三尖瓣孔之间，有冠状窦口，可容一指尖插入。其边缘通常有一薄膜，得自胚胎时期的右静脉瓣，称为冠状窦瓣（thebesian valve）。冠状窦口是房间隔上的一个重要解剖标志，因为它处于房室结的后方约 0.5cm 距离。自房室结起，有房室传导束（或 His 束）沿房室纤维环上方横行于房间隔右面，如房间隔缺损属于原发孔型，其下界为房室环平面，在二尖瓣和三尖瓣环之上极易损伤传导束。

（三）右心室

右心室外貌略呈三角形，其上部呈圆锥，通往肺动脉主干。肌壁远较心房壁厚。与右心房交接处有房室环，其上附有三尖瓣。三尖瓣分为前、内和后 3 个瓣。内瓣又称为隔瓣。右心室主要由两个部分构成，一个是流入道，为右心室的体或"窦部"，另一个是流出道，为右心室的漏斗部。

右心室体的内面有许多纵横交织的肉柱小梁，转成许多小间隙。少数肉柱特别发达，形成乳头肌，有腱索起自其顶端，附着于三尖瓣的游离缘。其中很少变异而最突出者为前乳头肌，起源于右心室的外侧壁。其腱索和锥体乳头肌的腱索附着于三尖瓣的前瓣。锥体乳头肌又称为内侧乳头肌，其腱索之一部分附着于三尖瓣的隔瓣上，锥体乳头肌在婴儿期发展得好，但在成人中常不存在或减缩成为一个腱性斑。在锥体乳头肌的下部，有几个小乳头肌自室间隔面至右心室底面排成行列，其腱索附着于三尖瓣的隔瓣上。后乳头肌一般很小，可以有几个，其腱索附着于三尖瓣的后瓣和隔瓣。

有一个肉柱小梁特别发达，由室间隔近心室底面处通往右心室前乳头肌的基底部，称为调节带，房室传导束右支终末段由此通过，故有其重要意义。切除右心室漏斗部下方狭窄环时，最好注意避免此调节带。

室间隔由肌部和膜部组成。膜部所处位置很高，在锥体乳头肌的后上方，被跨越其上的室上嵴所遮盖，其上方为紧邻的主动脉瓣膜环基底部。高位室间隔缺损的上缘可能即为主动脉瓣环，缝合或修补缺损时应注意勿损及主动脉瓣膜。当室间隔缺损的部分边缘为室上嵴时，也应注意主动脉右冠状瓣与室上嵴的关系密切，做深度缝合修补缺损时，很可能伤及此瓣膜。

室上嵴为一增厚的肌肉嵴，是右心室流入道和流出道的分界。室上嵴有两组肌肉延续带，一为室壁带，另一为室隔带。前者沿右心室前壁和房室环的外侧向外侧伸展至心脏的右缘，后者沿室间隔延伸至心肌壁内，调节带为肌肉带的一部分。

室上嵴及其肌肉带如有肥大，能造成漏斗部狭窄。如将室上嵴向前上方提吊，能使室间隔膜部有良好的显露，有利于修补缺损。

右心室漏斗部的上界为肺动脉瓣，下界为室上嵴，其内壁光滑。漏斗部的后壁较薄，紧贴于主动脉根部的前壁。

肺动脉瓣由 3 个半月瓣组成。前瓣略偏左侧，如沿肺动脉前壁做纵行正中切口，其下端必达前瓣和右瓣的交界。肺动脉瓣环是处于肺动脉主干和右心室流出道肌壁之间的一个境界不清楚的构造,主要由肺动脉根部和肺动脉瓣附着处的纤维组织和右心室壁的肌肉组织构成。

(四) 左心房

左心房的前面有左心耳突出。左心耳的形态变异极多。一般可分为 4 种类型:三角形、"S"形、棱形、虫样形。左心耳较右心耳狭长,壁厚,边缘有几个深陷的切迹,突向左前方,覆盖于肺动脉干根部左侧及左冠状沟前部。

在左心耳附近的心室表面有一血管三角区域,其表面有一层脂肪组织与左心耳内侧面相隔。三角的上缘为左冠状动脉的旋支,内下缘为左冠状动脉的前降支,此两支动脉与心脏大静脉相交叉形成一个三角,心脏大静脉为三角的外下缘。当险有左心耳内侧壁撕裂时,以钳夹心耳转折压向心室面,可用缝线将左心耳缝于左心室肌壁上;但必须注意此血管三角区,应避免将冠状血管缝合在内。

左心房壁较右心房壁厚得多。左心房内壁平滑,其后壁有 4 孔,左、右各二,为肺静脉的入口。房间隔面上有一处较不平整的地方是胎儿期卵圆孔瓣所在处。有时遗留一未闭的狭小口。二尖瓣孔位于左心房的下部,与心耳基底部颇近,可容纳两指通过。二尖瓣由大瓣和小瓣组成。大瓣位于前内侧靠主动脉的一边,而小瓣位于后外侧。前外交界对准左腋前线方向,而后内交界对准脊柱右缘。

(五) 左心室

左心室略呈狭长形,肌壁为整个心脏肌壁的最厚部分,约为右心室肌壁厚度的 3 倍。二尖瓣在开放时下垂入左心室内,其大瓣基部与主动脉无冠状瓣和左冠状瓣之间的垂幕状组织连接,形成一个分隔,划分左心室成为后半部即流入道和前半部即流出道。二尖瓣环由纤维组织组成。在小瓣基部较细软,故对二尖瓣关闭不全患者做瓣环成形术时,主要缩环部分为小瓣方面的瓣环,因大瓣基部瓣环部分缺如,缝合后既不牢固,又易伤及主动脉瓣。二尖瓣为一袖状瓣膜,其游离缘无一处直接连接瓣环。之所以能形如两个瓣膜,是因在前外角和后内角处游离缘有较深的切迹,闭合时形如交界。

左心室肌壁上有肌肉向心室腔内突出如柱状,称为乳头肌,为坚强有力的结构。有前乳头肌和后乳头肌,分别由心尖区的前壁和后壁突出。前乳头肌呈单个,后乳头肌有 2 或 3 个乳头。从这些乳头肌的顶端有许多腱索联系于二尖瓣边缘和其下面。左心室壁内有许多排列得很稠密的肉柱小梁,特别是在心尖部和左心室后壁较多和较稠密。室间隔面上靠心脏基部的 1/3 的部分光滑而无肉柱梁。

室间隔大部分为极厚的肌肉组成,向右心室突出。凹面在左心室。从心室的横剖面可看到左心室肌壁为一圆筒形,其边界从心脏外面看来相当于室间隔沟和后室间沟。室间隔的上部为纤维组织,形成薄膜状,称为室间隔膜部,此隔将主动脉前庭或主动脉瓣下窦与右心房下部和右心室上部隔开。主动脉前庭或主动脉瓣下窦形似管状,壁极光滑,为左心室流出道的主要部分。其前外侧壁为肌肉组织,由邻近的室间隔和心室壁组成;后内侧壁为纤维组织,由二尖瓣大瓣附着部分和有关的室间隔膜部组成。此处可有先天性主动脉瓣下狭窄,形成隔膜状,或呈广泛的肌肉肥大。切除这些狭窄组织时,应以手指将后内侧壁的二尖瓣大瓣推开,以免伤及。

主动脉起自左心室的主动脉前庭部,有纤维组织散发成环状嵌入周围组织。主动脉根部有 3 个膨出处,相当于 3 个主动脉瓣部位,称为主动脉窦。主动脉瓣呈半月状,故称为半月瓣。当左心室处于舒张期时,3 个瓣膜关闭紧密;处于收缩期时,3 个瓣膜完全开放,瓣孔呈三角形。在胚胎发育时,主动脉和肺动脉分隔后,主动脉的前面两个瓣正对肺动脉的后面两个瓣,由于动脉干的旋转,主动脉右前瓣几乎转至正前方。为了避免混淆,根据有无冠状动脉开口,而称为左、右冠状主动脉瓣和无冠状主动脉瓣。

冠状动脉开口略低于主动脉瓣的游离缘,且瓣孔开放时呈三角形,瓣膜并不紧贴于主动脉壁上。经主动脉切口施行主动脉瓣手术时,为避免撕裂右冠状动脉开口,切口下端需弯向右方,正对无冠状主动脉瓣。

三、心脏血液供应

心脏本身的血液供应来自于左、右冠状动脉。其主支环绕房室沟行走，形如环状或冠状，因而得名。

冠状动脉起源于主动脉窦，开口穿过主动脉根部而不是窦壁。冠状动脉开口可呈圆形、卵圆形或一狭窄的裂隙。左冠状动脉开口为0.5～0.7cm，右冠状动脉开口为0.15～0.3cm。冠状动脉开口有变异。左冠状动脉开口可能有两个，一是左冠状动脉前降支的开口，另一个为旋支的开口。右冠状动脉开口可能缺如，或开口于左冠状主动脉窦处。

（一）左冠状动脉

左冠状动脉（图1-2）主干比右冠状动脉主干粗得多。自升主动脉根部左后侧壁分出后在左心房室沟内行走。由于表面的脂肪很少，故很易被看到和扪到。主干长1～2cm，有时极短，斜行于肺动脉和左心耳之间。此处被肺动脉主干所遮蔽，手术操作时不易显露。左冠状动脉主干分出一支分布于窦房结，或由旋支起端分出，在左心耳下行走，向右上围绕上腔静脉后分布窦房结。

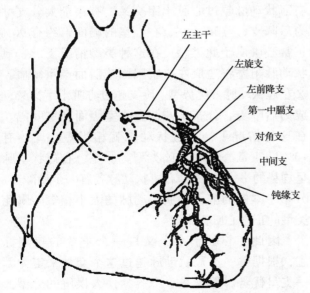

图1-2 左冠状动脉示意图

（图中标注：左主干、左旋支、左前降支、第一中膈支、对角支、中间支、钝缘支）

1. 前降支 紧靠肺动脉向前下行走，在前室间沟内较靠右心室一边行至心尖，常绕心尖至肺面而止于后室间沟下1/3远段部分和中1/3全部，有时埋在浅层心肌内。

左前降支的血液，供应左心室前壁、室间隔的前2/3及下1/3区域、前室间沟附近的右心室前壁、左心室前乳头肌的大部分、左右束支和室间隔的全部。

前降支有3个分支，即左心室前支、右心室前支和室间隔前支。

（1）左心室前支：分布于左心室前壁，在大多数情况下有2或3个大的对角支。从前降支动脉的近端1/3和中间1/3分出，互相平行行走，直至与旋支的外侧支相吻合。这些分支很重要。从左前降支远端1/3分出来的小分支分布于心尖部，与旋支的膈面支相会合。

（2）右心室前支：分布于右心室前壁，靠近前室间沟区域，最多有6支。这些分支比分布到左心室的分支小，但非常重要，特别在近端靠近肺动脉和远端靠近膈肌的地方，同右冠状动脉大的分支相吻合。第一支分布于肺动脉圆锥部，与右冠状动脉的圆锥支互相吻合，与肺动脉瓣很靠近，形成Vieussens环，是常见的侧支循环。

（3）室间隔前支：一般有4～6个大的和许多小的穿入支，分布于室间隔的前2/3区域，同来自膈面下支短的穿透支相吻合。所以，室间隔下1/3的血液完全是由前降支的分支供应，其余部分的85%～90%也由前降支的分支供应，仅10%～15%室间隔区域由右冠状动脉的后降支供应。约有90%的正常人后降支来自于右冠状动脉。因此，即使室间隔的正常血液供应很少来自右冠状动脉，但当前降支受阻塞时，后降支就起到室间隔血液的一个重要侧支循环。

前降支主干和右心室之间很近，只有几毫米的距离，在室间隔前缘处右心室包在左心室上面。解剖动脉时必须小心操作避免穿破右心室。前室间沟静脉与前降支动脉平行，常位于动脉的左侧，且很小，解剖时易被分开。

2. 旋支 常与左冠状动脉的主干呈直角分出，近心脏边缘处转向后面。大多数旋支终于左心室缘，但有的可达到房室交叉或心脏十字处（左冠状动脉占优势）。旋支在该处呈一转折，并分出后降支或膈面支。在这种情况下，左冠状动脉分布于左心室和全部室间隔中，而右冠状动脉很小，终止于心脏的右缘。

旋支的血液，供应左心室的外侧壁的大部分、左心室后乳头肌的大部分、前乳头肌的一部分、左心房和约半数人的窦房结。另外，有10%以下的后降支来自旋支，房室结血液也由旋支供应。

旋支有3个分支，即左心室前支、左心室后支和左心房支。

（1）左心室前支：以2或3支为常见，分支呈锐角分布于左心室的外侧壁，称为左缘支，与来自前降支的分支相遇。

（2）左心室后支：有2或3支由旋支的远端分出，分布于左心室的后壁或膈面，与来自右冠状动脉远端分支相遇。

（3）左心房支：又分出左心房前支、中间支和后支。

（二）右冠状动脉

自主动脉根部前外侧壁呈垂直分出，表面被外膜下极丰富的脂肪覆盖，须仔细解剖才能看到动脉。动脉斜向右下行走，进入右房室间沟，被右心耳遮盖，继续行至心脏右缘，急转入膈面的房室沟，向后中线行至房室交叉或心脏十字处，在后心室间静脉的下面形成一"U"形转弯称为"U"转弯，于后室间沟内下降成为后（膈面）降支。约90%的右冠状动脉在室间沟区越过心脏十字交叉，而分布于近50%的左心室膈面心肌，也供应左心室后乳头肌的血液。其远端分阶段支与左冠状动脉前降支的远端分支相遇，有时也与旋支的终末支相遇。这类动脉分布类型见于90%的正常人。

右冠状动脉（图1-3）的血液，供应右心室、右心房的大部分、左心室膈面或后壁的一部分、左心室后乳头肌的部分、窦房结（约55%的人），约有90%正常心脏中其供应房室结分出的后降支。

右冠状动脉有4个分支，即右心室支、右心房支、左心室后支和后降支。

（1）右心室支：又分为前支、右缘支及后支，分布于右心室前壁。一般有2～6支，第一支为右圆锥支，分布于肺动脉圆锥。右缘支自右冠状动脉呈直角分出，沿心脏右缘行向心尖，分布于右心室的前面和膈面的一部分。右心室后支自右冠状动脉的膈段分出几个小支，分布于右心室后壁。

（2）右心房支：又分为前支、中间支和后支，分布于右心房各相应部位，有时可达左心房。

（3）左心室后支：有几个分支，供应膈面上部的血液。

（4）后降支：沿后室间沟下降至心尖附近，有许多小分支，分布于室间沟附近的左、右心室壁。室间隔后动脉分布于室间隔后1/3区域。

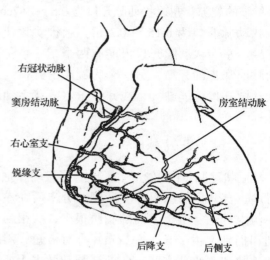

图 1-3　右冠状动脉示意图

归纳上述冠状动脉分布类型有3种，与冠状动脉外科有密切的关系：①右冠状动脉占优势型。右冠状动脉越过心脏十字交叉，有一个大分支称为后降支，分布于左、右心室的膈面，约有90%正常心脏属于此类型。在这种类型情况下，右冠状动脉阻塞将造成左心室膈面或后面严重缺血。②左冠状动脉占优势型。旋支越过心脏十字交叉，成为后降支，分布于左、右心室膈面和室间隔。在这种情况下，右冠状动脉就相当短小。约有10%的正常心脏属于此类型。③左、右冠状动脉呈均势的平衡型。左、右冠状动脉各有一个后降支，分布于本侧的膈面心肌，动脉的大小相等。属此类型的正常心脏极少。

因此，心脏十字交叉是一个重要的解剖标志，根据哪一个冠状动脉越过这个交叉来定为哪一支呈优势。但这是一个容易使人误解的分型，因为90%的心脏右冠状动脉占优势，常会误解为右冠状动脉是整个心脏的主要冠状动脉。但是大部分心肌属于左心室，而左心室的血液供应有70%～90%来自左冠状动脉。此外，左冠状动脉还供应右心室的一部分和室间隔的大部分血液。所以，从整个心脏来看，即使左冠状动脉仅在10%的正常心脏越过心脏十字交叉，但它仍是心脏的主要动脉。

（三）心脏静脉

大部分的冠状静脉或心脏静脉的血液回流入冠状静脉窦。心脏静脉三大支是心脏大静脉、心脏中静脉和左心室后静脉。这些静脉开口处可具有单瓣或双瓣，以防止血液回流。左心室斜静脉（marshall）在心脏大静脉开口处进入冠状静脉窦，其开口处无瓣膜，心脏小静脉的血液可以单独回流入右心房。心脏前静脉的血液直接流入右心房。

冠状静脉窦位于心包斜窦下缘的房室沟内，收集心脏浅静脉血液经冠状静脉窦流入右心房。异常的左上腔静脉血液常注入冠状静脉窦，使其开口非常巨大。由心肌壁、房间隔和室间隔来的静脉形成心肌深静脉血液，直接注入房室内，大都回流入右心房中。结扎冠状静脉窦后静脉血液可由心肌深静脉回流入房室，不致造成淤滞。在心肌深层中有许多不规则而壁薄的窦状隙，与细血管相通，并与动静脉小支相连，甚至直接通入房室。这种网状分布说明不仅冠状静脉窦可以结扎，而且不影响血液回流，静脉血液并可逆行倒灌入心肌各动脉中去。现今对心肌保护有学者采用经冠状静脉窦口逆行灌注停搏液。

四、心脏纤维性支架和主动脉根部的联系

心脏是一个活动性非常剧烈的脏器。各心脏房室之间或心脏与大动脉、大静脉之间，在心动周期中各部分的舒缩活动如无一个坚韧而能使各个部分紧密连接在一起的结构来加以控制，则活动部分必然各自摆动，影响循环的顺利推动。起着这样重要作用的结构就是心脏纤维性支架，其中心部位在主动脉根部。二尖瓣口、三尖瓣口、主动脉瓣口和肺动脉瓣口均被稠密的纤维性组织环绕形成瓣环。主动脉环在中心将另3个瓣环连接起来，与它们的纤维组织连接在一起成为心脏支架。3个主动脉瓣呈扇形的基部特别是最低的部位与稠密的胶原性组织融合在一起，使主动脉基

部坚牢而固定。心脏纤维性支架本身是由稠密的胶原纤维所组成，主要由左、右两个纤维三角区和其发出的胶原纤维环所组成。这些结构将左、右心室的出入口牢固地联结在一起。心脏纤维支架不仅是瓣膜的附着处，也是两个心室肌的边缘与它紧附着的地方，如肌腱附于肌肉一样。当然，与心房壁的连接只有薄薄的一层，由于纤维性支架与左、右心室肌壁边缘在二者流入道处紧密联结，使右心室流道和左心室总孔道（包括流入道和流出道）牢固地拉拢在一起，不能分离。在心室的流出道部位，支架的胶原组织与大动脉根部弹性纤维组织相连续。这些结构的界线在解剖时实际上无法能清晰地辨识。

（一）右纤维三角

右纤维三角是纤维性支架的主要部分，也可称为心脏的中心体，呈三角形，约1.0cm长，0.5cm宽。用示指和拇指分别在离体心脏的房间隔两面扪查可以感觉到它像软骨样的增厚构造，非常坚韧。其具体部位是在主动脉环与左、右房室环之间。室间隔膜部的纤维组织也是右纤维三角区的一部分。

（二）左纤维三角

左纤维三角比右纤维三角小得多，但也很坚韧，位于主动脉环与左房室环之间。

这两个三角在主动脉瓣基部紧下方相互联结在一起，形成一个间隔，使左心室总孔道被分隔成为流入道和流出道。从右纤维三角的前、后两个角分出两个细长的条索样纤维组织，沿右房室孔边缘环行，逐渐变细，形成三尖瓣环，在三尖瓣后瓣处成为Henle丝状索。从左纤维三角和右纤维三角的后端同样分出条索状结构，合抱环行，逐渐变细，也称为Henle丝状索，形成二尖瓣环。这些丝状索环使左、右房室孔道与两个纤维三角拉拢在一起。

右纤维三角的前端与无冠状主动脉瓣基部最低部分密切联系，左纤维三角的前端与左冠状主动脉瓣基部最低部分密切联系。

右冠状主动脉瓣基部的下部位于前面与室间隔的左心室一边相联系，其前面被肺动脉圆锥部的薄肌层所覆盖。所以，主动脉根部3个冠状动

脉瓣呈扇形的基部最低部位融合于心脏支架的胶原纤维组织内。实际上，主动脉根部是由 3 个冠状主动脉瓣的基部和嵌于其间的 3 个大致呈三角形的所谓瓣膜间距围成，其在心腔内所处的平面较肺动脉根部低，并位于右后方。室间隔膜部与右纤维三角前上方相连，处于无冠状主动脉瓣和右冠状主动脉瓣间距的前半部分称前瓣膜间距。后瓣膜间距位于左冠状主动脉瓣和无冠状主动脉瓣之间，使左心流出道和二尖瓣孔隔开，好似两者之间的分水岭。一个由纤维组织形成的较厚的幕状构造（称为主动脉下垂幕）与此间距连接，其两边与左、右纤维三角相连接，其下缘与二尖瓣大瓣的基部连接。这些结构的活动能力，对二尖瓣的开放和闭合起非常重要的作用。

因此，稠密坚韧的纤维胶原组织所组成的心脏支架与主动脉根部、三尖瓣环和二尖瓣环及其瓣膜等结构是紧密联系不可分割的整体。而肺动脉根部的纤维组织较薄，按照其解剖分布似乎不直接参与这个整体，它与支架的连接是由处于右冠状主动脉瓣基部和肺动脉基部之间的纤维组织，即被称为圆锥腱或球腱索的结构所联系的。

第三节　心脏传导系统

心脏的传导系统是由特殊的心肌细胞组成，其功能是产生自动节律兴奋和传导兴奋，以维持心脏节律性搏动。心脏传导系统的结构包括窦房结、结间束、房室结、房室束（希氏束）、左束支、右束支及浦肯野纤维（图 1-4）。

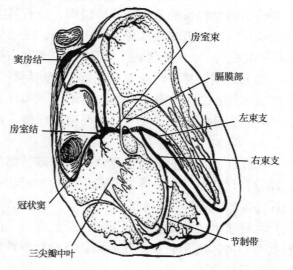

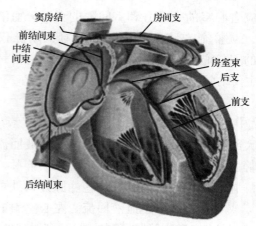

图 1-4　心脏传导系统的结构

一、窦　房　结

窦房结位于上腔静脉与右心房交界处的外侧壁内，即在界沟处心外膜下约 1mm 深处。长约 1.5cm，宽 0.5 ～ 0.7cm，厚 0.15 ～ 0.2cm，呈梭状。窦房结是形成正常心律的起搏点，主要由两种细胞组成，一种为成堆的 P 细胞，负责发出窦性冲动，另一种为少数，称为 Tr 细胞的过渡细胞，负责传导冲动。窦房结的血液供应来自右冠状动脉的近端 2 ～ 3cm 处分出的窦房结动脉（约占 55%），有时来自左冠状动脉旋支近端部分（约占 45%）。极少数人的心脏有两支窦房结动脉，分别来自左、右冠状动脉。窦房结动脉纵行贯穿窦房结深部。上腔静脉和右心房施行手术操作时应注意避免伤及窦房结区，以免发生心律失常。

二、结　间　束

结间束是联系于窦房结和房室结之间的特殊结间传导束，束内有特殊的传导细胞如浦肯野细胞，也有一般的心肌细胞，均位于房间隔右侧的内膜下，起始于窦房结而终止于房室结。在心房内的行程不同，可分为前结间束、中结间束和后结间束。

（一）前结间束

前结间束是三者中最重要的一条。其自窦房结左前上端分出，围绕上腔静脉，在上腔静脉的前方分成两支。一支向左行入左心房，另一支经房间隔向下入房室结上缘，因 1916 年由 Bachmann 首先描述，故称为 Bachmann 束。正常的窦性冲动主要通过这条途径从右心房传到左心房。

（二）中结间束

中结间束自窦房结后侧分出，绕上腔静脉口后面下行，经房间隔右侧达卵圆窝，然后进入房结上缘，相当于 Wenchebach 束。

（三）后结间束

后结间束自窦房结后缘分出，沿界嵴绕下腔静脉前方入房室结后下缘，相当于 Thorel 束。后结间束分支到右心房的背部。因此，前、后两结间传导束可将窦性冲动传到左、右两心房。

James 等认为，在窦房结和房室结之间三条通路都有连接，并指出后结间束的大部分纤维及前、中结间束的小部分纤维，共同绕过房室结而止于房室结下部或房室束（"旁路"纤维），能使兴奋传导在房室结处少延搁而很快将冲动传至心室，使心室发生期前兴奋。这与预激综合征有关。

此外，尚有肯特（Kent）束（房室副束）和马海姆纤维（Mahaim）（结室副束和束室副束）的存在。前者是房室束以外经左、右房室环而连接心房和心室的肌束，多位于左、右心室的侧壁，少数在间隔，能将兴奋提早传至心室而发生预激。后者是由房室结、房室束、左、右束支主干上发出，直接进入室间隔的纤维。这些束和纤维都与预激综合征的产生有关。

三、房室结区（或房室交界区）

房室结区位于房间隔下部偏右方，右心房心内膜下面约 0.1cm 深处，室间隔膜部的右上方，三尖瓣隔瓣基部中央的后上方，其左前下部与右纤维三角相接，房室束在右纤维三角的前部靠右侧穿过。它是心脏传导系统在心房和心室之间的重要连接区域，对各种心律失常起着很重要的作用。它包括房结区、结区和结束区 3 个部分。

房室结本身呈扁平的椭圆形，长 0.5 ～ 0.6cm，宽 0.3 ～ 0.4cm，厚 0.05 ～ 0.1cm，位于冠状静脉窦开口的前下方（约 0.5cm 处）。房室结内有许多过渡细胞，只有少数的 P 细胞散在其间，胶原纤维支架比窦房结少。房室结中有房室结动脉及许多小分支，90% 来自右冠状动脉，10% 来自左冠状动脉旋支。房室结本身为结区，其上端略呈扩展形态，为结间束进入房室结的部分，称为房结区，其前下端与房室束交换，包括房室束未分叉部分，称为结束区。房室结发挥传导和起搏作用。当窦房结呈窦性静止不能产生冲动，发出冲动频率过缓（窦性心动过缓）或窦性冲动不能达到房室结时（窦房或房室结区传导阻滞），它就能发挥起搏作用，代替窦房结的起搏。很多复杂的心律失常与房室结区传导功能有关，如超常期房室传导、隐匿传导、单向性传导阻滞及反复心律等均直接与房室连接组织的传导功能异常有关。房室结区是心脏外科中的一个重要解剖区，与房间隔缺损、房室共同通道人工修补手术、三尖瓣置换术或瓣环成形术等都有密切的关系。

四、房室束（希氏束）

房室束为一略呈扁平的束体，长 1 ～ 2cm，宽 0.1 ～ 0.3cm，内有浦肯野细胞，被胶原纤维分隔，使每个房室束细胞周围都有胶原纤维间隔包围，这说明在正常房室束内有纵行的分隔的传导，纤维之间也有少数交叉联系。胶原纤维是不良导体，而浦肯野细胞传导很快。所以，这种形态结构在生理功能上很重要。房室束在右纤维三角中心纤维体的前方偏右侧穿过，经室间隔膜部的后缘达后下缘，即分为左、右两束支。房室束由房室结动脉和室间隔后动脉供应血液。

（一）右束支

右束支是一直径为 0.1 ～ 0.3cm 的圆束，深埋于室间隔肌部的右侧，经过调节带达右心室前乳头肌基部，为右束支的前支。前支分成许多细支，吻合成内膜下浦肯野纤维网，有一小支沿主束支途径返回室间隔上部的肺动脉圆锥部。右束支分出的后支，离开前乳头肌的基部沿右心室后壁下部达后乳头肌，也分成许多细支形成内膜下浦肯野纤维网。右束支主要由左冠状动脉前降支发出的室间隔前分支供给血液。

（二）左束支

左束支呈扁平形，宽 0.2 ~ 0.3cm，厚 0.05 ~ 0.1cm。自房室束分出后在右冠状主动脉瓣和无冠状主动脉瓣之间穿过室间隔膜部。在室间隔左侧、心内膜深面下行一段距离后分成前支和后支。前支达心尖部，分成许多细支，吻合成心内膜下浦肯野纤维网，它从心尖达左心室乳头肌；后支达后乳头肌。左束支前支的血液由室间隔前分支动脉供应，后支由室间隔后动脉和房室结动脉供应血液。

第四节　心脏的神经支配

来自纵隔的交感神经和副交感神经纤维分布于心脏各部，可影响心率的快慢，但不能代替传导系统。交感神经由颈胸交感神经节发出心上、心中和心下神经。副交感神经为迷走神经。两组神经在心基部及升主动脉周围分出许多神经纤维互相连接形成广泛的神经丛，一部分延续到心室和心尖（图 1-5）。这些神经丛可分为：①心后神经丛——在升主动脉后方，包括心房，特别是窦房结区；②心前神经丛——在升主动脉及肺主动脉间，其中常有一小神经节，称为 Wrisberg 神经节；③肺门神经丛；④右冠状神经丛——在右冠状动脉及其边缘支附近；⑤左冠状神经丛——在左冠状动脉及前降支附近。迷走神经的另一分支为喉返神经，右侧绕过右锁骨下动脉，左侧绕过主动脉弓经动脉导管韧带或未闭的动脉导管下缘绕至动脉分支方向上升至喉部，施行动脉导管手术时应注意避免损伤，以免引起声带麻痹。术后应用某些药物、体内酸碱度和电解质变化、患者情绪紧张等均可影响这些神经丛，兴奋或抑制常引起或加强心律失常，处理时应予以注意和考虑。

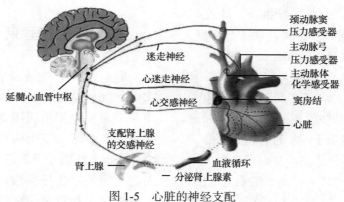

图 1-5　心脏的神经支配

第五节　大　血　管

心脏大血管包括上腔静脉、下腔静脉、肺动脉和主动脉（图 1-6）。

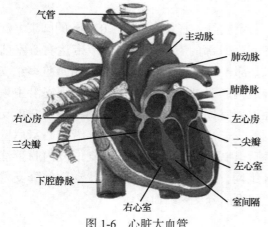

图 1-6　心脏大血管

一、上腔静脉

成人的上腔静脉约 7cm 长，靠头侧一半位于心包外，下半段位于心包腔内，大部分被心包所覆盖；其右侧有心包上的膈神经；左侧为升主动脉。因上腔静脉与升主动脉紧贴，如有升主动脉瘤存在，可在早期压迫上腔静脉。奇静脉在上腔静脉的后面注入。上腔静脉入口处无瓣膜。

二、下腔静脉

在胸腔内的长度很短，仅有 2cm。下端穿过膈肌，上端穿透心包，开口于右心房后壁的下方。进入心房处有一半月形瓣膜，在婴儿很大，但在成人很小。下腔静脉前侧为膈肌，后侧有奇静脉和内脏大神经，外侧有胸膜和膈神经。

三、肺　动　脉

肺动脉长约5cm，直径约2.5cm，位于心包腔内，与升主动脉同被心包所包裹，其根部被左、右心耳所环抱，在主动脉弓下分叉成为左、右两肺动脉，即在此分叉处有动脉导管韧带引往主动脉弓下面，左喉返神经由韧带的左侧绕过。解剖未闭的动脉导管时，在左膈神经和迷走神经间切开胸膜，显露主动脉和肺动脉，必须将左喉返神经解剖清楚。动脉导管和肺动脉衔接处的后外角组织最薄弱，解剖或牵引时容易撕裂，造成大量出血。因此，该处必须仔细解剖、小心牵拉。

肺动脉主干周围的解剖结构：前有心包，后为升主动脉起端和左心房，上为主动脉弓和动脉导管韧带，两侧有冠状动脉和心耳，右侧为升主动脉。右肺动脉比左肺动脉长，但在心包外的部分，左肺动脉较右肺动脉长，位置也较高。在左肺门内左肺动脉位置最高，而在右肺门内支气管位置最高，右肺动脉较低，分叉较早。因此，施行右锁骨下动脉-肺动脉吻合术较左侧困难。

四、主　动　脉

升主动脉长约5cm，右侧有上腔静脉，左侧有肺动脉主干。在右侧第2肋间处仅有一薄层肺组织覆盖，因而在该处听诊主动脉瓣音最清楚。升主动脉根部有左、右冠状动脉分出。主动脉弓自胸骨右缘第2肋软骨处转弯向后，抵于第4胸椎体的左侧。右后方有气管、食管、左喉返神经、胸导管和脊柱；左前方有肺、胸膜、左膈神经、左迷走神经、心脏神经支和上肋间静脉；下方有左支气管、右肺动脉、动脉导管韧带、左喉返神经和心神经丛；上方有无名动脉、左颈总动脉、左锁骨下动脉、胸腺和左无名静脉。

由于纵隔上部区域窄小，各组织排列紧密。如有膨大的主动脉瘤，临床上很早即出现压迫症状。

第六节　心脏和大血管在前胸壁上的投影

心脏的各部分及其大血管的轮廓在前胸壁上的投影，可借胸骨、肋软骨及肋骨间隙等标志，表示出解剖的部位及关系。

一、心　　脏

心脏所占据的部位一般在第3肋软骨上缘和胸骨与剑突交界线之间，其边界可借定点及曲线表示（图1-7）。心脏的右缘由一凸面向外的曲线组成，上自右侧第3肋软骨上缘与胸骨连接点外1.25cm处起，向下引至第6肋软骨与胸骨连接点外1.25cm处；由后者画一线，向左横过胸骨剑突关节，至左侧第5肋间距中线7.5～8.5cm处的心尖点，即表示心脏的下缘；由心尖点画一凸面向外的曲线，至左侧第3肋软骨的上缘离胸骨缘2.5cm处，则表示心脏左缘的投射；心脏的上界可

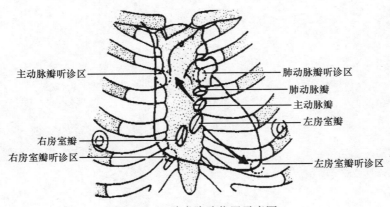

图1-7　心脏在胸腔位置示意图

借第一点及最末点之间的连接线表示。心包的轮廓与心脏的投射线相同，但其上缘反折处位置较高，一般可借连续于左、右第 2 肋软骨上缘的横线表示。由心脏上缘两侧画直线，与胸骨柄平行地向上至两侧胸锁关节以外，围成一方形地区，表达大血管所处的部位。右心房和右心室间的沟可借一线自左侧第 3 肋骨至右侧第 6 肋骨与胸骨衔接处表示，右心房的部位投射在第 3～6 肋软骨紧靠胸骨右缘，右心室的大部分处在胸骨后面，小部分处于第 3～6 肋软骨紧靠胸骨左缘部分。左心房唯一能投影于胸壁上的部分是左心耳，投于左侧第 3 肋软骨的水平面，左心室则投射在左侧第 3～6 肋软骨之间的部位。

二、大 血 管

颈内静脉及锁骨下静脉在双侧胸锁关节后合成无名静脉。左无名静脉较长，由左上方斜向右下方，占据胸骨柄后面的右上方部分。两无名静脉在右侧第 1 肋软骨下缘合成上腔静脉；自此处沿胸骨右缘向下至右心房，长 4～5cm，占据右侧第 1～2 肋间及第 1～2 肋骨的胸骨端。升主动脉在前胸壁的投射起自胸骨左缘后第 3 肋软骨下缘，至胸骨右缘第 2 肋软骨下缘。主动脉弓的上缘正对胸骨柄的中心或略上方，在胸骨左缘向左第 1 肋间突出，形成 X 线照片上心脏阴影左缘最高的弯曲。肺动脉及右心室的圆锥部处于胸骨左缘第 2 肋软骨后，形成心脏阴影左缘第二弯曲。下腔静脉约在右侧第 6 肋软骨水平进入右心房。

（单江桂　薛　松）

参 考 文 献

柏树令，应大君，2013. 系统解剖学 . 北京：人民卫生出版社

王一山，2000. 实用重症监护治疗学 . 上海：上海科学技术文献出版社

朱晓东，2010. 心脏外科基础图解 . 2 版 . 北京：中国协和医科大学出版社

Kouchoukos N, Blackstone E, Doty D, et al, 2003. Kirklin/Barrat-Boyes Cardiac Surgery. 3rd ed. Philadelphia：Oversea Publishing House

Moorjani N, Ohri SK, Wechsler A, 2013. Cardiac Surgery：Recent Advances and Techniques. Boca Raton：CRC Press

第二章

心血管生理

心血管生理学涉及范围广泛，除了系统生理学以外，已发展到了分子生物学等领域。深入了解心血管生理是心脏麻醉管理必不可少的基础。本章简要介绍心血管麻醉与围术期处理相关的心血管生理学，包括心血管生理的分子机制及基因组学、心脏动作电位（电生理）、传导系统、心动周期、心肌收缩原理、心肌代谢、心排血量、心功能、冠脉循环、心包、血管系统、血流动力学及心血管调节等。

第一节　心血管生理的分子机制及基因组学

一、心血管分子生物学机制

心血管分子生物学促进了心血管病学的发展。近10余年，在心脏的电生理、心肌泵功能及许多疾病的病理生理相关的分子生物学方面已有大量研究，为疾病的治疗提供了新的思路。

麻醉药物对心脏信号传导通路影响的研究一直比较活跃，目前已经确定的是，麻醉药物在临床浓度下即会对心肌的许多信号传导通路产生作用。虽然通过这些机制尚未完全解释不同麻醉药物的心脏不良反应，但毫无疑问，麻醉药物对信号传导通路的作用具有显著的临床相关性。通过心脏 Ca^{2+} 通道和毒蕈碱乙酰胆碱受体两个方面的研究已经获取了许多重要的信息，并能够解释临床上遇到的一些问题。

（一）离子通道的分子生物学

了解心脏兴奋性的分子生物学基础，以确定离子通道蛋白如何控制离子流。对 4- 氨基吡啶敏感的 I_{TO}、内向整流电流 I_K、配体门控 K^+ 通道 $I_{K(ACh)}$ 和起搏电流 I_f 的通道分子均已被成功克隆，电压门控 Na^+ 通道、Ca^{2+} 通道、K^+ 通道以分子聚合物形式存在，包含一个大的 α 亚单位和几个辅助亚单位。通常生物膜上的 α 亚单位就足以起到通道作用，但它的作用受到辅助亚单位的调节。电压门控离子通道的活性要求通道分子能够对膜电位敏感并发生变化，形成一个离子选择性的膜孔道，在膜持续去极化时失活。

（二）心血管的分子机制

1. 电压传感器　通道蛋白对跨细胞膜电势变化的反应通过改变构象来完成（门控），而这种构象改变则通过分子的带电部分与膜的荷电部位相互静电力的作用形成。通道的门控与一股穿过细胞膜脂质双分子层的可测的电流（称为门控电流）相关，作为整个分子的一个区域，富含能在细胞膜中运动的电荷，这些电荷运动与通道孔道开放密切相关。电压依赖性离子通道的电压传感器位于可移动的 S4 穿膜节段，有大量 α 螺旋结构出现于正电荷氨基酸链中。静息状态下，每个 S4 节段的正电荷被分子中其他节段的固定负电荷所中和。静息膜电位（内侧为负电）迫使正电荷内流，同时这些固定负电荷外流，动态的平衡使孔道保持关闭状态。当细胞膜去极后，正电荷不再向内流动，而是（S4 节段）反向外流，并与其他的膜固定负电荷结合，这种电荷移动包括门控电流。如果去极很短暂，当 S4 恢复其原来的位置，就会有一般等量相反电荷的门控电流导致细胞膜复极。但如果去极延长，S4 节段就会发生运动，改变通道分子构象，阻止其恢复至原状态。这种通道分子构象改变表现为活化（或称为通道开放），与失活通道中的通道关闭（或称为失活）密切相关。

因此，膜荷电部位的细微改变会导致通道分子发生构象变化，从而开放（或关闭）通道孔道。富含正电荷的 S4 节段是多种物种和离子选择性的电压门控离子通道的特征性组分，通道激活对膜电位的依赖性与 S4 节段的正电荷密度成比例。

2. 离子通道内孔和选择性滤过 电压门控 Na^+ 通道与 Ca^{2+} 通道由 4 个相同结构域形成，这说明基本的离子通道结构是由 4 个相同结构域对称围绕的膜孔道形成。每个穿膜节段形成一个 α 螺旋，因而内孔壁即由 4 个结构域中每个 α 螺旋节段构成。孔道内径为 $3 \sim 5Å$（$1Å=10^{-10}m$），根据不同大小离子通透性来推测 Na^+ 通道的孔道大小相似。选择性过滤器由每个结构域的跨膜片段 S5、S6 和它们各自的肽链联合部分组成。与其他跨膜片段间的细胞外亲水联合部分不同，S5/S6 是细胞膜脂质双分子与 S5、S6 跨膜段组成的。S5/S6 联合子定点突变试验表明，它们能够形成一个漏斗样结构，使得特定的离子进入通道中。在 Na^+ 通道漏斗入口处有带负电的氨基酸，它们组成两个环，可以使 Na^+ 转运到细胞内，这增加了通道的选择性。

3. 通道失活 失活是电压门控 Na^+、Ca^{2+} 通道及 I_{TO} 的 K^+ 通道的特性。通道激活后立即失活，几乎同时，分子构象慢慢地发生变化，阻止离子流进入通道内。失活的闸门和活化的闸门关系密切，只有在失活和活化的闸门同时开启时，才有离子电流通过。对于 Na^+ 通道而言，失活的闸门是由同源染色体结构域Ⅲ、Ⅳ间的细胞内肽连接体构成（图 2-1A）。该肽链像个铰链，在细胞膜去极化后，马上就能够向上移动，栓住离子通道（因而中断离子流通过）。为了让通道从失活状态恢复（准备对一个新的去极化刺激作出反应），Ⅲ / Ⅳ联合肽必须恢复到其原来的位置，这个过程需要细胞膜在有限的时间内发生超级化以恢复到静息电位。Ⅲ / Ⅳ联合肽的定点突变暴露了 3 个疏水的氨基酸残基（异亮氨酸、苯丙氨酸和甲硫氨酸），它们位于结构域Ⅲ的肽端末尾，对正常通道的失活有重要作用，取代其中的一个残基（苯丙氨酸）几乎完全丧失失活功能。这些残基就像是插销一样，能够阻塞通道的孔道。K^+ 通道失活的分子机制与 Na^+ 通道不同，因为 K^+ 通道 4 个结构域的连接由非共价键分子形成，所以它没有结构域的连接可以阻塞通道内孔。图 2-1B 表明 K^+

通道的 N 端球 - 链机制，N 端有大约 20 个疏水性氨基酸，可以漂起并贴附于开放的内孔。漏下去的几个氨基酸含有一定量带正电荷的残基，由此可将整个 N 端竖起向细胞膜推送。这两个结构域起到球的作用，剩余的氨基酸，一直到穿膜的 S1 部分的起始处，起到链的作用。如果链变长，则通道失活就变慢，反之亦然。

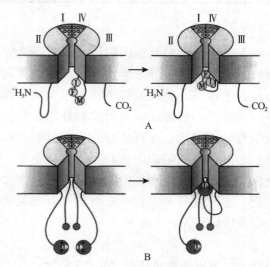

图 2-1 Na^+ 和 K^+ 通道失活机制

A. 类似铰链的 Na^+ 通道失活机制；B. 类似球 - 链结构的 K^+ 通道失活机制

（三）临床应用

1. 离子通道和抗心律失常药 理想的治疗心律失常药物是针对特定的单离子电流，在不影响正常节律的情况下，改变心脏动作电位以此来降低不正常的心脏兴奋性，这个目标到目前为止还未能实现。早先的抗心律失常药物如丙吡胺、奎尼丁，都可以影响心脏的兴奋性，与近来介绍较多的其他药物一样，常会引起严重的致心律失常作用。在心律失常抑制实验（cardiac arrhythmia suppression trial，CAST）中，Na^+ 通道阻断剂，Ⅰc 类抗心律失常药，明显阻断了 Na^+ 通道，复活时间常数 > 10s，减慢传导性的作用最强，其药物包括普罗帕酮、恩卡尼、氟卡尼等，可以引起兴奋传导速度下降进而增加了心律失常的发生。CAST 的结果促使寻找能延长心脏动作电位的抗心律失常药物（如多非利特），其作用已经在动物研究中得到验证，但该类药物可能引起多形性室性心动过速 [获得性长 QT（LQT）综合征]。延长动作电位的药物还会阻断 I_{Kr}，但是不清楚为什么这种作用可以控制心律失常而没有出现临床上明显的致心律失常作用。现在已经明确的降低严重心律失常的药物是β受体阻滞药，而且这些药物没有通道阻断的作用。

2. 离子通道与心脏疾病 对心脏动作电位分子机制的研究正开始应用于患者的治疗，特别是针对基因型离子通道异常的患者，这些疾病会引起心源性猝死，主要包括LQT综合征和Brugada综合征两类。对心脏电生理兴奋性分子机制的阐明推动了基因治疗和干细胞治疗的发展，这两种方法将来可能能够控制心脏的节律和功能。

（1）LQT综合征：这类疾病不多见，其机制是由于离子通道异常引起心脏动作电位延长，导致过早的后去极化（如动作电位平台期的震动）。患者通常死于多形性室性心动过速（尖端扭转型室性心动过速）。目前为止，已在基因水平确定了6种LQT亚型，根据发现日期命名（表2-1），只有LQT4的离子通道编码还未明确。LQT是由于心脏复极过程中断造成的，理论上，可由去极的内向电流增大或外向电流减小引起。心肌Na^+通道功能变异引起LQT3，这种Na^+通道中的失活闸门丢失了3个氨基酸，造成通道不能及时失活。LQT1和LQT2是由I_{Kr}和I_{Ks}的延迟整流K^+通道的变异造成的。LQT5和LQT6发生通道辅助亚单位的突变，使得I_{Kr}和I_{Ks}降低，复极电流的丢失会延长QT间期，以致产生症状。LQT4比较特别，它的突变位点位于结构蛋白ankyrin-B上，后者是Na^+泵和Na^+/Ca^{2+}转运体的连接蛋白，这种突变破坏了胞内Ca^{2+}的动态平衡，因而造成心律失常。未来的研究目标是阐明LQT综合征的分子机制，对无症状的携带者进行诊断，并且实施基因治疗。

（2）Brugada综合征：同样是由于一组离子通道变异影响到心脏复极化过程从而导致心脏性猝死的疾病。其特征是心电图的胸导联表现为不完全性右束支传导阻滞和永久性ST段抬高。Brugada综合征是由于其基因型导致了Na^+通道去极化的Na^+流减少，引起动作电位的峰电位降低，其结果是大多数右心室外膜出现一过性增强的外向电流I_{TO1}（因此心电图胸导联的ST段抬高），心外膜动作电位过早的复极化引起一个超常的复极化梯度，从而导致兴奋折返和心脏性猝死。超过2/3的Brugada综合征患者的基因位点还不清楚，在这种情况下要阐明其分子机制还需做大量的工作。

二、心血管疾病的基因组学

心血管疾病在基因组学研究方面取得了相当大的进展。目前已明确有40余种心血管疾病是由基因缺陷引起的，这些疾病涉及心血管疾病的所有方面，并对心脏结构的各个部分都产生影响。它们可以分成单基因病和多基因病两个组，单基因病（通常很罕见）是在疾病进程中出现单个基因改变所引起的一类符合孟德尔遗传形式的遗传疾病，这些基因通常存在于特征性遗传部分，如家族性高胆固醇血症、肥厚型心肌病（hypertrophic cardiomyopathy，HCM）、扩张型心肌病（dilated cardiomyopathy，DCM）及LQT综合征。然而，更多见的是多个基因通过增强疾病易感性或增加周围环境危险因素对疾病的冲击，从而影响疾病的进程。多基因病的基因组分是由一个基因变异的集合构成的，如单个核苷酸突变，即单核苷酸多态性（single nucleotide polymorphisms，SNPs）的改变，每一个SNPs对翻译生成的蛋白质的数量和功能可能都有一定的影响。当单个SNPs和周围环境危险因素相互作用时，他们会对疾病生物学产生极大的影响。常见的发病原理都基于这种模式，包括冠心病、高血压和动脉粥样硬化。

以下讨论单基因心血管疾病和复合单基因心血管疾病基因诊断的现状，以及用于这些诊断性试验的主要技术。

表 2-1 LQT 综合征谱

类型	基因	电流	染色体	注释
LQT1	KCNQ1（KvLQT1）	I_{Ks}	11	运动、应激
LQT2	KCNH2（hERG）	I_{Kr}	7	情绪激动、噪声
LQT3	SCN5A	I_{Na}	3	睡眠、β受体阻滞药无效
LQT4	ANKB	—	4	锚蛋白B，转运通道蛋白
LQT5	KCNE1（minK）	I_{Ks}	21	与先天性耳聋有关
LQT6	KCNE1（MiRP1）	I_{Kr}	21	运动、药物

（一）单基因心血管疾病

识别和鉴定孟德尔式遗传性心血管疾病的基因特征已经取得了巨大的进步，但一些因素使这些研究成果变得很复杂。基因组不均一性（许多基因引起相同的疾病）就是其中之一，包括 LQT 综合征和遗传性心律失常在内的通道病变，其致病基因超过 10 个。然而，用分子遗传学方法诊断出的 HCM 的 70% ～ 80% 是由 HCM 基因 MYH7、MYBPC3 和 TNNT2（分别为编码 β-肌球蛋白重链、心肌肌球蛋白结合蛋白 C 和心肌肌钙蛋白 T 的基因）引起的，外连有 19 个基因引起 HCM 的表现，引起 DCM 的基因也超过 20 个。其次是复杂的基因诊断的相关因素，因为并不是所有疾病的基因座都已经被识别，所以导致分子检测的敏感性降低。经估算，因基因突变引起 LQT 综合征的患者，其基因能够被识别的加起来约占被检测患者的 3/4，但对于其他单基因心血管疾病来说却达不到这个比例，如引起 HCM 的基因有 30% ～ 60% 能够被识别。其次，等位基因异质性（许多突变局限于单个基因）的诊断更为复杂，如 MYH7 包括 40 个外显子编码的 β-肌球蛋白重链，有报道与 HCM 相关联的突变点有 194 个位于这一结构。

为了作出诊断，有必要做序列测定整个编码序列和每一个基因的内含子 / 外显子连接边界，这使得序列测定成了一个"时间和劳动密集型"的工作。

1. 分析基因突变的方法学（序列测定和微阵列）　基因序列识别技术已经从经典的 Southern 印迹法程序发展到高级自动化系统，它可以快速地筛查成百上千的基因序列。Southern 印迹法发明于 20 世纪 70 年代中期，是 DNA 经凝胶电泳分离后转移至硝酸纤维素薄膜上，然后用 DNA 探针进行分析的方法。它可以检测出少量的基因变异及大量基因缺失，还可以检测出基因复制和基因重排。DNA 微阵列在此理论基础上得以拓展并实现自动化（图 2-2），它由系列的含有数千个 DNA 寡核苷酸链微阵列组成，每个 DNA 寡核苷酸含有短链的特征性 DNA 序列。微阵列被打印在平面载体上（载玻片），用 DNA 探针（特征性 DNA 片断）识别结合同源核苷酸，通过目的片段所标记的荧光进行检测。而该荧光信号是与目标核苷酸序列

的相对丰度成比例的，该方法让任意时刻检测上千个基因的相对丰度成为可能。新的以芯片技术为基础的序列测定法的设计，进一步提高了检测的速度和效率，使得同时检测 25 000 个基因成为可能。

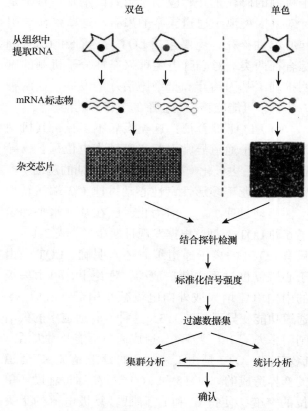

图 2-2　微点阵示意图

RNA 从被研究组织中提取、标记，然后杂交（竞争性：双色阵列；非竞争性：单色阵列），与互补序列相结合，通过芯片上的位置来识别绑定序列，通过对比来标准化信号强度，再过滤标准化后的数据集并接受计算机分析，最后，确认和（或）证实不同的转录产物

2. 临床应用　单基因心血管基因检测技术能够在疾病表现出临床症状之前对其识别并采取预防处理措施。例如，埋藏式心脏复律除颤器（implantable cardioverters-defibrillators，ICDs）可以预防突发的心脏猝死，提高生活质量；延长患有遗传性心肌疾病和心律不齐的住院患者需要心脏移植（或者完全避免）的时间；医学治疗可以改善遗传性 DCM 的进程。基因识别技术可以前瞻性地识别那些没有临床症状但有发生该疾病的风险的患者，从而密切关注他们并尽早采取干预措施。运用 LQTs 基因型的知识可以制订相关疾病的治疗计划（图 2-3）。例如，LQT3 患者很少得益

于 β 受体阻滞药治疗，所以植入能感应阈下刺激的埋藏式心脏复律除颤器的是其明智的选择。另外，容易被诱发的恶性心律失常存在不同的基因组学，如 LQT1 的患者就要避免体育锻炼和竞技体育等剧烈运动，以免诱发恶性心律失常。

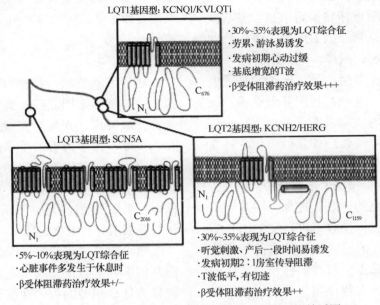

LQT1基因型：KCNQ1/KVLQTi
· 30%~35%表现为LQT综合征
· 劳累、游泳易诱发
· 发病初期心动过缓
· 基底增宽的T波
· β受体阻滞药治疗效果+++

LQT3基因型：SCN5A
· 5%~10%表现为LQT综合征
· 心脏事件多发生于休息时
· β受体阻滞药治疗效果+/-

LQT2基因型：KCNH2/HERG
· 30%~35%表现为LQT综合征
· 听觉刺激、产后一段时间易诱发
· 发病初期2：1房室传导阻滞
· T波低平，有切迹
· β受体阻滞药治疗效果++

图 2-3　LQT1、LQT2 及 LQT3 的基因型 - 表现型关系图

这 3 种主要的心脏通道疾病的线性结构图说明，有 2/3 的 LQT 综合征的心室肌细胞动作电位是重叠的。紧靠每个通道旁边的简要说明是引起这 3 种疾病最常见的基因型相关联的表现型。

（二）多基因心血管疾病

识别基因变异是与多基因病的发生和发展相伴随的，并用它来评价治疗效果或者为靶向治疗方案提供服务。识别基因和基因变异虽然有助于疾病的治疗，但是，这却是一个挑战。一些基因组学技术为学者研究多基因病的基因组如冠心病提供了便利。

1. 多基因遗传筛查方法学　多基因遗传筛查方法包括连锁分析、全基因组关联分析和基因表达模式分析等。连锁分析是识别复杂疾病致病基因的准确而强有力的方法。它首先推演出潜在的候选基因的标识或它们的染色体定位，然后寻找与疾病表型共分离的 DNA 标志物，该表型在受累家庭成员的比率远高于周围的随机人群，进一步检测包含 DNA 标志物的染色体区域就能筛选到潜在的候选基因。目前，几个成功应用冠心病作为模型的研究已经完成。

全基因组关联分析可以确定一个基因突变是否与疾病有关或是其本来特征，如果是与疾病有关，则特异的等位基因、基因型、多态性的单倍体或多态性，比作为个体携带的特征基因更容易观察到，因此，如果一个人携带一份或两份高风险的变异基因，则发生与基因相关联的疾病的风险增加，或者与其特征基因相关联。现在，用先进的基因组学技术，如"SNP 芯片技术"可以同时检测成百上千的单核苷酸多态性（SNPs），其原理和前面介绍的基因阵列是一样的。最近已经完成了两项与心肌梗死发生发展相关联的 SNPs 的全基因组关联分析。

基因表达模式分析（功能基因组学）是另外一个识别基因的方法和有助于分析复杂心血管疾病如冠状动脉粥样硬化发生发展的途径，这个方法是在患病组织大量的转录基因或信使 RNA（mRNA）中找出变化，然后分析这些变化是否与疾病状态、临床结果或治疗效果相关联。

2. 临床应用　与单基因病一样，多基因病的基因信息被用于评估个体的患病风险以确定疾病的易感性，这已经超过了当前有效的临床或实验室评估工具。几个已商品化的有效检测工具就属于这种类型，包括检测心房颤动的易感性和心肌梗死的易感性。一个人一旦被确认有患病的高风险时，应积极加强预防或接受治疗，以便延迟或阻止疾病的发展。然而，有下述几个问题值得关注：①对检测结果的判断，不像单基因病那样，只有阳性或者阴性的检测结果，多基因病的一个阳性结果则没有具体的诊断指标和预后信息。多基因病的一个阳性结果仅意味着该个体发生该疾病的风险增加，但不能肯定；同样，一个阴性结果并不能保证该疾病最终不发生。②临床干预是否要执行检测给出的结果。例如，基因分型显示，该个体将来有心肌梗死的风险，那么，现在是否应该给予医学治疗呢？一些处理如降低血压、抗血小板治疗、降低胆固醇等均可以实质性地降低发生冠心病的风险，而且也被认为是安全的，但是，如果采取这些处理措施的行政管理部门因为财政问题而不去实施，可能将导致不可避免的不良后果。理论上，十分严谨的基因组学信息能够评估某一个体对疾病的易感性，对其加强预防所需的费用是值得的，但这还有待证实。以实用的干预措施应对基因检测的阳性结果而从中受益，要优于冒险采取不必要的治疗措施，因为采取这些治疗措施还存在相应的财政开支、长期坚持治疗，即存在依靠金钱 - 疗效的方式来维持健康的问题。另一方面，即使给予了治疗也不能保证将来这个疾病不再发生，假如是一个假阴性结果，并认为该个体是安全的，难道就可以鼓励其维持或恢复以往对身体有害的不良行为吗？③有必要谨慎地分析病情，并以此来评价这些检测工具的实用性。④潜在的法律和伦理道德问题也困扰着临床基因检测。例如，即使检测结果没有提供具体的有助于诊断或预测价值的信息，也可能对他们的健康保险费用和工作造成潜在的重要影响。

多基因病基因检测的另一个适用领域在于检测新病症的进化和作为其预测工具。这可以举例说明，在心脏移植时，使用基因检测可以检测出外周末梢血管单核细胞的细微变化，这能够比传统的组织病理学更早地判断器官的排异反应。在这个例子中，基因检测被认为是当前有效的生物芯片和组织病理学方法的延伸，可以通过更详细的分子表型来帮助临床决策和判断预后。假如当前没有基因检测而遇到这样的情况，就只能像对待更多的普通疾病如冠心病一样，做常规处理。

基因检测还有一个用途就是将新的基因信息转化为临床实践，为药物研制确立目标适应证或者为当前正在使用的药物确定更精确的适应证。这是一个直接的想法，还有相当多的困难需要克服，主要问题是要有令人信服的证据证明是这个基因导致了该疾病的发生和发展。

（三）心血管手术围术期基因组学

尽管手术技术、麻醉和心脏保护策略都已经很先进，但围术期心脏不良事件的发生率一直以来都比较突出，并且与缩短患者近期和远期的生存相关联。由于所有的手术患者都暴露在一些干扰因素之下，如潜在活化的炎症反应、凝血块和其他一些应激相关性途径，即使是围术期不良事件中一个环节的经历（甚至是在处理并发症之后），一个基因组分就很可能参与其中。

围术期基因组学是一个新的领域，它运用功能基因组学的方法发现潜在的生物学机制，从而解释为什么相似的患者在接受手术后会出现足以引起人们关注的不同的结果。

已经发现在不良事件后有基因突变存在，如心肌缺血、术后心律失常、移植血管再狭窄、肾脏损害、认知功能障碍、卒中、死亡，以及具有全身性影响的不良事件，如出血、血栓形成、炎症反应和严重的败血症。最近几年，在美国由广大的多个研究机构组成的围术期基因组学国际性研究团队已经形成。PEGASUS 小组的目的是用基因变异性确定个体手术后不良事件的风险率。列举一个显示围术期基因 / 基因组学方法强大功能的例子：PEGASUS 的领头小组研究了围术期心肌损伤 / 梗死（PMI）终点基因分型，检测了 23 个候选基因的 48 个多态位点，这些候选基因来自独立的同龄组 434 例在体外循环下行择期心脏手术的患者，在调整多重对照和临床危险因素后，发现 3 个独立预测 PMI 的多态性。这些位点均在 IL-6、IL-2 的黏附分子、细胞间的黏附分子 I（ICAM-1）和 E- 选择素基因的编码区，相反，在研究中发现，单一的突变（SELE98G ＞ T）可以减少 PMI 的风险。研究结果表明，细胞因子和白细胞 - 内皮细胞相互作用方式引起的功能性基因突变与心脏手术后严重心肌梗死具有独立相关性。

这些基因 / 基因组研究得来的实用性信息是否能够更容易推进治疗性的干预措施，从而改善结果呢？一项名为"5-脂肪氧化酶激活蛋白（FLAP）抑制剂对增加心肌梗死风险相关生物标志物的影响"的研究可以证实，它通过两个白三烯途径的基因来确定患者的风险，从而预测该患者对靶向药物治疗的效应。给携带这些变异的患者使用FLAP抑制剂DG-031，可导致与增加心肌梗死事件风险相关联的生物标志物呈显著的、具有剂量依赖性的抑制效应。尽管这个研究没有发生在手术期间，相似原理有望在围术期阶段实现。这些发现可能很快转为预期风险率的评估，当然，这要紧密结合在围术期应激时的炎症、血栓、血管和神经病学反应等重要标志物的基因组学剖析，同时还要根据不同个体术前检测和最佳的生理状况进行围术期处理方案的制订、监护手段的选择及重症监护资源的使用。

（四）基因治疗

分子学的诊断方法虽然已经明确，但从20世纪90年代至今，尚未找到合适的分子学的治疗方法。虽然这种思路比较清晰，但在应用过程中还是遇到许多困难。

基因治疗尝试修饰基因的表达，已经明确的方法有许多种，最有可能成功的是对缺失或缺陷基因进行替代，通过反义核苷酸的方法选择性地抑制基因表达。另外还有一种方法来自临床实践，通过分子技术将药物靶向运送到特定组织。

基因替代是实验中细胞培养的常规技术，并且可以应用于动物模型，如转基因动物，然而，在临床上进行试验仍然有困难。显而易见，在大多数情况下，没有必要替代机体每一个细胞中的基因。例如，对胆囊纤维化进行基因治疗，很有可能成功，其治疗的主要靶组织是肺。这些主要的组织可以把有功能的基因转送到靶组织，使其始终能适当地表达。现在有许多实验技术可以从人体中提出细胞，在培养过程中进行相应改变，然后用于替代。另外，还可以把基因转入无害的病毒中，然后用于感染患者组织。两种方法都具有应用前景，但技术上还存在一些困难，还需要很长的时间，才能常规应用于临床。目前，有几项临床试验正在进行中。

利用反义核苷酸的方法也可以成功抑制基因的表达，这种技术基于当信使RNA与互补的核酸链（反义链）结合时，就不能翻译出蛋白质。因此，通过将特定的反义DNA转入细胞，可以选择性抑制基因产物的表达。问题是，如何有效地去选择目的组织。很明显，细胞能从细胞外环境中吸收反义物质，并且不会降解，但是，反义物质仍然需要接触到目的组织才能被带入。另一个技术问题是反义DNA的稳定性，由于许多适用这个技术的疾病需要持续抑制长时程的基因表达，因此反义DNA就要非常稳定，但是目前还不能达到这种稳定程度。

总而言之，分子治疗的方法是可行的，但仍然不能够应用于临床。临床医师曾经不止一次地认为很快就会有突破，但每次都令人失望。因此，预言在未来几年内能将该技术应用于临床是不实际的。但是，这些设想已经越来越清晰，也在动物模型中得到证实，所以应用于临床只是时间问题。

1. 心律失常的体细胞基因治疗 体细胞基因治疗就是将DNA或RNA导入体细胞而不是生殖细胞内，来治疗或预防疾病。该方法去除电势的策略包括缺陷病毒复制和理化技术如使用脂质体及直接注射。例如，抑制性G蛋白病毒转入猪的房室结，可以控制心室对心房颤动的反应，这个方法的原理：抑制性G蛋白的过度表达能够产生局部的β受体阻滞作用。该方法的成功对于将来进行人体试验具有非常重要的影响。

2. 干细胞治疗 干细胞是未分化的幼稚组织前体细胞，可以分化成为特定的细胞，包括形成心肌组织、心脏起搏组织。干细胞能从胚胎分离，但是数量有限，而且由于伦理因素，必须找到一个更为切实可行的途径进行取材。骨髓肌成纤维细胞、内皮原始细胞、成人间质干细胞都已经被用于治疗。有研究对进行心肌整形术的患者使用干细胞治疗，研究对象是发生终末期心力衰竭的心肌梗死后患者，发现有细胞混入了心肌组织，并且可能导致心律失常的发生。仍然需要随机性前瞻实验进一步证实这些结果。转染HCN2-起搏通道的人类间质干细胞，可和犬的心肌细胞结合，在发生房室结阻滞后可以形成心肌细胞间的连接，建立心脏节律。这些研究展现了生物性心脏起搏的美好前景。

第二节 心脏生理

一、心脏动作电位

心肌内存在的几种细胞类型主要包括：心房和心室的心肌工作细胞，专负责收缩活动；分布在传导系统的起搏细胞，有起搏点和传导电激动的功能。使用微电极可记录单个细胞的动作电位：心肌工作细胞的动作电位，又称为快反应动作电位；起搏细胞动作电位，又称为慢反应动作电位（图2-4）。正常心脏的动作电位起源于窦房结（SA），产生动作电位后能引起心脏收缩活动。不同类型动作电位的差别在于静息膜电位和动作电位上升支升高的速率，从而决定心脏动作电位传导的速度。

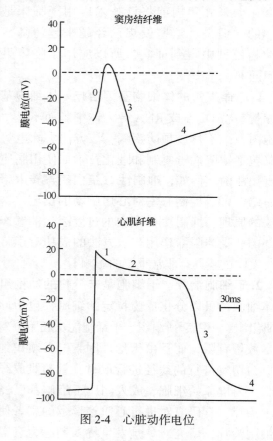

图 2-4 心脏动作电位

心房、心室肌细胞和浦肯野细胞动作电位可分成 5 个时期，如图 2-4 所示。在快反应动作电位中，心肌细胞的静息膜电位（mV，即去极前的跨膜电位）为 $-90 \sim -80mV$。这是由于离子在细胞膜两侧分布不同的结果，细胞内 K^+ 浓度比细胞外高，K^+ 从细胞内通过细胞膜进入细胞外，由于 K^+ 的运转，使细胞内带负电，而细胞膜外呈正

电。所以静息膜电位主要取决于跨细胞膜的 K^+ 梯度。当去极化开始，细胞膜的闸门机制：快通道瞬时（1ms）开放，由于细胞膜内外 Na^+ 的浓度梯度，细胞膜外 Na^+ 迅速进入细胞内，细胞内呈正电，而细胞外是负电，动作电位上升支升高称为 0 期相，相当于心电图的 QRS 波；接着，动作电位达 30mV，闸门机制关闭，Na^+ 内流减慢，细胞内正电荷减少，部分复极化开始，上升支回落，称为 1 期相；随后，Ca^{2+}（可能还有 Na^+）经慢通道进入细胞内，动作电位为零（等电位），电位曲线呈平坦状，称为 2 期相，相当于心电图的 ST 段，Ca^{2+} 经慢通道触发肌质网和其他钙贮存部位继续释放 Ca^{2+}，细胞内游离 Ca^{2+} 与收缩蛋白结合能产生收缩力，儿茶酚胺能增加慢通道 Ca^{2+} 进入细胞内，从而增强心肌的收缩力。反之，钙通道阻断药能抑制 Ca^{2+} 慢通道而使心肌受抑制；3 期相表示快速的复极化，由于 K^+ 通透性增加，K^+ 从细胞内流出增加，细胞内电位又呈负电，相当于心电图的 T 波，复极化在 3 期相终止时完成，动作电位下降至 $-90 \sim -80mV$，即静息膜电位水平，但细胞膜内外离子分布与去极化开始前不同，因为 Na^+ 进入细胞内，而 K^+ 从细胞内流出，其结果是细胞内 Na^+ 浓度较高，而 K^+ 浓度较低；4 期相表示复极化完成至下一个动作电位开始期间，由于细胞内外离子浓度梯度，K^+ 仍不断从细胞内缓慢流出。补钾后，细胞外 K^+ 浓度升高，致使细胞内外钾浓度梯度降低，4 期电位负值减小（如 -60mV 对 -90mV 相对而言），0 期相电位升高速度减慢。

窦房结、房室结细胞为起搏细胞动作电位（图 2-4），与心肌工作细胞比较明显不同。起搏细胞具有自主性，动作电位分 3 期，其特点是 4 期电位不再在同一恒定的水平，静息膜电位接近 -60mV，为慢反应动作电位。去极化开始，主要是 Ca^{2+} 通道（T 型和 L 型）开放，Ca^{2+} 流入细胞内，因缺少 Na^+ 快通道反应，动作电位上升支升高速率减慢。当电位达 $-40 \sim -30mV$ 时，为阈值电位，电位上升为 0 期，细胞膜呈去极化状态。当电位达峰值时，K^+ 从细胞内流出，为 3 期，细胞呈复极化。近年研究结果认为，K^+ 通道主要有 3 种，即电压依赖性钾通道、钙依赖性钾通道和内向整流钾通道。而 3 期复极化和 4 期两类动作电位基本上类似。4 期时少量的 Ca^{2+} 和 Na^+ 进入细

胞，K^+ 外流减少，静息膜电位负值减小。4期电位的坡度是影响冲动速率的一个重要因素，坡度越陡，则起搏细胞的冲动速率越快；反之，坡度越小，速率越慢。兴奋交感神经系统（或儿茶酚胺释放增加）使4期电位坡度变陡，自主性增强；兴奋副交感神经系统则结果相反。常用的抗心律失常药，如利多卡因、普鲁卡因胺、奎尼丁和苯妥英钠等均能使4期电位坡度减小，即舒张期自动复极化速率降低。低温时，体温从37℃下降至27℃，4期电位坡度下降，去极化减慢，心率明显减慢。此外，麻醉药、二氧化碳分压、电解质、高血压等都能引起动作电位变化，产生严重心律失常。

二、传导系统

心脏具有自主性和传导性。正常心脏的冲动起源于窦房结（SA），向下传导从3条节间通路经过心房到达房室结（AV），冲动又从AV下传经房室束、左束支和右束支达浦肯野纤维和心室各部分。

心脏自主性的基础是 K^+ 从细胞内流出，在3期复极化时动作电位回复至静息电位基线。于4期 K^+ 继续外流，但细胞膜通透性明显减少，从而出现去极化。影响起搏点去极化速率变化的因素是4期去极化的速率（坡度）及静息膜电位的变化。例如，兴奋交感神经系统，使心率加快，是因4期去极速率增加所致；反之，兴奋副交感神经（迷走神经）引起心率减慢，是4期去极化时间延长的结果。

若起搏细胞所激发的动作电位频率快于固定频率时，起搏细胞的自主性就受抑制，此现象称为超限抑制（overdrive suppression）。例如，心房异位起搏点冲动每分钟150次时，显著超过SA正常节律每分钟60～100次，就引起SA的超限抑制。当异位冲动停止时，介于SA超限抑制终止直至SA起搏活动恢复期间，称为SA恢复时间。上述概念对了解传导系统失常的病因具有重要意义。例如，病态窦房结综合征时SA正常起搏点活动受抑制，出现了短暂的停搏，异常起搏点冲动减慢。

大部分心房肌组织表现快反应动作电位，与心室肌相比，2期平坦较短，3期复极化速率较慢。

AV可分为3个功能区，即从心房至房室结为AN区；房室结称为N区；房室结至房室束称为NH区。当冲动从心房传导至AV过程中，AN和N区的传导颇为重要，因为由心房传出至传导系统的冲动推迟，致使心房开始收缩至心室收缩开始期间延迟，使心室充盈满意。AV冲动传导在心电图上显示PR间期，其动作电位属慢反应类型，静息膜电位为 $-60 \sim -50mV$，0期上升支速率缓慢，尤见于N区。此外，AV的绝对和相对不应期有延长的趋势，有利于保护心室遭受快速去极化的影响（如房性快节律，心房颤动和心房扑动等）。与SA相似，AV也有超限抑制功能，AV固有的起搏节律为30～40次/分，对SA发放超过60次/分的频率，AV具有自主性抑制现象，类似自主性调节传导作用。例如，兴奋交感神经，AV的4期去极化速率增快；而兴奋副交感神经并给予地高辛时，经AV的冲动受到推迟或阻断。

从AV出发，冲动经心内膜下，沿着室间隔右侧向下传至房室束，再分别传导至左、右束支，又继续传向浦肯野纤维，激动传导直至心室各部分。由于浦肯野纤维的细胞直径较宽，其传导速率均比其他传导组织快，从而使激动较快地传向心室各部，以协调心肌收缩。浦肯野纤维和心室肌的动作电位均为快反应类型。动作电位通过浦肯野纤维，首先传至室间隔的心肌组织和乳头肌，而心肌动作电位又从心内膜传至心外膜。由于左、右心室壁厚度不一，右心室收缩较左心室早。

在正常情况下，心搏的激动起源于SA，先传向心房，然后经过AV、希氏束、左和右束支及浦肯野纤维，直至心室，称为正常窦性心律。凡偏离这种正常心律的心脏活动均属心律失常。麻醉和手术过程中影响心脏节律和传导的原因有很多，通过自主神经系统、内分泌、电解质和酸碱的改变都可引起心律和心率的变化，详见第三十四章。局麻药的不同血药浓度可产生不同的电生理作用，如利多卡因低血药浓度所产生的电生理效应有治疗心律失常的作用，但血药浓度过高作用于 Na^+ 快通道而抑制心脏的传导。布比卡因对心脏有明显的抑制作用，尤其是浦肯野纤维和心肌细胞，作用于 Na^+ 快通道可引起明显的窦性心动过缓和窦性停搏。

心脏传导这种精巧的设计使心室同步收缩且

高效协调地射血。相反，人工心脏起搏绕过正常的传导系统（如心外膜右心室起搏），产生非同步左心室激活，引发的收缩模式可能导致非最佳的左心室收缩功能，这也是心脏外科手术患者体外循环之后常见的新节段性室壁运动异常的原因。

三、心动周期

心动周期描述了一个高度协调、与时间相关的一系列电、机械和瓣膜活动。每一次心房和心室收缩、舒张的过程即构成一个心动周期。每一个心动周期中，先是心房收缩，继而心房舒张；当心房开始舒张时，两心室也几乎同时收缩，接着心室舒张，而心房又开始收缩。若成人心率为75 次 / 分，则每一心动周期为 0.8s，其中心房收缩期约为 0.1s，舒张期为 0.7s；心室收缩期约为 0.27s，舒张期为 0.53s。若心率增快，心动周期即缩短，且舒张期的缩短更明显。当心率达每分钟 180 次时，心动周期显著缩短，约为 0.33s，特别是舒张期缩短更多，致使心室充盈明显减少，心排血量明显下降。

（一）心房

心动周期中，正常心房压力曲线呈 3 个正向波（图 2-5）。心房收缩，心房压升高，压力曲线呈正向波，称为 a 波。当心室收缩开始，房室瓣又使心房压力升高，压力曲线呈正向的 c 波。心室收缩期后半阶段，房室瓣仍关闭，周围静脉血液回流入心房，心房压力升高，压力曲线呈正向的 v 波。心房收缩发生在心室舒张末期，心房内血液射入心室。左心房在心室舒张后期仅作为一个单纯的管道，其结果是左心室充盈会显著放慢。舒张后期来自肺静脉的少量血液加起来通常不到左心室总每搏量的 5%。心房收缩是心脏舒张的最后阶段。左心房收缩增加心腔内的压力，从而再次建立了血流自左心房到左心室的正压梯度。左心房蠕动形式的收缩和肺静脉 - 左心室结合部的独特解剖结构很大程度上防止了心房收缩期间血液在正常的左心房压力下逆流入肺静脉。心房收缩通常只占左心室总每搏量的 15% ～ 25%。但是，这种左心房"搏出"对于以左心室舒张延迟或左心室顺应性降低为特点的病理状态的左心室充盈

变得尤为重要。因此，在心房颤动或心房收缩无力时，心室充盈量减少，一般通过代偿作用不致发生严重心功能抑制。但在运动或应激状态时，若心房收缩消失，心排血量将明显减少，以致发生心力衰竭。心房舒张期几乎贯穿在整个心室收缩期和舒张期过程中。

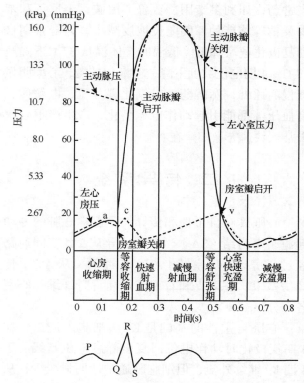

图 2-5　主动脉、左心室和左心房压力波与心动周期各时相

（二）心室

心室收缩和舒张过程中，为便于了解心室的生理功能，大致上可分为以下几个阶段（图 2-5）。

1. 等容收缩期　相当于心电图 R 波时心室开始收缩，室内压力升高。由于房室瓣和半月瓣的关闭，心室肌纤维长度和容积均未改变，仅有压力或张力的变化。

2. 快速射血期　当心室继续收缩，室内压力不断升高，超过主动脉压和肺动脉压，使半月瓣开启，心室内血液 2/3 的容量迅速流入主动脉和肺动脉，心室内容积迅速下降。此期历时 0.11s。

3. 减慢射血期　当主、肺动脉压力曲线达最高峰时，心室开始舒张，血液继续从心室流向主动脉和肺动脉，但流速减慢，心室内容积下降至最低值。此期历时 0.14s。

4. 舒张前期　心室舒张开始，心室内压力急骤下降，当主、肺动脉超过心室内压，两半月瓣关闭，产生第三心音。此期历时 0.03s。

5. 等容舒张期　当主动脉瓣关闭后，由于动脉弹性回缩，主动脉压下降后又回升，动脉压力曲线呈现切迹，称为重搏切迹（dicrotic notch）。当心室内压力继续下降到低于心房内压时，房室瓣开放。从半月瓣关闭到房室瓣开放，心室内压力迅速下降，心室内容量变化很小。此期历时 0.06s。在心室射血期中，心室射出的血量相当于舒张期容积的 50% ～ 60%，因此在等容舒张期心室内仍有部分血液。

6. 快速充盈期　在心室舒张初期 1/3 阶段，房室瓣开启后，心室内容积迅速增加，由于心室内压力低于心房内压，致使心房和大静脉的血液快速大量流入心室，约占整个心室充盈量的 2/3。此期历时 0.11s。左心室充盈受许多因素的影响，见表 2-2。

表 2-2　左心室充盈的决定因素

外因
心包膜
右心室
胸膜腔和纵隔内压力
冠状血管容量
左心室物理因素
左心室腔面积
容量、室壁厚度
室壁结构（瘢痕组织、淀粉样变）
心肌舒张程度
负荷
活动受制
舒张不均匀（暂时性、部分性）

7. 舒张后期（减慢充盈期）　此期历时 2s。静脉回心血液经心房回流入心室速度逐渐减慢，心室内充盈不断增加。接着心房又开始收缩，心房内血液流入心室，新的心动周期又开始。心室舒张时，心室内压力低于主动脉，通过冠状动脉，心肌获得血供。

（三）压力 - 容量环

心动周期也可通过反映压力与容量关系的环形图来表示（图 2-6）。以一个贯穿心动周期的时间、二维平面的连续左心室压力和容量图，建立了时相空间图表，为分析射血的心脏左心室收缩和舒张功能提供了一个有用的架构。左心室压力相对于容量变更随时间以逆时针方式进行。心动周期自心脏舒张末开始（B 点，图 2-6）。等容收缩期间，左心室压力在容量保持不变的情况下突然增加。当左心室压力超过主动脉压力（C 点，图 2-6），主动脉瓣开放，射血开始。当血液从左心室射血入主动脉和近端大血管时，左心室容量迅速下降。射血结束时左心室压力降至主动脉压力以下，主动脉关闭（D 点，图 2-6）。紧接着的事件是左心室压力的快速下降，而左心室容量（等容舒张）不变。当左心室压力下降至低于左心房压力时（A 点，图 2-6），二尖瓣开放，从而启动左心室充盈。当左心室为下一次收缩重新充盈容量，伴随着早期灌注、舒张后期和左心房收缩时压力小幅增加，左心室压力 - 容量环就完成了。

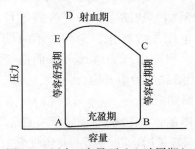

图 2-6　压力 - 容量环（心动周期）

从图中显示心动周期可分成 4 个时期。

1. 心室充盈期（A → B，图 2-6）　当肺循环和体循环的血液分别回流到达左心房和右心房，心房内血液不断充盈，心房内压力升高。当心房内压力超过心室内压力时，房室瓣即开启，血液从心房流入心室，这种被动性的心室充盈约占心室总充盈量的 75%。SA 去极化开始，冲动循结间束传导，经过心房导致心房收缩，将心房内血液主动地射入心室，约占心室总容量的 25%。心室的充盈程度取决于心室壁顺应性或弹性。例如，体外循环后、主动脉瓣狭窄继发左心室肥厚及心肌梗死前，都能引起心室壁顺应性减退和心室较僵硬，阻碍心房内血液被动流入心室。在上述情况下，为了满足心室充盈良好，心房收缩显然颇为重要。

2. 等容或等长收缩期（B→C，图 2-6） 当三尖瓣和二尖瓣关闭后，心室收缩期开始，收缩期可分为等容或等长收缩期和射血期两部分。当冲动通过 AV，向下传导至左右束支和浦肯野纤维，引起从心尖开始向上使整个心室肌收缩。起初，心室乳头肌收紧，将房室瓣关闭，心室内压力逐渐升高，更多的心肌受到激动而产生收缩，但心室内容量或肌纤维长度无变化。

3. 心室射血期（C→E，图 2-6） 当左、右心室内压力分别超过主动脉和肺动脉（C 点），主动脉瓣和肺动脉瓣开启，左、右心室内血液分别射入体循环和肺循环，此期是心室收缩期的后阶段，射血期又可分急速期（C→D），其特点是心室搏出最大的血液，形成主动脉和肺动脉压。随后，心室继续收缩，但搏出血量减少（D→E）。

4. 等容或等长舒张期（E→A，图 2-6） 心室射血后，左、右心室内压力下降，主动脉瓣、肺动脉瓣关闭（E 点），舒张期开始。心室舒张期也可分为两期，初期一半为等容或等长舒张期，相当于心电图 T 波终止，为相对不应期，心肌细胞复极化。当心室压力继续下降而低于左、右心房时，二尖瓣和三尖瓣开启（A 点），心室充盈开始，又一心动周期启动。

容量图的面积精确地确定了一个心动周期左心室压力 - 容量搏出功。舒张末和收缩末容量可立即在图 2-6 的右下（点 B）和左上（点 D）拐点处分别查得，可快速计算出每搏量和射血分数。当前负荷增加时，压力 - 容量环的右侧再向右移动，其结果是伴随着前负荷增加的每搏量的增加；而后负荷的增加会造成压力 - 容量环变得更高（更大的左心室压力）和更窄（每搏量反而减小）。

四、心肌收缩的原理和代谢

（一）心肌收缩的原理

心肌收缩的基本过程是 Ca^{2+} 激活肌球蛋白（myosin）分子头部与肌动蛋白（actin）相交部位之间的横桥。当心房和心室肌细胞去极化时，Na^+ 快通道开放，Na^+ 迅速流入细胞内。接着，Ca^{2+} 慢通道开放，仅少量 Ca^{2+} 流入细胞内，从而激发肌质网（sarcoplasmic reticulum）释放 Ca^{2+}，Ca^{2+} 从 $10^{-7}mol/L$ 上升至 $10^{-5}mol/L$，Ca^{2+} 与肌钙蛋白（troponin）结合，解除肌钙蛋白的抑制作用。接着原肌球蛋白（tropomyosin）使肌球蛋白头部的横桥移向肌动蛋白，并与之结合，致使肌动蛋白丝向肌节 A 带中央滑行，造成肌节长度缩短（图 2-7），心肌呈收缩状态。当心肌细胞膜复极时，Ca^{2+} 离开肌钙蛋白进入肌质网，细胞内 Ca^{2+} 浓度低于 $10^{-7}mol/L$，致使原肌球蛋白又覆盖肌动蛋白的结合处，肌动蛋白丝离开 A 带中央，故肌节长度延伸，整个心肌处于舒张状态（图 2-8）。

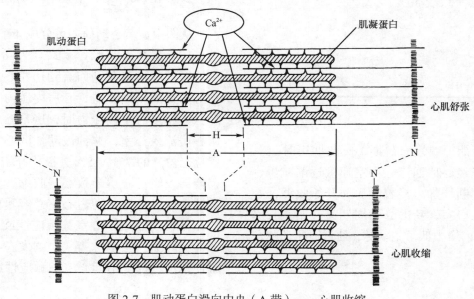

图 2-7 肌动蛋白滑向中央（A 带）——心肌收缩

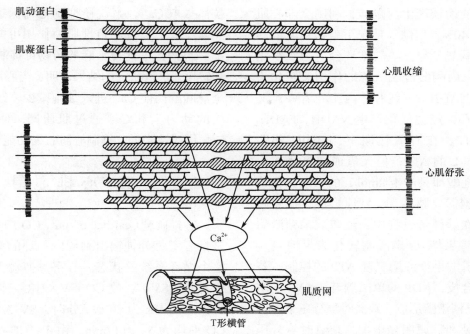

图 2-8　肌动蛋白离开中央（A 带）——心肌舒张

每一个心肌细胞含有一个高度相互交织的肌质网网络围绕在收缩蛋白束周围。肌质网是心肌细胞主要的 Ca^{2+} 储备库，其广泛的分布确保了收缩和舒张时遍布于所有肌原纤维上的 Ca^{2+} 激活体均匀地分散和再聚集。

肌动蛋白和肌球蛋白的结合需要能量，是由 Ca^{2+} 激活肌球蛋白腺苷三磷酸酶（ATPase），使腺苷三磷酸（ATP）水解为腺苷二磷酸（ADP）及无机磷而产生能量。因此心肌收缩力取决于肌质网 Ca^{2+} 的运转、线粒体产生 ATP 和肌球蛋白 ATPase 活性的程度。心肌缺血、肥厚和有病变时，心肌收缩力减弱，其原因为：①肌质网对 Ca^{2+} 摄取和释放减少；②肌球蛋白 ATPase 活性降低；③心肌细胞内线粒体减少，能量的提供减少。

心肌收缩过程中，肌动蛋白和肌球蛋白相互重叠的程度极为重要。根据心脏 Frank-Starling 定律，静息时肌原纤维的长度与心肌收缩或张力有关。因此，静息时肌动蛋白和肌球蛋白重叠越多，也即肌原纤维长度越短，则肌原纤维产生的力越小；反之，肌动蛋白和肌球蛋白分离过度，两者之间相互交叉不合适，也影响心肌的收缩力。静息时肌动蛋白和肌球蛋白应有合适的长度，两者之间应达到最有效的相互交叉，使心肌处于最满意的状态。目前已知肌钙蛋白有 3 类，即 TnC、

TnI 和 TnT，临床上采用免疫方法测定 TnT 和 TnI，肌钙蛋白水平升高提示心肌损伤、梗死及非心脏疾病情况，如败血症等。

心肌细胞的主要功能是收缩，不是合成内源性蛋白质。

（二）心肌代谢

心肌细胞代谢功能的目的：①产生能量以驱使离子通过细胞膜，而细胞保持完整性；②产生能量支持心泵功能，不断作功，直至生命结束。

心脏能代谢糖类、乳酸和脂肪酸，产生代谢所需的能源 ATP、肌酐磷盐酸及高能磷盐酸。心脏利用这些能量来维持机械和化学性作用，如心肌收缩和离子的运转。

心肌细胞内含有大量线粒体，约占整个细胞容积的 23%，线粒体中包含酶性物质以合成 ATP，可不断提供大量能量，以维持心功能。线粒体呈狭长结构，具有内外两层膜组织，内层含有氧代谢所需的酶及细胞色素，并含电子运转。改良游离脂肪酸（FFAs）和葡萄糖代谢中间产物进一步经线粒体代谢，产生还原型烟酰胺腺嘌呤二核苷酸（NADH）和还原型黄素腺嘌呤二核苷酸（$FADH_2$），参与电子运转链。

葡萄糖和 FFAs 是心肌代谢的主要底物，葡萄

糖通过糖酵解的途径产生丙酮酸，利用全部心肌氧供的30%～40%。但缺氧情况下就产生乳酸。在线粒体内丙酮酸参与三羧酸循环分解为二氧化碳、水和ATP。丙酮酸经脱氢酶的作用又转化为乙酰辅酶A和NADH。在线粒体内乙酰辅酶A又参与三羧酸循环，经去氧化产生NADH、$FADH_2$和2mol/L的ATP。在有氧代谢下，1mol/L葡萄糖能产生38mol/L的ATP，但无氧或缺氧状态下葡萄糖分解为乳酸却只产生2mol/L的ATP。葡萄糖进入心肌细胞需要胰岛素，糖原形成也需要胰岛素。葡萄糖在糖酵解过程中，经磷酸果糖激酶的催化作用，将果糖-6-磷酸酶转化为果糖-1,6-双磷酸盐。而磷酸果糖激酶又受ATP的控制。若ATP水解超过合成，ADP的单磷腺苷（AMP）增多，促使磷酸果糖激酶形成。缺氧时氧分压下降，心肌利用葡萄糖和糖原明显增加。缺氧时氧分压可正常，但组织细胞灌流减少，各种营养物质的利用受到限制。心肌缺氧破坏心肌细胞线粒体内ATP形成，糖原分解明显增加。

FFAs代谢是心肌能量的主要来源，约占全部的60%，而葡萄糖占35%，其他5%为氨基酸和酮体，FFAs代谢过程中氧利用占全部的60%～70%。饥饿状态下，血中FFAs升高，葡萄糖受抑制，而FFAs代谢占优势。在血中FFAs与白蛋白高度结合，而心肌细胞具有白蛋白受体，FFAs就和内膜结合。由于FFAs是水溶性的，能透过内膜而进入心肌细胞质，又经硫激酶转化为乙酰辅酶A衍生物，再参与三羧酸循环形成ATP。以棕榈酸盐为例，1mol/L棕榈酸盐能产生8mol/L乙酰辅酶A和35mol/L的ATP，而8mol/L乙酰辅酶A又产生96mol/L的ATP。

ATP释放能量受贮存在肌球蛋白分子头部的ATP酶所调节。ATP酶对Ca^{2+}很敏感，Ca^{2+}浓度升高时，ATP经水解后能释放能量。肌酐磷盐酸通过肌酐磷盐酸酶的催化作用转化为ATP。此外，心肌内含有肌激酶，使ADP直接产生ATP。ATP水解速度是决定心肌收缩速率的主要因素，心肌缩短的最大速率与肌球蛋白酶活性有非常明显的相关性，凡影响酶的活性，均可影响心肌功能。

麻醉药物都能直接抑制心肌细胞的收缩功能，其作用机制是多方面的。例如，乙醚能干扰Ca^{2+}、葡萄糖透过肌质网；氟烷、巴比妥盐抑制线粒体摄取Ca^{2+}，氟烷还抑制葡萄糖透过肌质网。异氟烷或七氟烷的负性肌力作用可能是因为抑制了Ca^{2+}内流。此外，麻醉药物可抑制ATP的合成和转化。最近研究的结果表明，当心肌去极化时，全身麻醉药使Ca^{2+}进入细胞减少，改变了Ca^{2+}释放的动力学和Ca^{2+}通过肌质网，使收缩蛋白对Ca^{2+}敏感性降低，抑制心肌收缩功能。

五、心排血量

心排血量（cardiac output，CO）亦称心输出量，是指心室每分钟输出到周围循环的血量，可反映整个循环系统的状态。心室每搏输出的血量称为每搏量（SV），故CO=SV×HR。体重70kg的正常人，当HR为80次/分时，SV为60～90ml，CO平均为5～6L/min。由于心排血量与体表面积（BSA）有关，比较不同身材大小的人的CO，常采用心指数（cardiac index，CI），即CI=CO/BSA。成人正常CI为2.6～4.2L/（min·m²）。CI低于1.8L/（min·m²）提示为心源性休克。CO是评定心功能很重要的指标。测定CO的方法很多，可参见第二十章。

影响心排血量的因素很多，包括静脉回心血量、外周血管阻力、周围组织需氧量、血容量、体位、呼吸方式、心率和心肌收缩性等。在左心室结构完整的前提下决定心排血量的主要因素有心率和每搏量。现分别叙述如下。

（一）心率的调节

心率快慢主要取决于窦房结的自律性。正常青年人90～100次/分，随着年龄增长而减慢，其公式：正常心率=118次/分-（0.75×年龄）。心率主要受神经和体液两个因素的控制。兴奋交感神经、激活β受体，窦房结起搏细胞4期去极化坡度增加，使心率加快；反之，兴奋副交感神经，激活毒蕈胆碱受体，4期去极化坡度减少，使心率减慢。交感神经影响心率是通过颈交感神经（上、中、下神经节）和心胸加速神经（胸1～胸4），影响窦房结、房室结和心室肌等传导系统。副交感神经是通过迷走神经到窦房结、房室结，兴奋迷走神经，可使心率减慢，心房收缩力减弱。心脏病患者体内心肌贮存儿茶酚胺减少，压力感受器反射机制异常，均可影响心率的调节。

变时效应（chronotropic effect）是指药物影响心率的变化。正性变时效应使心率增快，负性变时效应则使心率减慢。变时效应的药物通过作用于窦房结而引起心率变化。正性变时药物如阿托品、多巴胺、肾上腺素等。负性变时药物有β受体阻滞药美托洛尔（metoprolol）、地高辛、乙酰胆碱，钙通道阻滞药如维拉帕米（异搏定）、地尔硫䓬等。

在离体心脏的等容收缩期，心肌的最大收缩力出现在刺激频率为150～180次/分时。从临床角度而言，心率的进一步增加时，心肌的收缩力反而下降，因为将 Ca^{2+} 清除出细胞的胞内机制已经超载，而且左心室的舒张充盈时间也明显缩短。这些因素也是快速型心律失常或快速起搏时发生低血压的原因。

在正常生理范围内，心率的增加带来的是心肌收缩力的适度增强，但对总体的心泵性能影响不大，但是在一些以严重限制左心室充盈为特征的疾病情况下（如心脏压塞、限制性心包炎），心动过速及其诱发的阶梯性收缩力的增强是维持心排血量的主要代偿机制。

（二）每搏量的调节

每搏量可反映心肌纤维缩短的程度，是测定心功能的指标之一。它主要取决于以下4个因素。

1. 前负荷　指心肌收缩前心肌的长度，其决定静息时心肌纤维的长度。在完整无病变的心脏中，前负荷是指左心室舒张末期容积（LVEDV），取决于心室的充盈量。反映 LVEDV 和 CO 的关系，即所谓 Frank-Starling 心功能曲线（图 2-9）。当心率恒定时，前负荷与 CO 的变化成正比。临床上测定 LVEDV 十分困难，即使借助于心室腔造影术和经食管超声心动图等方法，也仅取得双维的近似值，还不能代表真正的 LVEDV。若心室内压力与容量关系恒定，则可通过测定左心室舒张末期压（LVEDP）以了解前负荷的变化。根据 Laplace 定律：前负荷＝（LVEDP×LVEDR）÷2×h。式中 LVEDR 为左心室舒张期末半径，h 为左心室壁厚度。正常情况下，心室的顺应性呈非线性（图 2-10），有许多因素可影响心室顺应性，

如心室壁增厚能使顺应性降低。在缺血性心脏病或主动脉瓣狭窄的患者，左心室的顺应性左移（图 2-10），左心室内容量稍有增加，即引起左心室充盈压力明显增加（顺应性降低）。主动脉瓣关闭不全或行心内直视术患者使用心脏停搏液后，停止人工心肺机转流的即刻，左心室充盈量增加，但左心室压力升高很小（顺应性增加），表明顺应性右移（图 2-10）。由此可见，当心肌顺应性异常时，左心室压力不能准确反映LVEDV。若二尖瓣正常，在进行心脏手术时，可通过左房压（LVP）来反映前负荷，同时也能较好地反映 LVEDP。临床上使用漂浮导管测肺动脉楔压（PAWP），又称肺小动脉压或肺毛细血管楔压（PCWP），也能间接提示左房压的变化。中心静脉压（CVP）不能反映 LVEDP。左、右心室功能曲线常不相等，其变化也不平行（图 2-11）。

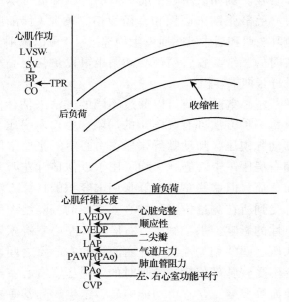

图 2-9　Frank-Starling 心功能曲线

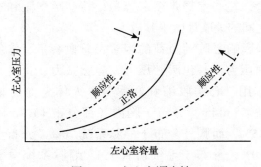

图 2-10　左心室顺应性

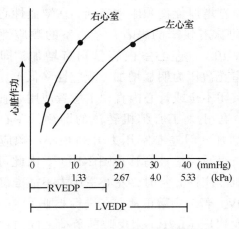

图 2-11 左、右心室功能曲线

心脏麻醉医师最常依赖于使用二维的经食管超声心动图（TEE）所获取的二维估值来估计左心室的舒张期末容积。经胃左心室中乳头肌短轴切面的超声图像有助于估计左心室舒张期末的面积和直径。例如，左心室前负荷的急剧降低可以通过心腔舒张期末面积和直径的相应减少（伴随前侧乳头肌和后中乳头肌发生物理接触）可以识别。实时的三维经食管超声心动图也可以量化左心室的舒张期末容积。

左心室前负荷可以通过不同的方法来估计，但每一种方法都有其固定的局限。平均左房压、肺动脉楔压、肺动脉舒张压、右心室舒张期末压和右房压（中心静脉）均可用于近似估计左心室前负荷。但这些左心室舒张期末容积的估算方法都受到所在测量位置和左心室之间的分隔组织完整性的影响。举个例子，右房压和左心室舒张期末压之间的相关性建立在右心房和左心室之间血流不受到肺部疾病、呼吸时的气道压、右心室或肺血管病变、左心房功能障碍、二尖瓣异常等不利影响的假定基础上。在左心室收缩功能受损的患者，左心室舒张期末容积、肺动脉楔压和右房压之间的关联性微乎其微。

影响心脏前负荷的因素：总血容量、体位、胸内压力、心包膜腔压力、静脉张力、骨骼肌驱血作用、心房收缩和心率等。人体总血容量为 70 ~ 75ml/kg，分布于胸内各部分占 15%，胸外占 85%，而胸外分布于静脉系统 70%，分布于动脉 10%，分布于毛细血管 5%。静脉系统由于其顺应性或容量性，贮血量比动脉大 20 倍。因此，总血量的变化大部分影响静脉系统的血容量。输

血、补液后，或使静脉顺应性减小，都能使静脉压升高而影响前负荷。静脉张力受局部、区域和中枢自主神经抑制，以及药物作用于静脉壁的平滑肌所控制。此外，肌肉运动、焦虑和低血压等通过神经性调节都能增强静脉张力。拟交感类药和强心苷都能引起静脉收缩。交感神经节阻滞药、亚硝酸盐、交感神经抑制药及能引起交感神经抑制的各项操作（如蛛网膜下腔阻滞和硬膜外麻醉等），均可导致静脉张力降低，使静脉容积增加。中央静脉与外周静脉压力的差别能引起静脉系统内血液回流入右心腔，于舒张期使右心室充盈，直至右心室舒张期末容积（RVEDV）增加。心率明显增加能使舒张期缩短，致使前负荷减少。心房同步收缩能明显增加左心室前负荷。结性心律时，由于心房收缩消失，血压和 CO 可下降 10% ~ 30%。左心室顺应性下降（主动脉瓣狭窄或自发性肥大性主动脉瓣下狭窄），能引起前负荷明显减少所表现的血流动力学变化（CO、BP 下降等）。

2. 后负荷 左心室后负荷可以认为是左心室在收缩期承受的机械阻力，因此后负荷也可定义为左心室收缩期末的室壁张力，左心室收缩期室壁张力的总和是心肌需氧量的一项重要决定因素。它与心室的大小、形态、压力和心室壁的厚度有关，即左心室收缩期末的室壁张力定义了针对各次心室容积、室壁厚度和心室压力下的射血末即刻最大的等长心肌收缩力，也包含了心脏内部的应力和外部（动脉系统）对抗心脏收缩的力。当主动脉瓣正常时，后负荷就是左心室射血时的阻抗。后负荷是心肌纤维的机械特性和完整心脏工作的第二位主要的决定因素。根据欧姆定律的循环模拟公式：$Q=P/R$，或 $P=Q \times R$，式中 Q 为射血时的血流量，R 为阻抗，P 为压力。基于上述公式，CO=（MAP-RAP）/SVR 或 SVR=（MAP-RAP）/CO，式中 MAP 为平均动脉压，RAP 为右房压或 CVP，SVR 为体循环血管阻力（即外周血管阻力，TPR），以上公式即 MAP-RAP=CO×SVR。上述公式表明，相同的 MAP 可因高 CO、低 SVR，或低 CO、高 SVR 不同的结果所产生。因此，MAP 不能代表后负荷，而 SVR 能较准确地反映后负荷。通过无创或有创的方法测量 CO、MAP 等，即可计算 SVR。SVR 常用的单位

为 dyn·s/cm^5（WoodU×79.9）。SVR 正常值为 900～1500dyn·s/cm^5（90～150kPa·s/L）。右心室的后负荷通常以肺血管阻力（PVR）来表示，PVR=（PAP-LAP）/CO，式中 PAP 为平均肺动脉压，LAP 为左房压。PVR 正常值为 50～150dyn·s/cm^5（5～15kPa·s/L）。上述公式也表明心排血量与后负荷成反比。值得注意的是，当异常室壁运动出现时（如严重冠状动脉狭窄或阻塞，左心室梗死后重塑），左心室收缩期末室壁张力便不完全是左心室后负荷的量化指标。

根据先前的讨论，在完整的心血管系统中决定左心室后负荷的有以下 4 点：①动脉血管的物理性质（如直径、弹性）；②左心室收缩期末室壁张力（由左心室内压力和左心室几何学变化来决定）；③动脉总的阻力（主要由小动脉平滑肌张力产生）；④血容量和血液的物理特性（如流体学、黏度、密度）。左心室后负荷的急性增加对于收缩功能正常的左心室通常耐受良好，但功能不良的左心室对后负荷的增加较为敏感，且后负荷的增加可进一步导致左心室功能障碍。当左心室收缩功能障碍时交感神经系统反射性激活，这种代偿机制却同时增加了左心室的后负荷，并导致 CO 进一步降低，特别是合并动脉顺应性下降的病理情况下（如动脉粥样硬化）。左心室心肌肥厚是左心室对慢性后负荷增加的一个重要适应性改变，其作用是通过增加室壁厚度而降低左心室收缩期末室壁张力，从而有利于左心室的收缩功能的储备，但心室肥大显著地增加了心肌缺血的风险，并导致左心室舒张功能障碍。

由于右心室比左心室薄，故右心室对后负荷变化更敏感，虽然肺动脉血管比体循环的动脉血管顺应性要好。但无论左心室还是右心室功能不全，当后负荷急剧升高时，均可导致 CO 明显下降，常见于麻醉期间心肌受抑制时。临床上，若出现 SVR 或 PVR 升高，均可采用扩血管药降低后负荷，以提高 CO，改善组织灌流和心功能。另外，左、右心房后负荷的主要决定因素是房室瓣膜自由开启的程度和心室的顺应性。

3. 心肌收缩力 是心肌细胞固有的特性，也是每搏量第 3 个决定因素。若前、后负荷恒定不变，则每搏量即能反映心肌收缩力的状态。增强心肌收缩力的因素：①兴奋交感神经既能直接增强心肌收缩力，又可使心率加速，间接地增加心肌收缩性。②抑制副交感神经，能使心率增快。③使用增强心肌收缩力的药物，如强心苷等。各种药物的作用机制不同，地高辛通过钠钾泵间接地减少细胞内 Ca^{2+}；氨力农（amrinone）增加 cAMP，通过抑制二磷脂酶，使心肌细胞内 Ca^{2+}减少；胰高血糖素通过激活特殊的非肾上腺素受体，增加细胞内 cAMP，使心肌收缩力增强。正常时交感神经纤维支配心房、心室传导系统，除增加心率外，由于释放去甲肾上腺素，通过兴奋 β 受体，可增强心肌收缩力。

抑制心肌收缩力的因素：①兴奋副交感神经，心肌收缩力减弱，心率减慢；②抑制交感神经是通过阻断肾上腺素受体，或解除儿茶酚胺作用；③使用 β 受体阻滞药；④心肌缺血或梗死；⑤心肌本身病变，如心肌病等；⑥低氧血症和酸中毒。大部分麻醉药物和抗心律失常药物均可抑制心肌收缩力（负性肌力作用）。

心肌的活动和收缩有赖于 Ca^{2+}，心力衰竭或心肌缺血时肌质网对 Ca^{2+}摄取和释放减少，抑制心肌收缩。心肌缩短的最大速率取决于负荷和力与速度曲线，负荷越小，心肌缩短速率越大。当负荷为零时，心肌缩短速率最大，称 V_{max}，它不能直接测定。采用不同的治疗措施能改变力与速度关系曲线（图 2-12）：①增加后负荷，使曲线从 1 转向 2，反之从 1 转向 3；②用增强心肌收缩药，曲线向上移，从 1 转向 4；③使用增强心肌收缩药和血管收缩药（如肾上腺素），曲线向上右移，从 1 转向 5。舒张期时左心室的活动取决于心室舒

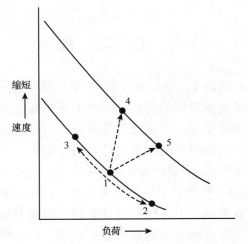

图 2-12 力与速度关系曲线

张期的特性、舒张早期的充盈情况，以及心室的硬度（影响心室舒张期中期和后期的充盈）。心肌舒张期取决于心肌收缩后 Ca^{2+} 回流入肌质网和线粒体的速率。兴奋 β 受体也使心脏舒张期缩短。钙剂过多、任何原因的心动过速、心肌缺血及心力衰竭时，因心动过速，舒张期缩短，影响心脏舒张早期充盈。

变力效应（inotropic effect）是指药物影响心肌的收缩力。负性变力药如 β 受体阻滞药、钙通道阻滞药，Ⅰ A 类抗心律失常药如奎宁丁、普鲁卡因胺，Ⅰ C 类抗心律失常药如氟卡尼（flecainide）；正性肌力药，如米力农、钙剂、地高辛和儿茶酚胺类药等，详见第三章。

4. 左心室壁运动异常 左心室壁局部有异常活动，可呈现收缩性低下（hypokinesis）、收缩消失（akinesis），以及收缩失常（dyskinesis）。心肌壁出现活动失常能使前后负荷、收缩力和 SV 均降低，其严重程度与活动失常的范围和数量有关，常见于冠心病和二尖瓣狭窄患者，正常人未见有心室壁活动异常。临床上采用核素显像技术、超声心动图，包括经食管超声心动图（TEE），可检测心室壁的异常活动。

5. 瓣膜功能异常 任何 4 个瓣膜之一产生狭窄或关闭不全，或两者兼有，均可导致瓣膜功能异常。房室瓣狭窄（如二尖瓣狭窄），由于前负荷减少，致使 SV 下降。半月瓣狭窄（主、肺动脉瓣），因后负荷增加，能使 SV 下降。反之，瓣膜关闭不全时，由于心室每次收缩产生反流，即使前负荷、心肌收缩力及室壁活动均无明显改变，但有效 SV 下降。

六、心 功 能

心功能（cardiac function）指心肌、瓣膜、传导系统及支持结构的功能，以上任何部分功能失常，均能引起心力衰竭和循环衰竭。心肌可完全正常，但瓣膜关闭不全可导致心力衰竭。心功能与循环功能、心肌功能不同。循环功能（circulatory function）是指整个循环系统功能，包括心脏、血管和血容量，上述任何部分失调，均能引起循环失常，如低血容量能导致循环衰竭，但心脏、血管均正常。心肌功能（myocardium function）是指心肌本身及其血供，心肌功能不全可因急性心肌损伤或心肌缺血所致。因此，心肌功能不全能导致心力衰竭和循环衰竭。本节主要涉及与心功能有关的问题。

（一）心功能曲线

心功能曲线是由心排血量，或通过心排血量计算的参数，以及心室充盈压所构成的曲线。测定左心室功能曲线时，横轴为 LVEDP、LAP、PAWP 等，而纵轴为 CO、SV、左心室搏出功（LVSW）等；描绘右心室功能曲线时，横轴为 CVP，纵轴为右心室搏出功（RVSW）（图 2-9）。心肌收缩性增强，则曲线向上、向左移动；而曲线向下、向右移动，则表示心功能受抑制。心功能曲线能阐明不等长自主调节（heterometric autoregulation）的原理，当心肌纤维伸展延长时，则产生的张力增加。这是 Starling 心脏定律或 Frank-Starling 关系的基础。实际上，静息肌节长度为 2.0 ～ 2.3μm 时，使肌动蛋白和肌球蛋白之间横桥合适，能产生最大的张力。临床上，心室充盈压达到 10 ～ 12mmHg 时，则心排血量最高。因此，心功能曲线能用于：①指导麻醉和手术，以及手术后治疗心血管异常。②有助于了解心力衰竭患者使用血管活性药和强心药的效果。③在心内直视术体外循环转流结束后提供方案。④指导应用主动脉内囊反搏泵。

图 2-13 提示治疗低心排血量综合征时心功能曲线的变化。图中 1 表示患者处于低心排状态，但心室充盈过多，经多巴胺、氯化钙、洋地黄等治疗，心功能曲线由 1→2；若患者接受呋塞米治疗时，左心室充盈压下降，SV、CO、BP 并未增加，心功能曲线左移由 1→6；若患者采用扩血管治疗（酚妥拉明、硝普钠等），以降低射血阻抗，减少后负荷，心功能曲线左移由 1→3，其结果与使用正性肌力药相似，既可改善心功能，又无心肌氧需增加的缺点。但扩血管药过量，心功能曲线自 1→4，后负荷下降过度，输注液体后能增加前负荷，心功能曲线由 1→4→3。因此，降低后负荷又增加前负荷是临床上有效的治疗原则。若采用正性肌力药（多巴胺），结合扩血管药（有动静脉扩血管作用的硝普钠），能使心室充盈压明显下降，CI 显著升高，心功能曲线即由 1→5。

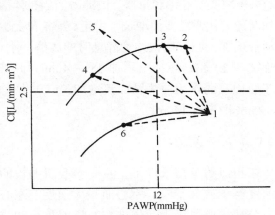

图 2-13 低心排血量综合征时心功能曲线

（二）心收缩期功能

心收缩期通常指等容收缩期开始至心室射血期毕。研究心收缩期功能是评估心脏病患者心功能的常用方法。测定心收缩期功能的方法主要有以下几种。

1. 心室内压力升高速率（dp/dt） dp/dt 的单位是 mmHg/s（kPa/s），正常值为 800 ～ 1700mmHg/s（107 ～ 227kPa/s），心肌收缩性增强，则 dp/dt 升高。它也受前、后负荷和心率的影响，若三者均增加，dp/dt 也升高。测定 dp/dt 是通过左心室插管测压，但临床上有一定难度。通常可做桡动脉穿刺插管，从桡动脉波形计算 dp/dt，其结果与心室 dp/dt 有良好的相关。有报道在非心脏手术中，以桡动脉 dp/dt 为指标，吸入氟烷后，随着浓度加深，dp/dt 降低。

2. 收缩期末压力 - 容量关系（ESPVR） 早于 1895 年 Frank 首次报道蛙心的压力 - 容量环。至 1978 年才有明确的结论，即心室收缩期末容量与压力呈线性关系。以后 Sagawa 主张使用 ESPVR 比较肾上腺素对离体心脏固有收缩性的影响，其结果表明，给予肾上腺素后左心室压力 - 容量环向左移，坡度更陡，提示是正性肌力效应。近年研究结果认为，ESPVR 也受心率的影响，心率在 60 ～ 160 次 / 分范围，ESPVR 的差异达 25%。通过计算 ESPVR 的面积提示，正性肌力时，ESPVR 向上、向左移动，而负性肌力时 ESPVR 向下、向右移动。此外，Sarnoff 等又创立新的收缩力指标，主张搏出功和舒张期末容积呈线性相关，又称为前负荷补充搏出功（preload recruitable stroke work，PRSW）。有报道，氟烷、异氟烷、异丙酚等均使 PRSW 呈现负性肌力效应，且 ESPVR 面积与 PRSW 均一致出现剂量依赖的负性肌力效应。由于上述方法为创伤性测定方法，目前尚难直接应用于临床。

3. 导管尖端血流测定法（catheter tip flowmeter） 使用特制的导管，于导管尖端安置血流量测定探头，可经股动脉逆行插入主动脉，以测定主动脉最大加速度（maximum acceleration），因受前、后负荷干扰小，是测定收缩力较可靠的方法，常用此法与无创伤性方法比较。

4. 经食管超声心动图（TEE） 目前临床上最常用又最可靠的方法是 TEE。通过 TEE 能直观并记录左心室收缩期末和舒张期末的面积，计算射血分数（EF），这是标准的收缩力指标。EF（ejection fraction）指 SV 和舒张期末容积的比值，SV 又是收缩期末容积（ESV）和舒张期末容积（EDV）之差。因此，EF=（ESV-EDV）/EDV，即 EF=SV/EDV。正常成人（70kg）EDV 为 120ml，SV 为 70ml，故 EF=70/120=0.58（58%），EF 正常值为 50% ～ 65%。EF 是 SV 的重要参数。临床上发现 EF 与心脏病预后明显相关，尤其是冠心病，因此，EF 测定倍受重视。有关 TEE 方法详见第二十一章。

（三）心舒张期功能

心舒张期是一个复杂的过程，按心动周期可分为：①等容舒张期；②心室快速充盈期；③心室缓慢充盈期，即舒张状态。④心房收缩期，各期之间相互有关。有许多资料表明，舒张期变化能明显改变心脏活动，如缺血性和肥厚性病理过程能直接影响心舒张期功能，同时间接干扰收缩期功能。既经分析充血性心力衰竭的原因和影响主要集中于心脏收缩力损害，SV 和 CO 下降。目前认为，40% ～ 50% 充血性心力衰竭患者收缩期功能正常，但舒张期功能失常，即心室充盈受阻，表 2-3 为舒张期心力衰竭的原因和发病的机制。因此，左心室舒张期功能主要取决于心肌舒张程度，左心室被动充盈特性，肺静脉、左心房和二尖瓣的状态。评估舒张期功能大多是创伤性方法，通过测定心室内压力、节段长度及经心脏压力等，以了解心肌舒张和心室被动充盈情况。

表 2-3　舒张期心力衰竭的原因和发病机制

原因	发病机制
二尖瓣、三尖瓣狭窄	心房排空阻力增加
缩窄性心包炎	回流入心室阻力增加，同时舒张期容量减少
限制型心肌病（心肌淀粉样变等）	回流入心室阻力增加
阻塞型心肌病（心内膜纤维弹性变）	回流入心室阻力增加
缺血性心脏病	心肌舒张受损、回流入心腔阻力增加
肥大型心脏病（慢性高血压等）	心肌舒张受损、室壁厚、夹杂胶原纤维、回流入心室阻力增加、肾素 - 血管紧张素系统激活
容量负荷过度（二尖瓣关闭不全等）	心肌肥大、纤维化、舒张受损、舒张期容量增加
扩张型心肌病	心肌舒张受损、心肌纤维化或瘢痕形成舒张期钙负荷过度

1. 心室内压力下降速率（$-dp/dt$）　将特制的导管（导管尖端安置微型测压仪）置入左心室，测定心腔内压力下降的最大速率，即最大的 $-dp/dt$，能测定心肌松弛情况，是测量心舒张期功能的指标之一。但该方法仅能测心腔内某一点的压力，失去许多其他参数，且受心腔最大压力和心脏负荷的干扰。

2. 左心室压力指数衰减的时间常数　通过每一心动周期，从特制导管所测得心室的 dp/dt 与压力关系，就取得 $-1/Tms$ 的斜率曲线（图 2-14）。

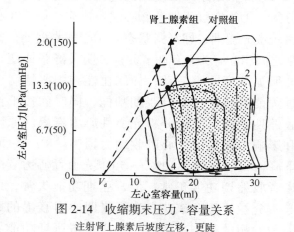

图 2-14　收缩期末压力 - 容量关系
注射肾上腺素后坡度左移，更陡

（四）心脏储备

正常成人的 CO 为 5L/min 左右，而重体力劳动者可达 25 ～ 30L/min，为静息时的 5 ～ 6 倍，表明正常人的 CO 有相当大的储备。心脏储备（cardiac reserve）取决于心率和每搏量的储备。当机体活动增加时随着代谢需要而增长，由于交感 - 肾上腺系统活性增加，心率增快约为静息时的 2 倍，使 CO 增加 2 ～ 2.5 倍；每搏量增加 35 ～ 40ml。此外，由于肌肉泵的作用使静脉回流增加，EDV 从静息时 125ml 增长达 140ml。

（五）心房功能

在相似的负荷条件下，左心房心肌缩短的最大速度等于或大于左心室心肌最大速度。左心房射血分数主要取决于活体内左心房前负荷和收缩状态，除非左心房扩大或其肌丝伸长超过最佳初长度。交感神经系统激活后左心房射血分数增加，而副交感神经系统激活后直接导致负性变力效应。挥发性麻醉药也会造成体内左心房和左心室心肌相似程度的抑制作用。左心房比左心室更易受后负荷不匹配的影响，其结果是由左心室充盈受损产生的左心房后负荷和能量消耗增加经常导致左心房收缩衰竭。在左心室功能障碍的早期可能观察到左心房射血分数的增加，但左心室顺应性下降和舒张期末压力增加最终导致了左心房收缩功能不全。相反，抗高血压药物降低了左心房和左心室后负荷，改善左心房对左心室的主动充盈。左心室舒张功能障碍会导致左心房重构及顺应性下降，这进一步限制了肺静脉血流进入左心房，甚至发展成肺水肿。左心耳临时或永久去除会降低左心房的顺应性，心包切除可增加左心房的顺应性。运动和年龄会引起左心房功能中特征性改变。运动使左心房收缩性和存储功能增强，而健康老年人群中会出现左心房扩张和被动排血功能下降，伴随着左心房射血力量的代偿性增加和左心房对左心室舒张期末容积的作用增加，但此扩张会促成老年人左心房室壁张力进一步增加，最终导致左心房收缩功能不全。

七、冠脉循环生理

心脏的血供由冠状动脉的左前降支、左回旋支和右冠状动脉提供。左前降支及其分支（包括前间隔穿支和对角支）供应左心室前壁的内侧一半、心尖和室间隔前 2/3。左回旋支和钝缘支供应侧壁的前部和后部，而右冠状动脉和其远端分支供应后壁的中部和室间隔的后 1/3。为后下冠状动脉供血的冠状动脉决定了冠状动脉循环是左优势还是右优势，约 80% 的患者是右优势型。冠状动脉远端区域之间或主要冠状动脉之间存在吻合支或侧支血管，为血流通向严重狭窄或者闭塞的冠状动脉远端提供了替代路径。静息时体重 70kg 成人的冠脉循环血流量为 225ml/min，为心排血量的 4% ～ 5%；运动时正常人的冠脉血流随着心排血量的增加成比例地增多。由于右心室压力和张力低，而冠脉血流灌注压高，故无论收缩期或舒张期，冠脉血流都可进入右心室，于收缩期顶峰最多。右冠状动脉和其分支为右心室供应大部分血液，但右心室前壁也接受来自左前降支分支的血液。左心室壁厚，室内压高，小动脉呈垂直方向穿过室壁，收缩期时由于左心室压力高，小动脉壁又受心室壁收缩的压迫，以致左心室冠脉血流暂时中断；舒张期时，左心室内压力下降，70% ～ 90% 的冠脉血流进入心肌，尤其是舒张早期，等容舒张期时，血流量最大。因此，舒张期在冠脉循环中十分重要，心率减慢，舒张期延长，使冠脉循环血流量增加。静息时冠脉血流和最大冠脉血流之间的差别，称为冠脉血流储备。有许多因素能引起最大血流减少，如心动过速、血液黏度增加、心肌收缩力增强及心室扩大等，同时冠脉血流储备下降。

冠状动脉行走于心外膜表面，氧合血流经心肌外层进入内层，故心肌外层的动脉血氧分压要比心肌内层动脉高。当冠状动脉发生闭塞时，心内膜下心肌容易引起缺血，形成心肌梗死。收缩期时，左心室外膜下心肌的血流量和内膜下心肌不同。由于心肌收缩，心内膜下心肌血流量明显减少，心肌血液供应不足。为了代偿上述情况，在舒张期冠状动脉扩张，心内膜下心肌可获得更多的血流。

二尖瓣由前外侧乳头肌和后内侧乳头肌支撑着，前者由左前降支（LAD）和左回旋支（LCX）双重供血，故比较容易抵御缺血；而后者仅有后降支（PDA）供血，易受缺血影响，若心肌梗死范围包含 PDA，则常伴有二尖瓣关闭不全。

（一）冠状血管生理

通常冠状血管按功能可分为 3 类：大的供血血管（conductance），对血流无阻力，可见于血管造影；小的阻力血管，直径 10 ～ 250μm；还有静脉。近年研究发现，直径超过 100μm 的血管，能产生的血管阻力为总冠脉血管阻力（CVR）的 45% ～ 50%。

典型的冠脉血管外膜由胶原纤维构成，小动脉外膜有神经分布，它不通过中层。动脉中层由 1 ～ 6 层平滑肌细胞组成，血管越粗，平滑肌细胞越多。肾上腺素能和胆碱能神经末梢位于外膜与中层之间。动脉腔内膜由内皮细胞相连成片，微小动脉的内皮厚 10 ～ 20μm，内皮细胞向中层突出，与平滑肌细胞接触。

近年对血管内皮细胞的功能，经细胞膜和细胞的信息传递研究较多，研究深度已进入分子生物学领域，有助于深入了解冠脉循环生理。

1. 内皮细胞功能　功能非常广泛、活跃，它具有合成和代谢能力，能产生抗血栓形成物质如抗凝血酶Ⅲ等（表 2-4），并能摄取和代谢去甲肾上腺素等（表 2-5）。此外，内皮含有不同血管活性和非血管活性物质的受体（表 2-6、表 2-7）。因此，内皮细胞对维持生理功能和疾病的病理生理过程（如缺血性心脏病）具有十分重要的意义。

表 2-4　血管内皮合成的物质

抗血栓形成物质

前列环素（prostacyclin）

抗凝血酶Ⅲ

纤维蛋白溶酶原激活因子

蛋白质 C

α₂ 巨球蛋白

肝素

凝血素原（pro-coagulants）

Von Willebrand 因子

胶原

纤维连接蛋白（fibronectin）

凝血激酶

血栓槟榔素（thrombospondin）

纤维蛋白溶酶原抑制因子

血小板激活因子

血栓素 A₂（thromboxane A₂）

表 2-5　血管内皮代谢的活性物质

摄取和代谢
　去甲肾上腺素
　5- 羟色胺
　前列腺素（E_1、E_2、E_3）
　白细胞三烯（Leukotriene）
　嘌呤腺苷
酶的转换或降解
　血管紧张素 Ⅰ→Ⅱ（ACE）
　血管紧张素 Ⅱ→Ⅲ（ACE）
　缓激肽降解（ACE）
　P 物质降解

表 2-6　血管内皮的非血管活性物质

雌激素	低密度脂蛋白
糖皮质激素	β- 凝血球蛋白
胰岛素	C3a 补体成分
高密度脂蛋白	上皮生长因子

表 2-7　内皮调制血管扩张兴奋物质

递质	血小板或血成分
乙酰胆碱	ATP
去甲肾上腺素	ADP
肽类	腺苷
血管紧张素	凝血酶
缓激肽	胰蛋白酶钠
血管升压素	局部内分泌
催产素	组胺
P 物质	血小板激活因子
血管活性小肠肽	生理生化刺激
钙增强素基因肽	低氧血症
	机械应激（搏动性）
	切力应激（血流）

2. 经细胞和细胞膜信息传递　自 1950 年发现单磷酸腺苷后，对经细胞膜信息传递研究途径有 5 个部分，即受体、蛋白 G、第二信使效应器、调制蛋白磷酸化作用，以及细胞作用变异的结果。一氧化氮（NO）是近年发现的分子，特点是分子小、亲脂性，极易弥散透过细胞膜进入细胞质，半衰期短于 5s。通过内皮的 NO 合成酶，将 L- 精氨酸合成 NO。NO 在细胞质中弥散，作用于血管靶细胞平滑肌，就引起血管扩张。若作用于血小板，能抑制黏着和聚集作用。心血管系统处于持续血管扩张状态，有赖于不断形成 NO。某些疾病如糖尿病、高血压和动脉粥样硬化时，内皮形成 NO 的能力发生障碍。体内巨噬细胞、中性粒细胞、肝库普弗细胞和脑组织等也能合成 NO，它在稳定内环境中的作用研究尚在进行中。

（二）冠脉循环的调节

静息时冠脉循环血容量占心排血量的 5% 左右，最大活动时增加至 10%。为了适应机体的需要，冠脉循环受许多因素的调节，主要有灌注压、心肌血管外受压、心肌代谢及神经内分泌调节。

1. 灌注压　冠状动脉灌注压（CPP）是主动脉舒张压（DBP）减去左心室舒张期末压，即 CPP=DBP-LVEDP。任何情况下，凡引起 DBP 降低，或 LVEDP 升高的因素都能引起 CPP 下降。CPP 在 60 ～ 150mmHg 时，冠脉循环具有自动调节的功能。

收缩期心内膜下受压最明显，冠状血管遭受外来的压迫，随着血压、心率、心肌收缩性和前负荷上升，冠状血管阻力增加。右心室血管外受压较轻。病理情况下，如肺动脉高压等，右心室冠脉血流明显减少，与左心室相似。

2. 心肌代谢　心肌血流受代谢的调节，主要因素如下所述。

（1）氧：动脉血氧分压下降时，如低氧血症，冠状血管扩张，血流增加；反之，冠状动脉氧分压升高时，冠状血管收缩，血管阻力增加，冠脉血流减少。

（2）二氧化碳：CO_2 弥散快，极易进入冠状动脉平滑肌、动脉和冠状窦。$PaCO_2$ 升高，使冠脉血流增加。

（3）腺苷：它的形成与心肌氧供和氧耗比值有关。心脏活动增加，使 ATP 转化为 AMP，腺苷形成增多。目前认为 O_2、CO_2、K^+ 和腺苷等因素共同作用，参与冠脉循环的调节。

3. 一氧化氮（NO）　是以 L- 精氨酸和分子氧为底物，由一氧化氮合成酶（NOS）合成的。NO 为重要的体液因子，对于血压的调节、氧的输送、血流分布等有重要的调节作用。在冠状动脉内产生的 NO 可抑制血小板黏附、聚集，并能拮抗局部释放的缩血管物质引起的血管痉挛，抑制血管平滑肌的再生。NO 在缺血再灌注损伤中是一种内源性抗心室颤动因子而起心脏保护作用。

4. 神经内分泌调节

（1）神经调节：冠状血管受自主（植物）神经

系统的交感和副交感分支支配，粗的迷走神经末梢位于冠状血管的外膜，细的无髓交感神经末梢位于血管平滑肌细胞。迷走神经兴奋时，心肌氧耗下降，通过代谢调节引起冠状血管收缩，但外源性乙酰胆碱作用于内皮的毒蕈碱受体，都可引起平滑肌扩张。

兴奋β受体，使大小冠状动脉都扩张。动物实验研究表明，β_1受体主要位于供血血管内，β_2受体位于阻力血管中。兴奋心脏交感神经，使心率、收缩力和血压增加，通过代谢调节引起冠脉血流增多。但直接兴奋交感神经，会引起冠状血管收缩。冠脉循环中，由于以β受体为主，给予去甲肾上腺素可致冠状血管扩张，而α受体激动剂如去氧肾上腺素等仅使冠状血管微弱收缩。

（2）内分泌调节：肽类内分泌如升压素、心房利尿肽（ANP）、神经肽Y等，能引起冠状血管收缩。由于小血管阻力增加，结果导致心肌缺血，但对大的冠状动脉，都产生扩血管反应。血管紧张素转换酶（ACE）能使血管紧张素Ⅰ→转换成血管紧张素Ⅱ，可引起冠状血管收缩。抑制血管紧张素转换酶，可引起冠状血管扩张。抑制血管紧张素转换酶，由于血管紧张素Ⅱ形成减少，使冠状血管张力降低，能引起冠脉血流增加。前列环素（PGI）和血栓素A（TXA）分别由内皮和在血小板中合成，PGI抑制血小板聚集而引起血管扩张，TXA能引起血小板聚集而使血管收缩。

八、心包张力

心包是一个包裹心脏、附近大血管、远端静脉和肺静脉的囊状结构。心外膜的光滑表面，加上由15～35ml的心包液体（包括血浆超滤液、心肌间质液和少量淋巴液）所提供的润滑和磷脂表面活性剂可减少摩擦，且便于心脏收缩和舒张期间的正常活动。心包也作为一个将心脏与其他纵隔结构分离的机械屏障，并通过其下（横膈）和上（大血管）附着体限制异常的心脏运动。

心包的顺应性远比心室心肌层差。因为缺乏弹性，心包限制了容量存储。心包压力通常低于大气压（-5～0mmHg），并随着胸内压力变化而变化。心包在正常容量条件下基本不产生机械效应，但对4个心腔的充盈产生关键的约束

力，在心包压缩（如心脏压塞、缩窄性心包炎）或心腔容积急性增加期间便会加重。心包限制在薄壁的心房和右心室中最为明显，并且是这些心脏舒张压力和容量的主要决定因素。与心包或心腔容量急性增加的效应相反，慢性心包积液或心腔扩大逐步扩张了心包，从而增加其顺应性并减弱或消除了其限制效应。这解释了为什么在大量（＞1000ml）心包积液或两心室扩张存在时未出现血流动力学不稳定。

心包在心室相互依存中发挥着重要作用（一个心室的压力和容量对另一个心室机械运动的影响）。在自主呼吸期间，吸气降低胸廓内的压力，增强全身静脉回流，同时造成适度的心室扩张。这些活动通过减小心腔的顺应性，轻度降低左心室充盈，造成CO和平均主动脉压力小幅度下降。相反，在呼气期间通过相似的心室相互作用机制，右心室充盈减弱，而左心室充盈增加。心脏压塞或缩窄性心包炎时心腔压迫明显加重了呼吸相关性右心室和左心室充盈的变化，并造成奇脉。在全身麻醉机械通气期间，正压通气可因过度限制静脉回流，使急性心脏压塞期间循环迅速崩溃。

第三节 血管生理和血流动力学

一、血管生理

血管的主要功能是运输血液。根据血管的生理功能，可分类如下。

（一）弹性贮器血管

弹性贮器血管（windkessel vessel）是指主动脉、肺动脉主干及其发出的大分支（直径＞10mm），这些血管壁内含有丰富的弹性纤维。大动脉富有弹性和较大的顺应性，当心室射血时，动脉系统内动脉脉搏波形成（简称脉搏，pulse，P）；血液向动脉血管壁冲击产生侧压力，即动脉血压（简称血压，blood pressure，BP），推动部分血液流向微循环和静脉系统，而另一部分血液则储存于动脉内。当心室舒张时，大动脉的弹性回缩将储存的血液继续推向外周。故大动脉的弹性储器作用使心脏的间断射血成为血管系统中连续的血流，

并参与每个心动周期中血压的部分调控。

（二）分配血管

分配血管（distribution vessel）是指从弹性贮器血管至分出小动脉之前的动脉（直径 1.0～10mm），其血管壁由丰富的平滑肌组成，具有较强的收缩性，其功能是将血液输送至各组织和器官。

（三）阻力血管

阻力血管（resistance vessel）又称毛细血管前阻力血管，是指小动脉（直径≤1mm）和微动脉（直径 20～30μm），血管口径小，管壁富有平滑肌，易受神经和体液因素的影响而产生舒缩活动，对血流阻力大，约占外周阻力的 47%，是影响体循环血管阻力的主要因素。

（四）交换血管

交换血管（exchange vessel）又称毛细血管前括约肌，是指真毛细血管的起始部，常有平滑肌环绕。该平滑肌的收缩和舒张可调整其后毛细血管的启闭，其功能决定血液和组织液之间物质交换的面积。毛细血管管壁由单层内皮细胞和基膜组成，数量多、分布广、通透性高、血流速度慢，在细胞间连成网，是血液和组织液之间进行物质交换的场所。毛细血管与小静脉之间还有毛细血管后阻力血管，又称微静脉。由于管径小，对血流也产生一定的阻力，其功能可改变毛细血管压和体液在血管内外的分配。

（五）容量血管

容量血管（capacitance vessel）是指微静脉以后至大静脉的静脉系统，血管数量多、管径大、管壁薄且易扩张。静息时，占循环血量的 60%～70%，故静脉系统内储存大量血液。心功能不全时，血液大量滞留于静脉内，表现一系列循环障碍的症状。

二、血流动力学

血液在心血管系统中流动的力学，称为血流动力学（hemodynamics）。血流动力学是研究心血管内的压力、血流阻力和血流量，以及三者的关系。在临床麻醉中，尤其是心血管手术的麻醉，麻醉和手术期间尤其是重症患者血流动力学的变化十分复杂、多变，本节仅涉及血流动力学的基础。

（一）血管内的压力

1. 脉搏曲线和动脉压　脉搏是临床检查和生理研究中常见的生理现象。脉搏波的波形、幅度和形态反映了心腔和血管状况的重要生理信息。将脉搏波用于诊断的概念由来已久，最古老的方式是用手指进行触摸，作为诊断疾病的手段。近年，应用动脉脉搏曲线原理，可连续监测 CO 等血流动力学变化，如 Picco、FloTrac 方法等，可参见第二十章。

心脏每收缩舒张一次，动脉系统就发生压力和血流量的变化，就产生一个动脉脉搏波，即脉搏（P）。心脏周期性舒缩导致主动脉根部附近一段血管压力周期性升高和下降，称为波形的上升和下降段（支），也是血压的上升和下降相，即形成收缩压和舒张压。以后，又直接影响到主动脉下游与其相邻的另一段血管压力的周期性搏动。脉搏波的波速、振幅和形状，由 SV、血液黏度、血管顺应性及血管的几何形状等所决定。当心脏射血遇到的阻力大，SV 减少，射血速度慢，则脉搏波上升段的斜率小，振幅也低；反之，心脏射血所遇阻力小，SV 增大，射血速度快，则上升段的斜率较陡，振幅也高。左心室射血后期，射血速度减慢，流入动脉的血量减少，动脉压逐渐下降，形成脉搏波形中下降段的前段。而心室舒张时，动脉压继续下降，就形成下降段的其余部分。在主动脉瓣关闭的瞬间，下降段上有一个切迹，称为降中峡。在动脉压描记中，下降相出现的切迹，称为重搏切迹。在降中峡后，下降段上出现一个短暂的向上的小波，称为降中波（又名重搏波），是由于主动脉瓣关闭，主动脉弹性回缩，主动脉内的血液向心室方向反流，而又受关闭的主动脉瓣阻挡，主动脉根部的容积扩大，形成的一个折返波。下降段的形状可大致反映外周阻力的高低。阻力高，则下降段的下降速率较慢；反之，阻力小，则下降段下降速率较快。脉搏波的传播速度主要由血管壁的可扩张程度所决定，管壁可扩张性越大，波速就越慢。老年人的动脉呈现不同程度硬化，管壁可扩张性减小，脉搏波的传播速度加快。小动脉和微动脉对血流阻力大，微动脉段以后，脉搏波动明显减弱，到毛细血管搏动已基本消失。在相同压力下，年龄越大，脉搏波波速越大，年龄越小，则相反。

血液从主动脉流向外周时，血液在动脉血管内形成动脉压，即血压。血压是常用的循环功能监测指标之一。循环系统内有足够的血液充盈和心脏射血是血压形成的基本因素。左心室收缩时，主动脉压急剧升高，在收缩中期达最高值，称为收缩压（systolic pressure，SBP）；心室舒张时，主动脉压下降，舒张期末达最低值，为舒张压（diastolic pressure，DBP）。一个心动周期每一瞬间动脉压的平均值称为平均动脉压（mean arterial pressure，MAP）。收缩压和舒张压的差值称为脉搏压，又称脉压（pulse pressure）。动脉压的数值取决于 CO 和全身血管阻力（systemic vascular resistance，SVR）。凡能影响上述两因素者都能影响血压，如年龄、性别、体位、精神状态、活动情况和疾病等。血压的数值表达通常为毫米汞柱（mmHg），也有以 kPa（kilopascal）表示，1kPa=7.5mmHg，1mmHg=0.133kPa。血压是反映后负荷、心肌氧耗与作功，以及周围循环的重要指标之一。SBP 可反映心肌收缩力和 CO，维持脏器的血流供应。SBP < 90mmHg 为低血压，SBP < 70mmHg 提示脏器血供减少，SBP < 50mmHg 易发生心搏骤停。但组织器官的灌注除取决于血压外，还决定于外周血管阻力。若血管收缩，阻力增高，虽血压不低，组织血流仍不足。因此，临床治疗中不宜单纯追求较高血压。DBP 主要与冠脉血流有关，冠状动脉灌注压（coronary perfusion pressure，CCP）= DBP–PAWP，正常值为 60 ~ 80mmHg。脉压 = SBP–DBP，正常值为 30 ~ 40mmHg，与每搏量和血容量有关。脑灌注压（CPP）=MAP–ICP，式中 ICP（intra-cranial pressure）为颅内压，MAP 下降和 ICP 升高，提示脑血流减少。MAP 计算可按 MAP=SBP+（2×DBP）/3，正常值为 70 ~ 100mmHg。

2. 静脉回心血量和静脉压　静脉回心血量是指单位时间内经静脉系统回流入心脏的血量，其容量与 CO 相等。单位时间内的静脉回心血量，与外周静脉压和中心静脉压之差、血管阻力有关，因此，静脉回心血量受下列因素影响。

（1）心肌收缩力：收缩力增强，SV 增加，心室舒张期室内压力降低，对心房和大静脉内血液的"泵吸"增强，中心静脉压下降，外周静脉血流加速，回心血量增加；反之，则回心血量减少。右心功能不全时，由于右心室收缩力减退，回心血流减慢，患者表现颈静脉怒张、肝充血肿大、下肢水肿等。

（2）呼吸运动：吸气时，胸腔呈负压，中心静脉压下降，静脉回心血流加快，血量增加；而呼气时，胸腔负压减小，回心血量减少。

（3）体位：由于静脉血管壁薄、易扩张，易受重力的影响。平卧时，静脉系统与心脏处于同一水平，重力对静脉压和血流无明显影响。而直立时，因重力关系，心脏水平以下的静脉内血液充盈增加，回心血量减少，因而可能出现直立性低血压。

（4）血容量：静脉系统内血容量占总循环血量的 60%，全身血容量变化也将影响静脉回心血量。

（5）骨骼肌的运动：肌肉收缩时，肌肉和肌肉之间的静脉受到挤压，回心血量增加；反之，肌肉舒张时，回心血量则减少。长期站立时，下肢静脉血液潴留，回心血量减少，易形成下肢静脉曲张。

静脉系统内储存了大量血液，血流对静脉血管壁形成的侧压力，即为静脉压。外周静脉压正常值为 5 ~ 14cmH$_2$O。心功能不全时，CVP 升高，静脉回流减慢，外周静脉压也升高。位于右心房和胸腔内的上腔静脉和下腔静脉的压力，称为中心静脉压（central venous pressure，CVP）。其正常值为 4 ~ 12cmH$_2$O，也是评估心功能和血容量的指标之一。临床上监测 CVP 的动态变化至关重要。CVP < 5cmH$_2$O 提示血容量不足；CVP > 16cmH$_2$O，提示输液量过多或伴有心功能不全。近年来认为，CVP 作为评估液体容量的指标尚不够确切，因为 CVP 提示压力的变化。采取反映容量变化的指标更合乎体内容量的实际需要，可参见第三十三章。

3. 微循环　是指微动脉经毛细血管至微静脉之间的血液循环。在微循环内，血液和组织液之间不断进行着物质交换，使身体内环境的理化性质维持相对的稳定，以保证组织细胞的新陈代谢正常进行。微循环血流受神经和体液因素的调控，主要受局部舒缩血管的物质浓度变化的影响，如缩血管物质有肾上腺素、去甲肾上腺素和血管紧张素等；而舒血管物质有乳酸、CO_2 和组胺等。在毛细血管内外静水压和胶体渗透压差的作用下，毛细血管内液体向组织细胞间隙移动，形成组织液，又经毛细血管壁再吸收，回流入毛细血管。故组织液是细胞和血液间进行物质交换的媒介，需要不断更新以保证组织细胞的新陈代谢。而组织液的生成和回流又取决于毛细血管压、血浆胶体渗透压、组织液静水压和组织液胶体渗透压之间的相互影响。其中毛细血管压和组织胶体渗透压可促使组织液生成，而血浆胶体渗透压和组织液静水压则促使组织液再吸收入毛细血管。正常人体毛细血管压（除肾小球外）于动脉端为30mmHg，而静脉端为12mmHg；组织液静水压为10mmHg，而血浆胶体渗透压为25mmHg，组织胶体渗透压为15mmHg（2.0kPa），因此，在毛细血管动脉端组织液不断生成，而于静脉端则不断回收。当右心功能不全时，静脉回流锐减，毛细血管压上升，就引起组织水肿。大量失血、低蛋白血症时，血浆蛋白大量丧失，血浆胶体渗透压降低，导致组织间水肿。低氧血症、变态反应时，毛细血管通透性增加，血浆蛋白从毛细血管大量渗出，也会引发组织水肿。

（二）血流阻力

血流阻力是指血液在血管内流动时所遇到的阻力。主要来自血液内部的摩擦和血液流动时与血管壁之间的摩擦力。血流阻力受诸多因素的影响。

（1）与血管的长度成正比，与血管半径4次方成反比。小动脉和微动脉的内径对血流阻力影响最大，是主要的阻力血管，对器官血流量的调整具有重要意义。例如，休克时，非重要组织的小血管收缩，血流减少，以供应重要器官。

（2）血液黏度：全血黏度是水的 3～4 倍，血浆的黏度是水的 1.8 倍，而血液黏度主要取决于血细胞比容（Hct）和血浆蛋白含量。临床上急性血液稀释时，两者都明显减少，血流阻力下降，血流速度加快，有助于局部组织供氧。但血细胞比容（＞25%）或血浆蛋白（白蛋白＞25g/L）降低应保持一定的水平，否则会导致组织水肿和氧供不足。血流的切率（shear rate）与血液黏度有关。切率越小，黏度越大，这是因为红细胞在血管轴心处流动时，旋转和相互间碰撞增加所致；反之，当切率增加时，红细胞在血管中旋转和相互间碰撞降低，血液黏度变小。

单位时间内流过血管某一横截面积的血量称为血流量。按流体动力学规律，即 $Q=\Delta P/R$，式中 Q 为流量，ΔP 为管道两端的压力差，R 为管道内液体的阻力。从生理上，应为 $Q=P/R$，式中 Q 为 CO，P 为主动脉与右心房之间的压力差，其中右心房压为零，可以不计，R 为血流阻力。利用超声多普勒效应，可检测升主动脉的横截面积，同时测量主动脉的血流速度，即可计算出 CO，CO= 平均血流速度 × 主动脉横截面积。也可应用该技术测量通过心瓣膜的血流量和瓣膜面积，算出 CO，其中还包括冠脉血流量，更接近 CO 数值。当今监测 CO 的方法很多，同时可推算或检测其他血流动力学参数，参见第二十章。

在血流量相同的情况下，血流速度与血管横截面积成反比。在血管系统中，毛细血管总面积为主动脉的 220～440 倍，故主动脉的血流速度最快，为 180～220mm/s，而毛细血管内血流速度最慢，为 0.3～0.7mm/s。且动脉的血流速度还受心脏舒缩的影响，收缩时血流速度比舒张时快。

麻醉和手术期间有许多因素可影响血流动力学的变化，如不同的麻醉药、不同的麻醉深度、不同的麻醉方法、不同手术的大小、部位，以及手术、麻醉时间等，尤其是患者的年龄、病情、病理生理改变等。有关上述不同情况下血流动力学的影响，可参见各有关章节。

第四节　心血管的调节

机体为了维护体内循环系统的稳定，可通过多种途径进行心血管的调节，分为中枢神经调节、自主神经调节、心血管反射和体液调节。

一、中枢神经调节

延髓是调节血管活动的重要神经中枢，延髓前端网状结构的背外侧部分有升压中枢，兴奋该区能引起全身交感神经系统的兴奋活动,血压急骤上升,实际上是缩血管中枢和心交感中枢。延髓后端网状结构的腹内侧部分能引起动脉压急骤下降,它抑制延髓或脊髓交感神经、中枢神经元的兴奋活动。刺激下丘脑和中脑一些部位也可引起加压反应,故下丘脑和脑干各水平也存在着心血管中枢。

二、自主神经调节

(一)心脏的神经支配

支配心脏的传出神经有交感神经系统的心交感神经和副交感神经系统的心迷走神经。前者兴奋心脏活动,后者抑制心脏活动。

1. 心交感神经 其节前纤维起源于胸1~胸5灰质侧角神经元,随后主要在星状神经节与节后神经元形成突触联系,递质为乙酰胆碱,故心交感节前纤维为胆碱能纤维。乙酰胆碱与节后神经元细胞膜的胆碱能神经受体结合。心交感神经节后神经元的神经纤维支配窦房结、房室结、房室束、心房和心室肌,递质为去甲肾上腺素,故心交感神经节后纤维为肾上腺素能纤维。去甲肾上腺素与心肌细胞膜上的β受体结合,可兴奋心肌细胞,它能提高窦房结和潜在起搏点的自律性,使心率增快;也可产生异位节律;增加心房、房室间和心室内兴奋的传导速度;缩短不应期,并提高心肌兴奋性和收缩性。

2. 心迷走神经 其节前神经起源于延髓,进入心脏后,神经末梢与心内神经节细胞形成突触联系,递质为乙酰胆碱,故心迷走神经节前纤维、节后纤维均属于胆碱能纤维。节后纤维释放的乙酰胆碱与心肌细胞膜上胆碱能毒蕈碱受体(M受体)结合,导致心肌细胞抑制,不应期缩短,兴奋传导速度减慢,兴奋性、收缩性和自律性降低。注射阿托品可拮抗胆碱能M受体,引起心动过速。

(二)血管的神经支配

除毛细血管外,所有血管的平滑肌都受交感神经的支配,绝大部分交感神经能引起血管收缩,故称交感缩血管神经。副交感神经和小部分交感神经能引起血管舒张,称为副交感和交感舒血管神经。交感缩血管神经的节前神经元位于胸腰脊髓各节段的灰质外侧角,在各个交感神经节中与节后神经元形成突触联系,递质为乙酰胆碱。交感缩血管纤维末梢释放去甲肾上腺素。血管壁平滑肌上有α和β肾上腺素能受体。去甲肾上腺素与β受体结合,导致血管收缩;肾上腺素与α受体结合,导致血管收缩,但作用不如去甲肾上腺素强。副交感舒血管神经受到兴奋,释放乙酰胆碱,作用于血管平滑肌乙酰胆碱能受体,引起血管扩张。

三、心血管反射

机体通过心血管反射和代谢性自动调节机制,以维持心血管系统的稳定,以下是常见的几种反射。

(一)压力感受器反射

压力感受器反射又名颈动脉窦反射,于颈动脉窦与主动脉弓管壁上有特殊的压力感受器,在动脉外膜下有极其丰富的传入神经末梢。动脉压上升时,管壁扩张,外膜下神经末梢受机械的牵张产生神经激动。颈动脉窦的传入神经纤维随舌咽神经进入脑干;主动脉弓的传入神经纤维随迷走神经进入脑干。任何原因引起的血压升高,兴奋迷走中枢,使心率减慢,抑制交感中枢,使血管舒张,血压下降;反之,当动脉压下降时,交感神经兴奋,引起血压上升,又抑制迷走神经,使心率加速,动脉压也升高。

(二)化学感受器反射

于颈总动脉分叉处有颈动脉体,而于主动脉弓有主动脉体,该小体直径1~2mm,含有丰富的血管和传入神经末梢。当血中PaO_2低于50mmHg,或H^+浓度升高、低氧血症、酸中毒使小体的传入神经兴奋。颈动脉体的传入神经随舌咽神经,将冲动传至延髓化学敏感中枢,最终兴奋延髓呼吸中枢。还有交感和迷走中枢,导致呼吸和循环加速,提高PaO_2,排除CO_2等一系列调整。

(三)静脉心脏反射

静脉心脏反射又称Bainbridge反射,当静脉回心血量增加,就引起心率加速,因为静脉扩张有效地兴奋大静脉血管壁内膜下的传入心迷走神经受体，反射地引起心率增快。

（四）右心房和左心室反射

右心房壁有压力感受器，右心房压力上升，可产生心动过缓和血压下降。左心室壁内有机械感受器，左心室压力升高，能引起血压下降、心率减慢及冠状动脉扩张。右心房和左心室壁压力感受器有传入迷走神经细胞纤维，能接受压力的刺激，产生一系列反射进行循环调节。

（五）眼心反射

眼外肌内有伸展感受器，压迫眼球，或牵拉眼球周围组织，通过迷走神经反射，使心率减慢。施行眼科手术时，心动过缓发生率可达30%～90%，术前使用阿托品等，可以预防或降低发生。

（六）中枢神经缺血反射

颅内压增加引起中枢神经缺血，体内释放大量肾上腺素和去甲肾上腺素，能引起心率加快，心肌收缩增强，血压升高，使心排血量增加100%以上。

（七）肺血管、冠状动脉和肠系膜血管反射

肺动脉压力升高可反射性地使心率加速。左心室壁的左冠状动脉左旋支末端附近有化学感受器，兴奋后会产生心动过缓和低血压。手术时牵拉肠系膜引起迷走神经兴奋，使心率减慢，血压下降。

四、体液调节

体液调节可分为局部体液调节和全身性调节两种。

（一）局部体液调节

组织细胞代谢率增加，或血流灌注不足时，都能引起小血管扩张；反之，血流量过多则引起小血管收缩。缺氧、CO_2 和 H^+ 增多，K^+ 浓度升高，以及腺苷、腺苷酸、三羧酸循环中许多代谢中间产物等，都能引起血管扩张。

激肽是一类具有扩血管作用的直链低分子多肽，最常见的是由9个氨基酸分子构成的缓激肽和由10个氨基酸分子构成的血管舒张素（kallidin）。激肽形成后主要作用于局部，血浆中有激肽酶（kininase）能迅速破坏激肽，使其失去活性。缓激肽作用于毛细血管内皮细胞，能引起内皮细胞收缩，使细胞之间裂孔扩大，血管内血浆渗出增加。身体许多组织特别是皮肤、肠黏膜和肺组织的肥大细胞含有大量组胺。组织受到机械的、温度和化学性刺激，以及创伤等，促使各组织释放组胺增多，致使局部毛细血管尤其是小静脉的通透性增加。组胺还使毛细血管内皮细胞收缩，细胞之间裂孔扩大，致使血浆渗出增多，血压明显下降。

（二）全身性调节

主要是通过内分泌系统释放激素，经血液循环全身心血管系统，进行全身性调节。醛固酮是肾上腺素皮质激素，对细胞外液和血容量的调节起着很大的作用，又能促进肾小管对钠和水的重吸收。醛固酮分泌过多，有潴钠和水的作用，细胞外液量增多，使血容量增加，血压升高，心排血量增多。肾上腺素是肾上腺髓质嗜铬细胞的主要激素，由血液输送至全身，作用于心血管系统，使心排血量增加，心率加速，又使皮肤、内脏血管收缩、肌肉（包括心肌）血管舒张。肾上腺髓质活动受交感神经控制。

肾小球近球细胞由于交感神经兴奋或肾脏灌注不足而释放出的一种多肽酶称为肾素，它激活 α 球蛋白血管紧张素原，使之水解为血管紧张素 I（angiotensin I），随后又被肺循环中转换酶脱去两个氨基酸，形成血管紧张素 II。后者是体内强烈缩血管物质，引起动脉壁平滑肌强烈收缩，以致产生高血压。血管紧张素 II 又刺激肾上腺皮质释放醛固酮，增加细胞外液量和血浆量，使静脉回心血量增多，心排血量增加，血压上升。血管紧张素 II 又能直接作用于肾脏，引起潴钠和潴水的作用。

如前所述，NO 为重要的体液因子，NO 不带任何电荷，是中性分子。NO 可使血管壁和血小板内 cGMP 含量增加，从而导致血管舒张，外周阻力降低。当血压急剧升高时，血管内皮所受切应力增加，NO 释放增加，使血管舒张，血压随之下

降。NO还参与心血管的神经调节机制，分别作为中枢神经递质对交感神经释放递质的影响和外周神经递质起着积极有效的心血管调节作用。

麻醉对心血管调节的影响是多方面且复杂的，它取决于麻醉药物的应用，通气方式，手术类别，失血量，以及其他许多因素。全身麻醉药和PCO_2的变化通过中枢神经和自主神经系统，干扰压力感受器反射的功能。麻醉药物也干扰神经调节功能和心脏周围动、静脉的功能。血中PCO_2升高，能兴奋交感神经节前纤维，也有局部调节作用。

（陈 杰 汪 鑫）

参 考 文 献

蒋正尧，2005.人体生理学.北京：科学出版社，95-186

郑煜，2005.生理学.成都：四川大学出版社，85-132

Benito B，Brugada R，Brugada J，et al，2008. Brugada syndrome. Prog Cardiovasc Dis，51（1）：1-22

Frederick A，Hensley Jr，Donald E，et al，2017.王锷，王晟，黄佳鹏，等，主译.实用心血管麻醉学.北京：人民卫生出版社

Gare M，Schwabe DA，Hettrick DA，et al，2001. Desflurane, sevoflurane, and isoflurane affect left atrical active and passive mechanical properities and impair left atrial-left ventricular coupling in vivo. Aneshesiology，95：689-698

Hakonarson H，Thorvaldsson S，Helgadottir A，et al，2005. Effects of a 5-lipoxygenase-activating protein inhibitor on biomarkers associated with riskof myocardial infarction: arandomizedtrial. JAMA，293（18）：2245-2256

Ishizaka S，Asanoi H，Wada O，et al，1995. Loading sequence plays an important role in enhanced load sensitivity of left ventricular relaxtion in conscious dogs with tachycardia-induced cardiomyopathy. Circulation，92：3560-3567

Kehl F，LaDisa JF Jr，Hettrick DA，et al，2003. Influence of isoflurane on left atrial function in dogs with pacing-induced cardiomyopathy: evalution with pressure-volume relations. J Cardiothorac Vasc Anesth，17：709-714

Klabunde RE，2007. Cardiovascular physiology concepts. Philadelphia: Lippincott Williams and Wilkins

Lipkind GM，Fozzard HA，1994. A structural model of the tetrodotoxin and saxitoxin binding site of the Na^+ channel. Biophys J，66（1）：1-13

Mohler PJ，Schott JJ，Gramolini AO，et al，2003. Ankyrin-B mutation causes type4 long-QT cardiac arrhythmia and sudden cardiac death. Nature，421（6923）：634-639

Podgoreanu MV，White WD，Morris RW，et al，2006. Inflammatory gene polymorphisms and risk of postoperative myocardial infarction after cardiac surgery. Circulation，114：I275-I281

Potapova I，Plotnikov A，Lu Z，et al，2004. Human mesenchymal stem cells as a gene delivery system to create cardiac pacemakers. Circ Res，94（7）：952-959

PrioliA，Marino P，Lanzoni，et al，1998. Increasing degrees of left ventricular filling impairment modulate left atrial function in humans. Am J Cardiol，82：756-761

Riera AR，Uchida AH，Ferreira C，et al，2008. Relationship among amiodarone, new class Ⅲ antiarrhythmics, miscellaneous agents and acquired long QT syndrome. Cardiol J，15（3）：209-219

Rozec B，Gauthier C，2006. beta3-adrenoceptors in the cardiovascular system: putative roles in human pathologies. Pharmacol Ther，111（3）：652-673

Spencer KT，Mor-Avi V，Gorcsan J，et al，2001. Effects of aging on left atrial reservoir, conduit, and booster pump function: a multi-institution acoustic quantification study. Heart，85：272-277

Stafford-Smith M，Podgoreanu M，Swaminathan M，et al，2005. Association of genetic polymorphisms with risk of renal injury after coronary bypass graft surgery. Am J Kidney Dis，45（3）：519-530

Tops LF，Schalij MJ，Bax JJ，2009. The effects of right ventricular apical pacing on ventricular function and dyssynchrony implications for therapy. J Am Coll Cardiol，54：764-776

第三章

心血管药的临床药理

心血管药在麻醉与围术期心脏病心脏手术和非心脏手术患者处理中发挥重要作用。由于心血管药具有高度的选择性和特异性，药理机制复杂，药效的个体差异较大，且易产生不良反应和并发症，治疗对象都是心血管疾病患者和老年危重患者，因此必须根据药代动力学、药效动力学和药物反应差异性的原则，正确掌握适应证、禁忌证和使用方法，并注意药物间相互作用，在严密监测下正确和谨慎用药，科学和合理用药，最大程度减少不良反应，使药物发挥更为积极的作用。

本章重点介绍围术期常用的增强心肌收缩药、血管收缩药、血管扩张药、β 受体阻滞药及钙通道阻滞药等。

第一节　增强心肌收缩药

增强心肌收缩药又称正性肌力药（inotropic agent），主要用于支持循环功能。理想的增强心肌收缩药应具备的条件：①增强心肌收缩力，提高 CO 和 MAP，改善组织氧供，减轻酸中毒，增加尿量。②不增加心肌氧耗，不引起心率增快和心律失常，并能维持舒张压，增加冠脉血流。③不产生耐药性。④可控性强，起效和排泄迅速。⑤可与其他药物配伍，无毒性。⑥效能和价格比合理。

正性肌力药通过激动不同的受体，引起相应的第二信使的活化，并产生一系列的反应，最终致 Ca^{2+} 升高，从而增加心肌的收缩力。例如，β 受体激动后，可以促使腺苷酸环化酶活化，从而使 cAMP 浓度升高，cAMP 浓度的升高则可以通过增加 Ca^{2+} 内流和内质网释放 Ca^{2+}，心肌细胞内 Ca^{2+} 浓度的增加最终引起心肌收缩的增强。

一、肾上腺素能受体激动药

肾上腺素能受体包括 α 受体、β 受体和多巴胺受体（图 3-1）。

α 受体，心室内 $α_1$ 受体的密度较低，在心力衰竭时没有变化，或稍有增多。人脊髓内为 $α_{2A}$ 受体，前列腺内为 $α_{1A}$ 受体。在人脑和配体内，$α_2$ 受体的密度很高，在延髓的分布可以解释 $α_2$ 受体激动药所引起的心动过缓和低血压。$α_2$ 受体位于突触前和突触后。

β 受体，有 $β_1$、$β_2$、$β_3$ 三种亚型。都可以通过腺苷环化酶和核苷酸调节蛋白（G 蛋白）的作用，使 cAMP 浓度增加。在人类心脏，心室内 $β_2$ 占 β 受体的 15%，而心房则为 30% ～ 40%。当充血性心力衰竭或长期儿茶酚胺刺激导致 $β_1$ 受体下调时，$β_2$ 受体有助于维持心肌对儿茶酚胺的刺激产生反应，引发正性肌力作用。晚期心力衰竭患者和扩张型心肌病也不影响 $β_2$ 受体，缺血性心肌病到了晚期才出现 $β_2$ 受体下调。心房的 $β_2$ 受体参与调节心率。因此，$β_2$ 受体激动药对心肌收缩和心率具有重要影响。

多巴胺受体，有 DA_1 和 DA_2 两种受体。DA_1 受体位于突触后，分布于内脏、脾、肾、冠状血管的平滑肌。通过兴奋腺苷环化酶和增加 cAMP 浓度，扩张血管。此外，DA_1 也分布于肾小管，调控钠离子的排出（通过 Na^+-ATP 酶泵和 Na^+-H^+ 交换）。DA_2 位于突触前，其作用为抑制去甲肾上腺素（或还有乙酰胆碱）的释放。中枢神经的 DA_2 受体可能介导恶心、呕吐。

（一）多巴胺

1. 药理作用　多巴胺（dopamine）是内生性儿茶酚胺，激动交感神经系统肾上腺素能受体和位于肾、肠系膜、冠状动脉、脑动脉的多巴胺受体。其效应呈剂量依赖性。按估计的瘦体重计算，小

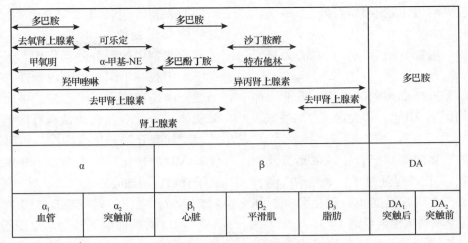

图 3-1　α 受体、β 受体和多巴胺受体

剂量 0.5～2μg/（kg·min）时，直接兴奋内脏及肾脏的突触前 2 型和突触后 1 型多巴胺受体，使肾及肠系膜血管扩张，肾血流量及肾小球滤过率增加，尿量及钠排泄量增多；多巴胺还直接作用于肾小管上皮细胞，导致尿钠浓度增高。中剂量 2～5μg/（kg·min），能直接激动 β_1 受体及间接促使去甲肾上腺素释放，对心肌产生正性应力作用，使心肌收缩力及每搏量增加，最终使心排血量增多、收缩压升高、脉压可能增大，舒张压无变化或有轻度升高，外周总阻力无改变，冠脉血流及耗氧改善；较大剂量 5～15μg/（kg·min）时，激动 α、β 受体，导致心率增快，周围血管阻力增加，肾血管收缩，肾血流量及尿量反而减少。此时，多巴胺加速心率的作用强于多巴酚丁胺，并且有可能引起冠脉痉挛，加重缺血性心脏病患者病情，损害心脏收缩和舒张功能。对于伴有心肌收缩力减弱、尿量减少而血容量已补足的休克患者尤为适用。多巴胺静脉注射 5min 内起效，持续 5～10min，作用时间的长短与用量不相关。在体内很快通过单胺氧化酶及儿茶酚-氧-甲基转移酶（COMT）的作用，在肝、肾及血浆中降解成无活性的化合物，半衰期约为 2min。一次用量的 25% 左右，在肾上腺素能神经末梢代谢成去甲基肾上腺素。经肾排泄，约 80% 在 24h 内排出，尿液内以代谢物为主，极小部分为原型。

2.围术期应用

（1）低血压休克：多巴胺对于伴有心肌收缩力减弱、尿量减少而血容量已补足的休克患者尤为适用。多巴胺也适用于心肌梗死、创伤、脓毒症、心脏手术、肾衰竭、充血性心力衰竭等引起的休克综合征。

（2）低心排血量综合征：低血压并有少尿及心肌收缩乏力的患者，多巴胺剂量不宜超过 10μg/（kg·min），如效果不佳时加用其他正性肌力药，尽量保留其兴奋 DA 和 β_1 受体的效应。由于心排血量及周围血管阻力增加，使收缩压及舒张压均增高。在相同的增加心肌收缩力情况下，致心律失常和增加心肌耗氧的作用较弱。

3.剂量和用法　多巴胺成人静脉输注常用量，开始时 1～5μg/（kg·min），10min 内以 1～4μg/（kg·min）速度递增，以达到最大疗效。慢性顽固性心力衰竭，以 0.5～2μg/（kg·min）开始静脉滴注，并逐渐递增。

4.禁忌证　下列情况应慎用多巴胺：①闭塞性血管病（或有既往史者），包括动脉栓塞、动脉粥样硬化、血栓闭塞性脉管炎、冻伤（如冻疮）、糖尿病性动脉内膜炎、雷诺病等慎用。②频繁的室性心律失常。

5.注意事项

（1）当出现不明原因的心动过速或心律失常时，即使剂量在正常范围内，也应怀疑存在药物过量的可能。

（2）交叉过敏反应：对其他拟交感胺类药高度敏感的患者，可能对多巴胺也异常敏感。

（3）严重脓毒症时产生的内毒素抑制多巴胺 β-羟基化酶使多巴胺转化为去甲肾上腺素受到阻碍，可能降低其疗效，可追加少量去甲肾上腺素或肾上腺素即可恢复多巴胺效应。

（4）剂量过大时可出现心动过速、心律失常及肢体远端坏死。

（5）多巴胺可增加肺动脉压，右心心力衰竭时应慎用。

（6）与三环类抗抑郁药同时应用，可能增加多巴胺的心血管作用，引起心律失常、心动过速、高血压。

（7）与单胺氧化酶抑制剂合用，可延长及加强多巴胺的效应；多巴胺是通过单胺氧化酶代谢，在给多巴胺前 2 ~ 3 周曾接受单胺氧化酶抑制剂的患者，初量至少减到常用剂量的 1/10。

（8）与苯妥英钠同时静脉注射可产生低血压与心动过缓。如必须用苯妥英钠进行抗惊厥治疗时，则须考虑两药交替使用。

（9）用多巴胺维持血压的患者，一旦出现缺氧，伴通气量减少，则易发生呼吸衰竭，应注意呼吸的管理。

（10）突然停药可产生严重低血压，故应逐渐递减剂量后停用。

6. 不良反应 一般不良反应较轻，偶有胸痛、呼吸困难、心律失常、无力、心绞痛、头痛、竖毛反应和血尿素氮升高。过量或静脉滴注速度过快可出现呼吸加速和心动过速，甚至诱发心律失常。

7. 近年文献的不同观点 传统观念，以 2 ~ 4μg/（kg·min）治疗急性肾衰竭少尿期，尽管此剂量的多巴胺偶尔可以增加尿量，但尿量的增加并不能代表肾小球滤过率的改善，可能是由于心排血量增多和血压升高而改善肾脏灌注，使尿量增多。此外，其利尿机制可能与抑制肾小管上皮细胞钠钾泵和抑制醛固酮的释放有关，减少肾小管对钠的重吸收，进一步减少水重吸收而达到利尿作用。但近年来也有荟萃分析提示，其并未提高急性肾衰竭患者的生存率或降低肾衰竭的发生率。更有研究提示，多巴胺增加利尿同时增加髓质氧耗，因此增加髓质缺血的危险而不是改善髓质缺血。所以，目前不建议小剂量多巴胺[＜4μg/（kg·min）]治疗急性肾衰竭少尿期。甚至有报道认为，多巴胺对肾小管功能有损害作用，对多巴胺在危重病患者的抗休克作用也提出质疑。

（二）多巴酚丁胺

1. 药理作用 多巴酚丁胺（dobutamine）是可以同时兴奋 α、β_1、β_2 受体的消旋混合物，（-）对映体是 β_1 受体激动剂，而（+）对映体对 β_1 受体仅有非常弱的部分激动作用。与多巴胺不同，多巴酚丁胺并不间接通过内源性去甲肾上腺素的释放，而是直接作用于心脏。多巴酚丁胺作用于 β_1 受体，通过 G 蛋白激活鸟苷酸调节级联反应，从而增加腺苷酸环化酶活性，加速 ATP 向第二信使 cAMP 的转化。细胞内 cAMP 导致肌质网的钙离子释放，增加心肌收缩力。对血管的作用，（-）对映体对 α 受体的兴奋被 β_2 受体兴奋的扩血管作用和（+）对映体的部分激动作用所抵消，这通常导致体循环血管阻力和静脉充盈压轻度降低。多巴酚丁胺对血压的总体作用依赖于血管张力和心排血量的不同而不同。通常由于心功能改善，交感神经张力反射性下降，导致心率减慢。多巴酚丁胺还能降低心室充盈压，促进房室结传导。心肌收缩力有所增强，冠状动脉血流及心肌耗氧量常增加。由于心排血量增加，肾血流量及尿量常增加。

多巴酚丁胺静脉注入 1 ~ 2min 内起效，如缓慢静脉滴注可延长到 10min，一般静脉注射后 10min 作用达高峰，持续数分钟。其表观分布容积为 0.2L/kg，清除率为 244L/h，半衰期约为 2min，在肝脏代谢成无活性的化合物，代谢物主要经肾脏排出。

2. 心脏病患者和围术期应用 急性心肌梗死后或心脏手术中低心排血量性休克，或心脏病因心肌收缩力下降发展为心力衰竭，包括心脏直视手术后所致的低心排血量综合征，作为短期支持治疗。对晚期心力衰竭患者，多巴酚丁胺优于多巴胺。由于适应证尚未明确界定，一般用在心肌抑制患者。与肾上腺素、米力农相比更易发生心律失常。没有心功能抑制不应常规使用多巴酚丁胺。

3. 剂量和用法 多巴酚丁胺一般剂量为 5 ~ 15μg/（kg·min），通常不超过 20μg/（kg·min）。1 ~ 2min 起效，血浆半衰期为 2min，但需注意大剂量仍然有可能加速心率并产生心律失常。

4. 注意事项

（1）交叉过敏反应：对其他拟交感药过敏，可能对本品也敏感。

（2）梗阻性肥厚型心肌病患者不宜使用，以免加重梗阻。

（3）下列情况应慎用：①心房颤动，多巴酚丁胺能加快房室传导，心室率加速，应先给予洋地黄类药，再用多巴酚丁胺；②高血压、低血容量、室性心律失常可能使病情加重；③严重的机械梗阻，如重度主动脉瓣狭窄，多巴酚丁胺可能无效；④心肌梗死后，使用大量多巴酚丁胺可能使心肌耗氧量增加而加重缺血；⑤用药期间应定时或连续监测心电图、血压、心排血量，必要或可能时监测肺动脉楔压。

5. 不良反应

（1）心血管系统：与其他儿茶酚胺相同，可使窦性心率加快（强于肾上腺素）或血压升高，尤其是收缩压升高和引发室性异位搏动，可诱发各种心律失常及心绞痛，甚至心肌缺血。

（2）个别患者用药后可致头痛、恶心、呕吐。注入皮下可致皮肤坏死。

（三）肾上腺素

1. 药理作用　肾上腺素（epinephrine，adrenaline）兼有α受体和β受体激动作用。α受体激动引起皮肤、黏膜、内脏血管收缩。β受体激动引起冠状血管扩张、骨骼肌、心肌兴奋、心率增快、支气管平滑肌、胃肠道平滑肌松弛。肾上腺素静脉滴注 $1 \sim 2\mu g/min$ 或 $0.01 \sim 0.03\mu g/(kg \cdot min)$ 时，主要兴奋周围血管的 β_2 受体；$4\mu g/min$ 时兴奋 β_1 受体，出现强效的正性肌力作用，而不影响血管张力（因为这时 β_2 和 α_1 受体的兴奋作用处于平衡）；剂量大于 $0.03\mu g/(kg \cdot min)$ 时，α_1 受体的兴奋增强，其结果为正性肌力作用和血管收缩作用，收缩肾血管而使肾血流量进行性下降；剂量大于 $0.1\mu g/(kg \cdot min)$，血管收缩作用显著，并且也使静脉容量减少；单次静脉注射 $2 \sim 8\mu g$，产生暂时性心肌兴奋，升高血压，持续时间 $1 \sim 5min$；常用剂量使收缩压上升而舒张压不升或略降；大剂量则使收缩压、舒张压均升高。其对各系统的具体药理作用包括如下几个方面。

（1）心脏兴奋作用：主要是激动心肌、传导系统和窦房结的 β_1 受体，从而加强心肌收缩力、加速传导、加快心率、提高心肌兴奋性；激活冠状动脉的 β_2 受体，使冠状动脉舒张，改善心肌供血，且作用出现很快；能增加心肌代谢，使心肌耗氧量增加。如果剂量合适，其不比多巴胺和多巴酚丁胺心动过速发生率高。

（2）血管作用：主要作用于 α_1 受体密度较大的小动脉和毛细血管前括约肌，对静脉和大动脉的作用较弱；可使α受体占优势的皮肤、黏膜及内脏血管（尤其是肾动脉）明显收缩；使 β_2 受体占优势的骨骼肌血管扩张；脑血管收缩不明显，有时被动扩张；对冠状动脉的舒张作用除因激动β受体外，心肌兴奋时产生的腺苷有直接扩张冠状血管作用。

小剂量肾上腺素通过兴奋心脏使心排血量增加，收缩压中度升高，同时作用于骨骼肌血管床的 β_2 受体，使血管扩张，降低周围血管阻力而减低舒张压；较大剂量时作用于骨骼肌血管床α受体使血管收缩，增加外周血管阻力，使收缩压及舒张压均升高。

（3）松弛支气管平滑肌：通过作用于 β_2 受体以松弛支气管平滑肌，解除支气管痉挛；通过作用于α受体使支气管动脉收缩，消除充血水肿，改善通气量；抑制抗原所引起的组胺释放，直接对抗组胺导致的支气管收缩、血管扩张及水肿。

（4）代谢作用：通过作用于β受体，增加肝脏及其他组织的糖原分解；作用于α受体，抑制胰腺对胰岛素的释放，减少周围组织对葡萄糖的摄取，因而升高血糖水平；还激动脂肪组织的β受体，促进脂肪分解，组织耗氧量增加。血浆乳酸盐也会增加。

（5）眼部作用：肾上腺素作用于眼部，早期兴奋α受体，用药中期兴奋β受体，使房水生成减少而外流增多，降低眼压。

（6）中枢神经系统影响：因不易透过血脑屏障，对中枢神经系统仅有较弱的兴奋作用。

2. 麻醉和围术期应用

（1）过敏性休克：皮下注射或肌内注射 $0.25 \sim 1mg$，或 $0.1 \sim 0.5mg$ 用 0.9% 氯化钠注射液稀释到 10ml 缓慢静脉注射，如疗效不好，可改用肾上腺素持续输注。

（2）心脏术后低心排血量综合征和心功能减退：肾上腺素升高心脏指数（CI）的作用大于多巴胺和多巴酚丁胺。有文献报道，当以上三种药在同等正性肌力作用的剂量时，引起心动过速的作用以肾上腺素最小。肾上腺素用于冠心病患者，曾顾虑可能引起心肌缺血或心肌梗死，但临床显示用量为 0.06 ～ 0.24μg/（kg·min）时，患者可以耐受。但当肾上腺素剂量大于 0.12μg（kg·min）时，可出现心律失常，ST 段压低和胸痛等不良作用。

（3）心搏骤停：肾上腺素用于复苏时最合适的用量是 0.02 ～ 0.2 mg/kg，单剂量一般推荐 1 ～ 2mg 作为成人复苏的初剂量，若无效每间隔 3 ～ 5min 以 2、4、8mg 递增法静脉注射，直至恢复窦性心律，同时进行心脏按压、人工呼吸、纠正酸中毒。对电击引起的心搏骤停，也可用肾上腺素配合电除颤仪或利多卡因等进行抢救。

3. 禁忌证

（1）慎用于器质性脑病、心血管病、青光眼、帕金森病、噻嗪类引起的循环虚脱及低血压、精神神经疾病、洋地黄中毒、甲状腺功能亢进、器质性心脏病、高血压、糖尿病。

（2）与其他拟交感药有交叉过敏反应。

（3）可透过胎盘。孕妇使用肾上腺素应考虑对胎儿影响。

4. 不良反应

（1）心悸、头痛、血压升高、震颤、无力、眩晕、呕吐、四肢发冷。

（2）有时可有心律失常，严重者可由于心室颤动而致死。

（3）用药局部可有水肿、充血、炎症。

5. 注意事项

（1）用于指、趾部局部麻醉时，药液中不宜加用肾上腺素，以免肢端供血不足而坏死。

（2）与洋地黄、三环类抗抑郁药合用，可致心律失常。

（3）与麦角制剂合用，可致严重高血压和组织缺血。

（4）与利血平、胍乙啶合用，可致高血压和心动过速。

（5）与β受体阻滞药合用，两者的β受体效应互相抵消，可出现血压异常升高、心动过缓和支气管收缩。

（6）与其他拟交感胺类药物合用，心血管作用加剧，易出现不良反应。

（7）与硝酸酯类合用，肾上腺素的升压作用被抵消，硝酸酯类的抗心绞痛作用减弱。

（四）异丙肾上腺素

1. 药理作用

（1）心脏：异丙肾上腺素激动 β_1 和 β_2 受体。正性肌力和正性频率效应，缩短心脏收缩期和舒张期。异丙肾上腺素的加快心率和加速传导作用较肾上腺素强，对窦房结也有兴奋作用。

（2）血管及血压：引起骨骼肌血管扩张，肾脏血管及肠系膜血管也有较弱扩张，也能扩张冠状动脉。静脉滴注时，由于心脏兴奋和外周血管扩张，使收缩压升高、舒张压降低，可使冠脉血流量增加。当静脉注射给药时，可见舒张压明显下降，冠脉血流量并不增加。虽然对肺血管的 β_2 受体有激动作用，但肺血管扩张作用较弱。

（3）支气管平滑肌：使支气管平滑肌松弛。与肾上腺素比较，无支气管黏膜血管收缩，因此无消除黏膜水肿作用。此外，异丙肾上腺素还具有抑制组胺等过敏性物质释放。

（4）其他：可引起组织耗氧量增加，也可升高血中游离脂肪酸水平，还有一定的升高血糖作用。

2. 心脏病患者麻醉和围术期应用　由于异丙肾上腺素可使心率增快和血压升高，因此易发生心肌耗氧增加而导致缺血，仅适用于高度或完全房室传导阻滞、病态窦房结综合征等。严重心动过缓时，如阿托品无效，不需要紧急安装起搏器的患者，或心脏移植和反流性瓣膜病需要加快心率的患者，可单次静脉注射异丙肾上腺素，剂量为 2 ～ 10μg，持续静滴可用 5% 葡萄糖液稀释，剂量为 2 ～ 10μg /min。不良反应有头痛、眩晕、震颤、皮肤潮红、恶心、心绞痛加重、快速心律失常。因异丙肾上腺素的治疗窗较窄，应慎用。

二、洋地黄类药

（一）去乙酰毛花苷

1. 药理作用　去乙酰毛花苷（cedilanid-D）作用迅速，静脉注射可迅速分布到各组织，10 ～ 30min 起效，1 ～ 3h 作用达高峰，作用持续时间 2 ～ 5h。蛋白结合率低，为 25%。半衰期为 33 ～ 36h。3 ～ 6d 作用完全消失。在体内转化为地高辛，经肾脏排泄。

洋地黄治疗量时的药理作用如下。

（1）正性肌力作用：选择性地与心肌细胞膜钠钾泵结合而抑制钠钾 ATP 酶活性，使心肌细胞膜内外 Na^+-K^+ 主动偶联转运抑制，心肌细胞内 Na^+ 浓度升高，从而减少了由 Na^+-Ca^{2+} 交换体导致的 Ca^{2+} 外流，使细胞质内 Ca^{2+} 增多，激动心肌收缩蛋白，增加心肌收缩力。

（2）负性频率作用：由于心排血量增加，血流动力学改善，消除交感神经张力反射性增高，增强迷走神经张力，因而减慢心率、延缓房室传导。负性频率作用，使舒张期相对延长，增加心肌血供；大剂量（通常接近中毒量）则可直接抑制窦房结、房室结和希氏束而呈现窦性心动过缓和不同程度的房室传导阻滞。

（3）心脏电生理作用：通过对心肌电活动的直接作用和对迷走神经的间接作用，降低窦房结自律性；提高浦肯野纤维自律性；减慢房室结传导速度，延长其有效不应期，可减慢心房颤动或心房扑动的心室率；缩短浦肯野纤维有效不应期。

2. 适应证 适用于急性心功能不全或慢性心功能不全急性加重的患者，也可用于控制心功能不全伴快速心室率的心房颤动、心房扑动。

3. 禁忌证

（1）禁用：①与钙剂合用；②任何强心苷制剂中毒；③室性心动过速、心室颤动；④梗阻性肥厚型心肌病；⑤预激综合征伴心房颤动或心房扑动。

（2）慎用：①低钾血症；②不完全性房室传导阻滞；③高钙血症；④甲状腺功能低下；⑤缺血性心脏病、急性心肌梗死、心肌炎；⑥肾功能障碍。

4. 剂量与用法 用葡萄糖注射液稀释后缓慢静脉注射 0.2～0.4mg。每 2～4h 可重复一次。全效量 1～1.6mg，于 24h 内分次注射。必须指出，强心苷的需要量因人而异，不能机械地使用"标准剂量"，而应按照患者的效应确定治疗剂量。

5. 不良反应

（1）心血管系统：缺血性心脏病患者应用洋地黄可伴发运动性心绞痛，长期应用易发生心律失常。洋地黄中毒的常见表现为室性期前收缩、阵发性或非阵发性交界性心动过速、阵发性房性心动过速伴房室传导阻滞、窦性心动过缓、心房颤动、心房扑动、房室传导阻滞、心室颤动等。室性心动过速及所谓的双向性心动过速是洋地黄中毒的特征性表现。

（2）神经系统：出现无力、嗜睡、谵语、昏迷、呆痴、失语、欣快、抑郁、不安、易激动、眩晕、持久呃逆、幻觉、错觉、定向障碍、抽搐等。

（3）消化系统：洋地黄中毒时约半数患者有胃肠症状。

（4）泌尿系统：在治疗期间可发生尿量急剧减少，同时或以后出现洋地黄中毒反应，继而心力衰竭加重。

（5）造血系统：可引起血小板减少，可有洋地黄毒苷特异性抗体。

6. 注意事项

（1）不宜与酸、碱类配伍。与两性霉素 B、皮质激素或失钾利尿药如布美他尼（bumetanide，丁尿胺）、依他尼酸（ethacrynic acid，利尿酸）等同用时，可引起低血钾而致洋地黄中毒。

（2）与抗心律失常药、钙剂、可卡因、泮库溴铵、萝芙木碱、琥珀胆碱或拟肾上腺素类药物合用时，可因作用相加而导致心律失常。

（3）与 β 受体阻滞药合用，有导致房室传导阻滞发生严重心动过缓的可能。

（4）与奎尼丁合用，可使本品血药浓度提高约 1 倍，即使停用地高辛，而两药合用时应酌减地高辛用量 1/3～1/2。

（5）与维拉帕米、地尔硫䓬、胺碘酮合用，由于降低肾及全身对地高辛的清除率而提高其血药浓度，可引起严重心动过缓。

（6）螺内酯可延长洋地黄类药物半衰期。

（7）血管紧张素转换酶抑制剂及其受体拮抗剂使去乙酰毛花苷血药浓度增高。

（8）与肌松药拮抗剂依酚氯铵合用可致明显心动过缓。

（9）吲哚美辛（消炎痛）可减少洋地黄类药物的肾清除，使之半衰期延长。

（10）与肝素同用，可能部分抵消肝素的抗凝作用，需调整肝素用量。

（11）洋地黄化时静脉用硫酸镁应极其谨慎，尤其是静脉注射钙盐时，可发生心脏传导阻滞。

（12）疑有洋地黄中毒时，应做地高辛血药浓度测定。

7. 药物过量 在伴随低血钾、低血镁或甲状腺功能低下、缺血性心肌病、淀粉样心肌病、迷走神经活性增高、肾功能异常时，对洋地黄类药物的敏感性增强。

心律失常患者治疗方法：①氯化钾静脉滴注，对消除异位心律有效。②苯妥英钠能与强心苷竞争性争夺钠钾泵，因而有解毒效应。成人用苯妥英钠 100～200mg 加注射用水 20ml 缓慢静脉注射。③利多卡因对消除室性心律失常有效，成人剂量 50～100mg，静脉注射。④阿托品用于缓慢型心律失常患者。成人剂量 0.5～2mg，静脉注射。⑤心动过缓或完全房室传导阻滞有发生阿斯综合征的可能时，可安置临时起搏器。异丙肾上腺素可以提高心率。⑥依地酸钙钠与钙螯合的作用，也可用于治疗洋地黄所致的心律失常。⑦对可能有生命危险的洋地黄中毒可经膜滤器静脉给予地高辛免疫 Fab 片段。⑧注意肝功能障碍患者应减量。

（二）地高辛

1. 药理作用 地高辛（digoxin）同去乙酰毛花苷。

2. 适应证 同去乙酰毛花苷。地高辛常用于手术前准备，包括心脏手术和非心脏手术的心脏病患者。其主要用于心脏瓣膜病，也可用于冠心病、慢性心功能不全、心室率较快或伴有心房颤动的患者。术前按心室率快慢调整地高辛剂量，改善心脏功能。

3. 禁忌证 同去乙酰毛花苷。

4. 剂量与用法

（1）治疗急性或慢性心力衰竭：缓慢洋地黄化时，0.125～0.5mg，每日 1 次，共 7d；急性心力衰竭时可用静脉注射快速达到全效量：快速洋地黄化，总量 0.75～1.25mg，首次静脉注射 0.5mg，2～4h 后再注射 0.25～0.5mg。静脉给药时，地高辛注射的时间不应少于 15min，以避免产生血管收缩反应。地高辛肌内注射的吸收效果很难确定，并引起局部疼痛，一般不采用。

（2）治疗心房颤动、心房扑动、室上性心动过速 0.25～0.5mg，用 5% 葡萄糖注射液稀释后缓慢注射，以后可用 0.25mg，每隔 4～6h 按需注射，但每日不超过 1mg；维持量 0.125～0.5mg，每日 1 次。

5. 注意事项和不良反应 同去乙酰毛花苷。有一值得关注的最新报道：2018 年 3 月，发表在 *J Am Coll Cardiol* 的一项由美国、意大利、瑞典等国科学家进行的研究观察了地高辛与心房颤动（AF）患者病死率之间的相关性，旨在探讨地高辛使用是否与 AF 患者病死率的增加独立相关，以及该相关性是否受到心力衰竭和（或）地高辛血清浓度呈的影响。服用地高辛的 AF 患者中，死亡风险与血清地高辛浓度呈独立相关，在浓度≥ 1.2ng/ml 的患者中死亡风险最高。而 2009 年 ACC/AHA 指南推荐，心力衰竭患者的血药浓度应维持在 0.5～1ng/ml。这意味着只有密切检测地高辛血药浓度并保持在低水平时才能获益。在 17 897 例使用地高辛患者中，评估了地高辛使用与病死率之间的相关性，既往未使用者开始使用地高辛，早期死亡风险最大，特别是心源性猝死。该研究发现，AF 患者开始使用地高辛与心力衰竭住院风险增加显著相关，主要是既往心力衰竭患者。虽然不能仅凭回顾性研究就全盘否定地高辛治疗心房颤动合并心力衰竭的作用，但质疑是必须的。为了安全起见，可以肯定的是应慎用地高辛。

三、磷酸二酯酶抑制药

（一）氨力农

1. 药理作用 氨力农（amrinone）为二氢吡啶衍生物，抑制磷酸二酯酶，升高心肌细胞内 cAMP 含量，具有正性肌力作用和血管扩张作用，增加心力衰竭患者的心排血量，对心率无影响，一般不引起心律失常。心力衰竭时，由于氨力农使心室容量和压力下降，导致室壁张力降低，心肌耗氧减少。此外，氨力农使左心室舒张期末压（LVEDP）降低，舒张期冠状动脉血流增多，用于进行性心肌缺血患者需慎重，没有心力衰竭和左心室功能不全者不能应用。氨力农用于治疗急性心肌梗死并发左心室衰竭、体外循环心内直视术后低心排血量综合征和辅助停用人工心肺机均获得了满意的效果。

2. 适应证 适用于慢性心力衰竭、急性心肌梗死后心源性休克、心脏术后低心排血量综合征和肺动脉高压。

围术期的应用指征：①患者术前有心室功能减退或肺动脉高压。②在体外循环时，心功能减退准备，在准备停机前应给予氨力农。③停体外循环后，发生低心排血量综合征。④患者围术期突发左、右侧心力衰竭。⑤在ICU内，心室充盈压已满意且已经用儿茶酚类药物支持，但仍有低心排血量综合征时。

3. 禁忌证

（1）禁忌：①过敏者；②对制剂中的其他任何成分过敏者，如亚硫酸盐。

（2）慎用：①肝肾功能损害患者；②严重的主动脉瓣或肺动脉瓣狭窄患者、急性心肌梗死或其他急性缺血性心脏病患者；③低血压患者；④室上性或室性心律失常患者。

4. 临床应用 负荷量：经 5 ～ 10min 缓慢静脉注射 0.5 ～ 1mg/kg，继续以 5 ～ 10μg/（kg·min）的速率静脉输注。应用期间不增加洋地黄的毒性，不增加心肌耗氧量。

5. 不良反应 ①少数有轻微胃肠道反应，如食欲减退、恶心、呕吐等。②可有心律失常，低血压等心血管反应。③大剂量长期应用时可有血小板减少，常在用药后 2 ～ 4 周出现，但减量或停药后即好转。④可有肝损害。⑤其他包括头痛、发热、胸痛、过敏反应等。

6. 注意事项 ①用药期间应监测心率、心律、血压，必要时调整剂量。②不宜用于严重瓣膜狭窄病变及梗阻性肥厚型心肌病患者。急性心肌梗死或其他急性缺血性心脏病患者慎用。③合用强利尿药时，可使左心室充盈压过度下降，需注意水、电解质平衡。④对心房扑动、心房颤动患者，因可增加房室传导作用导致心室率增快，宜先用洋地黄制剂控制心室率。⑤氨力农不能和葡萄糖溶液合用或用葡萄糖溶液稀释，否则可使其作用在 24h 内丧失 11% ～ 13%，并且氨力农溶液中，不能静脉注射其他药物（如呋塞米等）。⑥肝肾功能损害者慎用。⑦尚无用于心肌梗死患者、妊娠期或哺乳期妇女及儿童的经验，使用时应慎重。

（二）米力农

1. 药理作用 米力农（milrinone）是选择性磷酸二酯酶抑制药第二代产品，作用机制与氨力农相同。具有正性肌力作用和血管扩张作用，可降低肺血管和体循环血管阻力。其正性肌力作用为氨力农的 10 ～ 30 倍。米力农能改善充血性心力衰竭患者心脏的舒张作功指数，使左心室顺应性改善，并且其压力容量关系向下移动。米力农的心血管效应还与剂量有关，小剂量时主要表现为正性肌力作用，但当剂量加大，其扩张血管作用增强，且临床剂量下严重低血压的发生少于氨力农，很少引起血小板减少和肝功能损害。此外，米力农还对膈肌具有正性肌力作用。

2. 临床应用

（1）治疗心功能不全：用于各种原因引起的急性心力衰竭和慢性心力衰竭急性加重期治疗。静脉应用负荷量为 25 ～ 75μg/kg，之后以 0.25 ～ 1.0μg/（kg·min）的速率维持。每日最大剂量不超过 1.13mg/kg。研究提示，静脉给予 50μg/kg，之后以 0.5μg/（kg·min）的速率维持，对心功能不全患者临床效果较好，CBP 后其他正性肌力药物使用减少。

（2）降低肺动脉压力：伴肺动脉高压心脏病患者围术期应用如下。

CPB 期间米力农可用于治疗心脏瓣膜病患者肺动脉高压。文献报道，分别于麻醉诱导前、CPB 后并行阶段泵入米力农，泵速均为 0.5μg/（kg·min）；可改善血流动力学和血气指标，提高氧合指数（OI）和肺内动静脉分流率（Qs/Qt）。米力农能够改善重症心脏瓣膜病患者 CPB 期间肺氧合功能，可能有肺保护效应。

雾化吸入与静脉输注米力农治疗先天性心脏病患儿术后肺动脉压的效果：文献报道，先天性心脏病患儿 40 例，年龄 5 ～ 14 岁，体重 15 ～ 38kg，肺动脉压（PAP）30 ～ 90mmHg，随机分为雾化吸入组和静脉输注组，体外循环结束即刻，雾化吸入组每隔 30min 吸入米力农 1mg/（ml·10min），共吸入 12h；静脉输注组先静脉注射米力农负荷剂量 10μg/kg，然后以 0.5μg/（kg·min）的速率静脉输注 12h，结果显示，与静脉输注组比较，雾化吸入组 PAP 和 PVRI 降低，SvO_2、MAP 和 SVRI 升高，肺动脉高压和肺部感染发生率降低，雾化吸入米力农治疗先天性心脏病患儿术后肺动脉高压的效果优于静脉输注，提示先天性心脏病患儿更宜选择雾化吸入的方法给予米力农。

3. 注意事项

（1）禁忌：①对米力农或氨力农过敏者；②急性心肌梗死患者。

（2）慎用：①低血压；②心动过速；③肾功能障碍；④心房颤动或心房扑动；⑤电解质紊乱；⑥药物性心律失常；⑦肾脏疾病；⑧严重主动脉或肺动脉瓣疾病，如肥厚型主动脉瓣下狭窄等患者。

4. 不良反应　米力农发生过敏反应较氨力农多，可有气道阻力增加、低血压、心动过速等，少数有头痛、室性心律失常、无力、血小板计数减少等。近年文献报道，2808 例 Ⅲ / Ⅳ 期心力衰竭患者，与安慰剂比较，长期使用死亡率增加28%。可能与诱导心肌细胞凋亡有关。

四、钙剂及其临床应用

（一）钙的药理作用

钙（calcium）是机体各项生理活动不可缺少的离子，对维持机体内环境稳态具有重要意义。钙离子作为细胞内的第二信使，几乎控制着所有细胞功能，包括能量代谢、蛋白磷酸化和去磷酸化、肌肉收缩和舒张、胚胎形成和发育、细胞分化和增殖、学习和记忆、膜兴奋性、细胞周期进程和细胞凋亡等。

钙是维持血液凝固性的重要因子，也是调节神经、肌肉和心血管正常功能的重要阳离子。血浆钙浓度为 2.5mmol/L，其中 40% 与蛋白结合，10%与阴离子结合，其余呈离子状态，只有离子钙（Ca^{2+}）才具有生理活性。血 Ca^{2+} 浓度为 $1 \sim 1.5mmol/L$（$4 \sim 5mg/100ml$）。急性低钙血症常见于脓毒症和低心排血量综合征。此外，呼吸性和代谢性碱中毒，纠正乳酸酸中毒以后，快速输入枸橼酸血时，以及血液透析的患者都可能发生血钙浓度降低。高钙血症的主要原因是静脉注射钙剂。成人静脉注射氯化钙 $5 \sim 7mg/kg$，可使血钙浓度增加 $0.1 \sim 0.2mmol/L$。注射后 2min，血 Ca^{2+} 浓度达峰值，$3 \sim 15min$ 内浓度下降，但并未降至注射前的基础水平。

儿茶酚胺（肾上腺素、去甲肾上腺素）和 α 受体、β 受体结合后，促使 Ca^{2+} 内流，以及细胞内贮存

Ca^{2+} 释放，其结果为细胞内可利用的 Ca^{2+} 增多，最后导致血压升高和心排血量增加。使用钙剂时对上述儿茶酚胺作用的影响很复杂，主要基于被兴奋受体类型和血钙的水平。临床上观察的结果也并不一致。

（二）麻醉和围术期应用

在围术期，钙剂可用于输血、心内直视手术、心肺复苏和休克等。补钙虽然可以纠正生化异常，并且因此使心血管功能得以改善，但另一方面，Ca^{2+} 也可能进入细胞内过多，造成超负荷，有引起细胞损害的潜在危险。因而对钙的临床应用仍有争议。

1. 输血　在肝、肾功能损害时，可以发生低钙血症。此外，血 Ca^{2+} 浓度的减少也和输血速度有关。大量输血后是否用钙目前的意见仍不一致。一些报道提出，大量输血后的低血钙可使心肌收缩功能减弱，尤见于原有心肌病者，此时，应使用钙剂；成人快速输血（每分钟 1.5ml/kg，超过5min）就应补钙；小儿大手术失血多时，一般每输 100ml 全血，补给葡萄糖酸钙 100mg。低钙血症时，β 受体阻滞药对心肌的抑制作用增加，已用 β 受体阻滞药的患者，即使输入适量的枸橼酸血，也应考虑使用钙剂。首量可用氯化钙 $5 \sim 7mg/kg$，必要时可根据血 Ca^{2+} 浓度测定决定再次用量。

2. 心内直视手术　在停止体外循环前后，使用钙剂的目的：①拮抗心脏停搏液中的高钾；②纠正低钙血症，增强心肌收缩，心肌缺血患者伴有中度和重度的低钙血症时，应补充钙剂；③拮抗鱼精蛋白对心血管功能的抑制作用。体外循环时，血 Ca^{2+} 浓度可以正常、升高或降低，受预充液内含钙量的影响。血 Ca^{2+} 浓度降低主要由血液稀释造成。停止体外循环后，使用钙剂对心血管功能的影响，尚存争议。支持者认为用钙可以升高血压，增加心排血量和左心室每搏功指数（LVSWI），改善心脏作功，并且增加右心室的射血分数，而不影响肺循环阻力。反对者提出于纠正低血钙后，并不能发生血流动力学明显变化；并且，钙的正性肌力作用也不优于儿茶酚胺，相反，钙能减弱正性肌力药的作用；此外，钙还可对心肌顺应性产生不良影响，以及加重再灌注损害。文献报道，体外循环刚开始时，血 Ca^{2+} 浓度下降，但于结束时，

已恢复正常。另有报道，停止体外循环前 15min，用氯化钙常导致高血钙（血 Ca^{2+} 浓度大于 1.3mmol/L），且其上升幅度较大（从 $1.35 \sim 2$mmol/L）。有学者发现，心肌再灌注后，于短时间内用钙，心室功能减退，并且和剂量相关，若于 15min 后再用，则可以改善心功能。因为当再灌注时，大量 Ca^{2+} 流入心肌细胞，可以导致收缩功能下降，即心肌顿抑。所以，认为体外循环后，影响钙剂作用的主要因素是使用的时间。停止体外循环前后，钙剂不应常规用药，而是根据测定血钙的浓度决定是否使用钙剂。

3. 脓毒症和休克　脓毒症时，低血钙患者的病死率也增加。乳酸酸中毒时，血钙水平和酸中度呈负相关。细胞内可以发生钙积蓄、钙超载。心血管功能的变化为心肌收缩力和血管张力减退，并且低钙的程度和血压下降及低心排血量相关。导致心功能下降的机制复杂，低血钙不是其唯一原因。地尔硫䓬可以防止细胞内的钙积蓄。脓毒症时也不宜常规使用钙剂。低血容量休克时，主张用钙，以改善其血流动力学的作用。

4. 其他　肝移植和烧伤患者可以有持续的低血钙，低血钙可引起心肌抑制，可以用氯化钙纠正。

（三）制剂、用量与并发症

围术期应用的静脉注射钙剂有氯化钙和葡萄糖酸钙。其中 Ca^{2+} 浓度 10% 氯化钙为 680mmol/L，10% 葡萄糖酸钙为 225mmol/L，后者对酸碱平衡的影响较氯化钙小。氯化钙的用量为 $7 \sim 15$mg/kg，一般认为葡萄糖酸钙提高血钙的剂量是氯化钙的 $3 \sim 5$ 倍，且其分解需经过肝脏，作用比氯化钙慢，故常用氯化钙。

静脉注射钙剂可以引起心动过缓，房室分离和结性心律等心律失常。其安全性取决于钙剂用量、注射速度、Ca^{2+} 的生物利用度及最初的分布容积等。血浆内 Ca^{2+} 浓度的绝对值和变化速度决定了是否发生心脏的节律和传导异常。为了安全起见，用量应掌握适当，静脉注射速度应缓慢（10min 以上）或于 $20 \sim 30$min 内静脉滴注。已经洋地黄化的患者，再注射钙剂引起心律失常的危险性显著增加，并且可以加重洋地黄苷的毒性，尤其是低血钾患者其可能性更大，应慎用。静脉输注钙剂时，可刺激血管壁，渗入皮下则引起组织坏死。新生儿经脐动脉插管注入 10% 葡萄糖酸钙后，已有发生臀部皮肤损害和颅顶盖皮肤坏死的报道。此外钙剂不可在输血器的管道内同时注射。近年监测血钙浓度便捷，应根据血钙水平用药。

五、钙增敏剂 - 左西孟旦

左西孟旦（levosimendan）可使 Ca^{2+} 与肌钙蛋白的亲和力增高，从而提高心肌收缩蛋白对钙的敏感性，增强心肌收缩力，故称钙增敏剂，是现有钙增敏剂中作用最强的一种，兼有 PDE Ⅲ 作用。左西孟旦静脉注射 $6 \sim 24\mu g/kg$ 后以 $0.05 \sim 0.2\mu g/$（kg·min）的速度持续输注 24h，血浆药物浓度可达到 $10 \sim 100$ng/ml（$0.035 \sim 0.35\mu mol/L$）的治疗浓度。左西孟旦是近年来新研制的正性肌力药，具有独特的双重作用模式，增强心肌收缩力，扩张血管，增加心排血量，同时不增加心肌耗氧，不良反应少，多项临床研究结果均证实，左西孟旦可明显改善失代偿性心力衰竭患者的临床症状，稳定血流动力学指标，明显降低病死率，但对于远期预后，目前研究得出的结论并不一致。

（一）药理作用

1. 血流动力学的作用　能增加心肌收缩力而不增加心肌耗氧量。另外，还激活 ATP 依赖性钾通道而产生血管扩张作用，降低心脏的前、后负荷。左西孟旦仅促进收缩期 Ca^{2+}- 肌钙蛋白结合，而对舒张期 Ca^{2+}- 肌钙蛋白结合没有影响。左西孟旦能够显著改善心功能，使肺动脉压、肺动脉楔压、总外周血管阻力下降，每搏量、心排血量增加，而心率、心肌耗氧无明显变化。研究发现，对于低排血量的心力衰竭患者使用左西孟旦[$0.1 \sim 0.2\mu g/$（kg·min）] 能使心排血量增加 1.09L/min，肺动脉楔压降低 7mmHg，而多巴酚丁胺分别增加心排血量 0.80L/min 和降低肺动脉楔压 3mmHg。

左西孟旦能够产生剂量依赖性的心率增加，特别是在快速推注后的 1h 内。早期产生的心率增快可能与血管扩张引起的压力感受器反射有关，持续性输注（24h）停药后心率仍然增加提示可能与其的代谢产物 OR-1896 有关。OR-1896 半衰期长达 $70 \sim 80$h，并且具有和左西孟旦相似的药理作用，但是在给予推荐剂量或者口服给药时，几乎没有增加心率的作用。

2. 抗心肌缺血作用 左西孟旦能够扩张冠状动脉血管，冠状动脉血流量却增加，同时氧耗量减少，但给予 0.6μg/（kg·min）时，可增加室性心律失常的发生，提示在临床应用时需要注意用药的剂量。

3. 正性肌力作用

（1）增加肌丝对 Ca^{2+} 敏感性：左西孟旦增加心肌收缩力是与心肌细肌丝上 Tnc 的氨基酸结合，增加了复合物的构象稳定性。Tnc 与 Ca^{2+} 结合后，原肌凝蛋白的分子构象发生改变，解除了其对肌纤蛋白和横桥相互结合的阻碍作用。横桥与细肌丝的结合，肌丝出现扭动，心肌纤维收缩。另外，与其他的钙增敏剂不同，左西孟旦与 Tnc 的结合呈 Ca^{2+} 浓度依赖性，所以在收缩期的作用最强，舒张期的作用较弱，因此可防止或减轻可能的舒张功能损害。近年来报道，其可用于治疗舒张性心力衰竭。

（2）抑制磷酸二酯酶Ⅲ的活性：左西孟旦还能抑制心脏的磷酸二酯酶Ⅲ，使 Ca^{2+} 内流增加，心肌收缩力加强，心排血量增加，但是，在血药浓度 $\geq 0.3\mu mol/L$ 时才发挥此作用，临床推荐使用的剂量范围（0.03～0.3μmol/L）内并未出现此作用。而且与磷酸二酯酶抑制剂不同，其不会发生 cAMP 依赖的肌钙蛋白 I 的磷酸化所引起的肌丝对 Ca^{2+} 敏感性降低。

4. 扩张血管作用 左西孟旦能够扩张冠状血管、肺血管、脑血管等许多组织血管。目前认为可能的主要机制是激活了血管平滑肌的 ATP 敏感性钾通道，尤其是小阻力血管。激活 ATP 敏感性钾通道，钾通道的开放使得细胞膜超级化，抑制 Ca^{2+} 内流，同时激活钠钙交换，促进钙排出，使得细胞内钙减少，导致血管扩张。另外，有研究显示，细胞内 Ca^{2+} 的减少与血管平滑肌收缩力的降低不成比例，可能是降低平滑肌细胞的收缩功能蛋白对钙离子的敏感性。

（二）麻醉和围术期应用

1. 急性失代偿心力衰竭的治疗 欧洲心脏病协会将左西孟旦写进了心力衰竭的治疗指南，建议对没有低血压和血容量不足的心力衰竭患者可以选用左西孟旦治疗。目前，两个重要的大规模的 REVIVE Ⅱ 和 SURVIVE 研究结果表明，虽然对

心力衰竭患者有益，但是并没有达到预期的效果，因此认为没有理由在所有的心力衰竭患者应用，但是对需要进行增强心肌收缩的患者仍然是很好的选择。

2. 支持心肌缺血患者心脏收缩功能 在随机、双盲、多中心的 RUSSLAN 的研究中，探讨了左西孟旦的安全性、有效性和不同剂量对患者死亡率的影响，结果显示，对于左心衰竭合并心肌梗死的患者，应用 0.1～0.2 μg/（kg·min）的剂量比应用更大剂量效果要好。尽管如此，对于严重冠状动脉狭窄和局部心肌缺血的患者，仍然需要谨慎，因为有可能导致冠状动脉窃血现象的发生。

3. 心肌顿抑的治疗 心肌顿抑的发生主要是由于心肌细胞内的钙超载，肌丝的损耗和肌丝对钙的敏感性降低所致。研究表明，ATP 敏感性钾通道在缺血再灌注和心肌顿抑心肌细胞功能受损中起重要作用。因此，设想可以应用左西孟旦治疗心肌顿抑引起的心肌收缩力下降和心排血量的减少。一项对经皮冠状动脉成形术后发生心肌顿抑的患者应用左西孟旦的随机对照试验表明，左西孟旦能够改善顿抑心肌的收缩功能，同时不会损害舒张功能。

4. 体外循环心脏手术 左西孟旦（18～36μg/kg 静脉注射后以 0.2～0.3μg/（kg·min）持续输注 6h，发现患者心功能得到改善，对氧合作用和围术期的心律失常没有影响。但是研究中发现给药后心率持续增快，1h 后该作用消失。另有一项对不停搏冠状动脉搭桥患者使用左西孟旦的随机对照研究，高剂量（24μg/kg）和低剂量（12μg/kg）的药物均能显著增加心排血量和左心室的射血分数，但是小剂量的血流动力学反应更好。

5. 右心功能不全 由于左西孟旦降低肺动脉楔压，所以可以用于可逆性肺血管压力升高和有右心功能不全的患者的治疗。在一项随机、对照、双盲试验中，对心功能Ⅲ或Ⅳ级的心力衰竭患者应用左西孟旦 18μg/kg 静脉注射，然后 0.3μg/（kg·min）静脉输注，通过心导管和超声心动图发现右心功能显著改善。

六、增强心肌收缩药的临床应用思考

（一）严密监测，及时调控

重危患者应用增强心肌收缩药治疗时，应在

血流动力学监测下调整剂量，常用增强心肌收缩药对血流动力学的影响见表3-1。

表 3-1　常用增强心肌收缩药对血流动力学的影响

药物	心排血量	每搏量	心率	收缩压	肺动脉楔压	心肌氧耗
多巴酚丁胺	++	++	+	0	-	++
多培沙明	++	++	++	0	-	++
异丙肾上腺素	+++	++	++	0	-	+++
去甲肾上腺素	+++	+++	++	++	0	+++
多巴胺	++	++	++	++	0	++
氨力农	++	++	++	0	--	+
米力农	++	++	+	0	--	0
地高辛	+	+	-	0	0	+

注：+.增加；-.降低；0.无改变

（二）联合用药，增强药效

增强心肌收缩药联合应用的目的是为了减少用药剂量，发挥最佳效能，减少不良反应。常用选择：PDE Ⅲ抑制剂＋儿茶酚胺类药物。两类药物作用机制不同，联合应用有协同或互补作用，疗效增加，β受体下调的慢性心力衰竭患者，联合用药可促进β受体反应性的恢复。PDE Ⅲ抑制剂呈剂量依赖性，但其扩血管作用也更为明显。单独应用可致 MAP 下降和反射性 HR 增快，需用儿茶酚胺类药物预防或纠正。儿茶酚胺类衍生物和磷酸二酯酶抑制剂联合使用时正性肌力作用强于两者单独应用，其原理主要是儿茶酚胺类药物通过对β受体的刺激增加细胞内 cAMP 水平，而磷酸二酯酶抑制剂则可抑制 cAMP 的分解，这对于 CPB 后左心室功能衰竭治疗尤为有利。

一项多巴胺和米力农单独和联合应用对重症冠状动脉旁路移植术（CABG）后发生低心排血量综合征患者血流动力学和氧动力学影响的研究中，将 66 例体外循环下行单纯 CABG 术后发生低心排血量综合征的患者随机分为 3 组：A 组持续予以多巴胺 [5μg/（kg·min）] 治疗；B 组持续予以米力农 [0.5μg/（kg·min）] 治疗；C 组联合予以多巴胺 [5μg/（kg·min）] 和米力农 [0.5μg/（kg·min）] 治疗。结果显示，3 组治疗后心指数（CI）均较用药前显著升高，治疗后 A 组 HR、MAP、外周血管阻力指数（SVRI）、肺血管阻力指数（PVRI）和平均肺动脉压（mPAP）无显著性变化，B 组和 C 组 SVRI、PVRI 和 mPAP 均显著性降低，提示重症 CABG 术后低心排血量综合征时应用正性肌力药物可促进心肌收缩功能的恢复，并可提高全身组织的氧供给，而对氧耗无明显影响，但对β受体激动剂反应性降低，联合用药优于单独用药。

第二节　血管收缩药

血管张力是决定每搏量与动脉压之间关系的主要因素。正常心脏在外周血管阻力增加时，通过增强心肌收缩力仍能维持充分的组织灌注，心功能降低则相反，充血性心力衰竭或瓣膜功能不全时，尽管血压增加但左心室功能和组织灌注仍持续降低。大手术后患者血压值和组织灌注之间的相关性欠佳，通常血压不低，外周血管阻力升高，而组织灌注减少。组织器官的生存依赖于血流灌注和氧输送而非单纯血压值。但在血压低于 70mmHg 时，肾血流和尿量减少；如血压低于 50mmHg 则心肌血流骤降，甚至心搏骤停，同时脑血流灌注也减少，影响中枢神经系统功能。临床上血流动力学监测若提示小血管阻力降低，在获得更加合适的心排血量之前，血管收缩药可作为暂时性的治疗措施。紧急情况下，可以利用血管收缩药提升血压以维持心、脑、肝、肾等重要脏器血流灌注。

围术期低血压的发生率非常高。为了维持循环功能的稳定，保护重要脏器功能，及时合理地使用血管收缩药至关重要。

一、去甲肾上腺素

去甲肾上腺素是一种内源性神经递质，存储于交感神经末梢，激动 α_1 受体可产生强大的缩血管作用，同时对 β_1 受体激动作用很弱，故对心率影响较小而升压效应确切。根据上述血管张力与组织灌注的理念，亟待重新认识去甲肾上腺素的抗休克机制及应用前景。

早在 20 世纪 60 年代，去甲肾上腺素已成为治疗严重休克的升压药，但由于用量过大（高达 60μg/min）可引起外周血管和肾血管的强烈收缩，造成肢体末端缺血、缺氧和少尿，后被逐渐弃用。近年研究证实，去甲肾上腺素可使感染性休克患者前负荷升高，明显改善血流动力学（CVP、MAP、SVR、CI 均增加）。人体静脉系统占总血容量的 70%，由压力性血容量（30%）和非压力性血容量（70%）组成，前者决定平均循环充盈压。去甲肾上腺素可通过兴奋静脉壁上的 α_1 受体，使静脉血管收缩，回心血量增多，从而使心排血量增加。

（一）药理作用

去甲肾上腺素（norepinephrine）可非选择性激动 α、β 受体，对心脏 β_1 受体的效应较弱，对 β_2 受体更弱，其通过激动肾上腺素 α 受体，引起血管强烈收缩，使血压升高，冠状动脉血流增加；通过激动 β 受体，使心肌收缩力增强，心排血量增加。α 受体激动所致的血管收缩的范围很广，以皮肤、黏膜血管和肾小球最明显，其次为脑、肝、肠系膜、骨骼肌等，这有利于血液分布于脑和心脏等生命重要器官。心脏兴奋后心肌代谢产物腺苷增多，腺苷能促使冠状动脉扩张。α 受体激动主要是心肌收缩力增强、心率加快、心排血量增高。血压上升过高可引起反射性心率减慢，同时外周总阻力增加，而心排血量反可有所下降。

去甲肾上腺素激动冠状血管 β_2 受体，所以对冠状血管产生舒张作用。去甲肾上腺素也可激动心脏 β_1 受体而增强心肌收缩力使心排血量增加。但用量过大时，仅外周阻力过高，加重心脏后负荷即可使心排血量降低，所以抗休克治疗时应当控制用量，最初每分钟以 0.05μg/kg 为宜。

临床上采用静脉注射，持续用药采用泵注，起效迅速，作用时效维持 1～2min，主要在肝内代谢成无活性的代谢产物。经肾排泄，仅微量以原型排泄。

（二）麻醉和围术期应用

1. 抗休克 危急病例用 0.5～1mg 稀释到 10～20ml，缓慢静脉注射，同时根据血压以调节其剂量，血压回升后，再持续静脉输注维持，按需要调节速度，控制于 0.01～0.1μg/（kg·min）。

（1）感染性休克：Dellinger 等在应用去甲肾上腺素国际指南中提出，去甲肾上腺素是治疗感染性休克的首选升压药。Ducrocq 等报道了 105 例严重低血压脓毒症患者，在补充容量的同时早期应用去甲肾上腺素，使 MAP ≥ 65mmHg，观察心脏功能变化，发现去甲肾上腺素升高 MAP（54±8mmHg 增至 76±9mmHg）的同时可显著改善心脏指数 [3.2±1.0L/（min·m²）增至 3.6±1.1L/（min·m²）] 及每搏量指数（34±12ml/m² 增至 39±13ml/m²），心室舒张期末容积指数从 694±148ml/m² 增至 742±168ml/m²，心指数从 4.7±1.5L/（min·m²）增至 5.0±1.6L/（min·m²）。由此可见，感染性休克患者早期应用去甲肾上腺素提高 MAP 后，通过增加前负荷提高心肌收缩力和心排血量，有利于进一步增加组织血流灌注。国内最近一项纳入 9 个 RCT，3179 例休克患者的荟萃分析将多巴胺与去甲肾上腺素比较，发现后者使感染性休克患者住院期间死亡风险降低 12%，其差异具有统计学意义。去甲肾上腺与多巴胺相比能显著降低感染性休克患者住院期间死亡率，降低心律失常事件的发生率，其疗效及安全性优于多巴胺。

（2）心源性休克：多巴胺与去甲肾上腺素作为不同机制的血管活性药物，均具有升压作用，但长期以来心内科医师并不首选去甲肾上腺素作为升压药物，因为它以激活 α 受体为主，对外周血管、冠状动脉都是收缩的，对于衰竭的心脏，去甲肾上腺素增加后负荷，加重左心室负担，增加冠脉痉挛风险。然而，急诊医学领域《2015 年 FICS 成人心源性休克管理建议》明确且强烈建议应用去甲肾上腺素而非多巴胺作为维持灌注压的首选措施，这在许多方面颠覆了临床多年的用药习惯。

2010 年《新英格兰医学杂志》一项多中心随机试验，其比较了多巴胺和去甲肾上腺素在休克治疗中的应用。研究结果显示，休克患者使用多巴胺作为一线升压药物，与去甲肾上腺素相比，尽管两组总体死亡率无显著性差异，但在心源性休克亚组分析中，多巴胺组有更高的死亡率和更多的心律失常发生率。该试验纳入了 1679 例休克患者，随机分组为多巴胺组（858 例）和去甲肾上腺素组（821 例），分别使用多巴胺 20μg/（kg·min）或去甲肾上腺素 0.19μg/（kg·min），当使用上述药物仍不能维持患者的血压时，则可增加开放标签的去甲肾上腺素、肾上腺素或血管升压素。该研究的主要终点是 28d 死亡率，次要终点包括不需要器官支持的天数和不良事件的发生率。结果显示，两组之间28d死亡率无显著性差异。但多巴胺组的心律失常事件高于去甲肾上腺素组，分别有52例和13例患者因严重心律失常而退出研究。亚组分析显示，与去甲肾上腺素相比，多巴胺与280例心源性休克患者中的28d死亡率增加相关；而感染性休克患者或低血容量性休克患者中无此相关性。

Levy等报道，去甲肾上腺素用于治疗心源性休克也取得较好疗效。与肾上腺素组比较，去甲肾上腺素联合多巴酚丁胺可减慢心率，降低乳酸水平及$PaCO_2$，改善全身及局部氧合。心源性休克时去甲肾上腺素宜用小剂量，且应与多巴酚丁胺等增强心肌收缩药物合用，以避免外周阻力升高导致的心排血量减少。去甲肾上腺素具有强烈的α受体激动作用，可引起血管极度收缩，从而使血压升高，增加冠状动脉血流；同时，去甲肾上腺素也能一定程度上激动β受体，增强心肌收缩力，理论上能增加心排血量。小剂量$0.4\mu g/（kg·min）$时以激动β受体为主；用较大剂量时，以激动α受体为主。

关于心源性休克的用药选择的问题，有学者认为，心源性休克时，泵衰竭导致了心排血量降低，并引起外周低灌注，此时应解决始动因素：泵衰竭，才能升高血压。如果应用去甲肾上腺素反而会因为过度而强烈的缩血管效应致使外周阻力过高，增加心脏后负荷，并使肾灌注不足，导致肾前性急性肾损伤（AKI），反过来间接促使心源性休克恶化。从另外一个角度来说，对于心源性休克的患者，应用多巴胺还是去甲肾上腺素，还取决于患者的心排血量与外周血管阻力的平衡，究竟此时维持血压的因素是外周血管阻力过低还是心排血量不足。每例患者在不同阶段，可能有不同的变化。需要加强监测，不断调整。有心泵衰竭时建议去甲肾上腺素与小剂量多巴胺或多巴酚丁胺合用。

（3）低血容量性休克：多巴胺一直是治疗低血容量性休克的首选药物，但近年来，更多研究者对这一首选提出质疑。研究表明，在低血容量性休克的早期液体复苏中，去甲肾上腺素在维持血压及血流动力学稳定方面与多巴胺是等效的，但前者可有效改善组织灌注，减少心律失常，降低病死率，从而改善临床转归，且无证据表明，治疗剂量的去甲肾上腺素存在增加急性肾损伤的风险。

（4）过敏性休克：外周血管失去张力和阻力降低时，大血管不能维持其内压，容量血管失张使回心血量锐减，血液淤滞在毛细血管和静脉中或重新分布，致微循环有效灌注不足。去甲肾上腺素产生强大的缩血管作用，治疗过敏性休克，与肾上腺素联合使用，升血压效果良好。

2. 治疗低血压 适用于急性心肌梗死、体外循环、嗜铬细胞瘤、中枢运动神经抑制、出血及心搏骤停复苏后等引起的低血压。

最近文献提出，动脉动态顺应性作为动脉紧张度的动态指标，这一指标可在床边评估血管紧张度、去甲肾上腺素剂量与容量状态，还能够预测心脏前负荷的变化，帮助调节去甲肾上腺素的剂量，避免重要脏器缺血的并发症。Bellomo等报道，与既往的观点比较，去甲肾上腺素不仅不会进一步累及肾脏，在脓毒症羊模型中发现，与对照组比较，肾血流量还有所增加，考虑可能是整体循环改善所引起的结果。

3. 禁忌证 ①脑动脉硬化患者；②缺血性心脏病患者；③少尿或无尿患者；④孕妇：易通过胎盘，使子宫血管收缩，血流减少，导致胎儿缺氧，并可兴奋妊娠子宫而引起流产；⑤可卡因中毒患者。

（三）剂量与用法

去甲肾上腺素成人常用量：开始以$5\sim12\mu g/$次，持续输注维持量为$2\sim4\mu g/min$。

去甲肾上腺素首次成人推荐剂量是$5\sim12\mu g/min$或$0.10\sim0.15\mu g/（kg·min）$。文献报道，最高剂量为$0.5\mu g/（kg·min）$。有研究发现，113例休克患者应用极大剂量去甲肾上腺素$0.9\mu g/（kg·min）$至少1h，28d后39例得以存活，认为去甲肾上腺素剂量与28d死亡率无关。作者经验最大剂量小于$60\mu g/min$。

小儿常用量：$0.02\sim0.1\mu g/（kg·min）$泵注。剂量应控制于$0.01\sim0.1\mu g/（kg·min）$，最高剂量不超过$30\mu g/min$，剂量过大可引起肾脏和周围皮肤血管强烈收缩，外周阻力增高，组织血流灌注减少，临床表现为皮肤发绀、四肢厥冷和少尿。

（四）不良反应

（1）药液外漏可引起局部组织坏死。

（2）强烈的血管收缩可以使重要脏器器官血流减少，肾血流锐减后尿量减少，组织供血不足导致缺氧和酸中毒；持久或大量使用时，可使回心血量减少，外周血管阻力升高，心排血量减少，后果严重。

（3）应重视静脉输注时沿静脉径路皮肤发白，注射局部皮肤发绀、发红。

（4）个别患者因过敏而有皮疹、面部水肿。

（5）在缺氧、电解质紊乱、器质性心脏病患者中或逾量时，可出现心律失常；血压升高后可出现反射性心率减慢。

（6）以下反应如持续出现应注意：焦虑不安、眩晕、头痛、皮肤苍白、心悸、失眠等。

（7）逾量时可出现严重头痛及高血压、心率缓慢、呕吐、抽搐。

（8）泌尿系统：剂量过大时，可使肾脏血管剧烈收缩，产生无尿和肾实质损伤致急性肾衰竭，故用药期间尿量至少保持在 25ml/h 以上。

（五）注意事项

去甲肾上腺素慎用于：①缺氧，缺氧时用去甲肾上腺素易致心律失常，如室性心动过速或心室颤动；②闭塞性血管病（如动脉硬化、糖尿病、闭塞性脉管炎等），可进一步加重血管闭塞；③血栓形成，无论内脏或周围组织，均可促使血供减少，缺血加重，扩展梗死范围。

用药过程中必须监测动脉压、中心静脉压、尿量、心电图。孕妇应权衡利弊慎用。小儿应选粗大静脉注射并需更换注射部位。老年人长期或大量使用，可使心排血量减低，最主要是根据监测结果调节剂量，坚持个体化用药。

二、去氧肾上腺素

（一）药理作用

去氧肾上腺素（phenylephrine）为 α 受体激动药。为直接作用于受体的拟交感胺类药，但同时也间接通过促进去甲肾上腺素自贮存部位释放而生效。作用于 α 受体（尤其皮肤、黏膜、内脏等处），引起血管收缩，外周阻力增加，使收缩压及舒张压均升高。随血压升高可激发迷走神经反射，使心率减慢，由此可治疗室上性心动过速。收缩血管的作用比肾上腺素或麻黄碱长，在治疗剂量，很少引起中枢神经系统兴奋作用；可使肾、内脏、皮肤及肢体血流减少，但冠状动脉血流增加。肌内注射一般 10 ～ 15min 起效，持续 30 ～ 120min；静脉注射立即起效，持续 15 ～ 20min。

（二）围术期应用

去氧肾上腺素用于治疗休克及麻醉期间的低血压，也用于治疗室上性心动过速。但高血压、冠状动脉硬化、甲状腺功能亢进（甲亢）、糖尿病、心肌梗死者禁用，近两周内用过单胺氧化酶抑制剂者禁用。

（三）剂量与用法

1. 升高血压　单次静脉注射 0.05 ～ 0.3mg，按需每隔 10 ～ 15min 给药一次。

2. 阵发性室上性心动过速　初量静脉注射 0.5mg，20 ～ 30s 注入，以后用量递增，每次加药量不超过 0.1 ～ 0.2mg，一次量以 1mg 为限。

3. 严重低血压和休克　包括与药物有关的低血压，5% 葡萄糖注射液或氯化钠注射液每 500ml 中加去氧肾上腺素 10mg（1∶50 000 浓度），用药剂量 20 ～ 50μg/min，必要时浓度可加倍，根据血压而调节去氧肾上腺素用量。

（四）不良反应

（1）胸部不适或疼痛、眩晕、易激怒、震颤、呼吸困难、虚弱等。

（2）持续头痛及异常心率缓慢，呕吐，头胀或手足麻刺痛感，提示血压过高，而逾量应立即调整用量；反射性心动过缓可用阿托品纠正。

（五）注意事项

（1）交叉过敏反应：对其他拟交感胺如苯丙胺、麻黄碱、肾上腺素、异丙肾上腺素、去甲肾上腺素、奥西那林、异丙肾上腺素过敏者，可能对本药也异常敏感。

（2）下列情况慎用：严重动脉粥样硬化、心动过缓、高血压、甲状腺功能亢进、糖尿病、心肌病、心脏传导阻滞、室性心动过速、周围或肠系膜动脉血栓形成等患者。

（3）治疗期间持续监测血压。

（4）防止药液漏出血管，出现缺血性坏死。

（5）妊娠晚期或分娩期间使用，可使子宫的收缩增强，血流量减少，引起胎儿缺氧和心动过缓。故孕妇在非必要时应避免使用。

（6）老年和高血压患者慎用，以免引起血压升至过高和严重的心动过缓或心排血量降低，应适当减量。

三、血管升压素

血管升压素（vasopressin，AVP）是由下丘脑合成的九肽化合物，对于渗透压的调节、心血管系统调控及内稳态的维持起着非常重要的作用。同时也是促肾上腺皮质激素的促分泌剂，并影响人的认知、学习和记忆。AVP 受体有 3 个亚型，V_1、V_2 和 V_3。V_1 受体分布于多种细胞包括血管平滑肌细胞，V_1 受体的激活引起血管收缩；肾集合管细胞有受体表达，V_2 介导水的潴留；尿崩症可以使用 V_2 受体激动剂去氨加压素（DDAVP）治疗。DDAVP 也可以增加凝血因子Ⅷ及因子 vWF 的浓度，减少出血。V_1 受体主要分布于中枢神经系统，特别是垂体前叶，V_1 受体的激活调节促肾上腺皮质激素的分泌。AVP 通过改变非肾上腺素能血管升压系统 V_1 受体发挥作用，并可在血管扩张性休克时通过提高 NO 合成酶有助于改善疗效。目前临床上对休克主要适用的 AVP 及其衍生物有精氨酸升压素和特利升压素（terlipressin）。前者可作用于 AVP 受体 3 个亚型——V_1、V_2 和 V_3，后者主要兴奋 V_1 受体，更高选择性的 V_{1A} 受体激动剂 Selepressin 已经进行了临床研究，或许有更好的作用。

（一）药理作用

1. 调节渗透压　当细胞外环境渗透压升高时，向血液中释放 AVP。在肾脏，AVP 通过 V_1 受体作用于集合管细胞，增加水的重吸收，降低血浆渗透压。

2. 调控心血管系统功能　神经体液血管升压系统完好，内源性 AVP 对血流动力学的稳定作用不大，但是，当其他系统功能受损时，如全身麻醉和与硬膜外联合麻醉情况下或有直立性低血压和自主神经功能不全的患者，即使是血浆中 AVP 很小量的增加（＞ 2pg/ml），也可以通过增加外周血管阻力维持血压。严重低血压情况下 AVP 增加，说明 AVP 在严重血流动力学不稳定状态时的重要作用。

3. 促肾上腺皮质激素分泌和 AVP 的中枢调节功能　促肾上腺皮质激素释放激素（CRH）和 AVP 都可以和垂体前叶细胞结合，调节促肾上腺皮质激素的释放，且两种激素的联合作用远远超过单个激素作用的简单相加。AVP 通过 V_1 受体（之前称为 V_{1b} 受体）作用于垂体前叶细胞，其对体温调节、认知、记忆及行为调节均有影响。

4. 止血作用　DDAVP 属于选择性 V_2 受体激动剂，可以增加血浆中凝血因子Ⅷ和因子 vWF 的浓度。不良反应小，推荐在围术期给予 DDAVP 以增加凝血因子Ⅷ和 vWF 因子的浓度。

（二）麻醉和围术期应用

1. 麻醉期间顽固性低血压　全身麻醉和绝大多数麻醉药物都会影响心血管系统的调节，导致交感神经活性下降，血管平滑肌张力降低。另外，越来越多的患者使用血管紧张素转化酶抑制剂（ACEI），有时还联合使用 β 受体阻滞药，使血压维护受到损害。有病例报道，服用血管紧张素Ⅱ受体拮抗剂（ARB）的患者在麻醉过程中出现低血压，给予 3 次肾上腺素或去氧肾上腺素后仍无反应，而给予 AVP 的 V_1 受体激动剂特利升压素 1min 之内血压显著升高，且维持时间较长。冠心病患者禁忌使用特利升压素。

当出现术中低血压对儿茶酚胺反应不佳时，特利升压素一次给药 1U 是较好的治疗方法，特别是使用肾素-血管紧张素系统抑制剂的患者。特利升压素静脉给药后转化成赖氨酸升压素，产生的血管升压作用可持续 8h。但是，特利升压素减少内脏血流灌注及氧的输送，应用时应谨慎，特别是有动脉闭塞性疾病的患者。

2. 在感染性休克中的应用　感染性休克患者血液中 AVP 浓度降低。这种 AVP 相对不足可能是由于下丘脑 AVP 储备的早期耗竭。血管扩张性休克患者容量负荷的心肺传入信号受到抑制或高的儿茶酚胺浓度也可以引起血管升压素水平下降。

感染性休克患者静脉输注 AVP（0.01～0.04U/min）在给药后数分钟增加外周血管阻力和动脉血压。如果患者治疗前没有出现无尿，使用 AVP 治疗后其尿量和肌酐清除率均有显著增加。但是应当限制剂量，以免出现不良后果。大剂量 AVP（超过 0.1U/min）可能引起肠系膜及肾脏缺血和心脏指数、氧输送和氧摄取的减少。输注 AVP 的其他不良反应包括血小板严重减少，肝酶升高，胆红素升高等。也有报道表明，AVP 外渗可造成局部皮肤严重缺血坏死。严重的血管扩张性休克患者使用低剂量 AVP（0.01～0.07U/min）联合去甲肾上腺素可以用于稳定心血管系统功能。

3. 难治性失血性休克　在难治性失血性休克后期，AVP 与儿茶酚胺类药物合用，其效果优于单一药物。失血性休克发展到晚期，对容量治疗及儿茶酚胺类药物均不敏感，这可能是持续的血管扩张和酸中毒引起的结果。在这类患者中 AVP 是很有效的辅助治疗药物。但最佳给药时间与最合适剂量需要观察疗效进行调整。有报道发现，休克状态下给予 3 次肾上腺素或去氧肾上腺素后仍无反应，而给予特利升压素后 1min 之内可以显著升高血压，且维持时间较长。

4. 在血管扩张性休克中的应用　心肺转流后休克或血流动力学不稳定的患者，心肺转流后发生低血压，需要使用 AVP 治疗。已发现这些患者血浆 AVP 浓度偏低（＜10pg/ml）。转流后低血压和血浆 AVP 浓度过低的危险因素包括射血分数偏低和使用 ACEI 治疗。接受左心室辅助装置的患者，给予 AVP 由于外周阻力增加而心脏指数保持不变，可使血压快速、显著地升高。同样，AVP（0.1U/min）对心脏移植后的血管扩张性休克也有效。心脏手术后的儿童患者使用 AVP 0.0003～0.002U/（kg·min）也是安全有效的。AVP 还可治疗心力衰竭患者磷酸二酯酶抑制剂引起的低血压。

在严重过敏性休克的情况下，患者血管扩张、毛细血管通透性增加及相对低血容量引起心血管性虚脱。有研究报道，数例过敏性休克患者，使用儿茶酚胺类药物无效时，应用 AVP 仍可维持血压。

5. 在心肺复苏中的应用　心搏骤停患者当使用肾上腺素进行 CPR 不成功时，AVP 可以增加部分患者的冠脉灌注压，已有抢救成功的报道（详

见第四十一章）。

6. 失血性休克　液体复苏是抢救失血性休克的标准疗法，但是失血性休克时间较长的患者，由于持续血管扩张、酸中毒及受体下调和（或）一氧化氮（NO）释放，对液体容量及儿茶酚胺类血管升压药物治疗的反应很差。研究表明，AVP 作为辅助血管升压药用于治疗失血性休克导致的难治性低血压，有助于恢复血液循环。但是各研究的给药时间及剂量相差很大，通常用 0.04U/min 连续静脉输注。

对容量治疗和儿茶酚胺类药物不敏感的失血性休克患者使用 AVP 可以使血流动力学稳定和神经功能恢复。一项荟萃分析中研究者们纳入了 15 个中心的 433 只动物，发现对失血性休克动物模型进行液体复苏治疗后，使用 AVP 和特利升压素，并对比其他升压药（去甲肾上腺素和肾上腺素）或安慰剂。结果显示，AVP 和特利升压素可显著提高失血性休克动物模型的生存率，同时 AVP 似乎比其他所有治疗（包括其他升压药）更有效。

7. 伴有肺动脉高压的低血压休克　升压药通常用于治疗全身性低血压和维持主要脏器的灌注，可诱导特定血管床出现局部的缩血管效应，如肺脏等。而肺血管张力的升高会对肺动脉高压或右心衰竭的患者造成负面影响。拟交感药物会收缩肺血管，AVP 则无此作用，两者尚未被直接比较。2014 年 Currigan 研究了临床应用的升压药对人离体肺动脉、桡动脉的作用。将离体肺动脉、桡动脉的环形节段置于器官槽，研究每种升压药的收缩反应，绘制去甲肾上腺素、去氧肾上腺素、间羟胺、血管升压素的浓度 - 反应曲线。结果显示，拟交感类药物去甲肾上腺素、去氧肾上腺素、间羟胺对桡动脉和肺动脉均有浓度依赖性的缩血管效应（桡动脉 pEC_{50} 分别为 6.99 ± 0.06、6.14±0.09 和 5.56 ± 0.07，$n = 4$ 或 5；肺动脉 pEC_{50} 分别为 6.86 ± 0.11、5.94 ± 0.05 和 5.56 ± 0.09，$n = 3$ 或 4）。AVP 是一种强效的桡动脉收缩剂（pEC_{50}，9.13 ± 0.20，$n = 3$），但对肺动脉无明显作用。拟交感类升压药对人的桡动脉和肺动脉有相似的收缩效应。而 AVP 尽管是一种强效的桡动脉收缩剂，但对肺血管张力无明显作用。这一发现为 AVP 在肺动脉高压患者中的使用提供了一些证据支持。

8. 终末期肝病患者低血压　内源性 AVP 水平较低，导致血管对于外源性缩血管药物反应较差，在

Wagener 的研究中，与对照组比较，肝病组 AVP 水平降低（19.3 ± 27.1 pg/ml vs 50.9 ±36.7pg/ml，$P = 0.015$），低水平的 AVP 患者血压更低。这提示在此类患者中，休克发生时去甲肾上腺素也许作用不佳，需要联合使用外源性的 AVP。但在另一项肝硬化儿茶酚胺药物抵抗的患者研究中，AVP 作为二线药物与其他血管活性药物相比，7d 和 28d 死亡率为终点的结果差异无统计学意义。

AVP 可以作为血管扩张性休克患者的辅助升压药，低剂量 AVP（0.01 ～ 0.07U/min）联合去甲肾上腺素可用于稳定心血管系统功能。

小剂量输注 AVP（0.01 ～ 0.04U/min）可以在给药后数分钟增加外周血管阻力和动脉血压，但大剂量 AVP（超过 0.1U/min）可能引起肠系膜及肾脏缺血和心脏指数、氧输送和氧摄取的减少。Patel 等研究中与去甲肾上腺素相比，短时期使用 AVP 有助于严重感染性休克患者肾血流量和肌酐清除率得到明显改善。AVP 对重要脏器的灌注、肾功能的影响还有待多中心、前瞻性的大规模临床试验进一步明确。

尽管去甲肾上腺素仍是一线药物，欧洲创伤性出血治疗指南推荐液体复苏无法维持血压时，使用 AVP。Gupta 等学者也支持这一观点，但也提出对于结论的确切性需要更进一步的研究支持。

四、亚 甲 蓝

亚甲蓝通常静脉注射用于对某种组织染色，抑制鸟苷酸环化酶减少鸟酐酸产生，使血管平滑肌松弛。其可用于治疗包括体外循环心脏手术重度血管麻痹综合征。肝移植患者，由于血管麻痹产生低血压，对儿茶酚胺 /AVP 等抵抗，单次静脉注射亚甲蓝 100mg，降低了肝损伤、脓毒症的内源性一氧化氮产物水平，也能直接抑制鸟苷酸环化酶活性，提高了顽固性低血压的复苏效果。肝移植患者，细胞因子释放引起低血压患者在使用大剂量去甲肾上腺素和 AVP 后给予了亚甲蓝，症状得到缓解。有报道显示，烧伤后血管麻痹的患者和顽固性低血压患者使用亚甲蓝后循环明显改善，抢救成功。在过敏性休克患者，面对顽固性低血压使用常规药物无法处理时，可以使用亚甲蓝。心脏移植后去甲肾上腺素和 AVP 处理效果较

差的低血压，使用亚甲蓝后明显缓解。

亚甲蓝一般给予 2 ～ 3mg/kg 后 MAP 和 SVR 升高，减少体外循环后其他升压药使用及乳酸水平。

虽然有诸多顽固性低血压患者亚甲蓝使用的报道，但迄今尚没有大样本临床研究支持其作为去甲肾上腺素和血管升压素治疗受挫时的备选方案，以及亚甲蓝本身具有的毒副作用，在临床选用时需要谨慎和权衡利弊。

五、血管收缩药应用小结

注意事项

1. 加强用药前后的血压监测　收缩压＜90mmHg 或高血压患者血压降低幅度大于原血压 30% 为低血压，收缩压＜70mmHg，脏器血流减少，收缩压＜50mmHg，心肌血流锐减，易发生心搏骤停。严重低血压时须用桡动脉穿刺置管，连续监测动脉血压。

2. 治疗引起低血压的原因　低血压的原因包括麻醉前纠正低血容量、降低麻醉药对心血管的影响、术中减少失血、减轻机械性刺激，以及对心脏和大血管的压迫。老年患者心血管代偿功能不足，也易发生低血压。根据 CVP 测定结合血压、心功能监测，决定乳酸钠林格液或胶体液的输注容量和速度，只有在补足血容量的基础上，应用血管收缩药才能维持循环功能稳定。

3. 纠正水、电解质紊乱和酸血症　低钾血症和酸中毒时，升压药的效果较差。因此，在应用血管收缩药同时必须维持水电解质和酸碱平衡。

4.《严重脓毒症与感染性休克治疗的国际指南 2008》中提出，低剂量的多巴胺对感染性休克患者肾脏没有保护作用。该指南关于血管活性药应用的观点认为：①应用血管活性药的目的是使 MAP＞65mmHg；②去甲肾上腺素可作为血管活性药物的首选；③如需其他血管活性药来维持血压，可同时输注肾上腺素；④也可加用血管升压素 0.03U/min 以维持血压或者减少去甲肾上腺素的用量；⑤低剂量的血管升压素不建议作为单独初始应用的血管活性药治疗脓毒性休克造成的低血压。高于 0.03 ～ 0.04U/min 的血管升压素应该作为其他血管活性药物无效时采用的保留手段；⑥多巴胺仅用于某些特殊患者，如发生心动过速风险较

小的患者和绝对或者相对心动过缓的患者；⑦不建议去氧肾上腺素用来治疗脓毒性休克，除非用去甲肾上腺后出现严重的心律失常、心排血量较高而顽固性的低血压，以及联合应用强心药或缩血管药、小剂量血管升压素后平均动脉压仍未达到目标值的患者；⑧低剂量的多巴胺不应用于肾脏保护；⑨用血管活性药的所有患者都应尽快建立动脉直接测压。

5. 注意血管收缩药的使用方法 按低血压的严重程度选择血管收缩药，确定用药剂量及途径。①升压药的应用，应结合病情而异，不应无限盲目增加剂量。②从专用的输液通路输注血管收缩药。③多数情况下应用输液泵进行定量恒速静脉连续输注，以每分钟每公斤体重计算用药量，并根据临床血压变化及时进行调控。④防止输注速度时快、时慢，以免发生血压波动，在更换输液皮条及搬动和转运患者时须加倍注意。

6. 联合应用 目的是增强药效，并减轻不良反应。其包括：①两种血管收缩药联合应用，如小剂量缩血管作用强的去甲肾上腺素与间羟胺合用。②血管收缩药与增强心肌收缩药合用，如治疗感染性休克时不推荐去甲肾上腺素与小剂量多巴胺合用预防肾功能不全，推荐去甲肾上腺素与多巴酚丁胺合用增加心排血量。③血管收缩药与小剂量扩血管药联合应用，如血管收缩药与肾上腺皮质激素合用。

7. 正确选择和合理使用血管收缩药

（1）常用血管收缩药的药效学属性比较：血管收缩药主要包括纯 α_1 受体激动剂，如甲氧明、去氧肾上腺素和混合性 α_1 和 β 受体激动剂（表3-2）。

表 3-2　常用血管收缩药的药效学属性比较

通用名	受体活性			起效	作用时间	成人剂量
	血管		心脏			
	A	β_2	β_1			
甲氧明	++++	0	0	++	+++	静脉注射 0.2 ~ 0.5mg
去氧肾上腺素	++++	0	+	++	++	静脉注射 0.05 ~ 0.5mg，连续静脉输注 20 ~ 50μg/（kg·min）
去甲肾上腺素	+++	0	++	++++	+	静脉输注 0.05 ~ 0.15μg/（kg·min）
麻黄碱	+++	+	++	++	++++	静脉注射 5 ~ 15mg

注："+"的数目代表受体活性或时间增加；"0"代表没有作用。

（2）肾上腺素能受体分布及效应（表3-3）。

表 3-3　肾上腺素能受体分布及效应

效应器官	受体类型	作用
心脏		
传导系统	β_1	心率和传导加快 ++
心房肌	β_1	收缩性和传导增快 ++
心室肌	β_1、α_1	收缩性、传导性、自律性及异位节律增加 ++
小动脉		
皮肤黏膜	α_1	收缩 +++
骨骼肌	α、β_2	收缩 +，舒张 ++
腹腔内脏	α、β_2	收缩 +++，舒张 +
冠状动脉	α、β_2	收缩 +，舒张 ++
脑	α、β	收缩 ±，舒张
肺	α、β_2	收缩 +，舒张
肾	α、β_1、β_2	收缩 +++，舒张 +
静脉	α、β_2	收缩 ++，舒张 ++
肾脏	β_1	肾素分泌 ++
心血管中枢	α_1	促进去甲肾上腺素释放

第三节　血管扩张药

一、硝普钠

硝普钠（sodium nitroprusside，SNP）是亚硝基铁氰化钠，为红棕色结晶，易溶于水。使用时应以 5% 葡萄糖溶液稀释，溶液为淡橘红色，性质不稳定，易见光分解。避光保存时在配制后 24h 内可保持性质稳定。如果溶液变成普鲁士蓝色，提示药液已分解破坏，不能使用。

（一）药理作用

（1）硝普钠是 NO 的前体药物（prodrug），通过直接降解产生 NO，由 cGMP 途径通过蛋白激酶降低血管平滑肌细胞内的钙离子浓度，松弛血管平滑肌，产生扩血管作用。

（2）对动脉及静脉均可产生明显的扩张，在降低体循环血压的同时也扩张容量血管。由于压力感受器刺激导致的反射性交感神经兴奋，常伴有心率加快及心肌收缩力增强。在左心功能不全患者，硝普钠可降低体循环与肺循环血压，而对心排血量的影响取决于原先的左心房舒张压力。硝普钠降压时对肾血流的影响可能导致肾素-血管紧张素活性的增高，因此停药后较易出现反跳现象。硝普钠可能增加正常心肌血流，加重梗死周边部分心肌缺血即"窃血"现象的发生，此外硝普钠使动脉舒张压明显下降也可能与加重心肌缺血有关。

（3）扩张脑血管的作用可使颅内压增高，但颅内压升高的程度与给药速度及降压程度有密切关系。快速降压较缓慢降压（>5min）更易导致颅内压升高；血压降低幅度小于基础值30%时颅内压可能升高，但血压降低幅度大于基础值30%时颅内压升高的可能不大，甚至可能降低。

（4）可抑制缺氧性肺血管收缩（HPV）的机制，对原先肺功能正常患者的影响尤为明显。

（5）硝普钠较大剂量 [>3μg/（kg·min）] 输注时，可抑制血小板凝聚功能，可能与细胞内cGMP的增加有关。当硝普钠剂量过大，可因高铁血红蛋白产生过多形成高铁血红蛋白血症。

（二）麻醉和围术期应用

（1）控制性降压：在扩血管药物中，相对而言，硝普钠对脑血流量的干扰较少。用于控制性降压时，初始剂量通常为 0.3 ～ 0.5μg/（kg·min），然后逐渐加大剂量将血压调节至所需水平，输注速度不应超过 2μg/（kg·min）。当短时间使用，速度为 10μg/（kg·min）时，维持时间应小于10min。此外，当降压效果不佳时，应考虑合并使用其他药物。

（2）高血压危象：硝普钠适用于高血压危象的早期处理及缓解，如有后续降压药物，硝普钠应尽早撤除。对于短暂手术或操作刺激引起的高血压，可以单次静脉注射硝普钠 0.3 ～ 1.0μg/kg，对脑血流影响不大。

（3）心功能不全：硝普钠适用于改善因二尖瓣或主动脉瓣反流引起的心功能不全患者心功能，当左心室前负荷增加时其作用尤为明显，对心率也无显著影响。但使用时较难调节，可能发生低血压，目前主张使用小剂量，并与增强心肌收缩

药联合应用。

（4）硝普钠还适用于主动脉手术及体外循环心脏手术中的降压与扩容。

（三）不良反应及注意事项

1. 氰化物中毒的危险因素 硝普钠的输注速度大于 2μg/（kg·min），在短时间使用速度为 10μg/（kg·min），严重肝、肾功能紊乱时，家族遗传性视神经萎缩（leber optic atrophy）及烟草性弱视（tobacco amblyopia）患者等均易引起中毒。由于可能导致胎儿氰化物中毒，孕妇应慎用此药。

2. 氰化物中毒的征象 对硝普钠产生快速耐药性；由于组织氧利用障碍，混合静脉血及动脉血氧饱和度升高，伴有代谢性酸中毒；患者可出现疲乏、恶心，直至出现抽搐或昏迷；偶可出现甲状腺功能减退。

3. 氰化物中毒的治疗 立即停止给药，行纯氧通气。可给予碳酸氢钠纠正代谢性酸中毒。轻、中度中毒者可给予硫代硫酸钠 150mg/kg 于15min 左右静脉输注完毕，将氰离子转化为硫代硫酸盐。重度中毒者可缓慢静脉注射 5mg/kg 的亚硝酸钠。此外还可给予羟钴维生素（维生素 B_{12a}）25 ～ 100mg/h，将氰离子转化为维生素 B_{12}。

4. 硫氰酸盐中毒 硝普钠输液速率 2 ～ 5μg/（kg·min），持续 7 ～ 14d 可产生中毒。硫氰酸盐可与碘离子结合，影响甲状腺对碘的摄取引起甲状腺功能减退。透析可消除过多的硫氰酸盐。

5. 高铁血红蛋白血症 大剂量使用硝普钠可出现高铁血红蛋白血症，但导致的不良后果很少见，必要时可使用亚甲蓝 1 ～ 2mg/kg 缓慢静脉注射予以逆转。

6. 其他 硝普钠可抑制缺氧性肺血管收缩（HPV），引起肺内分流增加；还可引起心肌"窃血"，进一步减少缺血心肌的氧供；此外，快速耐药性与突然停药后引起的"反跳"现象等也较为明显。

二、硝酸甘油

（一）药理作用

（1）硝酸甘油（nitroglycerin，NTG）通过生成NO，由 cGMP 途径通过蛋白激酶降低血管平滑

肌细胞内的钙离子浓度，松弛血管平滑肌。与硝普钠直接降解产生 NO 不同的是，硝酸甘油必须在有硫化物存在的条件下，由谷胱甘肽途径生物转化间接产生 NO（图 3-2）。

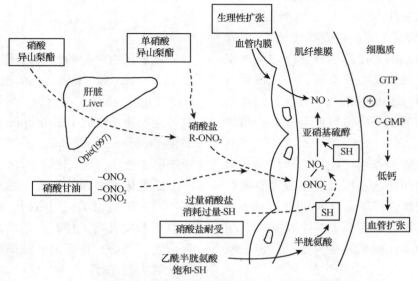

图 3-2　硝酸甘油及其他硝酸酯类产生 NO 时的作用机制

（2）硝酸甘油扩张静脉容量血管的作用强于动脉阻力血管，其舒血管作用能有效降低左、右心室的舒张末期压力，减轻心脏前负荷。在心绞痛心肌缺血时，硝酸甘油可使左心室舒张末期压力和室壁压力降低，有利于血液对缺血部位的心内膜下区域的灌注，并且降低心肌氧耗。心肌梗死患者应用硝酸甘油有利于缩小早期心肌缺血的范围，而此效应未见于硝普钠，可能与硝普钠更容易引起反射性心率加快、心肌窃血及硝普钠对舒张期血压的降低更明显等因素有关。目前尚无证据表明硝酸甘油能预防尚未发生的心肌缺血。

（3）对于急、慢性心功能不全的患者，硝酸甘油通过扩张血管，减轻心室前负荷、改善心肌氧供、扩张体循环及肺循环血管等作用，能有效提高心排血量，对心率改变不大或轻度增加。对于无心功能不全的患者，硝酸甘油由于降低了心室充盈使心排血量降低，并且血压下降引起的交感神经兴奋可使心率加快，心肌氧耗反而增加。

（4）硝酸甘油主要扩张容量血管，对体循环血压的影响很大程度上取决于血容量是否充足。相对于硝普钠，硝酸甘油对体循环阻力的影响相对较小，但是却能够有效地作用于肺血管，其降低肺循环阻力的作用优于硝普钠。

（5）硝酸甘油除了血管舒张作用外，还可舒张许多内脏平滑肌，如气道、胃肠道及胆道平滑肌等，偶尔可使奥迪括约肌痉挛而对心绞痛的鉴别造成干扰。此外与硝普钠一样，硝酸甘油也能轻度抑制血小板凝聚功能。

（二）麻醉和围术期应用

1. 控制性降压　硝酸甘油可用于控制性降压、缓解高血压危象，以及便于手术中扩容、复温。起始降压或需要紧急降压时可以静脉注射 $1 \sim 2\mu g/kg$，持续输注速率为 $3 \sim 6\mu g/(kg \cdot min)$，根据血流动力学反应适当调整，多可将血压降至所需的水平。如果效果不佳不宜单一加大剂量，在围术期可考虑辅以静脉或吸入麻醉药及其他扩血管药物。

2. 缓解心绞痛发作　心绞痛发作时可给予硝酸甘油 $0.3 \sim 0.6mg$ 舌下含服，或将硝酸甘油软膏涂于胸腹部皮肤。心前区使用 $5 \sim 10mg$ 的硝酸甘油贴剂更为方便有效。

3. 急、慢性心功能不全　硝酸甘油能有效降低心肌氧耗，减少失代偿心脏的前、后负荷，改善心功能。初始剂量多由 $0.1 \sim 0.2\mu g/(kg \cdot min)$ 开始，逐渐增加，适当调节至血压不下降或轻度下降，外周血管舒张，心排血量增加。剂量太大可使心室充盈不足，心肌灌注减少，心率代偿性加快，氧供需平衡失代偿。

（三）不良反应及注意事项

（1）头痛及面部潮红是常见的不良反应，多由外周血管扩张引起。

（2）易产生快速耐受性，多在较大剂量持续使用时发生，间断停药可降低其发生率。

（3）可能增高颅内压，在潜在颅内压增高的患者，硬脑膜开放之前应谨慎使用。

（4）避免长时间输注超过 $7 \sim 10\mu g/(kg \cdot min)$ ，以免出现高铁血红蛋白血症，必要时可使用亚甲蓝 $1 \sim 2mg/kg$ 静脉缓慢注射予以逆转。

三、硝酸异山梨酯（异舒吉）

1. 药理作用　直接松弛平滑肌，尤其是血管平滑肌；对毛细管后静脉血管的舒张作用较小动脉更为持久；对心肌无明显直接作用。由于容量血管舒张，静脉回心血量减少，降低心脏的前负荷，同时外周阻力血管扩张，血压下降，使左心室射血阻力减小，又使心脏后负荷降低。心脏前后负荷的降低使心肌耗氧量减少。经静脉给药，迅速分布至全身，在心脏、脑组织和胰腺中含量较高，脂肪组织、皮肤、大肠、肾上腺和肝脏含量较低，血浆蛋白结合率低。经至肝脏时，大部分药迅速被代谢成活性产物 2- 单硝酸异山梨酯和 5- 单硝酸异山梨酯，肾脏是其主要排泄途径，其次为胆汁泄。

2. 适应证　适用于急性心肌梗死后继发左心室衰竭，各种不同病因所致左心室衰竭及严重性或不稳定型心绞痛。

3. 禁忌证　禁用于贫血、头部创伤、脑出血、严重低血压或血容量不足和对硝酸盐类药物敏感的患者。

4. 用法用量　静脉持续泵注，将本品加入0.9% 氯化钠注射液或 5% 葡萄糖溶液中配制成 $50\mu g/ml$ 或 $100\mu g/ml$ 的浓度。静脉泵注的初始剂量为 $30\mu g/min$ ，观察 $0.5 \sim 1h$ ，如无不良反应可加倍。药物剂量可根据患者的反应调整，药物总剂量控制在 7.0mg 以内。

5. 不良反应　与其他硝酸盐类药物一样，在使用过程中特别是在给药初期可能会因血管扩张，出现头痛恶心等症状。

四、酚妥拉明

（一）药理作用

（1）酚妥拉明（phentolamine）是非选择性的肾上腺素能 α 受体阻滞药。该药既有突触前 α_2 受体阻滞作用，又有突触后 α_2 受体阻滞作用，并且还能够竞争性拮抗 5- 羟色胺受体，对动脉、静脉均有扩张作用。酚妥拉明静脉注射后对阻力血管的扩张作用大于容量血管，使外周与肺血管阻力降低，肺动脉压与体循环血压下降，伴有心室充盈压的轻度降低。

（2）由于反射性的交感兴奋，以及阻断了突触前 α_2 受体导致去甲肾上腺素释放，酚妥拉明在降低血压时可使心率加快，心肌收缩力增强，心排血量增加和微循环改善。偶可出现心动过速、多源性室性心动过速等心律失常。静脉注射 2min 血药浓度达峰值，作用持续 $15 \sim 30min$ 。静脉注射半衰期（ $t_{1/2}$ ）约 19min 。给药量的 13% 以原型自尿排出。

（二）麻醉和围术期应用

（1）嗜铬细胞瘤高血压危象的治疗：单次静脉注射 $1 \sim 3mg$ ，维持剂量 $0.5 \sim 1mg/min$ ，根据血压下降程度进行调整。

（2）治疗左心衰竭伴左心室充盈压升高的患者，可增加心肌收缩力，降低前后负荷，增加心排血量。当血压过低时应及时补充血容量，或用 α 肾上腺素能兴奋药物拮抗。

（3）辅助小儿心脏体外循环手术中的温度及血压调控。

（三）不良反应与注意事项

由于血压降低导致的交感神经兴奋或是由 α_2 受体阻滞作用，易引起心动过速、心律失常及心肌缺血。偶可出现副交感亢进症状，如肠道蠕动增强、腹痛、腹泻、低血糖、胃酸分泌过多等，胃肠道溃疡患者应予注意。酚妥拉明使用时应持续动脉血压监测，及时调整剂量或停药。

五、腺苷及腺苷三磷酸

（一）药理作用

（1）腺苷及腺苷三磷酸（adenosine and adenosine triphosphate，ATP）：腺苷是一种内源性核苷，通常作为腺苷三磷酸的代谢产物存在于细胞内，当腺苷在冠状动脉内浓度升高时，能有效降低心肌氧耗，舒张冠脉血管，抑制心肌收缩与节律传导，对于心脏氧供需平衡有重要的自我调节意义。正常水平为 $0.03 \sim 0.3\mu mol/L$。

（2）腺苷能激活血管平滑肌上的特异性嘌呤受体，引起钾通道的开放，导致细胞膜超极化与血管舒张。此外腺苷也能通过刺激内皮细胞释放 NO 产生扩血管作用。

（3）通过激活腺苷受体（A 受体）：A 受体在心房、窦房结及房室结中，腺苷通过与 G 蛋白偶联的 A 受体结合而激活 ATP 敏感性钾通道，使钾外流增加，促进窦房结自律细胞超极化，提高去极化阈值，起到抑制其自主活性的作用。在心室细胞中则没有相关腺苷敏感的钾通道存在。

（4）腺苷明显增加 cGMP 水平，并通过 cGCP 拮抗 cGCP 对钙通道的活化而减弱钙电流，延长房室结的不应期和减慢传导，抑制交感兴奋或异丙肾上腺素所致的早后、晚后去极化而发挥其抗心律失常作用，腺苷还具有扩张血管、抑制缺血区细胞钙内流、增加能量产生等作用。

（5）腺苷在脑内起着抑制性调质作用，可抑制某些神经递质如谷氨酸的释放，并具有神经保护功能。

（6）腺苷生成后迅速失活降解为次黄嘌呤核苷，被红细胞摄取，因此作用短暂，消除半衰期仅 $0.6 \sim 1.5s$。

（二）麻醉和围术期应用

（1）控制性降压：在降低血压方面腺苷比维拉帕米轻。腺苷主要扩张动脉血管，用于控制性降压时起效极快，体循环阻力显著下降，同时伴有负性肌力作用。控制性降压时的给药速度约 $220\mu g/(kg \cdot min)$，对心脏传导系统尚无显著影响。即使连续输注 2h 也无快速耐药性发生，停药后作用迅速消失，且无反跳现象。

（2）治疗室上性心动过速：腺苷为治疗急性室上性心动过速（如房室连接区心动过速、房室结或房室折返性心动过速）的药物。可用于治疗对维拉帕米无效的室上性心动过速。常用剂量成人为 6mg 静脉推注，如果无效可以 12mg 再次重复。儿童剂量为 0.2mg/kg。能终止一过性心动过速的最小有效剂量为 2.5mg。

（3）腺苷对儿童患者有效及可判断旁道切除术的有效性。

（三）不良反应及注意事项

（1）腺苷具有组胺释放作用，可导致呼吸不畅，面部潮红及胸痛，可能诱发支气管痉挛，因此具有气道高敏感性的患者应慎用。

（2）心脏移植患者由于对腺苷敏感性增高，用量应予减少。

（3）腺苷使用时必须进行心电监护并拥有除颤设备。如果没有人工起搏设备，腺苷不应用于二度、三度房室传导阻滞或病态窦房结综合征患者。

（4）腺苷用于控制性降压时可使尿酸水平上升 10% ～ 20%，对于伴有嘌呤代谢疾病（如痛风）的患者应谨慎使用。

（5）双嘧达莫（潘生丁）与腺苷具有协同作用，两者合并使用时腺苷的剂量应予减少。

六、乌拉地尔

（一）药理作用

乌拉地尔（urapidil，压宁定，ebrantil）是苯哌啶取代的尿嘧啶衍生物，具有外周和中枢双重作用。外周作用为阻滞突触后 α_1 受体，使血管扩张，外周阻力下降，并有轻度 α_2 受体阻断作用。中枢作用主要通过激活 5- 羟色胺受体降低延髓心血管中枢的交感反馈调节作用。乌拉地尔在降压时不引起反射性心动过速，心排血量保持不变，对于心功能不全的患者，能使心脏负荷减轻，增加每搏量与心脏指数。

（二）麻醉和围术期应用

围术期高血压及高血压危象的控制，静脉注射 0.2 ～ 0.6mg/kg，常用 12.5 ～ 25mg，5 ～ 10min

后可再次重复，静脉维持时初始速度可由每分钟2mg开始，加大剂量血压并不会过度下降，安全范围较大。

不良反应与注意事项：①个别病例可能出现头痛、头晕、恶心、呕吐、出汗、烦躁、乏力、心悸、心律失常、上脸部压迫感或呼吸困难等症状，其原因为降压过快所致，多可在数分钟内消失，无须停药。血压过低时应抬高下肢并补充血容量。②过敏反应（如瘙痒、皮肤发红、皮疹等）少见。③乌拉地尔不能与碱性液体混合，因其酸性性质可能引起溶液混浊或絮状物形成。④使用中应注意与其他扩血管药物的协同作用。

七、脑利钠肽

（一）生理作用及其与心功能的关系

脑利钠肽（brain natriuretic peptide，BNP）又称β型利钠肽或奈西立肽，正常成人心脏组织和血液中存在少量BNP，是肾素-血管紧张素-醛固酮系统的天然拮抗激素，在一定程度上可以拮抗交感神经系统的活性，同时具有抑制缩血管活性肽产生、促进血管松弛、利钠、利尿等作用。当心肌损伤或心功能不全时，其循环中BNP的分泌代偿性增加，参与扩张血管、维持血压动态平衡、促进尿钠排泄和利尿等调节作用，在维持心脏代偿状态、延缓疾病进程方面起重要作用。

BNP浓度升高与心室容积的扩张及充盈力的增加有关，故BNP水平的检测主要应用于心力衰竭的临床诊断和治疗，是反映左心室舒张压或左心室收缩不良的生化指标，与心力衰竭的严重程度呈正相关。血浆BNP在心力衰竭、左心室功能不全和非心力衰竭患者的浓度分别为（675±450）pg/ml、（346±390）pg/ml和（110±225）pg/ml，差异有统计学意义（$P < 0.05$）。根据美国纽约心脏病学会（NYHA）标准将心功能不全分为4级（Ⅰ级～Ⅳ级），BNP浓度分别为（244±286）pg/ml、（389±374）pg/ml、（640±477）pg/ml和（817±435）pg/ml，是心力衰竭的定量指标。研究发现，如果患者BNP的浓度大于385pg/ml，预示心脏术后并发症多且病死率高，

将会明显延长患者住院的时间。另有文献报道，BNP的水平对心功能评估有重要作用，临床上可以根据BNP的水平对心功能不全的非心脏和心脏手术麻醉患者的心功能作出相对准确的判断。

（二）奈西立肽与BNP的关系

在心力衰竭阶段，虽然内源性BNP水平明显升高，但仍有水钠潴留和心室充盈压的明显升高，说明可能存在内源性BNP相对不足和（或）BNP抵抗。因此，给予外源性BNP可能对心力衰竭患者有益。

脑钠肽是利钠肽类的一种肽类激素，具有利钠、利尿和扩张血管的效应。奈西立肽（国内制剂为新活素）是利用重组DNA技术从大肠杆菌中获得的合成型人类脑钠肽，与人内源性BNP具有相同的氨基酸序列、立体构型及作用机制。其于2001年8月经美国FDA批准用于心力衰竭的临床治疗。由于其独特的扩血管和促进尿钠的排泄，有望成为治疗心力衰竭效果较为理想的药物。

（三）药理学特点

奈西立肽静脉注射后，药物按照二房室模型快速分布，15min内即可产生药理学效应。BNP通过与其受体结合，使第二信使cGMP水平升高，从而介导一系列生理学效应，包括抑制肾素-血管紧张素-醛固酮的分泌、增加尿液生成和钠离子排泄，使肾脏对钠、尿的排泄增加；对全身小动脉和小静脉具有明确的扩张作用；可显著降低肺动脉楔压（PAWP）、右房压、心肌张力，增加心脏指数，快速改善患者呼吸困难、乏力等症状。奈西立肽主要与利钠肽C型受体相结合后通过吞饮作用，在细胞内被溶酶体分解代谢，小部分从肾脏排出。

（四）心力衰竭治疗中的应用

奈西立肽适用于急、慢性心力衰竭患者。奈西立肽静脉注射后，起效快，更适用于围术期急性心力衰竭患者。文献报道了498例严重失代偿性心力衰竭患者，随机分为对照组、奈西立肽组和硝酸甘油组。主要观察给药后PAWP的变化、对呼吸困难和全身状况的改善及其安全性。结果发现，与硝酸甘油组比较，奈西立肽组治疗后3h和24h的PAWP均显著降低，右房压和心脏指数

等指标也有明显改善。在呼吸困难改善方面，奈西立肽组、硝酸甘油组、对照组分别为 77%、74% 和 65%。与此同时，奈西立肽组 75% 的患者整体情况改善，而硝酸甘油组和对照组分别为 67% 和 65%。奈西立肽组和硝酸甘油组半年死亡率比较无差异。研究还观察到，用药后 1 个月内，奈西立肽组 7% 的患者因急性心力衰竭而再次入院，而硝酸甘油组为 13%。研究发现，用常规的治疗无效后低心排血量综合征患者改用奈西立肽能提高心排血量、降低肺动脉压，迅速缓解症状。在冠状动脉旁路移植术的患者中使用奈西立肽能增加尿量，并有保护肾功能的作用，同时可减少患者总的住院时间，降低病死率。

奈西立肽的推荐临床使用剂量是首先以 $2\mu g/kg$ 静脉注射，然后再以 $0.01\mu g/(kg \cdot min)$ 静脉输注维持 $1 \sim 2d$；如患者病情较重，给予推荐剂量不能有效缓解症状，可以在密切临床监测下，每 3 小时静脉注射 $1\mu g/kg$，并适当增加维持剂量，每次增加 $0.005\mu g/(kg \cdot min)$，直到 $0.03\mu g/(kg \cdot min)$ 最大维持剂量；用药期间须密切监测血压，如果患者收缩压相对偏低（低于 $90 \sim 100mmHg$），剂量应减小或停用。在手术中，由于大多数麻醉药都有扩血管、降血压的作用，因此在使用奈西立肽时应常规剂量减半，并根据血流动力学的改变随时调整剂量。由于来自奈西立肽的辅助增强作用，通常可用小剂量利尿药。ACEI 类和 β 受体阻滞药等也可继续使用，但应减少剂量，以免血流动力学改变。

（五）不良反应

奈西立肽最常见的不良反应为剂量依赖性低血压。在推荐剂量下，有症状性低血压的发生率为 4%（硝酸甘油为 5%），奈西立肽引起有症状性低血压时的平均持续时间 2.2h。对低血压、瓣膜狭窄、肥厚梗阻型心肌病、限制型心肌病、缩窄性心包炎、心脏压塞等不宜使用奈西立肽。妊娠和哺乳期妇女慎用。

奈西立肽的其他不良反应有头痛和剂量依赖性的胃肠道反应（腹痛、恶心、呕吐等）。奈西立肽引起心律失常的概率较小（室性心动过速 3%、心动过缓 1%、心房颤动 2%）。

目前奈西立肽对肾功能和病死率的影响还有争议。有报道指出，该药物可能存在肾毒性。引起血肌酐升高的机制及对远期肾功能的影响目前还不明确。作为一种新型的控制心力衰竭的药物，其独特扩血管和促进尿钠排泄等优点已得到充分肯定，同时其在降低肺动脉压，提高心排血量，改善呼吸困难的潜在作用也正被逐渐认识，对围术期心功能不全的患者具有很好的疗效。但在治疗心力衰竭患者的肾功能方面尚缺乏大规模的前瞻性随机对照研究。此外，该药物利钠作用是否会对患者造成潜在的伤害？是否影响患者病死率？尚待更长时间、更深层面的研究，以便更客观、全面地评价该药在围术期心力衰竭防治方面的地位和作用。

第四节　β 受体阻滞药

β 受体阻滞药据其作用特性不同而分为三类：第一类为非选择性的，作用于 β_1 和 β_2 受体，常用药物为普萘洛尔（目前已较少应用）。第二类为选择性的，主要作用于 β_1 受体，常用药物为美托洛尔、阿替洛尔、比索洛尔等。第三类可同时作用于 β 和 α_1 受体，具有外周扩血管作用，常用药物为卡维地洛、拉贝洛尔。

β 受体的分布和生理作用见表 3-4。

表 3-4　β 受体的分布和生理作用

组织	受体	作用
心脏 - 窦房结	β_1、β_2	加快心率
心脏 - 房室结	β_1、β_2	加快传导
心脏 - 心房	β_1、β_2	增强收缩
心脏 - 心室	β_1、β_2	增强收缩、传导和心室起搏点自律性
动脉	β_2	血管扩张
静脉	β_2	血管扩张
骨骼肌	β_2	血管扩张、收缩力增强、糖原分解、K^+ 摄取
肝	β_2	糖原分解、糖异生
胰（B 细胞）	β_2	胰岛素和胰高血糖素分泌
脂肪细胞	β_1	脂肪分解
支气管	β_2	支气管扩张
肾	β_1	分泌肾素
子宫	β_2	松弛
胃肠道	β_2	松弛
神经末梢	β_2	促进去甲肾上腺素分泌
甲状旁腺	β_1、β_2	甲状旁腺激素分泌
甲状腺	β_2	T_4 向 T_3 转变

一、艾司洛尔

（一）药理作用

艾司洛尔（esmolol）为超短效 β 受体阻滞药，主要作用于心肌的 β_1 受体，大剂量时对气管和血管平滑肌的 β_2 受体也有阻滞作用。其在治疗剂量下无内在拟交感作用或膜稳定作用。可减慢心率，对抗异丙肾上腺素引起的心率增快。其降血压作用与 β 受体阻滞程度呈相关性。静脉注射停止后 10 ～ 20min β 受体阻滞作用即基本消失。电生理研究提示，艾司洛尔降低窦房结自律性，延长窦房结恢复时间，延长窦性心律及房性心律时的 AH 间期，延长前向的文式传导周期。研究提示，在艾司洛尔 0.2mg/（kg·min）的剂量下，可减慢静息态心率、收缩压、心率血压乘积、左右心室射血分数和心脏指数。停药 30min 后血流动力学参数即完全恢复。

艾司洛尔 β 受体阻滞作用的特点：①作用迅速、持续时间短。分布半衰期约 2min，消除半衰期约 9min。经适当的负荷量，继以 0.05 ～ 0.3mg/（kg·min）的剂量静脉滴注，5min 内即可达到稳态血药浓度（如不用负荷量，则需 30min 达稳态血药浓度）。②选择性地阻断 β_1 受体，艾司洛尔的心脏选择性指数为 42.7，普萘洛尔仅为 0.85。③作用强度弱。④无内源性拟交感活性。⑤无 α 受体阻滞作用。

艾司洛尔在围术期应用较其他 β 受体阻滞药有更多的优点，主要用于室上性心动过速、心绞痛、心肌梗死和高血压等的治疗。

1. 减少气管插管的心血管反应 艾司洛尔静脉输注 500μg/（kg·min），4min 后以 300μg/（kg·min）维持，同时静脉注射麻醉诱导药，完成气管插管。结果表明，无论是相对健康的患者还是缺血性心脏病患者，气管插管后心率和血压均无显著性变化，即使增高，其幅度也显著低于对照组，停药后 10 ～ 15min，心率和血压恢复到基础水平。与芬太尼相比，艾司洛尔不仅可减慢心率增快反应，而且可保持心肌灌注压。静脉输注艾司洛尔可降低吸入麻醉药的 MAC。

2. 治疗室上性心动过速 艾司洛尔 50 ～ 300μg/kg 用于控制室上性心动过速，停药后心率迅速恢复正常，艾司洛尔和地高辛合用会提高治疗心房颤动的有效率。

3. 心肌缺血的防治 静脉滴注艾司洛尔 100 ～ 150μg/kg，持续 15min，与对照组比较，用药组心肌梗死面积和再灌注损伤明显减少，对再灌注所致的心动过速也有明显的抑制作用。但在临床上是否能减少急性心肌梗死面积尚无明确报道。

4. 高血压的治疗 冠状动脉旁路术后约 42% 的患者发生高血压，高血压可能威胁到新吻合的血管，并增加心肌耗氧量而引起严重并发症。目前多采用硝酸甘油处理，但这些药物可产生心动过速而增加心肌耗氧量。研究结果表明，艾司洛尔的疗效确切，主要适用于围术期中度高血压，尤其伴有高动力状态者。

（二）适应证

主要适应证有心房颤动、心房扑动时控制心室率，围术期高血压，窦性心动过速、室上性心动过速等。

（三）禁忌证

支气管哮喘或有支气管哮喘病史；严重慢性阻塞性肺疾病；窦性心动过缓；二、三度房室传导阻滞；难治性心功能不全；心源性休克；药物过敏者。

（四）用法用量

1. 控制心房颤动、心房扑动、心室率 成人先静脉注射负荷量：0.5mg/（kg·min），约 1min，随后静脉维持量：自 0.05mg/（kg·min）开始，4min 后若疗效理想则继续维持，疗效不佳可重复给予负荷量并将维持量以 0.05mg/（kg·min）的幅度递增。维持量最大可加至 0.3mg/（kg·min）。

2. 围术期高血压或心动过速 即刻控制剂量为 0.5 ～ 1mg/kg，30s 内静脉注射，继续予 0.15mg/（kg·min）静脉输注，最大维持量为 0.3mg/（kg·min）。

（五）不良反应

1. 心血管系统 低血压最常见于术后、心房颤动及老年患者。

2. 中枢神经系统　出现头昏、嗜睡、头痛、精神错乱和激动。

3. 消化系统　可出现恶心，少数可出现呕吐。

4. 呼吸系统　可引起支气管痉挛、肺水肺、喘息、呼吸困难、干啰音和鼻充血，可引起哮喘患者或慢性气管炎患者哮喘发作。

（六）注意事项

高浓度给药（> 10mg/ml）会造成严重的静脉反应，包括血栓性静脉炎，20mg/ml 的浓度在血管外可造成严重的局部反应，甚至坏死，故应尽量经大静脉给药。

艾司洛尔酸性代谢产物经肾消除，半衰期约 3.7h，肾病患者则约为正常的 10 倍，故肾衰竭患者使用本品需注意监测。糖尿病患者应用时可掩盖低血糖反应。支气管哮喘患者应慎用。用药期间需监测血压、心率、心功能变化。

（七）药物相互作用

（1）与交感神经节阻断剂合用，有协同作用，应防止发生低血压、心动过缓、晕厥。

（2）与地高辛合用时，地高辛血药浓度可升高 10% ～ 20%。

（3）与吗啡合用时，稳态血药浓度会升高 46%。

（4）与琥珀胆碱合用，可延长琥珀胆碱的神经肌肉阻滞作用 5 ～ 8min。

（5）与维拉帕米合用于心功能不良患者可导致心脏停搏。药物过量时会出现心动过缓、低血压、电机械分离、意识丧失和心脏停搏。

二、美托洛尔

（一）药理作用

美托洛尔（metoprolol）对心脏的作用：减慢心率、抑制心肌收缩力、降低自律性和延缓房室传导时间。其对血管和支气管平滑肌有收缩作用，美托洛尔也能降低血浆肾素活性。

静脉注射后分布半衰期大约是 12min。在健康志愿者静脉注射后大约在 20min 达到最大药效。静脉注射 5mg 和 15mg 产生心率减慢最大幅度分别是 10% 和 15%。对心率的影响两个剂量同样速度与时间直线下降，5mg 和 10mg 剂量对心率的影响分别在 5h 和 8h 消失。

（二）适应证

美托洛尔用于治疗高血压、心绞痛、心肌梗死、肥厚型心肌病、主动脉夹层、心律失常、甲状腺功能亢进、心脏神经官能症等。近年来，美托洛尔用于心力衰竭的治疗，但应在有经验的医师指导下使用。

（三）禁忌证

禁忌证包括低血压、显著心动过缓（心率 < 45 次 / 分）、心源性休克、重度或急性心力衰竭、末梢循环灌注不良、二度或三度房室传导阻滞、病态窦房结综合征、严重的周围血管疾病。

（四）不良反应

（1）心血管系统：心率减慢、传导阻滞、血压降低、心力衰竭加重、外周血管痉挛导致的四肢冰冷或脉搏不能触及、雷诺现象。

（2）因其脂溶性及较易透入中枢神经系统，而产生不良反应。疲乏和眩晕发生率为 10%，抑郁发生率为 5%，其他有头痛、多梦、失眠等，偶见幻觉。

（3）胃肠道反应：腹泻多见，恶心、胃痛、便秘少见。

（五）注意事项

（1）须注意用胰岛素的糖尿病患者在加用 β 受体阻滞药时，其 β 受体阻滞作用常会掩盖低血糖的症状如心悸等，从而延误低血糖的及时发现。但在治疗过程中选择性 $β_1$ 受体阻滞药干扰糖代谢或掩盖低血糖的危险性要小于非选择性 β 受体阻滞药。

（2）长期使用时如欲中断治疗，须逐渐减少剂量，一般于 7 ～ 10d 内撤除，至少也要经过 3d。尤其是冠心病患者骤然停药可致病情恶化，出现心绞痛、心肌梗死或室性心动过速。

（3）用于嗜铬细胞瘤时应先行使用 α 受体阻滞药。

（4）慢性阻塞性肺部疾病与支气管哮喘患者应慎用美托洛尔。

（5）对心脏功能失代偿的患者应在使用洋地黄和（或）利尿药治疗的基础上使用美托洛尔。

（6）不宜与维拉帕米同时使用，以免引起心动过缓、低血压和心脏停搏。若静脉注射 β 受体阻滞药导致严重不良反应如房室传导阻滞、严重心动过缓或低血压时，可应用 β 受体激动剂异丙肾上腺素 $1 \sim 5\mu g/min$ 治疗。

（六）剂量和用法

（1）治疗高血压时口服每次 $12.5 \sim 50mg$，每日 $1 \sim 2$ 次，维持心率 $65 \sim 70$ 次 / 分。

（2）静脉注射美托洛尔每次 $2.5 \sim 5mg$（2min 内）。

（3）心力衰竭时，应在洋地黄和利尿药等抗心力衰竭的治疗基础上使用美托洛尔。

三、拉贝洛尔

（一）药理作用

拉贝洛尔（labetalol）又名柳胺苄心定，竞争性地阻断 β_1、β_2 和 α 受体作用。降压效应主要通过阻断 α 受体引起外周血管扩张所致。对 α_1 受体的阻断作用约为酚妥拉明的 $1/6 \sim 1/10$，具有扩张支气管平滑肌和冠脉作用。对心脏 β 受体的阻滞作用为普萘洛尔的 1/4，对血管及支气管平滑肌的作用为后者的 1/11 左右。该药本身的 α 与 β 受体阻滞作用之比在静脉注射时为 1：3，口服时为 1：7。降压效应中肾素不起主要作用，但对原有高肾素或高血管紧张素 II 的患者，给药后使血浆肾素及血管紧张素水平显著降低。本药的降压效应还可能与兴奋血管平滑肌 β_2 受体有关。静脉注射 1min 出现作用，10min 达峰值，分布相半衰期为 18min。

（二）适应证

1. 控制性降压　对易出血手术行控制性降压者，该药能在短时间内使血压降至所要求的水平。

2. 降低气管插管的心血管反应　诱导前静脉注射拉贝洛尔 $0.2 \sim 0.3mg/kg$，气管插管时患者的心率和平均动脉压均无明显波动，可减轻和消除气管插管过程中的心血管反应。

3. 心脏病患者非心脏手术　对心绞痛有明显治疗作用，尤适用于高血压伴有心绞痛患者，该

类患者术前常规 β 受体治疗时，冠脉血流可因血压下降而减少，术中应用拉贝洛尔，阻断 α_1 受体，降低外周血管阻力，增加冠脉血流。劳累型、变异型心绞痛，以及精神紧张等因素诱发心绞痛时，都可因 α 受体激活而诱发血管收缩，使用拉贝洛尔既可抵消冠状动脉阻力增高，防止心律失常，又同时阻断 β_1 受体，减慢心率，减少心肌耗氧量。

（三）注意事项

常见不良反应有头昏、直立性低血压、疲乏、男性性功能紊乱，少数患者可见谷草转氨酶升高，一度房室传导阻滞。使用过程中如发生严重低血压和心动过缓，可应用大剂量 α 或 β 受体兴奋药，如去甲肾上腺素、去氧肾上腺素、异丙肾上腺素静脉输注。支气管哮喘和各种缓慢型心律失常患者不宜使用拉贝洛尔。

（四）剂量和用法

剂量宜个体化，缓慢静脉注射，成人 $5 \sim 20mg$ 或 $0.1 \sim 0.3mg/kg$，必要时 15min 后重复。静脉输注，成人 $0.5 \sim 2mg/min$，根据反应调整剂量。麻醉期间用药可每次静脉注射 $5 \sim 10mg$，根据治疗效果调整剂量。

四、麻醉和围术期应用

（一）抗心律失常

拉贝洛尔可控制快心房颤动时的心室率、室上性心动过速、有症状性室性心律失常。对多种原因引起的快速型心律失常有效，如窦性心动过速，全身麻醉药或拟肾上腺素药引起的心律失常等。不同的 β 受体阻滞药的抗心律失常作用谱不同，有些药物具有第 I 类或第 III 类药物的作用特性。

1. 第 I 类药物的抗心律失常作用　β 受体阻滞药有局麻和膜稳定作用，这种奎尼丁样作用属于第 I 类抗心律失常药的特性。其余部分抗心律失常效应归因于对膜的直接稳定作用。

2. 第 II 类药物的抗心律失常作用　心脏组织同时存在 β_1 和 β_2 受体，通过 β_1 和 β_2 受体来调节心率和心肌收缩力。然而在处于病理状态或应激状态的心脏，血浆去甲肾上腺素水平升高，可能

会引起 β_1 受体选择性的功能下调,此时 β_2 受体的功能与心律失常有关。

3.第Ⅲ类药物的抗心律失常作用 索他洛尔化学上属苯氧丙醇胺类,可延长人的动作电位时间和有效不应期,与他们微弱的 β 受体拮抗作用无关。动作电位推迟复极化过程是第Ⅲ类药物的特征。

(二)抗心绞痛和心肌梗死

β 受体阻滞药对心绞痛有良好的疗效。对静息型或严重劳力型心绞痛,要取得满意疗效,剂量必须达到有明显的 β 受体阻滞作用,如心率减慢和心肌收缩性能降低,尤其运动时减低心肌需氧量,从而延缓心绞痛的发作。对心肌梗死,两年以上的长期应用可降低复发和猝死率,用量比抗心律失常的剂量要大。

(三)抗高血压

β 受体阻滞药具有明显的降压作用,可能机制为:①抑制心脏兴奋,降低心排血量,使血压下降;②抑制肾素释放,降低血管紧张素和醛固酮水平,去甲肾上腺素分泌受抑制;③拮抗突触前膜的 β 受体,后者有正反馈功能,兴奋时促使去甲肾上腺素释放,从而加强交感神经活动。β 受体拮抗肾上腺素的作用,产生降压作用;④可能对中枢的 β_1 和 β_2 受体的作用,减弱以肾上腺素为递质的神经元释放递质。

(四)心力衰竭的治疗

β 受体阻滞药治疗心力衰竭的机制可能为下述几项。

(1)心肌保护作用:高浓度儿茶酚胺对心肌细胞有毒性作用,儿茶酚胺代谢产物形成的自由基对心肌细胞有直接损伤作用,并使冠状动脉痉挛引起心肌缺血、缺氧,从而加重心脏的损伤。β 受体阻滞药通过阻断 β 受体而减轻这些损伤。

(2)改善心室舒张功能:β 受体阻滞药阻断儿茶酚胺诱发的心动过速作用,有效地减慢心率、降低心肌耗氧量,使舒张期延长,改善左心室充盈压和舒张末期容积,并改善心肌缺血和心肌活动不均匀性,从而改善心室舒张功能。β 受体阻滞药还能直接干预心肌代谢,减少心肌耗氧和能量代谢,有利于衰竭心肌的恢复。

(3)消除儿茶酚胺对外周血管的不良影响:β 受体阻滞药可以降低血浆肾素,精氨酸升压素水平,降低心脏后负荷,减轻体内水钠潴留,有助于心功能恢复。

(4)使下调的 β 受体上调:心力衰竭时心肌细胞膜 β 受体下调及功能失耦联是心肌的一种保护机制,但长期下去,会严重影响心肌对儿茶酚胺的反应性,加重心力衰竭。但不同的 β 受体阻滞药对心力衰竭时心肌受体的影响不同,无内源性拟交感活性药物如普萘洛尔、索他洛尔使已减少的 β 受体作用上调,美托洛尔、阿替洛尔仅使心肌 β_1 受体数目增加,具有内在性的药物如吲哚洛尔、阿普洛尔则使 β 受体进一步下调,其下调的程度因内在活性的强弱而异,因此,在不同的病理状态下选用不同的 β 受体阻滞药。

五、不 良 反 应

(一)直立性低血压

β 受体阻滞药降低交感神经张力减少心排血量、降低外周血管阻力;并抑制肾素 - 血管紧张素系统,具有良好的降血压作用。因此,直立性低血压也比较常见,尤其在老年患者、剂量比较大时易发生,为避免其发生,应嘱患者在体位变化时动作应缓慢,必要时减少用药剂量。

(二)支气管痉挛

支气管痉挛为药物对 β_2 受体阻滞作用所致。因此,一般禁用于支气管哮喘患者和慢性阻塞性肺疾病患者。而对于一些肺部疾病较轻,而同时具有 β 受体阻滞药治疗强烈适应证(如慢性左心室功能不全、急性心肌梗死)时,可试用 β_1 受体选择性较高的药物如比索洛尔,用药后应密切观察患者症状,如无不适,可以长期用药。必须提出的是,在使用剂量较大时,仍然可以表现出对 β_2 受体的阻滞作用。

(三)加重外周血管疾病

药物对 β_2 受体阻滞,导致外周血管收缩,加重外周血管性疾病,如药物应用于原来患有闭塞性外周血管病的患者,可以使肢端苍白、疼痛、间歇性跛行症状加重。因此对这类患者，也禁用或慎用 β 受体阻滞药。

（四）心动过缓、传导阻滞

心动过缓、传导阻滞为药物对 $β_1$ 受体的阻断，对心脏的负性频率和负性传导作用所致。近年来认为，β 受体阻滞药引起心动过缓是药物发挥作用的表现形式，应根据心室率的下降来决定 β 受体阻滞药的用药剂量。用药后患者在白天清醒安静时心室率维持在 50～60 次／分是临床上理想的治疗目标。如果用药后出现明显的窦房传导阻滞或窦性停搏，应考虑停用或减量 β 受体阻滞药。使用 β 受体阻滞药后如出现二度或三度房室传导阻滞，应停用或减量 β 受体阻滞药。

（五）心力衰竭加重

β 受体阻滞药已经成为心力衰竭标准用药。在国内外的治疗指南中，明确提出，对所有没有 β 受体阻滞药应用禁忌证、心功能 Ⅱ～Ⅲ 级的心力衰竭患者，应常规使用 β 受体阻滞药。但 β 受体阻滞药具有潜在的加重心力衰竭症状的作用，主要是由于药物的负性肌力作用对心肌收缩力抑制，使心排血量进一步下降，肾血流量减少导致水钠潴留加重所致。主要表现在开始使用 β 受体阻滞药后的 1～2 个月之内，这是心力衰竭使用 β 受体阻滞药的主要担忧所在。

（六）脂质代谢异常

脂质代谢异常与对 $β_2$ 受体的阻滞作用有关。其表现为血甘油三酯、胆固醇升高，HDL 降低。在大剂量长期用药时可以发生，建议选用 $β_1$ 选择性或 $β_1$ 高选择性的 β 受体阻滞药，可以减轻或减少药物治疗带来的脂质代谢紊乱。

必要时可以考虑选用调血脂药物治疗。

（七）掩盖低血糖症状

$β_1$ 受体的阻滞作用使心率减慢，可掩盖早期的低血糖症状（如心悸），这是 β 受体阻滞药长期以来不用于糖尿病患者的主要原因。但近年来大量的临床研究证实，β 受体阻滞药用于冠状动脉粥样硬化性心脏病（冠心病）和心力衰竭患者可以显著改善这些患者的预后，并且前瞻性糖尿病研究也证实了在糖尿病患者应用 β 受体阻滞药的安全性和有效性。β 受体阻滞药在糖尿病患者带来的效益，远远大于这种不良反应所引起的后果。

（八）抑郁

这是由于药物对神经突触内 β 受体的阻滞影响神经递质的释放或灭活所致。出现明显的症状时，应考虑停药，也可以考虑换用水溶性 β 受体阻滞药如阿替洛尔。

（九）乏力、阳痿

大剂量长期使用药物可能发生乏力和阳痿，必要时停药。对具有 β 受体阻滞药治疗强烈适应证的患者，可以考虑试用另一种 β 受体阻滞药。

（十）反跳综合征

长期治疗后突然停药可发生反跳综合征，表现为高血压、心律失常和加重心绞痛，与长期治疗中 β 受体敏感性上调有关。突然撤除 β 受体阻滞药是危险的，特别在高危患者，可能会使慢性心力衰竭病情恶化并增加急性心肌梗死和猝死的危险。因此，如需停用 β 受体阻滞药应逐步撤药，整个撤药过程至少 2 周，每 2～3d 剂量减半，停药前最后的剂量至少给 4d。

第五节　钙通道阻滞药

一、维拉帕米

（一）药理作用

维拉帕米（verapamil）具有明显的负性频率、负性传导及负性肌力作用。其降低慢反应组织的舒张期自动去极化速率，使窦房结的发放频率减慢。过高浓度甚至可使窦房结和房室结的电活动消失。抑制慢反应动作电位的上升速率，使传导减慢，此作用在房室结表现较明显，减慢房室传导是其治疗室上性心动过速的机制所在。研究表明，该药能使心电图的 P-R 间期延长，且呈剂量依赖性。维拉帕米扩张冠状动脉，增加冠脉血流量。实验性冠状动脉结扎后，维拉帕米可增加结扎处远端（缺血区）的血流量。提高细胞外 Ca^{2+} 浓度可使维拉帕米的扩血管作用减弱或完全消失，而β受体阻滞药或迷走神经切除则对其无影响。维拉帕米对外周血管具有明显的扩张作用，使外周阻力降低，平均动脉压下降，继而心脏氧耗降低，对冠心病患者是有利的。维拉帕米还可明显抑制非血管平滑肌的收缩活动。

维拉帕米静脉注射后 1～2min，房室传导时间开始延长，持续 6h。静脉注射后抗心律失常的作用 5min 出现，持续 6h。扩张血管作用 5min 时达高峰，持续 30min。上述提示维拉帕米易被房室结摄取和结合。静脉注射 0.075～0.15mg/kg 后，有效血浆浓度为 125μg/ml，静脉注射后其血浆浓度变化为二室模式、$t_{1/2\alpha}$=3.5min，$t_{1/2\beta}$=110.5min。药物在肝中被代谢成多种代谢产物，其中去甲基维拉帕米（norverapamil）为活性代谢产物，作用强度约为原药的 20%。总清除率很大程度上取决于肝血流及功能，严重肝病（如肝硬化）需减少用量。该药可通过胎盘屏障，也可经乳腺分泌。约 70% 以代谢物形式经肾排泄，以原型排泄的药物不足 4%。维拉帕米是肝 P450 3A4 的强抑制剂。

（二）麻醉和围术期应用

1. 室上性心律失常 包括心房颤动、心房扑动、阵发性室上性心动过速，但预激综合征除外。推荐使用静脉缓慢注射，维拉帕米 2～4mg 稀释后每隔 1min 缓慢静脉注射 1mg 或静脉输注。围术期应用时特别注意监测心率和血压，达到治疗目的后或心率、血压下降时停药。

2. 高血压 用药前血压水平越高，维拉帕米的降压作用越好，所以较适用于老年高血压患者，在治疗顽固性高血压的联合用药方案中，维拉帕米也作为可选药物之一，不宜与 β 受体阻滞药合用。

3. 心绞痛 可用于各种心绞痛，用量与治疗高血压时相同。治疗高血压和心绞痛可选用缓释片。

（三）药物相互作用

维拉帕米可增加强心苷的血药浓度，减少奎尼丁的环孢素 A 的清除，而肝药酶诱导剂可降低维拉帕米的生物利用度。维拉帕米可能与 α_1 和 α_2 受体结合，此可解释其与某些药物的相互作用（如奎尼丁、氯丙嗪、α 受体阻滞药），苯巴比妥可加速维拉帕米代谢。

（四）禁忌证

维拉帕米易引起房室传导阻滞加重。主要禁忌证为低血压、心源性休克、晚期心力衰竭、病态窦房结综合征、二度和三度房室传导阻滞。治疗心绞痛时突然停药，可使病情更加恶化。

对高龄患者，尤其心、肾功能不良者应慎用或减量使用。

（五）不良反应

不良反应：便秘、胃部不适、恶心、眩晕、头痛和神经痛等。静脉注射时，由于其负性肌力作用，可出现短暂而轻度的降压作用，如静脉注射速度过快可引起心动过缓、房室传导阻滞、低血压及诱发心力衰竭，多见于与 β 受体阻滞药合用或近期内用过此药的患者，应立即停药，根据病情静脉注射阿托品、钙剂或异丙肾上腺素。对低血压及心力衰竭者可用多巴胺或多巴酚丁胺治疗。

二、地尔硫䓬

（一）药理作用

地尔硫䓬（diltiazem）又名硫氮䓬酮或恬尔心，对心脏表现为轻度的负性肌力和负性频率作用。地尔硫䓬的心脏电生理效应与维拉帕米类似，直接减慢心率的作用较强，阻断去极化的浦肯野纤维的自发放电，抑制房室传导及延长不应期。

地尔硫䓬对大的冠状动脉和侧支循环均有扩张作用。在冠脉阻塞后，地尔硫䓬使血流重新分配而改善缺血心肌灌流，使抬高的 ST 段有所降低并改善心功能，抑制室性期前收缩，延长存活时间。临床证明，地尔硫䓬可使患者冠脉扩张，心排血量、静脉回流量及心率均下降。本药对变异型和劳累型心绞痛都有显著效果。

地尔硫䓬可扩张外周血管，降低全身血管阻力，降低血压。地尔硫䓬在降低血压的同时对脉压无明显影响，提示本药同时降低收缩压和舒张压。由于其能明显地降低心脏负荷，尽管对心脏作功略有抑制，但还不至于使充血性心力衰竭症状进一步恶化。

（二）麻醉和围术期应用

治疗室上性心律失常、典型心绞痛、变异型心绞痛、高血压和肥厚型心肌病。治疗室上性心律失常时，第一次静脉注射剂量为 0.25mg/kg，经 2min 注完，约 75% 的患者可转复为窦性心律，小剂量 0.15mg/kg 常起不到良好的作用。如需要，15min 后，再给予 0.35mg/kg，若需继续给药，则用量因人而异，视心率而定。

（三）禁忌证

禁用于有窦房结功能不全及高度房室传导阻滞者，二度以上房室传导阻滞或窦房阻滞者，孕妇，严重的低血压及充血性心力衰竭，有严重心肌疾患及对本品有过敏史的患者禁用。

（四）药物相互作用

地尔硫草与某些 β 受体阻断药如美托洛尔合用，可使后者的清除率降低，从而可能引起心动过缓。与硝苯地平合用，相互抑制彼此在肝脏的代谢，使血浆药物浓度增加。H_2 受体拮抗药可增加地尔硫草的血药浓度。常规使用环孢素 A 的肾移植患者，合用地尔硫草 60～80mg/d，可减少环孢素 A 的用量，并可明显减轻环孢素 A 的肾毒性。

（五）不良反应与注意事项

地尔硫草对外周和心脏的作用居于硝苯地平和维拉帕米之间，不良反应的发生率约 4%，是三者中最低，主要表现为头昏、头痛、面红及胃肠不适。注射用药时可能出现房室传导阻滞，有的患者可出现药疹。心功能不全者应避免与 β 受体阻滞药合用。老年人、肝、肾功能不全者，剂量酌减。与降压药合用时，应十分谨慎会增加降压作用，与 β 受体阻滞药、利血平类药物合用可能加剧心动过缓。

三、尼卡地平

（一）药理作用

尼卡地平（nicardipine）对冠脉和外周血管具有强的扩张作用，对外周血管的扩张作用类似于硝苯地平，但扩张冠脉的作用更强，对脑血管也有较好的扩张作用。对心脏的抑制作用为硝苯地平的 1/10，即血管选择性更高。尼卡地平应用后，对射血分数和心排血量选择性更高。因此，尼卡地平用药后，射血分数和心排血量增加，而对心脏传导无影响。在 Ⅲ 和 Ⅳ 度心力衰竭患者中，尼卡地平治疗 9d，心脏指数增加 28%，左心室舒张末期压减少 18%。

（二）麻醉和围术期应用

尼卡地平用于治疗高血压和心绞痛，也用于脑血管疾病，如蛛网膜下腔出血后处理、脑缺血性卒中、脑动脉硬化症等。在处理高血压危象时，静脉注射尼卡地平 5mg/h，每 15min 增加 1～2.5mg，最大可用至 15mg/h。麻醉和围术期用于治疗高血压和控制性降压。

（三）不良反应

轻微不良反应的发生率高（54%～63%），均因扩张外周血管所致，通常于用药过程中消失。其他不良反应的发生率较硝苯地平和维拉帕米低。在治疗心绞痛和高血压时，最常见的不良反应为踝部水肿、眩晕、头痛、无力、面红、心悸，总发生率 < 10%。急性期颅内出血患者、颅内高压者、孕妇、哺乳期妇女禁用。药物相互作用与硝苯地平相似。

四、钙通道阻断药在心脏病患者麻醉和围术期应用

（一）抗心律失常

1. 阵发性室上性心动过速（PSVT）　首选维拉帕米，能减慢房室结内传导，延长其有效不应期，在静脉用药时，有迅速消除 PSVT 的作用。剂量为 0.075～0.15mg/kg，或小儿 1～2mg，成人 2～4mg，稀释后缓慢静脉注射或静脉持续输注，同时监测血压、ECG，其即时有效转复率为 80%～100%，必要时 30min 后再用 1 次，是目前治疗由 A-V 前向传导折返引起的窄 QRS 波 PSVT 的首选药物。对自律性增高所致的 PSVT 和其他类型的折返

性 PSVT 也都有治疗效果。静脉滴注量为每分钟 5μg/kg。静脉注射地尔硫䓬 0.15～0.25mg/kg 也能终止窄 QRS 波的 PSVT。对多源性房性心动过速，维拉帕米的效果不佳。法利帕米（Falipamil）对儿茶酚胺引起的窦速效果良好。

2. 心房颤动和心房扑动　该类疾病患者静脉注射维拉帕米后可以减慢心室率（多见于新近发生的心房颤动），个别患者能转为窦性心律。其起效时间较强心苷缩短。为安全起见，宜小剂量缓慢注射，每次 1mg，间隔 1min 重复给药，给药过程中应严密监测血压和 ECG。心房颤动合并预激综合征者，禁用维拉帕米。

（二）防治心肌缺血

钙通道阻滞药可减慢心率，减少心肌耗氧；扩张冠状血管，解除冠状动脉痉挛，增加心肌供氧和缺血区的血流量；以及减少血小板的聚集。其具有防治心肌缺血的作用。尼卡地平的扩血管作用最强，硝苯地平次之，维拉帕米和地尔硫䓬最小。钙通道阻滞药可以降低围术期心肌梗死的发生率和缩小梗死面积。术前已用钙通道阻滞药者不应停药，应继续用至术晨或术前，以防止术中发生冠状动脉痉挛。

（三）防治高血压

钙通道阻滞药的降压作用，主要是通过舒张小动脉，作用起效快且肯定，SVR 下降，不减少心排血量，不产生直立性低血压，无快速耐药性，无支气管哮喘的禁忌证，不仅可用于 COPD 患者，还可用于防治围术期的高血压和高血压危象。

尼卡地平用于重度高血压和围术期高血压等高血压急症患者，能安全地控制血压，起效快（1～5min），疗效高（显效率 100%），作用时间短，便于调节，并且副作用小。静脉负荷量（10～30μg/kg，1～2mg）给药后 1min 血压开始下降，收缩压和舒张压可以下降约 20%～30%，并且安全性大，未出现严重低血压，作用消失后，无血压反跳现象，药效维持约 20min，需在 20～30min 后给予静脉滴注，以维持降压效果。全身麻醉诱导时，静脉注射尼卡地平 30μg/kg，可以防止和降低由于气管插管所引起的血压升高。对于高血压患者其效果尤为显著，并且使其周围循环阻力在插管期

间显著降低，心功能指数明显增加，且不增加心肌耗氧量。尼卡地平维持剂量为开始每分钟 2～6μg/kg，以后根据血压变化调节。尼卡地平用于术中控制性降压每分钟 6～12μg/kg 静脉滴注，可于 5～10min 内将血压稳定控制于较低水平（收缩压 80mmHg）。心内直视手术，体外循环血压升高时，尼卡地平每分钟 4μg/kg 静脉滴注，可使 MAP 下降至 70mmHg，减少滴入量后，控制 MAP 于（70±5）mmHg，效果满意，且停机后没有出现心率增快现象，尿量较多，认为其效果优于硝酸甘油和硝普钠。

（四）脑复苏和缺血性脑血管疾病

心脏停搏后，缺氧可影响跨细胞膜正常钙离子浓度梯度的维持，导致大量钙离子流入神经细胞（至少有 200 倍）内。钙通道阻滞药可以防止再灌注损害，并且能防止或解除脑血管痉挛，有利于脑皮质供血，有明显的减轻脑损害的效果。尼莫地平为高度脂溶性，易于进入中枢神经系统，可以穿过血脑屏障，故用于脑内疾病。其主要扩张直径为 70～100um 的小动脉，对小静脉的影响很小，剂量小于 60μg/kg，对心率、节律和心肌收缩力无明显抑制。同时，SVR 和血压下降，使心脏在增加心排血量同时并不增加心脏作功。

尼卡地平选择性扩张脑血管，改善缺血区域血供，并且能增加脑对缺氧的耐受力，对脑细胞有保护作用，可用于各种缺血性脑血管疾病的预防和治疗，减少脑卒中发生。尼卡地平 0.01mg/kg 可以使患者脑血管阻力下降 22%，脑血流量上升 15%，并能使脑血管疾病患者缺血区血流量升高。高血压卒中恢复期患者，尼卡地平有降低血压和同时增加脑血流量的效应；对急性缺血性脑卒中患者，应用尼卡地平治疗有效。

五、麻醉药的相互作用

（一）吸入麻醉药

氟类吸入麻醉药可以阻滞心肌和血管平滑肌的钙通道，妨碍细胞外的钙离子内流，且与剂量相关。这是导致其负性肌力作用和直接扩张血管的重要原因。其中以恩氟烷的影响最大，氟烷次之，异氟烷最轻。恩氟烷与维拉帕米合用，不仅严重抑

制心功能，还显著抑制血浆肾上腺素和去甲肾上腺素浓度的升高。钙通道阻滞药和氟类吸入麻醉药合用对心肌抑制的相加作用可以部分被氯化钙拮抗，但使 P-R 间期延长的作用不受影响。维拉帕米和氟烷合用，使 SVR 下降，并与剂量相关，但与恩氟烷、异氟烷合用时 SVR 变化不明显。氟类麻醉药和钙通道阻滞药合用降低冠状动脉灌注压，但冠脉血流却没有变化。异氟烷与尼卡地平合用使平均动脉压下降，而冠脉血流增多。氟类吸入麻醉药与钙通道阻滞药合用，对心脏传导系统的抑制有相加作用，钙通道阻滞药可增强氟类吸入麻醉药的麻醉效能，维拉帕米 0.5mg/kg 能使氟烷的 MAC 降低 25%。

（二）静脉麻醉药

硫喷妥钠可加重维拉帕米对心肌的抑制。临床上，硫喷妥钠、地西泮、芬太尼静脉麻醉时，通常可以使用钙通道阻滞药。上述麻醉药合用，其相互的作用有益于维持血流动力学稳定。但长期口服硝苯地平的冠状动脉旁路移植术患者，用大剂量芬太尼麻醉时，对心肌有显著的抑制作用。

（三）其他

维拉帕米有较强的局麻作用（为普鲁卡因的 1.6 倍），能增加局麻药的心脏毒性。钙通道阻滞药对所有去极化、非去极化肌松药均能增强其肌松作用。用钙通道阻滞药治疗的患者，应用常规剂量新斯的明拮抗肌松药的残余效应，效果不佳。对已用肌松药的患者，待呼吸恢复后，若再给予钙通道阻滞药，也有可能出现呼吸肌再次麻痹的潜在危险，应予注意。用维拉帕米时，给予小量的含钾液（氯化钾液、库血）就可以出现高钾血症。钙通道阻滞药可以使地高辛的血浆浓度升高，还能够影响由钙介导的血小板功能。

（陈　杰　杭燕南）

参 考 文 献

杭燕南，邓小明，王祥瑞，2008. 围术期心血管治疗药 . 上海：世界图书出版公司

胡强夫，袁世荧，黄维勤，等，2008. 米力农对合并肺动脉高压瓣膜病患者体外循环期间肺氧合功能的影响 . 中国胸心血管外科临床杂志，15（4）：314-315

尹宁，陈珏，施晓华，等，2010. 雾化吸入与静脉输注米力农治疗先天性心脏病患儿术后肺动脉高压效果的比较 . 中华麻醉学杂志，30（11）：1281-1283

俞卫锋，王天龙，郭向阳，等，2017. α₁肾上腺素能受体激动剂围术期应用专家共识（2017 版）. 临床麻醉学杂志，33（2）：186-192

Bayram M，Luca LD，Massie MB，et al，2005. Reassessment of dobutamine，dopamine，and milrinone in the management of acute heart failure syndromes. Am J Cardiol，96：47G-58G

Bellomo R，Chapman M，Finfer S，et al，2000. Low-dose dopamine in patients with early renal dysfunction：a placebo-controlled randomized trial：Australian and New Zealand Intensive Care Society（ANZICS）Clinical Trials Group.Lancet，356：2139

Bellomo R，Wan L，May C，2008. Vasoactive drugs and acute kidney injury. Crit Care Med，36（4S）：179-186

Bonow RO，Zipes DP，Libby P，et al，2005. Brauwald's Heart Disease. 7th ed，Saunders

Bucher M，Hobbhahn J，Taeger K，et al，2002. Cytokine — mediated downregulation of vasopressin V（1A）receptors during acute endotoxemia in rats. Am J Physiol Regul Integr Comp Physiol，282：R979-984

Cheng SS，Berman GW，Merritt GR，et al，2012. The response to methylene blue in patients with severe hypotension during liver transplantation. J Clin Anesthesia，24：324-328

Cossu AP，Mura P，De Giudici LM，et al，2016. Vasopressin in hemorrhagic shock：a systematic review and meta-analysis of randomized animal trials. Biomed Res Int，2014：421-429

Currigan DA，Hughes RJ，Wright CE，et al，2014. Vasoconstrictor responses to vasopressor agents in human pulmonary and radial arteries. Anesthesiology，121：930-936

Debaveye YA，Van den Berghe GH，2004. Is there still a place for dopamine in the modern intensive care unit? Anesthesia and Analgesia，98（2）：461-468

Denny JT，Burr AT，Balzer F，et al，2015. Methylene blue treatment for cytokine release syndrome-associated vasoplegia following a renal transplant with rATG infusion: a case report and literature review. Exp Ther Med，9（5）：1915-1920

Devereaux PJ，Yusuf S，Yang H，et al，2004. Are the recommendations to use perioperative（beta）-blocker therapy in patients undergoing noncardiac surgery based on reliable evidence? CMAJ，171：245-247

Dumbarton TC，Minor S，Yeung CK，et al，2011. Prolonged methylene blue infusion in refractory septic shock：a case report. Can J Anaesth，58（4）：401-405

Garcia GMJ，Dominguez RA，2006. Pharmacologic treatment of heart failure due to ventricular dysfunction by myocardial stunning：potential role of levosimendan. Am J Cardiovasc Drugs，6：69-75

Gordon AC，Russell JA，Walley KR，et al，2010. The effects of vasopressin on acute kidney injury in septic shock.Intensive Care Med，36（1）：83-91

Gordon GR，Schumann R，Rastegar H，et al，2006. Nesiritide for treatment of perioperative low cardiac output syndromes in cardiac surgical patients：an initial experience. J Anesth，20：307-311

Gouel-Chéron A，Harpan A，Mertes PM，et al，2016. Management of anaphylactic shock in the operating room. Presse Med，45（9）：774-783

Gupta B，Garg N，Ramachandran R，2017. Vasopressors：do they have any role in hemorrhagic shock? J Anaesthesiol Clin Pharmacol，33（1）：3-8

Hines RL，2009. Cardiac pharmacology：a new look at clinical indications and application. Annual Refresher Course Lectures American Society of Anesthesiologists, 230 (1-4)

Jaskille AD, Jeng JC, Jordan MH, 2008. Methylene blue in the treatment of vasoplegia following severe burns. J Burn Care Res, 29 (2): 408-410

Kaplan JA, 2011. Kaplan's Cardiac Anesthesia: The Echo Era. 6th ed. Philadelphia: Saunders

Kellum JA, 2001. Use of dopamine in acute renal failure: a meta-analysis. Critical Care Medicine, 29 (8): 1526-1531

Kopel T, Losser MR, Faivre V, et al, 2008. Systemic and hepatosplanchnic macro- and microcirculatory dose response to arginine vasopressin in endotoxic rabbits. Intensive Care Med, 34 (7): 1313-1320

Lauzier F, Lévy B, Lamarre P, et al, 2006. Vasopressin or norepinephrine in early hyperdynamic septic shock: a randomized clinical trial. Intensive Care Med, 32 (11): 1782-1789

Levy B, Lauzier F, Plate GE, et al, 2004. Comparative effects of vasopressin, norepinephrine, and L-canavanine, a selective inhibitor of inducible nitric oxide synthase, in endotoxic shock. Am J Physiol Heart Circ Physiol, 287 (1): H209-H215

Liebson PR, 2006. Calcium channel blockers in the spectrum of antihypertensive agents. Expert Opin Pharmacother, 7: 2385-2401

London MJ, Zaugg M, Schaub M, et al, 2004. Perioperative β-adrenergic receptor blockade: Physiologic foundations and clinical controversies. Anesthesiology, 100: 170-175

Lopes RD, Rordorf R, De Ferrari GM, et al, 2018. Digoxin and mortality in patients with atrial fibrillation. J Am Coll Cardiol, 71 (10): 1063-1074

Martin C, Viviand X, Leone M, et al, 2000. Effect of norepinephrine on the outcome of septic shock. Critical Care Medicine, 28 (8): 2758-2765

Mentzer Jr, Oz MC, Sladen RN, et al, 2007. Effects of perioperative nesiritide in patients with left ventricular dysfunction undergoing cardiac surgery. JACC, 49: 716-726

Michel S, Weis F, Sodian R, et al, 2012. Use of methylene blue in the treatment of refractory vasodilatory shock after cardiac assist device implantation: report of four consecutive cases. J Clin Med Res, 4 (3): 212-215

Myc LA, Stine JG, Chakrapani R, et al, 2017. Vasopressin use in critically ill cirrhosis patients with catecholamine-resistant septic shock: the CVICU cohort. World J Hepatol, 9 (2): 106-113

Nagisa YA, Shintani SN, 2001. The angiotensin II receptor antagonist andesartan cilexetil (TCV2116) ameliorates retinal disorders in rats. Diabetologia, 44: 883-888

Opie LH, Yusuf S, Kubler W, 2000. Current status of safety and efficacy of calcium channel blockers in cardiovascular diseases: a critical analysis based on 100 studies. Prog Cardiovasc Dis, 43: 171-196

Ouattara A, Landi M, Le Manach Y, et al, 2005. Comparative cardiac effects of terlipressin, vasopressin, and norepinephrine on an isolated perfused rabbit heart. Anesthesiology, 102 (1): 85-92

Patel BM, Chittock DR, Russell JA, et al, 2002. Beneficial effects of shortterm vasopressin infusion during severe septic shock. Anesthesiology, 96: 576-582

Rutledge C, Brown B, Benner K, et al, 2015. A novel use of methylene blue in the pediatric ICU. Pediatrics, 136 (4): e1030-e1034

Sharma RM, Setlur R, 2005. Vasopressin in hemorrhage shock. Anesth Analg, 101: 833-834.

Sharshar T, Carlier R, Blanchard A, et al, 2002. Depletion of neurohypophyseal content of vasopressin in septic shock. Crit Care Med, 30: 497-500

Spahn DR, Bouillon B, Cerny V, et al, 2013. Management of bleeding and coagulopathy following major trauma: an updated European guideline. Crit Care, 17: R76

Toller WG, Stranz C, 2006. Levosimendan, a new inotropic and vasodilator agent. Anesthesiology, 104: 556-569

Tsukamoto O, Fujita M, Kato M, 2009. Natriuretic peptides enhance the production of adiponectin in human adipocytes and in patients with chronic heart failure. J Am Coll Cardiol, 53: 2078-2079

Wagener G, Kovalevskaya G, Minhaz M, et al, 2011. Vasopressin deficiency and vasodilatory state in end-stage liver disease. J Cardiothorac Vasc Anesth, 25 (4): 665-670

Wan I, Bellomo R, Di Giantomasso D, et al, 2003. The pathogenesis of septic actue renal failure. Cur Opin Crit Care, 9 (6): 496-502

第四章

麻醉药与心血管功能

吸入麻醉药、静脉麻醉药、麻醉性镇痛药、肌肉松弛药和局部麻醉药对患者心血管系统功能都有一定的影响,主要是心肌、冠脉血流、心脏电生理活动、血管系统和神经内分泌反射功能的综合作用。同一类麻醉药的作用和用量也各有不同。此外,患者潜在的病理状态和在已接受的药物治疗也影响患者对麻醉药的反应。熟悉心血管麻醉药理,精准和合理用药有助于提高心血管手术麻醉和围术期患者的安全。

第一节　吸入麻醉药

一、常用吸入麻醉药

吸入麻醉药包括氟烷、异氟烷、七氟烷、地氟烷和氧化亚氮等,目前临床上应用的主要是七氟烷、异氟烷和地氟烷,氧化亚氮应用渐少。

(一)主要理化特性

临床常用吸入麻醉药的理化特性见表 4-1。

表 4-1　常用吸入麻醉药的理化特性

药物	分子量	沸点(℃)	蒸气压 (mmHg, 20~25℃)	液体比重 (20℃)	分配系数(37℃)		
					血/气	油/气	水/气
氟烷	197.4	50.2	243	1.68	2.3	224	0.74
恩氟烷	184.5	56.5	175	1.52	1.91	98.5	0.78
异氟烷	184.5	48.5	239	1.5	1.4	94.5	0.7
七氟烷	200.1	58.6	157	1.52	0.63	53.4	0.36
地氟烷	168	23.5	663.75	1.46	0.42	18.7	0.225
氧化亚氮	44	-89	39 000	1.53(气体)	0.47	1.4	0.44

(二)最低肺泡有效浓度

合理和精准应用吸入麻醉药应对最低肺泡有效浓度(minimum alveolar concentration,MAC)有深入了解,尤其是心脏病患者施行心脏或非心脏手术麻醉。

MAC 是指在一个大气压下,使 50% 的人(或动物)在受到伤害性刺激时不发生体动的肺泡气中吸入麻醉药的浓度。MAC 相当于药理学中反映量-效曲线的 ED_{50},如果同时使用两种吸入麻醉药如七氟烷和氧化亚氮(笑气,N_2O)时,还能以相加的形式来计算,如两种麻醉药的 MAC 均为 0.5 时,可以认为它们的总 MAC 为 1.0 MAC。定义中

的伤害性刺激是指外科手术切皮。常用吸入麻醉药的 MAC(30~60 岁)见表 4-2。

表 4-2　常用吸入麻醉药的 MAC(%,30~60 岁)

N_2O	氟烷	恩氟烷	异氟烷	七氟烷	地氟烷
104	0.77	1.68	1.15	1.85	6

1. MAC 的临床意义

(1)反映了吸入麻醉药的效能:MAC 可作为所有吸入麻醉药效能的统一评价标准,MAC 越大该吸入麻醉药的效能越弱,如地氟烷 MAC 为 6%,是挥发性吸入麻醉药中效能最低的。

(2)判断吸入麻醉深度:MAC 是判断吸入麻

醉深度的一个重要指标,当达到平衡时,肺泡气内吸入麻醉药的浓度与动脉血及效应部位的浓度平行,因此可通过监测 MAC 来了解效应部位吸入麻醉药的浓度,更加方便直观地对麻醉深度进行判断。

2. MAC 的扩展 1MAC 所达到的麻醉深度大都不能满足临床麻醉所需的深度,因此在麻醉时必须增加 MAC 或与其他麻醉药如阿片类药、静脉麻醉药和肌肉松弛药联合应用。MAC 提供了一种麻醉药效能的测量方法,它反映的是吸入麻醉药量 - 效反应曲线中的一个设定点即有效剂量的中位数,其他端点则代表了不同水平的麻醉深度,由此而衍生出一系列 MAC 扩展值(表 4-3)。

表 4-3 常用的 MAC 扩展值

$MAC_{awake50}$	MAC_{95} (切皮无体动)	$MAC\ EI_{50}$	$MAC\ EI_{95}$	MAC_{BAR}
1/4 ~ 1/3MAC	1.3MAC	1.5MAC	1.9MAC	1.7MAC

(1)半数苏醒肺泡气浓度($MAC_{awake50}$):是指 50% 的患者对简单指令能睁眼时的肺泡气吸入麻醉药浓度,可视为患者苏醒时脑内麻醉药分压,为 1/4 ~ 1/3MAC(表 4-4)。术中知晓是临床麻醉中较为严重的并发症,一直受到麻醉医师的关注,尤其是心脏病患者。当吸入麻醉药达到 0.6MAC 以上时就具有很好的意识消失和遗忘作用,因此建议临床应用时应达到 0.6MAC 以上,或同时使用其他静脉麻醉药。

表 4-4 常用吸入麻醉药 $MAC_{awake50}$

吸入麻醉药	$MAC_{awake50}$(%)	$MAC_{awake50}/MAC$
氧化亚氮	68	0.64
氟烷	0.41	0.55
异氟烷	0.49	0.38
七氟烷	0.62	0.34
地氟烷	2.5	0.34

(2)95% 有效剂量(MAC_{95}):是指使 95% 的人(或动物)在受到伤害性刺激不发生体动时的肺泡气吸入麻醉药的浓度,相当于 1.3MAC。

(3)半数气管插管肺泡气浓度($MAC\ EI_{50}$):是指吸入麻醉药使 50% 的患者于喉镜暴露声门时容易显露会厌、声带松弛不动,气管插管时或气管插管后不发生体动反应时的肺泡气吸入麻醉药浓度。

(4)$MAC\ EI_{95}$:是指 95% 的患者达到上述气管插管标准时吸入麻醉药的肺泡气浓度。

(5)MAC_{BAR}:是指阻滞自主神经反应时的肺泡气吸入麻醉药浓度,相当于 1.7MAC。与其他吸入麻醉药不同,七氟烷的 MAC_{BAR} 为 2.2MAC。

3. 影响吸入麻醉药 MAC 的因素

(1)降低吸入麻醉药 MAC 的因素:①年龄,随着年龄的增加,中枢神经系统对吸入麻醉药的敏感性有所增加。因此,MAC 随年龄的增长有所减小。6 ~ 12 个月婴儿的 MAC 最大,80 岁时大约是婴儿的一半。②低体温,随着体温的降低,吸入麻醉药 MAC 也有所下降。体温每降低 1℃,MAC 降低 2% ~ 5%。③合并用药,多种药物可使吸入麻醉药的 MAC 降低,包括阿片类药物、静脉麻醉药、α_2 受体激动剂、局麻药及使中枢神经儿茶酚胺减少的药物如利血平等。④妊娠,妊娠期妇女对麻醉药的敏感性增加,吸入麻醉药的 MAC 也随之降低。妊娠 8 周时 MAC 降低 1/3,而产后 72h MAC 恢复至正常水平。⑤中枢神经系统低渗,如脑内钠离子浓度降低。⑥急性大量饮酒。

(2)增加吸入麻醉药 MAC 值的因素:①年龄,随着年龄的减小,MAC 有所增加。②体温,体温升高时吸入麻醉药的 MAC 增加,但超过 42℃后反而降低。③兴奋中枢神经系统的药物如右旋苯丙胺、可卡因等。④慢性嗜酒。⑤中枢神经系统高渗,如脑内钠离子浓度增加。

(三)常用吸入麻醉药

1. 七氟烷(sevoflurane) 是目前应用最广的吸入全麻药。

(1)药理作用:七氟烷血 / 气分配系数(0.63)低于氟烷、恩氟烷、异氟烷这三种含氟吸入麻醉药,故麻醉诱导和苏醒都迅速,但其麻醉效能较前三者为弱,其 MAC(1.71% ~ 2.05%)高于上述三药。七氟烷对脑血管和颅内压的作用与异氟烷相似。其增强肌松药的作用较异氟烷为强。七氟烷对呼吸道无刺激性,不增加呼吸道分泌物,也有松弛支气管平滑肌作用。对呼吸的抑制作用强于氟烷,但停止吸入后恢复较快。

(2)心血管系统作用:七氟烷对心血管系统也有抑制作用,并随麻醉加深而加重。动脉压下降主要与总外周阻力下降有关,而对心肌收缩力影响较小。七氟烷有扩张冠状动脉作用,使冠脉血流量增加，同时使心肌耗氧量减少。不诱发室性心律失常，也不增加心肌对儿茶酚胺的敏感性。

（3）药代动力学特点：七氟烷的代谢率 [（2.89%±1.5%）～（3.29%±1.65%）] 低于氟烷而高于异氟烷。绝大部分以原型经肺呼出，小部分在肝微粒体酶作用下降解为无机氟化物和六氟异丙醇，后者再与葡萄糖醛酸结合，代谢物最终经肾排出。

（4）临床应用：七氟烷最初由于顾虑其对肝、肾有潜在毒性而未能在临床上广泛应用，而后通过大量动物实验和临床研究，对此药重新作了评价，认为对肝肾并无明显毒性，开始在临床上推广应用。目前，此药已成为主要吸入麻醉药之一，除用于麻醉维持外，还用于小儿麻醉诱导。

2. 异氟烷（isoflurane）　是恩氟烷的异构体。

（1）药理作用：异氟烷的麻醉效能较恩氟烷强，其MAC（1.15%）介于氟烷与恩氟烷之间，虽然其血/气分配系数（1.4）低于氟烷和恩氟烷，但由于有难闻的气味，麻醉诱导并不比这两者快。异氟烷有一定的镇痛作用，其增强非去极化肌松药的作用与恩氟烷相似。异氟烷也有扩张脑血管和增加颅内压的作用，但程度较恩氟烷轻。异氟烷对呼吸的抑制作用较恩氟烷轻，也有支气管扩张作用。对肝、肾无明显损害。

（2）心血管系统作用：异氟烷对心脏的抑制作用较氟烷和恩氟烷轻。血压也随麻醉加深而下降，但主要是由于总外周阻力下降所致，而受心肌收缩力减弱的影响很小。每搏量虽有所下降，但由于心率增快，心排血量保持不变。异氟烷不增加心肌对儿茶酚胺的敏感性，不诱发室性心律失常。此药使小的冠状动脉扩张，但冠脉血流量增加不多。有学者曾提出，异氟烷对冠心病患者可引起冠状动脉窃血现象，即血流由病变冠状动脉供血的心肌转移到由正常血管供血的心肌。但以后的动物实验和临床观察未能予以证实。

（3）药代动力学特点：异氟烷的血/气分配系数低于氟烷和恩氟烷，故在肺泡气中浓度上升速率比后两者快。异氟烷几乎全部以原型从肺部呼出，在体内的代谢率不到0.2%。主要也是在肝脏进行生物转化，在微粒体酶作用下形成无机氟化物和三氟乙酸等代谢物，随尿排出。异氟烷不发生还原代谢，故不产生自由基。

（4）临床应用：异氟烷在临床上应用逐渐减少。由于其气味难闻，不宜用于麻醉诱导，只宜用于麻醉维持。由于其降压作用机制主要是总外周阻力降低，而不是心肌收缩力减弱，更适合于实施控制性降压，常用于动脉导管未闭、主动脉狭窄等需施行控制性降压的手术。

3. 地氟烷（desflurane）　化学结构与异氟烷相似，只是后者乙烷基上的氯离子被氟离子取代。

（1）药理作用：地氟烷的血/气分配系数（0.42）在含氟吸入麻醉药中最低，故诱导和苏醒都很快。但由于其油/气分配系数低（18.7），麻醉效能差，其MAC（6.0%～7.25%）也是含氟吸入麻醉药中最高的。地氟烷对颅内压和脑代谢及呼吸的影响与异氟烷相似，其肌松作用强于异氟烷。其可显著增强非去极化肌松药的作用。

（2）心血管系统作用：地氟烷对心血管系统的影响与异氟烷相似，总外周阻力、平均动脉压、心肌收缩力均随麻醉加深而降低，但程度较异氟烷轻。心率不增加或轻度增快。心律稳定，不增加心肌对儿茶酚胺的敏感性。

（3）药代动力学特点：吸入的地氟烷几乎全部从肺排出，在体内代谢率是含氟吸入麻醉药中最低的，只有极微量在肝微粒体酶作用下降解为无机氟化物和三氟乙酸，随尿排出。

（4）临床应用：地氟烷的优点是体内代谢率低，对心血管系统影响小，适合于心血管手术麻醉。但需用特殊的蒸发器，使其应用受到限制。

4. 氧化亚氮（nitrous oxide，N_2O）　是目前唯一用于临床麻醉的气体麻醉药。N_2O在高压下以液态贮存在钢筒，应用时经减压后变为气态供吸入。

（1）药理作用：N_2O的油/气分配系数（1.4）在吸入麻醉药中最小，其麻醉效能低，MAC高达105%（在高压舱内得出）。其血/气分配系数也很小（0.47），故麻醉诱导和苏醒迅速。N_2O有很强的镇痛作用，并随浓度增加而增强。虽然其本身麻醉效能低，但可增强其他吸入麻醉药的作用，降低后者的MAC。N_2O可使脑血管扩张，从而使颅内压升高。对呼吸道无刺激性，不增加分泌物。对呼吸的抑制轻微，使潮气量稍减小，呼吸频率稍增快，分钟通气量无明显变化，对肝、肾功能无明显影响，但长时间吸入可产生骨髓抑制。

（2）心血管系统作用：N_2O 本身对心肌收缩力有与浓度相关的抑制作用，其抑制程度相当于等效氟烷的 50%。在正常人，由于 N_2O 有兴奋交感神经系统的作用，使其抑制心肌的作用被掩盖，血流动力学无明显变化。但在交感神经活性不能再增高的患者，N_2O 对心肌的抑制就显示出来。N_2O 增加肺血管阻力，可能与交感神经兴奋有关，对于有右向左分流的先天性心脏病患者，可增加分流，从而降低动脉血氧饱和度。与含氟吸入麻醉药伍用时，由于可降低后者的吸入浓度，故可减轻其心血管抑制作用。当与麻醉性镇痛药伍用时，由于 N_2O 的交感神经兴奋作用受抑制，则可加重其心血管抑制作用。

（3）药代动力学特点：N_2O 吸入后绝大部分以原型由肺排出，小量经皮肤排出，微量经肠道细菌的作用进行生物转化，产生亚硝酸盐和氮。与含氟吸入麻醉药同时吸入时，可使后者在肺泡中和血中浓度提高的速度加快，产生所谓的第二气体效应。

（4）临床应用：N_2O 由于麻醉效能低，只能用于复合全麻。用于全麻诱导，利用其第二气体效应，可加快含氟吸入麻醉药的诱导速度，减少其他吸入麻醉药的吸入浓度，从而可减轻后者的不良反应，尤其是心血管抑制作用。按照气体分压定律，当吸入气中 N_2O 浓度增加时，必然使氧浓度降低，容易发生缺氧。因此必须使用流量表精确和有吸入气氧浓度监测装置的麻醉机。由于应用 N_2O 时不能吸入高浓度氧，而且 N_2O 还可增加右向左分流，因此不主张用于紫绀型先天性心脏病患者。

二、吸入麻醉药对心血管系统的影响

吸入麻醉药对心肌细胞和心肌膜有直接的作用，对冠脉血流、全身血管网和压力感受器等都有一定的影响（表 4-5）。

表 4-5　吸入麻醉药引起的循环系统变化

指标	N_2O	氟烷	异氟烷	七氟烷	地氟烷
血压	N/C	↓↓	↓↓	↓	↓↓
心率	N/C	↓	↑	N/C	N/C 或↑
外周血管阻力	N/C	N/C	↓↓	↓	↓↓
心排血量	N/C	↓	N/C	↓	N/C 或↓

注：N/C. 无变化；↓. 降低；↑. 增加。

（一）心肌功能

动物和人体的体外及体内研究中发现，吸入麻醉药对心肌收缩功能影响十分明显。吸入麻醉药对心肌收缩功能的抑制呈剂量依赖性。不同麻醉药物影响程度不同，氟烷和恩氟烷的心肌抑制力相当，明显强于异氟烷、地氟烷和七氟烷，因为后三者具有交感神经兴奋作用。在细胞水平，吸入麻醉药通过调节肌纤维膜 L 型 Ca^{2+} 通道、肌质网和收缩蛋白，减少 Ca^{2+} 内流的机制发挥其负性肌力作用。L 型 Ca^{2+} 通道电流减少会引起肌质网 Ca^{2+} 释放减少。而吸入麻醉药会抑制对低 Ca^{2+} 浓度水平的收缩反应，即使增加 Ca^{2+} 浓度也不会提高，这表明吸入麻醉药的负性肌力作用与其减低心肌对 Ca^{2+} 的敏感度有关。

（二）心肌电生理

吸入麻醉药可降低肾上腺素致心律失常的阈值。其作用敏感性依次是：氟烷＞恩氟烷＞七氟烷＞异氟烷＝地氟烷。吸入麻醉药的分子机制尚不清楚，但通过对离子通道的调节，可以影响兴奋收缩偶联和心肌自律性，在心律失常发生中起到重要的作用。

（三）心肌代谢影响

心肌代谢具有 3 个基本特点：①心肌供能 60% 来自于脂肪酸氧化，28% 来自于葡萄糖，11% 来自于乳酸。②心肌代谢几乎全是有氧代谢。静息时耗氧 8 ～ 10ml/（100g·min），运动时耗氧量可增加 4 倍以上。③心肌氧与能量储备均少。常温下冠脉血流停止时，心肌氧储备约维持 8s，心肌能量储备约维持 1min。除氧化亚氮之外，吸入麻醉药可降低心肌氧代谢。

（四）冠状血管调节

静息状态冠脉血流 60～80ml/（100g·min），心肌活动增强时，冠脉血流可能增大 4～6 倍。冠脉血流受物理因素、神经因素和心肌代谢等因素调节。冠脉流入端与流出端的压力差，即主动脉与右心房之间的压力差称冠脉有效灌注压，冠状动脉的小动脉平滑肌的舒缩程度、血液黏度、心肌内压及冠脉斑块狭窄形成冠脉血流阻力。冠脉受交感神经和迷走神经支配。交感神经兴奋对冠脉的直接作用是收缩，但交感神经兴奋导致心率增快，心肌收缩增强，又通过代谢因素使冠脉血流增加。迷走神经对冠脉血流的影响较小，其直接作用是舒张冠脉，又通过抑制心率，降低心肌代谢产物的产生而使冠脉收缩。心肌局部代谢产物，主要是腺苷，腺苷是冠脉血流调节的主要因素；心肌活动增强时，腺苷产生增多，冠脉舒张，血流增多，维持心肌氧供需平衡。

吸入麻醉药可调节心肌氧供和氧耗的多方面因素，还可直接调节心肌对缺血的反应。文献报道，异氟烷可直接导致管径 100μm 及以下的冠状动脉扩张。对于特定的患者尤其是冠状动脉狭窄的患者，异氟烷可引起解剖上存在窃血倾向的患者发生冠脉窃血。发生冠脉窃血使一些有明显冠脉狭窄的患者更容易发生心肌缺血，其他血管由于局部代谢自动调节的作用最大程度地扩张，异氟烷又使得血管扩张，导致血液从缺血梗阻的部位向邻近的血管转移。七氟烷和地氟烷效果相似，而且与其他吸入麻醉药一样都有轻度冠脉血管舒张作用。因此吸入麻醉药的冠状血管调节机制是以血管张力为基础的：氟烷和异氟烷可通过受体依赖性或非依赖性途径来减弱冠脉微血管对血管内皮依赖性；吸入麻醉药可通过 ATP 依赖性钾通道机制引起冠状血管扩张；七氟烷可引起冠脉侧支血管 K^+ 和 Ca^{2+} 交换增加。因为局部调节因素占优势，所以吸入麻醉药对冠脉血流的影响轻微。

（五）全身血管的效应

吸入麻醉药可调节血管张力，所有吸入麻醉药呈剂量依赖性降低血压。恩氟烷和氟烷通过减少每搏量和心排血量而引起血压降低，异氟烷、七氟烷和地氟烷通过降低全身血管阻力来降低血压，心排血量几乎不变。在细胞水平，吸入麻醉药引起的剂量依赖性的血管收缩力下降与 Ca^{2+} 内流减少和钙敏感性降低有关。吸入麻醉药引起的全身血管反应性降低与内皮依赖性和非依赖性机制有关。

（六）压力感受性反射

吸入麻醉药都可以减弱压力感受性反射，恩氟烷和氟烷对压力感受性反射的抑制作用比异氟烷、七氟烷和地氟烷强。所有的吸入麻醉药都可以抑制压力感受性反射弧上的每一个环节（如传入神经活动、中枢处理、传出神经活动）。对传入神经冲动的抑制可降低压力感受器的敏感性，而对传出冲动的减弱是由于神经节被抑制，因为节前神经活动和节后神经活动有所差别。

三、吸入麻醉药在心脏手术中的应用

（一）吸入麻醉药的心肌保护作用

在非冠状动脉旁路移植术及冠状动脉旁路移植术过程中应致力于保护心肌、维持稳定的血流动力学及降低心肌氧耗量，避免加重心肌缺血。

心肌预处理能够增加心肌对缺血的抵抗力。Murry 等在 1986 年首次提出缺血预处理的概念，1996 年，提出氟烷对缺血再灌注心肌的保护作用。相继许多体外研究显示，吸入麻醉药都具有心肌保护作用。目前研究显示，氟烷、恩氟烷、异氟烷、地氟烷、七氟烷均具有心肌保护作用。

吸入麻醉药在非冠状动脉旁路移植术中的应用仍存争议。Landoni 等研究发现，地氟烷在二尖瓣瓣膜置换术中并未被证明具有心肌保护效应。此项随机研究比较了地氟烷和丙泊酚在二尖瓣修复手术中的应用。其中丙泊酚组采用全凭静脉麻醉（TIVA），地氟烷组自心肺转流（CPB）开始前即使用 0.5～2.0MAC 的地氟烷直至手术结束。两组于术后 4h、术后 1d、术后 2d 时测定心肌肌钙蛋白（cTnI）水平，差异无统计学定义。另一项研究比较了七氟烷和丙泊酚在无冠脉狭窄患者主动脉瓣膜置换术中的应用，结果显示，七氟烷有心肌预保护作用。

Landoni 等进行了一项荟萃分析研究，主要纳入体外循环下冠状动脉旁路移植术和非体外循环下冠状动脉旁路移植术患者，大部分为随机研究，整个手术过程均使用吸入麻醉药。与 TIVA 麻醉方案相比，吸入麻醉药组心肌梗死的发生率、死亡率、cTnI 降低，强心药的使用量减少，ICU 的停留时间、住院时间和机械通气时间缩短。Simon 等另一项荟萃分析也显示，吸入麻醉药的确能够增加心排血量、降低 cTnI 的释放、减少强心药物的使用、缩短机械通气的时间和住院时间。

（二）影响吸入麻醉药心脏保护效能的因素

Jakobsen 的一项回顾性、非随机研究纳入了10 000 多例心脏手术患者，其比较了丙泊酚与吸入麻醉药的心肌保护作用。两组间术后死亡率和心肌梗死发生率并无差异，丙泊酚组和七氟烷组死亡率分别为 3.3% 和 2.84%。但在稳定型冠心病患者中，七氟烷组的死亡率明显低于丙泊酚组，而在不稳定型心绞痛和新近心肌梗死的患者中，丙泊酚组和七氟烷组的死亡率并无差异。更加值得注意的是，该项研究发现，术前有严重心肌缺血的患者使用丙泊酚后有更好的预后。此现象可能与丙泊酚的抗氧化作用有关。该研究认为，吸入麻醉药七氟烷更适合于无严重心肌缺血患者的心脏手术，而丙泊酚则是患有严重心肌缺血、不稳定型心血管疾病及急症手术患者更好的选择。最新研究表明，七氟烷的心肌保护效能与其暴露时机、时间、浓度有关。首先，大部分动物实验表明，在心肌缺血再灌注前（预处理）或心肌缺血再灌注开始的数秒内（后处理）使用吸入麻醉药益处最大，而不是心肌缺血期间使用吸入麻醉药。其次，吸入麻醉药的心肌保护效能与其暴露时间长度呈正相关。有研究显示，整个手术期间给予吸入麻醉药与选择缺血前和缺血后时段给药相比，前者的死亡率更低。但也有认为将吸入麻醉药预处理从 5min 延长至 20min，甚至更长时间，心脏保护效应并无进一步增强。最后，吸入麻醉药浓度大于 1MAC，可

产生显著的心脏保护效应，而 0.5 ～ 0.6MAC 的心脏保护效能显著下降。其浓度是否与心脏保护效应呈正相关尚需进一步研究。

第二节　静脉麻醉药

静脉麻醉药是心血管手术麻醉的常用药物，主要用于麻醉诱导。若用于麻醉维持，须静脉持续输注或靶控输注，也可联合使用其他麻醉药物，构成静吸复合全麻或静脉复合全麻。根据药物化学结构不同，静脉麻醉药可分为巴比妥类和非巴比妥类两大类。这两类药物的共同特点，是经静脉注射后可使患者意识迅速消失，并可增强其他全麻药的作用，但除氯胺酮外无明显镇痛作用或镇痛作用很弱。静脉麻醉药可通过对心血管系统的直接作用，或是自主神经系统的间接作用，对心血管系统可产生不同程度的影响，心血管病本身的血流动力学特点和心血管手术时心肺转流的实施，均可影响静脉麻醉药在体内的分布和消除。例如，在有左向右分流患者，静脉麻醉药的分布时间延长，血药浓度降低。除此之外，静脉麻醉药可能不仅是直接通过调整血管的紧张度，改变血管平滑肌的收缩状态而起到作用，这些药物也可能改变血管平滑肌细胞的增殖及调节血管生成的重要途径。

一、常用静脉麻醉药

（一）硫喷妥钠

硫喷妥钠（thiopental）是 20 世纪 90 年代前最常用的巴比妥类静脉麻醉药。尽管近年来有许多新的静脉麻醉药问世，但由于硫喷妥钠的作用确切，可获得迅速而平顺的诱导效果，有高度可预测的性质，对血管刺激较小，整体安全性高，可用作静脉麻醉诱导药。但其对循环抑制较显著，目前很少用于心血管麻醉。

1. 药理作用　硫喷妥钠容易透过血脑屏障，主要作用是降低大脑皮质的兴奋性和抑制网状结构的上行性启动系统。静脉注射后 10 ～ 20s 内即可使意识消失。降低颅内压和脑耗氧量，对脑有一定的保护作用。硫喷妥钠降低呼吸中枢对 CO_2

刺激的敏感性，从而产生与剂量相关的呼吸抑制，表现为呼吸减慢变浅，甚至呼吸暂停。由于使喉部和支气管平滑肌应激性增高，易诱发喉痉挛和支气管痉挛。可使贲门括约肌松弛，易引起胃反流。

2. 心血管系统作用　硫喷妥钠产生的血流动力学变化其主要作用是通过减少 Ca^{2+} 对肌原纤维的活性来减低血管的收缩力。同时也能通过压力感受器介导的反射性的刺激心脏的交感神经兴奋来增加心率，而心脏指数不变或减少，平均动脉压不变或轻微降低。早期研究表明，硫喷妥钠可能通过增加静脉血容量减少静脉回流来显著减少心排血量和体循环血压。减少心排血量的机制包括：①直接的负性肌力作用；②短暂的降低交感神经丛中枢神经系统的传导。对血容量正常者静脉注射一般剂量硫喷妥钠，可使血压一过性轻度下降，由于心率代偿性增快而使血压得以恢复。血压下降主要是由于外周容量血管扩张，回心血量减少所致。硫喷妥钠由于使 Ca^{2+} 向细胞内转移减少，导致肌纤维膜上 Ca^{2+} 的总数减少，对心肌有剂量依赖性的负性肌力作用，但通过压力感受器介导的外周交感神经活性增加，心肌抑制作用未必显示出来；而当用于低血容量患者或接受 β 受体阻滞药的患者时，产生心肌抑制作用，血压可明显下降。由于心率增快和左心室壁的张力增大，可使心肌耗氧量增加，若是正常人冠脉血量可相应地增加，且使心肌氧供与氧需得以维持平衡，但对严重冠心病患者则可能产生不利影响。

3. 药代动力学特点　硫喷妥钠的脂溶性高，脂肪/血的分配系数为11。硫喷妥钠静脉注射后起效迅速，由于药物再分布到骨骼肌和脂肪组织，脑内浓度迅速下降，故苏醒迅速。若反复多次注射，又可再向脑分布，苏醒就延迟。因此，对肥胖患者的硫喷妥钠用量，应以除去脂肪的体重计算。硫喷妥钠与血浆蛋白结合率为72%～86%，血浆蛋白水平低的患者，不结合部分增加，药效增强，剂量应相应减小。硫喷妥钠主要在肝脏经受生物转化，降解速率很慢，至24h仍有30%的注射量未被降解，长时间大剂量的应用容易在组织中产生蓄积。硫喷妥钠与其他静脉麻醉药的药代动力学参数见表4-6。

表 4-6　常用静脉麻醉药的药代动力学参数

药物	分布容积（L/kg）	清除率[ml/（kg·min）]	消除半衰期（h）
硫喷妥钠	2.5	3.4	11.6
地西泮	0.7～1.7	0.24～0.53	24～57
咪达唑仑	1.1～1.7	6.4～11.1	1.7～2.6
氯胺酮	2.5～3.5	16～18	1～2
依托咪酯	2.2～4.5	10～20	2～5
丙泊酚	3.5～4.5	30～60	0.5～1.5
右美托咪定		0.038～0.046	2

4. 临床应用　硫喷妥钠可用于心脏代偿功能良好的心血管疾病患者做全麻诱导。采用 2%～2.5% 溶液，以最小有效剂量缓慢静脉注射。已有心功能不全者禁用。目前仅用于脑缺氧和抽搐患者，并具有脑保护和抗惊厥作用。

（二）咪达唑仑

咪达唑仑属苯二氮䓬类药物，为水溶性，具有起效快，作用时间短，血浆清除率较高等特点。

1. 药理作用　咪达唑仑作用于中枢神经系统苯二氮䓬类（BZ）受体，从而产生抗焦虑、催眠、抗惊厥、肌松和顺行性遗忘作用。咪达唑仑无镇痛作用，但可增强吸入麻醉药的作用，可使氟烷 MAC 降低约30%。静脉注射时对呼吸均有一定程度的抑制作用，剂量较大、注射较快或与其他中枢抑制药合用时，可引起呼吸暂停。

2. 心血管系统作用　咪达唑仑对于心血管系统的影响较轻，一般情况下在冠心病患者中静脉使用咪达唑仑（0.2mg/kg）作为麻醉前的诱导给药，只有很小的血流动力学改变。潜在的重要变化包括减少20%的平均动脉压，增加15%的心率，心指数保持不变，不同剂量对血流动力学的影响差异不显著。但剂量较大及静脉注射较快时可致低血压。此外，体外循环期间地西泮比咪达唑仑更能降低全身血管阻力。

急诊手术患者的快速麻醉诱导，咪达唑仑（0.15mg/kg）和氯胺酮（0.15mg/kg）已被证明是安全有效的组合，优于单用硫喷妥钠，因为这个组合对心血管的抑制更小，具有更强的遗忘作用，能更有效地减少术后的嗜睡。使用了芬太尼的患者再使用咪达唑仑，可能产生低血压，然而咪达唑仑常规联合芬太尼进行麻醉诱导和维持，对心脏手术患者的血流动力学并没有明显影响。

3. 药代动力学特点 咪达唑仑的脂溶性高，静脉注射或口服后吸收完全而迅速。咪达唑仑的清除速度比地西泮和劳拉西泮快，咪达唑仑的快速再分布，以及较高的肝脏清除率，使得其产生镇静时间短和对血流动力学影响小的特性。咪达唑仑消除半衰期在 2h 左右，仅为地西泮的 1/10。咪达唑仑在肝脏经受生物转化形成羟基咪唑安定，这些代谢物均再与葡萄糖醛酸结合后由肾脏排出。

4. 临床应用 咪达唑仑口服或肌内注射可作为麻醉前用药。对小儿可用口服或直肠注入，剂量为 0.3mg/kg。静脉注射 0.1 ～ 0.2mg/kg 用于全麻诱导。采取分次静脉注射或静脉滴注的方法，并复合应用有镇痛效能的静脉麻醉药或吸入麻醉药，可用于全麻维持。对于施行心导管检查、心血管造影、心律转复的患者，静脉注射咪达唑仑 0.1 ～ 0.15mg/kg，可作为局部麻醉的辅助用药。对于心脏手术后需用机械通气支持的患者，可用此药静脉注射或持续输注使患者保持镇静，控制躁动。

（三）丙泊酚

丙泊酚（propofol）是一种具有催眠性质的烷基酚，不溶于水，最初用的是以聚氧乙基化蓖麻油作溶媒的制剂；近年改用以 10%（W/V）豆油、1.2% 卵磷脂和 2.5% 甘油作溶媒的 1%（W/V）丙泊酚乳剂。pH 值为 6 ～ 8.5，在水中 pK_a 为 11。是目前应用最广泛的静脉麻醉药。

1. 药理作用 丙泊酚的麻醉效价为硫喷妥钠的 1.8 倍。静脉注射 1.5 ～ 2mg/kg 后起效迅速，持续 5 ～ 10min，苏醒较硫喷妥钠快，醒后无宿醉感。此药无显著的镇痛作用，但也无抗镇痛效应，可降低脑血流量、颅内压和脑代谢率。此药对呼吸也有抑制作用，表现为潮气量减少，甚至呼吸暂停，持续 30 ～ 60s。对肝、肾功能无显著影响。

2. 心血管系统作用 丙泊酚对心血管系统有显著的抑制作用，其程度较等效剂量的硫喷妥钠为重，表现为动脉压、总外周阻力、左心室射血作功指数、心排血量均下降，心率减慢或增快；对老年人的心血管抑制作用更大。对患有严重的主动脉狭窄的患者，丙泊酚诱导所致的低血压数

是依托咪酯诱导所致的两倍。动物实验和临床研究均证明，此药能够产生剂量依赖性地抑制心肌收缩力。

3. 药代动力学特点 丙泊酚静脉注射后 98% 与血浆蛋白结合。由于脂溶性高，体内分布广，呈三室开放模型。与其他静脉麻醉药相比，其清除率较快，消除半衰期较短，药代动力学参数见表 4-6。此药主要在肝脏降解，经羟化和与葡萄糖醛酸结合后绝大部分随尿排出，仅 1.69% 从粪便排出，不到 0.3% 以原型从尿中排出。

4. 临床应用 丙泊酚可用于静脉诱导，常用剂量为 1.5 ～ 2mg/kg，老年人可减至 1.0 ～ 1.5mg/kg。但由于此药对心血管系统有显著的抑制作用，用于心脏病患者应谨慎，需减少剂量。随着对该药应用研究深入和应用经验丰富，丙泊酚能安全应用于心血管麻醉。对二尖瓣或主动脉瓣关闭不全的患者，此药降低后负荷的作用可能有助于提高心排血量。此外丙泊酚能够引起具有统计学意义的脑血流和脑代谢率的降低，具有心肌保护和脑保护作用。

（四）依托咪酯

依托咪酯（etomidate）是咪唑的羧化盐，对中枢神经系统的作用与硫喷妥钠相似，可能也是作用于 GABA 受体。动物实验证明，其安全界限为硫喷妥钠的 4 倍。

1. 药理作用 依托咪酯静脉注射后起效迅速，与硫喷妥钠相似，其效价约为后者的 12 倍。最小麻醉剂量为 0.25 ～ 0.3mg/kg。诱导过程中可出现震颤、阵挛、强直等肌肉不协调动作，预先注射 0.05mg 芬太尼有助于减少这些不良反应产生。依托咪酯无镇痛作用，但可使维持麻醉所需的吸入麻醉药浓度降低。用此药可减少脑耗氧量，降低脑血流量和颅内压，故可减轻缺氧性脑损伤。麻醉苏醒时间显著快于等效剂量的硫喷妥钠。依托咪酯对呼吸的影响较硫喷妥钠为轻，但剂量过大、注射过快或麻醉前已用阿片类药物时，也可引起呼吸抑制，甚至呼吸暂停。此药不影响肝、肾功能，不释放组胺，但可抑制肾上腺皮质功能，使皮质醇释放量明显减少，从而干扰正常的应激反应。因此，对于 ICU 患者不宜用此药长时间维持镇静。

2. 心血管系统　依托咪酯与其他静脉麻醉药相比其突出的优点是对心血管影响轻微。对血流动力学的影响表现为动脉压和总外周阻力轻度下降，此药不增加心肌耗氧量，并有轻度冠状动脉扩张作用，使用后患者的心率、肺动脉压、肺动脉楔压、左心室舒张末期压、右房压、心指数、全身血管阻力、左心室等容收缩期压等均未发生明显的变化。因此适用于冠心病和其他心脏储备功能差的患者。即使用于急性心肌梗死患者实施经皮冠状动脉成形术，血流动力学状态也维持稳定。对瓣膜性心脏病患者，血压保持稳定，心脏指数无变化或轻度下降，但对双瓣膜病变患者可使血压下降 17%～19%，肺动脉压和肺动脉楔压分别下降 11% 和 17%。

3. 药代动力学特点　依托咪酯静脉注射后约 76% 与血浆蛋白结合，在体内分布迅速，呈三室模型分布。此药主要在肝脏经酯酶水解，大部分代谢物随尿排出，13% 随胆汁排出；约 2% 以原型从尿中排出。依托咪酯麻醉后苏醒迅速，主要与此药在体内再分布有关；如长时间持续静脉滴注，由于其消除半衰期较长，也可引起蓄积作用。

4. 临床应用　依托咪酯主要用于全麻诱导，尤其是低血容量、心脏压塞、低心排血量患者。常用剂量为 0.15～0.3mg/kg，年老体弱和危重患者可减至 0.1mg/kg。此药的不良反应较多，除上述肌震颤、阵挛外，还有注射部位疼痛（约 20%）和局部静脉炎（约 8%），故在临床应用时应注意先用小剂量芬太尼并缓慢静脉注射，减轻或消除震颤和疼痛。

（五）氯胺酮

氯胺酮（ketamine）是现有静脉麻醉药中唯一有镇痛效能的药物。它产生独特的麻醉状态，称为"分离麻醉"，认为是边缘系统与丘脑 - 新皮质系统分离的结果。氯胺酮能够产生快速催眠作用和较深的麻醉效果，其对呼吸和循环系统功能的影响要比大多数的吸入麻醉药要小得多。

1. 药理作用　氯胺酮产生的麻醉状态不同于其他静脉麻醉药，表现为凝视、眼球震颤、肌张力增加，有时出现不自主肌肉活动。镇痛作用显著，即使阈下剂量也产生镇痛效应。此药可使脑血流量和脑耗氧量增加，颅内压也随之增高。对呼吸的影响一般较轻，但如果剂量过大或注射过快，

尤其当与麻醉性镇痛药伍用时，可引起显著的呼吸抑制，甚至呼吸暂停。可使唾液和支气管分泌物增加，并有松弛支气管平滑肌的作用。苏醒期可出现精神运动性反应，表现为噩梦、幻觉、谵妄、恐怖感等。成人较小儿更易发生。

2. 心血管系统作用　氯胺酮对心血管系统有双重作用：既有直接抑制心肌的作用，又有通过兴奋交感神经中枢而间接地兴奋心血管系统的作用。临床上的表现是这两方面作用的综合结果。一般情况下主要表现为心血管系统兴奋作用，包括心率增快，血压升高，心指数、外周血管阻力、肺动脉压和肺血管阻力均增加。这种循环的改变导致心肌氧耗量的增加及冠脉血流明显增加。对冠心病、瓣膜性心脏病和先天性心脏病患者产生的血流动力变化与一般患者相似。但对重危患者，尤其对交感神经活性减弱的患者，则主要表现为心血管系统的抑制作用，心肌收缩力减弱，外周血管扩张，从而使血压下降。

氯胺酮是否直接影响心肌仍存在争议，氯胺酮在心肌上具有两种相反的作用：①正性肌力作用，可能是增加 Ca^{2+} 的内流；②损伤内质网的功能，这种损伤只有在氯胺酮浓度超过治疗量或者在有心脏病的心肌上比较严重。

3. 药代动力学特点　氯胺酮进入循环后很少与血浆蛋白结合，由于其脂溶性高（硫喷妥钠的 5～6 倍），易于透过血脑屏障，脑内峰浓度可达血药浓度的 4～5 倍。然后，迅速从脑再分布到其他血运丰富的组织。苏醒迅速主要是由于再分布的结果，其次才是由于体内降解的结果。氯胺酮主要在肝内经受生物转化，先转化为有药理活性的去甲氯胺酮，再转化成羟基代谢物，最后与葡萄糖醛酸结合后由肾排出。以原型排出的不到 4%。口服氯胺酮的生物利用度仅 16.5%，但由于通过肝脏首过效应产生的去甲氯胺酮也有药理活性，故可作为小儿麻醉前用药。氟烷和地西泮都可延迟氯胺酮的生物转化，从而使其作用时间延长。

4. 临床应用　氯胺酮由于其增加肺血管阻力和心肌耗氧量的作用，一般不主张用于心血管手术患者。但对于不合作的小儿，尤其是婴幼儿，肌内注射氯胺酮 4～5mg/kg 可产生基础麻醉，用于心血管造影及心血管手术前实施动脉和中心静

脉置管等操作。对于成人患有血容量减少或心脏压塞的患者中，也是可以选用的药物。利用其阈下剂量产生镇痛作用的特点，可与咪达唑仑等药物伍用，实施静脉复合或静吸复合全麻，可减轻心动过速、高血压及谵妄等并发症。氯胺酮也较少用于小儿或成人的心血管麻醉，其可用于术后镇痛，小剂量氯胺酮还有抗抑郁作用，是否有神经毒性尚待进一步研究。

（六）右美托咪定

右美托咪定（dexmedetomidine）是美托咪定的右旋体，为选择性肾上腺素 α_2 受体激动剂，其生理活性是一个高选择性，特定的和有效的肾上腺素激动剂，具有明显的镇静作用。右美托咪定可以减少吸入性麻醉药物的需要量，有显著辅助镇静镇痛作用，与其作用于中枢神经系统突触前和突触后的 α_2 受体有关。

1. 药理作用 健康志愿者在推荐剂量内 $[0.2 \sim 0.7\text{mg}/(\text{kg} \cdot \text{h})]$ 静脉注射后呼吸频率和氧饱和度保持正常，未见到呼吸抑制的现象。右美托咪定可致血浆去甲肾上腺素（NE）呈剂量依赖性下降。右美托咪定 $12.5\mu\text{g}$ 静脉注射可使血浆 NE 浓度下降 50%，以 $75\mu\text{g}$ 静脉注射则使血浆 NE 浓度下降 90%，以 $1.5\mu\text{g/kg}$ 静脉注射则使血浆 NE 浓度下降 85%。这种交感神经抑制作用在注射选择性 α_2 受体拮抗剂后可完全逆转，血浆 NE 浓度恢复正常甚至更高。其主要药理作用是镇静。右美托咪定静脉注射 $0.5\mu\text{g/kg}$ 和 $1.0\mu\text{g/kg}$ 可在 5min 内呈现镇静作用，达峰时间为 15min，并可持续 1.5h 和 2h。

2. 心血管系统作用 右美托咪定对心血管的影响具有剂量相关性。右美托咪定手术中使用可降低麻醉药用量，改善心血管系统的稳定性。右美托咪定静脉推注可引起血压的短暂性上升，可能是由于作用于外周血管平滑肌 α_2 受体而使血管收缩。而静脉输注 $0.5 \sim 1.5\mu\text{g/kg}$ 可使血压逐步下降，持续时间 $4 \sim 5\text{h}$。术前静脉输注 $0.5 \sim 1.0\mu\text{g/kg}$ 可减少心率和心排血量，但是全身血管阻力升高。动物实验也表明，右美托咪定导致的心排血量降低不是由于收缩力的减弱，而是由增加血管阻力及减慢心率产生的。大剂量时表现出的全身血管阻力的增加可能主要是在血管平滑肌中

激活了外周突触后 α_2 受体。术前肌内注射或静脉给药，可以有效地减弱氯胺酮引起的心脏兴奋作用，但是会增加术中和术后的心动过缓。在有心血管风险的冠心病患者，术前持续静脉注射低剂量右美托咪定，减慢术前心率和降低收缩血压，以减少术后的心动过速，但是可能导致术中需要较多的药物干预来支持血压和心率，这种作用的机制可能和减少交感神经从中枢神经的传出有关。此外，在动物模型中，右美托咪定对急性冠脉阻断引起的心肌缺血有保护作用，可降低血浆乳酸水平和儿茶酚胺水平。呼吸方面，右美托咪定对呼吸的影响很小，当自主通气时，给予右美托咪定后仅轻微地增加动脉血二氧化碳分压；因此比其他呼吸抑制的麻醉药具有潜在性优势。

3. 药代动力学特点 右美托咪定药代动力学符合二房室线性消除模型。右美托咪定用药 9d 后平均 95% 的放射活性物质从尿中回收，4% 在粪便中。尿中可以检测到右美托咪定原型。静脉输注后 24h 内大约 85% 的放射活性物质从尿中排出。尿中排出的放射活性物质分段分离证实 N- 葡萄苷酸化产物占 34%。另外，脂肪羟基化作用产物 3- 羟基右美托咪定、3- 羟基右美托咪定葡糖苷酸和 3- 羧酸右美托咪定大约占 14%。右美托咪定 N- 甲基化产生的 3- 羟基 N- 甲基右美托咪定、3- 羧基 N- 甲基右美托咪定和 N- 甲基 O- 葡糖苷酸右美托咪定大约占 18%。N- 甲基代谢产物本身是次要循环成分，在尿中未检测到。大约 28% 的尿代谢物未被识别。有明显镇静，降低心率、血压、脉搏血氧饱和度，降低血浆皮质醇浓度等临床效应，且随剂量的增大，其临床效应强度无差异，但恢复时间延长。

4. 临床应用 α_2 受体激动药能够安全地应用于临床，并且减少麻醉药的需要量和改善血流动力学的稳定性。右美托咪定通过激动中枢神经系统 α_2 受体最密集的区域产生镇静、催眠、抗焦虑、这种镇静状态是可以被刺激或语言唤醒的，且在产生镇静的过程中，无呼吸抑制，机械通气的患者更加舒适，是目前唯一可术中唤醒的镇静药。右美托咪定还同时抑制脊髓背角神经元的疼痛转达反射，具有良好的镇痛作用。右美托咪定通过高选择性激动位于中枢神经系统及外周的 α_2 受体，降低交感神经活性，降低应激状态下异常增高的

血压和心率，稳定血流动力学。与其他麻醉辅助药相比，如苯二氮䓬类，在大剂量阿片类药物麻醉时 α_2 受体激动剂右美托咪定不会加重心血管和呼吸系统的影响。在重症监护室里对术后患者的管理，右美托咪定作为一种镇静辅助药物应用越来越普及。通常具有这样的观念：术中用药的种类和总量能够影响术后过程，尤其是神经生理活动。总之，

在心脏麻醉中，右美托咪定是一种非常有效的辅助药物，尤其是预防和治疗术后谵妄效果显著。

二、静脉麻醉诱导药对血流动力学的影响

静脉麻醉诱导药对血流动力学的影响见表4-7。

表 4-7 静脉麻醉诱导药对血流动力学的影响

指标	硫喷妥钠	地西泮	依托咪酯	氯胺酮	劳拉西泮	咪达唑仑	丙泊酚
HR	0～36%	-（9±13）%	-（5±10）%	0～59%	不变	-（14±12）%	-（10±10）%
MAP	-（8～18）%	0～19%	0～17%	0±40%	-（7～20）%	-（12～26）%	-（10～40）%
SVR	—	-（22±13）%	-（10±14）%	0±33%	-（10～35）%	0～20%	-（15～25）%
PAP	—	0～10%	-（9±8）%	（44±47）%	—	不变	0～10%
PVR	—	0～19%	-（18±6）%	0±33%	不变	不变	0～10%
PAWP	—	不变	不变	不变	—	0～25%	不变
RAP	—	不变	不变	（15±33）%	不变	不变	0～10%
CI	0～24%	不变	-（20±14）%	0±42%	0±16%	0～25%	-（10～30）%
SV	-（12～35）%	0～8%	0～20%	0～21%	不变	0～18%	-（10～25）%
LVSWI	—	0～36%	0～33%	0±27%	—	-（28～42）%	-（10～20）%
d_p/dt	-14%	不变	0～18%	不变	—	0～12%	下降

注：CI.心指数；HR.心率；LVSWI.左心室每搏作功指数；MBP.平均血压；PAP.肺动脉压；PVR.肺血管阻力；PAWP.肺动脉楔压；RAP.右房压；SV.每搏量；SVR.全身血管阻力；—.无数值；-.负值表示降低。

三、静脉麻醉药在心脏手术中的应用

心脏病患者全麻诱导是围麻醉期最危险的阶段之一，应谨慎用药，避免发生低血压、高血压、心动过缓、心动过速和心律失常。麻醉维持过程中，由于受到手术刺激、失血、血液稀释和体外循环等因素的影响，麻醉深度波动较大，因此临床麻醉应维持恒定的生物相药物浓度，才能保证麻醉平稳，由于患者的年龄、性别、手术部位和不同的手术阶段（如切皮、牵拉肠管、缝皮等）对药物浓度均有不同的要求。因此静脉麻醉和吸入麻醉一样根据不同的情况随时调控。静脉麻醉药在心血管手术中应用有以下3种方法。

（一）单次静脉注射

单次静脉注射静脉麻醉药广泛用于全麻诱导或临时追加剂量加深麻醉，麻醉药的血药浓度很快升高，但作用时间短的静脉麻醉药如丙泊酚血

药浓度又很快下降，但是，迅速达到高峰的血药浓度可能会超过实际的治疗浓度。继而下降的血药浓度又很快会低于治疗浓度，需要再一次的剂量来维持，于是反复单次剂量的给予会出现锯齿样的浓度波动，随麻醉深浅，血流动力学也可相应发生变化。为研究药物浓度和效应之间的关系，借鉴吸入麻醉药 MAC 概念，提出 Cp50 的概念，即 50% 患者对外界刺激，无体动反应的血浆药物浓度，由于效应室浓度和血药浓度存在滞后现象，因此 Cp50 在血浆浓度和效应室浓度没有平衡时误差较大，如麻醉诱导期间，静脉麻醉药最高血药浓度时，并非为气管插管最佳时机。该法使血药浓度呈指数增加，除非药物排泄半衰期非常短，否则很难适用。因为要达到稳态药物浓度3～4个消除半衰期时间，但稳态血药浓度成倍增加，造成循环抑制和苏醒延迟。尤其是作用时效较长的静脉麻醉药，易发生血药浓度缓慢上升，因此，不宜持续静脉输注。

（二）持续静脉输注

心血管手术麻醉常用丙泊酚持续静脉输注维持麻醉，应根据麻醉深浅调节输注速率。在临床上，常需要药物起效迅速，维持稳定。因而将单次给药和持续静脉输注结合使用便可以达到这样的要求。用单次给药将血药浓度迅速提升，继以持续静脉输注来维持所需的血药浓度。作用时间长的静脉麻醉药持续静脉输注后可发生血药浓度逐渐升高。

（三）靶控输注

靶控输注能维持较稳定的血药浓度，适用于心血管麻醉诱导和维持。给予负荷量的目的是获得需要的血浆浓度，由于血浆浓度与效应室浓度并非一致，理应根据效应室药物浓度设计所需浓度给药方案。全身情况和心功能差的患者可用丙泊酚靶控输注分级诱导，血浆靶浓度可从 0.5μg/ml 开始，根据麻醉深浅逐渐增加浓度，减轻对血流动力学的影响。TCI 在心脏手术显示了良好的应用前景。

第三节　麻醉性镇痛药及其拮抗药与心血管功能

麻醉性镇痛药是指生物碱和与之有关的合成及半合成药物，能够产生特定的相互作用于一个或多个阿片受体产生药理效应。按其与阿片受体的关系，可将药物分为三大类：阿片受体激动药（吗啡、哌替啶、芬太尼等）、阿片受体激动拮抗药（喷他佐辛等）、阿片受体拮抗药（纳洛酮等）。麻醉性镇痛药在心血管麻醉中的应用有近 50 年的历史，随着新阿片类药物的发现并应用于临床，从 20 世纪 60 ～ 70 年代的吗啡开始，后用芬太尼，直至目前的舒芬太尼和瑞芬太尼，为心血管手术麻醉与围术期镇痛发挥了重要作用。

一、阿片受体和阿片肽

（一）阿片受体

通过生物化学和药理学的方法，可以识别 μ、δ、κ 受体及阿片受体的亚型。阿片受体都属于 G 蛋白偶联受体。阿片受体引发的跨膜信号传递过程分为 3 个步骤：①被细胞外阿片受体所识别；② G 蛋白介导的信号转移；③改变细胞内的第二信使产物。G 蛋白结合来影响一个或更多的第二信使途径：细胞质内游离钙离子；钙的磷脂酰肌醇系统；核苷酸的 cAMP 循环。阿片受体最初表现为抑制作用，关闭 N- 电压依赖性钙离子通道，打开钙离子依赖性钾离子内流通道，这将导致超极化和降低神经元的兴奋性。因此钙通道阻滞药能加强阿片类的镇痛效果，减少心脏手术时芬太尼的需要量。阿片受体所介导的腺苷循环抑制，这将降低 cAMP 的浓度，也可能起到调节神经递质的释放（如 P 物质）。

阿片受体也具有兴奋作用，包括解除间接神经元的抑制和直接兴奋神经元。其物质浓度通过 G 蛋白作用于某些神经元来刺激腺苷循环活化。另一个重要的兴奋作用是短暂的增加细胞质内游离钙离子浓度，通过打开 L- 型钙离子通道，钙离子内流。同时也从细胞内储存的三磷酸肌醇转移钙离子。

参与调节心血管系统的阿片受体主要分布在丘脑和脑干的循环呼吸中枢，其次分布于心肌细胞、血管、神经末梢和肾上腺髓质。通常认为阿片受体在心房和心室的分布是有区别的，右心房最高，而在左心室最低。

（二）心脏内源性阿片肽

体内存在着大量的内源性阿片肽前体（EOP），大多分布于心肌组织，包括脑啡肽原、内啡肽原和强啡肽原。内源性阿片肽系统是由内啡肽、强啡肽和脑啡肽及与它们相关的 κ、δ、μ 阿片受体组成，这些阿片肽和受体广泛分布于体内，而且具有合成功能。内源性阿片肽能在心脏不同部位产生直接或间接的作用，阿片受体除了在一般组织中的复杂的分布差异，心脏阿片肽的功能也是复杂多变的，因为受体的表达受生理状态和疾病的双重调节。在心脏中，阿片肽随着年龄和疾病而增加。内源性阿片肽参与调节高血压和其他心血管疾病如充血性心力衰竭，也参与调节心律失常，心肌缺血再灌注时也会诱发阿片肽的合成和释放。

二、阿片类药物对心脏的影响

阿片类药物所表现的功能是由位于大脑特定区域的阿片受体及调控心血管功能的核心双重介导的，同时外周是由与阿片受体相关的组织介导的。总之，阿片类药物在心血管系统中表现出多样的复杂的药理作用（图4-1）。

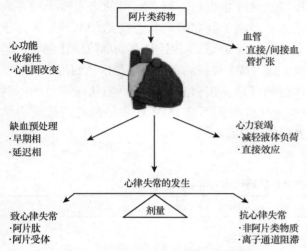

图4-1　阿片类药物对心脏和血管功能的影响

阿片类药物对血流动力学的影响，大多与影响交感神经从中枢神经系统传出有关。交感神经的过度活跃是室性快速性心律失常的起源，通常室性快速性心律失常会危及生命，如果交感神经过度活跃被控制，这将会在心肌缺血时起到保护作用。此外，自主神经系统的不平衡性，以增加交感神经的兴奋性或降低迷走神经兴奋性为特征，这将引起心电的不稳定和促进缺血事件的发生，交感神经活性的药理调整是通过作用于中枢或外周的药物来起到心脏保护作用的。阿片受体激动剂，如芬太尼，表现出显著地中枢交感神经抑制作用。

三、常用麻醉性镇痛药及其拮抗药

（一）吗啡

吗啡（morphine）是阿片受体激动药的典型代表，其作用主要与μ受体激动有关。

1. 药理作用　吗啡的突出作用是镇痛，在提高痛阈的同时还可消除由疼痛所引起的焦虑、紧张等情绪反应，甚至产生欣快感。对中枢μ受体的激动作用，还可产生缩瞳、恶心、呕吐和呼吸抑制。对外周受体的激动作用，可增加平滑肌和括约肌的张力，引起支气管痉挛、便秘、尿潴留和胆道痉挛。吗啡有释放组胺的作用，可使皮肤血管扩张，加之体温调节中枢受抑制，体温可下降。

2. 心血管系统作用　治疗剂量的吗啡对心肌收缩力没有抑制作用。有时可使心率减慢，与迷走神经兴奋有关。由于对血管平滑肌的直接作用和释放组胺的间接作用，可引起外周血管扩张而致血压下降，尤其在低血容量患者更易发生。大剂量吗啡（1mg/kg）对正常人的血流动力学无明显影响，而对有瓣膜病变的心脏病患者，由于外周血管阻力降低，后负荷减小，心指数可增加，但由于外周血管扩张，血压可下降。

3. 药代动力学特点　吗啡与血浆蛋白结合率约30%，大部分分布到各脏器和肌肉组织，分布容积3.2～3.7L/kg，透过血脑屏障而到达中枢神经系统的不到静脉注射量的0.1%。吗啡主要在肝脏经受生物转化，60%～70%与葡萄糖醛酸结合，5%～10%形成去甲吗啡。代谢物主要从尿排出，7%～10%随胆汁排出，15%～20%以原型随尿排出。吗啡清除率为14.7～18ml/（kg·min），消除半衰期2～3h。

4. 临床应用　吗啡常用作麻醉前用药和术后镇痛，剂量为5～10mg，肌内注射。小剂量（2mg）吗啡注入硬膜外间隙，可产生显著的镇痛效应，适用于大手术后镇痛，但应警惕延迟性呼吸抑制的发生。大剂量吗啡（1mg/kg）静脉输注曾用于复合全麻以施行冠脉旁路手术和瓣膜替换术等心脏手术，但由于麻醉深度不足，对血流动力学的干扰也较明显，近年来已被芬太尼及其衍生物所取代。

（二）芬太尼、舒芬太尼和阿芬太尼

芬太尼（fentanyl）、舒芬太尼（sufentanil）、阿芬太尼（alfentanil）也都是合成的苯基哌啶类药物。舒芬太尼和芬太尼是当前心血管手术麻醉中应用最广泛的麻醉性镇痛药。

1. 药理作用　芬太尼的镇痛强度为吗啡的75～125倍，作用持续时间约30min；舒芬太尼的镇痛强度更大，为芬太尼的5～10倍，作用持续时间约为其2倍；阿芬太尼的镇痛强度约为

芬太尼的 1/4, 作用持续时间约为其 1/3。这 3 种药对呼吸都有抑制作用, 主要表现为频率减慢, 也可引起恶心、呕吐, 但没有释放组胺的作用。

2. 心血管系统作用 这 3 种药对心血管系统的影响都很轻, 不抑制心肌收缩力, 一般不影响血压。芬太尼和舒芬太尼可引起心动过缓, 此种作用可被阿托品对抗。

3. 药代动力学特点 芬太尼的脂溶性高, 易透过血脑屏障而进入脑, 也易从脑再分布到脂肪、肌肉等组织。单次注射的作用短暂, 与其再分布有关。若反复多次注射, 则可产生蓄积作用。注药后 20 ~ 90min 血药浓度可出现第 2 个较低的峰值, 与药物从周边室转移到血浆有关。胃壁和肺组织也是贮存芬太尼的重要部位。体外循环下心

内手术时阻断循环期间贮存于肺的芬太尼, 一旦循环开放, 肺通气灌注比例关系改善后, 也被释放到循环中。临床上有时可出现延迟性呼吸抑制, 应引起警惕。

舒芬太尼的亲脂性为芬太尼的 2 倍, 虽然其消除半衰期较芬太尼短, 但由于与阿片受体的亲和力较芬太尼强, 故不仅镇痛强度更大, 而且作用持续时间也更长。阿芬太尼的亲脂性虽较芬太尼低, 但由于其非解离状态高达 85%, 显著高于芬太尼（仅 9%）, 故透过血脑屏障的比例大, 起效迅速。这 3 种药均在肝脏经受广泛的生物转化, 代谢物随尿排出; 芬太尼以原型从尿排出的不到 8%, 其他两药不到 1%。这 3 种药的药代动力学参数见表 4-8。

表 4-8 芬太尼、舒芬太尼、阿芬太尼的药代动力学参数

药物	与血浆蛋白结合率（%）	分布容积（L/kg）	清除率 [ml/（kg·min）]	消除半衰期（h）
芬太尼	84	4.1	11.6 ~ 13.3	4.2
舒芬太尼	92.5	1.7	12.7	2.5
阿芬太尼	92	0.86	6.4	1.2 ~ 1.5

4. 临床应用 这 3 种药的镇痛作用都很强, 而且对心血管的影响都很轻, 故常用于心血管手术麻醉, 为复合全麻的组成部分。舒芬太尼由于镇痛作用更强, 用于复合全麻时心血管状态更稳定。阿芬太尼的分布容积较小, 消除半衰期较短, 维持麻醉可用持续静脉滴注, 应用更加灵活方便。

（三）阿片受体激动拮抗药

阿片受体激动拮抗药是一类对阿片受体兼有激动和拮抗作用的药物。这类药物主要激动 κ 受体, 对 δ 受体也有一定的激动作用, 而对 μ 受体则有不同程度的拮抗作用。根据其拮抗作用的程度, 这类药中有些（如喷他佐辛等）主要用作镇痛药; 另一些（如烯丙吗啡）则主要用作拮抗药。后一类药目前已被纯粹的阿片受体拮抗药（纳洛酮）取代, 临床上已很少应用。

1. 药理作用 临床上用作镇痛药的阿片受体激动拮抗药主要有喷他佐辛（pentazocine）、布托啡诺（butorphanol）、纳布啡（nalbuphine）和丁丙诺啡（buprenorphine）。这些药与吗啡相比其镇

痛效价依次为喷他佐辛 1/4 ~ 1/3、纳布啡 1、布托啡诺 3.5 ~ 7、丁丙诺啡 30。

喷他佐辛可激动 δ 受体而产生焦虑、烦躁等症状; 布托啡诺和纳布啡对 δ 受体的激动效应很弱, 很少产生不适感; 丁丙诺啡对 δ 受体不产生激动效应, 故不会引起烦躁、不安等症状。这类药对呼吸也有抑制作用, 其程度与等效剂量吗啡相同或稍轻。这类药较少产生依赖性。

2. 心血管系统作用 喷他佐辛可使血压升高, 心率增快, 心肌收缩力减弱, 总外周阻力和肺动脉压升高。布托啡诺对心血管系统的影响轻微, 很少使血压下降, 但剂量较大时可使血压升高, 心率增快。纳布啡不引起血压升高和心率增快。丁丙诺啡则可使心率减慢, 血压轻度下降, 对外周阻力和心排血量无明显影响。

3. 药代动力学特点 这类药物均容易透过血脑屏障, 在体内分布广泛, 主要在肝内经受生物转化, 代谢物与葡萄糖醛酸结合后随尿和粪便排出, 少量以原型排出。丁丙诺啡只有 1/3 经受生物转化, 约 2/3 以原型由粪便排出。阿片受体激动拮抗药的药代动力学参数见表 4-9。

表 4-9　阿片受体激动拮抗药的药代动力学参数

药物	与血浆蛋白结合率（%）	分布容积（L/kg）	消除半衰期（h）
喷他佐辛	35～64	3	2～3
布托啡诺	65～90	5	2.5～3.5
纳布啡	60～70	—	3～6
丁丙诺啡	96	1.5～2.8	3

4. 临床应用　这类药主要用于镇痛，很少用于临床麻醉。喷他佐辛与地西泮合用曾用以实施改良法神经安定镇痛，但由于此药可引起血压升高、心率增快等不良反应，现已不再使用。纳布啡由于对心血管系统影响轻微，可用于心血管手术后镇痛，既利用其对 μ 受体的拮抗效应拮抗芬太尼残存的呼吸抑制作用，又利用其激动 κ 受体产生的镇痛作用。丁丙诺啡主要用于手术后镇痛、肌内注射 0.3mg 可维持镇痛效果 6～8min。临床麻醉中曾试用此药替代芬太尼实施复合全麻，但并无突出的优点，故未得到推广。

（四）阿片受体拮抗药

目前常用的阿片受体拮抗药有纳洛酮、纳曲酮和纳美芬，既是外周又是中枢阿片受体拮抗药，因此在减弱阿片类药物不良反应的同时，也减弱了中枢镇痛作用。

1. 纳洛酮（naltrexone）

（1）药理作用：纳洛酮是纯粹的阿片受体拮抗药，对 μ 受体有很强的亲和力，对 κ 受体和 δ 受体也有一定的亲和力，可移除与这些受体结合的麻醉性镇痛药，从而产生拮抗效应。此药不仅可拮抗吗啡等纯粹的阿片受体激动药，而且可拮抗喷他佐辛等阿片受体激动拮抗药，但对丁丙诺啡的拮抗作用较弱。静脉注射后 2～3min 即产生最大效应，作用持续约 45min。纳洛酮拮抗麻醉性镇痛药的效价是烯丙吗啡的 30 倍，其亲脂性很强，约为吗啡的 30 倍，易透过血脑屏障，静脉注射后脑内浓度可达血浆浓度的 4.6 倍，而吗啡脑内浓度仅为血浆浓度的 1/10。纳洛酮静脉注射后立即起效，在肝内代谢，主要与葡萄糖醛酸结合。作用维持 1～4h，$t_{1/2}$ 为 1h。口服也能吸收，但作用只及胃肠外给药的 2%。

（2）心血管系统作用：应用纳洛酮拮抗麻醉

性镇痛药，由于痛觉突然恢复，可产生交感神经兴奋现象，纳洛酮拮抗大剂量麻醉性镇痛药后产生交感神经系统兴奋现象，表现为血压升高、心率增快、心律失常，偶尔可引起急性肺水肿和心室颤动。

（3）药代动力学特点：易于透过血脑屏障，静脉注射后脑内浓度可达血浆浓度的 4.6 倍。与血浆蛋白结合率为 46%。此药主要在肝内经受生物转化，与葡萄糖醛酸结合后随尿排出。消除半衰期 30～78min。由于在脑内的浓度下降迅速，药效维持时间短。

（4）临床应用：纳洛酮主要用于解救麻醉性镇痛药急性中毒。临床麻醉时在应用麻醉性镇痛药实施复合全麻的手术结束后，可用以拮抗麻醉性镇痛药的残余作用，但由于可引起心血管系统的不良反应及可能导致镇痛问题，通常不用于心血管麻醉。

2. 纳曲酮　是阿片受体纯拮抗药，对 μ，δ，κ 阿片受体均有拮抗作用。从而减弱正性强化作用和负性强化作用，适用于拮抗引起的阿片类药物的呼吸抑制；也可用于阿片类药物治疗慢性疼痛引起的胃肠功能障碍，还可用于戒毒，以及苯二氮䓬类、氯氮平等中枢抑制药物中毒及乙醇中毒等。静脉给药的剂量 0.3～0.4mg/kg，疗效确切；皮下给药剂量 0.1～0.3mg/kg，疗效均良好。口服给药剂量用 3.2mg/kg 或 6.4mg/kg。

3. 纳美芬（nalmefene）　是长效阿片类药物拮抗剂，其效价是纳洛酮的 16～28 倍，纳曲酮的 12 倍，作用持续时间较纳洛酮长 3～4 倍，消除半衰期为 8.2～8.6h，静脉注射后 2min 起效，5min 内可阻断 80% 的大脑阿片受体，生物利用度高及不良反应小。纳美芬可安全地用于有心脏病患者，但对于心血管高危患者或使用过可能有心脏毒性药物的患者应慎用。术后使用纳美芬治疗的目的是为了逆转阿片类药物过度的抑制作用，而不是引起完全的逆转和急性疼痛。初始剂量为 0.25μg/kg，2～5min 后可增加剂量 0.25μg/kg，当达到了预期的阿片类药物逆转作用后立即停药。累积剂量大于 1.0μg/kg 不会增加疗效。对已知的心血管高危患者用药时，应将本品与氯化钠注射液或无菌注射用水按 1∶1 的比例稀释，并使用 0.1μg/kg 作为初始剂量和增加剂量。术后使用纳美芬与使用生物等效剂量的纳洛酮出现心动过速和恶心的频率是相同的。当用药剂量只能部分逆转阿片类药物作用时，不良反应的发生率低，随着剂量的增加其发生率也随之增加。因此，推荐剂量为术后使用时不超过 1.0μg/kg、治疗阿片类药物过量时不超过 1.5mg/70kg。

第四节　局部麻醉药与心血管功能

一、常用局部麻醉药

（一）利多卡因

利多卡因（lidocaine）是酰胺类中时效局麻药，也是抗心律失常药。起效快，时效 60～90min，弥散广，穿透力强，对血管无明显扩张作用。临床应用浓度 0.5%～2%。

利多卡因适用于表面麻醉、局部浸润麻醉、神经阻滞、硬膜外阻滞和蛛网膜下腔阻滞，毒性与药液浓度有关。静脉给药可以治疗室性心律失常，血浆浓度＞5～6μg/ml，出现毒性症状；血浆浓度＞7～9μg/ml，出现惊厥症状。利多卡因是心血管麻醉中最常用的抗心律失常药。

（二）罗哌卡因

罗哌卡因是新型长效局麻药，化学结构介于甲哌卡因和布比卡因之间，罗哌卡因是纯的左旋对映异构体，物理和化学性质与布比卡因相似，但脂溶性低于布比卡因，蛋白结合率和 pK_a 接近。经动物实验和临床广泛应用，证实罗哌卡因不仅具有布比卡因的临床特性，而且还具有以下优点：①高浓度时提供有效、安全的手术麻醉；低浓度时感觉 - 运动阻滞分离现象明显，可用于镇痛；②心脏毒性低于布比卡因，引起心律失常的阈值高，过量后复苏的成功率高；③具有较低的中枢神经系统毒性，致惊厥的阈值高；④具有血管收缩作用，无须加肾上腺素；⑤对子宫胎盘血流无影响，可用于产科麻醉和镇痛。硬膜外阻滞浓度为 0.75%～1%；外周神经阻滞浓度为 0.5%～0.75%。

（三）布比卡因

布比卡因的结构与甲哌卡因相似，毒性仅为甲哌卡因的 1/8，但心脏毒性较明显，误注入血管可引起心血管虚脱及严重的心律失常，而且复苏困难。可能与目前所用的布比卡因是由左旋和右旋镜像体 50 ∶ 50 组成的消旋混合物有关。与等量布比卡因相比，左旋布比卡因的感觉和运动阻滞的起效时间、持续时间和肌肉松弛程度相似。左旋布比卡因引起心搏骤停和心律失常的剂量小于罗哌卡因，但显著高于布比卡因。布比卡因是长时效局麻药，麻醉效能是利多卡因的 4 倍，弥散力与利多卡因相似，对组织穿透力弱，不易通过胎盘。时效因阻滞部位不同而异，产科硬膜外阻滞时效约 3h，而外周神经阻滞时效达 16h。临床常用浓度为 0.25%～0.75%，成人安全剂量 150mg，极量为 225mg。胎儿 / 母体的血药浓度比率为 0.30～0.44，对新生儿无明显的抑制，但有文献报道，产妇应用布比卡因产生的心脏毒性难以复苏，因此建议产妇应慎选布比卡因的浓度和剂量。剂量和用法：浸润麻醉浓度为 0.125%～0.25%；神经阻滞浓度为 0.25%～0.5%；蛛网膜下腔阻滞浓度为 0.5%；硬膜外阻滞、骶管阻滞、上胸段硬膜外阻滞浓度为 0.25%～0.5%；下胸段和腰段硬膜外阻滞浓度为 0.5%～0.75%；术后镇痛和分娩镇痛浓度为 0.125%。

长效布比卡因制剂 EXPAREL 是一种单剂量的局部镇痛药，EXPAREL 术后镇痛：单剂量注射在手术部位维持时间 72h。通过利用储库泡沫技术，储库泡沫是小于 3% 的脂质，能生物降解，具备生物相容性，储库泡沫利用膜成分，这些膜成分是来源于自然和耐受良好的物质，能通过正常途径代谢。EXPAREL 能超时释放治疗剂量的布比卡因，压缩药物而不改变药物分子量，然后在所期望的时间内释放。

二、局麻药的毒性反应

（一）中枢神经系统的毒性

局麻药能通过血脑屏障，中毒剂量的局麻药引起中枢神经系统兴奋或抑制，表现为舌唇发麻、头晕、紧张不安、烦躁、耳鸣、目眩，也可能出现嗜睡、语言不清、寒战及定向力或意识障碍，进一步发展为肌肉抽搐、意识丧失、惊厥、昏迷和呼吸抑制。治疗原则是出现早期征象应立即停药给氧。若惊厥持续时间较长，应给予咪达唑仑1～2mg，或硫喷妥钠50～200mg，或丙泊酚30～50mg抗惊厥治疗。一旦影响通气应面罩通气，并进行气管插管。

（二）心血管毒性反应

心血管毒性反应表现为心肌收缩力减弱、传导减慢、外周血管阻力降低，导致循环衰竭。治疗原则是立即给氧，补充血容量保持循环稳定，必要时给予血管收缩药或正性肌力药。治疗布比卡因引起的室性心律失常溴苄铵的效果优于利多卡因。

（三）局麻药不良反应的预防

掌握局麻药的安全剂量和最低有效浓度，控制总剂量。在局麻药溶液中加用血管收缩药，如肾上腺素，以减少局麻药的吸收和延长麻醉时效。防止局麻药误注入血管内，必须回抽有无血液。可在注入全剂量前先注入试验剂量以观察患者反应。警惕毒性反应的先驱症状，如惊恐、突然入睡、多语或肌肉抽动。应用巴比妥类药物（1～2mg/kg）作为麻醉前用药，达到镇静作用、提高惊厥阈。术前口服咪达唑仑5～7.5mg对惊厥有较好的保护作用。

（四）局麻药不良反应的治疗

立即停药，给氧，查出原因，严密观察，轻症者短时间内症状可自行消失。中度毒性反应可静脉注射咪达唑仑2～3mg。重度者应立即面罩给氧，人工呼吸，静脉注射咪达唑仑或丙泊酚，必要时可给予肌松药并行气管插管和呼吸支持。当循环系统发生抑制时，首先进行支持疗法，补充液体，并适时使用血管升压药。如发生心脏停搏，应给予标准的心肺复苏措施。在复苏困难的布比卡因和左旋布比卡因严重心血管中毒反应时可经静脉使用脂肪乳剂，文献报道，可用20%的脂肪乳剂1ml/kg缓慢静脉注射（3～5min），也可用0.5ml/（kg·min）持续静脉输注，心搏恢复后减量0.25ml/（kg·min）。

第五节　神经肌肉阻滞药

神经肌肉阻滞药（neuromuscular blocking agents），或称肌肉松弛药（muscle relaxants，简称肌松药），是心血管手术麻醉时不可缺少的用药。肌肉松弛药通过与神经肌肉接头后膜处的乙酰胆碱受体结合而干扰兴奋的正常传导，从而产生肌松效应。根据其作用机制不同，肌松药可分为去极化和非去极化肌肉松弛药两大类。目前去极化肌肉松弛药仅有琥珀胆碱，已较少用于临床；非去极化肌肉松弛药发展迅速，临床常用罗库溴铵和顺阿曲库铵。

一、肌松药的药效学

（一）肌松药的药效学参数

肌松药的药效学参数见表4-10。

表 4-10　肌松药的药效学参数

肌松药	ED_{95}（mg/kg）	气管插管剂量（mg/kg）	起效时间（min）	$T_1$90%恢复时间（min）	恢复指数（min）
琥珀胆碱	0.5	1.0	1.0	6～12	
氯箭毒碱	0.3	0.6	4～5	80～100	40～60
泮库溴铵	0.05	0.07～0.1	3.5～4	120	30～40
维库溴铵	0.04	0.08～0.1	3	50～60	12
阿曲库铵	0.23	0.5	3～4	50～60	11～12
顺阿曲库铵	0.048	0.15	4～5	70～80	12～15
罗库溴铵	0.3	0.6	1.5	60～70	14
哌库溴铵	0.045	0.08	3.5～4	120	30～40
米库氯铵	0.08	0.2	3	30	6～7
杜什库铵	0.03	0.05	6	120	40

（二）影响肌松药效应的因素

1. 吸入性麻醉药 具有肌肉松弛效能，能增强神经肌肉阻滞作用，延长肌松时效，与非去极化肌松药有协同作用，强度依次为：异氟烷＞七氟烷＞恩氟烷＞氟烷＞氧化亚氮。

2. 低温 可延长非去极化肌松药的作用时间，从尿和胆汁中排泄延缓。新生儿和幼儿可能对非去极化肌松药敏感，老年人应用肾脏消除的肌松药时，其肌松作用时间明显延长。低温体外循环影响肌肉松弛药的药代动力学；心脏手术患者的肌松药作用时间明显延长。Cammu 等观察中度低体温（中心体温 33℃）体外循环对罗库溴铵和顺阿曲库铵维持 T_1 处于 15% 时输注速率的影响。结果发现，CPB 前罗库溴铵和顺阿曲库铵平均输注速率分别为 4.42μg/（kg·min）和 1.10μg/（kg·min），CPB 时平均输注速率分别降至 3.57μg/（kg·min）和 0.75μg/（kg·min），CPB 后输注速率分别回升至 4.24μg/（kg·min）和 0.98μg/（kg·min），提示 CPB 时肌肉松弛药需求量明显下降。

3. 胆碱酯酶 琥珀胆碱和米库氯铵均被血浆胆碱酯酶所水解，胆碱酯酶量的减少和质的异常均可影响两药的代谢。血浆胆碱酯酶浓度下降可不同程度地延长琥珀胆碱的作用时间。

4. 重症肌无力患者 对非去极化肌松药异常敏感，而对去极化肌松药有轻度拮抗。术前应用抗胆碱酯酶药治疗时，则更难以预料肌松药的作用。

5. 肌肉失去神经支配 如外伤性截瘫、挤压伤和烧伤等数周至半年之内，对琥珀胆碱十分敏感，有可能引起致命性高钾血症。

6. 两种不同类型肌松药合用 可能产生拮抗作用。

7. 两种非去极化肌松药合用 由于对接头前膜和后膜的亲和力不一样，可出现协同或相加作用。阿曲库铵和维库溴铵之间有协同作用，合用

时剂量应减少。

8. 局麻药 能增强肌松药的作用。

9. 抗生素增强肌松药的作用 氨基糖苷类抗生素中以新霉素和链霉素抑制神经肌肉传递的功能最强，庆大霉素、卡那霉素等均可加强非去极化和去极化肌松药的作用。多黏菌素引起的神经肌肉传递阻滞作用可有接头前膜和接头后膜双重作用，不能用钙剂和新斯的明拮抗。林可霉素和克林霉素也可增强非去极化肌松药的作用。

二、肌松药的药代动力学

肌松药具有高度离子化的特点，不能穿过细胞膜性结构，分布容积有限，一般为 80～140ml/kg，与血容量相差无几。非去极化肌松药的分布半衰期多为 2～10min，但消除半衰期各药差异较大。血浆白蛋白降低时，肌松药分布容积变小，作用增强。各种肌松药与白蛋白的结合率不同，如筒箭毒碱与血浆白蛋白结合率为 10%，泮库溴铵的结合率为 34%。结合率高者，分布容积也相应增大，神经肌肉接头的浓度降低。但已结合的药物游离后仍能与受体结合，并使肌松药的作用时间延长。疾病和病理生理变化可改变肌松药消除的速率，并改变神经肌肉接头对肌松药的敏感性。肾衰竭严重影响肌松药的药代动力学。加拉碘铵全部经肾排出，二甲箭毒和筒箭毒碱、泮库溴铵、哌库溴铵也多从肾脏排出。肾功能障碍患者建议选用维库溴铵和顺阿曲库铵。维库溴铵仅 10%～20% 经肾排出，其余则以原型和代谢产物形式经胆汁排泄。顺阿曲库铵有两种分解途径；第一种是霍夫曼（Hofmann）消除，即在生理 pH 值和常温下通过盐基催化自然分解，是单纯的化学反应；第二种是经血浆中酯酶进行酶分解（表 4-11）。

表 4-11 肌松药的消除与排泄

药名	消除半衰期（min）	消除与排泄		
		经肾（%）	肝内代谢（%）	其他
琥珀胆碱	2～8			血浆胆碱酯酶水解
筒箭毒碱	90～150	40～60	40% 经胆汁	
二甲箭毒	360	80～100		
加拉碘铵	180	100		
阿曲库铵	15～20	＜5	＜40	霍夫曼消除及酯酶水解
顺阿曲库铵	24	10～15		80% 为霍夫曼消除
米库氯铵	3～5	＜10	少量经胆汁	血浆胆碱酯酶水解

续表

药名	消除半衰期（min）	消除与排泄		
		经肾（%）	肝内代谢（%）	其他
杜什库铵	90～120	60～90	少量经肝	
泮库溴铵	110～127	60～80	15%～20% 经胆汁及肝	
维库溴铵	50～60	10～20	50%～80% 经胆汁	
哌库溴铵	90～120	60～90	5% 经胆汁 3% 经肝	
罗库溴铵	60	10～20	50%～60% 经胆汁	

三、肌松药的不良反应

（一）自主神经功能的改变

自主神经功能的改变主要是心率增快、血压下降和心律失常等（表 4-12）。

表 4-12　肌松药对自主神经的作用及组胺释放

药名	自主神经节	心脏毒蕈碱受体	组胺释放
琥珀胆碱	+	+	+
筒箭毒碱	−−	0	++
二甲箭毒	−	0	++
加拉碘铵	0	−−−	0
阿库氯铵	−	0	0
阿曲库铵	0	0	0，+
顺阿曲库铵	0	0	0
米库氯铵	0	0	0，+
杜什库铵	0	0	0
泮库溴铵	0	0	0
维库溴铵	0	0	0
哌库溴铵	0	0	0
罗库溴铵	0	0，−	0

注：+、++.轻度、中度兴奋；−、−−、−−−.轻度、中度、重度抑制；0.无影响。

心率是由自主神经双向调控：心交感神经节前神经元突触末梢释放乙酰胆碱，可激活节后神经元膜上的 N 型胆碱能受体，节后神经元的突触组成心脏神经丛，支配心脏各个部分；心交感神经节后神经纤维末梢释放去甲肾上腺素，能与心肌细胞膜上 β_1 受体结合，加快心率；心迷走神经节前和节后神经元都是胆碱能神经元，节后神经纤维末梢释放的乙酰胆碱作用于心肌细胞的 M 型胆碱能受体，可使心率减慢。在心交感神经纤维末梢表面也存在 M 型胆碱能受体，后者也是迷走神经末梢释放乙酰胆碱的作用靶点，通过这种突触前调节方式，可使心交感神经末梢释放的递质减少。

理想的肌松药应对心率无影响。然而研究发现，肌松药有抗毒蕈碱（阿托品样）作用，可增加心交感活性，其原理如下：①直接作用于心肌细胞，防止迷走神经释放乙酰胆碱引起的负性变时和负性变力作用；②阻止神经元摄取去甲肾上腺素，阻止迷走神经释放的乙酰胆碱对交感神经末梢释放去甲肾上腺素的抑制作用。近年在心血管手术中使用罗库溴铵和顺阿曲库铵，对心率影响很小，并能维持血流动力学稳定。

（二）组胺释放和过敏反应

肌松药的组胺释放作用也是引起低血压和心动过速的原因之一，尤其是苄异喹啉类肌松药。肌松药引起的组胺释放作用不属于免疫反应，而是肌松药达到一定血药浓度时，兴奋肥大细胞和嗜碱性粒细胞，释放组胺。肌松药的用药量和注药速度与组胺的释放有一定关系。术前已有支气管哮喘或 COPD 的患者，组胺释放可以引起强烈的支气管痉挛。筒箭毒箭、阿曲库铵和米库氯铵的组胺释放作用明显，而顺阿曲库铵则较为安全。甾类非去极化肌松药引起的组胺释放作用不明显。

肌松药引起的过敏反应可释放组胺，但过敏反应不等于组胺释放。组胺血浆浓度为 0.6ng/ml，超过 2ng/ml 时，表现为心率增快，血压下降，皮肤出现红斑；超过 15ng/ml 时，心肌收缩力下降，心脏传导阻滞，发生支气管痉挛和肺血管收缩；超过 50ng/ml 时，产生组胺性休克，严重者发绀甚至心脏停搏。

过敏反应一般属于 I 型（速发型）变态反应。当需要检测肌松药之间的交叉反应性时，术后 4～6 周进行，应选择皮内试验。

四、新型肌松药拮抗药

传统心血管麻醉后较少应用肌松药拮抗药，因应用抗胆碱酯酶药时可能导致心率减慢、低血压和心律失常等不良反应，增加患者风险。但有些患者和快通道心脏手术必要时仍需进行肌松药的拮抗。新型肌松药拮抗药舒更葡糖钠（sugammadex，商品名布瑞亭）是一种经修饰的γ环糊精（γ-cyclodextrins），结构上属于环糊精家族，临床应用时不涉及抗胆碱酯酶药的心脏相关不良反应，可以应用于心血管手术后的肌松药残余阻滞作用的拮抗。环精精是一种寡糖，有高度水溶性和生物相容性，其亲脂内心能够结合外来分子（如罗库溴铵），形成宿主-外来分子融合的复合物（及化学包裹），使血浆、组织及神经肌肉接头处具有肌松作用的游离肌松药分子浓度急剧下降，直接消除肌松药的作用，包裹了外来分子的舒更葡糖钠经肾脏排出。舒更葡糖钠能高度选择性地迅速消除罗库溴铵肌松效应，静脉注射罗库溴铵 0.6mg/kg 后 TOF 恢复到 T_2 出现时，给予舒更葡糖钠 2mg/kg，T_4/T_1 恢复到 0.9 的中位时间约为 3min。但舒更葡糖钠也有局限性，仅对罗库溴铵和维库溴铵有拮抗作用。罗库溴铵静脉注射后可能遇困难气管插管时应用舒更葡糖钠 4mg/kg 静脉注射后可很快使肌松作用消失，为临床麻醉应用肌松药提供安全保证。同时可以拮抗术后肌松药残余肌松阻滞作用。

五、肌松药在心脏手术中的应用

（一）心脏手术常用的肌松药

1. 罗库溴铵（rocuronium bromide） 起效较维库溴铵迅速，作用强度仅为维库溴铵的 1/7，阿曲库铵的 1/5，对心血管影响轻微，临床应用剂量下血压和心率无变化，也无组胺释放。消除方式主要以原型水解或代谢产物经胆汁排出，肾脏其次，肝功能障碍时可能延长其时效，肾功能改变不影响其作用。ED_{95} 为 0.3mg/kg，起效时间 3～4min，维持 10～15min，90% 肌颤搐恢复时间 30min。气管插管剂量为 0.6mg/kg，注药 90s 可行气管插管。剂量增至 1mg/kg 时，注药 60s 即可行气管插管。临床肌松维持时间约 45min。其适用于琥珀胆碱禁用时做气管插管。

不良反应和禁忌证为肝功能不全时时效延长，老年人应减量，过量可致长时间呼吸停止。对该药过敏者禁用。

剂量和用法：①气管插管用量：0.6～1.0mg/kg 静脉注射，尤其适用于禁忌使用琥珀胆碱者，90s 可气管插管，临床肌松维持 45min。1.0mg/kg 静脉注射，60 s 即可气管插管，肌松维持 75min。②麻醉维持量：静脉注射 0.15mg/kg，维持 15～20min，或静脉滴注 5～10μg/（kg·min）。其有特效的拮抗药——舒更葡糖钠。

2. 顺阿曲库铵 是阿曲库铵的同分异构体，药效是其 2～3 倍。在体内生理 pH 值和体温下主要经霍夫曼消除，还可通过血浆中酯酶进行酶性分解，不易蓄积。肝肾功能不全及假性胆碱酯酶活性异常的患者也可使用。用药后血浆组胺水平不随剂量升高而增加。临床剂量时无解迷走神经的心血管效应。该药安全范围大，以高达 8 倍于其 ED_{95} 的剂量（即 0.4mg/kg）快速注射后也无血流动力学不良反应。该药的 ED_{95} 为 0.05mg/kg。反复用药或持续静脉滴注无蓄积作用，肌松作用易被抗胆碱酯酶药拮抗。其适用于麻醉中辅助肌松，尤其适用于其他肌松药有禁忌证者，如肝、肾功能不良者，重症肌无力患者，假性胆碱酯酶活性异常等患者。

剂量和用法：气管插管用量为 0.15～0.2mg/kg。1.5～3min 起效，维持 40～75min。增加剂量可缩短起效时间和延长时效。麻醉维持：神经安定镇痛麻醉时为 0.05mg/kg，吸入麻醉时一般为 0.03～0.04mg/kg，静脉注射间隔 30～45min 或静脉滴注 1～2μg/（kg·min）。低温及酸中毒时作用增强，宜减量。该药需冷藏。因为是中时效肌松药，不适合短小手术麻醉。

（二）肌松药在不同心脏手术中应用

1. 冠状动脉旁路手术 缺血性心脏病患者通常合并有糖尿病、高血压、支气管哮喘、COPD 等，或伴有肥胖、吸烟、缺乏运动，术前长期使用 β 受体阻滞药和（或）钙通道阻滞药。缺血性心脏病患者应适当地控制心率，预防心绞痛及心肌梗死。

麻醉诱导时应减慢用药速度，保持血流动力学平稳。可用心血管功能影响较小的非去极化肌松药诱导，通常使用起效最快的罗库溴铵。缺血性心脏病患者多肥胖，困难气道发生率高，清醒气管插管不适用于此类患者，强烈的应激可能加重心脏负担，甚至再发心肌梗死。估计困难气管插管诱导时，可以使用琥珀胆碱 2mg/kg，达到充分的肌肉松弛时进行气管插管。需要注意的是，无论何种诱导方式及何种诱导药物，务必保证患者在诱导期间的通气和氧供，这对冠心病患者相当重要。术中维持可使用罗库溴铵、维库溴铵或哌库溴铵，这些药物在心血管方面的安全性都是相似的，因此具体药物的选择要看是否需要早期拔除气管导管。

2. 心脏瓣膜置换或修补术　二尖瓣狭窄和关闭不全有不同的病理生理改变，常有心力衰竭的表现。为了维持心排血量，二尖瓣狭窄患者要求心率偏快（80～100 次/分），而二尖瓣关闭不全患者则维持相对较慢心率，临床上可根据心率快慢选用肌松药。

主动脉瓣狭窄或关闭不全时，同样要求维持有效心排血量。以心脏瓣膜狭窄为主要病变麻醉管理的关键是避免心动过速，应维持心率在 100 次/分以内，适宜心率为 60～80 次/分。以心脏瓣膜关闭不全为主要病变的瓣膜性心脏病患者应维持较快的心率（80～100 次/分），以减少反流，避免心脏舒张期过负荷；也应降低左心后负荷，以增加前向血流，减少反流。单个瓣膜的双病变（如二尖瓣狭窄合并关闭不全）或联合瓣膜病（如二尖瓣狭窄合并主动脉关闭不全）的麻醉处理要比单个瓣膜的单种病变复杂，需全面考虑。

3. 先天性心脏病纠治手术　先天性心脏病行手术治疗的患者多为小儿，必须根据小儿的病理生理和肌松药应用于小儿的药理特点使用肌松药。关于肌松药在小儿的使用，目前琥珀胆碱也很少用于气管插管，而罗库溴铵、顺阿曲库铵、维库溴铵对心血管无明显不良作用，适用于小儿心脏手术，可根据病情需要选用，但有两点必须注意：肺动脉高压与肌松药的关系在儿童更为明显，引起组胺释放的肌松药使用时必须更加小心；多数先天性心脏病与气道异常有关，如 Pierre Robin 综合征（即小下颌畸形和唇腭裂），可能引起气管插管困难。这种情况下，需创造良好的快速插管条件。

4. 快通道心脏麻醉　是指在心脏手术后早期拔除气管导管（＜6h）；可进一步减少 ICU 停留时间、降低医疗费用。

伴随着非体外循环下心脏手术、微创心脏手术及介入心脏手术的发展，快通道及超快通道麻醉已势在必行，而且麻醉技术的改进和新型麻醉药物及拮抗药物的出现，使快通道和超快通道的实施越来越简单易行。在目前情况下，若患者有下列情况不考虑快通道心脏麻醉：①左心室功能不全；②发生手术并发症或术后心力衰竭，需用 IABP 等辅助循环的患者；③严重 COPD；④再次手术或急诊手术；⑤肥胖症。

心脏手术术后早期拔管有许多优势，即使仅提前 1～3h 也是有利的；早期拔管还可以减少镇静和镇痛药物的用量，有利于患者早期活动，减少肺内分流和肺不张，改善肺功能；早期拔管提高患者围手术期生活质量，提高患者感觉舒适度。为了达到心脏手术后早期拔管目的，应精确使用全身麻醉药和肌肉松弛药，术毕加强对肌松药残余肌松作用的评估，尽早使呼吸功能恢复正常和循环功能稳定，确保患者安全舒适。

（陈　杰　杭燕南）

参考文献

陈琦，王姗娟，杭燕南，2003. 四种常用静脉麻醉药对老年病人血液动力学影响的比较. 临床麻醉学杂志，19：200-203

杭燕南，俞卫锋，于布为，2016. 当代麻醉手册. 3 版. 上海：图书出版公司

刘进，邓小明，2015. 吸入麻醉临床实践. 北京：人民卫生出版社

闻大翔，欧阳葆怡，俞卫锋，2015. 肌肉松弛药. 2 版. 上海：世界图书出版公司

吴新民，2013. 特殊患者肌肉松弛药物的选择. 中华医学杂志，93（37）：2929-2930

叶铁虎，罗爱伦，2010. 静脉麻醉药. 上海：图书出版公司

Della Rocca G, Di Marco P, Beretta L, et al, 2013. Do we need to use sugammadex at the end of a general anesthesia to reverse the action of neuromuscular bloking. Minerva Anestesiol, 79（6）：661-666

Hemmerling TM, Le N, 2008. Brief review：neuromuscular monitoring：an update for the clinician. Can J Anaesth, 54（1）：58-82

Jakobsen CJ, Berg H, Hindsholm KB, et al, 2007. The influence of propofol versus sevoflurane anesthesia on outcome in 10, 535 cardiac surgical procedures. J Cardiothorac Vasc Anesth, 21（5）：664-671

Jeyadoss J, Kuruppu P, Nanjappa N, et al, 2014. Sugammadex hypersensitivity-a case of anaphylaxis. Anaesth Intensive Care, 42（1）：89-92

Landoni G, Turi S, Bignami E, et al, 2009. Organ protection by volatile anesthetics in non-coronary artery bypass grafting surgery. Future Cardiol, 5（6）：589-603

McTernan CN, Rapeport DA, Ledowski T, et al, 2010. Successful use of rocuronium and sugammadexinan anticipated difficult airway scenario. Anaesth Intensive Care, 38（2）：390

Tuba Z, Maho S, Vizi ES, et al, 2002. Synthesis and structure-activity relationships of blocking agents. Curr Med Chem, 9（16）：1507-1536

Yu B, Luo Y, Ouyang B, et al, 2016. Incidence of postoperative residual neuromuscular blockade after general anesthesia：a prospective, multicenter, anesthetist—blind, observational study. Curr Med Res Opin, 32（1）：1-9

第五章

心血管放射影像

近年来医学影像学进展相当迅速，特别是多排探测器 CT、高场强 MRI、彩色血流超声及 PET-CT 和 PET-MRI 等，与临床各个学科的交叉和结合已越来越多，在临床上的应用也日趋广泛，在心血管疾病检测的应用中也已相当普及。多排探测器 CT 在短短的 10 年中已从最初的 4 排探测器，发展到目前数百排探测器的 CT，其检测速度快，覆盖范围广，空间分辨率高，各种后处理功能日趋完善。双源 CT 和能谱 CT 的应用，则更多地拓展了心血管影像的检查和应用范围。目前冠脉 CTA 成像检查，已具有相当高的临床应用价值，其阴性预测值已可达 99%。对于大量的冠脉支架植入后和搭桥手术后的随诊及评估已完全可用 CT 血管成像来替代 DSA 冠脉造影来进行评估，而且还能发现不少类似心肌桥这类普通血管造影不能发现的解剖结构变异。对于先天性心脏病而言，超声、MRI 和 CT 已是术前评估和手术前准备的必不可少的手段。另外，随着数字化和网络化的发展，影像学检查的流程已有了明显的改变。以往通过胶片为载体的普通 X 线摄影已被数字化 X 线摄影所替代。观察图像则大多可通过屏幕和计算机进行调节，患者的检查资料可很快地通过网络传输到相关医生诊室和病房的显示屏，并可以进行动态的观察和对以前的资料进行方便地调阅和比较。通过网络进行图像传输和远程会诊也已成为可能。

第一节　心脏和大血管普通 X 线检查

虽然近年来 CT、MRI、超声等影像学检查进展很快，其应用也逐渐普及，但普通 X 线检查由于其简单、方便、价格便宜等，如使用得当，仍可得到不少有用的信息，且其形态直观、易于辨认，仍是目前最常用的影像学检查方法。

透视检查目前除在心血管介入和胃肠道等造影检查等场合有一定的应用，其在普通胸部和心血管检查中已较少应用，主要是其费时较多，分辨率没有摄影高，也无永久记录，患者所接受的 X 线剂量也较普通摄片为多，但由于其检查灵活，可以转动患者至任意角度进行心血管形态的动态观察，如结合其他影像学所见，仍有其一定的实用价值。

目前常规 X 线检查已逐渐采用数字化 X 线摄影（DR），来替代传统的平片 X 线检查。DR 摄取的图像清晰，射线剂量低，可进行窗宽、窗位的调节和灰度的调节，也便于网络传输和进行保存。

一、检 查 方 法

为显示心脏各房室和大血管的形态、大小，常规的摄片应包括胸部后前位、侧位和心脏的左前斜位和右前斜位。由于目前各种影像学检查方法很多，为了简单、方便和便于比较，多采用后前位和左侧位，也可根据不同情况适当加拍右前斜位和左前斜位。

胸部和心脏的摄片应采用站立位，如不能站立可采用坐位。为减少投照时影像的几何放大失真，要求摄片时患者胸壁紧贴检查的影像板，X线球管与影像板或胶片的距离应大于 1.5m。检查前患者应去除饰物和胸罩等以免除伪影的影响。心脏大血管形态与呼吸运动有很大关系，摄片时应嘱被检查者在平静呼吸时屏气。如体型较胖、横位心和膈肌显著抬高的患者可做较深的吸气后屏气，这会有助于心脏和大血管影更好地显示。以往对 X 线摄片的曝光条件有较高的要求，由于采用数字化 X 线摄影可进行窗宽、窗位的调节和灰度的调节，采用机器设定的标准化摄片条件即可。

在心血管检查中，以往采用的连续式记波摄影、阶梯式记波摄影及体层摄影等，由于CT、MRI 和心脏超声的广泛应用，可以得到比以往更多和更为准确的信息，因此这类检查目前已不再应用。

二、正常表现

（1）心脏和大血管的大部分边缘由于与含气的肺组织相邻，具有良好的天然对比，其轮廓可以在 X 线上清晰显示。

正常心脏形态可有很大变异，与个体的体型、横膈的高度及和吸气状态等有很多关系，可表现为垂位心、斜位心和横位心。成年人以斜位心居多，心胸比 < 50%。在后前位上，正常心脏和大血管的阴影是纵隔的主要组成部分，心影的 1/3 位于中线的右侧，2/3 位于左侧。心脏大血管阴影右侧缘上段为血管阴影组成，在青少年和青年人中主要为上腔静脉的边缘，较直；成年人和随着年龄的增长，升主动脉逐渐突出于上腔静脉边缘之外，可向外膨出和出现扭曲。通常，升主动脉影不超过其下方右心缘的最外侧部分。右侧的下段边界为右心缘，通常比较圆隆，边缘光整，通常由右心房构成，但心脏呈垂位心者，右心室可能参与右心缘最下部分的组成。心脏大血管影的左侧自上而下可以分为 3 段，即主动脉段、肺动脉段和左心室段。年轻人主动脉结影通常突出不明显，但在老年人由于主动脉伸展和扭曲，主动脉结可向左侧肺野较明显突出，主动脉位置可以升高。左侧缘的中段为肺动脉段，主要由肺动脉的主干组成，通常呈较浅的弧形，向下为左心房段和左心室段。左心室段可较明显地突向左侧肺野，其最下方形成心尖部，一般位于膈面上方。由于心尖外侧及左侧心膈角可被心包脂肪垫充填，可形成一密度较低的三角形阴影。

在左侧位像上心影从上后斜向前下，在其下方心前缘与胸骨阴影密切相连，为右心室前壁，向上为略呈凸面右心室漏斗部和肺动脉主干的前壁，再向上为升主动脉前壁，移行至主动脉弓部。

主动脉弓部弯向后方移行为降主动脉，向下部分和脊柱重叠。心脏后缘自上而下分别为左心房段和左心室段。

（2）正常肺野由于肺泡内气体的衬托，呈密度均匀的透光区域，由肺动脉、肺静脉及支气管组成的肺纹理表现为自肺门向外周呈放射状分布的树枝状阴影，纹理清晰。

肺门部的阴影由肺动脉、肺静脉、支气管和淋巴组织构成，其显示的主要阴影由肺动脉和肺静脉构成。右肺门的上部由右上肺动脉及上肺静脉的分支构成，下部由右下肺动脉构成，上下两部可构成夹角，其边缘清晰，为右肺门角。正常右下肺动脉和右心缘间可见清晰的肺组织的透亮影。左肺门由左肺动脉及上肺静脉的分支构成，其位置略高于右肺门，在侧位胸片上，右肺门位于稍前，左肺门位于稍后。

三、异常表现

在 X 线平片上出现的异常表现可分为心脏位置的异常、心脏外形和大小的改变、胸部大血管的异常及肺血管的异常改变。

心脏的外形改变可表现为二尖瓣型、主动脉型、普遍增大型和混合型。二尖瓣型通常接近梨形，右心缘较膨隆，左下心缘较圆钝，主动脉结正常或偏小，常见于风湿性心脏病和右心负荷增大的各种病变。主动脉型心脏左心下缘明显向左伸展和隆起，心腰凹陷，主动脉影通常增宽，主动脉结突出，心尖向左下移位，近似于靴形，常见于高血压心脏病和各种左心室负荷增大的病变。普遍增大型心脏通常均匀地向两侧增大，常见于心包积液等。

胸部大血管改变主要可见胸主动脉伸展、扭曲和扩张。主动脉壁的钙化可表现为弧线状密度增高影。肺循环的异常改变，可表现为肺血增多，通常表现为比较清晰的肺血管影增多、增粗。肺血减少由于肺动脉阻力升高、肺动脉分支狭窄等引起肺动脉血流减少，表现为肺纹理和肺血管影减少，肺野的透亮度增加。肺静脉高压，可出现肺淤血、间质性肺水肿和肺泡性肺水肿。肺淤血表现为肺野透亮度降低、肺血管纹增多、模糊，尤其两上野的肺纹理增多，上下肺静脉管径的比例失调。间质性肺水肿主要表现为小叶间隔的增厚，典型的出现小叶间隔线。肺泡性肺水肿表现为两肺纹理模糊，并出现大小不等、边缘模糊的渗出影。

四、常见病变

（一）房间隔缺损

单发的房间隔缺损（atrial septal defect，ASD）是最常见的先心病之一，约占先心病的 20%。男女发病比例为 1 ∶ 1.6。X 线胸片是常规的影像学检查方法。

1. 典型 ASD

（1）心脏呈二尖瓣型，常有中度增大。

（2）右心房及右心室增大，尤以右心房显著增大为 ASD 的主要特征性改变。

（3）肺动脉段突出，搏动增强，肺门血管扩张，常有"肺门舞蹈"现象。

（4）左心房一般不增大，第二孔型左心室和主动脉球变小，而第一孔型左心室增大。

（5）肺充血，后期可出现肺动脉高压。

（6）主动脉结缩小或正常。

2. 小 ASD 当缺损小，分流量少时，心影大小和形状正常或改变不明显。

（二）室间隔缺损

单纯室间隔缺损（ventricular septal defect，VSD）为常见的先心病之一，其发病率居先心病的首位，约为 20%。X 线胸片用于 VSD 的初步或筛选诊断。具有 VSD 典型 X 线征象者，胸片多可提示诊断，但对小的 VSD 或伴有重度肺动脉高压者，X 线检查则有相当限度。

1. 典型 VSD 是指中至大量左向右分流或已有中等左右肺动脉高压的 VSD。

（1）心影呈二尖瓣型，中至高度增大，主要累及左、右心室，多以左心室更显著，或伴有轻度左心房增大。

（2）肺血增多，肺门动脉扩张，肺动脉段中至高度凸出，部分患者可见外围肺血管纹理扭曲、变细等肺动脉高压征象。

（3）主动脉结正常或缩小。

2. 少量左向右分流的 VSD 心影及心室轻度增大，以左心室为主；肺血轻度增多；肺动脉段不突出；主动脉结多正常。

3 Roger 病 指少数小 VSD 心肺 X 线胸片所见属正常范围，但临床体征典型。

4. VSD 合并重度肺动脉高压 心脏增大多不明显，但右心室增大较突出，并有右心房增大；肺血减少征象；主动脉结多缩小。

（三）动脉导管未闭

动脉导管未闭（patent ductus arteriosus，PDA）是最常见的先心病之一，占先心病的 20% 左右，发病率女多于男，约为 3 ∶ 1。X 线胸片用于对 PDA 初步或筛选诊断，能够定性诊断典型的 PDA 和分析继发性肺动脉高压，但不能直接显示本身。

1. 典型 PDA

（1）肺血增多。

（2）左心室增大。

（3）90% 的病例主动脉结增宽。

（4）近半数可见"漏斗征"：指正位片上主动脉弓降部呈漏斗状膨凸，其下方降主动脉在与肺动脉段相交处骤然内收。

2. 细小的 PDA 肺血正常或轻度增多，心脏大小多在正常范围。

3. 合并肺动脉高压的 PDA 出现肺动脉段不同程度的突出，肺门动脉扩张，外周肺血管纹理扭曲、变细，双心室增大甚至以右心房、右心室增大为主，提示肺动脉高压。

（四）法洛四联症

法洛四联症（tetralogy of Fallot，TOF）居紫绀型先心病的首位，占 30% ～ 50%。X 线胸片用于对 TOF 术前的初步和筛选诊断，是临床常规检查方法。其定性诊断的准确率达 90% 以上，而且根据心脏大小和肺血管改变等可大致估计病变程度。

后前位：心脏增大，右心房及右心室增大，肺纹理增强。

右前斜位：右心室增大，心前间隙变窄，无左心房增大。

左前斜位：右心房及右心室增大，左心室被增大的右心室推向后。

1. 常见型 肺动脉狭窄较重，室间隔缺损较大，发绀明显。

（1）心影一般无明显增大，心尖圆钝、上翘，心腰凹陷，如有第三心室形成，则心腰平直或轻度隆起。

（2）右心室增大。

（3）左心室因血流量减少而缩小，左心房一般无改变，右心房由于回心血流增多及右心心室压力增高而有轻度至中度增大。

（4）肺门缩小，肺野血管纹理纤细。

（5）主动脉增宽，并向前、向右移位。

2. 重型 肺动脉高度狭窄或闭锁，室间隔缺损较大，全部为右向左分流，出生后即出现发绀，与常见型相似，但更严重。心脏大多数有中度以上增大，右心室增大显著，肺门显著缩小甚至无明显肺动脉主干影，肺野有支气管动脉形成的网状侧支循环影。有时可见左上腔静脉或右位主动脉弓。

3. 轻型（无紫绀型） 室间隔缺损较小，肺动脉狭窄较明显时，其 X 线表现与单纯肺动脉狭窄相似；室间隔缺损较大，肺动脉狭窄不明显时，X 线表现则与室间隔缺损相似。

（五）风湿性心脏病

风湿性心脏病包括急性或亚急性心肌炎及慢性瓣膜病变。在国内过去发病较高，目前已明显下降。青年女性发病相对稍多。在急性或亚急性期间可累及心包、心肌和心内膜，以心肌受累为明显，普通胸部 X 线检查常无特异性。慢性瓣膜病变可为单纯的二尖瓣狭窄、二尖瓣关闭不全及二尖瓣狭窄伴有关闭不全等。单纯二尖瓣狭窄，主要表现为左心房和右心室增大，左心耳常明显增大，主动脉结常缩小，主要是由于左心室心排血量减少所致，左心室缩小，心尖位置上移，有时可显示二尖瓣膜区的钙化。根据病变的程度可出现肺淤血和肺间质性水肿，上肺静脉常有明显扩张。二尖瓣关闭不全时，根据关闭程度的不同，可出现左心房和左心室的增大，右心室增大及肺淤血表现。

（六）高血压性心脏病

早期原发性高血压患者并不引起明显的心脏增大及心脏外形的改变，随着病程进展可导致左心室心肌的肥厚。在 X 线上出现左心室段轻度延长和隆起，以后逐渐出现心影增大，先出现流出道的增大，表现为心尖向左下移位，相反搏动点上移，继而出现流入道增大，心影向左后下方突出，左心室肥大和扩张明显时，除向左侧部增大，也可同时推移右心室，使心影向右侧增大。主动脉可出现扩张、伸展和扭曲。

（七）慢性肺源性心脏病

慢性肺源性心脏病是继发于肺实质和肺血量长期疾患或严重的胸廓畸形引起的心脏病变，可引起肺动脉高压、右心负荷过重或右心衰竭。慢性肺源性心脏病的原发病变通常以慢性支气管炎最为常见。临床上常有慢性咳嗽、咳痰、咯血、哮喘等症状。在 X 线上主要表现为肺动脉高压和肺部的慢性病变。肺动脉段突出，肺动脉及其大的分支扩张，而肺野中外带分支收缩变细，右心室增大，在动态观察时可见肺门区肺动脉搏动增强。肺部可见慢性病变、纤维化和肺气肿等表现。

（八）心肌病

心肌病为原因不明的心肌疾病，可分为扩张型、肥厚型和限制型等，以扩张型最为多见，肥厚型次之。扩张型主要表现为左心室或右心室及两侧心室腔的明显扩大，可伴有心肌肥厚。肥厚型主要表现为心肌显著肥厚而心室腔无明显扩大，病变主要累及室间隔肌部及乳头肌。其 X 线表现在早期其心影大小和形态可无明显异常改变，以后随病情加重，可出现心腔中度乃至重度增大，两侧心室都有增大，以左心室增大为明显，心脏搏动减弱，肺血管仅为轻度增多。

（九）心包积液和缩窄性心包炎

心包炎是心包膜脏层和壁层的炎性病变，可以为结核性、风湿性、化脓性或病毒感染等原因。心包腔内少量积液时心影大小和形态可无明显变化。中等量积液时可见心影向两侧明显增大，一般从心包最底部向心腔包膜两侧扩展，心缘正常弧度消失，心缘搏动减弱或消失，心影增大可使心脏影呈烧瓶状和球形。由于体静脉血液回流至右心房受阻，可使上腔静脉影增宽，右心室排血量减少，可使肺血管纹理影减少。

缩窄性心包炎为心脏的心包脏、壁两层之间发生粘连，并形成纤维化结缔组织，可限制心脏的收缩和舒张活动。在 X 线上表现为心脏的心缘变直，原本柔和的正常心脏弧度消失，心脏外形可呈三角形或近似三角形，也可由于心包的增厚、粘连而出现球形或其他不规则形。心包可出现钙化，在平片上显示各种条状、带状、壳状和斑状钙化影的在 15% 左右。缩窄性心包炎的心影可无明显增大或出现轻至中度增大。心脏搏动通常明显减弱或消失。

（十）主动脉夹层

临床上如疑似主动脉夹层，应及时做增强 CT 检查，通常可明确作出诊断。普通 X 线检查的作用有限。急性主动脉夹层的主要 X 线表现为两上纵隔及主动脉弓阴影明显增宽，边缘可较模糊，心影也可因心包积液等而增大。

第二节　心血管的 CT 检查

1969 年，英国科学家 Godfrey Houndfield 发明了计算机体层摄影（computed tomography，CT）。CT 于 1971 年开始应用于临床，丰富了医学影像诊断的手段，显著提高了病变的检出率和诊断的准确率，Houndfield 也因此获得了 1979 年诺贝尔生理学或医学奖。自 CT 和对比剂进入临床应用以后，CT 血管成像（computed tomography angiography，CTA）的应用就开始逐渐增多。但是早期的 CTA 检查，成像时间长，呼吸运动伪影干扰明显，图像质量相对较差，而且只能观察如主动脉等大血管。而心脏是不断运动着的器官，心脏的 CT 检查一直是大家追求的目标。随着 CT 的硬件、软件技术多次革命性的进步，特别是电子束 CT（electron beam computed tomography，EBCT）的问世，螺旋 CT 及其以后多排螺旋 CT（multi-detector CT，MDCT）、双源、双能 CT 的相继出现，其相应的空间和时间分辨率都极大地提高，扫描时间明显缩短，扫描覆盖范围越来越宽，层厚也越来越薄，扫描相关辐射剂量不断减低，这些都推动了心脏 CT 成像的实现和发展。如今，心血管 CT 成像（cardiovascular，CT）作为一种无创性检查，已经成为心血管疾病检查的重要组成部分，在临床诊治和随访中的作用已举足轻重。

一、心血管 CT 检查的适应证

目前，临床上使用的多层螺旋 CT 扫描速度非常快，可以达到毫秒级容积数据采集，基本可以消除部分容积效应伪影和阶梯状伪影，配合强大的后处理软件已可使图像达到与解剖图谱相似的效果，极大地扩展了心血管 CTA 的应用范围。其适应证基本如下：

（1）临床症状疑似冠心病而临床其他无创检查（包括心电图、运动试验）不能明确诊断和需除外冠心病的人群。

1）劳累或精神紧张时出现胸骨后或心前区闷痛，或紧缩样疼痛，并向左肩、左上臂放射，持续 3～5min，休息或服用硝酸异山梨酯（消心痛）之类药物后能缓解者。

2）体力活动时出现胸闷、心悸、气短，休息后自行缓解者。

3）夜晚睡眠枕头低时，感到胸闷憋气，需要高枕卧位才感舒适者。

（2）中 - 高度以上冠心病危险因素人群（具有两项以上危险因素，包括无症状者）。

1）高脂血症患者。

2）糖尿病患者：糖尿病易引起心血管病已被公认。

3）高血压患者：血压升高是冠心病发病的独立危险因素。

4）长期吸烟患者：与不吸烟者比较，吸烟者本病的发病率和死亡率增高 2～6 倍。

5）肥胖患者：向心性肥胖者具有较大的危险性。

6）有冠心病家族史的患者：患冠心病的概率约为无冠心病家族史患者的 6 倍。

7）年龄：即男性≥ 45 岁，女性≥ 55 岁。

（3）冠心病药物治疗后、冠状动脉支架置入术后或冠状动脉搭桥术后随访，特别是治疗后再次出现冠心病症状或症状加重患者。

（4）心脏外科术前须除外冠心病患者。

（5）家族性高胆固醇血症和川崎病等患者（包括有症状的年轻患者）。

（6）急性胸痛及疑主动脉夹层、肺动脉栓塞等血管性病变的患者。

以上为冠状动脉CTA的主要适应证。另外，临床上怀疑先天性心脏病、心肌病、心包相关疾病可行心脏CTA检查，心房颤动的患者可行肺静脉-左心房重建检查，怀疑主动脉相关疾病可行主动脉CTA检查。

二、心血管CT检查的禁忌证

（1）对造影剂（碘）过敏者：既往使用过含碘造影剂，虽然很少发现过敏休克等严重过敏反应，但轻度的过敏反应也属于禁忌或慎用的范围。

（2）严重的甲状腺功能亢进。

（3）孕妇、正在受孕或怀疑受孕者。

（4）严重心、肝、肾衰竭者：短时间内注射大量的造影剂会加重心、肝、肾脏负担。

（5）正在服用二甲双胍者：在造影剂注射前2d及注射后2d，应短暂停用二甲双胍类药物，以防止因急性肾衰竭所致的乳酸酸中毒。

（6）心律失常或心率过快者：心房颤动、偶发室性期前收缩、起搏器术后患者，只要心律齐且心率慢，也能行CT冠状动脉造影检查。64排MDCT冠状动脉成像，心率应控制在70次/分以下（双源CT除外）。

三、检查前准备

检查前的准备工作对于获得较好的图像质量及可靠的诊断依据是十分重要的。

（一）患者的准备

首先通过发放检查须知或播放影视宣传资料，让患者充分了解检查过程，消除患者顾虑和紧张情绪。检查前4h禁食，从而避免引起心率上升，并至少提前半小时到达检查地点，静坐以稳定心率。对于64排CT而言，检查前患者心率一般需要控制在70次/分。对于心率较快的患者应提前1h左右口服适量的β_1受体阻滞药减慢心率。但用药前需确定患者有无β_1受体阻滞药的禁忌证：如房室传导阻滞、心功能不全、慢性阻塞性肺疾病或支气管哮喘、血压偏低等。训练患者呼吸，使患者学会屏气时胸壁保持静止及领会屏气指令，

达到扫描时完全屏住呼吸及保持心率稳定。

（二）碘过敏试验

对于是否进行碘过敏试验，国内外尚未完全达成共识。因其不能预测过敏反应的轻重，它的假阳性又可能使一部分患者失去检查机会，因而有些医院不主张进行碘过敏试验，但为防止严重过敏现象的发生，大多数医院在行CTA检查前均做碘过敏试验，检查前静脉推注1ml对比剂原液，观察20min，观察受检者有无不适反应，确定碘过敏试验阴性进行检查。为获得较好的图像质量，冠状动脉CTA检查常采用高浓度含碘对比剂，一般为350～370mgI/ml的非离子型碘剂。以4～5ml/s的速度注射对比剂后，以相同的速度推注适量生理盐水，保证冠脉及其分支充分充盈。

四、常用的成像方法

（一）扫描方法

1. 常规CT扫描 非心电门控常规CT扫描能用来显示心脏大血管的解剖形态。平扫可显示钙化，并与增强CT进行对比。对扫描范围大者，如胸腹主动脉瘤或主动脉夹层，可适当增大层厚或层间距，增强采用常规团注法以3～4ml/s的速率注射300～350mgI/ml碘剂80～100ml，可以显示真假腔和内膜片。对于心脏肿瘤或血栓，在平扫后做动态增强扫描及延迟扫描，观察其有无增强及其增强特点，以资鉴别。

2. 冠状动脉CTA扫描

（1）平扫：主要用于观察冠状动脉钙化，钙化积分扫描。先做定位扫描，然后一次屏气从气管隆突水平开始扫描至心脏下缘3～5mm，螺距为1，曝光条件120kV，200～300mA，视野为250mm，显示矩阵512×512。

（2）增强：心电门控技术，目前确定最佳触发时间的方法有两种，小剂量试验（test bolus）和智能软件跟踪扫描。前者以4～5ml/s速率经静脉团注对比剂20ml及生理盐水15ml左右，延迟10s后在主动脉根部同层动态增强扫描约20s，应用CT机内软件测算出时间-密度曲线，获得最佳的

触发扫描时间。智能软件技术应用也较广泛，是一种实时跟踪技术，即对感兴趣层面进行对比剂的实时跟踪，从而确定触发扫描时间。扫描范围同平扫。

（二）图像后处理技术

1. 多平面重建（multiplanar reformation，MPR） 即在横断位扫描的基础上，对某些标线指定的组织进行任意方位的重组，从而得到冠状位、矢状位、斜位、曲面等方位的二维图像。方法简便，临床应用广泛。MPR 包括平面重组和曲面重组。平面重组包括冠状位、矢状位重组，为可以任意角度平面重组。曲面重组（curved planar reformation，CPR）沿划定的曲面重组图像，其可以在原始横断面图像上，也可以在重建图像上画线。CPR 的优点是可以将弯曲的血管重组在一个断面图像上显示，不受周围血管的干扰，能避免血管重叠给观察者带来的不便。对于有钙化的血管，CPR 能准确显示血管的钙化和狭窄程度（图 5-1）。有研究者认为，在 CTA 的各种重建方法中，CPR 评价血管狭窄程度是最准确的。

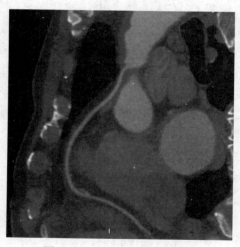

图 5-1　CPR 图像显示桥血管

2. 最大密度投影（maximum intensity projection，MIP） 是把扫描后的三维数据叠加起来，以操作者选定的方向作为投影线，在该投影线方向，三维数据中的最高密度的体素投影到一个二维数据中，其余体素则被删除。MIP 可以从任意角度投影，也可将连续角度的多幅图像在监视器上连续播放，给视者以立体感（图 5-2）。

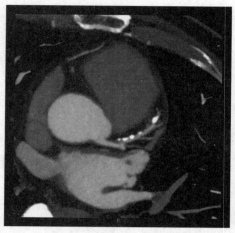

图 5-2　MIP 图像显示左、右冠状动脉钙化

3. 表面遮盖显示（surface shaded display，SSD） 先确定感兴趣区的阈值或阈值范围，取得成像体积内的二维图像，而后将阈值以上或阈值范围内的连续性像素构成三维结构模型的表面，以灰界或伪彩色方式显示三维结构模型的表面影像（图 5-3）。SSD 具有立体感，尤其利于显示重叠结构的三维关系。随着计算机技术的飞速发展，SSD 基本被容积再现重组所替代。

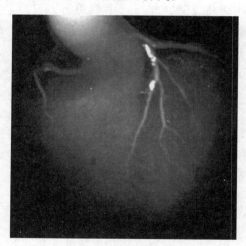

图 5-3　SSD 技术显示左前降支钙化

4. 容积再现重组（volume rendering，VR） 首先确定扫描容积内的像素密度直方图，以直方图的不同峰值代表不同组织，然后计算每个像素的不同组织百分比，继而换算成不同的灰阶，以不同的灰阶（或色彩）及不同的透明度三维显示扫描容积内的各种结构（图 5-4）。VR 是真正意义上的全容积三维成像，利用了容积内的全部信息量，将扫描容积内投影线通过容积数据的全部像

素的总投影以不同的灰阶显示出来。VR 较 MIP、SSD 技术有许多优势，并很少有伪影。

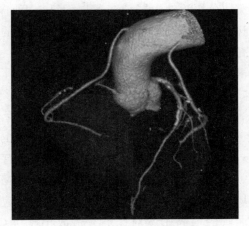

图 5-4　VR 显示桥血管的起止

5. CT 仿真内镜成像（CT virtual endoscopy, CTVE）　CT 仿真内镜成像利用计算机软件功能，将螺旋 CT 容积扫描获得的图像数据进行后处理，重建出空腔脏器内表面的立体图像，类似纤维内镜所见。CTVE 在心血管领域主要用于主动脉内腔的观察。

五、心血管疾病的 CT 诊断

（一）冠状动脉粥样硬化性心脏病

多排螺旋 CT（MDCT）在冠状动脉粥样硬化性心脏病中的应用包括钙化积分、评估冠状动脉管腔狭窄程度、冠状动脉斑块评价定性和定量评价、支架术后复查、冠状动脉搭桥术后人工血管通畅度评价、冠心病的左心室功能评价、心肌灌注成像和心肌活性成像。

1. 冠状动脉钙化积分测定　冠状动脉钙化在冠状动脉粥样硬化的基础上发生的，是冠状动脉粥样硬化的表现形式之一，其钙盐沉积的数量和范围与冠状动脉粥样硬化的程度和范围呈正相关。故冠状动脉钙化的测定可以预测或早期诊断冠心病。在 CT 图像上，冠状动脉钙化积分中传统的 Agatston 积分法定义面积阈值为连续的 3 个像素，CT 值阈值为 130Hu，由钙化灶 CT 值、钙化面积及权重系数相乘而得。目前广泛应用的 CT 冠状动脉钙化积分系统除了 Agatston 积分法，还有容积积分法及质量积分法。Rumberger 等的研究指出，

如果合理应用此 3 种积分法可得到相似的结论（图 5-5）。

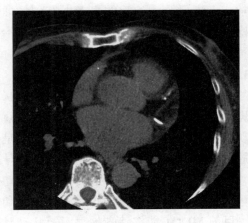

图 5-5　钙化积分图像显示左前降支（LAD）、左回旋支（LCX）钙化

钙化积分被分为以下几类：0，1 ~ 10，11 ~ 100，101 ~ 400，> 400，用来评价冠心病的危险及指导治疗。0 代表没有明确的粥样斑块，阴性结果；1 ~ 10 代表微量斑块，心血管危险性低；11 ~ 100 代表轻度斑块，心血管危险性中度；101 ~ 400 代表中度斑块，心血管危险性中度；大于 400 代表广泛斑块，心血管危险性高度。

钙化积分的数值与狭窄严重程度的相关性非常低，即钙化积分值不能准确推断管腔狭窄的程度。没有钙化，说明没有明显的冠脉病变，或没有有意义的狭窄，但是不能排除软斑块的存在。钙化积分可用于冠心病的早期诊断、高危人群的普查与筛选、冠心病治疗后的复查和随访，但同时其结果需结合临床病史、其他常规的临床检查及冠脉 CTA 检查综合分析。

2. 冠状动脉狭窄程度的评价　冠状动脉狭窄程度的定量评价有助于冠心病治疗方案的制订。冠状动脉狭窄程度可用狭窄直径减少的百分数或狭窄面积减少的百分数来表示。现国际上统一采用直径法表示，即以紧邻狭窄段近端和远端的"正常"血管段内径为 100%，狭窄段直径减少 1/4 称为 25% 狭窄，直径减少 1/2 称为 50% 狭窄，以此类推。临床实际应用中习惯将冠状动脉狭窄按其管径减少程度分为：正常或轻度狭窄（< 50%），中度狭窄（50% ≤狭窄程度 < 75%），高度狭窄（75% ≤狭窄程度 < 100%）和完全闭塞。国内外研究表明，MDCT 对冠状动脉狭窄的显示具有较

高的准确性。16 排以上的螺旋 CT 对冠状动脉中、高度狭窄的阴性预测值很高，有助于避免冠状动脉正常或不需要介入治疗的患者做有创的插管法造影检查，基本能满足冠状动脉狭窄介入治疗的筛选需要。

3. 冠状动脉斑块评价定性和定量评价　在冠心病的发生、发展和转归过程中，明确冠状动脉粥样斑块的性质较其导致的管腔狭窄更有意义。冠状动脉不稳定斑块破裂并诱发血栓形成是发生急性冠状动脉综合征的关键机制，这也是导致冠心病患者死亡的主要原因。正确评估冠状动脉粥样斑块的性质可以指导冠心病的危险分级和临床治疗。目前 MDCT 能够清晰地显示冠状动脉粥样斑块的大小、形态、部位，根据 CT 值的不同，可

以区分钙化斑块和非钙化斑块，判断冠状动脉斑块的成分，对斑块作出定性定量的分析（图 5-6）。应用斑块分析软件，使管腔、管壁的描绘更加精确，检测斑块存在及成分、斑块引起管腔狭窄的程度更加高效、准确、直观。

根据不同的 CT 值可以区分斑块的性质，CT < 50Hu 为脂质斑块，50 ～ 120Hu 为纤维斑块，CT > 120Hu 为钙化斑块。与血管壁和斑块成像的金标准血管内超声（intravascular ultrasonography，IVUS）相比，两者之间有良好的相关性，但 MDCT 仍低估了斑块体积。MDCT 对斑块密度的测量准确性受到部分容积效应的影响，而管腔内高密度对比剂会造成小斑块 CT 值的高估。

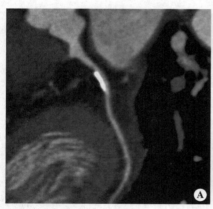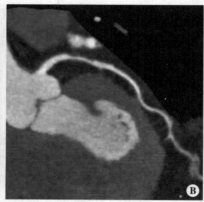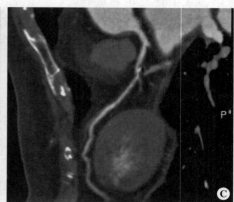

图 5-6　CPR 显示左前降支近段钙化斑块（A）、软斑块（B）和混合斑块（C）

4. 冠状动脉支架术后复查　冠状动脉支架植入术是临床较常采用的冠心病的治疗方法，通过在狭窄段支撑血管壁，维持血流通畅，其创伤小，临床疗效肯定。但是术后面临的主要问题是支架内再狭窄，其发生机制与冠状动脉的内膜过度增生、弹性回缩和血管重塑有密切关系。因而，防治支架内再狭窄是 PCI 术后随访的重点。

以往主要采用冠状动脉造影对冠状动脉支架进行评价，但有一定的创伤性和危险性，且价格昂贵。自 MDCT 问世以来，可以通过无创影像学方法对冠状动脉支架进行评价。冠状动脉 CTA 能较准确显示冠状动脉支架的形态、位置及有无再狭窄和再狭窄的部位及程度。但同时，由于目前支架均是由金属丝编织制成，这就不可避免地会产生伪影，少数支架伪影明显，影响了支架形态、边缘及支架内管腔的评价。支架部位的血管壁有

广泛或严重的钙化时，对支架形态和结构的 CT 评价也有一定影响。各家公司也在通过改进各种软件，减少支架及钙化伪影，目前宝石 CT 的高清成像对支架的诊断具有较明显的优势（图 5-7）。一般可根据支架是否变形、支架腔内及支架远侧血管内对比剂充盈状况等综合分析，对支架管腔的评估有一定帮助。目前，冠状动脉 CTA 成像是评价冠状动脉支架术后的重要诊断与筛选方法。

5. 冠状动脉旁路移植术后人工血管通畅度评价　近年来，冠状动脉旁路移植术作为冠心病的治疗方法之一得到了广泛开展。它是指在冠状动脉管腔局限性狭窄、闭塞或多发狭窄后，通过外科手段，取自体的血管如乳内动脉、大隐静脉或桡动脉等建立主动脉和冠状动脉之间的血流旁路，让血液绕过狭窄的部分，达到缺血部位，改善心脏供血，俗称"搭桥术"。CABG 术后，桥血管包

括吻合口可发生狭窄,甚至闭塞。静脉桥,即以大隐静脉做桥血管,其 10 年通畅率为 60%～70%;动脉桥,常用的桥血管为乳内动脉和桡动脉,其 10 年通畅率约为 90%。对临床医师和患者而言,定期随访桥血管的畅通与否具有十分重要的意义。

MDCT 能直观和整体显示桥血管及其连接关系。通过血管重建可直接显示桥血管内血栓,其表现为管腔内的充盈缺损。三维重建技术可清晰显示架桥血管的解剖关系。据文献报道,MDCT 显示桥血管的敏感度为 85.7%,特异度为 100%。

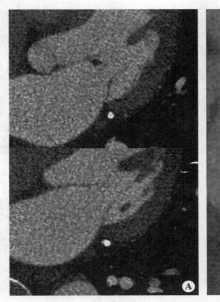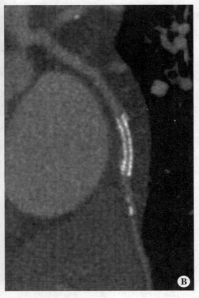

图 5-7　CPR 重建显示左前降支近段支架

6. 冠心病的左心室功能评价　在各种心脏病中,左心室功能是评估预后的重要指标之一,并影响临床治疗的选择。左心室局部功能也是临床对冠心病等心血管疾病评估的指标之一,局部心室功能异常的程度和范围与预后密切相关。目前 MDCT 的后处理软件可对左心室的局部功能进行评价。MDCT 的左心室功能评估能够明确有无室壁瘤的形成,左心室重构情况,能够提供左心室局部和整体的心肌收缩信息,对于心肌梗死后恢复、左心室肥厚、慢性心力衰竭的危险分级和预后有重要的指导意义。

7. 心肌灌注成像　鉴别心肌是否存活对冠心病患者的治疗方法选择非常重要。目前临床上已应用的评估心肌活性的方法包括超声心动图、MRI 心肌灌注成像及核医学。MDCT 评价心肌活性的主要方法有首过灌注和延迟增强。出现首过灌注缺损表明微循环功能障碍,而延迟强化区域则代表没有活性的心肌。MDCT 心肌灌注和心肌活性评价能够在发生急慢性冠状动脉事件后,准确判断是否存在坏死心肌,并确定坏死心肌的面积和程度,为血运重建提供指导。但目前,MDCT 评价心肌活性在实际应用中还存在部分局限性:伪影带来的假阳性和假阴性病灶影响诊断准确性、放射剂量较大、实际操作较复杂等,随着 MDCT 技术的不断提高,心肌灌注成像能够对心肌缺血性疾病在多个相关层面提供全面、准确的诊断和临床治疗建议。

(二)心脏瓣膜疾病

心脏瓣膜疾病的首选检查方法是多普勒超声心动图检查。它能直接显示瓣膜的形态和运动情况,作出准确诊断。MDCT 在显示瓣膜钙化、左心房血栓形成、二尖瓣的增厚、活动度及钙化等具有明显的优势。此外,MDCT 还可以动态显示人工瓣膜的开放、关闭及其功能状况,并可用于人工瓣膜置入术后复查,评价术后并发症等。

(三)先天性冠状动脉起源异常、走行异常和先天性心脏病

MDCT 冠状动脉成像评估先天性冠状动脉起源和走行异常具有良好的特异性和敏感性。MDCT

冠状动脉成像较容易显示异常冠状动脉与主动脉、肺动脉的三维关系（图 5-8）。MDCT 能很好地显示动静脉瘘，也能探测到有胸痛症状的患者的心肌桥和冠状动脉瘤样扩张。

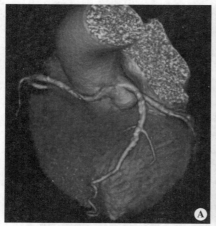
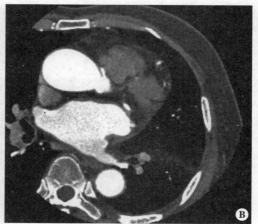

图 5-8　VR 及横断位图像显示右冠状动脉起源于左冠状动脉窦

MDCT 在先天性心脏病诊断中的优势主要有：可以显示大血管的位置及相互关系，对主、肺动脉的相对位置可作出精确的诊断，对大血管转位的诊断有其肯定的价值；可精确测定大血管的直径，评估有无肺动脉高压及大血管的发育情况（肺动脉主干扩张超过主动脉直径可诊断为肺动脉高压）；可以根据肺纹理的表现间接判断肺血管情况；可以明确显示内脏及其与心脏、大血管的关系。MDCT 与 EBCT 薄层增强扫描与多种重建技术结合可以清晰、客观地显示心脏大血管解剖（图 5-9、图 5-10），大血管、各房室及房室瓣的相互关系，有助于作节段分析。对复杂先心病如大动脉转位、单心室、法洛四联症等的精确诊断有重要价值。血流检查对常见的单纯动脉导管未闭、房间隔缺损、室间隔缺损等诊断有重要价值，对先心病的术后分流复查有一定意义。

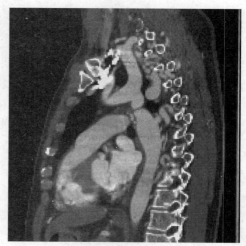

图 5-10　MPR 显示动脉导管未闭

（四）心肌病

心肌病主要包括扩张型心肌病、肥厚型心肌病、限制型心肌病、致心律失常型右心室心肌病及不能分类的心肌病。MDCT 及 EBCT 能直接显示心室腔的大小、形态及心肌壁厚度，电影 CT 能直接观察左心室整体收缩功能，有助于心肌病的诊断和鉴别诊断。

（五）心脏肿瘤

心脏肿瘤少见，其发病率为 0.0017% ～ 0.33%。继发性心脏肿瘤的发病率为原发性的 20 ～ 40 倍，原发性心脏肿瘤中，良性肿瘤是恶性肿瘤的 3 倍。黏液瘤和横纹肌瘤分别是成人和儿童最常见的良性肿瘤。MDCT 具有良好的分辨率，

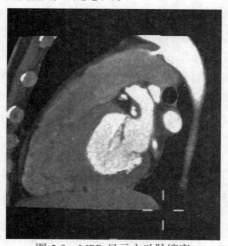

图 5-9　MPR 显示主动脉缩窄

能够对肿瘤进行定位和显示解剖关系（图5-11），检测钙化、评估灌注。对于恶性肿瘤，MDCT能够提供额外的物理、空间和功能的信息，有助于进一步评估转移。

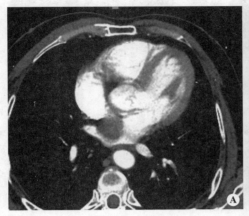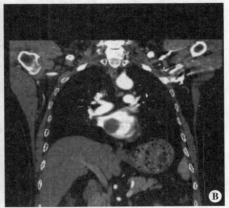

图 5-11　横断面（A）及 MPR 重建显示左心房黏液瘤（B）

（六）心包疾病

MDCT不仅能够很好地显示心包，而且能够识别和定位心包积液、血肿和血栓。CT值有助于鉴别血栓和游离液体。心包厚度大于2mm和钙化可以提示缩窄，但是MDCT不能提供心包缩窄的诊断性生理指标。此外，MDCT还可以显示心包囊肿和浸润性肿瘤的特征。

（七）心房颤动

随着肺静脉隔离术广泛应用于心房颤动治疗，射频消融术前无创性分析左心房和肺静脉的解剖（图5-12）越来越有必要。MDCT和EBCT都可以很好地显示左心房、肺静脉及周围结构的关系。MDCT可以在心脏同步化治疗前显示冠状静脉窦及其属支，对于冠状静脉窦解剖不适合心外膜植

入电极时，有助于电生理家制订两阶段计划。MDCT图像可以与导管系统整合，为术中提供仿真三维导航。肺静脉狭窄是心房颤动射频消融治疗最为严重的并发症之一，MDCT具有较高的空间分辨率，可以作为消融治疗术后患者定期随访的无创性手段，对及时准确地发现肺静脉狭窄，制订相应的治疗方案起到关键的作用。

（八）肺血管疾病

肺血管疾病是指肺血管结构和（或）功能异常引起的局部或整体肺循环障碍，包括先天性及后天获得性肺血管疾病。后天获得性疾病主要包括肺动脉栓塞、原发性肺动脉肿瘤、肺动脉高压和肺动静脉瘘（图5-13）。MDCT是诊断肺动脉栓塞的主要手段，可以直接显示血管内血栓，同时还可以显示继发效应，肺灌注情况，可以用于治疗随访。肺动脉肿瘤非常罕见，绝大多数为恶性，诊断需排除其他组织肿瘤转移。在MDCT上，肺肿瘤与肺栓塞表现相似，易误诊为肺栓塞，需结合病史及其他检查综合考虑作出判断。MDCT对确立肺动脉高压的诊断有较高的价值，提供了精确的肺动脉形态，但对血流动力学及病因学信息，提供的依据比较有限。MDCT的VR重建可以从各个角度显示血管结构，对肺动静脉瘘检查准确性高。有研究表明，MDCT三维重建对肺动静脉瘘的检出率较肺动脉造影高2倍多。

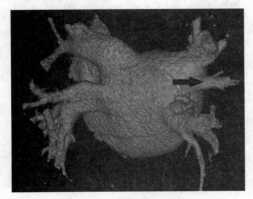

图 5-12　VR 显示右中肺静脉形成（箭头所示）

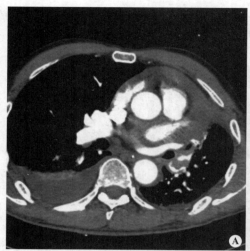 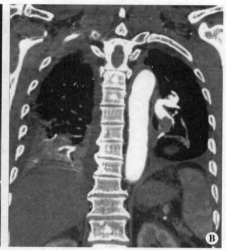

图 5-13 横断面（A）及 MIP 重建显示左肺动脉主干（LPA）肺栓塞（B）

（九）胸腹主动脉疾病

1. 主动脉夹层（aortic dissection，AD） 是指血液通过主动脉内膜裂口进入主动脉壁并造成动脉壁的分离，是最常见的主动脉疾病之一。大多数患者是由于内膜局部撕裂，真假腔相沟通，部分患者也可因动脉壁内血肿形成继发夹层。主动脉夹层有两种分法：DeBakey 分型和 Stanford 分型。DeBakey Ⅰ型内膜撕裂口位于升主动脉，夹层由此向主动脉弓或远端扩展；Ⅱ型内膜破口位置同Ⅰ型，但病变范围仅局限于升主动脉；Ⅲ型内膜破口位于降主动脉近端，并沿主动脉向远端扩展。Stanford A 型无论起源部位，所有累及升主动脉的夹层，相当于 DeBakey Ⅰ型和Ⅱ型；B 型是仅累及降主动脉的夹层，相当于 DeBakey Ⅲ型。目前，诊断主动脉病变的影像学手段非常丰富，包括经胸壁超声心动图（TTE）、经食管超声心动图（TEE）、CT、MRI 级主动脉造影术在内的诸多方法。MDCT 用于诊断主动脉夹层有明显的优势，MDCT 无创，检查速度快，诊断可靠性高，更适用于急性和生命体征不稳定的患者；MDCT 空间和密度分辨率高，可详细显示主动脉夹层的病理变化，如内膜破口或再破口及分支血管受累情况等，可同时进行冠状动脉成像，并可显示主动脉钙化和介入术后支架（图 5-14、图 5-15），用于治疗后随访。

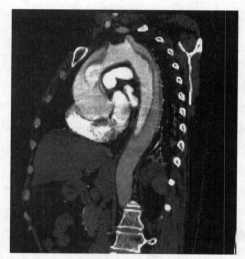

图 5-14 MIP 图像显示 DeBakey Ⅰ型主动脉夹层

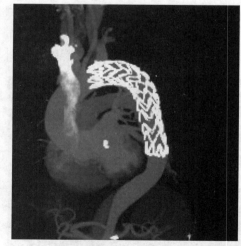

图 5-15 胸主动夹层支架术后 MIP 重建图像

2. 主动脉瘤　是指局限性或弥漫性主动脉扩张，其管径大于正常主动脉 1.5 倍。主动脉瘤发生率较低，但死亡率较高。按照病理解剖和瘤壁的组织结构可分为真性动脉瘤和假性动脉瘤，真性主动脉瘤是血管变宽涉及血管壁的三层结构；假性主动脉瘤是动脉局部破裂，由血块或邻近组织封住而形成。MDCT 能够结合二维和三维图像综合评价主动脉瘤病变。二维原始图像或 MPR 可用于主动脉瘤腔内血栓、瘤壁增厚和瘤周围出血或血肿评价，可精确测量主动脉管径和主动瘤大小、瘤颈长度及主要分支血管与动脉瘤的距离。临床医师可以根据 MDCT 显示的主动脉大小、形态变化或有无破裂出血，制订手术方案或进行急诊手术。MDCT 也可用于主动脉瘤随诊检测。

3. 大动脉炎　是指一种累及主动脉及其主要分支的慢性进行性非特异性炎性疾病。病变主要累及主动脉弓及其分支，其次为降主动脉、腹主动脉和肾动脉，主动脉的二级分支，如肺动脉、冠状动脉也可受累。受累的血管可为全层动脉炎，由于血管内膜增厚，导致管腔狭窄或闭塞，少数患者因炎症破坏动脉壁中层，弹性纤维及平滑肌纤维坏死，而致动脉扩张、假性动脉瘤或夹层动脉瘤。64 排及以上的 MDCT、双源 CT 一次检查可以覆盖全身多部位，显示受累血管的病变，发现管壁强化和环形低密度影提示为病变活动期，可以作为多发大动脉炎的首选检查方法。MPR 技术可以随意调整显示角度，同时显示血管腔和血管壁的改变，弥补了横断面观察的局限性；MIP 方法可以把三维血管信息做一投影，以二维的形式显示出来，可清晰显示出管腔的狭窄、闭塞、扩张等改变，并能显示血管壁的钙化，准确显示病变的部位、累及范围和病变程度。VR 可以三维立体显示血管的外部形态，成为观察大血管病变的主要后处理技术。

六、展　望

尽管心血管 CT 成像越来越普及，但对于该技术的准确性和临床应用仍有很多争议。超肥胖患者、冠状动脉钙化严重、支架术后及心率过快或不规则患者，其图像质量明显下降。此外，MDCT 灌注检查的辐射剂量较大，对于儿童或重复检查

的患者应慎重，而且不应作为正常人的体检项目。

因而，提高成像图像质量和降低辐射剂量，是 CT 技术改进的最终目标。近年来，CT 技术飞速发展，CT 硬件、软件设备不断推陈出新。双源 CT 时间分辨率和空间分辨率显著提高，可进行不依赖心率的冠状动脉数据采集，因此不需要在检查前常规控制心率，简化了检查程序，提高了 CT 检查患者的流通量；其采集的各向同性数据提高了后处理影像质量和诊断准确性，已成为常规临床应用，开辟了冠状动脉无创成像的新纪元。此外，双源 CT 可以通过能量剪影，帮助区分、鉴定、分离和辨别身体组织和体液，从而获得详细的诊断信息。320 排螺旋 CT，可以在简短的 1 秒内获得患者的心脏四维动态图像，并可提供器官功能成像，为多排螺旋 CT 在心血管疾病检查中的应用，开辟了更为广阔的前景。宝石 CT 的高清成像模式，可以去除钙化伪影对管腔狭窄程度评价的影响，明显提高了诊断准确率；低剂量扫描明显减少了放射剂量。随着 CT 技术的不断提高，它必将成为心血管疾病筛查和治疗随访的主要手段。

第三节　心血管的 MRI 检查

近年来 MRI 在诊断心血管疾病中的作用日益增强，凭借其大幅度提高的空间、时间、组织分辨率及相对 CT 检查无 X 线辐射的优势，已成为诊断某些心血管疾病的首选检查方法。

MRI 的基本原理：人体置于磁场后，体内的氢质子，会绕主磁场进动自旋，并在短暂的射频电波作用下，进动角增大，当射频电波停止后，氢质子又会逐渐恢复到原来的状态，并同时释放与激励波频率相同的射频信号。在主磁场中附加一个梯度磁场，并逐点诱发 MRI 无线电波，再经复杂的计算机处理与重建，最终可获得 MRI 图像。

常规心血管 MRI 检查仪器包括：主磁场，射频发射器和接收器，梯度线圈，以及心电监控设备，以配合心动周期进行序列扫描。

一、检查的适应证

MRI 基本适用于各种心血管疾病，包括大血

管疾病、缺血性心脏病、心肌病、心脏瓣膜疾病、先天性心脏病、心包疾病及心脏肿瘤等。

二、检查的禁忌证

尽管 MRI 检查被认为是安全可靠的，但 MRI 的安全问题仍不容忽视，需相关人员熟悉各项注意事项，在临床实践中彻底贯彻，才能更安全有效地使用 MRI。

一般心脏 MRI 的图像采集时间较长，强磁场会干扰监护仪器的正常工作，图像采集时通常要求患者配合屏气，且很多序列需要患者的心率平稳、规则，所以危重患者多不宜进行 MRI 检查。幽闭恐惧症的患者一般不能顺利完成 MRI 检查。主磁场和射频脉冲都有可能干扰心脏起搏器的工作，心脏起搏器和内置除颤器是 MRI 检查的绝对禁忌证。尽管较多心血管医疗植入物，包括人工心脏瓣膜，心脏支架等，为非磁性金属，可以行使 MRI 检查，但实际操作中仍需仔细查阅病史，小心对待。

MRI 增强检查中所使用的钆对比剂（GD-DTPA）被认为绝对安全，但近期有研究证明，传统线性分子结构的钆剂在肾小球滤过率小于30ml/min 的肾衰竭患者中大剂量使用，会诱发肾源性硬化性纤维病。虽然其发病率很低，学界还是推荐以环形分子结构的钆剂取代之，环形分子结构的钆剂诱发肾源性硬化性纤维化的概率几乎为零。

三、常用的成像方法（序列）

目前心血管 MRI 成像序列主要包括以下几种。

（一）黑血解剖学成像

黑血解剖学成像可显示心室和心包的结构异常。现多采用单次激发方法的回波链成像，通常在屏气情况下，一次心动周期可完成采集。

（二）心脏电影成像

心脏电影成像是心脏 MR 功能性成像的基础。采用梯度回波（gradient recall echo，GRE）脉冲序列或稳态自由运动（steady state free precession，SSFP）技术，目前更常用的 SSFP（不同生产商分别冠以 TrueFISP、FIESTA、BalancedFFE 等名称），通过应用心脏触发与回顾性门控组合，最大限度地提高了时间分辨率，具有高信噪比，图像采集速度快，适于采集整个心动周期，血液和心肌组织对比明显，可清晰显示心内膜界线，且其不像超声心动图，无声窗限制，可用于测量心脏径线，了解心肌质量，且有高准确性和可重复性，近年来，MRI 心脏电影成像被公认为是测定心脏射血分数、心室容量和重量的金标准。常规检查的扫描平面包括：二尖瓣平面到心尖部的一系列短轴切面，以及两腔、三腔、四腔长轴切面。

（三）心肌标记

心肌标记（myocardium tagging）是一种应用跨越心脏的饱和格栅或系列饱和线的技术。该技术可监测心肌收缩所致的栅格或线的变形，可区别正常与功能减退心肌节段，并用于评价局部室壁收缩。它提供室壁运动的补充信息，是一种观察心脏机械运动的手段，可有效补充电影成像。

（四）心肌灌注显像

心肌灌注显像（stress perfusion）序列采用 GRE 技术，以电影方式记录对比剂首次通过左心室灌注心肌的过程。每次扫描截取 4～5 个短轴切面，并根据美国心脏协会推荐，将心脏短轴分为 17 个节段，分析心肌各节段供血的变化，确定有无可逆的心肌缺血。缺血心肌在首次灌注时表现为灌注缺损的低信号区。

（五）延迟增强

MRI 对比剂钆剂是一种顺磁性的间质型对比剂，相对分子质量小，静脉注射后迅速分布于组织间隙。延迟增强（delayed enhancement，DE-MRI）序列是以钆剂的分布特性为基础来分析心肌存活与否。正常的心肌细胞连接致密，肌纤维膜完整，对比剂很难进入；心肌坏死后，肌纤维膜破坏，钆剂进入坏死细胞及瘢痕组织中，排出延迟，在 T_1 加权像上表现为高信号，即延迟增强，以此来区分正常和坏死心肌组织。对比剂注射 15min 后，通过反转恢复节段 GRE 序列（inversion recovery sequence，segmented GRE）进行扫描，可以清晰显示急性或陈旧心肌梗死的部位、范围，临床上已将对比延迟增强的心肌活性成像应用于急性和慢性心肌梗死的诊断。且 MRI 的空间分辨力高于放射性核素显像，可较好显示放射性核素较难显示的非透壁性心肌梗死。延迟增强序列在诊断非缺血性心肌病变，如心肌炎、肥厚型心肌病、扩张型心肌病、结节病、心肌淀粉样变中同样也具有重要价值。

（六）冠状动脉磁共振成像

冠状动脉磁共振成像（CMRA）主要采用白血技术和黑血技术成像，前者主要是观察冠脉的血管腔，而后者观察管壁，采用 3D 采集方式可多方位观察、多平面重建及曲面重建。由于心脏和呼吸的运动、冠状动脉的弯曲、大小及动脉与表面线圈的距离等因素的影响，使成像难度较大。在最新技术进展的支持下，CMRA 现能准确地显示冠状动脉近端解剖结构，但对于远端的结构常不能清晰显示。CMRA 与 MDCT 相比，除无放射性、可不使用对比剂外，不具有更多的优势，主要用于诊断冠状动脉起源异常，适用于无法进行 CT 检查者。

（七）大血管的对比增强 MRA

目前应用于大血管的对比增强 MRA（contrast enhanced MRA，CE-MRA）的序列多为三维绕相 GRE T_1WI 序列，并运用透视触发技术或智能自动触发技术来选择扫描时机。随着其技术的改进，与 DSA 相比，CE-MRA 具有无创、对比剂更安全、对比剂用量少，价格便宜等优点。CE-MRA 几乎可以取代 DSA，诊断主动脉瘤、主动脉夹层、主动脉畸形等大血管病变。

四、进　展

过去几年间，磁共振成像技术一直保持着高速发展的势头，而心血管成像方面的研究热点包括下述几项。

（一）弥散张量成像

弥散张量成像（diffusion tensor imaging，DTI）原理为测量组织内水分子的活动。由于水分子主要沿着纤维活动，所以过去 DTI 一直被用于显示颅内的白质脊髓束。近年来随着技术的发展，心脏的 DTI 成像已进入临床病例研究阶段。有研究证实，DTI 可以探测到梗死心肌旁的微结构异常，且心肌的弥散指数与心室壁厚度的变化有较好的关联性。

（二）磁共振弹性成像

磁共振弹性成像原理：MRI 利用生理组织振动时波长的变化来测量组织的硬度。研究报道，该技术可成功测量正常人群的左心室壁硬度。

（三）心脏磁共振波谱成像（MRI spectrum，MRS）

P-MRS 与 ^{1}H-MRS 可评价心脏能量代谢、鉴定导致心肌病或心脏功能降低的代谢原因、预测某些疾病的发生或预后，具有潜在的临床价值。其将 MRI 显示形态的优势与检测能量代谢技术相结合，为心脏疾病的预测、发现和诊断提供了科学依据。

（四）4D 磁共振血流成像

4D 磁共振血流成像（4D Flow）是一种无创的对心脏及大血管血流情况进行定性和定量分析的新技术。其同时对 3 个相互垂直的维度进行编码并获得相位流速编码电影，不仅可以动态三维显示心腔和大中动脉的血流动力学特征，并能准确测量扫描范围内各个位置血流的方向、速度、剪切力等重要参数。4D Flow 研究主要集中于先天性心脏病、瓣膜性心脏病及肺动脉高压等疾病，近年来在主动脉病变（如主动脉瓣膜病变、主动脉硬化、胸主动脉瘤等）中的研究尤其突出。然而 4D Flow 扫描耗时长，减少扫描时间对于不能耐受及心搏或呼吸不规律的患者有积极意义。

（五）心脏动脉自旋标记成像

心脏动脉自旋标记成像（arterial spin labeling，ASL）是一种反映心肌灌注的非对比剂增强技术。ASL 利用选择性反转脉冲标记供血动脉中的氢质子，使其成为内源性对比剂，标记血流入成像平面后进行成像，所得图像称"标记像"，包括流入标记血流信号及流入区原组织静态信号；另对成像平面再进行一次未标记的静态组织成像，称"控制像"。标记像与控制像减影，所得的差值像只与流入成像平面的标记血流信号有关，即得到了灌注信息。目前，心脏 ASL 研究多集中于啮齿动物，人体心脏血流速度比啮齿动物慢，再加上心脏搏动和呼吸运动，给人体心脏 ASL 成像带来了挑战，有研究表明，利用并行采集技术，提高加速因子（SENSE）能够降低心脏生理噪声（呼吸运动及心脏搏动）。

五、常见心血管疾病的 MRI 诊断

（一）冠状动脉粥样硬化性心脏病

心肌缺血或梗死时，出现相应的心肌节段性灌注缺损。MR 首过心肌灌注成像中，缺血心肌显影延迟，形成灌注减低或缺损（图 5-16）。通常灌注缺损心肌节段与冠脉分支病变一致。MR 延迟心肌灌注成像，注药后 7～15min 采像，坏死心肌（含瘢痕、纤维化）信号显著增强，称延迟增强（图 5-17）。有无延迟增强可区别坏死或存活心肌。由于空间分辨率的提高，延迟增强可区分透壁程度，如透壁性和非透壁性心肌梗死。MRI 电影序列可显示无活性心肌舒张期室壁变薄，收缩期室壁增厚消失，也可清晰显示室壁瘤（图 5-18）。

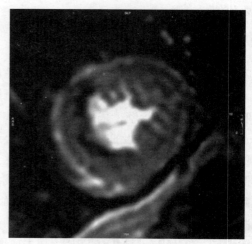

图 5-16　首过心肌灌注图像显示前间隔灌注缺损

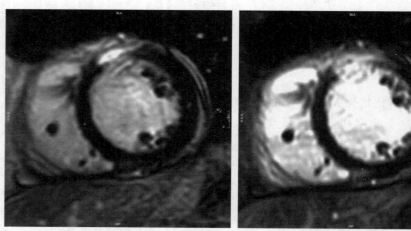

图 5-17　延迟心肌灌注（7min 和 15min）显示左心室前壁延迟强化

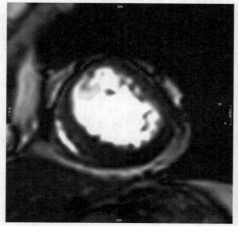
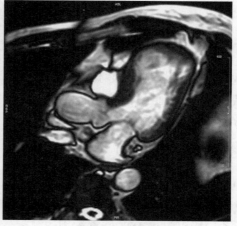

图 5-18　左心室短轴位及三腔心显示左心室前壁及前间隔室壁瘤

（二）心肌病

1. 肥厚型心肌病（hypertrophic cardiomyopathy, HCM）　MRI 形态学改变表现为室壁不对称性增厚，以室间隔最常见，部分表现为心尖部心肌增厚或弥漫性增厚，超过 15mm（图 5-19）。部分心肌可有心肌缺血改变。

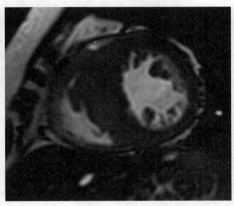
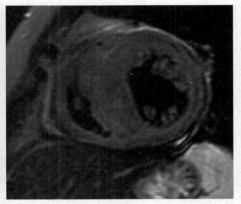

图 5-19　电影白血序列及 T2-STRI 显示室间隔肥厚

2. 扩张型心肌病（dilated cardiomyopathy, DCM）MRI 表现为左心室或双侧心室扩张，左心室受累为主，心腔扩大呈球形，心室壁厚度多在正常范围内，进展期 DCM 心肌可变薄，可伴附壁血栓，心肌信号多正常，其 T_1、T_2 加权像呈等信号。左心室舒张末期内径 ≥ 6cm。部分患者有心内膜下线条状或片状延迟强化。当心肌出现延迟强化时可提示舒张和收缩功能下降。

3. 限制型心肌病（restrictive cardiomyopathy, RCM）　影像诊断的主要目的是与之临床表现相似的缩窄性心包炎进行（constrictive pericarditis, CP）鉴别诊断，两者都会造成心室舒张充盈受损，区别点在于后者（图 5-20）有增厚的心包膜。正常包膜厚度应小于 4mm。

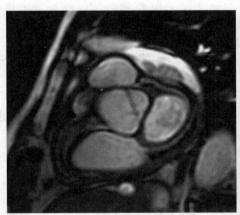
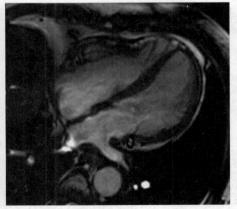

图 5-20　短轴位及四腔位显示增厚的心包膜

4. 心室肌致密化不全（noncompaction of ventricular myocardium, NVM）　主要发生于左心室的心尖、前壁、下壁和侧壁节段。MRI 显示心腔扩大，致密化不全的心肌层增厚，可见异常粗大的肌小梁和其间深陷的隐窝，隐窝内血流与心腔内相通。

5. 致心律失常性右心室心肌病（arrhythmogenic right ventricular cardiomyopathy, ARVC）　MRI 表现为右心室及右心室流出道扩大，右心室壁见脂肪信号，室壁可以变薄，甚至出现室壁瘤样改变，MRI 电影序列显示心肌收缩功能减弱，射血分数降低，右心室可因心肌纤维化出现延迟增强。

（三）心包肿瘤与心脏肿瘤

转移瘤是最为常见的心包肿瘤，而原发性心包肿瘤（pericardial tumors）极为少见，其中心包间皮瘤最多。原发性心脏肿瘤的发病率为转移瘤的 1/40～1/20。原发性良性肿瘤以黏液瘤（myxoma）多见，其他包括横纹肌瘤、脂肪瘤、血管瘤、纤维瘤等。原发性恶性肿瘤以血管肉瘤、横纹肌肉瘤、纤维肉瘤较常见。最常见的心脏转移瘤来源于肺癌、乳腺癌、淋巴瘤、白血病等。

心包良性肿瘤多局限、单发、边缘清晰规则、可见包膜，少有心包积液；恶性肿瘤则累及范围较大、可有多个突起、边界模糊，如伴有出血或坏死则信号不均，多明显强化，伴有与肿块体积不相称的血性心包积液。良性心肌肿瘤一般局限、单发，密度或信号均匀，轮廓清楚，有包膜，很少引起心包积液或心腔变形；恶性心肌肿瘤则范围较大，境界欠清，呈多个结节状突起或不均匀增厚，常伴有不规则坏死，出血，导致信号不均匀，可合并心腔缩小变形和心包积液。

（四）先天性心脏病、心外大血管病变

MRI 具有扫描野范围广，多方位成像，不受骨骼和气体伪影影响等优势，故与 CT 相比，对于先天性心脏病、心外大血管疾病等结构性解剖变异 MRI 有显著的优势。在 MR 上可以客观地显示心脏、大血管形态，心房、心室腔的大小，心肌的厚度，静脉和右心房连接及心外解剖异常。MRI 检查对心瓣膜的轻度增厚、纤维化或钙化判断常较难，但仍可以诊断某些先天性心脏病特殊病理改变，如 Ebstein 畸形，可显示位置下移且发育不良的三尖瓣、大心房、小心室等。

（五）心脏瓣膜病

1. 瓣膜关闭不全的评价　MRI 可观察瓣叶运动、厚度、有无粘连，测量收缩和舒张期的瓣环直径，可见反流信号缺失（图 5-21）。目前测量反流量的主要方法有计算心室容积和反流分数，瓣膜反流所致信号缺失的电影 MRI 定量，反流容积的定量等方法。

2. 瓣膜狭窄的评价　主要评价瓣膜狭窄的喷射血流束所致信号缺失的大小和形态，瓣叶结构和运动的变化及各心腔大小等（图 5-21）。

（六）优势和限度

与 CT、超声、DSA 等其他检查技术相比，MRI

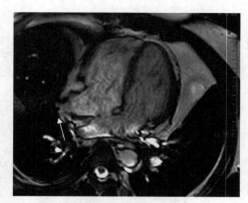

图 5-21　电影序列显示房间隔中部缺损（箭头）和从三尖瓣反流的血流

具有无辐射损伤、软组织分辨率高、多参数成像可提供更多信息、多角度直接成像等优势。而心血管 MRI，更通过心脏电影、心肌灌注、延迟增强、心肌标记等序列，创建了评估心脏形态与功能的"一站式"诊断平台，为心血管疾病的诊断、鉴别诊断及预后评估提供了丰富的信息，显现出了心肌核素、超声心动图等检查难以超越的优势。

心血管 MRI 的不足：成像时间较长，对患者的心率及屏气能力有一定的要求，危重的心血管疾病患者较难耐受；图像伪影较多，易受患者心搏、呼吸等运动的影响；检查禁忌证相对较多，植入了心脏起搏器等磁性金属器械的患者无法进行检查。

第四节　心血管的 DSA 检查

一、检查的适应证

（一）右心导管检查术（包括选择性右心造影术）

（1）先天性心脏病和大血管畸形的诊断和鉴别诊断。

（2）临床上已明确的后天性瓣膜病，为确定瓣膜口狭窄和反流的程度，评价心肌和肺循环的功能状态，排除其他瓣膜的隐匿性病变。

（3）协助诊断心包疾病、心肌疾病、肺心病、心脏肿瘤及某些疑难心脏病。

（4）危重患者，监测中心静脉压、肺动脉楔压。

（5）右心房快速起搏，进行心电图负荷试验。

（6）进行心内膜心肌活检。

（7）进行临床电生理检查，对某些疑难心律失常作出诊断和鉴别诊断，进行抗心律失常药物的筛选试验。

（二）左心导管检查术

（1）诊断左心及大血管的狭窄性、反流性、占位性病变。

（2）评价左心室功能状态。

（3）诊断动静脉畸形。

（三）冠状动脉造影检查术

（1）已确诊为冠心病，但内科药物疗效不好，拟行冠脉介入或搭桥术。

（2）心肌梗死后再发心绞痛或运动试验阳性者。

（3）有胸痛史者，但疼痛症状不典型，临床怀疑冠心病但不能确诊者。

（4）过去虽然无心绞痛或心肌梗死史，但心电图有缺血性改变者或病理性 Q 波不能由其他原因解释者。

（5）瓣膜性心脏病有心电图 ST-T 改变者，或瓣膜性心脏病拟行手术前即使没有 ST-T 改变，也应行冠脉造影。

（6）先天性冠脉畸形手术治疗前应该行冠脉造影。

（7）急性心肌梗死介入性治疗。

（8）原因不明的心功能不全、心脏扩大、心律不齐者，当临床难以确诊时，可行冠脉造影。

（9）已确诊冠心病，在行介入或搭桥治疗后随访病情变化。

（10）从事特殊职业的人员的健康检查。

二、检查的禁忌证

禁忌证：①碘过敏；②未经控制的恶性快速性心律失常（包括室性心动过速和心室颤动）；③严重高血压；④严重低钾血症；⑤严重心功能不全；⑥出血性疾病或在服用抗凝剂过程中；⑦严重肾功能不全；⑧感染性疾病期间。

三、检查前的准备

检查前的准备：①备皮；②5 岁小孩需要全身麻醉下进行手术检查；③术前禁食 4h 以上；④术前做碘过敏试验；⑤可给予镇静剂，如巴比妥类或地西泮。

四、常用的成像方法

（一）右心房造影

经腔静脉送管，多以正位投照，显示右心房和三尖瓣的畸形。

（二）右心室造影

经右心房 - 三尖瓣送管，三尖瓣闭锁时可经右心房→左心房→左心室→室间隔缺损送管，显示右心室流出道位置、形态及与心房、大动脉连接关系，以及右心室的形态。右心室造影选择正位（加足或头 20° ～ 30° ）、侧位。如果不发生反复的室性期前收缩，右心室造影时最为满意的导管位置是心腔中部。如果期前收缩不能被控制，可以将导管定位于肺动脉瓣下的流出道。即使如此，仍可能引起反复的室性期前收缩，但是尽管期前收缩频繁，右心室造影也可完成。

（三）左心室造影

经主动脉送管，宜取右前斜位、左前斜位或左侧位投照，主要显示左心室形态、二尖瓣功能、主动脉狭窄、室间隔缺损的部位大小及心室与心房、大血管的连接情况等。常用猪尾巴导管，有端孔或侧孔。为测定左心室射血分数，常规取右前斜位 30° 。左心室造影最为满意的导管位置是心腔中部，该位置可以保证有足够的对比剂进入该心腔的体部及心尖部，导管不妨碍二尖瓣的功能，不会引起人为的二尖瓣反流，而且对比剂注射期间导管孔未嵌入肌小梁内，从而避免了心内膜染色。

（四）左心房造影

经房间隔通路或房间隔穿刺，也可将导管置于右上肺静脉开口处，左前斜位投照。但是通常不一定行左心房造影，而是借助于右心或肺动脉造影后的再循环显示左心房位置、形态、房间隔缺损、二尖瓣病变。

（五）肺动脉造影

由右心室送管，如肺动脉闭锁可经未必的动脉导管送管。多取正位投照，主要显示肺动静脉及其分支的解剖形态和连接异常。肺动脉造影也可利用肺血的回流显示左心系统的形态。

（六）冠状动脉造影

常用 Judkins 法，经皮穿刺右侧股动脉施行选择性插管，经主动脉窦进入左、右冠状动脉开口，注入对比剂即可完成造影。Judkins 导管有 5F、6F、7F、8F 等多种规格，按照主动脉和左、右冠状动脉开口解剖关系专门设计，预制成特殊形状。由于导管设计合理，插管成功率高。对于髂-股动脉有梗阻者，可通过上肢桡动脉或肱动脉途径插管。若存在冠状动脉开口变异，Judkins 导管不能顺利完成造影，则可选用 Amplatz 导管。

五、相关疾病的诊断

（一）房间隔缺损

房间隔缺损（简称房缺，ASD）按缺损部位可分为中央型、上腔型、下腔型、一孔型、冠状窦型和混合型六类，其中中央型最为常见，缺损位于卵圆窝处。ASD 行 DSA 检查时，导管头端先置入右心房，再通过房间隔缺损区进入左心房或进一步置入肺静脉进行造影。可见到继肺静脉和（或）左心房显影后右心房显影，间隔缺损的部位和大小可以清晰显示，以肺静脉造影效果最佳。如果导管头端未能经间隔缺损进入左心房或肺静脉，可将其通过三尖瓣口、右心室后置入肺动脉注射对比剂，可见对比剂经肺循环回流至左心房，再通过 ASD 的间隔缺损区使右心房显影。

（二）室间隔缺损

室间隔缺损（简称室缺，VSD）有嵴上型、嵴下型、隔瓣后型和肌部型 4 个主要类型，以嵴下型最为常见，主要是膜性室间隔未能闭合所致。

DSA 检查采用选择性左心室造影，可见右心室显影，可以清晰显示室间隔缺损的部位和大小。

（三）动脉导管未闭

动脉导管未闭较多见，仅次于房、室间隔缺损，是由于胚胎期动脉导管于出生后持续未闭所致。一端连接于主肺动脉分叉偏左侧或左肺动脉近端，另一端连接于左锁骨下动脉开口远端 0.5～1.0cm 的主动脉弓下缘，形态上分为圆柱型、漏斗型和缺损型。DSA 检查常将导管头端置于升主动脉远端或主动脉弓近端注射对比剂可显示未闭的动脉导管。当有明显的肺动脉高压出现右向左分流时，选择性右心室造影可发现肺动脉显影的同时降主动脉显影。

（四）先天性肺动脉狭窄

先天性肺动脉狭窄较常见，分为瓣膜型狭窄、漏斗部狭窄和瓣上型狭窄，以瓣膜型狭窄最常见。DSA 检查首选选择性右心室造影：瓣膜型狭窄见融合瓣叶呈圆顶状突出形成穹窿征，对比剂通过细小的瓣孔喷向扩张的肺动脉形成喷射征；漏斗部狭窄见右心室流出道局限性或管状狭窄和"第三心室"；瓣上型狭窄多为主肺动脉根部的局限性狭窄，常还可见右心室增大或伴发的三尖瓣关闭不全。

（五）法洛四联症

法洛四联症是紫绀型先天性心脏病中最常见的一种复杂畸形，包括肺动脉狭窄、室间隔缺损、主动脉骑跨和右心室肥厚。这种畸形的室间隔缺损常较大，使左、右心室和主动脉压力接近，血流动力学变化主要取决于肺动脉狭窄的程度，狭窄越明显，右心室射血阻力越大，通过室间隔缺损部位的右向左分流也就越大，肺动脉的血流量也越少，可见体动脉侧支供血。DSA 检查采用选择性右心室造影，可从常规的股静脉路径进入右心室，也可以穿刺股动脉经骑跨的主动脉进入右心室，可以显示肺动脉狭窄的部位和程度、第三心室、室间隔缺损和右向左分流量、升主动脉右移和骑跨的程度、右心室肥厚、并发的右位主动脉弓等畸形表现。

（六）冠状动脉病变

冠心病冠状动脉造影主要显示动脉管壁和管腔的改变，可以表现为管壁不规则呈"虫蚀状"、管腔局限性对称或偏心狭窄、管样或线样多节段狭窄、冠状动脉瘤形成及管腔闭塞、侧支开放等。通过造影还可以明确病变的部位、病变的形态和范围、病变的程度、局部血流速度及末梢血管和侧支循环等情况。通常同时还行左心室造影，测量左心室射血分数，评估左心室功能。

六、检查的优势和限度

（一）检查优势

（1）DSA检查对比分辨率高，具有瞬间减影、实时显像、检索再显和动态观察等功能，有利于造影和介入治疗操作，降低了手术风险，提高了手术安全性。

（2）减少了对比剂的浓度和用量，从而减少了对比剂的副作用。

（3）降低了检查的X线辐射剂量。

（二）检查的限度

（1）DSA检查投照野小，空间分辨率低，易出现移动伪影。

（2）检查费用较高。

（3）相比CT和MRI，属于有创检查。

（赵辉林　张　进　孙贝贝　许建荣）

参考文献

陈树宝，朱铭，孙锟，等，2004.先天性心脏病影像诊断学.北京：人民卫生出版社

孟冷，张兆琪，吕飙，2006.64层螺旋CT在冠状动脉疾病中的价值.中华放射学杂志，40（8）：792-796

王怡宁，金政宇，孔令燕，等，2006.64层螺旋CT冠状动脉成像初步研究.中华放射学杂志，40（8）：797-801

张兆琪，2007.心血管病磁共振成像.北京：人民卫生出版社

张兆琪，2008.64排心血管疾病CT诊断学.北京：人民卫生出版社

Achenbach S, 2008. Developments in coronary CT angiography. Current Cardiology Reports, 10: 51-59

Alegria JR, Herrmann J, Holmes DR Jr, et al, 2005. Myocardial bridging. Eur Heart J, 26（12）: 1159-1168

Al-Mallah M, Kwong RY, 2009. Clinical application of cardiac CMR. Rev Cardiovasc Med, 10（3）: 134-141

Calore C, Cacciavillani L, Boffa GM, et al, 2007. Contrast-enhanced cardiovascular magnetic resonance in primary and ischemic dilated cardiomyopathy. J Cardiovasc Med, 8: 821-829

Chen JJ, Jeudy J, Thorn EM, et al, 2009. Computed tomography assessment of valvular morphology, function, and disease. J Cardiovasc Comput Tomogr, 3（1 Suppl）: S47-S56

Dillman JR, Hernandez RJ, 2009. Role of CT in the evaluation of congenital cardiovascular disease in children. AJR, 192: 1219-1231

Do HP, Jao TR, Nayak KS, 2014. Myocardial arterial spin labeling perfusion imaging with improved sensitivity. J Cardiovasc Magn Reson, 16: 15

François CJ, Schiebler ML, Reeder SB, 2010. Cardiac MRI evaluation of nonischemic cardiomyopathies.J Magn Reson Imaging, 31（3）: 518-530

Johnson PT, Pannu HK, Fishman EK, 2009. IV contrast infusion for coronary artery CT angiography: literature review and results of a nationwide survey. AJR Am J Roentgenol, 192: W214-W221

Maksimovic R, Ekinci O, Reiner C, et al, 2006. The value of magnetic resonance imaging for the diagnosis of arrhythmogenic right ventricular cardiomyopathy. Eur Radiol, 16: 560-568

Paul JF, Wartski M, Caussin C, et al, 2005. Late defect on delayed contrast- enhanced multi-detector row CT scans in the prediction of SPECT infarct size after reperfused acute myocardial infarction: initial experience. Radiology, 236（2）: 485-489

Pennell DJ, 2010. Cardiovascular magnetic resonance.Circulation, 121: 692-705

Raff GL, Gallagher MJ, O'Neill WW, et al, 2005. Diagnostic accuracy of noninvasive coronary angiography using 64-slice spiral computed tomography. J Am Coll Cardiol, 46: 552-557

Vogel Claussen J, Skrok J, Dombroski D, et al, 2009. Comprehensive adenosine stress perfusion MRI defines the etiology of chest pain in the emergency room: comparison with nuclear stress test. J Maga Reson Imaging, 30: 753-762

Windecker S, Remondino A, Eberli FR, et al, 2005. Sirolimus-eluting and paclitaxel-eluting stents for coronary revascularization. N Engl J Med, 353: 653-662

Wood JC, 2006. Anatomical assessment of congenital heart disease. J Cardiovasc Magn Regon, 8: 595-606

Zhao B, 2014. The clinical applications and advance of MR perfusion. Chin J Magn Reson Imaging, 5（Suppl）: 46-50

第六章

心血管超声基础

近年来，围术期医学快速发展，日间手术、外科之家、手术患者之家等新理念和新的医疗模式层出不穷。世界各国围术期医学相关学科纷纷引入超声影像技术，评估患者病情、风险，监测麻醉手术过程，引导各种有创操作，其重要意义在于降低相关医疗并发症，超声检查已成为管理危重患者的宝贵工具，麻醉医师必须与时俱进，掌握这种先进的工具，提高医疗的安全性和有效性。因此，当代心血管麻醉医师更应掌握与本学科相关的超声应用知识和技能。心血管超声检查是利用超声波来探测心血管系统的形态结构、功能和血流。为了更好地理解并充分应用此项技术，有必要了解超声波物理学原理、仪器设备和生物学效应等基础知识。

第一节　超声基础

一、超声波及其产生

声波是弹性介质中传播的机械振动波。根据其频率，将声波分为次声波、可听声波及超声波三类，其中高于人类可听到频率的声波称为超声波，通常其频率在 20 000Hz 以上。

人工产生超声波的方法主要是利用某些非对称性晶体所具有的压电效应，即它们受到外界压力或拉力作用时，晶体的两个表面将分别出现正负电荷，从而使机械能转变为电能（正压电效应），反之在受到交变电场作用时，晶体将出现机械性压缩和膨胀，电能转化为机械能（逆压电效应）。上述具有压电效应的晶体称为压电晶体，是超声探头的主要部件，利用机械能与电能的相互转变，探头既可作为超声波的发生器，也可作为超声波的接收器。

二、超声波物理特性

目前应用于心血管检查的超声频率一般在 2～30MHz，具有频率极高、波长极短、方向性极好的特点，可以形成超声波束，具有在不同介质界面反射、透射、散射和在介质传播中衰减等物理特性。

（一）超声波传播速度

超声波传播速度主要取决于介质的密度和弹性。在人体大多数组织内，超声波的传播速度相对一致，约为1560m/s，而骨组织为2800m/s，肺组织为1200m/s。人体不同组织结构的声速有所差异，有可能造成超声的测量误差。同时，超声波传播速度（c，单位 m/s）与其频率（f，单位 Hz）及波长（λ，单位 m）有关，通常以下述公式表示它们的关系：$c=f\times\lambda$。声音的速度在某一特定的介质中是恒定的，与频率无关。

（二）声阻抗

声阻抗决定超声波在介质内的传播特性，而后者主要取决于介质的密度和弹性。介质的声阻抗等于介质密度与其内传播声速的乘积，因此声阻抗以固体最小，气体最大，人体软组织及实质性脏器的声阻抗大致与液体接近。

超声波在相同介质内传播时，部分能量被吸收，其余继续传播，被吸收声波的多少取决于声阻抗及波长。吸收随频率增加，高频超声波束穿透深部组织的能力不如低频者，因此要探测某个特定深度的组织，将必须限制探头的超声波频率。当然还有其他许多因素也会影响探头的选择。

（三）反射、透射和折射

超声波束遇到两种声学密度不同介质之间的

界面，当界面的线径大于波长时，一部分超声能量被反射（reflection），而其余部分超声能量穿过界面进入第二种介质，称为透射（transmission）。两种介质声阻抗差的大小，决定反射与透射超声能量的相对比例。例如，在空气与人体组织界面，超声波几乎全部被反射。同时，根据两种介质中声速的差别，透射入第二种介质的超声波束传播方向将会有所改变，称为折射（refraction），但通常将人体大多数组织内传播的声速视为常数，因此认为超声波束在人体组织内几乎呈直线传播。折射是超声聚焦的理论基础，同时比较明显的折射也是产生伪差的原因之一。

（四）衰减

超声波束在组织中传播的过程中，随着传播深度的增加，由于上述各种情况使超声能量被吸收，其能量将进行性衰减。除了超声本身的条件外，组织结构内含水量越少、蛋白质和钙质含量越多，衰减越高，如瘢痕组织、骨组织和钙化组织均可以引起明显的超声衰减，产生声影。因此，上述许多因素均可影响返回到入射方向超声波的强度，从而影响超声的探测状况和图像。

三、多普勒超声的物理原理

多普勒效应是指物理波源与物理波接收器之间出现相对运动时，物理波的发射频率与接收频率之间出现差别的物理学效应，两者频率之间的差别称为多普勒频移（doppler frequeney shift）。声学的多普勒效应则指声源与声接收器相对运动时，当两者相互接近时声音的频率增加，而两者相互背离时声音的频率减小，声波发射频率与接收频率之间出现差别。利用以上原理，超声从静止的探头发射，由流动血流中的血细胞接收和反射，再返回静止的探头，在探头发射和接收的超声之间出现频移，而频移大小与血细胞运动速度等多种因素有关。将多普勒的著名数学公式应用于超声探测血流速度，超声多普勒频移（Δf）与超声波的发射频率（f_0）、接收频率（f_1）、在机体的传播速度（C）、声束与血流方向之间的夹角（θ）及血流中细胞流动速度（v）等有关。频移大小与发射频率、血流速度、声束血流夹角的余弦函数

成正比，与声速成反比，以下述多普勒频移公式表示：

$$\Delta f = f_1 - f_0 = 2f_0 \times v \times \cos\theta / C$$

$$v = C \times \Delta f / 2f_0 \times \cos\theta$$

当声速、发射频率、声束血流夹角等条件不变或相同时，则超声频移大小直接与血流中血细胞的流动速度成正比，从而可通过测定超声频移来测算血流速度。而且，在超声检查的实际工作中，相同探头的发射频率一般固定不变，声速通常也属于常数，两者关系的探头定标系数（k）也即成为常数，可代入以上公式得

$$k = C / 2f_0$$

$$v = k \times \Delta f / \cos\theta$$

如果声束与血流方向平行，$\cos\theta = 1$，则进一步可将以上公式简化，显示血流速度与频移大小直接相关：

$$v = k \times \Delta f$$

多普勒超声心动图（Doppler echocardiography）：是目前最主要的超声检查技术之一，利用多普勒效应原理，通过多普勒超声仪器主要探测心血管系统内血流的方向、速度、性质、途径和时间等，为临床诊断和血流动力学研究提供极有价值的资料。常规多普勒检查主要分为彩色多普勒血流成像和频谱多普勒技术两大类，频谱多普勒又包括脉冲和连续多普勒两种。各种常规多普勒技术各有优缺点，通过取长补短，在临床心血管病诊断等方面发挥着重要的作用。

频谱多普勒（spectral Doppler）技术：可显示一维血流信息，提供血流动力学定量分析的重要资料。①脉冲频谱多普勒（pulsed-wave Doppler，脉冲多普勒）检查：采用间断发射和接收超声脉冲，以中空频带型频谱图像显示血流信息，适合于对血流进行定位诊断，显示方式简单，图像质量好，操作容易，已得到广泛应用，但难以使用于高速血流的定量分析，所测流速大小还受到脉冲取样频率等限制，其脉冲取样频率与取样深度成反比，探测深度与流速测定值之间构成反比关系，形成本技术主要的局限性。②连续频谱多普勒（continuous-wave Doppler，连续多普勒）检查：是最早应用的多普勒技术，通过连续发射和接收超声脉冲，以充填型频谱图像显示血流信息能测量高速血流，进行血流动力学的定量分析，包括

测算各心腔压力、心排血量、狭窄口面积等，显示方式简单，图像质量好，也在临床得到应用。

彩色多普勒血流成像（colour Doppler flow imaging，彩色多普勒）：采用自相关技术，对比来自心血管系统中相同取样部位两个连续的多普勒频移信号，提取并分析相位差，自动计算出每个取样点的平均流速，再通过彩色编码技术以色彩显示血流方向、速度、性质、时相和途径等二维血流信息，显示方式直观简单，操作方便，图像质量好，对血流的空间定位能力强，尤其在诊断和鉴别诊断各种分流、反流性心血管病变中具有独特的作用，已得到广泛应用。其主要缺点是探测高速血流时可出现频率失真，难以进行血流动力学指标的定量测定并可使二维图像质量降低。

多普勒组织成像：采用彩色编码或频谱多普勒技术，实时显示心肌等组织运动所产生的低频多普勒频移，提供心肌等组织结构及其运动方向、速度等方面的信息，是研究心肌组织的又一种新技术。

四、M 型 超 声

M 型（光点扫描型）是以垂直方向代表从浅至深的空间位置，水平方向代表时间，显示为光点在不同时间的运动曲线图。此超声模式常应用于心脏及肺部检查。M 型超声心动图是采用单声束扫描心脏。将心脏及大血管的运动以光点群随时间改变所形成曲线的形式显现的超声图像。M型超声心动图为探头相对固定于胸壁，心脏或大血管在扫描线所经部位下做来回或上下运动而形成；由于它显示心脏血管的运动，故根据英文运动的第一个字母"M"而命名为 M 型超声心动图。当 M 型取样线同时依次穿过心房、心室的时候，可以了解心肌活动能力，并可判断心律失常的类型。

1954 年 Edler 等利用 A 型超声诊断仪将其图像成像于匀速移动的显示器材上，显示超声波束投照部位心脏结构的曲线型动态变化图像即 M 型超声心动图（以下简称 M 型）（图 6-1）。M 型检查在超声心动图学的发展过程中有极为重要的作用，在发展初期的将近 20 年里，M 型一直是临床上最主要的心脏超声检查方法，其他心脏超声检查技术都是在 M 型基础上逐渐发展形成的。近 20 年来，超声心动图技术得到迅速发展，新方法不断开发应用，新技术日新月异。尽管与二维超声心动图相比较，M 型不能直观显示心血管结构及其空间位置关系，但 M 型能清晰显示局部组织结构细微快速的活动变化、准确分析测定局部活动幅度速率等重要资料，仍然在超声心动图学中占有独特的地位，在许多方面仍不可能完全被二维及其他超声技术所替代，仍有需要深入研究发掘的潜在功能，不应当认为 M 型已经过时，重要的是需将 M 型与二维等其他超声检查技术有机结合，取长补短，为临床诊断治疗提供更确切、可靠、完整的资料。

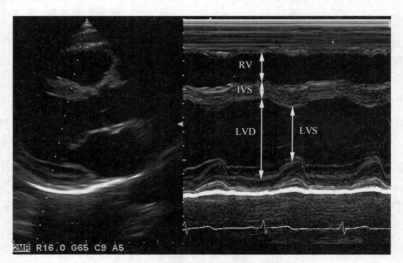

图 6-1 胸骨旁 M 型超声心动图

五、B 型 超 声

B 型超声（B 超）经过了 3 个发展阶段，最早采用的是黑白超声诊断技术，也就是现在的普通 B 超。通过超声探头测得的图像是黑白的。20 世纪 80 年代在普通 B 超的基础上出现了彩色 - 多普勒超声波探测诊断技术，观测到的图像以红蓝两色为主，面向探头的呈现红色，反之为蓝色。普通 B 超和彩色 B 超都是二维平面图像，目前这两种技术仍在使用。

（一）二维超声

二维超声是应用最广、影响最大的超声检查。这种方法是在声束穿经人体时，把各层组织所构成的介面和组织内结构的反射回声，以光点的明暗反映其强弱，由众多的光点排列有序的组成相应切面的图像，尤其是灰阶及实时成像技术的采用。灰阶成像使图像非常清晰，层次丰富；实时成像功能可供动态观察，随时了解器官与组织的运动状态，犹如一幅连续的电影画面。

（二）三维超声

三维超声，医学影像学的一门新兴学科，研究始于 20 世纪 70 年代，目前随着计算机技术的飞速发展，已经进入临床应用阶段。三维超声工作站软件使用高清晰专用视频图像采集卡采集连续动态图像。有些三维软件为了加快运算速度，对原始数据进行隔行或隔双行抽样运算，在显示时采用模糊插值算法，使显示的三维图像看起来更加平滑，而实际诊断要求生成的三维影像 100% 尊重原始数据，为医师提供最真实的图像。

Deke 等首先报道经胸三维心脏图像的研究。随后虽有大量研究，但受到仪器设备的限制，进展一直比较缓慢。到 20 世纪 90 年代末期，随着多平面经食管超声心动图（TEE）的开发应用，心脏动态三维重建的研究得到发展，但由于图像的采集和处理耗时费力，受心律和呼吸等因素的影响明显，早期的动态三维超声图像分辨率较低，图像质量较差。近年来，采用动态高分辨率系统，开发了实时三维超声心动图（real time3-dimensional echocardiography，简称实时三维超声），从经胸和 TEE 系统，实时显示心脏的三维结构及其在相应轴向的任一断面图像，并含有窄角（live3D）和全容量（full- volume）等两种实时三维超声成像显示技术在二维超声和多普勒检查技术的基础上，将所获取的心脏大血管形态结构及心动周期的全部信息，包括心脏及血管腔内的血流变化，经计算机处理后，呈现为心脏大血管的立体图像，同时实时显示心血管内血流的动态变化，形成静态或动态四维超声心动图（four-dimensional echocardiography）。

（三）四维 B 超

四维 B 超是目前世界上最先进的彩色超声设备。第四维是指时间这个矢量。对于超声学来说，4D 超声技术是新近发展的技术，四维超声技术就是采用三维超声图像加上时间维度参数。三维、四维超声心动图建立在二维超声的基础上，有赖于依靠检查者的空间思维能力，获得准确清晰的多个二维断面，构成心脏的立体解剖结构图像，因此检查者要有良好的思维方式和能力，具有娴熟的检查技巧，获得满意的二维图像，才能重建出与实体解剖结构相类似的实时动态立体图像。

第二节 超声引导血管穿刺

一、超声引导血管穿刺依据

（一）解剖变异

解剖学教科书中描述的动静脉与周围组织的解剖关系，在成年人或小儿患者常有变异，可造成动静脉穿刺置管困难。如颈内静脉在颈动脉前外侧占 92%，颈动脉外侧＞ 1cm 占 1%，颈动脉内侧占 2%。约有 5.5% 患者位于预定标记的径路以外（图 6-2）。颈部向穿刺对侧旋转，颈内静脉移至颈内动脉前方（图 6-3）。

（二）缩短操作时间，减少并发症发生

与常规方法比较，超声引导下动静脉穿刺置管可以明显降低并发症的发生率。在机械性并发症方面，穿刺前使用超声检查血管，可以发现血管变异、狭窄、血管中的血栓等，有助于选择合适的穿刺部位。

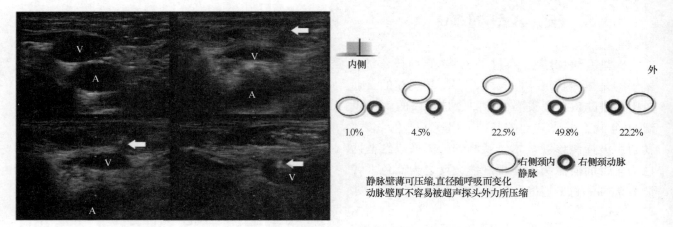

内侧

外

| 1.0% | 4.5% | 22.5% | 49.8% | 22.2% |

○右侧颈内静脉 ●右侧颈动脉

静脉壁薄可压缩,直径随呼吸而变化
动脉壁厚不容易被超声探头外力所压缩

图 6-2 颈动脉和颈内静脉的解剖变异图

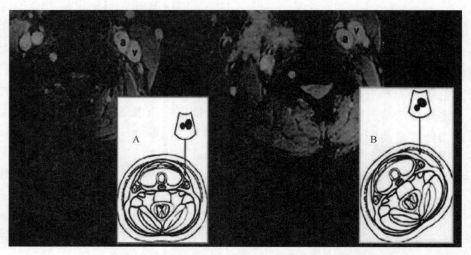

图 6-3 颈部向穿刺对侧旋转,颈内静脉移至颈动脉前方

由于超声引导的穿刺提高了首次穿刺的成功率,一方面降低穿刺区域血肿形成的风险,另一方面也减少了对血管壁的损伤,从而降低动静脉血栓形成的风险。穿刺成功后,使用超声可以确认导管位置、发现局部血肿,胸部的超声检查可以发现气胸等,对于早期发现穿刺相关并发症有一定的意义。

(三)降低感染风险

有明确的临床研究表明,超声引导下颈内静脉穿刺方法在降低感染风险中具有明显优势。在预防导管相关性感染的指南中已经推荐使用超声辅助中心静脉置管。超声引导的穿刺能够减少穿刺次数,缩短操作时间,因此降低了中心静脉穿刺时细菌污染的机会(表 6-1)。

表 6-1 中心静脉穿刺超声引导与解剖定位的比较(n=900)

项目	超声引导	解剖定位
穿刺时间	缩短	—
成功率	100%	94%
颈动脉穿破	1%	11%
颈动脉血肿	0.4%	8.4%
血胸	0%	1.7%
气胸	0%	2.4%
导管相关感染	10%	16%

二、超声引导动静脉穿刺技术

(一)超声探头的选择

超声探头分为高频和低频探头,适用于不同血管。高频探头适用于表浅血管,因其具有更高的图像分辨率，可分辨清楚相邻的神经和小动脉分支。高频探头也是新生儿和幼儿中心静脉置管的理想选择。低频探头主要用于肥胖患者在内的较深目标血管的成像。通常使用的探头是5～15MHz的线性探头。在影像学上，骨骼、肌腱为高回声结构，呈现为"亮"图像，脂肪、血管为低回声结构，表现为"暗"图像，彩色多普勒成像可以显示血管的血流频谱，有助于判断血管的位置及区别动脉与静脉。

（二）超声引导中心静脉穿刺方法

与传统静脉置管依赖体表标志定位不同，超声引导的穿刺点可以选择并设有体表标志的地方。按照在穿刺过程中是否使用超声及时观察，超声引导的血管内置管可分为静态评估与动态引导两种主要方法。

静态评估就是穿刺之前使用超声定位血管，分辨目标血管周围的组织结构及目标血管有无明显变异、血栓等异常，而在定位后穿刺时并不使用超声。这种方法的意义在于在穿刺之前能够准确定位血管，并且能够发现局部解剖的异常及血管的变异或血栓等，适用于初学者。

动态引导则是在穿刺过程中也使用超声引导进针及置入钢丝，针迹在超声图像上显示出来直至刺入目标血管。使用超声动态引导需要探头套、无菌塑料套及无菌耦合剂。可以单人操作，也可以由助手帮助操控探头或者置入导丝。两种方法均优于单纯体表定位，有研究证明，使用超声动态引导穿刺比单纯体表定位穿刺可以减少穿刺次数及并发症，穿刺成功所需要的时间更短。

超声探头和血管之间的空间位置关系，可以定义短轴成像、长轴成像或斜轴成像（图6-4）。超声引导静脉穿刺时，可以在短轴也可以在长轴下进行穿刺。一般情况下，选择短轴成像下操作比较容易。在超声影像下，血管所显示的平面并不一定是穿刺针进入血管的平面，根据穿刺针长轴与超声波束平面的位置关系而确定平面内和平面外。超声穿刺操作原则有3条（图6-5）：①45°角进针；②进针长度大约是测量深度的1.4倍；③可以通过勾股定理测算进针的深度。

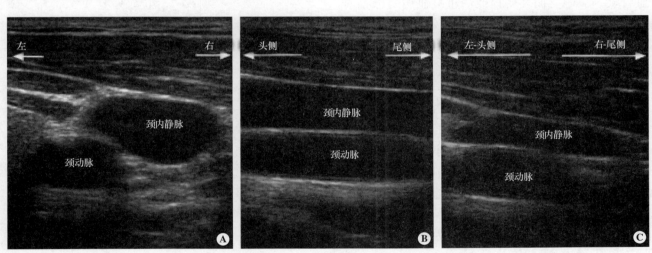

图6-4　超声探头与血管的空间位置成像图：短轴成像（A）、长轴成像（B）、斜轴成像（C）

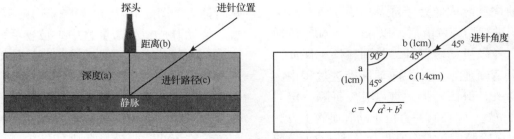

图6-5　超声操作图

a. 血管深度；b. 穿刺针与探头距离；c. 进针路径

（三）超声引导动脉穿刺方法

桡动脉通常较易触及，置管后并发症少，通常是动脉插管首选部位。盲法穿刺有时可能需多次尝试，易使患者不适，导致出血及动脉痉挛等。而且，对于肥胖、低血压及血管异常（如血管较迂曲）的患者而言，盲法插管存在很大挑战，而超声引导下可视插管可能效果更好。动脉置管由于可以在体表触及动脉搏动，似乎定位不是问题，与静脉置管的研究相比，超声引导的动脉置管相关研究较少。但是现有荟萃分析和专家共识表明，与传统标准体表定位穿刺相比，超声引导下桡动脉、尺动脉、肱动脉和股动脉的穿刺置管更容易快捷，尤其是当动脉血管不易触及或比较纤细时。因此，在有经过训练的操作者的情况下，动脉置管应当常规使用超声。尤其是桡动脉插管建议使用超声引导以提高首次置管成功率。超声引导下桡动脉穿刺置管皮下距离大于 2.8mm 时，穿刺效果更好。一般而言，超声引导技术并无禁忌证。但是，插管部位皮肤或软组织感染、严重的外周血管疾病，侧支循环受损或严重凝血病的患者禁行桡动脉插管。与平面内技术比较，平面外超声引导下桡动脉穿刺置管一次成功率更高，一次成功穿刺时间更短。

在 5 ～ 13MHz 频率的探头下开始评估血管，从腕部扫描至肘窝，注意观察是否存在动脉迂曲及钙化。穿刺部位则选在血管直径最大及钙化程度最低部位。必要时，应用光压鉴别动脉及静脉（静脉是塌陷的，而动脉是鼓起的）（图 6-6）。确定桡动脉后，进一步调整，使血管与周围组织对比更分明。调整深度，使桡动脉成像处于屏幕中央位置，清晰可见。具体方法可分为横断面定位下插管和纵向定位下插管。

1. 横断面定位下插管 确定穿刺点后，移动探头位置使桡动脉成像处于屏幕中央位置。对穿刺部位皮肤进行局部麻醉后，以 45° ～ 60° 角插入留置针。轻微挑动留置针，并调整探头保证针头在屏幕上清晰显影。针尖向动脉推进过程中，注意倾斜探头，保证针尖一直可见。每隔一定时间确定针尖位置，保证其一直位于动脉血管上方。留置针插入血管腔后，检查其反应（图 6-7），或有无血液回流，确定针尖位置正确。调整留置针

至水平，以再次确定针尖位于血管内。保持留置针内细针位置不变，将套管继续向前推进，其后撤出留置针内细针，并将压力传感器与留置针套管连接。

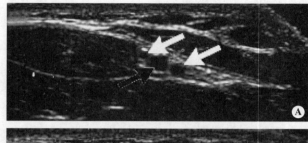
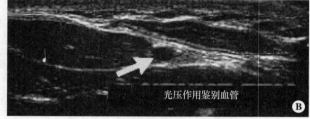

图 6-6　光压作用鉴别动脉及静脉

桡动脉（A，黑色箭头）横断面可见有静脉伴随（白色箭头）。超声波探头的光压可引起静脉塌陷但不影响动脉，动脉仍可见（B，箭头）

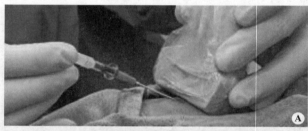
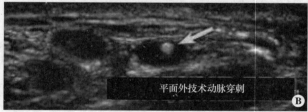

图 6-7　横断面定位下插管

超声波探头横断面定位下（A），细针插入桡动脉（B、箭头）

2. 纵向定位下插管 纵向定位的情况下也可进行插管（图 6-8）。超声波探头纵向确定血管位置。桡动脉成像处于屏幕中央位置后，旋转探头 90°。在屏幕中央可见动脉，可见长轴及血管最大直径处。以 15° ～ 30° 角进针，使针尖与血管长轴保持平行向前推进。如果屏幕上不见针头显影，其可能是在血管壁或血管外，回撤留置针，但不完全撤出，只调整角度使针尖显影可见于屏幕。再次向前推进，直至其进入管腔，并见回血。

保持留置针内细针位置不变，将套管继续向前推进，其后撤出留置针内细针，并将压力传感器与留置针套管连接。

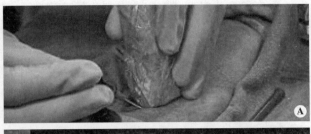

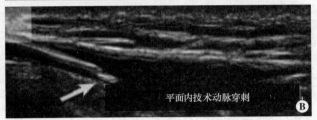

平面内技术动脉穿刺

图 6-8　纵向定位下的插管
超声探头纵向定位（A）桡动脉，针尖刺入桡动脉（B）

第三节　下肢血管超声

肺血栓栓塞症（PTE）的栓子常源于肢体静脉血栓，尤其是下肢深静脉血栓（DVT），因此，对下肢深静脉检查具有重要意义。血管超声检查已成为彩色多普勒血流显像（CDFI）在临床应用中的一个重要组成部分，被称为"无创性血管造影技术"。CDFI 具有高分辨力的二维超声功能。通过直接观察血栓、探头压迫观察或挤压远端肢体及 Valsalva 试验，可发现 95% 以上的下肢 DVT。静脉不能被压陷或静脉腔内无血流信号为下肢 DVT 的特定征象和诊断依据。CDFI 是检查下肢 DVT 的首选方法。

一、下肢 DVT 超声检查方法

（一）确定体位

根据患者情况及病变部位，取相应体位，如立位、平卧位、坐位、俯卧位、半卧位等。检查股静脉时大腿稍外旋外展，静脉检查采用俯卧位，小腿稍伸向后方，垫高踝部。

（二）探头频率

一般选用线阵式探头，频率 5.0 ～ 10.0MHz，

目前已有 15MHz 探头用于临床。探头频率越高，分辨率越高，但穿透力越差，应根据患者的具体情况选择探头频率。如果患者体型肥胖，尤其下肢过粗，水肿，血管位置过深，用高频探头难以显示深部静脉，可改用低频率的探头。对髂外静脉，应采用低频探头。

（三）检查步骤

检查静脉时，嘱受检者平静呼吸，放松受检肢体。首先将探头置于准备检查血管的体表标志处，利用二维超声或彩色多普勒识别，清晰地显示该血管的切面图像。从腹股沟开始，先横切以确定股总静脉和股动脉的位置关系，继而纵扫，沿下肢静脉的走行由近向远侧肢体检查，可分别显示股浅静脉、股深静脉和腘静脉。成对的胫后静脉应从胫骨的中后侧进行扫查。胫前静脉易从胫骨的外侧方扫查。腓静脉可从小腿的中后侧扫查。

二、正常下肢深静脉的声像图特点

（一）二维超声表现

主要观察静脉血管走行、解剖结构，血管腔内有无血栓和静脉瓣功能。通过彩色血流来确定血管内血流的充盈程度和血流的性质、方向。频谱多普勒可获得各项血流参数，并可进行定量分析，进一步分析血流性质及方向等。正常下肢静脉管腔显示清晰，静脉壁较薄，无搏动性，内壁光滑，连续性好，管腔为无回声，从近心端至远心端血管逐渐变细。有时能动态观察到管腔内"云雾状"回声，随血流流动，这种现象是由于静脉内血流速度较慢，红细胞散射所致。下肢主要深静脉内径稍宽于相伴行的动脉。若静脉明显宽于伴行动脉时（2 倍以上），则有血栓可能。探头加压后，可使静脉管腔压瘪或消失，加压时，最好采用横切扫查。

（二）彩色多普勒表现

正常下肢深静脉腔内完全充盈血流，颜色与动脉血流相反，呈蓝色，且随呼吸而呈亮、暗交替变化。深吸气或 Valsalva 试验时，静脉内无血流信号显示。远心端肢体加压或运动时，近心端血

流加速，甚至出现"混叠"现象。挤压小腿放松后或 Valsalva 试验，无反流或仅有少量反流（红色血流信号），证明深静脉瓣关闭良好。深吸气时血流停止（血流信号消失），表明检查部位到腔静脉是开放的，即无明显静脉梗阻。

（三）脉冲多普勒表现

正常下肢深静脉血流频谱特点是随呼吸运动变化的单相血流（向心血流），呈周期样起伏、低速、负相的静脉频谱，声音似吹风样。深吸气或做 Valsalva 试验时，静脉内血流停止，远侧肢体受挤压后，流速增快，且为单方向性的血流；挤压小腿放松后或 Valsalva 试验，无反流或仅有少量反流。

三、下肢 DVT 的诊断标准

（一）主要诊断标准

（1）静脉腔内有血栓时，探头加压后，管腔不能被压瘪或部分压瘪，这是超声诊断深静脉血栓最可靠征象，尤其对股静脉及腘静脉血栓诊断极其准确。Lensing 报道该征象诊断 DVT 特异度可达 99%，敏感度为 100%。

（2）静脉腔内有强弱不等的实性回声。

（3）静脉腔完全栓塞时，脉冲和彩色多普勒在病变处不能探及血流信号；挤压远侧肢体后，血流不增加，则提示血栓在检查的部位或其远侧。

（4）所查静脉为部分栓塞时，彩色多普勒显示病变区血流变细，即血流充盈缺损，挤压远侧肢体后，可见细小血流通过。脉冲多普勒在非栓塞部位取样时，可探及血流信号但频谱异常，即不随呼吸运动变化，而变为连续性血流频谱即缺乏随呼吸变化的血流频谱。

（5）当下肢深静脉慢性血栓时，由于血管的纤维化，声像图难以显示出所查静脉的结构，彩色多普勒检查也不能显示血流信号。此时，可见病变的静脉周围有侧支循环静脉形成。

（二）次要诊断标准

（1）深吸气或深呼气后，静脉内径变化不明显。

（2）静脉壁搏动消失。

（3）高频探头检查显示静脉内缺乏呈雾状流动的血流。

（4）正常情况下，下肢主要静脉的内径稍宽于伴行的动脉，如果其内径明显宽于动脉时，则有血栓形成可能，尤其是急性血栓。

（5）正常情况下，挤压检查部位的远侧肢体，下肢静脉血回流加速，无这种变化说明检查部位或其远侧有梗阻。延迟的或微弱的静脉血流加速也是远侧梗阻的征象，它可以是不完全性梗阻或是侧支循环的建立。同时，血栓没有引起静脉梗阻的情况下，仍有血流加速征象。静脉侧支增多，挤压不增加血流。

（6）血栓部位（部分梗阻）或其远端静脉血流呈连续性，不随呼吸变化，对 Valsalva 反应减少或缺乏。

（7）静脉瓣固定，不运动。

四、多普勒超声诊断下肢 DVT 的评价

CDFI 既可获得血管壁、血管腔和管周结构的二维图像又可动态观察血流状态和侧支循环情况，可判断血栓部位确定病变范围，了解管腔阻塞程度，评价疗效，弥补 X 线造影的某些不足。文献报道，超声多普勒检出下肢 DVT 的敏感度为 88% ～ 98%，特异度为 97% ～ 100%，准确性为 97.8%，因此，对下肢深静脉的彩色多普勒超声检查应视为 PTE 的常规检查，尤其对有高危因素，缺乏典型临床表现，应引起注意，早期发现 DVT，以防止血栓脱落造成 PTE，早发现、早治疗。通过观察血栓大小及回声强弱变化、管腔内径和管壁情况、血流再通与否来判断溶栓或抗凝疗效，如栓子减小或消失，增宽的管腔恢复正常大小，血流再通则显示治疗有效。但如果应用不当也可出现误诊和漏诊。

第四节　超声引导星状神经节阻滞

星状神经节阻滞后使脑血管扩张，适用于治疗心脏手术后脑血管病变，如血栓性脑血管阻塞和脑血管痉挛。

颈交感链由下颈交感神经及 T_1 交感神经节融合而成，位于 C_7 横突与第 1 肋骨颈部之间（图 6-9）。

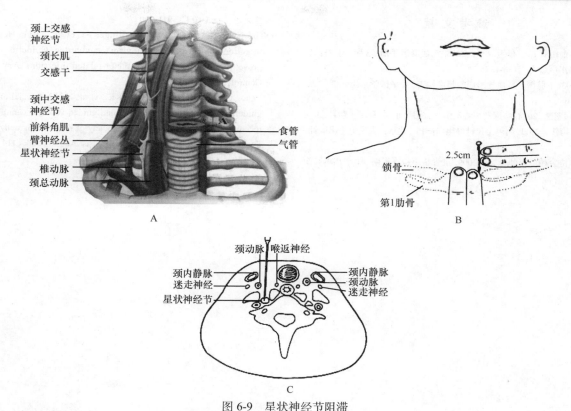

图 6-9　星状神经节阻滞
A. 星状神经节解剖；B. 穿刺点；C. 星状神经节阻滞时的正确位置

　　操作方法：①前路阻滞法，患者取平卧位、肩下垫小枕、颈部后仰，在环状软骨水平以两手指将胸锁乳突肌推至外侧，在环状软骨外侧垂直进针 2.5 ～ 4.0cm 直至碰到骨质，退针 0.5cm 仔细回吸无脑脊液和血液后注入局麻药 10 ～ 20ml。②超声引导侧路阻滞法，患者取平卧位，使用高频线阵探头，置于环状软骨平面，胸锁乳突肌表面做轴位扫面。探头上下移动，显示第 6 颈椎横突，随即可以看到被椎前筋膜覆盖位于横突前面的颈长肌，星状神经节位于颈长肌表面，椎前筋膜深面。在探头后方持穿刺针使用平面内技术进针，从外至内，从浅至深，突破椎前筋膜至颈长肌前方，回抽无血注入局麻药 5 ～ 10ml（图 6-10）。注药后 5min 患者若出现无汗、瞳孔收缩和上睑下垂的霍纳综合征，则表明阻滞成功。并发症包括：①药物误入血管或蛛网膜下腔。②血肿和气胸。③喉返神经和（或）膈神经麻痹。超声引导侧路阻滞可减少并发症的发生。

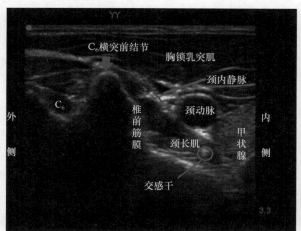 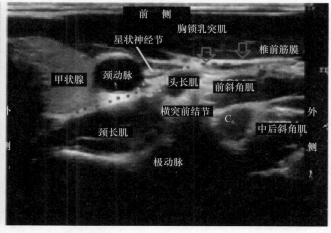

图 6-10　超声引导下星状神经节阻滞

参 考 文 献

杭燕南，俞卫锋，于布为，等，2016. 当代麻醉手册. 3 版. 上海：世界图书出版公司，136-137

何文，2003. 下肢深静脉血栓形成的超声检查. 中华医学杂志，83（7）：615-616

刘延玲，熊鉴然，2014. 临床超声心动图学. 3 版. 北京：科学出版社，3-76

田玉科，梅伟，2011. 超声定位神经阻滞图谱. 北京：人民卫生出版社，3-14

中国医师协会超声医师分会，2009. 血管超声检查指南. 中华超声影像学杂志，18（10）：911-920

O'Grady NP，Alexander M，Dellinger P，et al，2011. Healthcare infection control practices advisory committee. Guidelines for the prevention of intravascular catheter-related infections. Am J Infect Control，39：s1-s34

Troianos CA，Hartman GS，Glas KE，et al，2012. Special articles：guidelines for performing ultrasound guided vascular cannulation：recommendations of the American Society of Echocardiography and the Society of Cardiovascular Anesthesiologists. Anesth Anal，114（1）：46-47

第二篇

心血管手术麻醉

第七章

术前评估与处理

术前详细、完整地了解病史、进行全面细致的体格检查、回顾相关的实验室和影像学等检查，是成功实施心血管麻醉和手术非常重要的一步。术前访视和评估的目的：①熟悉患者的现病史、发病诱因、加重或缓解因素，可以明确患者的心功能及围术期的心血管危险因素，了解患者对手术与麻醉的耐受力，制订相应的麻醉策略；②回顾病情和相关的实验室和影像学检查，对术前不够充分和明确的地方进行评估、会诊和检查，有利于改善患者的术前病情，力求达到最佳状态；③明确患者的术前用药、有创监测及气道情况，以便制订周密的麻醉诱导及麻醉管理计划。

第一节　心血管系统评估

一、心脏风险评估

预测围术期风险对提高围术期安全具有重要的意义。心脏手术患者的术前评估除了一般手术的 ASA 评分之外，临床上还有多种应用于预测心血管风险的评估系统。心脏手术危险因素的术前评估系统大多选取与术后 30d 内死亡或并发症高度相关的危险因素。

心脏术后并发症：①心血管系统，如严重的低心排血量综合征和低血压、恶性心律失常等；②呼吸系统，如机械通气超过 2d、气管切开、再次气管插管等；③神经系统，如不可逆性脑损伤；④泌尿系统，如急性肾衰竭；⑤感染，如感染性休克、胸骨感染等；⑥其他，如术后出现的需要手术或其他侵入性治疗的并发症。

术前主要危险因素包括年龄、性别、手术紧迫性（急诊或择期）、合并疾病（慢性阻塞性肺疾病、糖尿病、高血压等）、心功能不全、手术复杂程度等。在这些心脏危险的评估体系中，以心脏麻醉危险评估（cardiac anesthesia risk evaluation，CARE）、欧洲心脏手术危险因素评价系统（European system for cardiac operative risk evaluation，EuroSCORE）、Parsonnet 评分系统等应用较为普遍，现介绍如下。

（一）CARE

CARE 由 Dupuis 等制订，主要用于心脏手术患者院内死亡、并发症和住院时间的评估。评估系统采用与 NYHA 分级和 ASA 分级类似的方式进行分类：

（1）心脏疾病稳定，不合并其他疾病，手术不复杂。

（2）心脏疾病稳定，合并一种或多种其他疾病，如高血压、糖尿病、外周血管疾病、慢性阻塞性肺疾病，但控制较好，手术不复杂。

（3）未控制的疾病状态，如需要肝素或硝酸甘油治疗的不稳定型心绞痛、术前需主动脉内球囊反搏、伴有肺水肿或四肢水肿的心力衰竭、未控制的高血压、肾功能不全、有严重影响的系统性疾病等，或者手术复杂，如再次手术、冠状动脉联合瓣膜手术、多瓣膜手术、左心室室壁瘤切除、心肌梗死后室间隔穿孔及冠状动脉严重弥漫钙化的冠状动脉旁路移植术。

（4）未控制的疾病状态而且手术复杂。

（5）长期或较重的心脏疾病，手术仅作为挽救生命或提高生活质量的最后手段。

E 表示急诊手术。该评估系统通过临床医师判断心脏疾病状态，将手术危险分为 8 级，即 1=1 级，2=2 级，3=3 级，3E=4 级，4=5 级，4E=6 级，5=7 级，5E=8 级。3 级以上死亡率明显增高，5 级死亡率可达 8.8%，8 级死亡率为 46.2%。虽然 CARE

建立在单中心研究的基础上，但是经多中心临床验证效果良好。用 CARE 进行评估的不足之处是主观性比较强，特别是对于手术中等风险的患者，不同评估者作出的预测差异更大，所以该评估系统要求评估者准确判断患者病情，从而达到精确评估手术风险的目的。

（二）EuroSCORE

EuroSCORE 于 1999 年在《欧洲心胸外科杂志》上发表，通过对欧洲 8 个国家 128 个心脏中心近 2 万例心脏手术患者进行分析，从 97 个危险因素中选取 17 个显著增加围术期死亡率的因素作为评估指标。EuroSCORE 分为 Additive 模型和 Logistic 模型，前者算法简单，但对高危患者的手术危险估计不足。后者算法复杂，对高危患者手术风险的评估更加准确。Additive 模型对每种危险因素赋予不同的权重（分值），计算出总评分。$0 \sim 2$ 分为低危，$3 \sim 5$ 分为中危，6 分以上为高危，相对应的术后死亡率分别为 0.8%、3.0% 和 11.2%。EuroSCORE 评分标准见表 7-1。

表 7-1 EuroSCORE 评分标准

危险因素	说明	分值
患者相关因素		
年龄	年龄 > 50 岁，每增龄 5 岁加 1 分	1
性别	女性	1
慢性肺部疾病	因肺部疾病需长期使用支气管扩张药或激素	1
动脉病变	以下 1 项或多项：跛行、颈动脉闭塞或狭窄 > 50%、腹主动脉、四肢动脉或颈动脉进行过或准备进行介入治疗	2
神经系统功能障碍	严重的行走或日常生活障碍	2
心脏手术史	需要切开心包的手术	3
血清肌酐水平	术前 > 200μmol/L	2
活动性心内膜炎	手术时仍需要应用治疗心内膜炎的药物	3
术前危重状态	以下一项或多项：室性心动过速、心室颤动或猝死获救，术前心脏按压、机械通气、正性肌力药支持、IABP，术前急性肾衰竭	3
心脏相关因素		
不稳定型心绞痛	静息状态有心绞痛发作且需要静脉注射硝酸甘油入手术室	2
左心室功能不全	轻度或左心室射血分数 30% ~ 50%	1
	重度或左心室射血分数小于 30%	3
近期心肌梗死	最近 90d 内发生的心肌梗死	2
肺动脉高压	肺动脉收缩压 > 60mmHg	2
手术相关因素		
急诊手术	手术必须在下一个工作日之前进行	2
非单独 CABG	于 CABG 同时进行其他较大的心脏手术	2
胸主动脉手术	升主动脉、主动脉弓、降主动脉病变手术	3
心肌梗死后室间隔穿孔		4

EuroSCORE 建立在欧洲多中心、大样本的研究基础上，对心脏手术危险的评估简单、客观、准确。除在欧洲广泛应用，Additive 模型在北美、日本等地的评估也很突出。EuroSCORE 是目前世界上公认预测效果较好的评估系统。

（三）Parsonnet 评分及克利夫兰医学中心评分和质量控制评分

（1）Parsonnet 评分：制订于 1989 年，最初设计目的是预测成人直视心脏手术的死亡率，现在也用于其他成人心脏手术。该系统也包括 Additive 模型和 Logistic 模型两种，前者应用广泛。Additive 模型选取 14 种完全符合最初研究目的危险因素作为评价指标，分值总和为术后死亡率的预测值，共分 5 层：良好（0%～4%）、一般（5%～9%）、低危（10%～14%）、高危（15%～19%）和极高危（≥20%）。Additive 模型对术后 90d 内死亡率的预测比较准确，预测组与观察组的相关系数为 0.99。术后死亡率与并发症和时间延长高度相关。

（2）克利夫兰医学中心评分和质量控制评分：主要预测 CABG 危险性的术前评估。预测模型中采用的危险因素分别为 13 个和 16 个，预测危险性分层分别为 9 层和 6 层。两者对 CABG 危险性的评估都有较高的价值，但后者预测术后死亡率和并发症的校准度要明显高于前者，预测术后并发症的 ROC 曲线下面积也大于前者，可能与病例选择和并发症定义标准的差异有关。

二、麻醉前评估

在多数心脏手术中，麻醉前访视需要在手术前日完成，以便有足够的时间来采集和回顾患者的病史，完成各项会诊和必要的附加检查。当然某些需要相对低创伤的外科侵入性检查可以在手术当日麻醉诱导前完成。完整了解病史有助于深入认识患者的病理生理状况。例如，需要高度警惕患者有心力衰竭史，可以对照美国心脏病学会（ACC）及美国心脏协会（AHA）心衰分级新指南来进行术前评估（表 7-2）；对于冠心病患者，需要了解是不稳定型心绞痛（表 7-3）还是劳力型心绞痛，心绞痛发生的时间、发作频率、对药物的反应等，可以参照加拿大心血管学会分级法对冠心病心绞痛进行评价（表 7-4）。对于瓣膜手术患者的评估，可参考 2014 年发布的 AHA/ACC 指南心脏瓣膜手术危险因素（表 7-5）。

表 7-2　AHA/ACC 心衰分级新指南

阶段	描述
A 存在发展为心衰的高危因素	高危因素包括高血压、糖尿病、冠心病、心肌病家族史。既往有过心肌梗死、左心室功能不全、瓣膜性心脏病
B 无症状的心衰	心脏结构损害、呼吸困难和疲劳、运动耐量下降
C 有症状的心衰	静息状态下有明显症状需要抗心衰治疗维持
D 终末期心衰	

阶段 A：为心衰高危、易患人群，无心衰症状，左心室功能正常
阶段 B：无症状，但已发展成器质性、结构性心脏病，左心室功能出现异常，需要血管转化酶抑制剂（ACEI）或 β 受体阻滞药长期慢性治疗
阶段 C：患者以前或目前有气促、液体潴留等心衰症状及体征，有基础的结构性心脏病。手术风险高，根据症状的严重程度，需要在 ACEI 或 β 受体阻滞药基础上加用利尿药、地高辛、醛固酮拮抗剂治疗
阶段 D：顽固性心衰，可能需用心脏移植、冠脉搭桥、心脏辅助装置等治疗或临终关怀。急性代偿失调需要强心药和缩血管药支持治疗

表 7-3　不稳定型心绞痛主要表现

静息心绞痛	休息时发生心绞痛，持续时间大于 20min
新发心绞痛	2 个月内首发的 CCSC Ⅲ级以上的心绞痛
渐进性心绞痛	既往诊断心绞痛，近期发作频繁、持续时间延长、阈值降低（首次发作在 CCSC Ⅲ级以上，2 月内增加至少一级）

注：CCSC. 加拿大心血管协会心绞痛分级。

表 7-4　加拿大心血管协会心绞痛分级（CCSC）

Ⅰ级：一般日常活动不引起心绞痛发作，但较日常活动加重的体力活动，如费力大、速度快、时间长的体力活动可引起心绞痛
Ⅱ级：日常体力活动稍受限，尤其在饱餐后、寒冷、情绪激动时受限更明显
Ⅲ级：日常体力活动明显受限，如一般条件下用通常速度平地步行500m或上一层楼即可引起心绞痛发作
Ⅳ级：轻微体力活动即引起心绞痛，甚至休息时亦发生

表 7-5　2014 年 AHA/ACC 指南的心脏瓣膜手术风险评估

项目	低危（满足所有标准）	中危（符合以下任何一项标准）	高危（符合以下任何一项标准）	禁忌（符合以下任何一项标准）
STS 评分	< 4%	4%～8%	> 8%	预计手术相关死亡或一年内致残风险 > 50%
身体虚弱	无	轻度	中重度	
手术不能改善的主要器官损害	无	1 个	2 个	3 个以上
手术操作相关障碍	无	可能有障碍	很可能有障碍	严重障碍

注：STS. 胸外科医师学会。

除了熟悉和掌握这些评分体系，患者屏气试验、爬楼试验和6min步行试验等对术前评估患者的心肺功能也很重要，见表7-6。

麻醉前除了患者症状的评估以外，体格检查也很重要。体格检查应该包括患者的生命体征（血压、心律、心率、体温、神志）、双下肢有无水肿、心肺听诊，以及困难气道评估等。心脏听诊对于发现新的杂音、第四心音奔马律及节律异常很重要。对于年龄 > 40 岁的患者，4% 的患者可能伴有新发生的心脏杂音，而这部分患者应进行心脏超声检查。高血压是心脏手术患者常见合并症之一，不过对于收缩压低于 180mmHg，舒张压低于 110mmHg 的患者来说尚无足够的证据表明高血压与术后并发症之间有明显的关系。高于这一水平的患者则围术期心肌缺血、心律失常及心血管不稳定的发生率显著增加。新生儿和小婴儿的体格检查应包括肝脏和囟门触诊以评估血容量，肝脏大小也是衡量小儿心脏功能的指标。肝肿大通常见于静脉淤血和右心衰竭的患儿，未能触及肝脏边缘和囟门凹陷则提示血容量不足。严重心脏疾病患儿伴发各种先天性异常的发生率也相当高，一些心脏疾病伴发的综合征可能有某种特征性面容，如 Williams、Noonan 或者唐氏综合征等。Charge 综合征还可并发后鼻孔闭锁，右锁骨下动脉和主动脉异常并发气管软化和胸腺发育不全等。此外，术前应对上下肢、左右肢体脉搏搏动进行评估，这在大血管手术时非常重要。术前应对患侧的远端肢体和脉搏进行评估，选择合适的动静脉以备术中使用。脉搏迟缓、缺失或减弱可能是周围动脉阻塞所致。主动脉缩窄手术时，左侧肱动脉测压经常受限。同样，一些姑息手术（如 Block-Taussig 分流术）也会影响一侧或双侧上肢动脉血压的准确性。

在麻醉前评估心脏外科手术的患者时，还要对不同的心脏疾病做相应的评估和准备。

表 7-6　心功能分级

心功能	屏气试验	临床表现	心功能和耐受力
Ⅰ级	30s 以上	一般体力活动、负重、快速步行、上下坡，不感到心慌气短	心功能正常
Ⅱ级	20～30s	能胜任正常活动，但不能跑步或剧烈运动	心功能较差，麻醉应处理恰当，麻醉耐受性尚可
Ⅲ级	10～20s	必须静坐或卧床休息，轻度体力活动后即出现心慌气短	心功能不全，麻醉需准备充分，麻醉中避免任何增加心脏负担
Ⅳ级	10s 以内	任何轻微活动即引起心慌气短	心力衰竭，麻醉耐受力极差，手术必须推迟

（一）先天性心脏病

（1）患儿的活动耐力：患儿的一般情况及与年龄相符的活动能力可反映其心肺功能的储备情况，心肺功能及其他系统储备不足可能增加麻醉和手术的风险。先天性心脏病患儿生长发育的速度明显滞后于同龄小儿，若表现为心源性恶病质则意味着病情严重，这类患儿通常发绀明显或出现充血性心力衰竭。判断患儿的运动耐受性是否正常非常重要，喂养困难、疲劳、呼吸困难、发绀通常提示心功能储备低。

（2）紫绀型或非紫绀型先天性心脏病：非紫绀型先天性心脏病相对来说病情较轻，全身性缺氧症状不显著，对各个器官的影响较小，心脏内结构缺损多形成"左向右"分流，可造成肺充血或肺动脉高压。术前访视时通过心脏超声了解解剖性的分流情况，了解肺动脉压力及各房室大小的改变，可能不需要常规心导管检查。而对于紫绀型先天性心脏病，则需要结合心脏超声和心导管检查的结果，特别是一些复杂先天性心脏病，要引起高度重视，需要了解血液循环的走向，心脏结构缺损的位置、性质，术前了解外科手术方式及其预计影响等。术前访视时测定吸氧和不吸氧时的脉搏血氧饱和度或动脉血气有助于病情的判断，另外在病史回顾时需要了解发绀的诱因、状况等。在使用术前用药时要非常小心，既要避免过度用药导致低血压、增加右向左分流，又要避免患儿哭闹造成氧耗增加，缺氧发作。此外长期发绀可造成血液系统改变，需要了解血细胞比容升高的程度以便制订麻醉中的血液稀释计划，了解凝血的改变以便针对性地制订血液保护策略等；对于紫绀型先天性心脏病造成的其他器官慢性缺氧等，还需要重点了解诸如肝、肾功能的变化。

（3）呼吸道感染：患儿近期上呼吸道感染及肺部感染的情况，呼吸道感染可增加气道反应性和肺血管阻力，增加围术期并发症。

（4）了解患儿既往手术麻醉的情况，目前的药物治疗情况，喂养等情况。

（二）瓣膜性心脏病

需要重点回顾患者的超声心动图，了解瓣膜病变的部位、狭窄或反流的程度、各心腔大小、心肌和室间隔厚度、肺动脉压力、左心室射血分数等指标，心腔或瓣膜有无赘生物或血栓，心电图显示心房颤动的患者可能有左心房血栓，需要了解有无血栓脱落的可疑病史。常见瓣膜病按其性质一般可以分为"狭窄"为主或"反流"为主，一般来说二尖瓣病变多伴有肺部血管的改变，而主动脉病变则需要重视冠状动脉灌注的问题，伴有三尖瓣反流病变的可能因为体循环淤血造成肝肾功能下降，应当注意凝血方面的问题，补充维生素 K_1、凝血因子、血小板等。另外瓣膜患者伴有慢性心力衰竭病史的需要了解肺水肿、下肢水肿的情况，此类患者通常长期使用利尿药，需要了解利尿药的种类，水电解质、酸碱平衡的情况，使用排钾利尿药的患者，经口服补钾后即便血钾正常，仍应警惕存在细胞内缺钾。伴有心房颤动的患者需要了解洋地黄类药物的用量和效果。严重主动脉病变还需要了解有无阿斯综合征发作史和心肌缺血的存在。

（三）冠心病

需要重点回顾冠状动脉造影的结果，了解病变血管的狭窄程度、侧支循环的形成等。结合心脏超声，了解室壁心肌运动状况、收缩力有无减弱、是否合并瓣膜病变。值得注意的是，如果合并室壁瘤、心室壁大面积或多节段收缩或舒张能力减弱、合并瓣膜病变的均为高危因素。病史了解时注意有无不稳定型心绞痛和心肌梗死史，需要了解术前内科治疗时的用药，β受体阻滞药的用量和疗效，根据静息时的心率加以调整，伴有瓣膜反流病变的需要警惕严格控制心率时对心排血量的影响，权衡心肌氧供需平衡制订合理的麻醉计划和维持适宜的心率，以及决定术前是否调整β受体阻滞药的用量。近期（1个月内）发生过心肌梗死的冠心病患者麻醉风险很高，需要了解发作的部位、面积、累积的冠状动脉血管分支等情况，以及已采用的治疗措施。冠心病患者多合并有高血压、糖尿病、高脂血症等，需要了解这些合并症的情况和分级用药等，冠心病患者常口服多种抗凝药物，需要了解药物的种类和剂量，测定术前凝血功能。

（四）大血管病变

需要重点了解血管造影的结果，明确病变的部位和分型，有无累及主动脉弓，手术方式如何，术中是否需要进行深低温停循环，体外循环如何进行插管和选择何种脑保护方式。主动脉瘤的直径、是否伴有主动脉瓣反流等是主要的风险因素，主动脉瘤的病因多为动脉硬化，所以可能同时合并有其他器官的动脉硬化，如脑动脉、肝、肾动脉等，需要同时了解这些器官的功能和灌注状况，同时需要了解双侧桡动脉及股动脉状况，以便麻醉中穿刺监测多部位血压。主动脉夹层的患者需要了解其分型，常用分型方法有 Debakey 分型和 Stanford 分型两种，一般 Stanford 分型更为实用，A 型累及升主动脉，无论其起源部位或累及范围，B 型累及范围限于左锁骨下动脉以下的降主动脉。不同分型决定了不同的手术和麻醉方式。

总之，心脏麻醉的术前评估和访视相对复杂但重要，需要根据具体病情有重点地、系统地评估，以便制订针对性的麻醉方案。

三、辅 助 检 查

当病史与体检完成后就该决定术前还需进行哪些辅助检查和会诊，此时要权衡这些检查的及时性和有效性。下面就常用的一些检查项目进行一下简要的系统回顾。

（一）心电图

尽管资料显示，老年人和有合并症的患者更容易出现 ECG 异常，但还是强烈建议所有的心脏手术患者术前均应取得心电图检查的结果，检查的内容应当涵盖心率和节律、电轴、有无左右心室肥厚、心房增大、传导异常（房室结和束支传导阻滞）、缺血或梗死、代谢或药物引起的心脏障碍。

1. 心率和节律的异常 心脏手术患者术前可能出现各种心律失常。心动过速多由于焦虑或药物（如拟交感类药物、β 受体激动药和可卡因等）、代谢性疾病（如甲状腺疾病）、发热、感染等引起。心动过缓多见于使用 β 受体阻滞药的患者，但不能忽视患者可能存在甲状腺功能减退、传导阻滞、

体温过低等其他病理生理状况。围术期心律失常风险较高，需要予以明确病因。电解质异常在心脏病患者中并不少见，可以引起室性期前收缩，心肌缺血的患者则可能出现频发室性期前收缩、多源室性期前收缩或室性心动过速。心房颤动多见于老年患者和二尖瓣病变患者，如果时间允许有必要对围术期新近出现的心房颤动进行进一步的检查。

2. 电轴 反映的是心脏去极化的方向，心脏平均 QRS 波向量的方向（去极化方向）通常指向左下方（0° ～ 90°），电轴的方向与心脏的位置、心肌肥厚（电轴通常指向肥厚侧）或心肌梗死（远离心肌梗死部位）等因素有关。正常情况下 QRS 波在 I 导联和 aVF 导联为正向。

3. 左心房增大 成人左心房增大多见于二尖瓣狭窄、主动脉瓣狭窄、高血压二尖瓣反流等。二尖瓣狭窄引起的左心房增大是由于左心房排空时通过狭窄的二尖瓣时阻力增大，主动脉瓣狭窄和高血压引起的左心房增大是由于左心室舒张期末压增高造成；二尖瓣反流的患者则是由于反流引起的左心房容量过负荷引起的左心房增大。

4. 右心房增大 多继发于肺动脉流出道梗阻或肺动脉高压引起的右心室肥厚，也可见于三尖瓣狭窄或闭锁及 Ebstein 畸形。

5. 左心室肥厚 成人左心室肥厚多发生于左心后负荷过重的疾病如主动脉瓣狭窄，严重高血压，儿童多由主动脉缩窄或先天性主动脉瓣口狭窄所致。

6. 右心室肥厚 常见于肺动脉狭窄的先天性心脏病患者、法洛四联症、大动脉转位。成人多由肺动脉高压引起。

7. 传导异常 一度和二度 I 型房室传导阻滞可能无害，但二度 II 型和三度房室传导阻滞则需评估是否需要安放起搏器，束支传导阻滞可延缓心室去极化致心室无效收缩。

8. 心肌缺血和心肌梗死 有冠心病和不稳定型心绞痛的患者，常可见 ST 段改变。合并有糖尿病的患者由于自主神经病变和伤害性信号感受能力下降，在心肌缺血时可能无法感觉疼痛，需要高度重视。病理性 Q 波的存在提示有陈旧的透壁心肌梗死，了解 Q 波出现的时间有助于临床病情的判断，6 个月以内新出现的病理性 Q 波与临床

预后有明显关系，需要高度重视和积极的临床处理，有时可能影响手术的适应证。

9. 代谢和药物因素 血钾水平的增高可使 P 波压低、QRS 波增宽、T 波高尖，低血钾则 T 波低平，U 波出现。血钙增高可使 QT 间期缩短，血钙降低使 QT 间期延长。洋地黄中毒时可导致 ST 段斜坡型下降，还可发生房性或交界性期前收缩、房性心动过速、窦性或房室结传导阻滞。必须强调的是，心电图正常并不意味着可以排除心脏疾病。即使有稳定型心绞痛的患者也可有 25% ~ 50% 心电图正常。

（二）胸片

胸片对于评估心脏手术患者的病情也非常重要，尤其是对于那些有吸烟史、近期呼吸道感染、慢性阻塞性肺疾病的患者。后前位及侧位片可以为肺部及心血管疾病状态的评估提供大量有用的信息。例如，胸片上有肺充血的证据提示心脏收缩功能较差，对于瓣膜性心脏病患者，胸片的评估很有价值，心胸比小于 50% 的患者通常射血分数大于 50%，心脏指数大于 2.5L/（min·m^2），但是，心胸比大于 50% 并不是评价心室功能的特异指标。冠心病患者心影扩大常提示有射血分数的减低，但心影正常的患者射血分数既可以正常也可以异常。与心电图类似，胸片检查的结果也必须结合病史来进行分析，二尖瓣狭窄或反流在胸片上常表现为左心房扩大，当出现肺动脉和右心室影扩大时提示疾病加重。二尖瓣或主动脉瓣反流多表现为左心室离心性肥厚，主动脉瓣狭窄多表现为向心性肥厚。婴幼儿肺血流增加的疾病如巨大房间隔或室间隔缺损表现为肺动脉膨出、肺血管影增强；而肺血流减少的疾病如法洛四联症表现为肺动脉缩窄，肺血管影减低。某些先天性心脏病可以表现为特征性的心脏影像，如法洛四联症表现为"靴形心"，完全性肺静脉异位引流表现为"8"字形心，完全性大动脉转位表现为同侧"蛋形"心。

（三）心脏负荷试验

冠心病患者在心脏手术前通常需要进行负荷试验，以评价病情的严重程度、了解心肌缺血的部位、评价抗心绞痛治疗的疗效。测试的方法包括运动试验和药物试验两种。药物试验主要适用于行动不便无法进行运动试验的患者，也适用于运动试验无法达到目标心率的患者或者由于服用 β 受体阻滞药无法达到目标心率的患者。

1. 药物负荷试验 常用的药物为双嘧达莫、腺苷和多巴酚丁胺。药物负荷试验可以与心肌灌注闪烁照相术或超声心动描记术联合应用。腺苷和双嘧达莫可在不增加心脏作功的情况下增加心肌血流 3 ~ 5 倍。腺苷通过兴奋腺苷 A$_2$ 受体直接舒张血管平滑肌，而双嘧达莫通过抑制腺苷脱氨酶提高腺苷水平。多巴酚丁胺通过兴奋 β$_1$ 受体产生正性变力、变时作用增加心脏作功，增加的功可同时成比例增加心肌血流，所以多巴酚丁胺试验可以模拟运动负荷试验。值得注意的是腺苷和双嘧达莫增加正常冠状动脉供应区的心肌血流，但在侧支形成及病变的冠状动脉供应区则心肌血流可能减少形成窃血。双嘧达莫给药速度为 4min 内注射 0.56 ~ 0.84mg/kg，3min 后注射心肌灌流闪烁照相术所需的放射性显影剂。如果注射后发生头痛、面部潮红、胃肠道不适、心脏异位节律、心绞痛或心电图出现心肌缺血表现，可以静脉注射氨茶碱 75 ~ 150mg 终止其作用。腺苷给药速度为 140μg/（kg·min），给药时间为 6min，完成后 3min 开始注射放射显影剂，不良反应类似双嘧达莫，停药后可缓解（腺苷半衰期仅 40s）。多巴酚丁胺输注速度 5μg/（kg·min），输注 3min 后剂量增加至 10μg/（kg·min），再输注 3min，然后每 3min 增加 5μg/（kg·min），直至达到最大剂量 40μg/（kg·min），或者出现明显的心率增快和血压升高。达到目标剂量后 1min 注射放射性显影剂，而后继续输注多巴酚丁胺 1 ~ 2min，不良反应包括头痛、潮红、胃肠道不适、异位节律、心绞痛、心肌缺血等，停药后可缓解（多巴酚丁胺半衰期 2min）。

2. 运动试验 主要通过增加心肌氧耗来检查冠状动脉供血不足。运动可以通过增加心率和心肌收缩力来增加心排血量，尽管骨骼肌血管舒张，运动后血压依然是上升的，运动主要通过 3 个环节增加心肌耗氧：心率、室壁张力、心肌收缩力。为满足运动的需要，冠状血管床膨胀，由于狭窄病变部位的冠状动脉血管舒张反应下降，其增加的血流量不足以满足运动的需要，就会发生心肌缺血。所有的运动试验都会增加代谢率和氧耗。常用的运动试验方法包括平板试验和骑自行车试验等，VO_2max 是剧烈运动可以产生的最大耗氧量，其影响因素包括年龄、性别、运动习惯及心血管状态。不同的运动试验之间比较的方法是采用代谢当量（METs）来比较，1 个 METs 等于氧耗 3.5ml/（kg·min），代表静息状态下的氧摄取。

3. 负荷试验测试中需要关注以下因素

（1）心绞痛：尽管冠心病患者在心肌缺血时并非一定表现出心绞痛，但心绞痛依然是心肌缺血的重要指标，出现心绞痛强烈提示冠心病。最大氧耗量（VO_2max）：如果冠心病患者运动当量能够达到 13METs，说明预后比较良好，运动能力不足 5METs 则预后较差。

（2）心律失常：运动试验可以诱发或加重冠心病患者的室性心律失常，如果室性心律失常持续 > 30s 或出现有症状的室性心动过速提示有多支血管病变，预后较差。

（3）ST 段改变：运动试验诱发的心肌缺血最常见的表现是 ST 段压低。诊断标准是心电图 J 点之后 80ms 处开始，ST 段水平或斜坡型压低超过 1mm，斜坡型压低比水平型压低预后更差。ST 段压低大于 2mm，低负荷运动时即出现（运动耐量小于 6METs），持续时间大于 5min ST 段才恢复，涉及变化的导联数超过 5 个，这些都是冠心病多支血管病变和不良预后的预测因子。

（4）血压变化：收缩压增高无法超过 120mmHg 或者动脉血压随着运动量的加大反而呈现持续性下降提示心功能不全、心力衰竭的风险，表明冠状动脉左主干病变或严重的多支血管病变。

运动心电图的局限性是较难进行精确定位和评估缺血的范围程度，而且无法直接获得左心室功能的相关信息。其优点是费用相对较少。

4. 多种负荷试验测试方法比较 运动心肌灌流闪烁照相或运动心动超声术在诊断冠心病的敏感性上要好于运动心电图测试。特别是对于单支血管病变的患者。而心肌灌流闪烁照相术的敏感性又高于超声心动图。超声心动图应激实验或心肌铊扫描发现中度到重度心肌缺血患者，对于预测非心脏手术时发生术后心肌梗死有预测作用。负荷试验阴性结果通常可以比较准确地预测术后无不良临床后果（预测准确率最高可达 99%），

但阳性试验结果预示不良心血管事件的范围仅仅只有 4% ～ 20%。两种负荷试验方法用荟萃分析比较的结果是超声心动图负荷试验比铊扫描预测术后心血管事件略好，选用何种方法取决于不同中心的习惯及患者的偏好。

（四）心肌灌注闪烁照相术

心肌灌注闪烁照相术是用于评估心肌血流灌注、心肌活力的一种技术，可诊出心肌灌注减少部位的数量和程度、负荷试验诱发的左心室短暂膨出，并且能够进行断层分析。心肌灌流闪烁照相术通常与负荷试验结合，可以是运动负荷试验或药物负荷试验，从而可以诊断哪一区域心肌正常灌注、哪一区域缺血、顿抑或冬眠及哪一区域发生心肌梗死。其基本原理是局部心肌血流越丰富则放射性显影的药物聚集越多。单正电子发射CT（SPECT）或平面显像的方法是常用心肌灌流显像技术，可以观察多平面多周期的心肌灌流情况。小的局灶性灌注减低其围术期风险较低而多平面的大的灌注减低则风险较高。显影用的放射性药物常用的是铊 -201 和锝 -99m 甲氧异腈。铊的生物学特性类似于钾，可以被细胞膜上的钠钾泵转运至血流灌注部位的心肌。甲氧异腈具有高度的亲脂性，可以 ATP 非依赖的方式进入心肌细胞，其在心肌组织中的分布与血流成比例。

（五）放射性核素血管成像术

放射性核素血管成像术可以评估左右心室功能。常用方法有两种：首过放射性核素血管造影术（first-pass radionuclideuangiography，FPRNA）和平衡放射性核素血管造影术（equilibrium radionuclideuangiography，ERNA）。也有称作放射性心室造影术或门电路血池显像。ERNA 也称为多门电路控制采集法或平衡法多门电路闪烁照相术。

FPRNA 包括经颈外静脉或肘正中静脉注射锝-99m，而后用闪烁照相机在固定位置成像，提供造影剂通过时形成的心腔影像。其包括门控和非门控两种方式，门控法需要通过心电图与收缩期或舒张期进行同步，非门控法只显示随时间变化的影像。

ERNA 使用锝 -99m 标记红细胞，从而使其能在血液中均一分布。放射性标记的红细胞可以

通过预先给患者注射焦磷酸亚锡，在 30min 内形成焦磷酸血红蛋白复合物，然后注射锝 -99m 结合焦磷酸血红蛋白复合物使得红细胞获得标记。当标记的红细胞在血池中平衡后，进行门控的闪烁照相，计算机将心动周期分为预设数目的框架（16～64），每一框架代表与心电图 R 波相关的一个特定时间间隔。从每一时间间隔中获得的数据经过几百个心动周期的叠加形成一个 16～64 像的序列，每个都代表心动周期的一个特定阶段。以上两种方法各有优缺点，都可用于成人和婴幼儿，这里不作详述。

（六）超声心动图

经胸壁超声心动图（TTE）和经食管超声心动图（TEE）无论对于先天性心脏病还是获得性心脏病来说都是一项革命性的发明，可以对心脏结构和功能进行检查，是心脏手术患者主要的评估手段之一。常规检查项目包括二维超声、彩色多普勒血流超声、连续或脉冲多普勒、M 型超声等。TEE 由于探头更接近心脏，图像分辨率和清晰度高，具有较高的安全性和准确性，尤其适用于心脏病患者术前的评估。目前 TEE 已被广泛应用于心脏手术围术期的评估，对心脏结构、血流、血流动力学指标均可进行评价，为术者及时修正手术方案提供了可靠的信息。

超声心动图一般有以下功能：①检查心脏解剖，可以检出绝大多数先天性或获得性心脏病；②评估心室功能，可对右心室和左心室收缩、舒张功能进行评价；③评估瓣膜异常，评估 4 个瓣膜的功能状态，瓣膜狭窄和关闭不全的程度，人工瓣膜功能评价；④评估心肌病变的特点，可以区分心肌肥大、心脏扩大、限制性心肌病等；⑤评估心包病变，可检出心包积液、心脏压塞、缩窄性心包炎等；⑥检查心脏和心外异物，可检出赘生物、异物、血栓、转移性或原发心脏肿瘤。除了常规的超声心动图检查，心脏超声还有一些特殊功能，如心脏超声造影：含有微气泡的造影剂可以增强心肌灌注评估时的影像，可发现心脏内分流、增强多普勒信号、增强检测全左心室或局部缺血的能力。

负荷超声心动描记术：基本原理是在运动或药物试验诱导的心肌缺血时，早期首先出现的是心室壁运动异常。研究表明，心脏核素扫描出现灌注不足后不久就会发生心室壁运动障碍。比较静息和负荷试验室的影像可以区分两者的不同，多巴酚丁胺负荷试验心动超声可能对于检测心肌活力有帮助。运动功能减退、无活动或存在运动障碍但可以被多巴酚丁胺增强的区域可能存在有心肌顿抑或冬眠心肌，此区域在血管重建后多可恢复正常。

（七）血流储备分数 CT 成像

目前临床广泛应用的冠状动脉 CT 血管造影（coronary computed tomography angiography, CCTA）被认为是无创评估冠状动脉病变的金标准之一，对于心肌缺血患者可提供三维的冠状动脉解剖学狭窄数据。既往大量研究证实，冠状动脉的狭窄程度与心肌缺血和血流储备功能并不完全匹配，因此需要结合解剖狭窄和血流储备功能指标数据才能对病变缺血程度全面准确评价进一步作出合理的临床决策。

近年来，基于 CCTA 技术发展的血流储备分数 CT 成像（CT-FFR）为冠状动脉狭窄的无创功能学评价提供了有效的方法。CT-FFR 是以静息 CTA 数据为基础，采用计算流体力学（CFD）方法模拟冠状动脉内血流与压力，再经过包括图像分割和冠状动脉树提取，微循环阻力估算，通过 Navier-Stokes 方程及计算流体力学评价，获取冠状动脉树任意一点的 FFR 值。CT-FFR 不需要额外应用腺苷等药物，也不用冠状动脉 FFR 导丝介入操作，可以在不增加射线量的前提下提供无创"一站式"的解剖和功能评价。CT-FFR 对冠状动脉狭窄病变预测的准确度（84.5% vs 58.5%）、阳性预测值（73.9% vs 46.5%）及阴性预测值（92.2% vs 88.9%），均明显高于 CCTA 的诊断效果。

（八）心导管检查

心导管检查仍然是评价先天性和获得性心脏病的金标准。心导管检查术分为右心及左心导管检查两种。右心导管检查术是经皮穿刺股静脉后，将心导管经下腔静脉送至右心房、右心室及肺动脉。左心导管检查术则是经皮穿刺股动脉，导管经降主动脉逆行至左心室。心导管检查术的作用：右心导管检查能了解右侧心脏、血管有无异常通道及其压力等心脏血流动力学改变，但不能直接反映左心病变。同样左心导管检查术主要了解左心房、左心室及主动脉压力等病理生理改变情况。心导管检查术有助于明确先天性心脏病的诊断，并能准确提供血流动力学资料。通过心导管术还可进行心内膜心肌活体组织检查，安装心脏临时或永久性起搏器等。

心导管造影是评估先天性心脏病，特别是复杂型先天性心脏病解剖和生理功能的金标准。麻醉医师需要了解重要的心导管数据：①解剖诊断，判断缺损大小和位置；②心房、心室和大血管之间血氧饱和度的递增、递减可反映分流情况，左心房或左心室血氧饱和度低提示右向左分流，右心房或右心室血氧饱和度高提示左向右分流；③根据心腔和大血管内的血氧饱和度数据计算肺血流和体血流之比（$Qp : Qs$）：以明确心内和心外分流的位置、分流量大小。$Qp : Qs < 1$ 提示右向左分流，$Qp : Qs > 1$ 提示左向右分流；④获得体循环和肺循环阻力及跨瓣压差，分流口压差，比较左右心功能；⑤评估心腔大小和室壁运动；⑥提供既往手术中建立的分流或管道的解剖位置和功能；⑦通过吸氧试验评价肺动脉高压是否可逆；⑧进行球囊瓣膜成型，球囊造口，球囊血管成形，导管扩张等。

（九）冠状动脉造影

冠心病患者在麻醉访视时复习冠状动脉造影的结果对于围术期管理至关重要，需要了解血管狭窄的部位、性质、数量，结合手术计划制订合理的麻醉管理方案。

第二节　呼吸系统评估

心脏手术患者术前需进行呼吸系统的评价。术前了解患者吸烟史，戒烟时间；患者是否存在困难气道，有无气管插管困难；既往存在的呼吸系统疾病，如肺部感染、慢性阻塞性肺气肿等；最近一周呼吸系统的症状，有无咳嗽、咳痰、喘鸣、发热、气急，有无杵状指。呼吸系统评估的检查主要包括胸片、肺功能检查、动脉血气分析。所有心脏手术的患者，术前均需行胸片检查，包括后前位及侧位片可以为肺部疾病的评估提供有用的信息。肺功能测试的结果主要包括第 1 秒用力肺活量（FEV_1）、用力肺活量（FVC）及用力呼气中期流量（FEF 25% ～ 75%）、残气 / 肺活量、一氧化碳弥散率，这些指标评估严重肺功能障碍有一定的意义。在评价肺功能指标时，须同时考虑心功能的因素，一部分心功能差的患者无法耐受肺功能测试，或者即使进行了测试，结果也可能被低估。动脉血气分析适合于无法进行肺功能测试的患者，其中动脉血氧分压和二氧化碳分压对于检验患者术前是否存在严重的呼吸功能减退、呼吸衰竭具有指导意义。

一、先天性心脏病患者的肺功能评价

左向右分流肺血过多的病变如巨大室间隔缺损、永存动脉干、大血管转位、动脉导管未闭可造成肺功能异常。肺动脉扩张可以压迫气管，不过更多见的是肺血管病变导致的肺功能减退。肺血管平滑肌增厚伴有肺血增多造成周围气道阻塞，使呼气末流速下降，另外呼吸性细支气管和肺泡管平滑肌增厚，可造成阻塞性肺疾病，这些病理生理学改变使患者易并发肺炎、肺不张。合并唐氏综合征的心脏病患儿较易发生肺血管和肺实质性病变，术后因肺部问题发生并发症和死亡的风险较大。

伴有肺血流减少的先天性心脏病如肺动脉瓣闭锁或狭窄、法洛四联症也有特征性的肺功能改变，肺顺应性相对较低，较大的肺部无效腔使得通气效率下降，为维持充足的肺泡通气常需要较高的潮气量通气。3% ～ 6% 的法洛四联症患者缺乏肺动脉瓣，肺动脉呈瘤样扩张，出生时扩张的肺动脉瘤可压迫支气管造成呼吸窘迫。

二、获得性心脏病患者的肺功能评估

术前肺功能障碍是术后肺部并发症的首要预测因子。主要症状为咳嗽、喘鸣及呼吸困难，肺功能检查 $FEV_1 < 70\%$ 预测值或 $FEV_1/FVC < 65\%$ 预测值，肺活量（VC）$< 3L$。瓣膜手术的患者如果伴有肺功能障碍，围术期死亡率和术后呼吸系统并发症可增加 2.5 倍。

三、吸　烟

长期吸烟造成的病理生理学改变可以增加麻醉管理的复杂程度。吸烟可以加重动脉粥样硬化，并且可以通过增加血液黏度、血小板聚集及冠状血管阻力来减少冠状动脉血流。尼古丁可通过激活交感神经系统而提高儿茶酚胺水平，通过增加心率、提高血压和心肌收缩力来增加心肌氧耗。此外体内碳氧血红蛋白的增高可以降低血液和心肌的氧转运，这对于需要较高氧摄取率的冠心病患者来说显然是不利的，可明显降低运动诱发心绞痛的阈值，即便是短期戒烟（12～48h）也能减少碳氧血红蛋白和尼古丁的含量，从而增加心肌作功的储备。

关于吸烟增加术后发病率和死亡率的证据越来越多，并发症包括呼吸衰竭、肺炎、增加转入重症监护室治疗的风险、增加麻醉诱导时咳嗽、喉痉挛等不良事件的发生率，增加术后呼吸机支持治疗的需要。吸烟使得气道分泌物黏稠、气管支气管廓清功能抑制及小气道狭窄等。对于冠状动脉重建术的患者，戒烟2个月以上才能有效降低术后肺部并发症的发生，而对于其他心脏手术的患者戒烟至少需要4～6周。

四、哮　喘

哮喘的特征性症状是阵发性或持续性的哮鸣音、胸部急迫感、呼吸困难，对内外源性刺激呈气道高反应性。围术期哮喘需要引起充分的重视和足够的治疗，一般来说术前评估哮喘时达到以下标准才算是有效的临床控制：日常体力活动无影响，轻度或偶尔发作，不影响上学或工作，每周使用 β_2 受体激动剂不超过4次。哮喘的长期治疗主要靠预防为主，一线的治疗药物为复合吸入糖皮质激素类药物（ICSs）。倍氯米松可显著改善 FEV_1，气道峰值流速，以及减少 β 受体激动剂的用量。白三烯受体拮抗剂（LTRAs）有时也作为一线药物，不过与ICSs相比其作用机制尚不完全明了。长效 β_2 受体激动剂对于成人和较大的儿童是安全和有效的，特别是在ICSs不能充分控制症状时可以作为一种选择，氨茶碱对于控制哮喘不如ICSs和LTRAs有效。

对于支气管痉挛已充分控制的患者，在围术期仍然需要继续维持治疗，β_2 受体激动剂喷雾吸入可以一直用到手术室，苏醒后可以继续开始使用，麻醉中通过气管导管也可以实施定量吸入治疗。对于围术期未使用支气管扩张治疗的患者，可在术前试验性地使用扩张支气管药物，同时观察肺功能测试值的变化，如果 FEV_1 增加超过15%以上则认为治疗有效，可备围术期使用。术中出现支气管痉挛应当暂停手术直至哮喘控制，同时使用激素和 β_2 受体激动剂治疗，麻醉需要维持足够的深度以防浅麻醉诱发支气管痉挛，苏醒时待自主呼吸和肌力恢复后，在维持足够镇静的情况下尽早拔管，注意避免浅麻醉下气管内过度吸引。

第三节　肾功能评估

心脏手术的患者可能存在不同程度的肾功能障碍，轻的只表现为血肌酐的增高，重则需要透析治疗。心脏手术患者评估术前肾功能非常重要。研究表明，以下因素可能与术后肾功能改变有关：女性、年龄＞70岁、充血性心力衰竭、左心室射血分数（EF）＜35%、术前使用主动脉内囊反搏泵、慢性阻塞性肺疾病、既往心脏手术史、急诊心脏手术、同期行瓣膜置换术和冠状动脉搭桥术、术前肌酐高等。

依赖透析的患者在术前需要进行透析治疗，如果术前未行透析，也可在术中进行，透析可以纠正水电解质紊乱。尿毒症患者的血小板功能障碍需要进行治疗，DDAVP可以改善此类患者的血小板功能。透析并不能纠正慢性肾衰竭相关的贫血、肾性高血压及免疫系统抑制。

对于不依赖透析的患者，围术期需要进行适度的水化，尤其是对于心导管检查动脉造影术后的患者，这部分患者肌酐清除率常下降比较明显，如果之前就存在氮质血症，则术后出现急性肾衰竭的可能性越大，适度地碱化和水化对于肾功能障碍的患者有利。偶尔也有肾移植术后的患者进行心脏手术。由于移植肾是去神经的肾脏，其肾外血流调节能力缺乏，这类患者为了维持足够的肾脏灌注，在术前充分水化及维持灌注压非常重要。

肾功能障碍常导致电解质失平衡，心脏病患

者的钾离子调节通常比较困难，肾功能正常的患者不常出现高钾血症（＞5.5mmol/L），出现高血钾多因补钾不慎造成。高血钾的成因主要有两方面：①肾脏排钾减少，如肾小球滤过率下降（急性少尿型肾衰竭、慢性肾衰竭等），肾小管排钾减少，如原发性慢性肾上腺皮质功能减退症和使用保钾利尿药、血管紧张素转化酶抑制剂；②细胞内钾转移引起的高血钾，包括酸中毒、创伤、烧伤、β受体阻滞药、横纹肌溶解、溶血、糖尿病高血糖症等。高血钾可以出现一系列的心电改变，血钾超过6.5mmol/L时T波高尖，超过7～8mmol/L时可以出现PR间期延长，QRS波增宽，超过8～10mmol/L则心脏出现正弦波并可能随即停搏。治疗手段包括胰岛素、碳酸氢钠、β受体激动剂（使钾离子向细胞内转移）、利尿、透析、钙（不改变血钾浓度但可以拮抗高钾的心肌抑制作用）。

低钾血症（＜3.5mmol/L）在心脏手术患者并不罕见，最常见的原因是利尿药慢性治疗，但另外还需考虑有无诸如胃管引流、腹泻、呕吐造成的胃肠液丢失、盐皮质激素过量、胰岛素治疗、维生素B_{12}治疗、甲状腺功能亢进或钾摄入不足等原因。低血钾临床上可表现在骨骼肌、心、肾及胃肠道等，血钾低于2.0～2.5mmol/L时可观察到神经肌肉接头抑制。低血钾时心电图ST段低平，T波压低，U波出现。洋地黄类药物治疗的患者如果有低血钾可能导致突发的严重心律失常。由于钾离子主要分布在细胞内，血钾的降低意味着全身的钾储备降低，酸碱平衡的情况下，血浆钾离子浓度每下降1mmol/L，肌体缺钾的程度可达300mmol。择期心脏手术的患者应当维持血钾在3.5mmol/L以上，但应当注意控制补钾的量和速度，一般10～20mmol/h或200mmol/d，并严密监测血钾浓度。

第四节　内分泌评估

一、糖　尿　病

糖尿病是发生冠心病的风险因素之一，也是心脏手术麻醉医师经常遇到的临床问题。体外循环会影响到血糖和胰岛素的平衡，无论是对胰岛素依赖型还是非依赖型的糖尿病。在常温体外循

环下，胰高血糖素、糖皮质激素、生长激素、儿茶酚胺水平增高，使得肝糖原降解、外周组织利用葡萄糖下降、胰岛素产生减少。低温体外循环时，肝脏产糖及胰岛素均减少，血糖可以保持相对稳定。复温时胰高血糖素、糖皮质激素、生长激素、儿茶酚胺水平增高，使肝脏产糖增加、胰岛素产生增加但同时伴有胰岛素抵抗，输入含有枸橼酸葡萄糖保存液的库血，体外循环期间使用含糖溶液，β肾上腺素能药物强心治疗等因素均可促使血糖增高，增加了外源性胰岛素的需求量，这在正常人只引起轻微的血糖上升，但糖尿病患者则可能出现明显的高血糖或酮症。

血糖的控制直接影响到围术期预后，血糖控制不佳可造成围术期感染及ICU收住天数增加。但什么才是理想的血糖水平目前尚无定论，一般而言术前血糖可以控制到7.2mmol/L左右，胰岛素应当在围术期尽早使用，但必须注意的是在使用胰岛素时需要严密监测血糖变化，围术期应当30min左右测定一次血糖，心脏手术患者低血糖也会造成较为严重的不良后果。由于体外循环心脏手术期间体温变化幅度较大，皮下注射吸收非常不可靠，术中胰岛素最好通过静脉输注。动态监测血糖（每15～30min测血糖），使其维持在5.5～8.3mmol/L。术前口服降糖药治疗的患者需要停药12h以上，术中应每小时测一次血糖。

二、甲状腺功能减退

甲状腺功能减退患者的特点是基础代谢率降低，由于心率和每搏量的下降，甲状腺功能减退患者的心排血量可以下降40%。甲状腺功能减退患者对缺氧和二氧化碳蓄积的敏感性也下降，两者促呼吸作用明显下降。此外还可引起压力感受器反应性下降、药物代谢、肾脏排泄、肠蠕动下降、低温、低钠血症、肾上腺功能减退等。该类患者可能无法耐受常规剂量的抗心绞痛药如硝酸盐类和β受体阻滞药，使用β受体阻滞药的患者麻醉药耐量很低。

不过即便是有以上问题，甲状腺功能减退的心脏手术患者，尤其是缺血性心脏病患者不必常规使用甲状腺素替代治疗。冠状动脉搭桥术的患者使用甲状腺激素替代治疗有可能会导致突发心

肌缺血、心肌梗死或肾功能障碍，围术期停止甲状腺素替代治疗可以耐受冠状动脉搭桥术。轻、中度甲状腺功能减退的心脏手术患者围术期发病率和死亡率与甲状腺功能正常的患者并无显著性差异。甲状腺功能减退的患者可能会发生苏醒延迟、持续低血压、组织灌注不足、出血及肾功能不全。甲状腺功能减退首选左甲状腺素（T$_4$）治疗，无冠心病的正常成年人其初始剂量为75～100μg/d，老年患者及冠心病患者，初始剂量为12.5～25.0μg/d，每4～6周增加25～50μg，使代谢率缓慢增加以避免冠状动脉血流的氧供失衡。

第五节　血液学评估

由于心脏手术的特点及肝素、氯吡格雷等抗凝、抗血小板药物的应用，心脏手术患者围术期出血的风险较高。对于手术创伤大可能需要输血的、有肝脏病史、贫血、出血和其他血液病史的患者来说，术前要重点观察血红蛋白、凝血功能的变化；对于可能造成代谢改变的外科手术、糖尿病患者及其他伴有肝肾功能障碍的患者，需重点观察血生化的变化（如血钾、血钠、葡萄糖、肝肾功能等实验室指标）。N-前脑利尿肽（N-terminal pro-brain naturetic peptide，NTproBNP）是左心室在室壁压力下分泌的一种反应性的肽类物质，在左心功能不全和心力衰竭患者中检测 NTproBNP 具有一定的指导意义，术前 NTproBNP 水平超过450ng/L，对于预测术后心血管并发症敏感度为100%，特异度为89%。尿检多数情况下无明显的指导意义，除非尿检有明显异常发现，另外所有育龄女性都要考虑做妊娠试验。

急性冠状动脉综合征、心肌梗死、外周血管病、心房颤动及卒中的患者通常会使用抗凝药物，如阿司匹林、氯吡格雷、肝素、华法林等，这些药物增加了心脏手术患者围术期凝血管理的难度，如果患者长期使用阿司匹林或氯吡格雷，在急性期可以换用一些短效药物如肝素和血小板Ⅱb/Ⅲa糖蛋白抑制剂。这些药物的作用是减少支架堵塞、心肌梗死、高凝状态及外周血管疾病引起的血栓栓塞风险，但在心脏手术前是否停药是需要审慎考虑的问题，必须权衡利弊，可与外科医师及心内科医师共同商议决定是否停药。对于氯吡格雷来说，症状稳定的择期心脏手术患者建议术前停药5d以减少术中出血的风险。

在询问病史的过程中，所有心脏手术的患者均需了解有无出血史，如其他手术、拔牙、外伤时有无异常出血，体检时检查体表有无瘀青。实验室检查包括血小板计数、部分凝血活酶时间（PTT）、凝血酶原时间（PT）等，均应在术前获得，以便作为患者的基础参照。另外一个心脏外科较为常用的凝血指标是国际标准化比值（international normalized ratio，INR），INR 是患者凝血酶原时间与正常对照凝血酶原时间之比的 ISI 次方（ISI：国际敏感度指数，试剂出厂时由厂家标定的）。同一份血样在不同的实验室，用不同的 ISI 试剂检测，PT 值结果差异很大，但测的 INR 值相同，这样，使不同的凝血活酶试剂测得的结果具有可比性。目前国际上强调用 INR 来监测口服抗凝剂的用量，INR 正常参考值：0.8～1.5，主动脉瓣置换术后华法林抗凝的患者一般维持在 1.8～2.8。

血小板评估对于心脏手术期间的凝血管理至关重要，实验室检查包括血小板计数和血小板功能检查两方面，由于出凝血时间并不是预测围术期出血的可靠指标，常需要其他的辅助检查来进行血小板功能的评估，如凝血弹性描记法（TEG）和 sonoclot 凝血仪血小板功能分析。

血小板减少可见于血液稀释、外周血小板破坏（败血症、播散性血管内凝血、血小板减少性紫癜和血小板抗体）。心脏手术患者常见的是稀释性血小板减少，另外需要注意的是既往体外循环或肝素使用后诱发的血小板抗体产生。

肝素诱发的血小板减少症（HIT）是使用肝素后引起血小板下降，其Ⅱ型属于自身免疫反应，为肝素诱导血小板减少症和血栓形成，会产生抗肝素-血小板因子4抗体，停止使用肝素后可以缓解。对于这类患者最好的办法是等到抗体自身清除（通常需要90～100d），血液体外试验肝素不再诱发血小板聚集或者用免疫酶联（ELISA）法测定 HIT 抗体为阴性时再考虑手术和再次使用肝素，但是据报道，HIT 最长可以在一年内再发，因此可以考虑选择其他类型的药物作为体外循环时的抗凝，如直接的凝血酶抑制剂达那肝素、来匹卢定、比伐卢定或阿加曲班。

血小板质量下降常见于某些药物的应用、肾衰竭、肝功能障碍、副蛋白血症（多发性骨髓瘤）、骨髓异常增生病及遗传性血小板功能下降，心脏手术患者由药物或尿毒症引起的血小板功能下降较为常见。阿司匹林、非甾体抗炎药（NSAID）、吡啶类 ADP 受体拮抗剂（氯吡格雷、噻氯匹定）及血小板 IIb/ IIIa 糖蛋白抑制剂（阿昔单抗、引替瑞林、替罗非班）、右旋糖酐、双嘧达莫、肝素、纤溶酶原激活物、β 内酰胺类抗生素。NSAID 通过抑制前列腺素减少血小板合成，阿司匹林不可逆地抑制乙酰化前列腺素合酶（环加氧酶），可以在血小板的整个生命周期（7～10d）内破坏血小板的功能。氯吡格雷的作用类似于阿司匹林，影响到血小板整个生命周期，所以择期手术的患者应当停药 5d 以上使得血小板再生、功能恢复。引替瑞林主要结合血小板表面的 IIb/ IIIa 糖蛋白，需要提前 12h 停药。尿毒症引起血小板功能障碍的原因还不清楚，这类患者通常有血小板数量和质量的同时下降，出血时间明显延长常伴有贫血。治疗上可以输注血小板、DDAVP 或冷沉淀，DDAVP 和冷沉淀可以提高 VIII 因子（抗血友病因子/ von Willebrand 因子），DDAVP 用量为 0.3μg/kg 静脉输注 15min，半衰期为 8h。

总而言之，术前评估对于心脏手术患者来说是一项重要的任务，对于患者围术期病情的判断和麻醉方案的制订有重要的作用，需要系统、全面地了解，同时在临床工作中根据不同的病情需要抓住一些重点问题。

（邱郁薇　徐美英）

参 考 文 献

邓小明，马宇，2010. 麻醉前评估 . 国际麻醉学与复苏杂志，31（1）：88-90

黄悦，张马忠，2012. 小儿先天性心脏病手术术前评估 . 上海医学杂志，35（4）：270-272

雷迁，于钦军，陈雷，2007. 心脏手术围术期危险因素的术前评估 . 临床麻醉学杂志，23（11）：953-955

秦晨光，翁浩，高鸿，2015. 围术期冠状动脉监测的临床应用及研究进展 . 国际麻醉学与复苏杂志，36（6）：523-525

汪炜健，张浩，李立环，2006. 欧洲心血管手术危险因素评分系统简介 . 临床麻醉学杂志，22（7）：559-560

中华医学会小儿外科学分会心胸外科学组，2017. 新生儿危重先天性心脏病术前评估中国专家共识 . 中华小儿外科杂志，38（3）：164-168

Akar AR, Kurtcephe M, Sener E, et al, 2011. Group for the Turkish society of cardiovascular surgery and turkish ministry of health. Validation of the Euroscore risk models in Turkish adult cardiac surgical population. Eur J Cardiothorac Surg, 40：730-735

Copeland CC, Young A, Grogan T, et al, 2017. Preoperative risk stratification of critically ill patients. J Clin Anesth, 39：122-127

Généreux P, Stone GW, O'Gara PT, et al, 2016. Natural history, diagnostic approaches, and therapeutic strategies for patients with asymptomatic severe aortic stenosis.J Am Coll Cardiol, 67：2263-2288

Nienaber CA, Powell JT, 2012. Management of acute aortic syndromes. Eur Heart J, 33：26-35

Nishimura RA, Otto CM, Bonow RO, et al, 2014. 2014 AHA/ACC guideline for the management of patients with valvular heart disease：a report of the American College of Cardiology/American Heart Association Task Force on Practice Guidelines. J Thorac Cardiovasc Surg, 148：e1-e132

Schouten O, Boersma E, Hoeks SE, et al, 2009. Dutch echocardiographic cardiac risk evaluation applying stress echocardiography study group. Fluvastatin and perioperative events in patients undergoing vascular surgery. N Engl J Med, 361：980-989

Venkataraman R, 2006. Vascular surgery critical care：perioperative cardiac optimization to improve survival. Crit Care Med, 34：S200-S207

第八章

先天性心脏病手术的麻醉

先天性心脏病（congenital heart disease，CHD，先心病）是人类最为常见的出生缺陷之一。我国每年新增 CHD 患儿超过 12 万例，位居出生缺陷首位。近年来，随着外科、体外循环（CPB）及麻醉技术的进步和发展，CHD 早期外科手术治疗已然成为趋势。2013—2017 年的 5 年间，上海交通大学医学院附属上海儿童医学中心心脏中心共施行手术 18 521 例，95.0% 为先心病手术。其中，体外循环手术 15 527 例，占先心病手术的 88.2%。接受先心病手术的患儿中，新生儿有 856 例（4.86%），1 岁以下婴儿 9346 例（53.1%）。室间隔缺损是最常见的先心病，本中心施行室间隔缺损修补手术 6597 例。其他的常见手术包括法洛四联症 1498 例，右心室双出口 726 例，主动脉弓缩窄 520 例，肺动脉闭锁 529 例，房室间隔缺损 506 例，完全性大血管错位 456 例，完全性肺静脉异位回流 409 例等。此外，先心病手术治疗后长期生存的人群迅速扩大，许多单心室生理患者在以后的岁月里可能需要接受非心脏手术。因此，在这类患者的麻醉管理中，需要一个精通心脏麻醉复杂操作且技术娴熟的麻醉医师。本章主要讨论小儿先心病的病理生理，并提供小儿先天性心脏畸形矫治或姑息手术麻醉管理的总体概要。

第一节　小儿先天性心脏病的病理生理

先心病异常血流导致的基本病理改变可分为分流、混合、梗阻和反流，这在一些较复杂的疾病中还可同时存在。此外，先心病患儿也可能存在心肌缺血的问题。

一、分流病变

分流（shunt）是指回流入一个循环系统的静脉血，通过同一循环系统的动脉流出的再循环过程，即来自体静脉心房（右心房）的血流进入主动脉，造成体静脉血的再循环；同样，来自肺静脉心房（左心房）的血流进入肺动脉，造成肺静脉血的再循环。肺静脉血的再循环产生生理左向右分流。当肺循环血流量大于体循环血流量（$Qp：Qs > 1$）时，额外增加的血流并不能进一步升高动脉血氧含量，反而增加了心脏的容量负荷，导致心室收缩和舒张功能障碍，并使体循环输出量减少。肺血流增加还可降低肺顺应性，增加气道阻力致呼吸功增加，使肺循环阻力的进行性增高导致肺血管阻塞性疾病（pulmonary vascular obstructive disease，PVOD）。右心梗阻性病变或肺循环阻力大于体循环阻力可导致体静脉血的再循环而产生生理右向左分流，结果使肺血流减少，未氧合血混合入体循环导致低氧血症和发绀，而右心室射血受阻使心室压力超负荷，最终导致右心功能不全。

解剖分流指血液经由存在于心腔或大血管水平的交通（孔口）从一个循环系统流向另一个循环系统，可以是单纯分流或复杂分流。决定分流量最重要的因素是分流口的大小和分流口两边的相对阻力，这取决于体循环阻力（systemic vascular resistance，SVR）、肺循环阻力（pulmonary vascular resistance，PVR）、心室顺应性及解剖梗阻。生理分流通常都是解剖分流的结果，但也可能发生在无解剖分流的情况下，即大动脉转位。

有效血流量指来自一个循环系统，并到达另一循环系统的静脉血量。有效肺循环血流量指到达肺循环的体静脉血量；有效体循环血流量则指到达体循环的肺静脉血量。有效血流量通常是血流由正常途径通过心脏的结果，但也可能是解剖右向左或左向右分流的结果。有效肺循环血流量和有效体循环血流量都是维持生命所必需的。肺循环总血流量（Q_p）是有效肺循环血流量和再循环肺血流量的总和。体循环总血流量（Q_s）是有效体循环血流量和再循环体循环血流量的总和。无论病变多么复杂，有效肺循环血流量和有效体循环血流量通常总是相等的，而肺循环总血流量和体循环总血流量却不一定相等。因此，再循环血流（生理分流）是额外的无效血流。

二、梗阻病变

梗阻可发生在瓣膜、瓣上和（或）瓣下，如肺动脉狭窄、主动脉瓣狭窄[瓣上和（或）瓣下]、主动脉缩窄和二尖瓣狭窄等，闭锁是梗阻的极端形式。此外，心室收缩过程中出现的流出道直径缩小还可产生动力性梗阻，如法洛四联症。梗阻病变的病理生理取决于梗阻性质、位置和严重程度。新生儿重症左心梗阻的特点包括体循环低血压和低灌注，灌注依赖于右心室和肺动脉血流；左心功能不全；降主动脉逆行灌注近端主动脉和冠状动脉；低氧血症（未氧合血从右心室经动脉导管流入体循环）。重症右心梗阻的特点：肺血流减少，肺灌注依赖于左心室和主动脉血流；低氧血症；右心功能不全。

三、混合病变

紫绀型先心病多为混合病变。心内交通非常大时，两侧心腔实际上成为一个共同心腔，此时存在的双向分流通常导致低氧血症。共同心室将在心房或心室水平完全混合的动、静脉血同时泵入体循环和肺循环。此时，体循环和肺循环的血流量比值（$Q_p : Q_s$）取决于体、肺循环阻力及是否存在血流流出梗阻。流出无梗阻时，流向体循环或肺循环的血流量取决于 PVR 和 SVR 之比。一般 PVR 多低于 SVR，左向右分流占优势使肺血流增加（$Q_p : Q_s > 1$）；若 PVR 大于 SVR，则右向左分流占优势使肺血流减少（$Q_p : Q_s <$

1）。存在左心室流出梗阻时，左向右分流占优势（$Q_p : Q_s > 1$），肺血流增加，体循环灌注减少；右心室流出梗阻时，右向左分流占优势（$Q_p : Q_s < 1$），肺血流明显减少致低氧血症。循环间混合是存在于大动脉转位的特殊情况，由于心室 - 大动脉连接不一致而产生并联循环，即血流由并联存在的肺静脉再循环（肺循环中）和体静脉再循环（体循环中）组成。患儿的生存依赖于并联循环间存在的一个或多个交通[房间隔缺损、未闭的卵圆孔、室间隔缺损和（或）开放的动脉导管]所提供的循环间血液混合。

四、反流性病变

除了三尖瓣下移畸形（Ebstein 畸形），先心病中罕见孤立的原发性瓣膜反流。反流病变可使心室容量超负荷，导致心室进行性扩张和充血性心力衰竭。

第二节　麻醉前管理

一、术前评估

术前评估包括获取完整的病史、体格检查、实验室资料和相关的影像学检查结果。此外，还应全面了解外科手术方案。各种先天性心脏疾病解剖和生理差异很大，年龄不同使得患儿生长发育参数也有明显不同，各种疾病也可能不同程度地影响这些参数。正因为如此，目前缺乏公认的儿科心血管分级标准指导制订麻醉计划。

（一）病史

病史应重点关注患儿的呼吸循环系统，以及用药史、过敏史、既往住院史、手术史和麻醉史。通常，患儿的一般情况及与年龄相符的活动能力反映其心肺功能的储备情况。心肺功能及其他系统储备不足可能增加麻醉和手术风险。先心病患儿的生长发育速度明显缓于同龄小儿。判断患儿的运动耐受性是否正常同样十分重要，喂养困难、多汗、疲劳、呼吸困难和喂养时唇周发绀通常提示心功能储备低。反复呼吸道感染常提示肺血流增多，这类患儿多伴有肺过度循环而改变肺的顺应性。

病史回顾中还应描述既往手术及与心血管有关的其他干预手段。既往手术中的分流、补片或管道都有可能影响本次手术和麻醉。例如，既往手术中利用自身锁骨下动脉做锁骨下动脉皮瓣成形术以纠治主动脉缩窄或行左侧 Blalock-Taussig 分流术的患儿，应注意避免左上肢测压和血氧饱和度监测。同样，心导管造影术后股静脉栓塞的患儿，术中不宜选择股静脉通路。此外，了解患儿的胎龄和出生情况，目前药物的治疗情况，既往的麻醉问题或麻醉困难的家族史同样重要。

（二）体格检查

全面细致的体格检查对评价患儿临床整体状况十分有用，因此依然不容忽视。对心率、血压、呼吸频率等生命体征的评估应注意与患儿的年龄保持一致，不同年龄患儿的心率，呼吸频率和血压正常值见表 8-1。充血性心力衰竭患儿常表现为生长发育（评判指标依次为体重、身高和头围）速度缓于同龄儿童，但发绀儿童可以没有发育停滞的表现。充血性心力衰竭常表现为苍白、末梢湿冷和皮肤花纹或仅有哭吵，甚至气促、肝大、腹水，水肿等。紫绀型先心病患儿表现为发绀、杵状指等。新生儿和小婴儿的体格检查应包括肝脏和囟门触诊以评估血容量。进行性肝大或伴压痛通常见于右心衰竭的患儿。未能触及肝脏边缘和凹陷的囟门均提示血容量严重不足。

表 8-1　不同年龄患儿的心率、呼吸频率和血压正常值

年龄	心率（次/分）	呼吸频率（次/分）	收缩压/舒张压（mmHg）
早产儿	120～170	40～70	（55～75）/（35～45）
0～3月	100～150	35～55	（65～85）/（45～55）
3～6月	90～120	30～45	（70～90）/（50～65）
6～12月	81～120	25～40	（81～100）/（55～65）
1～3岁	70～110	20～30	（90～105）/（55～70）
3～6岁	65～110	20～25	（95～110）/（60～75）
6～12岁	60～95	14～22	（100～120）/（60～75）
＞12岁	55～85	12～18	（110～135）/（65～85）

严重心脏疾病患儿伴发各种心外异常的发生率也相当高。一些并发心脏疾病的综合征可能存在某种特征性面容，如 Williams 综合征、努南综合征或唐氏综合征等。Charge 综合征还可并发后鼻孔闭锁，右锁骨下动脉和主动脉弓异常常并发气管软化和胸腺发育不全。因此术前仔细评估气道和其他器官系统功能及伴发的综合征至关重要。

（三）实验室资料

1.血液学　包括全血细胞计数，动脉血气、电解质及肝肾功能等。血细胞比容（Hct）可以评价红细胞增多症或缺铁性贫血的严重程度。Hct 升高直接反映了紫绀型心脏病低氧血症的程度。发绀造成的凝血异常，表现为凝血酶原、部分凝血活酶和出血时间延长。长期使用利尿药或肾功能不全患儿可出现血电解质异常。新生儿或重症患儿术前还应测定血钙和血糖水平。

2.胸部 X 线片　可显示心脏的大小、肺血流量、主动脉弓位置、肺部疾病（发育不全、肺炎、肺不张、充气过度、胸腔积液）等。左向右分流病变通常显示肺血增多，而右向左分流病变则通常表现为肺野低灌注。严重发绀患儿显示肺充血，常提示大动脉转位或肺静脉梗阻型完全型肺静脉异位引流。

3.心电图　显示心率、心律、传导异常、心腔扩大肥厚、心脏异位、心肌缺血和严重的电解质异常。心电图（ECG）可以较好地反映右心系统的问题，右心肥厚可表现为电轴右偏，提示肺动脉高压，右心室流出道梗阻。不完全右束支传导阻滞常提示因压力（如肺动脉高压或肺动脉瓣狭窄）或容量（如 ASD）超负荷所致的右心肥厚。V_1 导联 r 波低于 7mm 很可能是由于右心室容量超

负荷。电轴左偏应考虑房室间隔缺损、单心室和右心发育不良。QRS 波明显增宽则可能是扩张型心肌病和心室功能不全的表现。心脏或内脏异位的患儿应注意电极放置的位置。

4. 超声心动图　目前几乎成为大部分先天性心脏畸形的诊断标准，是评估心内解剖缺陷／分流，心室和瓣膜功能，血流通过缺损／瓣膜的方向、速度和压力阶差，以及估算生理数据的无创方法。表 8-2 提供了新生儿和婴儿心血管参数正常值。此外，还能测定给药或给氧前后这些数据的变化。大部分新生儿或婴儿可在超声诊断后直接进行手术，然而对于肺动脉或肺静脉狭窄等心外畸形，超声则难以确定，通常需要通过心导管造影明确诊断。对于 PA/VSD 伴多支侧支的患儿，超声可以提供心内疾病的详细信息，而造影对于判断肺血供的来源则十分重要。PA/IVS 的患儿，心导管造影可以很好地评估是否存在右心室依赖的冠脉循环。术前一般没有必要通过经食管超声心动图（TEE）诊断和评估患儿的心脏疾病。组织多普勒和三维超声心动图技术可以为术前评估提供更多的信息。

表 8-2　新生儿和婴儿期心血管参数正常值

部位	范围（平均值）
右心房压（mmHg）	1～5（3）
右心室压（mmHg）	
收缩压	17～32（25）
舒张压	1～7（5）
肺动脉（mmHg）	
收缩压	17～32（25）
舒张压	9～19（10）
平均压	4～13（15）
平均肺动脉楔压（mmHg）	6～12（9）
平均左心房压（mmHg）	2～12（8）
心指数 [L/（min·m²）]	2.5～4.2（3.5）
每搏量指数（ml·m²）	45
氧耗 [L/（min·m²）]	110～150（140）
肺循环阻力（dyn·s/cm⁵）	80～240
体循环阻力（dyn·s/cm⁵）	800～1600

5. 心脏磁共振成像（cardiac magnetic resonance, CMR）　可以提供经胸超声心动图所不能提供的诊断信息，解决二次手术的年长儿中多见的超声心动图图像质量欠佳的问题；量化心室容量、质量、射血分数及血流量；评估瓣膜功能。CMR 还可以更好地显示心外血管的解剖。

6. 心导管造影　仍然是评估先心病解剖和生理状况的金标准。虽然许多解剖问题如今已能通过无创手段（超声心动图和心脏磁共振成像等）解决，但一些复杂的解剖问题或需要了解生理数据的情况下，心导管造影术仍然是解决问题的重要途径。麻醉医师所要了解的重要心导管数据包括：①解剖诊断，判断缺损大小和位置；②心房，心室和大血管之间血氧饱和度的递增和递减可反映分流情况，左心房、左心室氧饱和度低提示右向左分流，右心房、右心室氧饱和度高提示左向右分流；③心腔和大血管内的血氧饱和度数据计算后得到的肺血流和体血流之比（Qp ： Qs）可以明确心内和心外分流的位置、分流量的大小（限制性或非限制性）和分流方向：Qp ： Qs < 1 提示右向左分流，Qp ： Qs > 1 提示左向右分流；④体循环和肺循环阻力及跨瓣压差，分流口压差，评价心室舒张功能；⑤评估心腔大小和室壁运动（收缩功能）；⑥瓣膜解剖和功能；⑦心内及大血管血流模式，冠状动脉的解剖和主肺动脉侧支解剖；⑧提供既往手术中建立的分流或管道的解剖、位置和功能情况；⑨通过吸氧试验评价肺动脉高压是否可逆；⑩进行球囊瓣膜成形、球囊造口、球囊血管成形、导管扩张或置入封堵装置等介入治疗。

仔细回顾患儿的病史、体格检查及实验室资料，了解其对手术和麻醉的潜在影响，有利于制订个体化心脏麻醉方案。根据美国麻醉医师学会（ASA）对身体状况分级的定义，罹患先心病的小儿或成人，分级至少为 PS3。严重的单一病变、复杂病变、近期感染史、充血性心力衰竭史、血流动力学剧烈变化或二次手术可使围术期风险增加。围术期患儿血流动力学的高危因素：SaO_2 < 75%，Hct > 65%，Qp ： Qs > 2 ： 1，左心室流出道（left ventricular outflow tract, LVOT）压力阶差 > 50mmHg，右心室流出道（right ventricular outflow tract, RVOT）压力阶差 > 50mmHg，PVR > 6Wood U。此外，各科医师之间的合作交流有助于完善患儿的评估和围术期管理。手术当天，患儿入室后还需要进行术前即刻再评估，目的是为了确认所有必要的临床资料和信息，以及患儿状况是否稳定。

二、术前准备

先心病患儿术前禁食（NPO）依据 ASA 相关指南：禁饮清饮料 2h，禁食母乳 4h，禁食婴儿配方乳和牛乳 6h，禁食固体食物 8h。尽可能缩短没有静脉补液的小婴儿的禁食时间。重度红细胞增多症患者或容量依赖的 Fontan 循环患者术前应予静脉液体维持。

6 个月以下婴儿不需要因为与父母分离困难而给予术前药；6 个月以上患儿，通常在术前给予咪达唑仑 0.5mg/kg 口服或右美托咪定 1～2μg/kg 滴鼻以抗焦虑，减轻心血管不稳定性，并使幼儿安静与父母分离，从而降低麻醉风险和心理创伤。由于大部术前药可使二氧化碳反应曲线右移，造成相对通气不足，导致高碳酸血症、低氧血症，并增加肺血管阻力。因此，麻醉医师必须在权衡利弊后决定是否给予术前药，或者术前用药的种类和剂量。危重新生儿或儿童术前使用正性肌力药物和前列腺素应持续输注至术中。再次手术的患儿，应制订充分的血液成分治疗计划。严重发绀和贫血患者应维持比一般患者更高的血细胞比容水平。

诱导前应制备好根据年龄做相应稀释的复苏药物，以备紧急时使用，包括阿托品、肾上腺素、钙剂（葡萄糖酸钙或氯化钙）、去氧肾上腺素和琥珀胆碱。重症患者还应准备好正性肌力药物（表 8-3、表 8-4）和抗心律失常药物（表 8-5）。

表 8-3　小儿常用血管活性药物（儿茶酚胺类）

药品	剂量	外周血管作用			心脏作用		备注
		α	β$_2$	DA	β$_1$	β$_2$	
去氧肾上腺素	0.01～0.3μg/(kg·min)	++++	0	0	0	0	SVR↑，无变力性作用。可能导致肾出血
异丙肾上腺素	0.02～0.2μg/(kg·min)	0	++++	0	++++	++++	强变力、变时作用，外周血管扩张，降低前负荷，肺血管扩张
去甲肾上腺素	0.02～0.2μg/(kg·min)	++++			++		SVR↑，轻变力性作用。可能导致肾出血
肾上腺素	0.02～0.1μg/(kg·min)	++	+～++	0	++～+++		大剂量β$_2$效应，过敏性休克及感染性休克提升血压
	0.2～0.5μg/(kg·min)	++++	0	0	++++	+++	
多巴胺	2～4μg/(kg·min)	0	0	++	0	0	内脏及肾血管扩张，可与异丙肾上腺素合用。剂量增加则α效应逐步明显
	5～10μg/(kg·min)	0	++	++	+～++	+	
	剂量>10μg/(kg·min)	++～++++	0	0	+～++	++	
多巴酚丁胺	2～10μg/(kg·min)	+	++	0	+++～++++	+～++	小剂量较小变时性及心律失常作用。剂量增大效果同多巴胺
非诺多泮	0.025～0.3μg/(kg·min)滴定，最大剂量 1.6μg/(kg·min)	+	0	++	0	0	可增加去甲肾上腺素的血浆浓度

表 8-4　常用血管活性药物（非儿茶酚胺类）

药物	剂量	外周血管作用	心脏作用	传导系统作用
地高辛（全效量）	早产儿 20μg/kg 新生儿 30μg/kg 年龄<2 岁 40μg/kg 2～5 岁 30μg/kg 年龄>5 岁 20μg/kg 维持 2.5～5μg/kg 第 12 小时 1 次	直接作用于血管壁平滑肌外周血管阻力轻度增加	直接作用于心肌变力性作用 +++～++++	轻度减慢窦房结节律主要减慢房室传导
氯化钙	10～20 mg/kg（缓慢注射）10mg/(kg·h)	对外周血管作用可能取决于血 Ca^{2+} 浓度，能引起血管收缩	变力性作用 +++，取决于血 Ca^{2+} 浓度	轻度减慢窦房结节律，减慢房室传导
葡萄糖酸钙	30～60mg/kg			

续表

药物	剂量	外周血管作用	心脏作用	传导系统作用
硝普钠	0.2 ~ 5μg/(kg·min)	释放亚硝基团松弛平滑肌,扩张体循环和肺循环血管	通过降低后负荷间接增加心排量	反射性心动过速
尼卡地平	1 ~ 3μg/(kg·min)	明显扩张血管,尤其选择性作用于脑血管和冠状动脉	主要扩张动脉,降低心室后负荷	反射性心动过速
米力农	负荷:50μg/kg(缓慢泵注) 维持:0.25 ~ 0.75μg/(kg·min)	扩张体肺血管,也扩张冠状动脉	正性肌力效应为氨力农的20倍	对心率影响小
前列腺素 E_1	0.01 ~ 0.05μg/(kg·min)	体、肺循环血管扩张;维持动脉导管开放	降低后负荷	反射性心动过速
依前列醇(前列环素)	0.005 ~ 0.02μg/(kg·min)	体、肺循环血管扩张	降低后负荷	反射性心动过速
血管升压素	0.0003 ~ 0.002U/(kg·min)	血管收缩	无直接效应	不详
左西孟旦	负荷:6 ~ 12μg/kg(缓慢推注) 维持:0.05 ~ 0.1μg/(kg·min)	扩张外周血管,降低后负荷	增加心肌收缩力	对心率无明显影响
奈西立肽	0.01 ~ 0.03μg/(kg·min)	体、肺循环血管扩张	无直接效应	窦房传导阻滞 反射性心动过速

表 8-5 常用抗心律失常药物

药物	剂量	用药指征	说明
利多卡因	1mg/kg 20 ~ 50μg/(kg·min)	室性心律不齐	10min 后可重复
维拉帕米	0.1 ~ 0.2mg/kg	室上性心动过速 心房扑动或心房颤动	充血性心力衰竭或用β受体阻滞药慎用
胺碘酮	2 ~ 5 mg/kg 缓慢推注 5 ~ 10 μg/(kg·min)	广谱抗快速心律失常药	新生儿慎用
艾司洛尔	250 ~ 500μg/kg 25 ~ 100μg/(kg·min)	快速室上性心律失常	低血压、窦性心动过缓、加重心力衰竭
腺苷	初始 25 ~ 50μg/kg,逐渐加量	阵发性室上性心动过速	中心静脉单次快速(10 ~ 20s)注入

复杂先心病对患儿及其家长可能产生的深远影响不容忽视。因此,术前评估时还必须重视患儿及家长的心理疏导和安抚。即将在陌生的环境中经历未知的治疗,与父母分离及对疼痛的恐惧将给不同年龄患儿造成巨大的心理压力。这一切不仅可能使患儿的血流动力学不稳定,而且会对其社会心理发展造成深远的影响。此外,患儿病情变化,诊治和手术过程也会给家长带来情绪压抑。有时,对患儿及其家庭的术前心理准备可能收效并不大,但如果忽略这方面的干预则可能加重他们的恐惧和焦虑,从而影响手术成功。

第三节 麻醉管理的一般原则

掌握各类先心病的病理生理改变,熟悉围术期各种药物,包括麻醉药和血管活性药物等对患儿的影响,并据此制订全面详细的麻醉管理计划。此外,详细了解先心病手术相关资料有助于预测体外循环停机以后或术后将会出现的问题。

一、气道及血流动力学管理

(一)气道管理

心肺储备减少的先心病患儿必须快速控制气

道，建立机械通气。婴儿及儿童常应用经鼻气管插管以便在术中及术后提供更好的导管稳定性。发绀、静脉压高和（或）接受抗凝治疗的患儿经鼻气管插管操作时应小心，避免鼻出血。所有患者插管前应予去氮给氧，甚至包括那些吸入高浓度氧可致暂时性肺血管阻力下降和体循环灌注减少的患儿。

先心病患儿术中一般采用 PCV 模式控制通气，应注意胸壁、肺的顺应性变化可能导致潮气量的瞬间变化。开胸后，应避免胸壁顺应性增加导致的过度通气。

（二）血流动力学调控

心排血量是心率和每搏量的乘积，每搏量则由前负荷、心肌收缩力和后负荷决定。因此，在决定血流动力学目标时应考虑心率、心律、前负荷、后负荷和心肌收缩力。尽可能维持窦性心律，特别是当心室顺应性下降和单心室病变时，由心房提供心室充盈时，窦性心律尤其重要。

1. 肺血流量和肺血管阻力的调控 肺血流改变是先心病的主要特点之一。肺血流增加的病变（左向右分流或伴肺血管阻力降低 / 左心室流出梗阻）包括房间隔缺损、室间隔缺损、动脉导管未闭、房室通道缺损、肺静脉异位连接、永存动脉干、大动脉错位和单心室。肺血流减少的病变（右向左分流或伴右心室流出道梗阻）包括法洛四联症（TOF）、肺动脉闭锁、三尖瓣闭锁、大动脉错位伴左心室流出道梗阻、重度 Ebstein 畸形。非限制性左向右分流引起的肺血流增加使心脏容量负荷增加，肺血管床结构改变，最终导致肺动脉高压（平均肺动脉压 > 25mmHg）、心功能不全和 PVOD。严重的肺动脉高压（艾森门格综合征）患儿，即使是一项小小的操作都可能增加麻醉风险。

肺血管阻力的改变可影响分流量及分流方向，并影响心血管稳定性。低氧、高碳酸血症、酸中毒、肺膨胀不全或肺不张、交感刺激、红细胞增多症、肺动脉收缩等都会增加 PVR。相反，纯氧吸入、低碳酸血症、碱中毒、正常肺容量（功能残气量）、副交感优势（镇静）和肺血管扩张都是降低 PVR 的因素。

通过控制通气调节动脉血氧分压（PaO_2）、二氧化碳分压（$PaCO_2$）、pH 值和肺容量是不依赖 SVR 而改变 PVR 的极好方法。吸入高浓度氧、低吸气压、不设或设置较低的呼气末正压（positive end-expiratory pressure，PEEP），控制 $PaO_2 >$ 60mmHg，$PaCO_2$ 30 ~ 35mmHg，pH 值 7.50 ~ 7.60 能有效地降低 PVR。相反，降低吸入氧浓度、控制 PaO_2 50 ~ 60 mmHg、$PaCO_2$ 45 ~ 55 mmHg 及应用较高的 PEEP 常增加 PVR。静脉输注前列腺素 E_1、硝酸甘油、硝普钠及米力农等，在扩张肺血管的同时，也可使体循环血管扩张。吸入一氧化氮（NO）可选择性地扩张肺血管，已用于先心病体外循环前、后肺动脉高压和新生儿持续性肺动脉高压治疗，但 NO 可能存在依赖性，停药后出现反跳性肺动脉高压。目前，替代吸入 NO 的是雾化吸入前列环素（PGI_2）及其类似物（伊洛前列素或依前列醇）。本中心的相关研究结果显示，CPB 停机后予患儿超声雾化吸入伊洛前列素 30ng/（kg·min）约 20min，可使肺动脉压 / 体循环动脉压、肺循环阻力指数 / 体循环阻力指数和跨肺压均显著下降，由此改善肺部血流动力学和右心功能。磷酸二酯酶 -5（PDE5）抑制剂西地那非可通过肺血管系统内的 NO/ 环鸟苷单磷酸途径诱导血管扩张，口服、静脉输注或雾化吸入都能有效地降低 PVR。前列环素类药曲前列尼尔通过直接扩张肺和全身动脉血管床并抑制血小板聚集发挥作用，可静脉输注或连续皮下给药。根据 2015 AHA/ATS 儿科肺高压指南，曲前列尼尔起始剂量 2ng/（kg·min），可按需增加剂量，稳定剂量通常为 50 ~ 80ng/（kg·min），儿科群体最大剂量未知。

2. 体循环阻力调控 应注意调控 SVR 和体循环动脉压的情况包括：①伴右心室流出道梗阻的复杂分流和右向左分流，如 TOF，增加体循环阻力可使右向左分流减少并增加动脉血氧饱和度；②主 - 肺动脉分流，如改良 Blalock-Taussig 分流（MBTS），增加体循环阻力和体循环动脉压将增加分流量，从而增加肺血流；③冠脉缺血。

增加体循环阻力和升高体循环灌注压的策略包括：①缩血管药如去氧肾上腺素、去甲肾上腺素（α 受体激动剂）或血管升压素（拮抗血管扩张）；②液体管理：晶体液和（或）5% 白蛋白，Hct 低时给予浓缩红细胞；正性肌力药物：首选多巴胺，肾上腺素可作为短期治疗用于维持高体循环阻力。伴流出道梗阻病变时慎用正性肌力药物。

3. 心肌缺血 先心病患儿发生心内膜下缺血的概率比我们通常所认为的更大。冠状循环异常易诱发心肌缺血。此外，即使冠状动脉正常，也可由于心肌氧供 / 需不平衡导致局部缺血。

心内膜下灌注主要取决于冠状动脉灌注压（coronary perfusion pressure，CPP），即平均主动脉舒张压与左心室舒张末压之差。此外，灌注的有效时间间隔（舒张期优势）也十分关键。因此，心率、舒张压和心室舒张末期压之间的关系决定了是否发生心内膜下缺血。当先心病患儿发生心肌缺血时，应考虑分析下列因素。

（1）主动脉舒张压：心内膜下灌注主要取决于舒张早期体循环压力。正常儿童由于右心室收缩压低，其心内膜下一部分灌注既能发生在舒张期，也能发生在收缩期。然而，许多先心病肺循环心室压力可能超过体循环。结果，两个心室的灌注都依赖于舒张早期血流的迅速增加。

正常新生儿和婴儿的主动脉舒张压通常较低，单心室生理，体循环血流依赖动脉导管供给及永存动脉干患儿由于舒张期主动脉血流分流入阻力低的肺循环，因此主动脉舒张压进一步降低。主动脉闭锁患者由于冠状动脉由升主动脉逆行灌注，使得冠状动脉灌注严重不足。

（2）心内膜下压力：当心室舒张末期压升高时，心内膜下压力升高使心内膜下灌注减少。舒张末期压升高可能由于舒张功能受损（心室顺应性降低和心室舒张受限）、收缩功能受损、心室舒张末期容积增加，或者上述三者兼具的结果。Qp：Qs 升高的单心室病变，瓣膜反流病变的心室容量超负荷导致心室舒张末期压升高。压力超负荷导致的心室肥大使心室顺应性降低，并使心室舒张末期压升高，因此对心内膜下灌注尤其有害。

（3）心率：心率加快时，虽然收缩期持续时间保持相对恒定，但是舒张期持续时间缩短使冠状动脉灌注有效时间减少。因此，心率加快时，为维持心内膜下灌注，必须有较高的舒张压。由此认为如果心率较慢，低舒张压也有可能维持心内膜下灌注。压力超负荷所致的心肌肥厚患者，即使主动脉舒张压力正常且无冠状动脉梗阻，心动过速也会导致心内膜下缺血。

（4）冠状动脉解剖畸形：使得一些先心病的管理更加复杂，如川崎病、左冠状动脉异常起源于肺动脉和 Williams 综合征患者等。

二、术中监测

患儿一旦进入手术室即应予常规监测。理想的监测项目包括无创自动血压、心电图、脉搏血氧饱和度（SpO$_2$）和呼气末二氧化碳监测。但由于这一特殊的患者群体，使得麻醉医师实际上只可能监测 SpO$_2$ 和心电图。诱导后应尽快建立其他监测手段。

（一）心电图和血压

连续心电图监测是患儿围术期的常规监测项目，通过 Ⅱ 导联便于识别 P 波形态和分析心律失常，五导联 ECG 更有利于发现心肌缺血。血压监测包括上或下肢的无创自动血压监测和（或）动脉穿刺置管的创伤性监测。动脉穿刺置管通常在诱导后进行，首选桡动脉，其次为股动脉，也可选用胫后动脉和足背动脉。然而，胫后和足背动脉在 CPB 期间及低温 CPB 后即刻经常难以反映新生儿或婴儿的主动脉压力。肱动脉缺乏代偿血流，穿刺置管有引起远端肢体缺血的风险，一般不主张采用。新生儿或 10kg 以下婴儿桡动脉穿刺宜选择 24G 穿刺针。动脉穿刺置管还应该考虑那些使同侧上肢动脉测压可靠性降低的既往或拟行手术操作，如（改良）Blalock-Taussig 分流术、锁骨下动脉皮瓣或牺牲迷走锁骨下动脉修复主动脉缩窄的手术后。主动脉缩窄修补或对远端主动脉弓或主动脉峡部进行操作过程中可能发生远端主动脉及左上肢血流减少，因此有必要监测右上肢血压。

（二）脉搏血氧饱和度

整个围术期，脉搏血氧饱和度监测必不可少。探头应在上肢（动脉导管前）和下肢（动脉导管后）分别放置。手术创建分流或肺动脉环缩术中，SpO$_2$ 还可为平衡分流流量提供数据。脉搏血氧饱和度仪估测饱和血红蛋白的百分比，不能替代动脉血氧分压（PaO$_2$）测定。PaO$_2$ 和 SpO$_2$ 之间的关系受许多因素影响，包括血红蛋白类型和氧离曲线，而氧离曲线又受到酸碱平衡、温度和 2,3- 二磷酸甘油酸（2,3-DPG）水平的影响。已知低氧血症（SpO$_2$ < 85% ～ 90%）状态下，SpO$_2$ 测定存

在偏差。此外，不管血红蛋白浓度如何，SpO_2都不会改变，也不能提供有关携氧能力、酸碱平衡或通气方面的信息。

（三）呼气末二氧化碳分压

呼气末二氧化碳分压（partial pressure of end-tidal carbon dioxide，$PetCO_2$）与$PaCO_2$相关，是全身麻醉的监测指标之一，一般比$PaCO_2$低$2 \sim 4mmHg$。$PetCO_2$的突然变化，如与无效腔量增加有关的$PetCO_2$减少可以警示临床医师可能存在心排血量降低，与肺栓塞或心内右向左分流增加所致的肺血流减少有关。双向Glenn术后的患儿，由于驱动肺动脉血流的上腔静脉压低，使有通气但却不被灌注的肺组织增加，由此导致生理无效腔增大，$PaCO_2$与$PetCO_2$差值增加。CPB开始前，$Qp：Qs$升高的单心室生理（通常为左心发育不良综合征或永存动脉干）患儿的右肺动脉，可能部分或完全被阻断以限制肺血流，这种策略极大地增加了生理无效腔，将导致$PetCO_2$明显低于$PaCO_2$。

（四）中心静脉压

中心静脉穿刺置管可用于围术期中心静脉压（central venous pressure，CVP）监测、血管活性药物和血液制品的输注，以及提供测定混合静脉血氧饱和度的血样本等。只要技术娴熟、仔细操作，即使是新生儿和小婴儿也可经皮置入双腔中心静脉导管。颈内静脉和股静脉是首选的穿刺径路，超声定位有助于提高穿刺成功率、减少并发症。新生儿和婴幼儿一般选择4Fr 5cm的双腔导管，儿童可选择5Fr 8cm的双腔导管。股静脉通常选择较长的单腔静脉导管以免滑脱。中心静脉穿刺并非没有风险，尤其是新生儿和小婴儿，因此是否放置中心静脉导管必须权衡利弊。中心静脉穿刺的并发症包括气胸（颈内静脉）、血肿伴血管或气管压迫/移位、血栓形成、气栓、感染和胸导管损伤（左颈内静脉）等。颈内静脉和（或）上腔静脉血栓形成对于全腔肺吻合术后的患儿将是致命的。中心静脉导管腔内持续输注肝素及术后尽早拔除可降低血栓形成和感染发生的风险。术前中心静脉通路建立失败的患儿还可在术中由外科医师经胸心内置管（右心房、左心房、共同心房或肺动脉）用于压力监测、血管活性药物输注和血制品输注。

（五）体温

由于脑和心肌保护主要是通过低温实现的，因此，所有CPB手术都应实时监测直肠、食管或鼻咽温度。直肠温度是外周温度监测点，而食管和鼻咽温度则代表躯体核心温度，大体反映脑温的变化。脑温变化滞后于食管和鼻咽温度。因此，降温和复温过程中可能分别因食管或鼻咽温度而低估或高估大约5℃。这一观察结果强调了低流量CPB或深低温停循环（deep hypothermia circulation arrest，DHCA）开始前，有必要预留足够长的降温期。如果鼻咽或食管，以及直肠温度都能降至目标温度，那么达到目标脑温（$15 \sim 18℃$）的可能性将明显增加。

（六）近红外光谱

近红外光谱（near-infrared spectroscopy，NIRS）技术基于组织生色团（血红蛋白和细胞色素aa_3）对不同波长（$650 \sim 900nm$）红外光的吸收不同，通过改良Beer-Lambert定律确定不同类型血红蛋白的浓度比。为方便使用，NIRS监测仪显示单一数值，即脑氧饱和度（rSO_2）替代氧合和未氧合血红蛋白的浓度比。NIRS实际测定局部脑组织微血管水平（包括70%小静脉，25%小动脉和5%毛细血管）的血氧饱和度，反映大脑氧供需平衡情况。研究显示，rSO_2与脑血流（cerebral blood flow，CBF）有关，CBF又与血压、$PaCO_2$和氧合密切相关。低氧血症、低碳酸血症、低灌注或循环骤停可使rSO_2迅速下降。目前，NIRS监测在心脏手术中应用最多。由于脉冲血流并非必需，因此NIRS技术适用于CPB或非搏动血流状态。CPB期间，随着心排血量增加，氧供改善，rSO_2升高。深低温停循环时rSO_2呈指数级降低。临床无脑缺血缺氧症状的儿科患者，其rSO_2基础值存在广泛差异，因此没有规定的"正常值"。这种差异取决于患者的年龄、先天性心脏病的基础分型，或许还与头围、近红外光的穿透深度有关。目前认为，rSO_2低于40%或绝对值从基础值下降20%，可作为临床医师干预潜在脑缺氧的警示。干预措施包括增加氧供（增加心排血量，提高全身氧饱和度或增加血红蛋白），允许性 $PaCO_2$ 升高和降低脑氧代谢率等。此外，神经系统不良后果不仅与 rSO_2 的最低值有关，还与其持续时间有关（曲线下面积）。

（七）经颅多普勒超声

经颅多普勒超声（transcranial Doppler，TCD）能连续测定脑血流速度、探测脑内微栓，适用于新生儿和婴儿。这是由于新生儿和婴儿颅骨菲薄，对低频超声传入脑组织产生的信号衰减少。但是，由于测量重复性差（尤其在血流量低时），以及 CPB 中不同状态限制了 TCD 标准值的精确测定，因此 TCD 技术在反映大脑血流量指标方面受到限制。目前经颅多普勒超声技术对大脑血流的监测有助于在 CPB 期间发现大脑静脉流量不足或梗阻。TCD 探测微栓正逐步成为 CPB 后一项常规检查项目，以此减少术后与插管或输注有关的医源性栓塞事件发生。尽管如此，单凭 TCD 技术还是缺乏足够的敏感性和特异性来辨别脑内血栓、气栓和伪影间的区别，因此需要技术熟练的观察者进行持续观察。

（八）经食管超声心动图

经食管超声心动图（TEE）技术已经可将 7.5MHz 的多平面探头应用于新生儿和婴儿（2.8～3.5kg），能精确地描绘出心脏复杂的解剖结构、评估血流动力学状态，从而更好地决定术后治疗方案。对于瓣膜修补和心室流出道重建手术，TEE 可提供及时充分的评估，必要时甚至可指导修正。TEE 检测到的大于 3mm 的残余缺损一般需要即刻重新修补；而小于 3mm 的残余缺损则可能不需要再修补，这是因为其对血流动力学并无明显影响，且其中大部分（75%）患儿在出院时经胸壁超声心动图检测时缺损已经消失。受显示区域限制，TEE 对于评估主动脉弓修补术后的残余梗阻没有帮助。

小婴儿术中放置食管探头时必须谨慎操作，因其可引起气管和支气管受压导致通气减少、气管导管滑脱或滑入右主支气管、食管穿孔、主动脉弓受压致末梢灌注不良，甚至直接压迫左心房导致左心房压过高或心室充盈受限。

三、麻醉诱导和维持

（一）麻醉诱导

目前虽有多种麻醉诱导技术可供选择，却没有哪一种麻醉技术适用于所有的先心病患者。面罩吸入七氟烷或氟烷诱导能安全地应用于无严重心肺功能不全的小儿。然而，紫绀型先心病患儿由于肺血流减少而导致诱导时间延长，气道仅被部分控制的时间也会相应延长。这类患儿如果发生哪怕是短暂的气道梗阻或通气不足都将导致难以预料的低氧血症。因此，对于新生儿、严重心功能损害或肺动脉高压，以及紫绀型心脏病患儿，静脉诱导应该是更好的选择。

静脉诱导技术可迅速控制气道，能精细滴定给药，并且对于不同的生理状态有着多种药物可供选择。舒芬太尼具有强效镇痛作用，血流动力学稳定性好，是婴幼儿麻醉诱导（2～3μg/kg）和维持 $[2～3μg（kg·h）]$ 的适宜药物。依托咪酯（0.2～0.3mg/kg）对心血管系统影响轻微，心脏储备受限的患儿也能很好耐受。丙泊酚具有心肌抑制和血管扩张作用，不推荐用于心血管功能中或重度受损患者的麻醉诱导。氯胺酮（2mg/kg）可增加全身血管阻力、心排血量和心率，适用于心功能不全患儿的诱导。周围静脉通路开放困难的新生儿和婴儿，还可以选择氯胺酮（3～5mg/kg）、阿托品（0.01 mg/kg）肌内注射代替静脉诱导。

（二）麻醉维持

麻醉维持通常采用合成类阿片类药物（芬太尼或舒芬太尼）复合适当浓度的吸入麻醉药（异氟烷 0.2%～1.0% 或七氟烷 0.5%～2.0%）和苯二氮䓬类药物（咪达唑仑 0.05～0.1mg/kg）及肌松药。七氟烷较少引起心肌抑制、低血压及心动过缓。研究显示，单纯室间隔缺损或房间隔缺损修补手术的患儿在吸入纯氧的同时，使用 1～1.5MAC 的七氟烷、氟烷、异氟烷和芬太尼复合咪达唑仑时不会改变 $Qp：Qs$。1.5MAC 的七氟烷或异氟烷对左心室收缩功能有轻微的抑制。芬太尼等药物可以提供麻醉诱导及维持期间平稳的血流动力学，抑制刺激引起的 PVR 增加。大剂量阿片类药物（芬太尼 25～100μg/kg 或舒芬太尼 2.5～10μg/kg）技术对新生儿和婴儿尤其有用。由于未成熟心肌的收缩储备有限，因此吸入麻醉药的心肌抑制和体循环血管扩张作用及苯二氮䓬类药物和阿片类药物的协同扩血管作用使新生儿和婴儿对上述药物的耐受性差。小剂量阿片类药物（芬太尼 5～25μg/kg 或舒芬太尼 0.5～2.5μg/kg）复合吸入麻醉药或苯二氮䓬类药物适用于心血管储备功能较好及较少严重病理生理改变的年长儿。进行单纯房间隔或室间隔缺损修补术的患儿（年龄＞1岁，无肺动脉高压），可选择快通道手术麻醉管理策略。泮库溴铵（0.1mg/kg）的迷走神经抑制和拟交感作用可抵消合成类阿片类药物的迷走兴奋作用。舒张压低或基础心率快的患儿，应考虑使用维库溴铵（0.1mg/kg）或顺阿曲库铵（0.2mg/kg）等对心率影响小的肌松药。心肌收缩功能轻至中度受抑制的年长儿童，可复合应用依托咪酯（0.1～0.3mg/kg）。肺动脉压或 PVR 正常或升高的患儿在保证通气的状态下，氯胺酮可引起轻微的肺动脉压升高。当患儿的肺血流取决于体肺动脉分流时，氯胺酮可通过升高 SVR 增加肺血流。体循环流出梗阻的患儿，氯胺酮引起的心动过速及 SVR 升高可使病情恶化。

四、体外循环期间和体外循环后管理

CPB 期间保持麻醉深度至关重要。降温和复温过程中麻醉过浅可增加 SVR，需要降低泵流速，由此可减少机体灌注，并降低降温和复温效率。神经肌肉阻滞不完全而导致的寒战可增加氧耗，使静脉血氧饱和度降低，并进一步降低动脉血氧饱和度。

CPB 停机前，应确认是否复温充分（目标脑温 35～36℃）、重新开始机械通气、电解质（尤其是钙和钾）达到平衡、恢复足够的心肌收缩力，以及心率、心律稳定。CPB 所致的全身炎症反应会使肺顺应性降低，特别是新生儿和婴儿。因此，达到理想的 $PaCO_2$ 所需的分钟通气量通常高于 CPB 前，机械通气压力应设定在能达到理想潮气量的最小值。新生儿和婴儿气管导管内径小，很容易被堵塞，可在导管滴注适量的生理盐水冲洗抽吸分泌物。

由于心肌缺血再灌注损伤，即使单纯 ASD 或 VSD 修补术患儿在 CPB 停机前也可能需要正性肌力药支持。新生儿和婴儿由于病变复杂，或者心肌尚未发育成熟而必须在正性肌力药支持下才能顺利脱离 CPB。常用的一线正性肌力药物仍然是多巴胺 3～10μg/（kg·min），必要时可加用肾上腺素 0.05～0.3μg/（kg·min）。心室顺应性差和心功能不全、肺动脉高压和单心室生理等患儿，可考虑使用给予米力农 50μg/kg 负荷量后，0.5～1.0μg/（kg·min）持续静脉输注强心和降低后负荷。除了监测分析心内压力和体循环血压，还可通过目测观察心脏的收缩情况和充盈程度，指导 CPB 停机后的容量输注，有助于优化前负荷和避免心腔过度膨胀。心动过缓、缓慢交界心率或房室分离在 CPB 后难以被耐受，需要心外膜起搏以优化心排血量。起初，一般采用非同步起搏以避免术中电磁波干扰，术毕转运前应改为相应模式起搏。

CPB 后给予鱼精蛋白中和肝素，应与外科医师和灌注师沟通，以停止应用心内吸引，使 CPB 回路保持肝素化。小儿应用鱼精蛋白尽管很少出现反应，还是建议缓慢给药，一般大于 3～5min。

先心病患儿的疾病、年龄、外科手术和 CPB 等是其凝血功能障碍的影响因素。低心排血量、慢性缺氧和肝淤血等可导致凝血因子合成障碍。发绀与纤溶蛋白缺乏、血小板减少和功能不良有关，且与红细胞增多和动脉血去氧合的程度呈正相关。此外，慢性弥漫性血管内凝血也是导致紫绀型心脏病凝血障碍的原因。由于，血小板的成熟与年龄有关，因此新生儿和婴儿可出现血小板反应性减退。CPB 泵预充可造成稀释性凝血障碍。如果使用晶体或胶体液预充，凝血因子可被明显稀释。此外，CPB 还可诱导产生血小板功能不全。

血液成分治疗能以较少的容量有效地纠正凝血障碍（血小板、冷沉淀和新鲜冰冻血浆）和贫血（浓缩红细胞），这对于输注容量受到限制的婴幼儿尤其重要。由于血小板悬浮在新鲜冰冻血浆（fresh frozen plasma，FFP）中，输注血小板的同时实际上也输注了 FFP，因此输注血小板后无须再予 FFP。婴儿和新生儿输注血小板后再输注 FFP 反而可能导致稀释性血小板减少症。冷沉淀是纤维蛋白原、凝血因子Ⅷ、von Willebrand 因子和凝血因子ⅩⅢ的有效来源，与血小板合用有助于促进止血。

尽管已经肝素化，但 CPB 激活凝血级联反应及诱导纤溶是造成出血和凝血功能障碍的主要原因。因此，CPB 后改善止血的辅助治疗是直接应用抗纤维蛋白溶解因子，包括 ε- 氨基己酸和氨甲环酸。ε- 氨基己酸和氨甲环酸均为赖氨酸类似物，可通过干扰纤维蛋白溶酶原结合纤维蛋白抑制纤溶。成人氨甲环酸和 ε- 氨基己酸的药代动力学已被阐明，并且根据已确定的理想血浆水平制订了给药方案。由于在年龄、手术类型、年龄相关的药物分布和消除动力学、CPB 预充量和超滤应用等方面的巨大差异，上述测定在小儿更为复杂。迄今为止，能客观精确量化这类药物使用风险的证据也并不多。目前，氨甲环酸的推荐剂量为单次静脉注射 100mg/kg，继之以 10mg/（kg·min）持续泵注，CPB 开始机内追加 100mg/kg。重组活化Ⅶ因子（rFⅦa）在儿童心脏手术中的应用正在逐渐增多。但鉴于其存在血栓形成和造成凝血无法控制的风险，以及高昂的费用，并不推荐常规预防性使用。

五、术后转运

先心病患儿术后心肺功能尚不稳定，且转运途中资源有限，因此转运存在潜在的巨大风险，需要良好的组织沟通、团队合作和适当的转运设备。如果手术室邻近心脏重症监护室（cardiac intensive care unit，CICU），并在有经验的医师和护士监护下转运可降低风险。

转运过程可看作 3 个阶段：转运前准备、转运途中及与 CICU 交接班。转运前准备，可由巡回护士与 CICU 电话联系，简要告知患儿情况（包括诊断、术式、动静脉输液和压力监测通路、血管活性药物种类和剂量等）、预计到达 CICU 时间等，并取得对方确认和床位分配。同时，麻醉医师必须确认应用蓄电池驱动的输液泵和便携式呼吸机等设备正常工作，能够维持所有正在进行的治疗（输液或药物输注，呼吸支持等）。新生儿转运时应使用暖箱或有顶棚加热器的暖床保温，以减少热量损失。转运途中，切不可中断对患儿的密切监护，包括观察肤色、呼吸，持续监测 SpO_2、HR 和 ABP 等。抵达 CICU 后，首先需要协助完成监护和治疗转移，包括连接呼吸机呼吸管路和所有的监护仪并确保正常工作，所有血管通路、引流管和导尿管通畅，药物起效，并记录入室时各项参数（包括血流动力学、血气和电解质、体温和呼吸力学参数）。在完成这一工作之后，应当与所有相关人员一起进行由麻醉医师和外科医师提供的患儿信息交接。患儿交接过程中，有必要准备一张清单，以确保没有遗漏重要的信息。

第四节　特殊先天性心脏病的麻醉管理

一、房间隔缺损

房间隔缺损（atrial septal defect，ASD）指房间隔上存在的任何沟通左右心房的通道，可以单发或多发，大小差异很大，可以是孤立的缺损约 50% 也可合并其他先天性缺损。

（一）解剖与病理生理

ASD 的解剖分型：①继发孔型（约占 81%），原发隔缺损所致，仅限于卵圆窝。②原发孔型（约占 10%），位于房间隔下部，紧邻房室瓣，又称为部分型或不完全型房室间隔缺损（PAVC），常伴二尖瓣前瓣裂缺及由此导致的二尖瓣反流。③静脉窦型（约占 10%），典型的静脉窦型 ASD 发生于上腔静脉与右心房连接处，多并发右肺静脉至下腔静脉的异位连接，即"弯刀综合征"。④冠状窦型（或无顶冠状窦），冠状窦与左心房间存在直接交通称冠状窦型 ASD，常并发左上腔静脉残存，并回流入扩张的冠状窦。⑤共同心房（或单心房），罕见，是原发隔和继发隔完全未发育所致，常伴有内脏异位综合征。⑥卵圆孔未闭，卵圆孔指原发隔和继发隔之间存在的心房间小型交通。

正常情况下，右心的顺应性大于左心，因此 ASD 的病理生理改变表现为左心房氧合血液通过缺损分流入右心房，分流程度取决于房间隔缺损的大小，左、右心房压力阶差和左、右心室的顺应性。婴儿早期，由于右心室顺应性低，所以左向右分流量小。随着患者年龄增大，右心房压力下降和右心室顺应性增加，并且左心室顺应性的正常下降，左向右分流增加（图8-1）。ASD较大时，左向右分流致肺血明显增加，肺循环与体循环血流比（$Qp : Qs$）可超过4：1。右心容量超负荷可导致右心房、右心室及肺动脉扩张。由于右心室和肺血管床能承受一定程度的容量超负荷，只有很少的单纯ASD患者会出现充血性心力衰竭。

阻塞性肺血管病变（PVOD）的发生率远小于室间隔缺损或房室间隔缺损。当下腔静脉血由大的下腔静脉瓣经房间隔缺损分流入左心房，残存的左上腔静脉回流入无顶冠状窦，共同心房致体、肺静脉血在心房内充分混合时，患儿可表现为发绀。

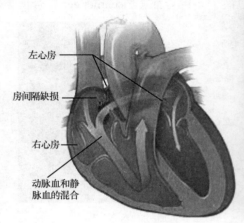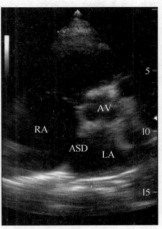

图8-1　房间隔缺损（左心房血分流至右心房）

RA. 右心房；LA. 左心房；ASD. 房间隔缺顶；AV. 主动脉瓣

（二）治疗

ASD患儿存在并发心律失常、右心室功能不全、肺动脉高压、栓塞、充血性心力衰竭的危险。因此，所有患者应通过手术或介入治疗关闭ASD。一些继发孔型ASD可在1岁以内自行关闭，因此一般认为应在学龄前予以手术纠治。符合ASD适应证的患儿可实施封堵术：①年龄＞1岁、体重＞8kg。②ASD直径5～34mm。③缺损边缘至冠状静脉窦、上下腔静脉及肺静脉开口距离＞5mm，至房室瓣距离＞7mm。④房间隔直径大于所选用封堵器左心房侧盘的直径。⑤没有必须施行外科手术的其他心脏畸形。

（三）麻醉管理

关键在于控制肺血流，注意维持正常心率和心肌收缩力，增加前负荷和肺循环阻力（PVR）、降低体循环阻力（SVR），保持一定的心排血量。做好呼吸管理，避免PVR过度升高。CPB脱机时很少需要正性肌力药物支持。单纯ASD且不伴PVOD的患儿通常采用"快通道心脏麻醉"（fast track cardiac anesthesia，FTCA）管理策略，其核心即术后早期拔管。我院回顾性分析了2859例先

心病手术病例，建立了12h为FTCA术后早拔管的时间界值。多数患儿术后早期可在手术室或监护病房拔除气管导管，但原发孔型、静脉窦型及冠状窦型ASD却不主张术后早期拔管。

二、室间隔缺损

室间隔缺损（ventricular septal defect，VSD）是指室间隔上存在的任何使左右心室相通的通道，可以单发也可多发，可以是单纯VSD也可以是复合畸形（TOF、DORV、CAVC、TGA、IAA）的一个部分。单纯性VSD是最为普遍认识的先天性心脏疾病，发病率占先心病总数的20%，若包括合并其他畸形的VSD，发病率将超过所有先心病的50%。

（一）解剖与病理生理

按照缺损在室间隔上位置，VSD可分为：①膜周型，最多见，约占81%。其位于三尖瓣隔瓣和前瓣交界处，包括膜部间隔，也可向前延伸至肌部室间隔，向上延伸至圆锥隔，向下延伸至隔瓣后。②圆锥心室型，缺损周围均为肌肉组织，VSD偏大，属非限制性且常并发一定程度的圆锥

隔相对移位，如 TOF。③肺动脉下型，上缘直接与肺动脉瓣环和主动脉瓣右冠瓣相连，可导致主动脉瓣叶经 VSD 向下脱垂并关闭不全。④流入道型，VSD 位于三尖瓣隔瓣下并延伸至三尖瓣瓣环，形成心内膜垫缺损。⑤肌部型，较少见，可发生在肌部的任何部位。

单纯 VSD 的病理生理表现为左心室氧合血液通过缺损分流入右心室，导致肺血流增多（图 8-2）。分流程度与缺损大小，左、右心室压力阶差和 PVR 有关。中大型 VSD 由于患儿出生后 PVR 持续下降，循环容量负荷增加，当 $Q_p : Q_s \geq 2.5$ 将导致充血性心力衰竭。大型 VSD 导致的肺血流大量增加、肺动脉高压会导致 POVD 和艾森门格综合征（Eisenmenger 综合征）。

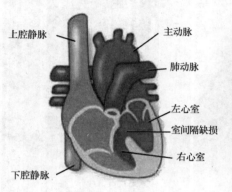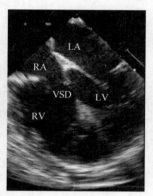

图 8-2 室间隔缺损（左心室氧合血分流入右心室）

LA. 左心房；RA. 右心房；RV. 右心室；VSD. 室间隔缺损；LV. 左心室

（二）治疗

一部分 VSD 可能自发闭合，另一些则可能导致肺血管病变，因此把握手术时机和适应证尤其重要。经心导管介入治疗 VSD，并发完全性心脏传导阻滞和瓣膜损伤的风险高，因此 FDA 仅建议将此技术用于肌部中央型 VSD。手术纠治 $Q_p : Q_s < 1 : 1.5$，肺动脉压力正常的 VSD 患儿，可在学龄前手术；$Q_p : Q_s > 1 : 2$，有症状的 VSD 患儿，1 ～ 2 岁手术为宜。婴儿大型 VSD，生长发育差、充血性心力衰竭难以控制、肺动脉压力接近甚至达到主动脉压力者应及时手术。肺动脉下型 VSD 应早期手术。一些手术操作困难的肌部 VSD，可经导管置入封堵装置而不损伤房室瓣或半月瓣。VSD 出现艾森门格综合征，即口唇青紫、PVR 大于或等于 SVR，SpO_2 低于 85% 为手术反指征。

（三）麻醉管理

CPB 前麻醉管理关键在于控制肺血流增加，平衡 PVR 和 SVR，增加前负荷，维持正常心率及心肌收缩力（必要时使用正性肌力药物）。控制通气是调控 PVR 的最可靠方法。PVR/SVR 比率下降所导致的肺血流增加应通过增加心排血量来维持体循环血流量。而 PVR/SVR 比率明显增高则又可能导致右向左分流，对此应加强通气以降低 PVR，维持或升高 SVR 以期减少右向左分流。大剂量芬太尼类药物能减轻由手术刺激所引起的 PVR 升高，与吸入麻醉复合应用，增加了麻醉的可控性。术前有充血性心力衰竭表现的患儿，应避免 PVR 过度降低。CPB 后应设法控制 PVR，防止因 PVR 过高而增加右心室后负荷，停机时可考虑使用磷酸二酯酶抑制剂（米力农）或吸入一氧化氮（NO）降低肺动脉压力。CPB 后很可能存在心排血量对心率的依赖关系，因此应尽力维持窦性心律并使心率在正常范围。由于窦房结和希氏束邻近手术部位，膜周和房室通道型 VSD 修补术后常发生一过性心内传导阻滞，可采用异丙肾上腺素 0.05 ～ 0.10μg/（kg·min）持续静脉输注。若发生完全性房室传导阻滞，首选拆除 VSD 补片并重新缝合。在恢复正常的心律之前，应采用心外膜或房室顺序起搏，同时输注异丙肾上腺素以维持一定的心率。

三、法洛四联症

法洛四联症（tetralogy of fallot，TOF）是引起

发绀最常见的先天性心脏病，发病率约占先天性心脏病的 10%。

（一）解剖与病理生理

TOF 的解剖学特征包括室间隔缺损、右心室流出道梗阻（right ventricular outflow tract obstruction，RVOTO）、主动脉骑跨和右心室肥厚。这些畸形的基本病理改变为肺动脉下圆锥不发育导致主动脉瓣相对于肺动脉瓣过分靠前、靠右、靠上，使圆锥隔及室间隔错位引起前向对位不良型的 VSD，以及右心室流出道梗阻。RVOTO 所致的右心室压力升高使 VSD 造成的左向右分流减少，主动脉骑跨使右心室血液右向左分流入主动脉。随着右心室流出道梗阻的加重，心内右向左分流量增加，肺血流减少，导致组织缺氧和发绀加重。当漏斗部痉挛而肺循环血流极度减少，心室水平右向左分流增加使低氧血大量流入主动脉致使体循环极度低氧可导致特征性缺氧发作。缺氧发作是自发性、进行性的，有时甚至因发绀加重、晕厥、抽搐而严重威胁患儿生命。TOF 合并 PA 时，肺血流常来源于肺动脉以外的主肺动脉侧支血管，这在 TOF 合并 PS 的患者中则相当少见。

（二）手术纠治

TOF 根治术的目标在于切除肥厚肌束以解除流出道梗阻并用心包补片扩大流出道，同时关闭 VSD。早期手术的优点在于减少右心室继发性肥厚，使肺血管正常发育。冠状动脉畸形、多发 VSD、肺动脉解剖异常多需要分期手术。无法行根治术的患儿，可行姑息手术（体肺动脉分流）以增加肺血流，如改良 Blalock-Taussig 分流术。

（三）麻醉管理

麻醉管理应以维持 SVR，尽量减少对 PVR 的影响而减少右向左分流为目的，任何使 PVR/SVR 比率升高的情况均能增加右向左分流，肺血流量减少而加重发绀。良好的呼吸管理是控制 PVR 最有效的方法。术前应积极扩容，常用 5% 白蛋白或晶体液（15 ～ 30ml/kg）增加前负荷并减少右心室流出道痉挛的动力性梗阻。多数婴儿及儿童能

很好地耐受七氟烷吸入诱导，因为其平行地降低 PVR 和 SVR。明显发绀及血细胞比容增高的患儿，采用合成类阿片类药物、咪达唑仑和肌松药能顺利诱导，氯胺酮也是一种良好的诱导用药，只要保持气道通畅并做好呼吸管理，氯胺酮只轻微加快心率、升高 PVR 及 SVR。芬太尼可以保持麻醉诱导及维持期间血流动力学平稳，抑制刺激引起的 PVR 增加。右心室流出道的动力性梗阻加剧、右心室压升高或 SVR 下降造成右向左分流量增大可导致缺氧发作。缺氧、哭吵、脱水及各种应激反应都会诱发缺氧发作，表现为发绀加重，ABP 和 SpO_2 下降。

治疗目的在于提高 SVR，增加经右心室流出道的前向血流量。

（1）纯氧过度通气，降低 PVR。

（2）镇静，静脉注射阿片类药物减慢心率，减少儿茶酚胺释放。静脉注射吗啡 0.1mg/kg 解痉。

（3）静脉输注晶体或胶体液（15 ～ 30ml/kg）增加右心室前负荷。

（4）静脉注射普萘洛尔 0.005 ～ 0.01mg/kg，或者艾司洛尔 0.5mg/kg 负荷剂量后，以 50 ～ 200μg/（kg·min）持续输注，避免心肌过度收缩并减轻动力性流出道梗阻。

（5）去氧肾上腺素 0.5 ～ 2μg/kg 单次静脉注射或 0.01 ～ 0.05 μg/（kg·min）静脉泵注增加 SVR。

（6）根据血气分析结果给予碳酸氢钠纠正代谢性酸中毒，增加 SVR 并降低 PVR。

（7）手术室内发生的严重缺氧发作而无法缓解应立即建立 CPB。

CPB 后需要足量正性肌力药物支持右心室功能，常用多巴胺 5 ～ 10μg/（kg·min）和（或）小剂量肾上腺素 0.02 ～ 0.1μg/（kg·min）。磷酸二酯酶抑制剂米力农 0.5 ～ 1.0μg/（kg·min）可松弛心室而有益于改善心室功能。CPB 后心排血量更多地依赖于心率，若出现交界性异位心动过速，有必要行心房起搏。跨瓣环补片扩大右心室流出道将产生肺动脉反流而增加心室容量负荷。残余梗阻或肺动脉远端发育不良将加重压力负荷。若 FiO_2 0.5 而肺动脉血氧饱和度大于 81%，则提示存在残余左向右分流，这一切均使 CPB 后病情复杂，并影响术后恢复。

四、完全性大动脉转位

（一）解剖与病理生理

完全性大动脉转位（transposition of the great vessels，TGA）最明显的特征之一是主动脉圆锥或漏斗部上移，远离心脏的其他三组瓣叶。主动脉存在圆锥使得主动脉瓣的位置高于肺动脉瓣。肺动脉与二尖瓣之间存在纤维连接。大动脉错位一般都伴未闭的动脉导管，可有 PFO 或继发型 ASD。约 50% 的 D-TGA 新生儿存在 VSD，20% 的 D-TGA 伴 VSD 患儿出生时就存在左心室流出道梗阻（LVOTO）。由于胚胎期冠状动脉主干与来源于主动脉的乏氏窦的异常融合导致冠状窦口狭窄和闭锁。

D-TGA 时，由于房 - 室连接一致（右心房 - 右心室、左心房 - 左心室），心室 - 大动脉连接不一致（右心室 - 主动脉、左心室 - 肺动脉）出现两个平行而不是正常有序的血液循环，即肺循环中的肺静脉血流和体循环中的体静脉血流的平行再循环。因此，来自一个循环系统并从同一循环系统动脉流出的再循环的静脉血百分比都是 100%。除非在两个平行循环之间存在一处或多处交通使循环间的血液混合，才能够建立起有效的肺循环和体循环血流，否则此类患儿不可能存活。循环间混合可以发生在心内（ASD、VSD）或心外（PDA、肺侧支血管）水平。

解剖右向左分流对于提供有效的肺血流是必要的，反之，解剖左向右分流对于提供有效的体循环血流也是必要的。有效肺血流量、有效体循环血流量和循环间混合血量总是相等的。总的体循环血流量是再循环的体静脉血流量加上有效体循环血流量的总和。同样，总的肺血流量是再循环的肺静脉血流量加上有效肺血流量的总和。由于有效血流量仅对总的血流量起一小部分作用，因此再循环血流补充了绝大部分总的肺循环和体循环血流。TGA 生理造成肺动脉血氧饱和度显著高于主动脉血氧饱和度。主动脉血氧饱和度（SaO₂）取决于再循环的体循环血流的相对容量和血氧饱和度，以及到达主动脉的有效体循环静脉血流量。

（二）手术纠治

TGA 的诊断本身就是外科手术的适应证。目前大多通过动脉调转术（Jatene ASO）纠治。室间隔完整的 TGA 患者应早期手术，因为出生后一旦 PVR 下降，则可出现左心室肌肉质量退化。合并 VSD 和严重 LVOTO 的 D-TGA 患儿不能行动脉调转术，应行 Nikaidoh 或 Rastelli 术。心房调转术（Mustard，Senning 术）目前已很少实施。进行性 PVOD 患儿（PVR > 10 Wood U）一般只能进行姑息手术。

（三）麻醉管理

循环间血流混合依赖 PDA 开放的患儿，应予静脉持续输注前列腺素 E₁ 0.01 ～ 0.05μg/（kg·min）直至 CPB 开始。出现严重低氧血症（PaO₂ < 20 ～ 25mmHg）和代谢性酸中毒（pH 值 < 7.20），则意味着循环间混合非常有限，可经导管或超声引导下行球囊房隔造口术来增加循环间血流混合及降低左房压，改善体循环缺氧。为维持心房水平血流混合，需要输注胶体或血制品进行容量替代。机械通气患者应维持较低的气道平均压，必要时可给予多巴胺等维持循环稳定。

麻醉诱导和维持，常规采用合成阿片类药物（芬太尼或舒芬太尼）为基础的麻醉，有利于血流动力学的稳定，且对循环间血流混合无不良影响。CPB 前，保持心率和前负荷，保证心排血量。避免 PVR/SVR 比值升高，肺血流减少或循环间混合不佳的患儿应通过通气管理尽量降低 PVR。SVR 降低将增加体静脉血的再循环，并降低动脉血氧饱和度。体循环心室功能不全时，可输注正性肌力药物多巴胺 5 ～ 10μg/（kg·min），严重左心室衰竭可加用肾上腺素 0.05 ～ 0.5μg/（kg·min）和米力农负荷量 50μg/kg，维持量 0.5μg/（kg·min）以利于 CPB 撤机。撤机后，心排血量更依赖于心率，故有必要放置临时起搏器。冠状动脉的机械性梗阻，如血栓形成、扭曲或外源性压迫是心肌缺血的常见原因，因此给予硝酸甘油等扩张冠脉收效甚微。保持相对较低的主动脉压和肺动脉压力可减少吻合口出血，输注血小板及冷沉淀复合物有助于术后止血。

五、动脉导管未闭

动脉导管未闭（patent ductus arteriosus，PDA）是小儿常见的先心病，发病率约占先心病的15%～21%，女性多于男性。PDA可单独发生，也可合并其他心血管畸形，甚至可作为一些紫绀型先心病的代偿机制。

（一）解剖与病理生理

动脉导管属正常的胚胎组织，源自左第六弓动脉，连接肺总动脉与降主动脉，是胎儿赖以生存的生理性血流通道。PDA是因为不能正常地从胎儿循环过渡到生后循环，此时未闭的动脉导管与正常的未闭的动脉导管相比，存在组织完整性的不足。

PDA造成主动脉和肺动脉间的左向右分流（图8-3）。这将由左心室作功来负担这一额外的容量负荷。如果动脉导管粗大，肺血流和肺动脉压力显著增加，最终导致PVOD。肺动脉压力升高，导致右心室作功增加。而回流到左心房的肺静脉血增加，则造成左心房和左心室增大。由于存在收缩期和舒张期从主动脉的连续窃血，因此PDA会影响冠状动脉血流。在新生儿和早产儿，PDA可能导致舒张期出现来自腹腔内脏的逆行血流，从而导致少尿，急性肾衰竭和坏死性小肠结肠炎。同时存在的其他心脏畸形决定经动脉导管分流的方向。例如，伴发严重主动脉缩窄或左心发育不良综合征（hypoplastic left heart syndrome，HLHS）时，分流以右向左为主。

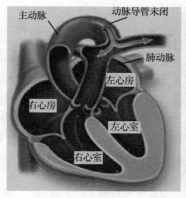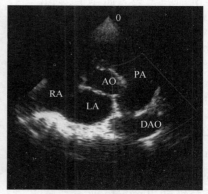

图 8-3　动脉导管未闭（主动脉血分流至肺动脉）
RA. 右心房；LA. 左心房；AO. 主动脉；PA. 肺动脉；DAO. 降主动脉

（二）手术纠治

PDA可通过药物（消炎痛）、外科手术或经导管封堵等手段关闭。通常，动脉导管的主动脉端要比肺动脉端粗，这种"漏斗"形的动脉导管便于通过介入的方法进行封堵。目前，视频辅助胸腔镜技术已逐渐成为关闭中、小PDA的标准治疗方法。

（三）麻醉管理

目标应针对肺血流的增加，即增加前负荷、增加PVR、降低SVR，维持正常的心率和心脏收缩力。为防止误扎降主动脉，多采用下肢或右上肢动脉血压监测。增加吸入氧浓度，防止左侧肺受压，通气不足所致的低氧血症。术中需要实施控制性降压，常用静脉滴注硝普钠辅以吸入麻醉，可控性较好，能有效地降低血压。尼卡地平10μg/kg静脉注射，继而以5～10μg/（kg·min）的速度静脉维持，也能有效地用于控制性降压。未闭动脉导管较粗的，麻醉后出现持续高血压可连续静脉输注尼卡地平行控制性降压，并根据监测结果调节药物剂量。

六、主动脉缩窄

主动脉缩窄（coarctation，CoA）指在动脉导管或动脉韧带邻近区域的主动脉狭窄。当主动脉横截面积缩小超过50%即可出现明显压力阶差。CoA常合并PDA、主动脉二瓣畸形、VSD、二尖瓣病变和HLHS。

（一）解剖与病理生理

根据缩窄部位，可将 CoA 分为导管前型（婴儿型）和导管后型（成人型）。导管前型缩窄常位于左锁骨下动脉远端和动脉导管近端间，可累及主动脉弓部，多为弥漫性狭窄。新生儿危重型 CoA 是一种导管旁区域内主动脉重度收缩，生后第一个月内就出现严重循环衰竭。缩窄不严重且导管关闭缓慢的患儿，可能在婴儿后期才出现呼吸急促和发育停滞。随着患儿的生长发育，CoA 造成的梗阻加重，静息时上下肢血压压差达 30～40mmHg。而侧支血管的广泛形成有可能使患儿上下肢血压无明显差异。

CoA 会引起左心室高压、肥厚及体循环高血压。血流动力学改变主要为狭窄近心端血压升高，左心室后负荷增加，出现左心室心肌肥厚劳损，导致充血性心力衰竭。缩窄远端血管血流减少，严重时可出现下半身和肾脏供血不足，下肢氧饱和度降低，导致低氧，少尿和酸中毒。

（二）手术纠治

存在药物治疗无效的症状是手术纠治 CoA 的绝对指征。那些有缩窄而无症状的患儿，在是否进行手术及手术适宜时机的选择上一直存在争议。一般认为上、下肢压差超过 20mmHg 或主动脉直径小于正常直径的 50% 即具有手术适应证。

（三）麻醉管理

新生儿危重型 CoA，术前应予前列腺素 $E_1 0.01～0.05\mu g/(kg \cdot min)$ 持续静脉输注维持动脉导管开放，正性肌力药物支持心室功能并保持适当的前负荷。当体循环灌注依赖于经 PDA 的右向左分流时，应注意维持较高的 PVR。术中需要同时监测缩窄段前、后，即上、下肢动脉血压。上肢动脉通路应选择右上肢。这是因为主动脉钳夹时钳闭近狭窄处可阻断左锁骨下动脉血流，或牺牲左锁骨下动脉来修补狭窄段，故来源于左上肢的动脉压并不可靠。由于 SVR 增加可使循环恶化，应尽量避免使用氯胺酮。虽然，截瘫（继发于脊髓缺血）发生率很低，却是 CoA 纠治术后最严重的并发症。术中体温过高、主动脉钳闭时间过长、脑脊液（cerebral spinal fluid, CSF）压力升高、

主动脉压力过低及降主动脉侧支发育差等都可使发生截瘫的风险增加。因此，应尽可能减少主动脉钳闭时间（最好小于 20min），降低体温（34℃），保持近端较高的血压，防止远端平均动脉压过低（＞40mmHg），以及避免酸中毒可达到保护脊髓的目的。新生儿和婴儿主动脉钳夹导致的近端主动脉压升高一般可被耐受，不需要积极的抗高血压治疗，以便促进下半身灌注。年长儿及青少年可考虑使用 β 受体阻滞药及血管扩张药将上肢血压控制在术前水平或稍高。至少保持一侧颈动脉开放以保证脑灌注，脑氧监测有助于判断脑血流情况。术后可能出现的矛盾性高血压或将持续一段时间，早期即可应用艾司洛尔或依那普利。

七、完全性肺静脉异位连接

完全性肺静脉异位连接（total anomalous pulmonary venous connection，TAPVC）是指所有 4 支肺静脉异位连接到右心房或体静脉的一个分支，导致氧合血回流入右心房，是最重要的肺静脉畸形，发病率约占先心病的 1%～5%。TAPVC 可以是孤立性病变，也可以是内脏异位综合征的组成部分。

（一）解剖与病理生理

根据肺静脉回流入体循环的部位不同通常分为 4 型：①心上型（占 40%～45%），即肺静脉异位连接到心上静脉系统；②心内型（占 20%～30%），肺静脉在心内水平连接到右心房或冠状窦；③心下型（占 10%～30%），与腹腔静脉连接，最常见为门静脉和门静脉分支；④混合型（占 5%～10%），同时具有两种以上的肺静脉异位连接。垂直静脉行走路线越长，受压狭窄引起的肺静脉梗阻的可能性就越大。因此，心下型是最常发生肺静脉梗阻的病理类型。

由于所有氧合的肺静脉血回流入右心房导致左向右分流，右心房内完全混合的体静脉血和肺静脉血必须通过 ASD 才能进入左心房，心房间交通是生存的必要条件，因此影响患儿血流动力学的因素包括肺静脉回流是否存在梗阻及心房水平分流量的大小。由于左心房回心血量较少，TAPVC 患儿左心房容量小，左心室相对发育不

良。梗阻型 TAPVC，肺循环静脉端压力升高造成肺水肿，肺血管阻力升高。出生后早期即出现的肺动脉和右心室压力接近或超过体循环压力而导致大量右向左分流，肺血流减少，迅速导致进行性低氧血症。此类患儿心排血量严重受限，体循环心排血量更多地依赖于右心室提供的经动脉导管的右向左分流。梗阻可发生在异常肺静脉通路的任何部位，最常见于心下型 TAPVC。非梗阻型 TAPVC 以左向右分流伴肺血流量增加为特征，早期即可出现肺动脉高压。

（二）手术纠治

TAPVC 手术时机和方法因解剖类型不同而大相径庭。轻症类型，畸形解剖结构简单，手术风险较小，可择期手术，操作技术也较简单。然而，当肺静脉发生严重梗阻，TAPVC 则会成为少数几种真正需要急诊手术的先心病之一。目前，对梗阻型 TAPVC 患儿还会先采用 ECMO 治疗，而非急诊手术。即便是非梗阻型 TAPVC，由于发绀和长期容量过负荷导致心、肺等脏器功能受损，因此也应在婴儿期及早手术纠治。

（三）麻醉管理

梗阻型 TAPVC 多伴有肺动脉和右心室压力升高。梗阻严重的患儿出生后就可出现严重低氧血症（$PaO_2 < 20mmHg$）、体循环灌注不良、进行性代谢性酸中毒和终末器官（肝肾）功能障碍的迹象。对于 TAPVC 的新生儿，急诊手术解除梗阻依然是目前最为有效的治疗手段，一般入室前就需要气管插管、机械通气支持和正性肌力药物维持。麻醉处理中应注意保持心率、心肌收缩力和前负荷稳定以维持心排血量。心排血量减少会使体静脉血氧饱和度降低。一般认为，应适当控制吸入氧浓度以限制肺血流增加，而避免纯氧过度通气。由于过度通气、NO 和其他吸入性肺血管扩张剂只会加重肺水肿，因此绝对禁忌。大剂量阿片类药物麻醉可以有效抑制与手术刺激相关的肺血管阻力升高，避免 PVR/SVR 比值升高。肺血流增加而 PVR/SVR 比值降低必须增加心排血量来维持体循环血流量。肺血流增加和右心室容量超负荷需通过调控通气来升高 PVR，降低肺血流，降低右心室容量负荷。因存在轻度左心发育不良，

适当加快心率可能有利于保持足够的心排血量。积极治疗代谢性酸中毒，必要时给予正性肌力药物维持并补充大剂量钙剂。控制入液量，维持较高的血红蛋白水平。CPB 撤机后，通气管理至关重要。保持纯氧过度通气以降低肺循环阻力，控制 $PaCO_2 25 \sim 30mmHg$。为保证脑灌注，$PaCO_2$ 不应低于 25mmHg。保持窦性心率，CPB 后心排血量更多依赖于心率。使用正性肌力药支持右心功能，以及肺血管扩张剂，希望将肺动脉压力降至主动脉压力的 1/2 以下。应用选择性肺血管扩张药物，包括吸入一氧化氮和（或）伊洛前列素 $30ng/(kg \cdot min)$，还可静脉持续输注曲前列尼尔，同时注意保持一定的麻醉深度降低肺血管反应性。

非梗阻型 TAPVC 围术期麻醉管理要点与梗阻型 TAPVC 大体相似。但这类患儿出生后，随着 PVR 下降，右心容量负荷增加，术前通常需要给予抗充血性心力衰竭治疗。

八、单心室生理

单心室（single ventricular，SV）生理指肺静脉和体静脉血在心房或心室水平完全混合，并且由单一心室将血液泵入体循环和肺循环的一种状态。单心室生理是一个术语，把适宜双心室修补的畸形与那些需要通过单心室途径治疗的畸形区予以分开。主要的单心室畸形包括三尖瓣闭锁、肺动脉闭锁和左心发育不良综合征等。

（一）解剖与病理生理

解剖单心室常有肺循环或体循环血流梗阻，要保证患儿出生后存活就必须有来自体循环或肺循环的血流。某些先心病中，PDA 是体循环血流（左心发育不良综合征）或肺循环血流（肺动脉闭锁伴室间隔完整）的唯一来源，此即动脉导管依赖循环。三尖瓣闭锁伴大血管连接正常时，心内途径（未闭的卵圆孔和非限制性室间隔缺损）可提供体循环和肺循环血流而不必一定存在 PDA。

单心室生理患儿可以有一个发育完全和一个发育不全的心室，也可以有两个发育完全的解剖心室，例如，法洛四联症伴肺动脉瓣闭锁时，肺血流由 PDA 或主-肺动脉侧支供应；新生儿重度主动脉瓣狭窄和主动脉弓中断时，体循环血流绝

大部分由 PDA 供应；此外还有永存动脉干和内脏异位综合征等。

单心室混合了体循环和肺循环血，其心排血量是体、肺循环血流量的总和，主、肺动脉内的血氧饱和度也相同。体、肺循环的血流量取决于血流（包括心内和心外）进入两个并行循环的相对阻力。若体、肺循环流出道都不存在梗阻，也不存在肺血管病变，肺循环血流量远大于体循环血流量。患儿出生后，随着肺循环阻力下降，肺血逐渐增加导致充血性心力衰竭。肺血流梗阻时，出生后随着 PDA 的关闭将出现发绀，并逐步进展为红细胞增多，卒中，脑脓肿和咯血等。体循环血流梗阻进行性加重导致肺血流增加，单心室容量负荷逐渐加重，最终发生充血性心力衰竭。SaO_2 75%～85% 意味着体肺循环平衡，$Qp：Qs$ 接近 1：1（假定肺静脉氧饱和度为 95%～100%，而 SvO_2 为 50%～55%）。当 $Qp：Qs$ 为 1：1 时，单心室的心排血量为正常时的两倍。

（二）手术目的

单心室患者接受一系列外科手术的最终目标是为了通过优化心室顺应性，排除流出道梗阻，尽可能降低体静脉与心室间的阻力，达到在体静脉压力尽可能低的前提下，获得最佳体循环氧供。

（三）I 期姑息手术

1. 新生儿期姑息手术　新生儿初期手术因解剖而异。肺血流动脉导管依赖型的患儿大多数情况行改良 B-T 分流和 PDA 结扎术以建立主 - 肺动脉分流，HLHS 多选用右心室 - 肺动脉管道代替改良 B-T 分流。由于新生儿期患儿肺血管阻力高，血流进入肺部需要一定的压力驱动，故不宜施行上腔静脉 - 肺动脉分流术。

非限制性肺血流会减少体循环灌注，并最终导致肺动脉高压及 PVOD 的发生。这种情况下可在非体外循环下行肺动脉环缩术限制肺血流。

肺静脉血必须通过房间隔到达体循环心室时，可经导管球囊房间隔造口或在体外循环下行房间隔造口作为初期姑息手术建立非限制性房间隔缺损。

2. 麻醉管理　动脉导管依赖型患儿术前应

持续输注前列腺素 E_1 以维持 PDA 开放。非限制性肺血流的患儿应通过通气干预限制肺血流，调控肺血管阻力以期获得理想的 $Qp：Qs$。有必要使用正性肌力药物（如多巴胺）增加心排血量，保证体循环氧供及冠状动脉灌注。维持 PaO_2 40～45mmHg，SaO_2 70%～81% 是较为适宜的状态，并能提供足够的体循环灌注。

麻醉诱导一般采用大剂量阿片类药物复合肌松药静脉注射。气管插管前，仍建议给予纯氧去氮以防止诱导期低氧血症，一旦控制气道后即降低吸入氧浓度。由于患儿心功能储备有限，麻醉过浅或手术刺激都可能引起心室颤动。当主动脉舒张压低至 20～30mmHg 时，心率快至 140～150 次 / 分有心肌缺血的潜在危险。因此，主动脉舒张压低而基础心率快的患儿应给予维库溴铵或顺阿曲库等不引起心率增快的肌松药，以避免医源性心肌缺血。

开胸后，若外科医师采用血管束带机械性地限制肺血流，则随着体循环灌注增加可出现呼气末二氧化碳分压降低和血氧饱和度下降，故此时有必要升高吸入氧浓度。

CPB 停机后，由于肺血管阻力升高引起的肺血流减少及低氧血症并不少见。改良 B-T 分流术或右心室 - 肺动脉管道过粗或过细可导致相应的充血性心力衰竭或严重低氧血症。复杂纠治手术中常见的 CPB 时间长，深低温停循环或长时间局部低流量脑灌注（regional low-flow perfusion，RLFP）都可引起心功能障碍。

（四）II 期姑息手术

1. 上腔静脉肺动脉连接术　单心室生理的治疗通常需要一系列手术，目标在于维持最佳体循环氧供及灌注压。进一步治疗着重于减少心室的容量负荷（上腔静脉 - 肺动脉分流）并最终建立体动脉血氧合完全的循环（Fontan 术）。上腔静脉 - 肺动脉吻合术（Bi-directional Glenn，BDG，双向 Glenn 分流术）将上腔静脉（superior vena cava，SVC）直接连接到右肺动脉，左右肺动脉的连续性使得来自 SVC 的静脉血双向流入左右肺动脉。目的是降低体循环心室容量负荷，提供有效的肺血流。II 期姑息手术也可看作一种筛选机制，如果患儿在双向 Glenn 分流术后，SaO_2 在 75%～80%

的情况下也能茁壮成长,那么几乎可以肯定他们也能很好地耐受 Fontan 循环。

2. 麻醉管理 患儿术前 SaO_2 低,有必要给予过度通气和提高吸入氧浓度以增加肺血流,以及补液保持血压稳定。由于通气障碍和低血压可以引起严重缺氧,甚至心搏骤停,故麻醉诱导多采用静脉诱导的方法。双向 Glenn 术后 SaO_2 介于 80% ~ 85%,这是由于下腔静脉血不经过肺而在共同心房与肺静脉血混合,所以 $Qp:Qs$ 为 (0.5 ~ 0.7) : 1。增加心肌收缩力,降低后负荷及保持正常心脏节律和血细胞比容有利于改善持续低氧血症。麻醉状态下,吸入高浓度的氧将使 SaO_2 大于 90%。然而,鉴于 $PaCO_2$ 对脑血管阻力和肺血管阻力的影响不同,过度通气的结果可能事与愿违,因为 $PaCO_2$ 过低将减少脑血流,进而减少肺血流。

(五) Ⅲ期姑息手术

1. 全腔肺连接术 (Fontan 术) Glenn 术后初期,患儿 SaO_2 可维持在 85% 左右,但数月后,可能逐渐下降,这是由于:①生长发育使患儿头部和躯干的相对比例发生变化,上半身静脉回流血量所占的比重下降;②上、下半身之间静脉压力差使静脉侧支开放,造成肺血流减少;③肺小动、静脉瘘形成造成肺内分流。SaO_2 持续低于 75% 左右的患儿首选进一步实施 Fontan 术。

Fontan 术的原则是将体循环静脉血直接引入肺动脉而无须经过单心室,从而将混合的体、肺静脉血分隔开来,消除发绀并减少单心室的容量负荷。目前流行的心内/外管道 Fontan 术是第Ⅳ代术式,一般在患儿 1 ~ 2 岁施行。板障开窗 (fenestrated Fontan) 允许血液右向左分流,虽然牺牲了 SaO_2,但对于术后 PVR 升高或心功能不全时,维持心室充盈十分重要。Fontan 术后 1 ~ 2 年,30% ~ 40% 患儿的开窗孔可自行闭合,也可经心导管球囊封堵。然而,关于是否应该在 Fontan 术后关闭开窗孔却存在争议。

2. 麻醉管理 术前常规补液扩容以保证适当的前负荷。心功能不佳者首选依托咪酯或氯胺酮以提供稳定的血流动力学。能耐受吸入性麻醉药的患儿,应根据其循环反应调整吸入浓度。可使用正性肌力药物(通常为多巴胺)维持心室功能。

CPB 后,SaO_2 通常维持在 80% ~ 85%。CPB 撤机早期,由于受患儿体格大小、心排血量和肺阻力等影响,SaO_2 可能存在很大变化。Fontan 术后,由于缺少肺循环心室的心泵作用,因此关键需要维持一定的右心房与左心房间的压力梯度。一般情况下,开窗孔的作用是避免板障内压力和左心房压力之间的压力阶差过大,板障内压力通常不超过 12 ~ 15mmHg,左房压一般在 6 ~ 8mmHg,即跨肺压为 6 ~ 8mmHg。本院对 142 例紫绀型先心病施行改良 Fontan 术的患儿进行回顾,结果显示,术后早期死亡原因为多脏器功能衰竭、低心排血量综合征、心力衰竭及脑血管意外等。因此,保持窦性心律,适当增加前负荷,治疗低血容量。降低肺血管阻力、增加心肌收缩力,避免增加后负荷以维持心排血量和循环功能,是小儿改良 Fontan 术麻醉尤其是体外循环后麻醉管理的关键。酸中毒、低体温、肺不张、通气不足及应激反应都可引起 PVR 升高。但过度通气和(或)代谢性碱中毒也无益于患儿,应保持正常 pH 值和 $PaCO_2$ 40mmHg 左右。机械通气时的平均气道压应尽可能低,设定相对较高的潮气量(10 ~ 12mmHg),较慢的呼吸频率(10 ~ 15 次/分)及较短的吸气时间(I:E 为 1:3 或 1:4),慎用呼气末正压。尽早拔管,恢复自主呼吸有利于静脉回流,但伴发的肺不张、低氧性肺血管收缩及高碳酸血症也将增加肺血管阻力。

九、心脏移植

原发性心肌病(cardiomyopathy,CM)和复杂性先心病是儿科患者原位心脏移植(orthotopic heart transplantation,OHT)的两大主要适应证。CM 又分为扩张型心肌病(dilated cardiomyopathy,DCM)、限制型心肌病(restrictive cardiomyopathy,RCM)和肥厚型心肌病(hypertrophic cardiomyopathy,HCM)。接受移植手术的患儿中,1 岁以内大部分为 CHD(占 53%);1 岁以上则多为 CM;青少年 OHT 的主要适应证是 CM(占 66%)。

供体为已经被诊断为不可逆脑死亡的患者。年长儿,一般选择供体体重应为受体的 60% ~ 150%,婴幼儿供体体重则为受体的

80%～160%。合并肺动脉高压的受体，临床更倾向于选择体重达上限的供体。

（一）手术纠治

OHT有三种外科技术：双心房技术、双腔静脉技术和整体移植技。先心病患儿需要广泛重建可能存在梗阻的主动脉、肺动脉和腔静脉后再与供心连接，因此OHT外科操作技术更具挑战性。双腔静脉技术改善心房功能、降低早期和远期房性心律失常的发生率、减少三尖瓣反流，故也是目前儿科OHT最常用的技术。

（二）麻醉管理

心脏移植患儿通常已经过广泛的医学评估。姑息性分流术后、历经多次手术或心导管术的患儿对动、静脉穿刺置管，无创血压和血氧饱和度监测，以及麻醉诱导都可能造成明显影响。所有患儿应开放粗大外周静脉通路，放置大口径中心静脉导管作为快速输液的可靠途径。无菌至关重要，因为患者将来要接受免疫抑制治疗。麻醉诱导和维持必须保持血流动力学稳定，采用依托咪酯、芬太尼和肌松剂缓慢滴定对心率、心肌收缩力、外周血管阻力或静脉容量的直接影响小。婴幼儿需要诱导后进行动脉穿刺置管，体格过小或复杂心内解剖结构使得肺动脉导管（pulmonary artery catheter，PAC）的放置不太可行。

CPB后麻醉管理的目标包括维持窦性心律（年长儿100～120次/分；新生儿和婴儿130～150次/分），必要时给予房室顺序起搏；积极预防和治疗肺动脉高压，避免右心衰竭；维持左、右房压，优化前负荷，增加每搏量；予肾上腺素0.05～0.3μg/（kg·min）或多巴胺5～10μg/（kg·min）等正性肌力药支持心功能。Fontan循环患者OHT术后容易发生右心室后负荷不匹配，这是由于肺血管床长期缺乏搏动血流导致内皮功能和内源性NO释放受损、血管再生减少、肺发育受限等使PVR升高，除了通气干预，还可考虑吸入外源性NO或伊洛前列素，静脉持续输注曲前列尼尔。严重心力衰竭且正性肌力药和扩血管药难以纠正者则需要应用心室辅助或循环辅助装置支持循环，直至心功能恢复。

约40%的儿童在OHT后3～5年死亡。目前，

累及整个冠状动脉系统的同种异体心脏移植后血管病变（cardiac allograft vasculopathy，CAV），是术后死亡的主要原因。其发病机制至今未明，可能与免疫抑制与非免疫学危险因素共同作用所致的心肌内膜细胞过度增生有关。血管内超声心动图（intravascular ultrasound，IVUS）是诊断移植后血管病变的金标准，但技术要求高且费用昂贵。冠状血管造影可作移植后血管病变的筛选。

十、结　语

随着先心病复杂程度日益增加，麻醉相关的风险也随之升高。因此，在整个先心病管理团队中，需要有精通先心病相关知识、熟练掌握各种专业技能的专职儿科心脏麻醉医师。不仅如此，外科和体外循环技术，以及监护治疗水平的提高也迫切要求儿科心脏麻醉医师不断地更新知识和理念，并通过临床或基础科学研究进一步优化麻醉策略，以达到精准卓越的管理目标。

（黄　悦　张马忠　连庆泉）

参 考 文 献

杭燕南，王祥瑞，薛张纲，等，2013. 当代麻醉学. 2版. 上海：科学技术出版社

Aiyagari R, Gelehrter S, Bove EL, et al, 2010. Effects of N-acetylcysteine on renal dysfunction in neonates undergoing the arterial switch operation. J Thorac Cardiovasc Surg, 139：956

Andropoulos DB, Stayer SA, Diaz LK, et al, 2004. Neurological monitoring for congenital heart surgery. Anesth Analg, 99：1365-1375

Barron DJ, Kilby MD, Davies B, et al, 2004. Hypoplastic left heart syndrome. Lancet, 374：551

Booth EA, Dukatz C, Ausman J, et al, 2010. Cerebral and somatic venous oximetry in adults and infants. Surg Neurol Int, 1：75

Hammer GB, Ngo K, Macario A, 2000. A retrospective examination of regional plus general anesthesia in children undergoing open heart surgery. Anesth Analg, 90：1020

Horkay F, Martin P, Rajah SM, et al, 1992. Response to heparinization in adults and children undergoing cardiac operations. Ann Thorac Surg, 53：822.

Hoskote A, Carter C, Rees P, et al, 2010. Acute right ventricular failure after pediatric cardiac transplant：predictors and long-term outcome in current era of transplantation medicine. J Thorac Cardiovasc Surg, 139：146

Huang J, Trinkaus K, Huddleston CB, et al, 2004. Risk factors for primary graft failure after pediatric cardiac transplantation：Importance of recipient and donor characteristics. J Heart Lung Transplant, 23：716

International Society for Heart and Lung Transplantation Registry online slides, 2014. Available at: http://www.ishlt.org/registries/

Mahle WT, Wernovsky G, 2004. Neurodevelopmental outcomes in hypoplastic left heart syndrome. Semin Thorac Cardiovasc Surg Pediatr Card Surg Annu, 7: 39-47

Manno CS, Hedberg KW, Kim HC, et al, 1991. Comparison of the hemostatic effects of fresh whole blood, stored whole blood, and components after open heart surgery in children. Blood, 77: 930-936

Morales DL, Carberry KE, Heinle JS, et al, 2008. Extubation in the operating room after Fontan's procedure: Effect on practice and outcomes. Ann Thorac Surg, 86 (2): 576-582

Odegard KC, McGowan FX Jr, DiNardo JA, et al, 2002a. Coagulation abnormalities in patients with single-ventricle physiology precede the Fontan procedure. J Thorac Cardiovasc Surg, 123: 459

Odegard KC, McGowan FX Jr, Zurakowski D, et al, 2002b. Coagulation factor abnormalities in patients with single-ventricle physiology immediately prior to the Fontan procedure. Ann Thorac Surg, 73: 1770

Ohye RG, Goldberg CS, Donohue J, et al, 2009. The quest to optimize neurodevelopmental outcomes in neonatal arch reconstruction: the perfusion techniques we use and why we believe in them. J Thorac Cardiovasc Surg, 137: 803

Stevenson JG, 2003. Utilization of intraoperative transesophageal echocardiography during repair of congenital cardiac defects: a survey of North American centers. Clin Cardiol, 26: 132-134

Wernovsky G, Stiles KM, Gauvreau K, et al, 2000. Cognitive development after the Fontan operation. Circulation, 102: 883

第九章

心脏瓣膜手术的麻醉

心脏瓣膜手术始于 20 世纪 60 年代。1961 年 Star 和 Edwards 首先报道二尖瓣瓣膜置换术（MVR）。1965 年国内蔡用之等报道应用国产笼罩型球瓣膜进行二尖瓣瓣膜置换术。随着冠状动脉旁路移植术的增多，心脏瓣膜手术在心脏手术中的比例下降，但总量仍在增长中，主要是老年性心脏瓣膜疾病增多。心脏瓣膜手术的麻醉发展经历了几个阶段，开始以吸入麻醉为主，而后采用吗啡静脉复合全身麻醉（全麻），继之以芬太尼等阿片类药物为主的静吸复合全麻。近年，由于提出了快通道概念，麻醉药物配伍的不断优化，减少芬太尼的用量而增加吸入麻醉药或短效的瑞芬太尼的应用。在美国每年行瓣膜置换术约 71 000 余例，其中以老年人主动脉瓣钙化狭窄为主。以往瓣膜置换手术死亡率高达 3%～10%。近年下降至 2%～5%。国内瓣膜疾病种类过去绝大多数为风湿性心脏瓣膜病，近年则是老年性瓣膜病如主动脉瓣钙化和（或）狭窄、二尖瓣脱垂等行瓣膜手术患者增多。

由于心脏瓣膜病变术前病程长，心功能差，加之患者的受损瓣膜类别、性质及严重程度可有显著不同，故对血流动力学的影响也不一致。因此，实施心脏瓣膜置换术麻醉理应了解每个瓣膜病变如狭窄、关闭不全或两者共存所造成血流动力学改变的性质与程度，从而指导选用麻醉药、辅助药、血管活性药，以及术中、术后管理，才能维持血流动力学的相对稳定，促进患者康复。

第一节 心脏瓣膜疾病的病理生理特征

心脏瓣膜疾病直接影响心脏射血功能，在疾病不同阶段及累及的瓣膜种类、数量、程度等对心功能影响有巨大差别，正确理解不同瓣膜疾病的病理生理改变对围术期处理至关重要。理解病理生理变化的基础是对心脏泵血过程及影响因素的正确认识。瓣膜疾病对心功能的影响可从心脏的心室、心房的前负荷、后负荷、心室顺应性、心肌收缩力、射血分数等方面考虑，通常以压力-容量环用作分析左心室功能。图 9-1 为正常左心室压力与容量之间的瞬时关系。依据单次心动周期，压力-容量环可分成 4 个不同时相。①舒张期充盈：起始二尖瓣开放，左心室快速充盈，然后缓慢充盈，最后心房收缩。因此，1→2 为心室充盈时的压力和容量相关曲线，此期常以舒张期末压力-容量之间的关系为代表（EDPVR）。②等容收缩：起自二尖瓣关闭略前，终于主动脉瓣开放（2→3），心室内压力迅速升高，至主动脉舒张压水平。此期心室内容积不变，称为等容收缩或等长收缩。③左心室射血期：左心室射血，左心室收缩压超过主动脉内压，左心室射血过程中压力逐渐下降，直至低于主动脉内压，主动脉瓣关闭（3→4）。心脏射出的每搏容量相当于舒张期末容积减收缩末期容积，即 SV=EDV-ESV。④等容舒张期：是心动周期的最后阶段，为主动脉瓣关闭至二尖瓣开放（4→1），再次心动周期开始。

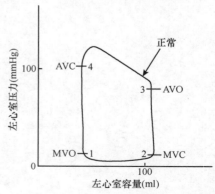

图 9-1 心动周期左心室压力-容量变化关系

MVO. 二尖瓣开放；MVC. 二尖瓣关闭；AVO. 主动脉瓣开放；AVC. 主动脉瓣关闭

射血分数（EF）为射血量占心室舒张末期容积的百分比。临床上目前可用超声心动图直接测定计算。射血分数在瓣膜疾病中判断心功能意义独特，并非高则正常或良好，低则不佳。心脏射血分数与心肌收缩性（contractility）既相关又代表不同含义。射血分数不仅取决于心肌收缩，且受心脏前后负荷的影响；而心肌收缩性是不受心脏前、后负荷变化影响的心肌收缩固有效能。

当心室后负荷和收缩性不变的情况下，在一定限度内，心室每搏量与心室舒张期末容积（前负荷）呈正相关，即依 Frank-Starling 定律。心室舒张期末容积增加，心排血量随之增加，在压力 - 容量环上表现为舒张充盈期曲线向右移，而心室舒张期末容积减少，心排血量也随之下降，舒张期充盈曲线向左移。一旦心室顺应性发生改变，则将引起整个舒张充盈期压力 - 容量曲线移位。如主动脉瓣狭窄和高血压左心室肥厚顺应性降低时，舒张期末压力 - 容量关系（EDPVR）变得陡峭，向上向左移位，容量稍改变就会引起显著的充盈压升高；反之，在主动脉瓣或二尖瓣关闭不全的患者，心室容量扩大顺应性增加，EDPVR 移向下、向右，即使心室内容量改变颇大，由此引起得舒张期压力变化也可很小。收缩期末压力 - 容量关系（ESPVR）的压力 - 容量环见图 9-2。

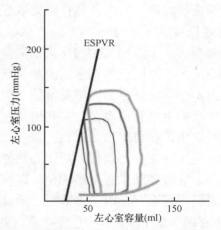

图 9-2　收缩期末压力 - 容量关系的压力 - 容量环

若心室前负荷和心肌收缩性保持不变，则每搏量与心室后负荷呈反比关系。即后负荷增加会引起每搏量降低，在心肌收缩性已经受损害的心脏尤甚。因此在衰竭的心脏采用降低后负荷而使心排血量增加的效应远较正常心脏明显。

一、二尖瓣狭窄

多数为风湿性心脏病引起，少数为先天性二尖瓣狭窄。二尖瓣是风湿病最常累及（98%）的瓣膜。正常人二尖瓣口面积为 $4 \sim 6cm^2$，瓣膜面积下降到 $2.5cm^2$ 时，在运动、妊娠、感染等引起心率增快时出现症状。中等度二尖瓣狭窄瓣口面积为 $1.0 \sim 1.5cm^2$，严重狭窄时瓣口面积 $< 1.0cm^2$。

二尖瓣狭窄因有效瓣口面积减少，限制了舒张期血液进入左心室，导致左心房压上升。升高的左心房压影响肺静脉回流，从而引起肺动脉压的增加，并逐渐演变为肺动脉高压。肺动脉高压则导致右心室舒张末期容积和压力的增加，部分患者出现腹水和外周水肿等右心衰竭的体征。左心房增大，常出现心房颤动。二尖瓣狭窄常伴有充血性心力衰竭症状，左房压慢性增高而出现肺充血与肺高压症状和体征。超声心动图常可检测二尖瓣狭窄的严重程度（图 9-3），因此是有用的诊断工具。

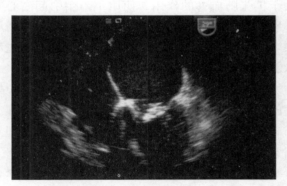

图 9-3　经食管超声诊断二尖瓣狭窄：二尖瓣瓣环及瓣叶严重钙化，二尖瓣重度狭窄，左心房扩张

二尖瓣狭窄的主要病理生理和临床表现如下所述。

（1）左心房向左心室排血受阻造成左心室慢性容量负荷不足，左心室相对变小，左心房则容量和压力过度负荷。早期狭窄而无其他瓣膜病变时，左心室功能可正常，但在中后期由于长期慢性心室负荷不足及风湿性心肌炎反复发作等因素引起射血分数降低。

（2）二尖瓣狭窄舒张期跨二尖瓣压差与瓣口面积和经二尖瓣血液流速有关。二尖瓣狭窄的患者由于瓣膜狭窄，瓣口面积固定，当心动过速时，舒张期充盈时间缩短较收缩期时间缩短更明显。

当心率从 60 次 / 分增至 120 次 / 分时，心室舒张时间不足原来的 1/3，因此瓣膜压差（左房压）必须提高 3 倍才能保持同样的二尖瓣血流。由于压差与流量的平方成正比，由此不难解释为何二尖瓣狭窄患者出现快速心房颤动时容易发生肺水肿。

（3）长时间二尖瓣狭窄，左房压和肺静脉压升高，肺水渗漏增加，早期可由淋巴回流增加而代偿，后期在两肺基底部组织间肺水增加，肺顺应性降低，增加呼吸作功出现呼吸困难。

（4）早期左房压中度升高，心排血量稍降低，一般病情可保持稳定。若病情进展，发生肺动脉高压，肺血管阻力增加使右心室后负荷增加而引起右心室功能不全和出现功能性三尖瓣反流。

（5）二尖瓣狭窄患者由于左心房显著扩张，常伴有慢性心房颤动而服用洋地黄控制心室率。心脏电复律常不能恢复窦性节律，且有可能造成左心房内血栓脱落而发生致命的栓塞。

（6）血管扩张剂降低外周血管阻力的作用常大于扩张肺血管的作用，使用不当会引起右心室心肌缺血。因此在严重二尖瓣狭窄、肺动脉高压患者，一般主张维持较高的外周血管阻力和主动脉舒张压，维持冠状动脉有适当的灌注。

（7）二尖瓣狭窄的患者常可较好地耐受中等度的心肌收缩力抑制。但若同时存在低氧血症、高碳酸血症、酸中毒或其他不恰当的麻醉处理等因素时，可以诱发右心衰竭。

（8）二尖瓣狭窄典型的压力 - 容量环（图 9-4）与正常相近，主要由于左心室功能基本正常。通常舒张末压降低，左心室前负荷和每搏心排血量降低，收缩压峰值较正常为低。

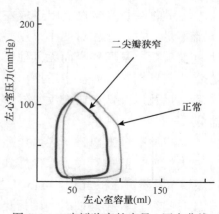

图 9-4　二尖瓣狭窄的容量 - 压力曲线

二、二尖瓣关闭不全

风湿性二尖瓣关闭不全最常见，此外可由于细菌性心内膜炎、乳头肌梗死及二尖瓣脱垂引起。二尖瓣关闭不全根据 Carpentier 分类法分为 3 型（图 9-5），Ⅰ 型瓣膜正常，关闭不全可能是由继发性的瓣环扩张、瓣叶裂或穿孔引起（图 9-5A）；Ⅱ 型瓣膜过度活动或脱垂，通常是由于腱索断裂引起（图 9-5B）；Ⅲ 型分为两种：Ⅲa 型收缩期及舒张期瓣膜活动均受限（图 9-5C），通常是由于二尖瓣本身病变导致的，如风湿性心脏病，Ⅲb 型瓣膜活动只在收缩期受限（图 9-5D），此型二尖瓣解剖结构通常正常，过度牵引干扰了其在舒张期的完全闭合，左心室扩大时通常出现此类型的关闭不全，通常导致 P2 和 P3 受限。

二尖瓣关闭不全可导致：①左心室慢性容量负荷过多，等容收缩期室壁张力实际降低，由于左心室收缩早期排血入低负荷的左心房，然后才排入主动脉，虽然心肌作功增加，但心肌氧耗增加有限。②反流容量取决于心室与心房之间的压差及二尖瓣反流孔的大小。③慢性二尖瓣关闭不全患者一旦出现症状，提示心肌收缩性已有一定损害，由于反流进入低压左心房，左心室肌收缩以缩短为主，排血负荷不大。由于扩大的左心房有很大顺应性缓冲，当患者存在肺充血症状常反映反流容量极大（大于 60%），心肌收缩性已受到显著损害。④急性二尖瓣反流则完全不同，由于左心房大小及顺应性正常，因此一旦发生二尖瓣关闭不全形成反流，即使反流量不大也将引起左心房及肺毛细管压骤升，主要由于左心房无足够时间发生扩张与增加顺应性，以及二尖瓣急性反流多发生在急性心肌梗死后，心功能不全、充血性心力衰竭和肺水肿常难幸免，即使做紧急二尖瓣置换术而幸存，由于基本冠状动脉病变使 5 年的生存率不足 30%。⑤中度至严重二尖瓣反流患者通常不能耐受外周血管阻力显著增加，由此，此种改变会显著增加反流分数。对此类患者处理的主要环节是降低外周血管阻力。此外，若不并存冠脉缺血，心率增快似乎会有所益，因为可降低左心室充盈和二尖瓣环口扩张。

慢性二尖瓣关闭不全压力 - 容量环显示左心室舒张期末压仅在左心室舒张期末容积显著增加时

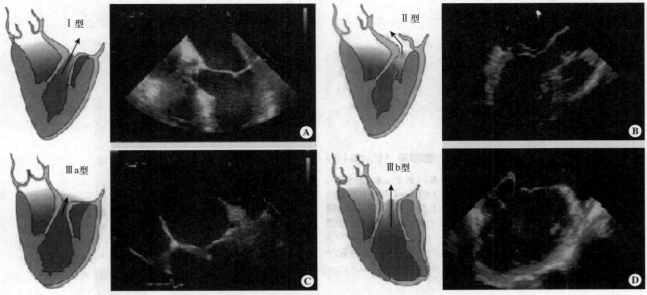

图 9-5　二尖瓣关闭不全的 Carpentier 分型及超声诊断

才升高，表示左心室顺应性显著增加，左心室等容收缩期几乎完全消失，因为左心室开始收缩，早期主动脉瓣尚未开放就立即射血（反流）入左心房。急、慢性二尖瓣关闭不全压力 - 容量环见图 9-6。

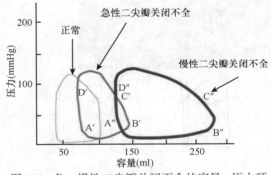

图 9-6　急、慢性二尖瓣关闭不全的容量 - 压力环

三、主动脉瓣狭窄

主动脉瓣狭窄常是风湿性瓣膜病变的一部分，单纯主动脉瓣狭窄多为先天性两叶瓣畸形（图 9-7A）或老年钙化性主动脉瓣狭窄（图 9-7B）。

超声心动图正常主动脉瓣口面积超过 2.6 ～ 3.5cm²，当瓣口面积小于 1.0cm² 时才会出现临床症状和体征，从而引起下述情况发生。

（1）左心室排血明显受阻，导致左心室慢性压力过度负荷，收缩时左心室壁张力增加，左心室壁呈向心性肥厚，每搏量受限，当心动过缓时心排血量将减少。

（2）肥厚的左心室壁顺应性降低，术中尽管左心室舒张期末压尚在"正常"范围，实际上反映循环容量已绝对不足。正常时心房收缩约提供 20% 的心室充盈量，而在主动脉瓣狭窄患者则高达 40%，为此保持窦性心律颇为重要。

（3）左心室舒张期末压升高常引起肺充血，但应指出若心房收缩功能保持良好，可适当增加左心室舒张期末压而不显著地增加左心房均压，因此肺动脉楔压常较左心室舒张期末压低。

（4）病变早期心肌收缩性、心排血量和射血分数均保持良好，后期则受损抑制，常见心内膜下心肌缺血引起心功能不全。

（5）主动脉瓣狭窄心肌容易发生缺血危险，心室壁肥厚不仅氧耗量增加，而且心室收缩排血时心室壁张力增加，心肌氧耗显著增多。再则由于心室收缩射血时间延长从而降低舒张期冠状动脉灌流时间；加之，心室顺应性降低，舒张期末压增高引起有效冠状动脉灌注压降低，以及部分患者尤其是老年患者可伴有冠状动脉病变而出现心绞痛。因此，术前应考虑做冠状动脉造影。心动过速会促使心肌氧供 / 氧需失衡，应极力预防和处理。

（6）由于肥厚僵硬的左心室无法代偿性地增加每搏量，因此患者对心动过缓的耐受性也差。

（7）外周阻力的大小与左心室作功常不一致。

由于固定的排血阻力发生在主动脉瓣，因此在严重主动脉瓣狭窄时，外周血管扩张，阻力降低并不能减少心脏作功。相反，由于外周血管扩张，使冠状动脉灌注压降低而引起心肌缺血。

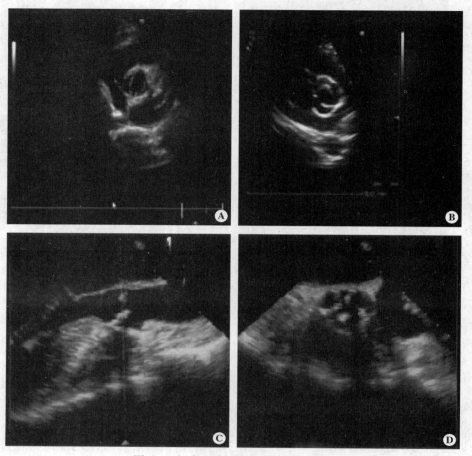

图 9-7　超声心动图诊断主动脉瓣钙化

A、B. 先天性二叶式主动脉瓣畸形：舒张期显示一条或稍分离的两条关闭线，为前后方向或水平方向，失去正常的"Y"结构而呈"一"或"|"形。收缩期开放如图二尖瓣开口减小，活动受限，呈"="或"||"形；C、D. 主动脉瓣钙化狭窄：主动脉瓣狭窄，瓣叶增厚钙化，瓣叶活动受限

（8）主动脉瓣狭窄压力 - 容量环（图 9-8）表现为舒张期压力 - 容量曲线升高、陡峭，反映心室顺应性降低，收缩时压力极显著升高。早期由于心肌收缩性保持正常，因此每搏量改变不大。

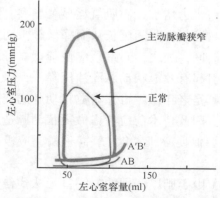

图 9-8　主动脉瓣狭窄的压力 - 容量环

四、主动脉瓣关闭不全

先天性主动脉瓣关闭不全（图 9-9A）常伴其他畸形，而后天性（图 9-9B）多为风湿性，少数由于细菌性心内膜炎感染引起。主动脉瓣关闭不全常伴有主动脉根部扩张。主要改变如下所述。

（1）左心室容量过度负荷，慢性主动脉关闭不全左心室舒张末期室壁张力增加，左心室扩大，室壁肥厚。

（2）心室舒张期顺应性增加，虽然舒张期末容积显著增加，但心室舒张期末压增加有限。

（3）左心室壁肥厚、扩大、基础氧耗高于正常，再则主动脉舒张压降低，有效冠状动脉灌注压下降，影响心肌氧供。尽管心脏作功可比正常大 2 倍，

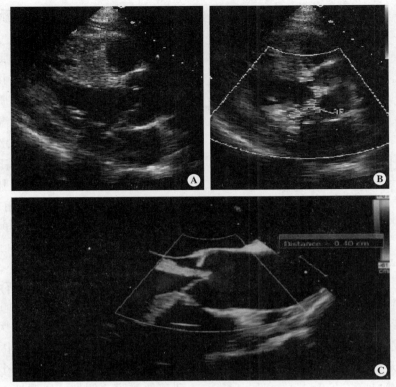

图 9-9　超声心动图诊断主动脉瓣钙化

A、B. 主动脉瓣先天性二瓣畸形伴关闭不全（轻度），室间隔及左心室壁增厚；C. 后天性主动脉瓣关闭不全：左心室流出道可见主动脉瓣反流射血血流束

但在慢性主动脉关闭不全患者呈现心肌缺血机会并不常见，主要由于心脏作功增加是心肌纤维缩短而非心室张力增加，而主动脉瓣狭窄心脏作功增加主要是室壁张力增加。

（4）病变后期心肌收缩性才受影响，引起心脏效能与每搏容量降低，收缩期末容积增加，左心室舒张期末压增加。

（5）急性主动脉瓣关闭不全左心室大小及顺应性正常，左心室由于突然舒张期负荷过多，造成舒张压骤升从而降低反流量。但左心室每搏容量，前向性心排血量和动脉血压降低，通过交感代偿活动增加外周血管阻力与心率而维持血压，但这种代偿性地增加后负荷将进一步降低前向性每搏容量。

（6）急性和慢性主动脉瓣关闭不全的压力 - 容量环（图 9-10）：慢性主动脉瓣关闭不全舒张期末容积显著增加，但左心室舒张期末压增加却很早，每搏量增加，射血分数仍在正常范围。急性主动脉瓣关闭不全心室舒张期末充盈压显著升高，每搏量、射血分数均下降。

（7）慢性主动脉瓣反流患者存在特征性的舒张期杂音，左心室腔扩大和脉压增宽，若脉压未达到收缩压的 50%，或舒张压大于 70mmHg，显著的主动脉瓣反流则不大可能。

（8）若存在中等或严重主动脉瓣反流，反流量大于 6L/min，对如此反流量的主要代偿机制是增加每搏量，其基本条件是维持适当的前负荷和外周血管的阻力正常或降低。由于主动脉瓣反流发生在舒张期，当心率减慢时，反流将严重增加，因此必须避免心动过缓。

（9）中等度心肌收缩性降低一般可以很好耐受，但不能提供特殊有益。这类患者应用血管扩张药可以有益，但应注意主动脉舒张压（冠脉血流驱动压）已经很低，一般 30 ～ 50mmHg，进一步降低显然会引起心肌缺血的危险。

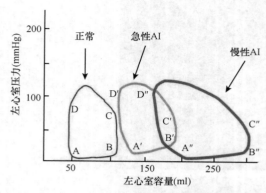

图 9-10　急、慢性主动脉关闭不全（AI）的容量 - 压力环

五、三尖瓣狭窄

三尖瓣狭窄多属风湿热后遗症，且多数与二尖瓣或主动脉瓣病变并存，由瓣叶边沿融合、腱索融合或缩短而造成。其他尚有先天性三尖瓣闭锁或下移 Ebstein 畸形。病理生理学特征：①因瓣口狭窄致右心房淤血、右心房扩大和房压增高。由于体静脉系的容量大、阻力低和缓冲大，因此右房压在一段时间内无明显上升，直至病情加重后，静脉压明显上升，颈静脉怒张，肝大，可出现肝硬化、腹水和浮肿等大循环淤血症状。②由于右心室舒张期充盈量减少，肺循环血量、左心房、左心室充盈量均下降，可致心排血量下降而体循环血量不足。③由于右心室搏出量减少，即使并存严重二尖瓣狭窄，也不致发生肺水肿。

六、三尖瓣关闭不全

三尖瓣关闭不全多数属于功能性，继发于左心病变和肺动脉高压引起的右心室肥大和三尖瓣环扩大，由于乳头肌、腱索与瓣叶之间的距离拉大而造成关闭不全；因风湿热引起者较少见。病理生理学特征：①其瓣膜增厚缩短，交界处粘连，常合并狭窄；因收缩期血液反流至右心房，使右房压增高和心房扩大。②右心室在舒张期尚需接纳右心房反流的血液，因此舒张期容量负荷过重而扩大。③当右心室失代偿时可发生体循环淤血和右心衰竭。

七、肺动脉瓣病变

肺动脉瓣狭窄绝大多数属先天性或继发于其他疾病，常与其他瓣膜病变并存，且多属功能性改变，而肺动脉瓣本身的器质性病变很少，因风湿热引起者也很少见。在风湿性二尖瓣病，肺源性心脏病，先心病 VSD、PDA，马方综合征，特发性主肺动脉扩张，肺动脉高压或结缔组织病时，由于肺动脉瓣环扩大和肺动脉主干扩张，可引起功能性或相对性肺动脉瓣关闭不全。因瓣环扩大，右心容量负荷增加，最初出现代偿性扩张，当失代偿时可发生全身静脉淤血和右心衰竭。

八、联合瓣膜病

侵犯两个或更多瓣膜的疾病，称为联合瓣膜病或多瓣膜病。其常见的原因是风湿热或感染性心内膜炎，通常开始只有一个瓣膜病，随后影响到其他瓣膜。例如，风湿性二尖瓣狭窄时，因肺动脉高压而致肺动脉明显扩张时，可出现相对性肺动脉瓣关闭不全；也可因右心室扩张肥大而出现相对性三尖瓣关闭不全。此时肺动脉瓣或三尖瓣本身并无器质病变，仅只是功能及血流动力学发生变化。又如主动脉瓣关闭不全时，由于射血增多可出现主动脉瓣相对性狭窄；由于大量血液反流可影响二尖瓣的自由开放而出现相对性二尖瓣狭窄；也可因大量血液反流导致左心室舒张期容量负荷增加，左心室扩张，二尖瓣环扩大，而出现二尖瓣相对性关闭不全。联合瓣膜病发生心功能不全的症状多属综合性，且常有前一个瓣膜病的症状部分掩盖或减轻后一个瓣膜病临床症状的特点。例如，二尖瓣狭窄合并主动脉瓣关闭不全比较常见，约占 10%。二尖瓣狭窄时的左心室充盈不足和心排血量减少，当合并严重主动脉瓣关闭不全时，可因心排血量低而反流减少。再如，二尖瓣狭窄时可因主动脉瓣反流而使左心室肥厚有所减轻，说明二尖瓣狭窄掩盖了主动脉瓣关闭不全的症状，但容易因此而低估主动脉瓣病变的程度。又如，二尖瓣狭窄合并主动脉瓣狭窄时，由于左心室充盈压下降，左心室与主动脉间压差缩小，延缓了左心室肥厚的发展速度，减少了心绞痛发生率，说明二尖瓣狭窄掩盖了主动脉瓣狭窄的临床症状，如果手术仅解除二尖瓣狭窄而不矫正主动脉瓣狭窄，则血流动力学障碍可加重，术后可因左心负担骤增而出现急性肺水肿和心力衰竭。

第二节　心脏瓣膜置换术的麻醉处理

心脏瓣膜置换术麻醉处理的原则是提供平稳、适当的麻醉深度，避免加重已经异常的容量负荷和（或）压力负荷，利用和保护机体的各种代偿机制，维持有效的前向心排血量，并尽可能减少并发症的发生。完善的麻醉与瓣膜手术时机、术前准备、围术期处理准确与否等密切相关，并与手术成功与否、术后并发症、死亡率等相关，应高度重视。

一、术前准备与评估

瓣膜疾病病程长，不同瓣膜疾病、不同阶段病情差异大，术前应详细了解病史、治疗史、目前症状、心功能、饮食和营养状况、全面体格检查、必要辅助检查等。

（一）心理准备

瓣膜病患者病程不一、病情严重程度不同、家庭背景、甚至经济条件等因素导致术前精神状态、心理准备等有巨大差异，术前医护人员应根据不同情况区别对待。无论瓣膜成形术或瓣膜置换术都使患者经受创伤和痛苦；置换机械瓣的患者还需要终身抗凝，给患者带来不便。这些都应在术前给患者从积极方面解释清楚，给予鼓励，使之建立信心，精神安定，术前充分休息，做到在平静的心态下接受手术。

（二）术前治疗

术前比较完善处理与瓣膜置换术患者围术期并发症、预后等直接相关，应特别重视术前处理，选择良好的手术时机。

（1）除急性心力衰竭或内科久治无效的患者以外，术前都应加强营养，改善全身情况和应用强心利尿药，以使血压、心率维持在满意状态后再接受手术。

（2）术前重视呼吸道感染或局灶感染的积极防治，必要时延期手术。

（3）长期使用利尿药者可能发生电解质紊乱，特别是低血钾，术前应予调整至接近正常水平。

（4）重症患者在术前 3～5d 起应静脉输注极化液（含葡萄糖、胰岛素和氯化钾）以提高心功能和手术耐受力。

（5）治疗药物可根据病情酌情使用，如洋地黄等正性肌力药及利尿药可用到手术前日，以控制心率、血压和改善心功能。但应注意，不同类型的瓣膜病有其各自的禁用药，如 β 受体阻滞药能减慢心率，用于主动脉瓣或二尖瓣关闭不全患者，可能反而增加反流量而加重左心负荷；心动过缓可能促使主动脉瓣狭窄患者心搏骤停。二尖瓣狭窄合并心房颤动，要防止心率加快，不应使用阿托品。主动脉瓣狭窄患者不宜使用降低前负荷（如硝酸甘油）及降低后负荷（钙通道阻断药）的药物以防心搏骤停。

（6）术前合并严重病态窦房结综合征、窦性心动过缓或严重心脏传导阻滞的患者，为预防麻醉期骤发心脏停搏，麻醉前应先经静脉安置临时心室起搏器。

（7）对药物治疗无效的病情危重或重症心力衰竭患者，必要时在施行抢救手术前先安置主动脉内球囊反搏（IABP），并联合应用正性肌力药和血管扩张药，以改善心功能和维持血压。

（三）麻醉前用药

心脏瓣膜置换术患者多数病程长、病变重、对手术存在不同程度的顾虑，因此除了充分的精神准备外，必要的手术前用药绝不可少，一般以适中为佳。成人心脏瓣膜置换术患者常用哌替啶 1mg/kg 和东莨菪碱 0.3mg 作为麻醉前用药，达到了解除焦虑、镇静、健忘和防止恶心、呕吐等有益的效果，而无显著呼吸和循环抑制。为达此目标用几种药物联合就比单独用药更容易。除抢救手术或特殊情况外，应常规应用麻醉前用药，包括术前晚镇静安眠药。手术日晨最好使患者处于嗜睡状态，以消除手术恐惧。麻醉前用药不足的患者其交感神经处于兴奋状态，可导致心动过速等心律失常，同时后负荷增加和左心负担加重，严重者可诱发急性肺水肿和心绞痛，从而失去手术机会。一般麻醉前可用吗啡 0.2mg/kg 和东莨菪碱 0.3mg。

二、监 测

心脏瓣膜置换术期间监测应按体外循环心内直视手术监测常规，如 ECG、有创动脉压、中心静脉压、无创脉搏血氧饱和度、体温、尿量、血气分析和电解质等。ECG 除监测心率与节律外，可同时监测心肌缺血表现即 ST 段改变，对麻醉、手术对循环影响、血流动力学处理效果等有重要意义。通过对动脉压及其波形分析，结合患者实际情况，并参照中心静脉压的高低，就可对患者情况作出符合实际的判断。心脏瓣膜置换术患者，术前左心室功能良好，用中心静脉压作为心脏前负荷的监测指标，虽然左、右心室有差别，特别对左心室监测会失实，但毕竟简单、方便，且对右心功能不全监测有肯定价值，中心静脉压监测是瓣膜置换术患者常规监测，肺动脉楔压监测则按患者需要选用。肺动脉楔压在监测左心室前负荷较中心静脉压更为直接和可靠，但有些瓣膜置换术患者左心室舒张期末压、左房压和肺动脉楔压之间的一致性有差异；肺动脉高压和肺血管硬化也会使监测结果失实。因此，在监测时应根据病情合理判断。麻醉、手术、体位等均可影响监测值，观察动态变化更有意义。左房压监测作为左心室前负荷指标，术中经房间沟插入细导管潜行经胸壁切口引出用于术后监测左房压，结合中心静脉压与动脉压及其波形监测和分析，即可较正确地监测左、右心室前负荷，从而指导容量负荷治疗，对于术后需用扩血管药物的患者尤有价值。由于操作简单、方便，可供术后连续监测 2～3d，一般只要预防气体进入导管，并在拔出外科引流管之前先拔出此导管，极少发生出血或其他并发症。经食管超声心动图监测在瓣膜置换术期间有特殊价值，近年已广泛应用。麻醉诱导后置入食管超声，确认瓣膜疾病，判断瓣膜狭窄或关闭不全程度、心室心房腔大小、活动度等有重要意义。在心脏瓣膜置换术后评价瓣膜功能、心脏活动情况，特别是瓣膜成形术的效果有特别意义。经食管超声心动图也可用于监测换瓣患者瓣周漏。Sheikh 等曾对 154 例瓣膜外科手术患者，

手术期间用经食管超声心动图检查发现，有 10 例患者手术修复不当（6%），需立即进一步外科手术。在此 10 例中有 6 例有异常 V 波或肺动脉楔压升高，而其余 4 例患者血流动力学正常。作者认为只有经食管超声心动图检查，才能提示手术修复不完善。目前认为麻醉期间必要的常规监测决不可少，并应该依据患者的情况，外科手术的类别，术中血流动力学干扰的程度而增减，切忌主次不分，将精力集中于烦琐的操作，因此而忽略了临床判断、分析和紧急处理。

三、麻 醉

对瓣膜病患者选择麻醉药物应作全面衡量，通常考虑以下几方面问题：①对心肌收缩力是抑制还是促进。②对心率是加快还是减慢。某些病例因心率适度加快而可增加心排血量；心率减慢对心力衰竭、心动过速或以瓣膜狭窄为主的病例可能起到有利作用，但对以关闭不全为主的瓣膜病则可增加反流量而降低舒张压，增加心室容量和压力，使冠状动脉供血减少。③是否扰乱窦性心律或兴奋异位节律点，心律失常可使心肌收缩力及心室舒张期末容量改变，脑血流及冠状血流出现变化。④对前负荷的影响，如大剂量吗啡因组胺（现已不用）释放使血管扩张，前负荷减轻，对以关闭不全为主的瓣膜病则可能引起低血压；对以狭窄为主的瓣膜病也应维持一定的前负荷，否则也可因左心室充盈不足而减少心排血量。⑤用血管收缩药增加后负荷，对以关闭不全为主的心脏瓣膜病可引起反流增加和冠脉血流减少，从而可加重病情，此时用血管扩张药降低后负荷则有利于血压的维持。⑥对心肌氧耗的影响，如氯胺酮可兴奋循环，促进心脏收缩及血压升高，但增加心肌氧耗，选用前应衡量其利弊。

心脏瓣膜置换术的麻醉要求，力求使各种药物对心血管功能减损降至最低限度为原则。对气管插管和外科操作无强烈、过度的应激反应，改善心脏的负荷状况，保持血流动力学的相对稳定，并按药效和病情随时加以调整，复合全麻的用药配合得当、品种和用量适宜、注药速度掌握合理。目前仍以芬太尼、舒芬太尼作为复合全麻主要药物，配合适当的辅助用药，并按需吸入低浓度的

卤族全麻药，以维护心血管系统功能。

（一）麻醉诱导

麻醉诱导期处理十分重要，不恰当处理易致血流动力学紊乱，严重者可诱发心搏骤停，需特别重视。在前述血流动力学监测外，即刻血气分析、电解质测定对及时发现意外异常、并及时处理异常有重要意义。尽管各家医院均有麻醉诱导常规，也切忌千篇一律。通常可以咪达唑仑2～5mg为基础，静脉麻醉药常用依托咪酯或丙泊酚。依托咪酯对血流动力学影响较小，常用剂量为0.2～0.3mg/kg，危重患者宜减量。丙泊酚也常用于麻醉诱导，鉴于其在用药剂量大或快时，易致严重低血压，心脏瓣膜置换术患者麻醉诱导剂量常用1mg/kg，必要时追加。也有TCI模式用药，但药物的靶浓度宜选择较低浓度。麻醉性镇痛药常用芬太尼或舒芬太尼，宜缓慢应用直至麻醉计划用量，如出现严重血流动力学紊乱，应暂停用药，并立即处理。芬太尼常用诱导剂量5～10μg/kg，舒芬太尼常用诱导剂量0.5～1μg/kg。芬太尼、舒芬太尼用量大或相对偏大时易引起明显的心动过缓，可适当应用解迷走神经的药物。大剂量或较大剂量的芬太尼、舒芬太尼可引起血压下降，宜用适量血管活性药物。肌松药可选用罗库溴铵或顺阿曲库铵，麻醉诱导期可有显著血流动力学变化，对此要有充分的准备，并及时治疗。麻醉诱导期间可见需要心率较慢的患者（如二尖瓣狭窄患者）出现快速心房颤动；而需要较快心率的患者（如主动脉关闭不全患者）出现显著的心动过缓，麻醉诱导中出现血压骤降等。因此，麻醉诱导期需合理应用心血管活性药，调控血流动力学。

（二）麻醉维持

心脏瓣膜置换术患者麻醉维持常以镇痛药为主的静吸复合全麻，多数患者血流动力学保持稳定，管理方便。镇痛药可持续泵注，必要时间断静脉注射追加。吸入麻醉药常用异氟烷、七氟烷或地氟烷，浓度宜在1MAC以下，以避免吸入麻醉药对循环功能的抑制作用。维持期间吸入浓度不宜经常调节，以避免麻醉深度波动对循环功能的影响。术中少数患者在某一时期显得麻醉深度

不够，如在劈开胸骨时，可追加麻醉性镇痛药或静脉麻醉药，也可配合心血管活性药。全程吸入0.5～1.0MAC吸入麻醉药，可避免发生术中知晓。任何单一药物均不能完全适合心内直视手术的全麻要求，尤其是心脏瓣膜置换术患者，应该依据血流动力学改变特点决定取舍。

近年来在体外循环心内直视手术提出快通道概念，目的是使患者术后能及早拔除气管导管，缩短在ICU的停留时间，促使患者及早康复，节省医疗资源。因此要求麻醉医师与外科医师共同努力，包括缩短手术时间、良好的心肌保护、减少术中失血和术后渗血、出血等。麻醉方面多侧重于应用吸入麻醉药及短效镇痛药和静脉全麻药。心脏瓣膜置换术患者则应根据心脏瓣膜病变严重程度、心脏功能代偿、心脏扩大程度、是否存在肺动脉高压和术前是否存在心力衰竭及其严重程度全面考虑后才能作出决定，原则上应积极处理好患者，创造条件，争取早期拔管。

（三）CPB期间的麻醉

CPB开始阶段，由于CPB预充液的稀释，CPB管道的吸收，吸入麻醉药或静脉麻醉药血内浓度将急剧下降，同时血管活性药物的血药浓度也降低。CPB开始阶段可出现麻醉和血流动力学不稳定。为了避免发生上述情况，可在CPB前给予适量镇静、镇痛、催眠药和肌松药。CPB期间血压除了与麻醉深浅有关外，与CPB转流量、血管张力、温度等有关，也可考虑调节血管张力的药物。需要时可应用硝酸甘油、钙通道阻滞剂、α受体激动剂或拮抗剂等，维持MAP 60～80mmHg左右。CPB期间静脉麻醉药可直接注入CPB机或经中心静脉测压管注入；吸入麻醉药和氧气通过麻醉机挥发罐吹入人工心肺机。

对重症心脏瓣膜手术患者术中应积极做好心肌保护，良好的心肌保护不但是手术成功的基础，也是直接影响早期和远期手术效果的重要问题。主要措施有心表面冰屑外敷；在涉及主动脉瓣病变的手术中做冠状动脉顺行或逆行灌注；采用高钾含血冷停搏液的灌注方法（晶体液与血液比例为1∶4），使心脏停搏于有氧环境，心肌细胞无氧酵解降低，减轻心肌缺血再灌注损伤。心脏复

苏后要有足够的辅助循环时间，一般认为要达到主动脉阻断时间的 1/3 ～ 1/2，灌注量必须逐渐减少。当血压平稳；心率＞ 70 次 / 分；分别达到鼻咽温度 37℃及直肠温度 35℃；心电图、血气参数正常；血钾 4.0 ～ 5.0mmol/L；心脏充盈及收缩良好，手术野无活动性出血时可考虑停机。若血钾低应及时补钾，机器余血可经静脉回输，但每 100ml 需追加鱼精蛋白 3 ～ 5mg。

（四）CPB 后麻醉

心脏瓣膜置换术 CPB 后常有短暂的血流动力学不稳，处理重点通常在调控心血管功能而忽视麻醉深度。但麻醉深度不适宜会加重血流动力学不稳定，因此，应认真仔细评估、分析不稳定的原因。CPB 后早期，心脏并未完全从 CPB 状态中恢复，尽管采取许多心肌保护措施，心脏经历了手术，难免有一定程度的心肌损害。尽管手术矫治了病损瓣膜，心肌功能适应新的心脏瓣膜需一定时间。心脏前负荷、后负荷常存在问题，血容量多少受到许多因素的影响，其中包括心血管活性药物的使用。宜使用对心血管功能影响较小的麻醉性镇痛药和小量的静脉麻醉药，尽量避免吸入麻醉药。

多瓣膜病或再次瓣膜置换手术患者 CPB 结束心脏复苏后，多数需要正性肌力药及血管扩张药支持循环，约 1/3 患者需安置心脏表面临时起搏器。在此期间应特别注意水、电解质和酸碱等平衡，预防心律失常。

四、手术后管理

近年来由于手术前对不同瓣膜病变的病理生理改变有充分了解和调控，外科操作技术熟练与改进，良好的心肌保护及麻醉监测技术进步等综合因素，心脏瓣膜置换术手术成功率已有显著提高。当瓣膜置换完毕，CPB 结束时，血细胞比容一般为 25% 左右，此时应首先回输自体血，然后根据计算所得的失血量输注库血补充血容量。若患者出现心动过缓，在排除温度的影响之后，可应用临时心脏起搏器，心率维持在 80 ～ 90 次 / 分。血压偏低可用多巴胺，用量可在 3 ～ 10μg/（kg·min）范围内调整；必要时可加用小量肾上腺素。血压

过高，外周血管阻力增加可用硝酸甘油。遇术后心功能不全，血流动力学不稳定者，在排除潜在出血及机械性因素之外，应及早依据临床表现，根据左右心室负荷、动脉血压及波形改变，在调整血容量基础上，合理选用扩血管药和正性肌力药，提高心排血量，改善循环动力。心脏瓣膜置换术患者中有部分术前已存在肺动脉高压，以及扩大的心脏对支气管压迫引起部分肺不张，因此术后不宜过早拔除气管导管，一般持续 6h 左右，必要时应用机械通气至次日晨，以保证良好通气并有利于循环维持稳定。

第三节　麻醉期间血流动力学调控

心脏瓣膜置换术期间血流动力学调控是麻醉处理重点之一，尤其在重症心脏瓣膜疾病患者。心脏瓣膜病变所引起的病理生理学变化特点是处理的基础，要充分考虑到麻醉、手术的影响。不同心脏瓣膜病变术中处理重点与目标有所差异，应区别对待。

一、二尖瓣狭窄

以二尖瓣狭窄为主的心脏瓣膜疾病患者在体外循环建立前应调控心率，维持血流动力学稳定。快速心房颤动严重影响血流动力学，易致急性心力衰竭，应积极处理。术前存在心房颤动患者常用洋地黄类药物控制心室率，一般应连续应用至术前。患者入手术室出现快速心房颤动，多数由紧张、焦虑引起。在建立必要监测（如有创血压、ECG、SpO_2 等）的情况下给予镇静、镇痛药、心血管活性药，必要时开始麻醉诱导。镇静药首选咪达唑仑 1 ～ 5mg 为宜。伍用少量麻醉性镇痛药，如芬太尼 0.05 ～ 0.1mg 或舒芬太尼 5 ～ 10μg。充分吸氧，必要时辅助 / 控制通气，如发生过度镇静和通气不足，低氧血症和高碳酸血症，可诱发肺动脉高压，对患者极不利，应积极预防。在此期间追加洋地黄用量，效果通常较差，应慎用或不用。可给予少量短效的 β 受体阻滞药艾司洛尔（10 ～ 50mg 缓慢静脉注射），根据效果调整剂量，

以心室率逐渐变慢为宜，也可应用钙通道阻断药或胺碘酮等控制心率。同时静脉输注硝酸甘油0.5μg/（kg·min），并可逐渐增加剂量，减少静脉回流，有利于防治早期肺水肿。围术期适度应用增强心肌收缩药，如用多巴胺5～10μg/（kg·min）有利于循环稳定。

手术纠治完成停体外循环期间可出现低血压、心率不稳和心律失常等，常见原因有手术影响、心脏瓣膜功能欠佳和血容量不足或过多等，应认真细致分析原因后再进一步治疗，切忌单纯依赖使用血管活性药物。常用正性肌力药有多巴胺，多巴酚酊胺，米力农或肾上腺素等，应避免使用缩血管药，后者会加重肺动脉高压促使右心室衰竭。正性肌力药效果差或需大剂量时，多数有外科因素或心肌保护不佳，必要时重新建立体外循环。

麻醉性镇痛药的合理使用是避免术中心动过速的基础，但应注意大剂量镇痛药可能导致严重的心动过缓。适宜的麻醉方法和心血管活性药合理使用能实现二尖瓣狭窄瓣膜置换术麻醉处理目标（表9-1）。

表 9-1　二尖瓣狭窄麻醉处理目标

心率（次/分）	节律	前负荷	外周阻力	心肌收缩性
65～80	稳定	不变或略增	不变或略增	不变或略增

二、主动脉瓣狭窄

主动脉瓣狭窄患者麻醉与手术期间血流动力学调控目标包括以下几个方面。

（一）左心室前负荷

由于左心室顺应性降低及左心室舒张期末容量和压力升高，需要适当增加前负荷以维持正常的每搏量，因硝酸甘油可降低前负荷，使心排血量减少，应尽量避免使用。

（二）心率

主动脉瓣狭窄的患者不能很好地耐受心率过快或过慢。心率过快可导致冠脉灌流减少；而每搏量受限的患者，过慢的心率可使每分钟心排血量减少。因此，调控目标是避免过慢的心率（50～60次/分）或偏快的心率（＞90次/分），因其

可留有一定的收缩时间，血液通过狭窄的主动脉瓣。任何性质的心动过速都必须即刻处理，对于快速室上性心律失常，可给予少量艾司洛尔每次10～20mg或普罗帕酮（心律平）每次1mg/kg，缓慢静脉注射，如无效，尤其如出现ST段改变应电击复律，因为心动过速和有效心房收缩的丧失均可导致病情的严重恶化。心室兴奋性增高也应积极予以治疗，因为对于严重心律失常乃至心室颤动的患者电复律很难成功。

（三）心肌收缩力

每搏量通过心肌收缩状态增高而得以维持。患者不能很好地耐受β受体阻滞药，因其可引起左心室舒张期末容积增高和显著的心排血量下降，导致临床状态严重恶化。

（四）体循环阻力

左心室射血的后负荷的大部分来自狭窄的主动脉瓣，因而是固定的。体循环血压降低对减小左心室后负荷作用甚微。然而，主动脉瓣狭窄患者的肥厚心肌极易发生内膜下缺血。冠脉灌流有赖于足够的体循环舒张期灌注压的维持。虽然用α受体激动药提升血压对总的前向血流几乎毫无作用（心室射血的主要阻抗来自主动脉瓣），但它可以增加冠脉灌流，可适量使用，常用去氧肾上腺素0.1～0.2mg静脉注射，部分患者可有室上性心动过速治疗效果。

（五）肺循环阻力

除了晚期的主动脉瓣狭窄，肺动脉压保持相对正常，不必对肺血管阻力进行专门处理。主动脉狭窄麻醉处理目标见表9-2。

表 9-2　主动脉狭窄麻醉处理目标

心率（次/分）	节律	前负荷	外周阻力	心肌收缩性
70～85	窦性	略增加	不变或略增	不变或略降

三、主动脉瓣关闭不全

主动脉瓣关闭不全患者麻醉与手术期间血流动力学调控目标维持是充足的血容量、较快的心率并避免后负荷增加。

（一）左心室前负荷

由于左心室容量的增加，前向血流的维持有赖于前负荷的增加。这类患者，应避免使用引起静脉舒张的药物，因其可降低前负荷而致心排血量减少。

（二）心率

主动脉瓣关闭不全的患者随着心率的增加前向心排血量明显增加。心率增快使舒张期缩短，而使反流分数降低。由于可保证较高的体循环舒张压和较低的左心室舒张期末压力，心率增快实际上使心内膜下血流得到改善。另外，心动过缓可使舒张期延长，反流增加。应当维持心率90 次 / 分左右，可改善心排血量而不引起缺血。主动脉瓣关闭不全的患者常为心房颤动心律，只要心室率控制尚可，恢复窦性心律并不十分迫切。

（三）心肌收缩力

必须维持左心室心肌收缩力。在左心室功能受损的患者，使用纯 β 受体激动药可通过舒张外周血管和增强心肌收缩力而使每搏量增加，但通常用适量多巴胺即可。

（四）体循环阻力

在正常情况下，慢性主动脉瓣关闭不全的患者通过外周小动脉舒张可基本代偿心排血量的受限。降低后负荷可使前向心指数进一步得到改善。后负荷增加可降低每搏作功并显著增加左心室舒张期末压力。对于左心室受损的晚期主动脉瓣关闭不全患者，降低后负荷最为有益。

（五）肺循环阻力

除非伴有严重左心室功能不全的晚期主动脉瓣关闭不全患者，肺血管压力皆可维持相对正常。

麻醉时应避免增加左心室后负荷，使外周血管阻力保持在较低水平，从而可增加前向性血流，降低反流分数，适当增加心率可降低反流量和心腔大小。患者对麻醉耐受良好，麻醉和手术期间出现血压过高、外周血管阻力增加可用血管扩张药如硝普钠、酚妥拉明，部分患者需同时做容量支持，个别患者会出现无法解释的心动过缓，引

起左心室腔严重扩大，阿托品常无效而需静脉滴注异丙肾上腺素，若心包已切开则可直接采用心脏起搏，提高心室率。主动脉瓣关闭不全麻醉处理目标见表 9-3。

表 9-3 主动脉瓣关闭不全麻醉处理目标

心率（次 / 分）	节律	前负荷	外周阻力	心肌收缩性
85 ～ 100	窦性	不变或略升	不变或略增	不变

四、二尖瓣关闭不全

二尖瓣关闭不全患者麻醉与手术期间血流动力学调控目标降低后负荷、避免心动过缓、增加心肌收缩力。

（一）左心室前负荷

虽然增加和维持前负荷对确保足够的前向心排血量是有益的，但二尖瓣关闭不全患者左心房和左心室腔的扩大增大了二尖瓣环和反流分数，所以增加前负荷不能普遍适用。对个别患者前负荷增加到最佳程度的估计应以患者对液体负荷的临床反应为基础。

（二）心率

心动过缓对于二尖瓣关闭不全的患者十分有害，因其可引起左心室容量增加、前向心排血量减少和反流分数增加。在这些患者，心率应维持在正常或较高的水平，通常心室率能维持在 90 次 / 分左右。许多患者，特别是那些慢性二尖瓣关闭不全的患者，手术时有心房颤动存在，心率的控制有时有困难。

（三）心肌收缩力

前向每搏量的维持取决于肥厚左心室的功能。心肌收缩力的抑制可导致严重的左心室功能不全和临床症状恶化。能够增加心肌收缩力的正性肌力药物可增加前向血流并因其能缩小二尖瓣环而减少反流。急性心肌梗死有严重的乳头肌功能失常或断裂致急性二尖瓣反流的患者，心肌收缩能力严重受损，需在使用血管扩张药保持前向血流的同时，给予正性肌力药物和（或）主动脉内球囊反搏（IABP）支持循环。

（四）体循环阻力

后负荷增加引起反流分数增加和前向心排血量减少。因此，需要降低后负荷，并应避免使用 α 受体激动药。硝普钠可降低左心室充盈压并引起明显的前向心排血量增加。但对于缺血性乳头肌功能不全引起的急性二尖瓣关闭不全的患者，可选用硝酸甘油。

（五）肺循环阻力

大部分大量二尖瓣反流的患者会有肺循环压力升高，甚至出现右心衰竭。一定要注意避免高碳酸血症、低氧血症、一氧化氮和任何可以引起肺血管收缩反应的药物或其他治疗。

二尖瓣关闭不全血流动力学改变与主动脉瓣关闭不全类似，麻醉期间应保持轻度的心动过速，因为较快心率可使二尖瓣反流口相对缩小，同时维持较低外周阻力，降低前向性射血阻抗从而可有效地降低反流量。若能保持周围静脉适当的扩张，使回心血量有所下降，就可降低舒张期容量负荷过多和心室腔大小。由此可见扩血管药对该类患者特别有益。在换瓣术后左心室将面对"新的"收缩压峰压、心室排血阻力增加，如何设法改善换瓣后心室负荷颇为重要，通常正性肌力药与血管扩张药不能偏废、缺一不可。二尖瓣关闭不全麻醉处理目标见表 9-4。

表 9-4　二尖瓣关闭不全麻醉处理目标

心率（次 / 分）	节律	前负荷	外周阻力	心肌收缩性
80 ～ 95	稳定	不变	降低	不变或略降

上述仅是血流动力学调控目标与处理原则，由于瓣膜病变常有联合瓣膜病，并可能有其他合并症，狭窄与关闭不全可以共存，造成不同的病理生理和血流动力学改变。为此应结合上述基本原则，通过术前各项检查，尤其是多普勒超声心动图检查和心脏功能状态的评定，围术期麻醉、血流动力学动态变化，掌握主次，合理调控，才能实现理想麻醉。

第四节　微创心脏瓣膜手术

一、二尖瓣微创手术

（一）手术概况

20 世纪 90 年代后期，随着胸腔镜和机器人辅助手术技术的应用，微创二尖瓣修复手术技术发展迅猛。目前，微创二尖瓣手术一般指在右侧乳房下即第 4 或 5 肋间隙做 3 ～ 4cm 切口行瓣膜修复。在原切口周围做 1cm 长的切口放置机器人手臂或胸腔镜设备。经股动脉置管行 CPB。静脉置管在食管超声心动图指导下经股静脉置入。在有些地方还会经右颈内静脉置入 15 ～ 17F 的导管或经肺动脉置入尾端多孔的导管在 CPB 时引流静脉血。机器人辅助下二尖瓣修复的支持者认为，与微创胸腔镜手术中电视屏幕上的二维画面相比，坐在远处控制机器人设备的手术者有一个较立体感的视野。此外，机器人设备能对动作进行缩放并滤过手术中的颤动来使手术顺利进行。因为机器人手臂在其远端有关节腕，手术者可在患者胸腔内获得 7 个自由度手术操作，与开胸手术无很大区别。相比之下，胸腔镜的长杆设备之间方向经常互相平行只能提供 4 个自由度。胸腔镜和机器人辅助设备手术方法与开胸修复的步骤一样，有经验的手术者均会行瓣叶切除、腱索置入或转移、sliding 技术缝合修复、双孔法成形修复和瓣环成形植入。

（二）麻醉注意事项

手术医师、麻醉科医师、体外循环医师、护士和手术助手在内的围术期团队所有成员间密切交流和计划，以获得心脏手术后患者最佳结局，且在机器人心脏手术操作前尤为重要。麻醉医师必须确定区域麻醉和镇痛干预的模式和时机；规划 CPB 的实施，特别是静脉插管的数量、类型和位置；应说明心脏停搏液使用的方法；确定术后即刻的处置方式，以确保提供适当人员和其他资源。

微创和机器人辅助的二尖瓣手术术中经食管超声心动图（TEE）的应用是必需的。右侧胸骨小切口路径可避免经胸部置管转流，代替的是经股动脉置管，可补充行上腔静脉或肺动脉穿刺置管引流。实施的 TEE 可指导 CPB 置管。如果运用主动脉内球囊阻断血流，超声心动图能确保球囊在升主动脉内正确的位置。如果选择经胸廓的主动脉钳夹，TEE 通常看不到经股动脉置入的导管，然而必须确认导丝在降主动脉内，排除误入对侧髂动脉的可能。股静脉尖端置管的最佳位置经常改变；有些术者选择经上腔静脉置管，有些术者选择右心房或下腔静脉与右心房的交界处静脉置管，无论选择何处行静脉置管，TEE 能够发现导管或导丝的位置不正。有报道经卵圆孔放置导丝对左心耳进行填塞。TEE 对指导经皮放置冠状静脉窦导管来逆行灌注停搏液也非常重要。对于术中超声心动图监测到的明显的主动脉反流的患者来说，行逆行灌注是有益的。

除了 TEE 在置管中的运用，微创或机器人辅助下行二尖瓣修复手术需要麻醉管理上的一些改变。虽然不是普遍应用，单肺通气在一些地区更受青睐，可通过置入双腔气管导管或使用标准的单腔气管内导管加支气管封堵器来实现。相对于支气管封堵器，使用双腔气管导管，右肺更容易塌陷，且不必担心右侧支气管封堵器频繁移位，但如果证实患者插管困难，仍可优先考虑使用支气管封堵器。术前应仔细评估患者的肺功能。在手术过程中 CPB 结束时出现单肺通气下氧合下降并非少见。麻醉医师和手术医师在灌注心脏停搏液时均需特别注意。当使用主动脉内球囊阻断时，一种或几种方法应被用来确定其位置的正确。除了 TEE 外，有些中心在左右双侧桡动脉置入动脉导管，右侧桡动脉波形的衰减可表明球囊位置移向了无名动脉。如果经皮穿刺置管行逆行灌注停搏，需用 TEE 来检测位置，此外还可用透视检查来确定。在开始、球囊充气和灌注心脏停搏液时均需监测冠状静脉窦压力。在这些患者中运用多模式联合镇痛有利于术后患者早期拔管，一些地区还会运用局部麻醉技术如鞘内给予阿片类镇痛药或椎旁阻滞。

与机器人 MVR 有关的一个独特的关注点涉及除颤。小切口无法实施体内除颤，由于手术野的范围需要采用改良部位的外部电极除颤。二氧化碳气胸的存在使这一状况更加复杂化，因为 CO_2 作为电绝缘体进一步妨碍了除颤的努力。如果证实最初的体外除颤失败，应考虑恢复双肺通气，以减少通过胸腔的电阻抗。

二、经导管主动脉瓣置入术

对于有临床症状的严重主动脉瓣狭窄患者而言，实施标准主动脉瓣置换术可能有禁忌或高风险。美国心脏协会/美国心脏病协会（American Heart Association/American College of Cardiology，AHA/ACC）发布的《2014 年心脏瓣膜病患者管理指南及执行摘要》中指出，对于外科手术禁忌或高危 AS、预期寿命超过 12 个月的患者，推荐采用经导管主动脉瓣置入术（transcatheter aortic valve implantation，TAVI）作为开放性手术的替代疗法，而目前正有大量的临床实验证实，TAVR 也是一种低风险的重度主动脉瓣狭窄患者合理的治疗措施。

（一）术前评估

虽然 TAVI 的成功与否是由多因素决定的，术前多学科评估后选择合适的患者至关重要。欧洲心脏学会（European Society of Cardiology，ESC）和 AHA/ACC 都推荐建立一支由心外科医师、心内科医师、麻醉医师等多学科专家组成的心脏瓣膜团队，由成员一起讨论、选择最优的干预手段。该指南认为手术风险评估不能完全依赖于一个简单评分系统，应该强调个体化评估和决策，使用综合方法评估操作风险。

行 TAVI 的重度 AS 患者多伴有严重合并症，麻醉医师应重点关注围手术期高风险因素。术前心脏结构和功能是评估的重点。超声心动图在 TAVI 术前评估中的重要作用具有特殊意义，不仅能够通过评价瓣口大小（TAVI 要求主动脉瓣口面积 $< 1.0cm^2$，或主动脉平均跨瓣压差 $> 40mmHg$，或跨瓣峰值流速 $> 4m/s$）选择合适的患者，还能够评估左心室功能、评价其他瓣膜情况、估测肺动脉压。射血分数 $< 20\%$，且主动脉瓣跨瓣压 $< 40mmHg$ 的患者，需进行多巴酚丁胺压力超声心动图评估，以判断患者耐受 TAVI 的可能性及是否能从 TAVI 中获益。合并冠状动脉粥样硬化性心脏病的患者行 TAVI 的治疗一直存在争议。慢性阻塞性肺疾病等呼吸系统疾病是大多数拟行 TAVI 需要关注的问题，严重肺功能不全被认为是 TAVI 的禁忌证。对于高危和暂时不宜施行 TAVI 的重度 AS 患者，经皮球囊主动脉瓣成形术可以作为一种安全的过渡治疗手段，也可获得良好的临床预后。急性肾功能不全是 TAVI 术后患者死亡的独立危险因素，而慢性肾功能不全被认为是 TAVI 的可能禁忌证。肾功能不全的患者预防肾功能恶化的策略包括加强水化，术前造影或手术时应尽量减

少静脉注射造影剂。新发生的脑血管意外是 TAVI 禁忌证，应在 TAVI 前进行标准的神经系统评估。患者行 TAVI 需接受围术期抗血小板治疗，评估患者预先存在出血特质或者高凝状态，有助于围术期抗血小板治疗和出血倾向的管理。既往明显消化性溃疡或胃肠道出血患者应行内镜检查进一步评估。体弱的老年性综合征，损害机体对应激的反应，增加有创操作后不良结局的风险。近期，大型临床注册试验和荟萃分析显示，体弱是 TAVI 手术后死亡率的重要预测因素，多学科心脏瓣膜团队进行的术前风险评估务必充分考虑患者的健康状况。

（二）麻醉方法

麻醉方法主要依靠麻醉医师的术前评估和临床医师的操作需求而选择。经心尖 TAVI 在开胸显露心脏下进行，需选择气管插管下全身麻醉，通常无需双腔气管插管行单肺通气。经股动脉入路 TAVI 是否需要在全身麻醉下进行尚存在争议。全身麻醉可不仅确保患者保持安静体位，而且行控制通气有利于人工心脏瓣膜释放时不受呼吸动度影响，同时，有利于术中 TEE 持续监测，可随时发现并处理术中发生的并发症。TEE 虽然是 TAVI 术中最受推崇的监测技术，但是非必需，尤其是经股动脉入路时，可应用经胸超声替代。目前，随着 TAVI 技术日趋成熟，局部麻醉联合或不联合镇静已越来越多地应用于 TAVI 手术的麻醉中。与全身麻醉比较，局部麻醉简化了神经监测，减少了气管插管导致的相关并发症，缩短了操作时间，降低血管活性药物和麻醉药物的使用量，对降低患者住院费用、改善患者满意度方面具有重要意义。虽然局部麻醉可以解决穿刺部位疼痛的问题，但对于意识完全清醒的患者，长时间手术，身体不能有任何活动无疑是一种煎熬，因此清醒镇静麻醉也常用于 TAVI 手术。相对于全身麻醉，清醒镇静麻醉有更低的术后 30d 死亡率，女性患者、高龄患者、较低的 ASA 分级合并肺动脉高压的患者更易从清醒镇静麻醉中获益。尽管如此，清醒镇静麻醉的应用必须仔细权衡患者安全，因为有研究表明，清醒镇静麻醉与较高的瓣周漏发生风险及永久起搏器置入率有关。既往研究中，咪达唑仑、丙泊酚、芬太尼和舒芬太尼等麻醉药物均

可安全有效地应用于 TAVI 中。TAVI 术中不确定因素很多，随时可出现危及生命的并发症，麻醉医师应有充分准备，以能随时改变麻醉方法。当采用非全身麻醉方法时，应保证全身麻醉能够及时实施，以确保患者安全。

（三）术中监测

《2012 美国经导管主动脉瓣置入术专家共识》建议 TAVI 应在杂交手术室内完成，面积在 $75m^2$ 以上，应该满足摆放麻醉设备、心脏超声设备、主动脉球囊反搏机、体外循环机的要求，并且应该符合外科无菌手术的标准，同时配有数字减影血管造影系统。麻醉医师在保障患者安全和手术顺利进行的同时，需正确穿戴铅质防护服、围脖，最好佩戴防护眼罩，尽可能减少辐射伤害，维护自身健康。

由于拟行 TAVI 患者术前均合并有严重的心血管疾病，加之复杂的手术过程，故术中血流动力学波动较大，严重并发症高发。术中应常规监测与管理等同于 SAVR。监测五导联心电图、SpO_2、有创动脉血压、CVP 和尿量。常规放置体外除颤电极。体温监测非常必要，注意保持室温，应用加温输液系统、加温毯等有助于防治术中低体温。肺动脉导管适用于左心室功能不全或肺动脉高压患者，但并非常规监测。超声心动图能够提供即时的综合信息，在围术期血流动力学监测方面具有无可替代的作用。神经系统监测至今尚未全面应用于 TAVI。

（四）术中管理

血流动力学是 TAVI 围术期最基本、最重要的管理内容。静脉输液应仔细滴定，以保证肥厚的左心室有充足的前负荷；避免心动过速，应保证充足的舒张充盈时间；保持窦性心律有利于心房收缩和心室充盈；维持一定水平的 MAP 和冠状动脉灌注压，保证重要脏器的灌注。维持血流动力学平稳的关键是避免低血压。长期低血压可导致冠状动脉供血不足和继发性低心排血量。

快速心室起搏（rapid ventricular pacing，RVP）是 TAVI 术中常用的特殊技术，指在人工起搏器的作用下使患者的心率提高到 160 ～ 200 次 / 分，以达到心室无有效射血、减少血流冲击力的目的，

以利于主动脉瓣球囊扩张、精确定位和释放人工心脏瓣膜。诱发功能性心脏停搏过程是 TAVI 手术中导致血流动力学剧烈波动的关键操作，麻醉医师需预先做好充分准备，并加强与外科操作医师的沟通，尽量限制 RVP 的次数和持续时间。建议在开始 RVP 前将心脏功能调控在最佳状态，维持 SBP 于 120mmHg（MAP ＞ 75mmHg）；维持内环境稳定，包括酸碱平衡和电解质状态，特别应将血钾水平维持在 4.0 ～ 5.5mmol/L；在起搏前后可应用 α 受体激动剂（如去甲肾上腺素或去氧肾上腺素）维持心脏灌注压；停止起搏后若出现室性或室上性心律失常，可给予胺碘酮或利多卡因等抗心律失常药物处理。瓣膜放置时出现缺血相关性心室颤动时，在排除了瓣膜位置不正和假体血栓后才可考虑除颤。需要胸外按压时，必须在复苏成功后再次评估支架位置正确的基础上才可进行扩张。RVP 后应注意防止快速恢复导致的高血压，过高的血压不仅可能导致出血增加，甚至可引发心室破裂，经心尖途径行 TAVI 术者尤为危险。

TAVI 中血流动力学不稳定的鉴别诊断包括血栓、人工瓣膜或者移位的自身瓣膜导致的冠脉阻塞；主动脉瓣环和（或）根部破裂；心脏压塞；二尖瓣损伤；假体主动脉瓣周漏；假体血栓；成形瓣膜失败、主要动脉出血或心尖破裂。虽然可能需要使用辅助装置（IABP、CPB）和（或）手术支持，但大多数血流动力学不稳定情况均可成功处理。

（周姝婧　张金源　朱文忠）

参 考 文 献

杭燕南，王祥瑞，薛张纲，等，2013. 当代麻醉学 . 2 版 . 上海：科学技术出版社

Kaplan JA，2015. 卡普兰心脏麻醉学 . 6 版 . 李立环，王秀红，译 . 北京：人民卫生出版社，1：554-596

Holmes DR Jr，Mack MJ，Kaul S，et al，2012. 2012 ACCF/AATS/SCAI/STS expert consensus document on transcatheter aortic valve replacement. J Thorac Cardiovasc Surg，144（3）：534-537

Ramakrishna H，Fassl J，Sinha A，et al，2010. The year in cardiothoracic and vascular anesthesia：Selected highlights from 2009. J Cardiothoracic and Vascular Anesthesia，24：7-17

Wang HQ，Zhang X，Zhang TZ，2018. Advances in the anesthetic management of transcatheter aortic valve implantation. J Cardiothorac Vasc Anesth，32（3）：1464-1467

第十章

冠状动脉旁路移植术的麻醉

冠状动脉旁路移植术（CABG）始于20世纪60年代，1962年由Sabiston完成。我国首例CABG术在1974年实施。目前美国每年手术量达40万例，随着冠心病的发病率逐年上升，手术技术显著进步，我国CABG手术已相当普遍，手术并发症和死亡率也逐年下降。我国目前年手术量4万余例（数据来源：《中国心血管病报告2016》），手术死亡率1%～4%。手术方式包括体外循环或非体外循环下手术，微创手术逐渐增多，近年来已开展了机器人辅助施行CABG，但适应证有限，施行例数尚少。本章主要阐述体外循环和非体外循环下CABG的麻醉。

第一节　冠状动脉疾病的解剖与病理生理

熟悉冠状动脉正常解剖与病变，有助于了解疾病的严重性、心肌缺血或梗死的范围及程度，以及手术方式、步骤、进程等，是CABG麻醉的基础。冠状动脉有左右两支，开口分别在左、右主动脉窦（sinus of valsalva）。左冠状动脉（LCA）有1～3cm长的总干，然后分为前降支（LAD）和回旋支（LCX）。前降支供血给左心室前壁中下部、心室间隔的前2/3及二尖瓣前外乳头肌和左心房；回旋支供血给左心房、左心室前壁上部、左心室外侧壁及心脏膈面的左半部或全部和二尖瓣后内乳头肌。右冠状动脉（RCA）供血给右心室、心室间隔的后1/3和心脏膈面的右侧或全部。这3支冠状动脉之间有许多小分支互相吻合，连同左冠状动脉的主干，合称为冠状动脉的4支（图10-1）。

冠状动脉疾病的基础是冠状动脉内壁脂质斑块形成引起慢性狭窄和血栓形成，最终导致心肌供血降低。在疾病不同阶段对心肌供血和全身的影响有巨大差异。脂质斑块破裂即可出现栓塞或狭窄加重。施行的CABG患者常有严重狭窄或曾发生心肌梗死。疾病可累及4支中的第1、2或3支，也可4支冠状动脉同时受累。其中以左前降支受累最为多见，病变也最重，然后依次为右冠状动脉、左回旋支和左冠状动脉主干。病变在血管近端较远端严重，主支病变较边缘分支重。粥样斑块多分布在血管分支的开口处，且常偏于血管的一侧，呈新月形，逐渐引起管腔狭窄或闭塞（图10-2）。

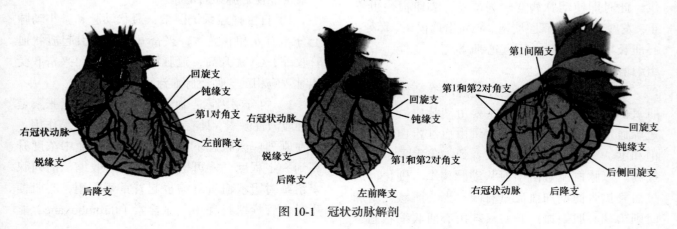

图 10-1　冠状动脉解剖

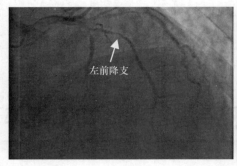
左前降支

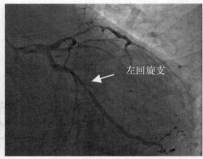
左回旋支

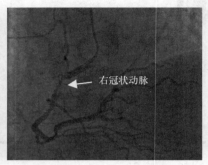
右冠状动脉

图 10-2　冠状动脉狭窄

表 10-1　影响 CVR 的因素

项目	CVR 升高	CVR 下降
代谢性因素	$O_2\uparrow$、$CO_2\uparrow$、$H^+\downarrow$	$O_2\downarrow$、$CO_2\downarrow$、$H^+\uparrow$、乳酸、腺苷↓
自主神经系统因素	α 受体↑	β 受体↑
	胆碱能受体↑	
内分泌因素	血管升压素↑	前列腺素↑
	血管紧张素↑	
	血栓素↑	

冠状动脉粥样硬化发展到一定程度，将影响心肌的供血。心肌的氧供和氧耗，在正常情况下，通过神经和体液的调节，两者保持着动态的平衡。当血管内径轻度狭窄时（＜ 50%），心肌的血供尚未受到明显影响，患者无症状，各种心脏负荷试验也未显示出心肌缺血的表现。当血管内径重度狭窄时（＞ 50% ～ 75%），其对心肌血供的能力明显降低，发生心肌缺血。冠状动脉供血不足范围的大小，取决于病变动脉支的大小和多少，其程度取决于管腔狭窄程度及病变发展速度。发展缓慢者，细小动脉吻合支由于代偿性的血流量增大而逐渐增粗，增进了侧支循环，改善心肌血供，此时即使动脉病变较为严重，心肌损伤也不重；发展较快者，管腔堵塞，心肌出现损伤、坏死；心肌长期血供不足，引起心肌萎缩、变性、纤维组织增生，心脏扩大。

冠状动脉疾病主要病理生理改变的结果是心肌氧供需失衡。心肌氧供主要由动脉血氧含量和冠脉血量决定。动脉血氧含量由血红蛋白、血氧饱和度、氧分压等决定，三者到一定水平后不再提高。冠脉血流量由于冠状动脉狭窄、硬化，通过血管扩张而增加血流量有限。当心肌氧耗增加时则出现心肌缺血。心肌氧耗由心肌收缩状态、

前负荷、后负荷及心率等决定，调节因素和方法很多，围术期处理常从这几方面考虑。此外，pH 值正常，2,3-DPG 含量高，以及正常体温都有利于组织中氧的释放。

（1）冠状动脉血流量（CBF）与冠状动脉灌注压（CPP）成正比，但与冠状血管阻力（CVR）成反比，即 CBF=CPP/CVR。影响 CVR 的常见因素见表 10-1。

1）代谢因素：当心肌作功增加时，冠脉血流随之增多，主要受代谢因子所调控而引起 CVR 变化。心肌代谢增强引起冠脉血管舒张的原因并非低氧本身，而是由于某些心肌代谢产物的增加。在各种代谢产物中，腺苷可能起最重要的作用。当心肌代谢增强而使局部组织中氧分压降低时，心肌细胞中的 ATP 分解为 ADP 和 AMP。在冠脉血管周围的间质细胞中有 5'- 核苷酸酶，后者可使 AMP 分解产生腺苷。腺苷具有强烈的舒张小动脉的作用。腺苷生成后，在几秒钟内即被破坏，因此不会引起其他器官的血管舒张。心肌的其他代谢产物如 H^+、CO_2、乳酸等，虽也能使冠脉舒张，但作用较弱。此外，缓激肽和前列腺素 E 等体液因素也能使冠脉血管舒张。

2）自主神经系统因素：冠状动脉和微小动脉上分布有 α 和 β 受体，兴奋 α 受体可引起冠状血管收缩，CVR 升高，冠脉血流减少。而兴奋 β 受体时效应相反，使冠脉血流增多。

3）内分泌因素：血管升压素和血管紧张素是两种应激性激素，具有强效的冠状血管收缩作用，但在剧烈应激状态下，以上两种激素血中浓度升高到一定程度，才可引起冠状血管收缩。前列腺素系统对冠状血管舒缩也起着重要作用，心肌梗死时血管栓塞过程中，血栓素（thromboxane）能

使冠状血管产生痉挛，但前列环素（prostacyclin）却可对抗血栓素的缩血管效应。

4）解剖因素：人体心肌中，微血管与心肌细胞的比例几乎为1∶1，但正常时，仅3/5～4/5的微血管处于功能状态。当活动增强时，心肌氧耗增加，或因氧供不足，均可使其他未开放的微血管复原，使冠脉血流量增多，CVR减少，促进心肌细胞内氧弥散。此外，心肌还存在冠状血管侧支循环，大多处于非功能状态，但当冠脉血流受阻时，侧支循环即扩张，使冠脉血流增多。冠脉血流具有自身调节作用：冠状动脉平均动脉压在40～140mmHg范围内，能保持心肌恒定的血流灌注，即使是狭窄的冠状动脉，通过自身调节机制，也能使心肌得到供血。

CPP可影响冠脉血流，CPP=DBP-LVEDP。因此，为维持良好的CPP，应使：①DBP保持正常或稍高水平；②降低LVEDP；③减慢心率，以保证冠脉血流供给。

与右心室不同，左心室内膜下血供，由于在收缩期心腔内压升高，血供中断，但舒张期心腔内压显著下降，左心室血供恢复。因此，左心室冠脉血流85%来自舒张期，而收缩期仅15%，且分布于心外膜。左心室内膜下血供减少除因间断性供血外，心内膜下血管扩张储备能力有限，故心内膜下易发生血供减少，而导致心内膜下缺血。

（2）冠状动脉狭窄时，冠脉血流的影响因素除上述正常冠状动脉血流生理性影响因素外，又加上冠状动脉狭窄的病理因素，使CVR增加，结果导致CBF减少。其影响因素有以下几种。

1）狭窄类型：可分固定型或动力型和局灶型或节段型，固定型或动力型由粥样硬化斑块构成，动力型狭窄可见于冠状动脉正常部位，如痉挛性心绞痛。动力型合并冠状动脉阻塞性病灶常见于不稳定型心绞痛。局灶型或节段型的狭窄可分局灶型或节段型。节段型因CVR明显增加，故其冠脉血流比局灶型显著减少。

2）狭窄程度：冠脉血流下降与冠状动脉直径缩小成正比，下降量为口径缩小的4次方。血管口径减少50%，相当于血管口径截面减少75%，在这种情况下，患者活动后就可表现心绞痛症状。

若血管造影发现口径减少75%，则血管口径截面减少达95%，即使患者在休息，也可出现心绞痛。

3）侧支循环：当冠状动脉狭窄病变进程缓慢时，侧支循环逐步建立，使冠状动脉分支相互沟通，若狭窄程度不严重，仍可获得足够的血流，从而避免发生心肌缺血；若狭窄严重，所建立的侧支也无法保证充分的血流，就可导致心肌缺血。

4）狭窄部位：其影响心肌部位和范围非常重要，例如，左冠状动脉狭窄，能严重限制左心室血供；又如，回旋支、右前降支近端狭窄，同样广泛地限制左心肌血供。

5）远端弥散性冠心病：指冠状血管小分支远端的弥散性病变，也可减少冠脉血流，并能影响旁路术的疗效。

6）夹杂症：冠心病伴发糖尿病、高血压等，均可加重狭窄部位血供减少。

影响心肌氧供需平衡的另一重要因素即为心肌氧耗，心肌氧耗主要由心率、心肌收缩性、室壁应激性等决定，在氧供需平衡中都十分重要。

心率的快慢直接影响心肌氧耗的多少，并与心肌收缩及室壁应激相关。若每次心搏的氧耗相对固定，则每分钟心肌氧耗量将随心率而改变，且心肌氧耗的变化率超过心率变化率。

心肌收缩性对心肌氧耗的影响显而易见，但通常难以测量。心肌收缩增强，心肌氧耗也增加。至今尚无方法定时测定心肌收缩性，以计算心肌氧耗。

心室壁的应激性与收缩时心腔内压（后负荷）与心腔大小（前负荷）乘积成正比，而与室壁厚度成反比。心腔内压力升高则氧耗升高。通过调节心脏前负荷、后负荷可改变室壁应力而影响心肌氧耗。

心腔大小也与氧耗多少有关。心室容积增加2倍，心腔半径增长仅26%。而心腔大小增加，将使氧耗也有所增加。前负荷与心腔大小有关，因此，降低前负荷，可减少室壁应激性，使心肌氧耗下降。例如，使用硝酸甘油能使静脉扩张，可降低前负荷，以减少心肌氧耗。

表10-2为心肌氧供和氧耗的影响因素。围术期处理需综合考虑各种影响因素，努力保证心肌氧的供需平衡。

表 10-2　心肌氧供和氧耗的影响因素

指标	氧耗	氧供	氧平衡
心率减慢	↓	↑	正
RAP 或 PAWP 降低	↓	↑*	正
心率增快	↑	↓	负
RAP 或 PAWP 升高	↑	↓	负
体温升高	↑	-	负
体温降低	↑↓	↓	有变化
MAP 降低	↓	↓	有变化
MAP 升高	↑	↑	有变化
Hb 低	↓	↓↑	有变化
Hb 高	↑	↑↓	有变化

注：↑.增加；↓.减少；↑↓.增加或减少；-.无变化；*.充盈压急剧下降使 CO 下降。

第二节　体外循环下冠状动脉旁路移植术的麻醉

体外循环下 CABG 手术通常指在低温体外循环和心脏停搏情况下进行血管吻合术，是一经典的手术方式。近年随着非体外循环下 CABG 的广泛开展，前者有所减少。CABG 术麻醉处理的要点是从有利于氧供需平衡展开，包括避免心肌氧耗增加、预防心动过速、维持冠脉灌注压等。从手术时机、术前评估与处理、术中麻醉与血流动力学处理、体外循环期间心肌保护、术后处理等均可影响手术预后，必须重视处理好每个环节。

一、手术适应证与禁忌证

根据美国心脏协会（AHA）指南，CABG 的手术适应证主要包括：①内科药物治疗不能缓解的心绞痛，冠脉造影显示冠状动脉两支或两支以上的病变，狭窄大于 70%；②左主干或左主干等同病变，由于容易致猝死，需尽快手术治疗；③急性心肌梗死 6h 内；④心肌梗死并发症，如室壁瘤形成、室间隔穿孔、二尖瓣乳头肌断裂或功能失调；⑤ PTCA 手术意外，需急诊 CABG；⑥ PTCA 术后症状再次出现，不能再次行 PTCA 者。

以下情况则为 CABG 禁忌证或相对禁忌证：

①左心室功能低下，左心室射血分数小于 0.2，左心室舒张期末压大于 20mmHg 者。②慢性心力衰竭、心肌病变严重，呈不可逆改变者。③全身性疾病如严重糖尿病、高血压、肾功能或肺功能不全者。近年已有许多过去认为禁忌证的患者施行了 CABG，取得了不少经验，也有不少教训。随着外科技术的进步，相对禁忌证患者手术成功经验的积累，越来越多病情复杂的患者将施行 CABG，麻醉风险和处理难度增加。因有一定的手术失败率，有手术禁忌证的患者应审慎考虑 CABG。

二、术前评估与处理

从手术适应证来看，CABG 患者均有严重的冠心病，病程较长，内科治疗效果差或失败，有较多合并症等。因此，CABG 患者的术前评估与处理需全面考虑，包括术前进行心血管功能检查，积极的药物处理，选择合适的手术时机等。

（一）术前检查

1. 心电图和 X 线胸片　CABG 患者普通心电图检查可有心律失常或心肌缺血，但有部分病例的心电图是正常的，运动试验可有缺血阳性表现。采用动态心电描记和记录装置，以及连续测定 ST 段变化趋势，可提高术前患者心肌缺血的检出率。有报道发现，42% 的 CABG 患者，术前已有心肌缺血，其中大部分患者（87%）是隐性的。通过 ECG 还可发现心肌梗死的部位，严重程度，也可估计左右心室肥厚和左右心房扩大，心律失常等，但正常心电图不能排除冠心病的存在，有 25% ～ 50% 冠心病伴稳定型心绞痛患者，患者 ECG 正常。

冠心病患者的心律失常通常是由心肌缺血引起，术前患者有频发的室性期前收缩或短阵室性心动过速，常显示有近期心肌缺血加重，围术期有发生心室颤动风险，应积极处理。另一常见的心律失常为心房颤动，由于心房收缩功能的丧失导致心排血量进一步下降，对心肌供血很不利。避免快速型心房颤动和慢速型心房颤动是围术期处理的重点和难点。房性期前收缩患者术后易发生心房颤动。

冠状动脉造影术、普通 X 线胸片后前位和侧位片，两侧肺门充血，则提示收缩功能不全。冠心病患者的心胸比例＞50%，心阴影增大，提示心功能差，射血分数下降。而心胸比例＜50%，表明射血分数可正常或下降。

在 X 线胸片上，冠心病患者如有心脏扩大，70% 以上的病例射血分数（EF）＜40%。如主动脉有扭曲及钙化现象，手术并发症（如脑及其他重要脏器栓塞）的危险性也将增加。

2. 超声心动图　超声诊断技术在冠心病临床中的应用已从评价冠心病的结构与功能发展到评价心肌灌注和侧支循环及冠脉内成像，从静息检查扩展到负荷超声，已在围术期广泛应用。超声心动图可清晰地观察到冠脉血管堵塞后出现的节段性心室壁运动异常（segmental wall motion abnormality，SWMA），心室的舒张和收缩顺应性变化，测定 EF，并可诊断左心室附壁血栓。负荷超声心动图可监测冠心病患者在负荷状态下冠状动脉的储备能力，即由逐渐增加心脏的负荷量，诱导心肌缺血，而出现节段性室壁运动异常。心肌存活性的判断对缺血性心脏病的治疗决策具有重要意义。心肌超声造影、多普勒组织成像均可识别心肌的存活性。

3. 心导管检查及冠状动脉造影　冠状动脉造影不仅是诊断冠心病的金标准，也是一种非常有效的方法。其能较明确地揭示冠状动脉的解剖畸形及其阻塞性病变的位置、程度与范围，是目前唯一能直接观察冠状动脉形态的诊断方法，是 CABG 术前必备检查。

通过左心心导管检查可了解左心工作情况，左心室造影可获得左心室 EF。正常左心室的 EF 应大于 55%，发生过心肌梗死而无心力衰竭症状的患者的 EF 常大于 40%。如 EF＜30%，大多数患者有明显的心力衰竭症状。合并有左心室室壁瘤的患者，因其心室的矛盾运动，EF 通常较低，手术切除室壁瘤后，多数患者的 EF 可有较大改善。如合并有心脏瓣膜病变，则所测得的 EF 常不准确，如二尖瓣反流时 EF 常显示过高。心导管检查、核素造影和超声心动图均可测定 EF，但超声心动图测定左心室整体 EF 的准确性欠满意。核素心脏血池造影是依据示踪剂在心腔内的浓度与时间的变化，因而不受心腔几何形态学的影响，故结果

比较准确。应用左心导管进行左心室造影测定的 LVEF 最为准确。

应用左心导管测定的左心室舒张期末压（LVEDP）对评价左心室功能具有重要意义，如 LVEDP＞12mmHg，提示左心室舒张功能受损。但 LVEDP 受卧床休息、液体入量、应激状况及药物治疗等因素的影响，应注意其干扰因素。另 LVEDP 升高的程度并不一定与左心室功能不全的程度相吻合，应结合心功能检查的其他客观资料及临床症状综合判断。如 LVEDP 较高而每搏量（SV）较低，常表明左心室功能很差。

冠心病由于局部心肌缺血或心肌梗死造成的心肌坏死，可导致局部心室壁运动障碍。局部室壁运动的核素定量分析，既可得出节段的 EF，也可了解异常室壁运动的范围及程度。另测定右心室 EF（RVEF），也可了解右心功能。约有 50% 的急性下壁心肌梗死的患者，RVEF 降低。

冠状动脉造影可确定病变的具体部位及严重程度。血管直径减少 50% 相当于截面积减少 75%，而直径减少 75% 则截面积减少相当于 94%。冠状动脉堵塞的范围越广，对氧供需失衡的耐受性就越差。左冠状动脉主干病变使左心室大部分心肌处于危险状态，此类患者对心肌缺血的耐受性很差，麻醉必须谨慎地处理好氧供和氧耗的平衡。左冠状动脉主干严重狭窄、右冠状动脉近端完全堵塞或等同左冠状动脉主干病变（前降支和回旋支的近心端重度堵塞）加右冠状动脉近端完全堵塞的患者，风险更大。

4. 放射性核素成影术　放射性核素成影术可协助了解冠心病患者术前的心肌血流储备功能，心肌缺血的部位及范围，鉴别心肌细胞是处于缺血还是坏死，这对于决定移植血管的部位、坏死心肌切除的范围，如室壁瘤切除（ventricular aneurysm）均有参考价值。研究表明，处于严重缺血状态的心肌细胞，可能暂时丧失功能，处于"冬眠状态"，临床上表现为室壁运动障碍，容易误诊为心肌梗死或室壁瘤形成。对这部分心肌，如能进行冠状动脉旁路移植术，血运重建后，心肌功能可全部或部分恢复。反之，如心肌细胞确已坏死，局部瘢痕组织形成，临床上也表现为局部室壁运动低下，则心肌血运重建的效果难以满意。研究资料表明，术前心肌灌注显像提示心肌

缺血者，术后血流灌注恢复正常的节段为 73%，如为不可逆性放射性缺损，术后心肌灌注改善者仅 21%。

5. 术前运动试验 有助于胸痛的诊断，估价冠心病严重程度，以及估计治疗心绞痛的疗效等。于运动前、中、后监测 ECG，ST 段移动 1mm 即有诊断意义。鉴于接受 CABG 患者多数病情较重，运动试验有一定风险，通常术前很少做运动试验。

（二）术前药物治疗

1. 术前心血管用药 CABG 患者术前常需服用不同种类的心血管药，不同类型及不同病程所用药物及剂量有所差异。术前心血管用药对围术期麻醉与治疗药物的选择有一定影响，需合理使用及评估。心绞痛的分型较多，以劳力或其他可引起心肌耗氧量增加所诱发的心绞痛可分为稳定劳力性心绞痛、初发劳力性心绞痛及恶化劳力性心绞痛，药物治疗以 β 受体阻滞药为主。对稳定劳力性心绞痛，临床常以 β 受体阻滞药与血管扩张药联合治疗。对于初发劳力性心绞痛，由于病程短，临床表现差异大，有些为梗死前心绞痛，常采用硝酸酯类、钙通道阻滞药、β 受体阻滞药、抗血小板药等多种药物联合治疗。对恶化劳力性心绞痛，常并用硝酸酯类及钙通道阻滞药以预防冠脉收缩，疼痛发作频繁时，常持续静脉滴注硝酸甘油。心绞痛发作与心肌耗氧量增加无关的自发性心绞痛可单独发生或与劳力性心绞痛并存，治疗药物以钙通道阻滞药为主。对变异型心绞痛，常口服硝酸甘油或硝苯地平来迅速缓解疼痛，以钙通道阻滞药地尔硫䓬预防心绞痛发作。对劳力与自发性心绞痛并存的混合性心绞痛，冠脉储备力低，不能耐受日常活动负荷者，临床着重选用 β 受体阻滞药，为预防冠脉收缩常并用钙通道阻滞药或硝酸酯类。对冠脉储备力尚好，能耐受一般活动的常着重选用钙通道阻滞药和硝酸酯类以预防冠脉血流减少所引起的发作，必要时加用 β 受体阻滞药。

近 10 年，对 CABG 患者术前常规使用 β 受体阻滞药已有确切证据和广泛共识。通常使用美托洛尔、阿替洛尔等。术前应用 β 受体阻滞药意义不仅仅有助于术前改善心肌缺血，也有利于手术中循环的控制特别是术中心率的稳定。

2. 术前用药 术前访视患者除按全麻常规要求外，针对心脏手术患者的特点，消除患者的思想顾虑，做好解释工作。术前 1d 晚给予镇静安眠药，如地西泮、苯巴比妥、咪达唑仑等。患者心功能尚好者，术前 1.5h，肌内注射吗啡 0.1mg/kg、东莨菪碱 0.005mg/kg。老年和心功能差的患者剂量宜适当减少，必要时在入手术室后根据患者情况再补充用量。

术前无须停止服用心血管用药，术前给予 β 受体阻滞药，可减轻血流动力学对手术的反应，降低与心率增快有关的心肌缺血发病率，转流后也不会抑制心脏工作。反之，术前突然停止用药，易发生心肌缺血、高血压等，以及因 β 受体密度增加而继发的心动过速。常服钙通道阻滞药的患者也宜继续服用。有研究显示，术前继续服用硝苯地平并不会使血压下降。同时，术前继续服用地尔硫䓬，也未见转流前、后 SVR 下降，或需加用升压药和正性肌力药。相反，突然停用药，转流后需增加血管扩张药治疗。但术前用硝苯地平和地尔硫䓬会降低对去氧肾上腺素的升压反应，故术中出现低血压而用去氧肾上腺素治疗时，应适当增加剂量。术前用钙通道阻滞药合并 β 受体阻滞药时，围术期心肌缺血发生率比单用钙通道阻滞药低，这与用 β 受体阻滞药后心率减慢有关。

（三）术前危险因素

冠心病患者的年龄较大，病情多较复杂，一般认为，下列因素为 CABG 手术围术期并发症发生的危险因素，宜特别关注。

1. 年龄 ≥ 70 岁 该年龄接受 CABG 治疗的患者手术相关的死亡率和并发症发生率较高，并且其与年龄，左心室功能状态，冠心病的严重程度，伴随疾病的情况，以及是否是急诊、限期或再次手术直接相关。虽然如此，大多数年龄 ≥ 70 岁的接受 CABG 治疗的患者心脏功能和生活质量会得到较大改善。年龄本身不是 CABG 的禁忌证。

2. 女性 冠状动脉细小使吻合困难、畅通率低及小体重为女性行 CABG 风险大的主要原因。有资料显示，女性 CABG 的手术死亡率、低心排血量综合征、术后心肌梗死发生率是男性的两倍。

但目前认为，接受 CABG 的女性患者，住院期间死亡率、并发症发生率和长期生存率更多地取决于危险因素和患者的临床特征而不是患者的性别。如果女性患者有再灌注治疗的适应证，则应该及时给予 CABG 治疗。

3. 充血性心力衰竭　术前有充血性心力衰竭者，围术期易发生心肌梗死及泵衰竭。左心室功能是预测 CABG 后早期和后期死亡率的重要因素。与左心室功能正常的患者比较，左心室功能障碍可增加接受 CABG 治疗患者的围术期和长期死亡率。然而，与药物治疗比较，心肌血管重建对缺血性心脏病和严重的左心室功能障碍患者的治疗益处还是很明显的，可改善症状，提供运动耐量和提高长期生存率。因此，尽管此类患者 CABG 风险很大，但接受 CABG 者仍然越来越多。

4. 不稳定型心绞痛　该类患者早晨的缺血阈值较低，冠脉扩展的能力下降，易发生冠状动脉痉挛，导致急性心肌梗死。特别在术前无 β 受体阻滞药或钙通道阻滞药治疗，基础 ST 段下移者更为危险。

5. EF ＜ 40%　此类患者多有慢性心功能不全，围术期急性心功能不全发作风险较大。

6. 左心室室壁瘤　该类患者术前心功能一般较差，通常以较高的交感张力来维持心排血量，麻醉中血流动力学变化大。鉴于此类患者病情特点，围术期循环控制目标与用药同常规 CABG 有较大差异，包括心率的控制目标。某些患者室壁瘤范围大，切除后左心室腔过小，易发生严重低心排血量综合征。术后常需一定时间的辅助循环。

7. 冠状动脉左主干狭窄＞90%　由于该类患者有病情重并有猝死风险，术前准备常不足，有时在亚急诊状态下手术，围术期并发症发生率较高。

8. 合并高血压和（或）糖尿病　高血压患者早晨血压有一高峰，此时易发生心肌梗死，麻醉中血压的波动也大。高血压常伴有左心室肥厚及充血性心力衰竭，心肌的顺应性差，舒张功能不全，心率增快时心排血量下降明显。此类患者血容量减少，麻醉使交感神经张力降低时血压可明显下降，并对应激反应及血管升压药十分敏感，血流动力学不易维持稳定，极易发生心肌缺血。糖尿病患者冠状动脉病变常呈弥漫性，心肌血运重建

的效果通常不好。此类患者的自主神经张力不同于正常人，术中血压波动大，难以控制。应激反应、儿茶酚胺药物、低温等均降低胰岛素药效，血糖不易控制。而且术后肾衰竭、感染的发生率也高。

9. 合并肾功能不全　肾衰竭依赖血液透析者，术后住院死亡率约为 10%，并发症发生率约为71%。血清 BUN 水平具有重要意义，术前 BUN 高于 10.7mmol/L（30mg/dl）的患者，手术死亡率明显增加。即使肌酐降低后，BUN 仍是影响死亡率的重要因素。对选择性的患有终末期肾病并呈透析依赖性的患者可给予 CABG 治疗，虽然术后死亡率和并发症发生率增加，但还在接受的范围之内。CABG 后早期，患者可能会期望冠心病的症状会消失，并且整体功能状态得到显著改善。然而，这类患者长期生存率较低。

10. 合并肺疾患　术前中重度限制性或阻塞性肺疾病是 CABG 后早期死亡和（或）术后出现并发症的主要危险因素。术前应该对肺功能进行评估，识别高危患者。术前给予抗生素治疗肺部感染，扩张气管治疗，戒烟，术前增加肺活量的深呼吸锻炼和胸部理疗等改善呼吸功能的治疗措施可减少术后并发症的发生。

11. 合并心脏瓣膜疾患　如合并二尖瓣病变，肺动脉收缩压＞60mmHg，合并主动脉瓣病变，跨瓣压差＞120mmHg 的患者，围术期死亡率明显增加。接受 CABG 治疗的患者，如果同时有严重的主动脉瓣狭窄（平均跨膜压力梯度≥50mmHg 或多普勒血流速度≥4m/s）是心脏瓣膜置换术的适应证，则应在 CABG 的同时给予主动脉瓣膜置换术治疗。CABG 前发现患者有严重二尖瓣反流的临床表现，可在 CABG 的同时给予瓣膜修补术治疗。接受 CABG 治疗的患者，如果同时有中度的主动脉瓣狭窄并且适合行心脏瓣膜置换术（平均跨膜压力梯度 30 ～ 50mmHg），则可在 CABG 的同时给予主动脉瓣膜置换术治疗。

12. 再次手术　尽管再次手术治疗时所遇到的困难较多，但是对于许多临床缺血症状复发的患者，再次手术治疗常是最佳治疗策略。经皮冠状动脉介入治疗对于自体冠状动脉狭窄通常有较好疗效，但是对于动脉粥样硬化的静脉桥血管的治疗效果较差。

13. PTCA 失败后急症手术或心肌梗死后 7d

内手术　此类患者术前准备不充分、存在心肌损伤、手术可进一步加重损伤等因素，围术期有较高死亡率。

三、监　　测

CABG 术期间监测具有十分重要的意义。除了全麻基本监测外还应强调对围术期心肌缺血、氧供需平衡、血流动力学等监测。

（一）心电图监测

心电图（ECG）监测常规用五导联线的监测。ECG 不仅可监测心率及心律，其 V_5 导联监测对心肌缺血检出的成功率也较高，可达 75%。ST 段动态变化及在变化期间可能影响因素分析最为重要，监测治疗后的 ST 段变化更有意义。

（二）血流动力学监测

血流动力学监测可了解心脏的泵血功能、组织的灌注、全身的有效循环血量及氧供需平衡情况等。

1. 有创动脉血压（IBP）　麻醉诱导前即应在局部麻醉下完成动脉置管测压，以便在麻醉诱导时连续监测动脉血压的变化。周围动脉的压力与主动脉的压力不完全一致，个别 CABG 患者合并大血管、周围血管疾病，左右肢体、上下肢体血压有显著差异，必要时需增加足背动脉或股动脉压测定。目测动脉波上升段及下降段的斜率可粗略地估计心功能，斜率大表明心功能较好，反之则较差。

2. 中心静脉压（CVP）　主要反映右心的前负荷，是 CABG 术监测常规。对左心功能良好无心脏瓣膜病变者，从 CVP 可粗略地估计左心充盈压。但在心功能不全时，CVP 与左心充盈压的差别很大，此时应直接或间接地测定左心充盈压。CVP 监测注意动态变化及体位改变对其影响。

3. 直接监测左心充盈压　左房压（LAP）可由外科医师在左心房放留置导管进行监测。

4. 监测 PAWP　可间接反映左心充盈压，可经由颈内静脉或锁骨下静脉放置导管入肺动脉。肺动脉舒张压接近左心充盈压。经由颈内静脉或锁骨下静脉从右心放置 Swan-Ganz 导管结合心率和动脉压的监测，可获得血流动力学变化的全部资料，及时、全面地了解患者的循环情况，指导血管扩张药、正性肌力药、β 受体阻滞药和钙通道阻滞药的治疗，以利于较准确地处理。临床常用的 Swan-Ganz 导管为四腔漂浮导管，可同时监测 CVP、肺动脉压、PAWP，并可进行温度稀释心排血量测定。心排血量（CO）经微机计算得出，心排血指数（CI）、每搏量（SV）、每搏指数（SVI）、体循环阻力（SVR）、肺循环阻力（PVR）等计算得出。放置具有连续心排血量 / 混合静脉血氧饱和度（CCO/SvO_2）监测的导管，可连续观察循环动力学各项指标及混合静脉血氧饱和度的变化，甚为方便。混合静脉血氧饱和度监测对了解机体的氧供需平衡状况具重要意义。SvO_2 在围术期应维持在 65% 以上。但应注意，即使 SvO_2 在正常范围，仍有氧供需失衡，组织缺氧存在的可能性。

5. 通过动脉压力波形计算心脏每搏量（PICCO）　是每搏量乘以心率计算心排血量的方法。该法并可得出左心的前负荷容量、肺水含量和胸腔内的血容量。由于 CABG 期间放置漂浮导管得到血流动力学数据及对处理价值更有意义，PICCO 目前应用于 CABG 中尚少，价值有待评估。

放置漂浮导管或 PICCO 导管的指征，应根据医生对患者病情的认识、临床处理能力及对上述导管监测意义的了解、置管技术的掌握。现有大量的随机研究数据表明，主要的临床预后（特别是死亡率）并没有因为使用漂浮导管而改变，但一般认为在下列情况下应使用：①左心室收缩功能减退，表现为 EF 小于 40%，大面积室壁收缩低下，局部室壁无收缩反常，存在室壁瘤，或新出现的心肌梗死；②左心室舒张功能减退，测 PAWP 比 RAP 更能反映 LVEDV；③不稳定型心绞痛，左冠状动脉疾病，重度 3 支冠状动脉疾病，以及大面积心肌病变；④冠心病伴有瓣膜疾病，包括二尖瓣关闭不全继发乳头肌或心室功能减退；⑤在肺动脉高压，通过 PAC 测 PVR；⑥右心室舒张和收缩功能减退；⑦经皮冠状动脉成形术（PTCA）失败，施行急诊 CABG；在进行 PAC 过程中应严密监测 ECG、MAP 等，及时处理心律失常、心肌缺血、血压波动等。

（三）TEE 的监测

TEE 已逐渐成为所有心脏或胸主动脉手术的

常规监测项目，对心肌缺血的早期监测有重要意义。心肌缺血的最早表现为心肌舒张功能受损及节断性室壁运动异常（SWMA）。而心电图 ST 段的变化在冠脉血流减少 20%～80% 时比 SWMA 晚出现 10min，在血流减少 > 80% 时晚出现 2min，当血流为 0 时晚出现 15s，故 TEE 对监测心肌缺血是当前极受推崇的方法。另 TEE 可监测心室充盈压、心排血量、心脏容积，能及时诊断血容量不足及心肌抑制的程度而指导治疗。

四、麻醉处理

（一）麻醉诱导前

1.一般准备　患者进手术室后，鼻导管吸氧，上肢外周静脉穿刺置管供输血、补液。静脉注射咪达唑仑，保持患者安静。

2. ECG 监测　先接上 I、II、III、aVR、aVF、aVL 和 V$_5$ 导联，以便与以往比较，记录 ECG 图形，并作为术前基础检查。术中通常仅有 II 导联和 V$_5$ 导联，但术前任何导联已有异常表现者，术中也应继续监测。

3. 术前常规　桡动脉穿刺置管直接测定动脉血压，同时抽动脉血进行血气分析。经右颈内静脉或右锁骨下静脉置管监测 CVP，并经静脉输液、给药。颈内静脉穿刺置管也可在麻醉诱导后完成。

4.麻醉诱导前处理　维持循环稳定，麻醉诱导前进行各项操作，如外周静脉、桡动脉、颈内静脉穿刺置管时，应保持患者安静、无痛，避免心率增快和血压升高，若出现心动过速或高血压，应及时处理。诱导前一旦发现心肌缺血，即应积极治疗，可静脉滴注硝酸甘油，采用微泵输液器随时调控剂量，及时纠正心肌缺血。但对入室后高血压患者应用硝酸甘油处理比较有效和安全。

（二）麻醉诱导和维持

1.麻醉诱导　麻醉诱导期是麻醉关键时期之一，常有血流动力学较大波动。一方面要应用适宜的麻醉药物抑制气管插管所致的应激反应；另一方面要避免麻醉及血流动力学变化导致心肌氧供需失衡。通常须在心电图和直接动脉测压的监测下，以及最好有麻醉深度（BIS）的指导下，缓慢而间断地给药。适度液体治疗和心血管治疗药对防治诱导期低血压有一定作用。血流动力学调控目标应是稳定的较慢心率（HR < 75 次 / 分）、正常血压、无心肌缺血加重。对术前严重心功能不全的患者，麻醉诱导应以芬太尼、舒芬太尼为主，镇静或安定药的剂量不宜大，以能使患者入睡即可。如麻醉适度（BIS 维持在 50 左右），常有血压轻度下降，同时心率减慢，有助于心肌氧的供需平衡和储备。麻醉诱导期低血压可静脉注射适量去氧肾上腺素（每次 0.05～0.2mg），常获满意效果。有慢性心功能不全史或诱导期心功能不全加重时，应使用强心、扩血管药物调控血流动力学。基本用药为多巴胺、硝酸甘油，只要剂量合适，不会导致心率增快和心肌缺血加重。有些患者诱导期出现严重心动过缓（HR < 50 次 / 分），常见于应用舒芬太尼诱导时，需及时纠正，适量的阿托品（0.3～0.5mg 静脉注射）通常有效，以提高心率 10 次 / 分左右即可。个别人需要临时心脏按压。

麻醉诱导方法和药物的选择，主要取决于患者的心功能、冠状动脉病变部位和阻塞程度、手术方法、药物对血流动力学的影响和药物剂量。左心室功能差（EF < 40%）的患者麻醉诱导宜以静脉麻醉为主，避免吸入强效全麻药和氧化亚氮。依托咪酯麻醉诱导量（0.3mg/kg）不影响心率和心排血量，适用于心功能差的患者，但气管插管时常有心率和血压升高，应有其他治疗措施。其他静脉全麻药如丙泊酚等，只要剂量合适可以作为复合麻醉诱导的一部分，并非禁忌。芬太尼已广泛应用于心脏手术，剂量大于 5μg/kg 可抑制气管插管的应激反应，预防 HR 和 BP 急剧升高，常用剂量为 5～20μg/kg 缓慢静脉注射。舒芬太尼也是良好的麻醉诱导用药，常用麻醉诱导剂量为 0.5～1μg/kg。阿曲库铵、维库溴铵对 HR、BP、心肌收缩性影响小，适用于心功能差的患者。琥珀胆碱、泮库溴铵对 HR、心律、BP 影响较大，宜慎用。罗库溴铵或顺阿曲库铵是目前心脏病患者麻醉最常用肌松药。手术中使用 α$_2$ 受体激动剂（右美托咪定）能起到很好的辅助效果，具有镇静、镇痛和稳定血流动力学的作用，可以防止气管插管、手术刺激及麻醉过程中出现的高血压、心动过速，并降低血浆儿茶酚胺浓度。

患者左心室功能尚好（EF > 40%），多数患者麻醉诱导顺利，芬太尼、舒芬太尼剂量适度增加，但避免快速静脉注射。个别患者有较高血压，可适度应用血管扩张药，如硝酸甘油、钙通道阻滞药。

2. 麻醉维持　通常采用静吸复合麻醉。静脉麻醉药、麻醉性镇痛药与吸入麻醉药复合使用，具有相互取长补短的优点以达到合适的麻醉深度，满足手术过程中不同刺激强弱的需要，又保持循环稳定。应用得当，全凭静脉麻醉也可。CABG麻醉维持期的深度要适宜，应熟悉手术程序，通常在切皮、锯胸骨、分离上下腔静脉、置胸导管和缝合胸骨等较大刺激时，应调整麻醉深度。心功能不全、心肌梗死急性期等循环不稳定患者宜避免吸入高浓度吸入麻醉药。在强刺激操作前，可先静脉注射芬太尼 0.1 ～ 0.2mg。避免经常调节吸入麻醉药浓度。体外循环转流前，也应适当追加肌松药、静脉全麻药等，以维持转流中合适的深度。体外循环停止后早期，常有循环不稳，尽量避免使用吸入麻醉药。手术即将结束，由于术后继续用机械通气支持呼吸，减少呼吸作功，应维持合适的麻醉深度，可停止吸入麻醉药，但需追加镇静镇痛药。循环不稳者则仔细分析原因，谨慎用药。

冠心病患者的麻醉维持要求循环稳定，血压和心率不应随着手术刺激的强弱而明显波动。一般而言，术前心功能较好的患者，CPB 前只要尿量满意，内环境稳定，无代谢紊乱，$SvO_2 >$ 70%，心率在 50 次 / 分左右无须处理。临床实践表明，CPB 前控制性心动过缓（心率 50 次 / 分左右）、控制性血压偏低（收缩压 100mmHg 左右）的循环状态，对无高血压病史的患者，更有利于心肌氧的供需平衡和储备。对于心功能较差，需要较高的交感神经张力来维持心排血量的患者，则须努力避免对心肌的任何抑制，必要时，用正性肌力药来辅助循环。对于基础心率较快、血压不高、血容量不足、有心功能不全等患者的心率控制目标不宜追求控制性心动过缓，否则易诱发心力衰竭。处理中注意评估整体血流动力学状态，避免加重心肌缺血为目标。

当游离乳内动脉时，CVP 和 PAP 的数值由于患者体位的变化而变化，应注意识别其假象。术中应密切注意血气和电解质的变化，$PaCO_2$ 应维持在正常范围，避免过度通气。$PaCO_2$ 过低不但减少冠状动脉血流量，而且可使氧解离曲线左移，并可促发冠状动脉痉挛。

（三）停机前后的处理

停机前后的处理是冠心病麻醉处理中最重要的环节之一。顺利脱机和停机后维持稳定的血流动力学，须注意以下几点。

（1）认真细致评估心脏复苏进程：水电解质、酸碱、容量、体温等基本正常是脱机基础。因此，转流期间加强管理。停机期间循环不稳多数与心肌保护欠佳或心脏复苏不够等有关，部分患者是移植血管功能不佳。

（2）心脏复跳后即注意预防心搏增快：对缓慢的心搏（30 ～ 40 次 / 分）不宜急于处理，通常在钳夹主动脉侧壁，进行主动脉侧壁口吻合期间，心率即可自行增快。

（3）主动脉侧壁口吻合期间，应维持满意的灌注压：如灌注压超过术前血压值，可用硝酸甘油、尼卡地平、丙泊酚等处理，不宜轻易地降低灌流量。如灌注压较低，除增加灌流量外，应适当减少静脉引流量，血压仍不回升，可从人工心肺机中给予麻黄碱，去氧肾上腺素等提升血压。

（4）主动脉侧壁口吻合毕，开始恢复冠脉血流：如每搏量满意，将会出现良好的动脉压波形，此时可逐渐减少灌流量，缓慢回输血液，在 ECG 和循环动力学指标满意的情况下缓慢脱机。

有报道表明，有相当数量的患者，即使 CABG 手术很成功，但转流后心肌缺血依然存在，用 TEE 检测转流后心肌缺血的发病率为 36%，其中 85% 患者术后发生并发症。转流后用 ECG 监测，有报道心肌缺血发病率为 40% ～ 75%。与术前、术中心肌缺血发病率比较，显然术后心肌缺血较高，原因与心率增快有关。因此，转流后继续维持循环稳定，预防心动过速、高血压等，避免各种原因诱发心肌缺血，显然十分重要，应予重视。通常采取以下措施：①保持患者安静。②充分给氧，维持良好通气。③加强各项监测。④维持循环平稳。⑤预防感染，防止术后高热。⑥预防和治疗术后并发症。

（四）血流动力学调控

1. 正性肌力药　冠心病患者由于心肌缺血、

心肌梗死、室壁瘤等原因，常存在有不同程度的心功能不全，麻醉医师在麻醉处理中顾虑心功能受抑制，常投以正性肌力药来增强心肌收缩力。对此尚有争议，关键是何时用、如何用正性肌力药。正性肌力药均增加心肌耗氧，从所谓"安全""保险"角度，常规或预防性使用正性肌力药，对患者并无益处。但正性肌力药升高血压，增加冠脉灌注压，有利于供血。没有良好的灌注压，对冠心病患者是极其危险的，因此，需全面评估血流动力学状态后再确定用药。应用正性肌力药的指征：PAWP ＞ 16mmHg，而 MAP ＜ 70mmHg 或收缩压＜ 90mmHg，CI ＜ 2.2L /（min·m²），SvO₂ ＜ 65%。根据血压和心率选用正性肌力药，如多巴酚丁胺、多巴胺、肾上腺素和（或）米力农等，升血压可用去氧肾上腺素或去甲肾上腺素等。

2. 硝酸酯类药、β 受体阻滞药和钙通道阻滞药　CABG 围术期硝酸酯类药首选硝酸甘油。硝普钠可能对冠脉血流有窃血作用不利于冠心病患者，目前较少使用。硝酸甘油扩张狭窄的冠状动脉及降低心肌氧耗的作用越来越得到人们的认可。硝酸甘油不仅有效地降低肺动脉压和 PAWP，增加到一定剂量也可控制体循环压力，其安全性和副作用均远远优于硝普钠。围术期硝酸甘油治疗的指征：①动脉压超过基础压 20%。② PAWP ＞ 18 ～ 20mmHg。③ ST 段改变大于 1mm。④ TEE 新发现局部室壁活动异常（RWMA）。⑤急性左或右心室功能失常。⑥冠状动脉痉挛。

3. β 受体阻滞药　对冠心病患者的有益作用已被充分肯定。超短效（消除半衰期仅 9min）、具有选择性 β₁ 受体阻滞作用的艾司洛尔，即使在心功能中度减弱时也安全有效。美托洛尔也是选择性 β₁ 受体阻滞药，但消除半衰期为 3.7h，明显长于艾司洛尔，使用时须注意其蓄积作用。由于 β 受体阻滞药的负性肌力作用，对于高度依赖交感神经张力或快速心率来维持心排血量的患者能促发心力衰竭，对严重窦房结功能不全者能导致窦性停搏，故应在严密的监测下，以高度稀释，小剂量叠加，从深静脉（颈内或锁骨下）途径缓慢给药，一旦心率出现下降趋势即刻停药，如此可避免对心脏明显的抑制作用。

4. 钙通道阻滞药　可扩张冠状动脉，防治冠脉痉挛，增加冠脉血流，改善心肌缺血。钙通道阻滞药以地尔硫䓬为首选，因其在扩张冠状动脉的同时，不明显抑制心肌收缩力，并可减慢房室传导，使心率减慢。其静脉给药的常用剂量为 1 ～ 3μg/（kg·min）。

（五）辅助循环

冠心病患者心脏功能严重受损时，需依靠辅助循环措施，以减少心脏作功，提高全身和心肌供血，改善心脏功能，使用率为 1% ～ 4%。辅助循环的成功主要取决于其应用时机，以尽早应用者效果好。适应证：术前心功能不全，严重心肌肥厚或扩张；术中心肌缺血时间＞ 120min；术毕心脏指数＜ 2.0L/（m²·min）；术毕左房压＞ 20mmHg；术毕右房压＞ 25mmHg；恶性室性心律失常；术毕不能脱离 CPB。

常用的辅助循环方法有以下几种。

1. 主动脉内球囊反搏（IABP）　为搭桥手术前最常用的辅助循环措施，适用于术前并存严重心功能不全、心力衰竭、心源性休克的冠心病患者，由此可为患者争取手术治疗创造条件。将带气囊心导管经外周动脉置入降主动脉左锁骨下动脉开口的远端，导管与反搏机连接后调控气囊充气与排气，原理是心脏舒张期气囊迅速充气以阻断主动脉血流，促使主动脉舒张压升高，以增加冠脉血流，改善心肌供氧；心脏收缩前气囊迅速排气，促使主动脉压力、心脏后负荷及心排血阻力均下降，由此减少心肌耗氧。

2. 人工泵辅助装置　有滚压泵、离心泵两种。滚压泵的优点是结构简单，易于操作，比较经济，而其缺点是血细胞破坏较严重，不适宜长时间使用。离心泵虽然结构较复杂，但是血细胞破坏少，在后负荷增大时可自动降低排出量，比较生理，适用于较长时间使用，但也只能维持数天。

3. 心室辅助泵　有气驱动泵和电动泵两型。气驱动型泵流量大，适用于左、右心室或双心室辅助，但泵的体积大，限制患者活动。近年逐渐采用可埋藏型电动型心室辅助泵，如 Heartmate（TCI）和 Nevacor，连接在心尖以辅助左心功能。

第三节　非体外循环下冠状动脉旁路移植术的麻醉

1967 年非体外循环（CPB）下左乳内动脉与

左前降支搭桥手术获得成功，由于其操作技术较难、手术条件要求较高，开展较缓慢，直到 20 世纪 90 年代中期随着手术技术和器械条件等的进步，非 CPB 下 CABG（OPCABG）才有了长足发展。对 OPCABG 和 CPB 下 CABG 进行了比较，结果显示，用与不用 CPB 的患者，手术结果都很满意，个体的手术结果更多地取决于用与不用 CPB 以外的其他各种因素。而选择手术方式主要影响因素是外科医师爱好与技术，只有少部分患者在选择手术方式中得益。

OPCABG 的麻醉原则、麻醉方法、用药等与 CPB 下 CABG 无显著性差异，但在麻醉管理上有诸多特殊性，需做好充分准备。手术在搏动的心脏上、无机械辅助循环的情况下进行，因此麻醉处理的困难较大。手术操作不可避免地要干扰心脏的排血功能，心脏位置的变动也必然影响心脏的血流供应。在吻合冠状动脉不同分支对血流动力学影响不一。因此，在冠状动脉吻合期间，维持循环动力学的稳定，保持必需的冠脉血流量，则为麻醉处理的关键。

一、术前准备

患者术前心功能较好者，对 β 受体阻滞药和钙通道阻滞药的耐受能力较强，术晨应适当增加这两类药、特别是 β 受体阻滞药的用量。如患者入手术室后心率控制不满意，可追加用药。这不仅可有效地控制术中心率增快，增加心室颤动阈值，也可增加心肌对缺血的耐受性。

二、血流动力学调控

OPCABG 麻醉期间对心率控制更具重要性。通常需要维持较慢的心率（60 次 / 分左右），适度地抑制心肌的收缩幅度，为外科手术提供良好的条件。近年来，越来越多的病情严重的冠心病患者选择 OPCABG，抑制心肌收缩而减慢心率和抑制心肌收缩幅度有时比较困难并可带来风险，心率管理目标适度放宽（60 ～ 80 次 / 分）。血管吻合期间血压控制有一定难度，但冠脉灌注压必须维持在最低限，否则将严重影响心肌供血，并可能导致更严重的并发症。血管吻合期间常用

去氧肾上腺素治疗短暂低血压。而搬动心脏和固定吻合血管周围心肌时可导致严重低血压和心律失常，单纯应用升压药，治疗效果通常较差，个别患者可出现严重血流动力学紊乱，甚至心室颤动。应该恢复或调整心脏位置。期间 PAP 监测尤显重要。当出现系统血压骤降，PAP 显著升高，OPCABG 很难施行，应做好 CPB 准备。在主动脉 - 移植血管吻合时，血压控制在正常低限，以避免血压升高导致主动脉侧壁钳意外松开的风险。

三、麻醉处理

如不考虑术后早期气管拔管，可以大剂量芬太尼复合低浓度吸入麻醉药施行麻醉，不仅有利于防止术中心率增快，也有利于术者搬动心脏时循环功能的维持。选择舒芬太尼时术中心率的控制更为满意。一般情况尚好、无严重心功能不全、预计恢复快的患者可考虑应用快通道心脏麻醉技术（见本章第四节）。

四、正确处理手术对血流动力学的影响

术者搬动心脏时严重干扰循环，常致血压下降、心律失常。严重程度除了与术者技巧有关还与患者平时心功能、麻醉、心血管药物、血容量等有关，应多方面评估。一般情况下，以吻合回旋支，搬动左心室而致血压下降、心律失常最严重。首次搬动心脏，收缩压降至 40 ～ 50mmHg、频发室性期前收缩、短阵室性心动过速并非罕见。此种情况下，外科医师应暂缓搬动心脏。如心脏恢复原位后，血压回升、心律失常消失，可不用药物处理。再次搬动心脏，血压下降、恶性心律失常的发生通常会有所减轻。在冠状动脉吻合期间，血压一般要有所下降。如收缩压能维持在 90mmHg，平均动脉压在 60mmHg 以上，可不进行处理。如血压低于上述水平，出现心律失常（最常见的为室性期外收缩）或 ST 段改变，提示心肌缺血加重，须即刻处理。药物选择应以麻醉医师对药物的认识及使用经验。如以增加外周阻力来升高血压，可选用去氧肾上腺素（每次静脉滴注 0.1 ～ 0.2mg）；如以增强心肌收缩力和外周阻力来升高血压，则可适度增加多巴胺剂量。有些患

者在固定回旋支、右冠状动脉时出现血压骤降、PAP 显著升高、心率减慢、严重室性心律失常，应立刻暂停操作，稳定后调整固定器，认真评估 OPCABG 的可能性。为避免在冠状动脉吻合期间冠状动脉张力增加或冠状动脉痉挛，也为避免药物增加外周阻力的同时对冠状动脉张力的影响，可持续静脉注射硝酸甘油，剂量应不影响动脉血压。

五、血容量评估

OPCABG 手术操作可显著影响心脏前负荷、后负荷，操作期间适度限制液体入量，降低前负荷。液体量输入过多使前负荷增加，前负荷增加不仅使心脏膨胀，增加心肌氧耗，而且也降低心肌的灌注压，减少心肌血供，对冠心病患者极为不利，也不利于外科手术操作。但是，在切开冠状动脉时必然有出血，尤其在分流器置入困难时。麻醉医师应仔细观察手术野，并结合监测指标合理评估。由于手术时体位经常变动，监测数据有一定影响，应注意监测数据的正确性，根据临床情况综合判断，合理输液和必要时输血。

六、体温监测

OPCABG 患者如不注意体温监测与处理，常出现体温逐渐下降。原因与环境温度、麻醉、开胸、CO_2 吹雾器不恰当应用等有关。低温可致心律失常、凝血功能障碍、代谢紊乱、血管阻力增加等，不利于围术期血流动力学管理，应积极预防低温的发生。恰当的环境温度是围术期低温防治主要方法。

七、抗凝治疗

为预防血管吻合口血块凝集，OPCABG 手术应部分或全部肝素化，可按肝素 1mg/kg 静脉注射给药。ACT 应维持在 300s 左右。吻合支多、手术时间长时应复查 ACT。鱼精蛋白拮抗肝素按 1：1 剂量，并复查 ACT。

八、CPB

OPCABG 手术均须做 CPB 的准备。有的是可能因估计不足而发生意外需 CPB，有的患者病情危笃，随时准备 CPB。如乳内动脉显露不够满意；冠状动脉分支病变估计不足；术中出现血流动力学严重不平稳等。多数在搬动心脏及固定待移植血管时出现严重循环抑制，不得不更改手术方案，而改为 CPB 下 CABG 手术，故应随时准备 CPB，以便手术顺利地进行。

第四节　快通道技术在冠状动脉旁路移植术麻醉中应用

快通道心脏麻醉（fast tracking cardiac anesthesia）即在心脏手术后早期拔除气管内导管（＜6h），缩短患者在 ICU 和病房的滞留时间，其目的为改善患者的预后和降低医疗费用。近年该技术在 CABG 中应用已积累丰富经验和大量资料，渐趋成熟。但其对患者选择、外科因素、可能的风险等有一定特殊性，宜权衡利弊。

快通道心脏麻醉能避免长时间机械通气而影响呼吸功能的恢复，减少呼吸道并发症。拔除气管导管后，患者更舒服；患者更少需要用血管活性药物。可较快离开 ICU，提高医疗资源的利用率，减少患者的住院费用。应用得当不增加围术期的死亡率和发病率。

一、病例选择

绝大多数心脏手术患者都能够早期拔管，除非术中或术后有其他问题。在目前情况下，若患者有下列情况应考虑放弃快通道心脏麻醉：①术前射血分数＜30%；②术后心功能不全，需用 IABP 等辅助循环风险较大的患者；③心肌梗死进展期的患者；④伴有左束支传导阻滞或频发室性期前收缩；⑤严重呼吸功能障碍。

二、麻醉实施

为了实现快通道心脏麻醉，麻醉方案需精心设计。应当避免大剂量、长效药物的应用。

（一）术前准备

适量镇静，以解除焦虑，减少麻醉药用量，如肌内注射吗啡 10mg，口服咪达唑仑 5mg。

术日晨根据患者心绞痛的性质、发作时间、发作时的循环动力学变化及心功能状况，适量服用β受体阻滞药和（或）钙通道阻滞药，以降低心肌氧耗，避免冠脉痉挛，预防心绞痛发作。

（二）麻醉诱导

以适量咪达唑仑使患者入睡，咪达唑仑有镇静、催眠和遗忘作用，可避免术中知晓。芬太尼用量控制在 5μg/kg 以内，故术毕无芬太尼抑制呼吸的忧虑，为术毕拔管创造条件。气管插管前静脉注射利多卡因 1mg/kg，以预防气管插管时的心血管反应和室性心律失常。

（三）麻醉维持

选择低浓度吸入麻醉药，宜选择七氟烷或地氟烷。持续静脉输注丙泊酚，也可靶控输注。芬太尼总量控制在 10 ～ 20μg/kg，镇痛药可选择瑞芬太尼持续输注或靶控输注。应当避免肌松药过量，可选择阿曲库铵或顺阿曲库铵。维持适当的体温，以避免影响药物代谢和术后寒战。体外循环手术要求停机前复温至 38℃，非体外循环手术中维持患者体温在 36.5℃以上。

（四）关胸前和闭合胸骨后

关胸前停吸入麻醉药，闭合胸骨后停丙泊酚。

（五）术毕

术毕吸入麻醉药和丙泊酚对意识的影响已消失，此为术毕即刻拔管的先决条件。术毕在患者清醒，自主呼吸恢复良好，血流动力学稳定情况下拔管。

α_2 受体激动药（如可乐定和右美托咪定）对血流动力学的稳定性也可产生有益作用，从而提示并不一定需要大剂量麻醉药才能达到无神经内分泌应激状态。可乐定降低高血压和心动过速的发生率，改善肾功能，可能与其降低儿茶酚胺的分泌有关。

合用阿片类药物进行椎管内阻滞也被用来降低围术期应激。这种方法可降低术中及术后静脉阿片类药物的需要量，有利于早期气管拔管。因全身肝素化后有潜在脊髓血肿压迫的顾虑，理想的硬膜外导管置入时机仍有待探讨。丙泊酚由于

其快速恢复的特性和血流动力学效应，不仅可理想地用于快通道手术中的麻醉管理，更适用于心脏手术后早期机械通气患者的镇静。这些新型药物和技术虽然增加患者的费用，但有利于早期气管拔管，缩短了机械通气和 ICU 的停留时间，有利于降低总的医疗费用。

三、术后管理

快通道心脏麻醉管理的要求是能够快速拔管和转出 ICU。因此，从手术开始至 ICU 均应遵循这一原则进行，包括减少阿片类药物的用量和术后用理想的镇静方法来控制应激反应，为早期拔管创造条件。拔管的标准是患者清醒、合作、血流动力学稳定、呼吸恢复适宜、四肢活动正常、无出血等。一些术后并发症会影响早期气管拔管和在 ICU 停留时间，需避免：①轻度低温和寒战可使撤机延迟，因此围术期患者体温的维护至关重要。这要求控制适度的环境温度（25℃左右），CPB 停机前复温要充分（38℃），必要时应用变温毯或保温被，拔管前还可考虑经呼吸道升温。②术后出血是延长机械通气时间和延迟拔管最主要的原因。某些危重患者，近期阿司匹林治疗的患者，应尽可能缩短 CPB 时间。关胸前彻底止血。抗纤溶药物已被证明可减少出血（抑肽酶＞氨甲环酸＞ 6- 氨基己酸），这些药物已作为快通道心脏麻醉的常用药物。③术后疼痛、各种管理刺激是造成心脏手术后患者不适、应激反应增强和血流动力学波动的主要原因。有效的镇痛不仅使患者能更舒适地耐受机械通气，而且在自主呼吸恢复后，因疼痛缓解更有利于患者的呼吸运动与咳嗽，从而减少肺部并发症。目前术后镇痛中吗啡仍是最常用的药物，但由于其呼吸抑制的副作用限制了其在快通道心脏麻醉中的应用。因此，提倡多途径联合使用多种药物的方法，以期在减少单一药物剂量和副作用的同时，产生药物的相加和协同镇痛作用，达到满意的镇痛效果。现常联合应用的非阿片类药物如非甾体抗炎药、曲马多等，这些药物的镇痛作用，可使患者术后对吗啡的需要量减少30%～50%。患者自控镇痛（PCA）技术可使患者积极参与治疗，而获得更好的镇痛效果。④ICU 镇静的深度根据病情和治疗需求的

不同，从轻度或清醒镇静（Ramsay 2 或 3，患者对指令有反应）至深度或熟睡（Ramsay 5，患者对刺激反应迟钝）不等。适度的镇静有利于抑制应激反应，控制心动过速和高血压，预防心肌缺血和避免突然清醒或躁动所致的不良后果（如自我拔管、意外拔除有创监测导管等）。持续输注丙泊酚 1.5mg/（kg·h）可提供适宜的镇静，稳定的血流动力学和轻度镇痛的需求。一般而言，用小剂量丙泊酚如 0.24mg/（kg·h）、0.6mg/（kg·h）、0.75mg/（kg·h）较用 1.5mg/（kg·h）的丙泊酚需更多的阿片类镇痛药。因此，在丙泊酚静脉输注时不能用固定的速率，应根据病情随时调整。与咪达唑仑镇静相比，镇静期间患者的舒适程度、对常规护理工作的耐受程度（如吸痰、体位护理）相似，但丙泊酚镇静患者对镇痛药的需要量较小，苏醒速度快，自主呼吸恢复快，容易撤机拔管。丙泊酚还可降低抗心律失常药物的需要量。一般而言，丙泊酚停用后 10～15min 可拔除气管导管。可能发生的并发症，如早期拔管是否增加术后心肌缺血的危险仍是关注的热点之一。研究显示，在 CABG 术后，早期拔管与常规拔管在术后心肌缺血的发生率和血流动力学参数上无显著性差异。

Rady 等分析心脏手术 11 330 例，发现 748 例（6.6%）需要再次插管，这一比例远高于其他手术（<1%）。分析其原因可能有高龄（>65 岁）、合并有其他血管疾病或慢性阻塞性肺疾病、严重左心功能不全、再次手术、CPB 时间 >120min。因此，在临床应用中对上述患者实施快通道心脏麻醉应慎重。

术后处理是快周转技术的重要环节，包括保持镇静、无痛，早期拔除气管导管和呼吸管理，维持血流动力学稳定，减少并发症等。目的是保证患者安全，缩短 ICU 内护理和治疗的时间，使住院时间也相应减少。

（一）保持安静、无痛

患者送往 ICU 及在 ICU 期间继续以丙泊酚 0.5～2.0mg/（kg·h）维持，以患者安静能耐受气管导管和机械通气为度。术后镇痛可静脉注射吗啡 1～4mg/h。

（二）早期拔管和呼吸管理

早期拔管指术毕 1～6h 内拔除气管导管，通常在 ICU 中拔管。其指征如下所述。

1. 全身情况　体温稳定，并大于 36℃ 或小于 38℃；动脉血 pH 值 >7.30。

2. 心血管系统　血流动力学稳定，或正性肌力药用量下调中，或血管扩张药使用；心指数 >2.0L/（min·m²），稳定的 SvO_2，最小的碱缺；心律稳定或起搏器起搏良好。

3. 呼吸系统　自主呼吸频率 15～20 次/分，潮气量 >10ml/kg，最大吸气负压 >-20cmH$_2$O，呼吸支持降至最低（如低水平 CPAP、压力支持等）；动脉血气分析正常：PaO_2 >70～80mmHg（FiO$_2$=0.4～0.5），$PaCO_2$ <40～45mmHg；胸片无显著异常（如轻度肺不张等）。

4. 肾脏　尿量正常（非透析支持患者），电解质正常，术前透析患者出入量平衡。

5. 神经系统　意识清醒、感知良好、查体合作、运动自如；肌力恢复良好（如可握手等）；若未恢复，需考虑使用肌松药拮抗剂，尤其是术中使用泮库溴铵的患者。

6. 手术情况　止血彻底，纵隔引流量减少或稳定。

气管拔管后仍应加强呼吸监测和管理。早期拔管有利于维持循环平稳，呼吸功能恢复，减少镇静、镇痛药使用，而患者感觉舒适。

（三）离开 ICU 和出院的标准

1. 离开 ICU 转入普通病房的标准

（1）神经系统：患者清醒、合作、对事物反应灵敏。

（2）心血管系统：血流动力学平稳。

（3）呼吸系统：吸氧浓度 <60% 条件下，PaO_2 >80mmHg，SpO_2 >90%，$PetCO_2$ <60mmHg。

（4）胸腔引流量 <50ml/h 连续 2h 以上。

（5）尿量 >0.5ml/（kg·h）。

2. 出院的标准

（1）中枢神经系统：患者能走动，饮食恢复，肠蠕动正常。

（2）心血管系统：平稳。

（3）凝血系统：指标恢复正常，无感染等。

按上述标准，CABG 术后 4～5d 即可出院。但若患者或家属要求继续住院时，应予以考虑延长出院。

快周转技术的实施涉及入院教育、手术治疗、麻醉、护理等多个环节，是一项整体性很强的治疗措施，尤其是人们观念上的改变。只有相关医务人员共同积极参与、认真实施，方能取得理想效果。

（陈　杰）

参 考 文 献

Aghdaii N, Ziyaeifard M, Faritus SZ, et al, 2015. Hemodynamic responses to two different anesthesia regimens in compromised left ventricular function patients undergoing coronary artery bypass graft surgery: etomidate- midazolam versus propofol-ketamine. Anesth Pain Med, 5（3）: e27966

Auerbach A, Goldman L, 2006. Assessing and reducing the cardiac risk of noncardiac surgery. Circulation, 113: 1361-1376

Barišin S, Šakić K, Goranović T, et al, 2007. Perioperative blood pressure control in hypertensive and normotensive patients undergoing off-pump coronary artery bypass grafting: prospective study of current anesthesia practice.Croat Med J, 48（3）: 341-347

Chung-Han H, Chen YC, Chu CC, et al, 2016. Postoperative complications after coronary artery bypass grafting in patients with chronic obstructive pulmonary disease. Medicine（Baltimore）, 95（8）: e2926.

Devereaux PJ, Goldman L, Cook DJ, et al, 2005. Perioperative cardiac events in patients undergoing noncardiac surgery: a review of the magnitude of the problem, the pathophysiology of the events and methods to estimate and communicate risk. CMAJ, 173: 627-634

Efird J T, O'Neal W T, O'Neal JB, et al, 2013. Long-term mortality of 306, 868 patients with multi-vessel coronary artery disease: CABG versus PCI. Br J Med Med Res, 3（4）: 1248-1257

El-Morsy GZ, El-Deeb A, 2012. The outcome of thoracic epidural anesthesia in elderly patients undergoing coronary artery bypass graft surgery. Saudi J Anaesth, 6（1）: 16-21

Higham H, Sear JW, Neill F, et al, 2001. Peri-operative silent myocardiliscahemia and long term adverse outcomes in noncardiac surgical patients. Anaesthesia, 56: 630-637

Joung CY, Yun LS, Kyong KT, et al, 2016. Effect of prewarming during induction of anesthesia on microvascular reactivity in patients undergoing off-pump coronary artery bypass surgery: a randomized clinical trial. PLoS One, 11（7）: e0159772

Karapandzic VM, Vujisic-Tesic BD, Pesko PM, et al, 2009. Perioperative myocardial ischemia in coronary artery disease patients undergoing abdominal nonvascular surgery. Exp Clin Cardiol, 14（1）: 9-13

Lin CH, Desai S, Nicolas R, et al, 2015. Sedation and anesthesia in pediatric and congenital cardiac catheterization: a prospective multicenter experience. Pediatr Cardiol, 36: 1363-1375

Mazzeo AT, La Monaca E, Di Leo R, et al, 2011. Heart rate variability: a diagnostic and prognostic tool in anesthesia and intensive care. ActaAnaesthesiol Scand, 55: 797-811

Mehta Y, Vats M, Sharma M, et al, 2010. Thoracic epidural analgesia for off-pump coronary artery bypass surgery in patients with chronic obstructive pulmonary disease. Ann Card Anaesth, 13: 224-230

Menda F, Koner O, Ture M, et al, 2010. Dexmedetomidine as an adjunct to anesthetic induction to attenuate hemodynamic response to endotracheal intubation in patients undergoing fast-track. CABG.Annals of Cardiac Anaesthesia, 13: 16-21

Murali C, Muralimanohar V, Vivek J, et al, 2016. Anesthetic implications of subxiphoid coronary artery bypass surgery. Ann Card Anaesth, 19（3）: 433-438

Odegard KC, Vincent R, Baijal RG, et al, 2016. SCAI/CCAS/SPA expert consensus statement for anesthesia and sedation practice: recommendations for patients undergoing diagnostic and therapeutic procedures in the pediatric and congenital cardiac catheterization laboratory. Anesth Analg, 123: 1201-1209

Park SM, Prasad A, Rihal C, et al, 2009. Left ventricular systolic and diastolic function in patients with apical ballooning syndrome compared with patients with acute anterior ST segment elevation myocardial infarction: a functional paradox. Mayo Clin Proc, 84: 514-521

Poterman M, Vos JJ, Vereecke HE, et al, 2015. Differential effects of phenylephrine and norepinephrine on peripheral tissue oxygenation during general anaesthesia: a randomised controlled trial. Eur J Anaesthesiol, 32（8）: 571-580

Pühringer FK, Rex C, Sielenkämper AW, et al, 2008. Reversal of profound, high-dose rocuronium-induced neuromuscular blockade by sugammadex at two different time points: an international, multicenter, randomized, dose-finding, safety assessor-blinded, phase II trial. Anesthesiology, 109: 188-197

Ramakrishna H, Fassl J, Sinha A, et al, 2010. The year in cardiothoracic and vascular Anesthesia: seld highlights from 2009. J Cardiothoracic Vasc Anesth, 24: 7-17

Shenkman Z, Johnson VM, Zurakowski D, et al, 2012. Hemodynamic changes during spinal anesthesia in premature infants with congenital heart disease undergoing inguinal hernia correction. Paediatr Anaesth, 22: 865-870

Singh R, Choudhury M, Kapoor PM, et al, 2010. randomized trial of anesthetic induction agents in patients with coronary artery disease and left ventricular dysfunction. Ann Card Anaesth, 13: 217-223

Smith RS, Murkin JM, 2014. A novel assessment of peripheral tissue microcirculatory vasoreactivity using vascular occlusion testing during cardiopulmonary bypass. J Cardiothorac Vasc Anesth, 28（5）: 1217-1220

Soleimani A, Heidari N, Habibi MR, et al, 2017. Comparing hemodynamic responses to diazepam, propofol and etomidate during anesthesia induction in patients with left ventricular dysfunction undergoing coronary artery bypass graft surgery: a double-blind, randomized clinical trial.Med Arch, 71（3）: 198-203

Trikalinos TA, Alsheikh-Ali AA, Tatsioni A, et al, 2009. Percutaneous coronary interventions for non-acute coronary artery disease: a quantitative 20-year synopsis and a network meta-analysis. Lancet, 373（9667）: 911-918

Warnes CA, Williams RG, Bashore TM, et al, 2008. ACC/AHA 2008 guidelines for the management of adults with congenital heart disease: executive summary: a report of the american college of cardiology/American heart association task force on practice guidelines（writing committee to develop guidelines for the management of adults with congenital heart disease）Circulation, 118: 2395-2451

Wijeysundera HC, Bennell MC, Feng Q, et al, 2014. Comparative-effectiveness of revascularization versus routine medical therapy for stable ischemic heart disease: a population-based study. J Gen Intern

Med，29（7）：1031-1039

Wong AK，Vernick WJ，Wiegers SE，et al，2009. PreoperativeTakotsubo cardiomyopathy identified in the operating room before induction of anesthesia. Anesth Analg，110：712-715

Zawar BP，Juneja R，Mehta Y，et al，2015. Nonanalgesic benefits of combined thoracic epidural analgesia with general anesthesia in high risk elderly off pump coronary artery bypass patients. Ann Card Anaesth，18（3）：385-391

第十一章

肥厚型梗阻性心肌病手术的麻醉

肥厚型心肌病（hypertropic cardiomyopathy，HCM）是一种较为常见的特发性心肌病（idiopathic cardiomyopathy），人群中发病率为 0.2%。其最常见的病因（60%~70%）为心肌肌节收缩蛋白基因突变，如心肌肌球蛋白结合蛋白 -C 基因、心肌 β- 肌球蛋白重链基因、肌钙蛋白 T 基因、肌钙蛋白 I 基因，及 α- 原肌球蛋白基因等。该疾病为常染色体显性遗传，其外显率及表型差异大，自然病程和临床表现也呈多样性。罕见病因主要包括一些代谢累积性心肌病，如 Fabry 病、Noonan 综合征、Danon 病等，称为 HCM 的拟表型，而描述 HCM 时是否将其纳入尚存争议，但处理基本一致。

第一节　肥厚型心肌病的临床表现与诊断

HCM 患者的主要临床诊断依据为二维超声心动图或心脏磁共振（cardiac magnetic resonance，CMR）显像显示的不明原因的左心室壁增厚≥ 15mm，且不伴心室腔扩大；室壁厚度≥ 13mm 伴家族史者也可考虑诊断。由于大部分患者无明显症状，影像学诊断技术使得这部分患者中的诊断率明显提高。既往也称之为特发性肥厚性主动脉瓣下狭窄（idiopathic hypertrophic subaortic stenosis，IHSS）、肌性主动脉瓣下狭窄或非对称性室间隔肥厚，但这些命名均只反映出不同类型患者的某项突出特征。事实上，HCM 患者心肌肥厚的部位、形态和程度多样，最常见的肥厚部位是前间隔基底段，其次为前游离壁和后间隔，少数在心尖，形态上呈非对称性肥厚。其他伴随的结构和功能异常主要包括左心室流出道（left

ventricular outflow tract，LVOT）梗阻、二尖瓣反流、舒张功能障碍、心肌缺血和心律失常，引发的相关症状包括运动耐量减退、呼吸困难、胸痛、心悸、晕厥及猝死。其中，肥厚型梗阻性心肌病（hypertrophic obstructive cardiomyopathy，HOCM）作为 HCM 的一种特殊而经典的类型，占所有 HCM 的 25%，因肥厚的心肌造成 LVOT 梗阻，左心室与升主动脉间形成压差而得名。LVOT 压差呈动态变化，即动力性梗阻，受心肌收缩力和心脏负荷状态的影响。70% 的 HCM 患者存在静息状态下或运动诱发的 LVOT 压差，20%~30% 的患者静息状态下即存在严重 LVOT 梗阻。因此，从功能上可根据静息状态（rest，R）和运动状态（exersice，E）下 LVOT 压力阶差将 HCM 分为梗阻性（R ≥ 30mmHg）、隐匿性（R < 30mmHg，E > 30mmHg）和非梗阻性（R&E ≤ 30mmHg）。

除了伴或不伴 LVOT 梗阻的 HCM 经典分型以外，HCM 还有其他多种变异型，如室腔中部梗阻型 HCM（约占 2%）、心尖部 HCM，极少数表现为右心室梗阻。

就病程而言，大多数 HCM 病变都在儿童至青春期表现出来，青春期后起病者称为晚发型 HCM。大多数患者病程呈非进行性，至成年后左心室壁厚度不会显著增加，症状轻或无；部分患者随年龄增长症状缓慢进展；仅小部分（< 5%）患者可进展至终末期形式，表现为收缩功能障碍（EF < 50%）。患病人群的年死亡率约 1%，死亡原因主要是恶性室性心律失常所致的心脏性猝死（sudden cardiac death，SCD）、心力衰竭和栓塞性脑卒中。其中，心脏性猝死更常见于年轻患者，而心力衰竭和脑卒中导致的死亡更常见于中年及

以上的患者。在梗阻性 HCM 中，梗阻的有无与程度并不与症状直接相关，但无论是否有症状，静息状态下 LVOT 压差≥ 30mmHg 都是 HCM 患者出现进行性心力衰竭和脑卒中死亡的独立预测指标。在终末期患者中，有梗阻者的心血管死亡率更高。

第二节　肥厚型心肌病的病理生理学改变

组织学显示，肥厚型心肌病的心肌细胞异常肥大，排列方向紊乱，细胞核畸形，间质纤维化增多，可见瘢痕样组织。心肌肥厚可发生在左心室的任何部分，典型形态表现为室间隔心肌肥厚，与左心室后壁之比大于 1.3 ∶ 1，即所谓非对称性肥厚，超声心动图下可见室间隔活动度明显减退。

一、左心室流出道狭窄和梗阻

HOCM 的 LVOT 梗阻是由室间隔的肥厚与二尖瓣收缩期向前运动（systolic anterior motion，SAM）联合所致，是 HOCM 最特征性的表现（图 11-1）。

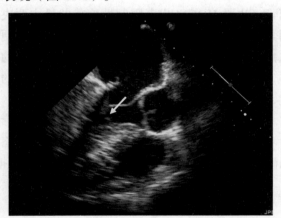

图 11-1　收缩期二尖瓣前叶的前向运动（SAM 现象）

肥厚的室间隔形态上凸向由室间隔和二尖瓣前叶构成的 LVOT，导致 LVOT 直径缩小；左心室在收缩期射出高速血液，二尖瓣在收缩中晚期因 Venturi 效应被吸向室间隔，血流在 LVOT 受到机械性阻抗，导致左心室腔与主动脉瓣近端之间形成压力梯度，压差的程度受到 SAM- 间隔触碰时机和持续时间的影响。一般静息时 LVOT 压差≥

30mmHg 具有病理生理意义。通常只有二尖瓣前叶发生 SAM，但后叶和腱索结构也可能发生。约 2/3 的患者同时存在二尖瓣的结构异常，包括半叶大小异常、瓣叶过长或乳头肌异常嵌入二尖瓣前叶。LOVT 梗阻还可进一步导致代偿性左心室肥厚、心肌重量增加，心室腔变小。

发生 SAM 的危险因素：室间隔厚度＞ 15mm；二尖瓣前叶＞ 25mm；二尖瓣后叶＞ 20mm；前后叶比＜ 1.3；室间隔到对合缘的距离＜ 25mm；二尖瓣与主动脉瓣夹角＜ 120°（图 11-2）。

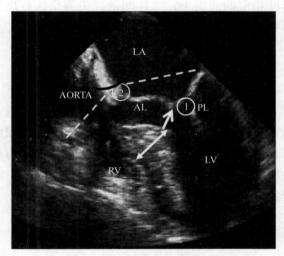

图 11-2　SAM 的危险因素的超声图像
①室间隔到对合缘的距离；②二尖瓣与主动脉瓣夹角

LVOT 动力性梗阻的主要影响因素：①前负荷，采取增加回心血量的措施促使前负荷增大，心室腔增大，射血时间延长，保持梗阻部位扩张，则压差减小；②后负荷，体循环阻力下降，后负荷降低，使流出道狭窄部位远端的压力降低，则压差增大；③心肌收缩性，收缩力越强则压差越大。因此，对于有症状但静息状态下没有梗阻的患者，可行运动试验指导治疗方案的选择。优先选择模拟日常活动的运动负荷超声心动图，也可采用药物（亚硝酸异戊酯、多巴酚丁胺、异丙肾上腺素）和 Valsalva 动作等方法激发流出道压差，但后两者并不能反映日常生活中的真实情况。

虽然 LVOT 梗阻的有无或程度与症状之间并没有很强的直接相关性，部分患者即使 LVOT 压力梯度＞ 50mmHg 也无症状或症状轻微，但对于多数患者而言，压力梯度大小依然与运动受限等症状和预后相关，LVOT 压差≥ 50mmHg 是预后不良的强独立决定因素，故治疗目的也着重于降低 LVOT 压力梯度。

二、二尖瓣反流

二尖瓣 SAM 除引起 LVOT 梗阻外，还可因瓣叶间缝隙导致不同程度的后向二尖瓣反流，引发相关症状。除了 LVOT 压力梯度外，影响二尖瓣反流程度的因素还包括二尖瓣瓣叶长度和活动度的差异及有无后叶参与 SAM。因此在二尖瓣 SAM 程度相似的前提下，个体间的二尖瓣反流程度并不相同。由于负荷过大，左心房可受累扩张。

三、舒张功能障碍

无论是否存在 LVOT 压差或有无临床症状，HCM 患者均存在心肌舒张功能异常，且与心肌肥厚程度及部位无关。舒张功能障碍表现为等容舒张期延长和左心室充盈速率峰值降低，最具有临床意义的外在表现是舒张期顺应性减退。

四、心肌缺血

HCM 患者出现类似心绞痛的症状可归因为肥厚心肌的氧供需失衡。心肌肥厚和瓣膜下梗阻所致室壁张力增加导致心肌耗氧量增加，且氧供也受到限制。同时，位于肥厚心肌的冠状动脉的结构可发生变化，管壁增厚，管腔减小，扩张能力下降，致应激时心肌血流增加迟钝，即"小血管性缺血"。反复的小血管性缺血发作可致心肌细胞死亡，最终纤维化。心肌纤维化正是 HCM 病理生理中心律失常的重要原因。

五、心律失常

美国每年行心脏瓣膜置换术 HCM 患者的室上性和室性心律失常发生率均增加。心房颤动的患病率是一般人群的 4～6 倍。室性心律失常则更为常见，室性快速性心律失常可致心脏性猝死。心肌纤维化可能是潜在的致命性折返性快速性心律失常产生的结构基础。

除了经典的 LOVT 梗阻型 HCM 外，其他类型的 HCM 的病理生理改变有各自的特点，如室腔中部梗阻型 HCM，常合并 LVOT 梗阻，其室腔中部的梗阻常是由于在心室腔偏小且呈高动力性功能的情况下，收缩期肥厚的乳头肌与侧壁在左室中部水平靠近；也有部分患者是由于乳头肌异常地直接连接于二尖瓣，以致收缩中期二尖瓣接触室间隔和侧壁。

HCM 的终末期表现为收缩功能障碍（EF＜50%），其最常由左心室流出道梗阻所致，微血管功能障碍导致的弥漫性心肌缺血也在其中起了重要作用。

第三节　肥厚型梗阻性心肌病的治疗进展

虽然部分致病基因携带者可以终身无症状，部分静息时也存在 LVOT 梗阻者也能正常生活，达到正常人的寿命，无须治疗干预，但大多数患者仍会表现出不同程度的限制性症状，包括劳力性呼吸困难、胸痛、晕厥、心功能减退等；重症者由于左心室明显肥厚、僵硬，心力衰竭和猝死风险显著增加，需要药物或手术的干预。

LVOT 梗阻是出现心力衰竭症状的强独立预测因素，也是 HOCM 患者限制性症状的最主要决定因素，因此治疗的目标即为纠正或缓解导致梗阻的病理生理因素，治疗策略为增加左心室腔的大小、降低心脏收缩力，从而减少二尖瓣 SAM 的发生，最终降低或消除 LVOT 压差。

目前主要的治疗有药物治疗和非药物治疗，后者包括肥厚室间隔肌部分切除术、室间隔乙醇消融术（alcohol septal ablation，ASA）和双腔起搏。

一、药物治疗

对于症状性 LVOT 梗阻的 HCM 患者，药物治疗为一线方案。

（一）β受体阻滞药

β受体阻滞药是治疗有梗阻症状患者的首选药物。其机制为β受体阻滞，心肌收缩力降低，室间隔增厚突出部分收缩期增厚减轻，从而减轻流出道梗阻；同时减慢心率，使心室舒张期延长，增加心室扩张和充盈，舒张期末容积的增加扩大了 LVOT 的面积和二尖瓣与室间隔之间的距离，从而使运动时升高的 LVOT 压力下降；再者心率的减慢、心室收缩力和室壁张力的降低也使得心肌氧耗得以降低，从而缓解胸痛症状。此外，β 受体阻滞药还具有抗心律失常作用。治疗一般从小剂量开始，根据心室率及流出道阻力的下降水平逐渐增加到最大耐受量。此外，β 受体阻滞药没有扩张血管的效应，对 LVOT 严重梗阻的患者不会造成后负荷的降低，相比其他药物有明显的优势。

（二）钙通道阻滞药

钙通道阻滞药既有负性肌力作用，可减弱过强的心肌收缩力，又可改善心肌顺应性，能够同时干预 HOCM 患者心脏过度收缩和舒张充盈异常，同时还能减慢心率。以上作用使心室充盈增加、流出道梗阻减轻。此外，钙通道阻滞药还可改善心脏微血管功能，减轻胸痛症状。

对于 β 受体阻滞药治疗后仍明显存在心力衰竭和 LVOT 梗阻相关症状的 HCM 患者，建议停用 β 受体阻滞药，尝试钙通道阻滞药单药治疗，也可联合使用 β 受体阻滞药和钙通道阻滞药，但这种方法常由于症状性心动过缓而受到限制。钙通道阻滞药中最常用的是维拉帕米。与 β 受体阻滞药相比，维拉帕米的缺点在于有较明显的扩血管效应，可使 LVOT 梗阻患者的后负荷下降，发生低血压，应用受到限制。

除维拉帕米外，其他钙通道阻滞药治疗 HOCM 的经验有限。地尔硫䓬能够改善左心室舒张功能，但疗效可能不如维拉帕米。不应将硝苯地平等其他二氢吡啶类钙通道阻滞药用于存在静息性或可诱发性 LVOT 梗阻的 HCM 患者，因为这些药物具有强效扩张外周血管的作用。

（三）丙吡胺

丙吡胺为ⅠA 类抗心律失常药。其负性肌力作用强于 β 受体阻滞药和钙通道阻滞药，可减轻收缩期二尖瓣 SAM、流出道梗阻和二尖瓣反流，是唯一显示能降低静息 LVOT 压差的药物，且有缩血管效应，能够改善许多重症患者的症状。对于 β 受体阻滞药或者钙通道阻滞药单药治疗后仍存在

心力衰竭的和 LVOT 梗阻相关症状的患者，建议在 β 受体阻滞药或者钙通道阻滞药的基础上加用丙吡胺。但丙吡胺存在一系列的副作用，如缩短房室传导时间，对存在室上性心动过速的患者可增加心室率；与其他ⅠA 类抗心律失常药物一样，丙吡胺会延长 QT 间期，可能导致尖端扭转型室性心动过速，使用期间应加强心电图监测。存在基线 QTc 延长的患者不应使用，QTc 延长≥25% 的患者应停用，且不能与胺碘酮等其他延长动作电位时程的药物合用。此外，丙吡胺还可产生显著的抗胆碱能效应，禁用于前列腺增生患者。

（四）其他

对于 β 受体阻滞药、钙通道阻滞药治疗后仍有明显心力衰竭症状者，加用利尿药、血管紧张素转换酶抑制剂可减轻心力衰竭、肺淤血等症状。对于少数出现区域性收缩功能障碍或终末期患者，由于心肌坏死、心腔扩大、室壁变薄、收缩功能障碍，可酌情使用洋地黄类强心药。

就心律失常的治疗而言，药物治疗并不能绝对预防恶性心律失常所致的猝死，故对无症状的偶发室性期前收缩和短阵室性心动过速不应出于抑制心律失常的目的而使用相关药物。而有症状者，除 β 受体阻滞药外，还可使用胺碘酮或索他洛尔等。合并心房颤动的患者须应用华法林预防血栓栓塞性事件。

二、非药物治疗

对于接受了最大剂量的药物治疗后仍存在显著的心力衰竭症状的患者，或存在与 LVOT 梗阻所致血流动力学受损相关的反复晕厥，且静息或诱发状态下 LVOT 压差≥50mmHg，则具有肥厚间隔部分切除术或室间隔乙醇消融术的指征。在所有 HOCM 患者中，大约 5% 需要进行此类侵袭性室间隔厚度减少术。

（一）肥厚间隔部分切除术

对药物治疗无效、症状明显、LVOT 压差≥50mmHg 伴室间隔极厚者，采用肥厚间隔切开或切除术是治疗 HOCM 的标准手术方法。通过直接切除室间隔部分肥厚心肌，降低心脏收缩时跨

左室流出道压差，消除或减少二尖瓣 SAM，缓解 LVOT 梗阻，消除或有效缓解症状。手术的关键是掌握心肌切除的部位和数量，既要尽可能解除梗阻，又要避免切除范围过大导致完全性房室传导阻滞，甚至室间隔穿孔。肥厚室间隔部分切除术式主要有两种，一种是"Bigelow 切除术"，在主动脉右冠瓣与左冠瓣交界下切除肥厚室间隔；现今更多的是行"扩大 Morrow 切除术"，在主动脉右冠瓣下方切除肥厚室间隔部分心肌。术中应避免损伤传导束，防止房室传导阻滞的发生。同时应积极使用 TEE 进行评估和指导，以期获得适当的切除范围。术后测定左心室 - 升主动脉压差，如压差＞ 50mmHg，应再次体外循环扩大切除范围。手术效果取决于梗阻解除的满意程度，若梗阻解除满意，多数患者的心功能可得到显著的恢复，生存率高于药物治疗。术中可同时解决其他病变如心室中部梗阻和二尖瓣、乳头肌的异常等，如在原发性二尖瓣疾病所致瓣叶细长或二尖瓣关闭不全患者可行二尖瓣修复。

间隔肌部分切除术的并发症包括：过度切除心肌致室间隔穿孔（发生率为 2%）；约 5% 的患者会发生左束支阻滞（left bundle branch block，LBBB）或完全性心脏传导阻滞（complete heart block，CHB）而需要在术后植入永久性起搏器。目前手术死亡率＜ 1% ～ 2%，与手术复杂程度（如同时进行心脏瓣膜置换术或冠状动脉旁路移植术）呈正相关，其他增加死亡率的危险因素还包括术前心房颤动病史、术前左心房内径≥ 46mm、年龄≥ 50 岁及女性。长期随诊 70% 的患者生存 10 年以上，50% 的患者生存可达 15 年以上，主要死亡原因为严重心律失常、心房颤动致脑卒中、心肌梗死及充血性心力衰竭。

（二）经皮室间隔乙醇消融术

经皮室间隔乙醇消融术（ASA）的手术指征与间隔肌部分切除术相似，由于相对微创，对于因存在其他合并症增加手术风险、慢性心力衰竭或没有手术意愿的患者，可行 ASA。年龄也是一个重要变量，21 岁以下的患者不应进行 ASA，且不鼓励 40 岁以下的患者进行 ASA，除非存在显著的手术禁忌证。疗效明显的患者室间隔肥厚程度通常较轻，但由于具有引发室间隔穿孔的潜在风险，室间隔基底段壁厚≤ 15mm 的患者不应进行 ASA。如存在其他的二尖瓣、乳头肌结构异常，或需要行其他操作如 CABG、二尖瓣置换、MAZE 术等，也不适宜行 ASA。

该方法通过经导管通过冠状动脉前降支的第一间隔支在发生 SAM 时二尖瓣与室间隔碰触的间隔肌基底段注射乙醇，形成一个局部心肌梗死来对该区域进行重构，LVOT 得以扩大，从而使梗阻得以缓解。与室间隔肌切开术不同，ASA 术中更常见右束支损伤。

（三）双腔起搏

双腔起搏旨在改变室间隔的收缩顺序，通过程控右心室起搏，室间隔在收缩期移向右心室，导致 LVOT 增宽，从而减小流出道压差；对于存在二尖瓣 SAM 的患者，可减少二尖瓣与室间隔的接触，从而改善症状。但在术后 5 年随访中症状得以持续改善者不满 40%，起搏后的平均压差仍为 30 ～ 50mmHg。因此，双腔起搏治疗只适用于因其他指征需要植入双腔埋藏式心脏转复除颤器（implantable cardioverter-defibrillator，ICD）的患者，以及不适合或不愿意接受侵袭性室间隔厚度减少术的患者。

ICD 的植入是预防 HOCM 患者猝死的唯一有效方法。由于预防猝死（发生率 25%）是 HOCM 的治疗重点，故对于具有猝死高危因素的患者应植入 ICD，并限制剧烈活动，同时应用 β 受体阻滞药，以提高生存率。猝死发生的主要危险因素：心搏骤停史、持续性室性心动过速和猝死家族史；次要危险因素：不明原因的晕厥、左心室壁厚度≥ 30mm、运动时血压异常波动、非持续性室性心动过速、微血管阻塞和恶性致病基因。

（四）基因治疗

基因治疗有望成为 HOCM 的根治手段。它通过将正常基因转入有基因突变的体细胞中，使之合成具有正常功能的蛋白产物而发挥作用。

（五）心脏移植

约 5% 的 HOCM 患者会进展到疾病终末期，其特征为左心室扩大变薄、心肌坏死及收缩功能障碍。此类患者具有心脏移植适应证。

第四节　肥厚型梗阻性心肌病手术的麻醉管理

合理的麻醉管理是 HOCM 患者手术成功的关键。

根据 HOCM 的病理生理特点，麻醉方案制订的关键为避免加重 LVOT 梗阻和其他导致循环恶化的因素，如左心室前负荷降低、体循环阻力下降、心肌收缩力增强和心率加快，同时需注意既存的舒张功能障碍。

一、术前评估

术前评估要点为明确 HCM 的诊断，确认是否有 LVOT 梗阻并判断其严重程度，确认是否有二尖瓣关闭不全并判断其严重程度，评估室性和室上性心律失常的风险，以及评估心功能。

除了全面的心脏病史询问、体格检查以了解患者的症状、体征和活动耐量以外，所有患者均应接受心脏影像学检查以明确诊断。经胸超声心动图（transthoracic echocardiography，TTE）可以显示心脏形态、收缩和舒张功能、测量 LVOT 直径、压差和二尖瓣关闭不全的程度。超声心动图不能诊断或质量不佳的患者可行心脏磁共振。心电图可见异常 Q 波，反映室间隔正常心肌去极增强或异常心肌去极延迟，也可见 P 波异常、电轴左偏和深倒 T 波。应行动态心电图监测和运动负荷试验以提供额外的预后信息和进行危险分层。有明显心绞痛症状的患者需行冠脉造影排除或确诊可能并存的心外膜冠状动脉病变。合并其他结构或功能异常者需细致评估病变的程度，充分了解其病理生理特点。

二、术前用药

术前应给予适量的镇静催眠药，以消除患者的紧张心理、恐惧情绪和交感神经兴奋。患者术前常服用大剂量的 β 受体阻滞药或钙通道阻滞药，应继续服用至手术当日。并注意适当扩容，优化前负荷。

三、术中监测

（一）血流动力学的监测

术中应行五导联心电图和脉搏血氧饱和度监测，Ⅱ导联最有利于室上性和房室交界性心动过速的识别。经桡动脉有创动脉血压监测是必需的。一般经颈内静脉放置双腔中心静脉导管用于输血、输液、用药和中心静脉压（CVP）监测，虽然 CVP 对前负荷的判断意义并不大，但动态观察其变化仍有指导意义。肺动脉楔压（PAWP）和左心室舒张期末压（LVEDP）的相关性也并不强，无明确指征的情况下，无须放置肺动脉导管。全程应综合心率、血压、尿量的动态变化，直视心脏的收缩和充盈情况来指导输血、输液及血管活性药物的使用，以维持稳定的血流动力学。

（二）经食管超声心动图

术中经食管超声心动图（TEE）对心脏功能的监测和手术的即刻效果评价有重要意义，是心脏手术中的常规监测手段。在 HOCM 的纠治手术中不仅能提供心功能的相关指标，还可直接显示"SAM"征和 LVOT 的图像，对手术麻醉管理有重要的指导作用。在手术过程中，能够为手术定位和估计切除心肌数量提供直观信息，有助于避免室间隔穿孔等严重并发症的发生。同时，通过多普勒测量流出道血流速度计算压差及对"SAM"征的监测，可随时评价手术效果。手术效果满意者，TEE 显示左心室腔增大，收缩压显著减低，流出道血流速度波形恢复正常，"SAM"征消失。对合并二尖瓣、主动脉瓣反流者，判断其严重程度和手术治疗效果也具有重要意义。

四、麻醉诱导

由于每例患者的病理生理不尽相同，麻醉诱导用药必须个体化衡量，力求维持血流动力学平稳。

丙泊酚、咪达唑仑、依托咪酯及挥发性吸入麻醉药均可用于麻醉诱导，一般多选用丙泊酚适当抑制过强的心肌收缩力，减慢心率。氯胺酮会增加心肌收缩力而加重梗阻，不宜选用，合用芬太尼等阿片类药物抑制气管插管的心血管反应，其中舒芬太尼对循环的干扰最小。肌松药应选用不增加心率、对循环干扰小的非去极化肌松药，如罗库溴铵；如用阿曲库铵，应分次静脉推注，避免组胺释放；而泮库溴铵会增加心率和心肌收缩力，不宜选用。联合用药缓慢静脉诱导至插管深度，轻柔气管插管，避免应激反应。在行气管插管前还可行气管表面喷雾麻醉，最大限度地降低气管插管反应。故诱导期的焦点在于既要避免麻醉过深至体循环压力下降，又要防止麻醉深度不够，气管插管引起交感兴奋，导致"SAM"征和 LVOT 梗阻的加重。可分别使用单纯 α 受体激动剂去氧肾上腺素和艾司洛尔滴定控制血流动力学的变化，同时密切监测和调整容量，必要时及时采用 Trendelenburg 体位增加回心血量。诱导的同时泵注并微调去甲肾上腺素是合理的技术。

五、麻醉维持

维持适宜的麻醉深度，保持血流动力学平稳。目标为维持窦性心律、合理的心率和血压，避免心肌收缩力过强及合理的容量管理。

（一）维持窦性心律

正常人的心房收缩占心室充盈的 15% ～ 30% 左右，而 HOCM 患者因左心室肥厚、顺应性减退，心房收缩可占到左心室充盈的 60% ～ 70%。舒张功能障碍的存在及其严重程度对患者耐受 AF 和其他房性快速性心律失常的能力具有重要影响。AF 时，心房收缩的功能丧失，同时心室率加快，舒张期充盈时间缩短，越加妨碍了左心室的充盈，从而加重症状。故保持窦性心律，维持房室顺序传导，保证心室舒张期充分充盈是维持血流动力学平稳的重要前提，应积极预防和治疗室上性心动过速等异位心律。对于偶发室性期前收缩，无须处理。如出现影响血流动力学的异位心律，需积极治疗以恢复窦性心律。维拉帕米可致血管扩张，有加重梗阻的风险，因此在心律失常使得血压已明显降低的情况下应及时行电复律。

（二）控制心率

心率增快缩短舒张期，从而使得肥厚心肌的氧供减少，可加剧原已存在的氧供求之间的矛盾。

同时，舒张期的缩短也减少了心室充盈，加重流出道梗阻。因此术中应避免心动过速，控制心率在日常心率变异或略低于术前安静水平范围内。纠正导致心率增快的因素，避免选用增快心率的药物。一旦发生心动过速，在排除麻醉过浅后，应立即使用艾司洛尔或维拉帕米滴定治疗。部分患者心动过缓，即使是心率慢于 60 次 / 分的窦性心律，只要血压稳定，则无须处理。

（三）适度抑制心肌收缩力

多数 HOCM 患者的左心室整体收缩功能较正常人强，收缩期心室过分强烈的收缩甚至可以使心室腔闭合，EF 达 80% 以上者很常见，患者对麻醉药、β 受体阻滞药、钙通道阻滞药的耐受能力也较强。即使术前已使用较大剂量的负性肌力药物，一般仍然能耐受较深的麻醉。而在浅麻醉状态下或手术操作致应激反应增强时，由于心肌收缩力强，势必加重流出道梗阻，而导致循环意外发生的概率增加。故加深麻醉、抑制应激反应至关重要。大剂量芬太尼等阿片类药物复合七氟烷吸入麻醉或丙泊酚输注，酌情使用艾司洛尔、维拉帕米等负性肌力药物，在适度的心肌抑制的同时也并不降低外周血管阻力或增加心率，是合理的麻醉维持方法。

（四）维持充足的前负荷和较高的后负荷

容量不足可致左心室容积减小、恶化 LVOT 压力阶差并降低每搏量。由于左心室顺应性下降，左右心的充盈压差别很大，故 CVP 的绝对值对左心室前负荷的判断意义不大，但其动态变化对容量管理依然有指导作用，一般需维持在较高的水平（12 ～ 15mmHg）。若放置了肺动脉导管，同样应维持 PAWP 略高于正常值。同时应避免机械通气时气道压过高，而应采用较小的潮气量及较高的呼吸频率，以免影响回心血量。

而后负荷降低不仅可反射性地增强心肌收缩力，且可增大左心室与主动脉间的压力阶差，加重流出道梗阻；灌注压的降低也有损冠脉的血供，加重心肌缺血。如血压降低，在排除血容量不足和麻醉过深后可应用去氧肾上腺素滴定治疗，提高外周阻力，而不选用同时具有 β 受体兴奋作用的药物如多巴胺等，以免心动过速和心肌收缩力增强，加重 LVOT 梗阻和心肌缺血。避免使用血管扩张药物。

（五）谨慎选用血管活性药物

许多血管活性药物可增强心肌收缩力，或降低外周血管阻力，由此均可加重 HOCM 患者的左心室流出道梗阻，促使病情恶化。因此对血管活性药物药理的掌握是必要的。

（六）术中心肌保护

由于心肌肥厚，术中应积极心肌保护。具体措施：使用改良的停搏液（如 delNido）；左右冠状动脉分开灌注；冠状静脉窦逆行灌注；体外循环期间维持较高的灌注压。

（七）复苏阶段的管理

HOCM 纠治术在心脏停搏后的复苏过程中常发生心肌兴奋性过强的现象，表现为心肌激惹、僵硬，复苏困难，此时可使用艾司洛尔和胺碘酮。艾司洛尔的负性变时变传导作用可降低心肌细胞自律性并减慢传导，负性变力作用可松弛心肌并降低心肌氧耗，但其本身无复律作用。胺碘酮作为Ⅲ类抗心律失常药，具有延长复极化时程的作用，除了具有与艾司洛尔相仿的负性变时变力和减少心肌氧耗的作用外，还可作为复律用药，对难治性室性心动过速或心室颤动有效。

复苏后管理目标与纠治前保持一致，即维持充足的容量、尽量维持窦性心律、心率不超过 80 次 / 分、避免心肌收缩力过强、维持后负荷。此阶段最常用到的血管活性药物为去甲肾上腺素和去氧肾上腺素，慎用正性肌力药，不推荐使用硝酸甘油等血管扩张药。

除了血流动力学的管理外，全程应注意内环境的维护。

综上所述，HOCM 纠治术的麻醉管理基本策略：术前维持适当的镇静；术中维持足够的麻醉深度；维持足够的前负荷和较高的后负荷；避免应激反应等因素增加心肌收缩力和心率；尽量维持窦性心率；尽量避免或谨慎使用正性肌力药物和扩血管药物；充分应用 TEE 指导治疗。麻醉管理的目标是维持左心室充盈压、体循环阻力和避免心肌高动力状态；避免流出道血流速度增加导致的"SAM"征加剧和左心室流出道梗阻恶化，力求麻醉期间维持循环平稳。

（徐丽颖　郭克芳）

参 考 文 献

Bogaert J, Olivotto I, 2014. MR imaging in hypertrophic cardiomyopathy: from magnet to bedside. Radiology, 273（2）: 329-348

Elliott PM, Anastasakis A, Borger MA, et al, 2014. 2014 ESC Guidelines on diagnosis and management of hypertrophic cardiomyopathy: the task force for the diagnosis and management of hypertrophic cardiomyopathy of the European Society of Cardiology（ESC）. Eur Heart J, 35（39）: 2733-2779

Elliott PM, Gimeno JR, Thaman R, et al, 2006. Historical trends in reported survival rates in patients with hypertrophic cardiomyopathy. Heart, 92（8）: 785-791

Feiner E, Arabadjian M, Winson G, et al, 2013. Post-prandial upright exercise echocardiography in hypertrophic cardiomyopathy. J Am Coll Cardiol, 61（24）: 2487-2488

Kappenberger L, Linde C, Daubert C, et al, 1997. Pacing in hypertrophic obstructive cardiomyopathy. A randomized crossover study. PIC study group. Eur Heart J, 18（8）: 1249-1256

Kizilbash AM, Heinle SK, Grayburn PA, 1998. Spontaneous variability of left ventricular outflow tract gradient in hypertrophic obstructive cardiomyopathy. Circulation, 97（5）: 461-466

Lu M, Du H, Gao Z, et al, 2016. Predictors of outcome after alcohol septal ablation for hypertrophic obstructive cardiomyopathy: an echocardiography and cardiovascular magnetic resonance Imaging study. Circ Cardiovasc Interv, 9（3）: e002675

Maron BJ, Maron MS, 2013. Hypertrophic cardiomyopathy. Lancet, 381（9862）: 242-255

Maron BJ, Olivotto I, Spirito P, et al, 2000. Epidemiology of hypertrophic cardiomyopathy-related death: revisited in a large non-referral-based patient population. Circulation, 102（8）: 858-864

Maron BJ, 2002. Hypertropic cardiomypathy: a systematic review. JAMA, 287（10）: 1308-1320

Maron MS, Olivotto I, Zenovich AG, et al, 2006. Hypertrophic cardiomyopathy is predominantly a disease of left ventricular outflow tract obstruction. Circulation, 114（21）: 2232-2239

McLeod CJ, Ommen SR, Ackerman MJ, et al, 2007. Surgical septal myectomy decreases the risk for appropriate implantable cardioverter defibrillator discharge in obstructive hypertrophic cardiomyopathy. Eur Heart J, 28（21）: 2583-2588

Ommen SR, Maron BJ, Olivotto I, et al, 2005. Long-term effects of surgical septal myectomy on survival in patients with obstructive hypertrophic cardiomyopathy. J Am Coll Cardiol, 46（3）: 470-476

Poliac LC, Barron ME, Maron BJ, 2006. Hypertrophic cardiomyopathy. Anesthesiology, 104（1）: 183-192

Richard P, Charron P, Carrier L, et al, 2003. Hypertrophic cardiomyopathy: distribution of disease genes, spectrum of mutations, and implications for a molecular diagnosis strategy. Circulation, 107（17）: 2227-2232

Sherrid MV, Chaudhry FA, Swistel DG, 2003. Obstructive hypertrophic cardiomypathy: echocardiography, pathophysiology, and the continuing evolution of surgery for obstruction. Ann Thorac Surg, 75 (2): 620-632

Sherrid MV, Shetty A, Winson G, et al, 2013. Treatment of obstructive hypertrophic cardiomyopathy symptoms and gradient resistant to first-line therapy with β-blockade or verapamil. Circ Heart Fail, 6 (4):

694-702

Silbiger JJ, 2016. Abnormalities of the mitral apparatus in hypertrophic cardiomyopathy: echocardiographic, pathophysiologic, and surgical insights. J Am Soc Echocardiogr, 29 (7): 622-639

Veselka J, Anavekar NS, Charron P, 2017. Hypertrophic obstructive cardiomyopathy. Lancet, 389 (10075): 1253-1267

第十二章

心包手术的麻醉

心包疾病根据病因分为感染性心包疾病和非感染性心包疾病。感染性心包疾病的致病因素中，病毒感染最常见，其次为细菌感染（主要致病菌为结核杆菌），真菌感染和寄生虫感染相对较为少见；非感染性致病因素主要包括自身免疫性疾病、肿瘤、代谢性疾病（尿毒症、黏液性水肿、神经性厌食等）、外伤和医源性、药物相关性因素（如狼疮样综合征、抗肿瘤药物）等。

临床上常见的心包疾病主要包括心包炎、心包积液、心脏压塞和限制性心包病。慢性缩窄性心包炎和急性心脏压塞是心包手术的主要适应证。慢性缩窄性心包炎最常见的病因是结核；目前随着诊断技术的不断提高，亚急性心包炎日益增多，其原因为病毒性、尿毒症、新生物、创伤性及放射治疗后，主要表现为心包僵硬和心包积液压迫心脏，妨碍心脏舒张期充盈。急性心脏压塞常发病急骤，常见原因为心包积液、心脏创伤或心脏手术后出血，主要表现为休克和急性心力衰竭。慢性缩窄性心包炎和急性心脏压塞的共同特征是两者均导致严重的循环功能障碍，有效的治疗方法均是行心包膜切开或切除术。心包膜手术围术期容易发生低血压、肺水肿、心律失常、心力衰竭，甚至心搏骤停。因此，心包膜手术的麻醉比较特殊，应结合手术方式及患者的具体状况进行综合评定。

第一节 心包的解剖和生理

一、心包的解剖

心包为一浆膜纤维性囊，包被整个心脏与进出心脏的大血管根部，具有保护和润滑作用。心包内层为浆膜，是一薄的单层间皮上皮层，直接被覆在心脏表面，为心包脏层。心包外层是纤维层，由坚韧的纤维结缔组织构成，称为心包壁层。在大血管根部心包脏层移行于大血管表面而后折移成心包壁层，此移行区称为心包返折。两层心包间形成心包腔，为一潜在腔隙，内含淡黄色血浆超滤液 20 ～ 25ml，压力约为 3mmHg（0.4kPa），若心包积液或积血急性增加至 50 ～ 100ml，即可压迫心脏引起心脏压塞症状。胸廓内动脉和膈动脉的心包分支提供心包血供。迷走神经、左喉返神经和食管丛及星状神经节、第一背神经节的交感纤维支配心包。膈神经在心脏一侧分布是一个重要的解剖关系，因为此处膈神经包含在心包内，心包切除术时易被损伤。

二、心包的生理特性

正常情况下心包具有机械、膜和韧带的功能。机械功能包括防止心脏的急速扩张，调节两心室间的舒张耦联及参与形成心室的压力 - 容量关系。膜功能指给连续运动的心脏提供润滑作用，并作为屏障防止感染的侵袭。心包的韧带附着可限制心脏位置的过分移动。

第二节 缩窄性心包炎

一、病 因

慢性缩窄性心包炎病因包括结核病、胸部放疗后、心脏手术术后、特发性因素、结缔组织病、胸部肿瘤等。发达地区以特发性病因为主，而发展中地区则以结核病因为主。随胸部肿瘤放疗技术的发展和应用，放疗后缩窄性心包炎在发达地区患者群体中的比例上升；另外，在发展中地区，受惠于结核病的规范治疗，结核性心包炎患者人数减少，而特发性缩窄性心包炎的比例增加。

多项研究显示，心包炎病因影响心包剥脱术患者的转归。Berto 等的研究按照病因将患者分成特发性、心脏手术术后、纵隔放疗后及混合性因素（包括结核病、结缔组织病等病因）4 组，所占比例分别为 46%、37%、9% 及 8%。4 组的围术期病死率分别为 2.7%、8.3%、21.4% 及 0%。研究显示，心包炎病因与患者术后转归存在紧密联系：短期及长期病死率均以放疗后心包炎群体最高，其次是心脏手术术后，而特发性及混合性因素组的短期及长期转归最好。

二、病理生理学改变

缩窄性心包炎是慢性心包炎性病变导致的心脏疾病。由于心包纤维组织沉积、心包脏层与壁层增厚、粘连、钙化，心脏和大血管受压，患者心脏舒缩功能受限，心肌重塑，心功能逐渐减退，在疾病晚期死于循环衰竭。

心脏和腔静脉入口处心包增厚、钙化是引起患者生理紊乱的主要因素。典型的缩窄性心包炎，心包纤维增厚钙化，形成一个坚硬的外壳压迫心脏，限制了心脏的舒张期充盈，使上腔静脉及下腔静脉静脉压升高。心脏每搏量受到明显影响，每搏量下降，心排血量的升高主要有赖于增快心率。快速大量输液对心排血量影响不大，射血分数通常正常，但偶有明显下降。左心室舒张期末压虽然有所上升，但舒张期末容量通常降低。缩窄性心包炎患者的循环时间普遍延长，以循环总血容量增加来代偿循环功能障碍。

心包的增厚、僵硬和粘连使呼吸所致的胸腔内压力变化不能传至心包和心腔，因此，吸气时，胸膜腔压力降低，但静脉和右心房压力下降不明显，部分患者吸气时静脉压反可增高，回流到右心房的血液无明显增多；左心房和左心室的压力曲线与右心相似；长期的心包缩窄，心肌发生失用性萎缩，致使术后心肌功能恢复受到影响。

腔静脉系统回流受阻产生大量胸腔积液和腹水，肺活量降低，肺循环淤血，肺通气血流比值异常；下腔静脉回流受阻，肝脏因阻塞性充血而肿大，出现腹水，下肢浮肿；由于心排血量减少，

肾血流量相应减少；上腔静脉回流受阻，患者出现颈静脉怒张，可见 Kussmal 征。

三、临床表现

缩窄性心包炎早期起病隐匿，随病程进展逐渐出现体循环淤血及肺循环淤血的临床表现。患者表现为疲乏、食欲不振，进而出现腹胀、双下肢浮肿，病情进展到一定程度，可出现劳力性呼吸困难、端坐呼吸、颈静脉怒张等。患者轻微体力活动即出现气促，严重者可表现为端坐呼吸，原因多是由于胸腔积液或者腹水引起肺活量减少所致。腹胀是由肝大、腹水及内脏淤血所致，少数患者出现脾大。肾血流量减少，体内水钠潴留，产生周围水肿，多表现为下肢水肿。同时心悸、咳嗽及心前区隐痛也较为常见。患者常呈慢性病容，面部水肿，浅静脉充盈，颈静脉怒张。当缩窄严重影响右心室血液回流时，吸气时可见到颈静脉怒张明显。血压正常或偏低，表现为收缩压降低。静脉压升高，体、肺循环时间延长。

心脏听诊，患者心率增快，部分可为房颤心律；心尖搏动不明显，心浊音界正常或增大，心音轻而远，出现心包扣击音（原因：当心房血液在心室舒张早期迅速进入心室时，由于心室不能充分舒张而突然停止，引起振动所致）。辅助检查如下所述。

（一）心电图表现

ECG 的 QRS 波呈低电压，T 波平坦或倒置，T 波改变与心包狭窄的程度及范围有密切关系，T 波改变明显提示心肌损害严重，心动过速，心房颤动等。一般为窦性心律，晚期可出现心房颤动。

（二）X 线胸片

X 线胸片可见心包钙化、增厚（图 12-1），房室搏动幅度减小。心包钙化是鉴别心包缩窄与心肌病最可靠的征象。

（三）心脏超声

心包厚度＞3mm，心包钙化，心包积液，可清晰显示病变范围和程度；心室舒张受限；室壁活动减弱（图 12-2）。

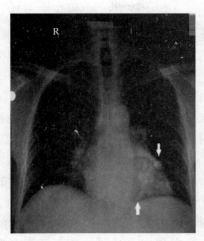

图 12-1 缩窄性心包炎 X 线征象

（四）心导管检查

右房压、右心室舒张压、左心室舒张压增高，两者相差小于 5mmHg，心室舒张期压力曲线呈"平方根号"征（图 12-2C）。

四、术前评估与准备

药物治疗效果不佳或顽固性复发性心包炎患者应尽快行心包剥脱术。目前已有多项研究证明，该手术能改善患者临床症状及长期预后。由于外科技术及术中麻醉管理水平的提升，心包剥脱术后院内病死率自 20 世纪 90 年代的 10%～19% 降

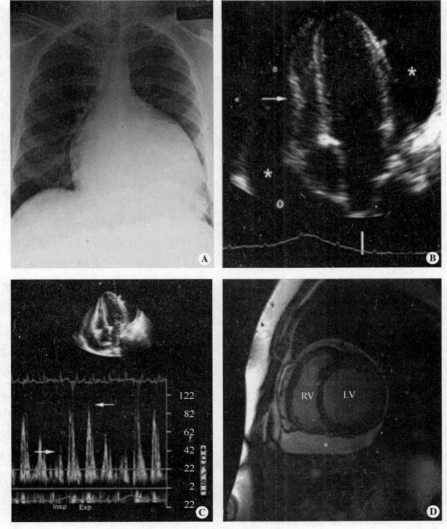

图 12-2 缩窄性心包炎

A. 胸片显示缩窄性心包炎；B. 心包增厚、钙化，右心室舒张受限；C. 吸气期二尖瓣血流速度减慢；D. MRI，加星处显示心包增厚

低至目前的 6.0% ~ 7.6%，然而心包膜手术的围术期常发生大出血、严重低血压、肺水肿、心律失常、心力衰竭，甚至心搏骤停等。因此，心包膜手术的麻醉比较特殊，应结合手术方式及患者具体状况进行综合评定。

（一）危险因素

围术期影响心包剥脱术转归的危险因素主要包括下述几项。

1. 心包炎病因　与患者术后转归存在紧密联系。从缩窄性心包炎的病理学及病理生理学发展角度分析，特发性缩窄性心包炎仅仅是心包炎症导致的心包缩窄，并不存在显著的心肌损伤；心脏术后心包炎患者存在既往的心脏疾病病史，因此心包剥脱术作为二次心脏手术，手术难度和风险增大，而且患者的心肌在术前可能存在着一定程度的损伤；约 20% 接受胸部放疗的患者会发生放疗后缩窄性心包炎。放疗辐射不仅导致缩窄性心包炎，还直接破坏心脏组织的结构，导致心肌萎缩、心肌纤维化甚至瓣膜损害。由于心包剥脱术仅仅解除了心脏舒张及收缩受限的物理因素，并不能逆转心肌在长期病程中受到的损伤，因此心肌损伤最严重的放疗后心包炎患者的长期转归最差。

2. 心包钙化　是医学影像学或心包组织活检发现的钙化灶。目前医学界对于心包钙化是否影响术后 30d 病死率及长期转归的问题没有定论。有研究发现，心包钙化与患者剥脱术围术期病死率呈正相关。Chowdhury 等的研究中，单变量及 Cox 回归分析分别显示，心包钙化与较高的短期和长期病死率相关。粘连的心包钙化灶增加手术的难度和风险，面对难以剥脱钙化灶的心包，外科医师更愿意采取部分心包剥脱术，因此手术未能最大程度解除心包对心肌舒缩功能的束缚。但是这个因素对患者转归的影响有多大，是否足以降低患者的短期和长期生存率，可能要与每例患者术后残存心包受限的程度相关。

3. 心脏病变相关因素　慢性缩窄性心包炎对心脏的功能和结构造成损害，使心肌萎缩、纤维化、心脏结构变形，甚至出现心脏瓣膜关闭不全等。心脏病变相关因素包括术前平均右房压

> 24mmHg、心房颤动、肺动脉压力增高、术前舒张早期二尖瓣流速增高 > 71cm/s 及左心室收缩和舒张功能受损。肺动脉高压是患者术后总体生存率下降的独立预测因素，这可能是因为肺动脉高压反映了心脏结构被长期牵扯变形后右心室流出道狭窄的严重程度，以及病程中心肌及肺血管损害与重塑。术前舒张早期二尖瓣流速增高 > 71cm/s（不适用于伴随瓣膜病变患者）是术后短期出现并发症的独立预测因素，这项指标的增高反映了严重心包缩窄导致的左房压升高。

4. 内环境情况　内环境因素包括术前高胆红素血症、低白蛋白血症等。高胆红素血症及低白蛋白血症均是短期及长期病死率上升的预测因素。血清胆红素水平的上升及白蛋白水平的下降源于肝淤血导致的肝损伤，是右心功能受损的间接结果。术前肾功能损害也是影响患者围术期病死率的重要因素。由于心包炎患者的血液循环障碍，肾血流量减少，造成水钠潴留，血容量增加，使中心静脉压进一步增大。肾功能损害继发于心包炎异常血流动力学或心包炎病因的直接损害，因此肾功能不但反映病情的严重程度，而且直接影响术后水、电解质平衡及肌酐等物质的排泄。

（二）术前准备

通过积极的术前准备，应尽可能使患者达到以下要求：①循环、呼吸功能明显改善，如呼吸困难、端坐呼吸、水肿、胸腔积液及腹水症状减轻。②食欲增加。③心率不超过 120 次 / 分，实验室检查结果基本正常，体温正常及活动量增长。④每日尿量基本理想。

麻醉前必须做好充分准备，首先控制心力衰竭，强心利尿。大量利尿以消除胸腔积液或腹水，如胸腔积液、腹水经药物治疗效果不明显时，为保证术后呼吸功能，可在术前抽吸胸腔积液和腹水，但量不宜过多，速度也不宜过快。术前抽出胸腔积液和腹水，除可改善通气功能外，还可防止心包缩窄解除后胸腔积液、腹水大量回吸入体循环而诱发的急性心力衰竭；术前低盐饮食和利尿药的使用，常导致电解质紊乱，应予以纠正，尤其要注意钾的补充；由于大量的胸腔积液和腹水，血浆蛋白尤其是白蛋白显著降低，患者应摄

取高蛋白饮食以补充血浆蛋白，必要时可从静脉补充白蛋白、全血或血浆，以增加血浆胶体渗透压；对肝功能受损的患者，要适当补充维生素 K 以避免术中凝血功能障碍；另外，对结核性心包炎应首先用抗结核药治疗，最好经 6 个月治疗待体温及红细胞沉降率恢复正常后再手术。若为化脓性心包炎，术前应抗感染治疗，以增强术后抗感染能力。术中可能发生严重出血或心室颤动，必要时需准备抢救性设备，如体外循环装置。应加强术中监测，监测项目包括有创动脉血压、中心静脉压、心电图、脉搏血氧饱和度、呼气末二氧化碳分压等。

五、缩窄性心包炎的麻醉

（一）麻醉前准备和用药

缩窄性心包炎患者麻醉前用药以不引起呼吸、循环抑制为前提。麻醉前用药并没有绝对推荐必须使用。如果患者呼吸、循环功能差，术前吗啡应减量或不给，以避免术前出现呼吸、循环功能的抑制。对腹内压偏高的腹水患者，应预防诱导时出现误吸，可以预防性给予镇吐药及抗酸剂等。

（二）麻醉诱导

由于心肌萎缩、纤维化和心包增厚、钙化的限制，缩窄性心包炎患者的麻醉诱导宜缓慢、尽可能减轻对循环的抑制。血压偏低和代偿性心动过速的患者，循环代偿功能已十分脆弱，处理不当可能导致猝死。因此，宜在麻醉诱导前建立有创动脉压监测，在有创动脉血压监测下施行缓慢诱导，并备好多巴胺、肾上腺素等急救药。麻醉诱导前应充分面罩吸氧；遵守缓慢注药的原则，为避免血压严重下降和心动过缓，可采用依托咪酯联合芬太尼或咪达唑仑联合芬太尼缓慢滴定给药诱导；强效麻醉药丙泊酚对心肌的抑制和血管的扩张，可能会引起严重的低血压，应慎用或小剂量、缓慢推注。肌松药可以选用对血压、心率影响较轻的罗库溴铵、顺阿曲库铵等。缩窄性心包炎患者的体、肺循环时间延长，在诱导时麻醉药达到峰值的时间会延迟，应避免在短时间内追加药物导致麻醉过深引起的插管后循环抑制，宜

采用少量、间断、分次给药。对于腹水患者如腹压高，应按饱胃处理，准备好吸引器，可用起效快的非去极化肌松药罗库溴铵诱导，同时按压环状软骨，防止反流和误吸。麻醉过程中如出现低血压，可选用麻黄碱、多巴胺等药物。

（三）麻醉维持

麻醉维持可选用吸入麻醉维持或全凭静脉麻醉。

（1）地氟烷、异氟烷和七氟烷引起血压下降主要是降低全身血管阻力所致，并呈剂量依赖性。小剂量异氟烷可引起心率增快，但心律稳定，对术前有室性心律失常的患者，麻醉维持期间并不增加心律失常的发生率，术中使用 0.3 ～ 1MAC 的异氟烷连续吸入并复合芬太尼维持麻醉时，不仅可以保证良好的术中镇静、遗忘、镇痛作用，而且不会出现心脏功能抑制，术中循环易于维持稳定。七氟烷对循环影响小，术中也可作为维持用药。

（2）丙泊酚对心血管系统有抑制作用，并呈明显的剂量依赖性。可使动脉压显著下降，动脉压的下降与心排血量、心指数、每搏指数和全身血管阻力的减少有密切关系。对病情较重的患者，丙泊酚用量宜酌减。

（3）芬太尼不抑制心肌收缩力，一般不影响血压，但剂量较大时可引起心动过缓，可用阿托品拮抗。舒芬太尼的作用与芬太尼基本相同，两药对心血管系统的影响轻微，无组胺释放作用，但也可引起心动过缓。舒芬太尼的镇痛作用最强，心血管稳定性显著，适用于心血管手术麻醉。瑞芬太尼在体内被组织和血浆中非特异性酯酶迅速水解，代谢物经肾排出，清除率不受患者用药持续时间及体重、性别或年龄的影响，也不依赖于肝肾功能，只是对呼吸抑制效应更敏感。

（四）术中监测

心包剥脱术是心脏手术中的高危手术之一，除了常规监测血压、心电图、脉搏血氧饱和度、潮气量、气道压等以外，有创性血流动力学监测非常必要，动脉穿刺置管能实时监测动脉压力，并间断抽血进行动脉血气分析。中心静脉穿刺置管，可监测中心静脉压，了解心脏的前负荷及通

过对比手术前后的变化，来评估上腔静脉入口松解的效果，同时可以方便术中快速输血、给药。

（五）麻醉管理

患者术前心脏游离完善前，应避免出现恶性心律失常或心室颤动。手术操作刺激常易引起心律失常，心包游离前无法完善暴露心脏，术前最好放置胸前体外除颤电极，以备出现恶性心律失常的需要。

术中应注意避免内环境紊乱，间断进行动脉血气分析，可较准确地测定并观察氧分压、二氧化碳分压和酸碱代谢的变化，便于指导对呼吸及循环的调控。

由于增厚、钙化的心包经常和周围组织粘连在一起，在锯开胸骨安置胸骨牵开器时，心包可能因牵拉而绷紧，心脏充盈进一步受限，部分患者在牵拉胸骨时会使心脏移位，从而影响血液回流，导致血压下降。此时应及时提醒手术医师注意手术操作，同时积极处理低血压。

麻醉医师必须了解手术操作，才能更好地进行循环管理。心包剥脱术时，心包切除的范围应视病变情况决定。缩窄性心包炎外科治疗的心包剥除范围，多遵循先左后右，先剥流出道，后剥流入道，双侧心包剥除达膈神经水平，心尖充分游离，上、下腔静脉开口要充分松解。切除时容易损伤心肌和冠脉血管。在心包分离时局部心肌处突出明显，常提示心肌有萎缩。重症心功能不全的患者左心房室沟处，常存在明显的缩窄环，严重地限制了心室的舒张期充盈，对此部分的解除也是保证手术效果好坏的关键。心包剥离过程中，手术刺激可诱发心律失常，如出现严重心律失常或发生连续性室性心律失常，应暂停手术操作，静脉给予利多卡因或胺碘酮，并立即检查血气和电解质有无异常，针对原因做相应处理。如发生心动过缓，常伴有血压下降，可给予阿托品、麻黄碱或静脉输注多巴胺、肾上腺素提升心率，增加心肌收缩力。如果术中出现心脏严重撕裂大出血，止血困难时，须在体外循环下止血，或者术中发生心室颤动，心搏骤停，除颤复苏困难时，也必须建立体外循环进行心脏复苏。

心包松解过程中，应注意心包减压后静脉回心血量增加，已萎缩的心肌不能适应，致充血性心力衰竭的发生。应根据患者术前情况，结合中心静脉压，调整患者体位、给予小剂量的正性肌力药，如多巴胺、多巴酚丁胺、肾上腺素、米力农等进行支持，并给予利尿药以减少循环血容量以减轻心脏的负担。

一般情况下，缩窄性心包炎患者在行心包剥脱术时失血量不大，输血、输液量不宜过快，否则可因术后心脏受压解除、腔静脉回心血量骤增而引起心脏扩大，甚至诱发肺水肿、心力衰竭。在心包完全剥离前可以等容量输液，剥离后则应限制输液或输血量。如剥离心包时因心房、腔静脉破裂或心肌、冠状动脉损伤而大量出血时，则应酌情补充血容量。在心包剥脱后，由于心脏舒张功能改善，心排血量增加，淤积在外周的血液回流量增加，外周水肿液体开始向血管内转移，在强心的同时给予利尿药，加快液体的排出，控制血容量，达到出量大于入量。

第三节 心脏压塞

一、病 因

心脏压塞的常见病因主要包括：①心包肿瘤；②心包或心脏大血管的外伤破裂出血；③主动脉夹层或冠状动脉瘤破裂；④急性全身感染或邻近器官感染穿破至心包腔；⑤过量抗凝剂的使用；⑥医源性损伤，如心脏手术后出血、心脏复苏并发症、心脏起搏电极穿破心脏、心导管检查致心脏穿孔、PTCA造成冠脉破裂出血等。此外，病毒性、细菌性及真菌性感染、恶性肿瘤转移、特发性心包炎或尿毒症性心包炎等可发展成亚急性心包积液。

二、病理生理学改变

心脏压塞是指由于心包内液体的积聚，导致心包腔内压力的增高到达一定程度，限制了心脏的舒张充盈。心包积液是否发生心脏压塞，引起血流动力学变化则主要取决于：①依赖于心包内液体积聚的量和速度。如果心包内液体积聚是逐渐发生的，机体会通过生理性代偿，来延缓血流动力学恶化的发生，缓慢扩张的心包甚至能容纳1～2L的积液；若心包内液体量急速增加，心包的扩张作用迅速减弱，心包腔内压力迅速增加，则会引起严重的心脏压塞，血流动力学迅速恶化。②心包的顺应性和延展性。当心包增厚、钙化、纤维化或肿瘤浸润致心包僵硬，即使小量的积液即可使心包内压迅速升高，引起心脏压塞。③血容量：当机体存在低血容量时，心脏充盈压下降，小量积液即可减少心室充盈，引起心脏压塞。

一般来说，心脏的充盈主要取决于心包腔内压力与心腔内的压力差。这种差值具体表现在影响心肌的跨壁压。当心包腔压力增加，心脏的各个腔室均受到压迫而变小，心室充盈受限，心脏的总体顺应性下降。这种舒张功能的下降并非心肌本身的改变所产生。心脏压塞时心包内压持续增高，限制心室的舒张和充盈，中心静脉压和肺静脉压升高，每搏量减少。当心包腔压力和心腔内压力一致时（相当于心肌跨壁压为零），心脏几乎停止充盈，前向血流停止，随之而来的血流动力学的恶化表现为无脉性电活动。

心脏压塞时心室充盈减少导致每搏量下降和心排血量减少。轻度压塞时通过交感神经反射使心率增快和外周血管收缩来维持血压正常，初期可维持心排血量接近正常，但此时肾血流明显减少。严重压塞时，心肌氧供需平衡受到损害，冠脉血流因心动过速、低血压和冠状动脉阻力增加而减少，导致心内膜下灌注不足，心肌局部缺血，心功能进一步降低。心脏压塞多伴有心动过速，但压塞导致的死亡通常是因为严重的心动过缓所致。

三、临床表现和体征

凡近期有胸部外伤、心脏手术、心包疾病及肺部感染的病史，突然出现休克、充血性心力衰竭并伴有呼吸困难、心动过速、奇脉，应高度怀疑心脏压塞。临床表现：①呼吸困难是急性心脏压塞的突出表现，患者多呼吸表浅。②心前区疼痛。③急性面容、烦躁不安、面色苍白、大汗淋漓、发绀。体征：①患者脉搏细数，可触及奇脉，即患者吸气时的动脉搏动较呼气时减弱甚至消失。②血压下降、脉压变小。③颈静脉怒张，呈现 Kussmaul

征象，即吸气时颈静脉充盈更明显。④心率明显增快，心音遥远。Beck 提出有两类"心脏压塞三联征"。①急性心脏压塞三联征：动脉压下降、静脉压升高和心脏搏动度小。②慢性心脏压塞三联征：静脉压升高、腹水和心脏搏动度小。心脏压塞的患者可能不一定出现典型的 Beck 三联征的体征。有些患者 X 线片表现心影增大，但可能没有低血压。心脏压塞患者最常见的临床体征是颈静脉怒张，大部分患者可出现奇脉。

辅助检查：①心脏压塞患者的心电图可显示QRS 波低电压和 T 波倒置，大约 1/4 的患者可出现"电交替"现象，即心电图波形的幅度、大小交替改变，均与心脏位置出现旋转和摆动有关。P 波、QRS 波和 T 波同时电交替是心脏压塞特异性的心电图表现，但很少见到。②床旁 X 线有助于明确诊断。急性心脏压塞时，心影可见增大；慢性心脏压塞心影向两侧扩大；上腔静脉明显扩张；心膈角变钝；大量心包积液时见烧瓶心。③超声心动图是诊断和排除心脏压塞的最可靠、最敏感的检查方法。心包脏层、壁层之间出现无回声区；右心室显著受压，右心室流出道变窄；吸气时右心室内径增大，左心室内径减小，室间隔左移，呼气时相反。二尖瓣、三尖瓣、肝静脉多普勒血流频谱发生改变。近年来，床旁超声的快速诊断，为急性心脏压塞患者的治疗争取了时间。

四、术前准备

心脏压塞最有效的治疗方法是清除心包内液体。对于外伤性心包积液，病情紧急，来不及进行特殊检查，应根据临床表现即刻行心包穿刺放液，既可明确诊断，又对心包进行减压，为实施手术创造条件，随着超声技术的普及，建议在超声下行此操作。

尽管急性心脏压塞的主要治疗方法是清除心包内液体，但在术前准备期间应采取积极的措施以维持心排血量，其中扩容是比较有效的方法。扩容后右心房压提高可抵抗增高的心包内压，对于维持心排血量有一定效果。应用正性肌力药物可维持心率，增加心室射血分数，在增加心排血量上比单纯扩容更为有效。心脏压塞时由于动脉压下降而发生代谢性酸中毒，应进行动脉血气分析并给碳酸氢钠予以纠正。此外，心包内压增高导致心动过缓时，应给予适量阿托品治疗。

减少术后失血。

（徐美英）

五、麻　醉

心脏压塞患者的麻醉处理原则是在心脏压塞解除之前，维持较高的交感张力，尽量维持心排血量。麻醉诱导可能发生低血压及心搏骤停。因此，麻醉诱导应平稳，给予纯氧吸入，避免使用抑制心肌收缩力的药物，维持正常外周血管阻力和较快的心率。避免呛咳和过度正压通气，否则可增加胸腔内压力使静脉回流量下降。

麻醉基本监测包括心电图、有创动脉压、中心静脉压及脉搏血氧饱和度等。心脏压塞手术的麻醉危险性很大，术中随时可发生严重心律失常、心力衰竭，甚至心搏骤停，因此，一切复苏设备和药物都应准备妥当，如体外循环设备、肾上腺素等。

麻醉诱导和维持应选用对循环抑制小的药物，如咪达唑仑、氯胺酮或芬太尼，缓慢诱导。麻醉诱导前应尽快建立有创血压监测及深静脉通道，充分输液以提高回心血量，增加每搏量，提高血压。

手术结束后视病情，对于心脏手术后或病情严重者宜保留气管导管入 ICU 继续行机械通气，维持正常血气，控制输血、输液量，继续强心、利尿，维护心脏功能，并防止电解质紊乱，应用止血药

参 考 文 献

陈晓荣，胡红杰，钱玉娥，等，2014. 缩窄性心包炎左房功能的MRI评估. 实用放射学杂志，30（9）：1477-1479

黄小聪，薛庆华，2015. 心包剥脱术术前危险因素与转归分析. 国际麻醉学与复苏杂志，36（3）：267-270

牟红，王光辉，殷雁斌，等，2012. 缩窄性心包炎心包剥脱术 26 例的麻醉体会. 西南国防医药，22（10）：1099-1101

阮侠，刘薇，裴丽坚，等，2015. 心包剥脱术不同阶段血流动力学的变化. 中国医学科学院学报，37（3）：331-334

徐丽丽，孟春鹏，王伟明，等，2013. 浅析缩窄性心包炎的术中监测和麻醉管理. 世界最新医学信息文摘，13（9）：60-64

许晓静，赵敏，2016. 超声心动图对缩窄性心包炎的诊断价值. 浙江临床医学，18（8）：1505-1506

左永文，王晓斌，姚怡，2004. 缩窄性心包炎手术麻醉分析. 中国心血管病研究杂志，2（1）：16-18

George TJ，Arnaoutakis GJ，Beaty CA，et al，2012. Contemporary etiologies，risk factors，and outcomes after pericardiectomy. Ann Thorac Surg，94：445-451

Grocott HP，Gulati H，Srinathan S，et al，2011. Anesthesia and the patient with pericardial disease. Can J Anaesth，58：952-966

Kang SH，Song JM，Kim M，et al，2014. Prognosticpredictors in pericardiectomy for chronicconstrictive pericarditis. J Thorac Cardiovasc Surg，147：598-605

Szabó G，Schmack B，Bulut C，et al，2013. Constrictive pericarditis：risks，aetiologies and outcomes after total pericardiectomy：24 years of experience. Eur J Cardiothorac Surg，44：1023-1028

Tokuda Y，Miyata H，Motomura N，et al，2013. Outcome of pericardiectomy for constrictive pericarditis in Japan：a nationwide outcome study. Ann Thorac Surg，96：571-576

第十三章

心脏肿瘤切除术的麻醉

心脏肿瘤的发病率远低于其他器官，大宗数据的尸检研究显示，成人原发心脏肿瘤发生率仅为 0.02%。原发性心脏肿瘤良性居多，其中半数以上是心脏黏液瘤，手术治疗效果良好。恶性约占 20%，绝大多数是肉瘤，综合治疗效果极差。肿瘤来源可以是心脏和心包的原发性肿瘤或来源于其他相邻器官肿瘤的浸润或远端器官肿瘤的转移。心脏转移瘤的发病率远高于原发性心脏肿瘤，但由于患者多属疾病晚期，原发肿瘤不能有效控制，接受心脏手术治疗的机会相对较少。综合国内 1219 例接受手术治疗的心脏肿瘤病例报告资料分析，原发心脏良性肿瘤占 94.5%，原发心脏恶性肿瘤占 5.5%。1152 例心脏良性肿瘤中 1085 例（94%）是心脏黏液瘤。由于肿瘤发生于心脏，即使是良性肿瘤也可因为肿瘤和血栓栓子脱落发生体循环或肺循环栓塞，或因为瘤体阻塞心腔而导致心力衰竭，甚至发生猝死等严重并发症。随着常规体检的增加和超声影像学的发展，心脏肿瘤的检出率逐年增加。心脏肿瘤无论良性、恶性，手术切除是唯一有效治疗方法。心脏肿瘤切除的麻醉处理有其特殊要求。

第一节　心脏肿瘤的分类和临床

一、心包肿瘤

原发性心包肿瘤发病率低，一组 480 331 例尸检中仅占 0.17%。在接受手术的 632 例原发性心脏肿瘤中有心包肿瘤 30 例，占 4.7%。肿瘤组织学多为良性，主要为脂肪瘤和间皮瘤，也有海绵状血管瘤等。原发恶性心包肿瘤罕见，主要是肉瘤和恶性间皮瘤。心包肿瘤临床多无症状，只是在肿瘤压迫心脏、继发心包积液或肿瘤心脏浸润时可

能影响心脏功能出现心律失常及乏力、胸闷、胸痛等症状。依据胸部 X 线、心脏超声和 CT、磁共振等影像学表现可以作出诊断。心包肿瘤一旦确诊应予手术治疗。良性肿瘤一般手术效果好。恶性肿瘤可以通过手术明确诊断，争取彻底切除或在肿瘤累及心肌和大血管时姑息性部分切除以缓解对心脏的局部压迫和心脏压塞，术后应结合化疗或放疗，但总体预后不佳。

心包转移瘤指其他器官恶性肿瘤扩散转移到心包，伴或不伴心肌受累。约 8.5% 非心脏肿瘤累及心包，有时心包转移瘤会成为其他部位肿瘤的首发表现。在涉及的心脏转移瘤中心外膜淋巴管最容易受到累及。直接侵犯仅见于邻近器官，如肺、食管、纵隔和胸壁肿瘤。心包转移瘤可以仅限于心包，也可以侵犯心肌。由于临床表现缺乏特异性，因而容易误诊。出现以下表现时应考虑心包转移瘤：反复出现大量血性心包积液、难以控制的心力衰竭伴中心静脉压升高、上腔静脉综合征、难以解释的肝大、呼吸困难、胸痛。但确立诊断需要有心包积液的细胞学证据或心包活检。

二、原发性心脏肿瘤

（一）心脏黏液瘤

心脏黏液瘤是最常见的心脏肿瘤，约占心脏肿瘤的 40% ～ 50%。黏液瘤 75% 位于左心房（图 13-1）、20% 位于右心房，不足 10% 位于心室。瘤体有蒂附着于心壁是与其他心脏肿瘤的主要区别。肿瘤直径通常 5 ～ 6cm（1 ～ 15cm），胶冻样或黏液样，分叶、质脆，易脱落而造成栓塞。瘤体可有出血、血栓和灶性钙化。大约 30%的心脏黏液瘤患者有发热、消瘦、贫血等全身症状。心脏表现为心内血流阻塞和影响瓣膜活动，

30% ～ 40% 的左心房黏液瘤发生栓塞并发症，半数患者发生脑栓塞。本病一经诊断应尽快手术治疗，手术效果良好，手术死亡率＜ 3%，术后复发率＜ 5%。随着心脏超声技术的提高和普及使心脏黏液瘤的诊断趋于简单化，心脏黏液瘤在接受手术治疗的心脏肿瘤中已经占 85% 以上。

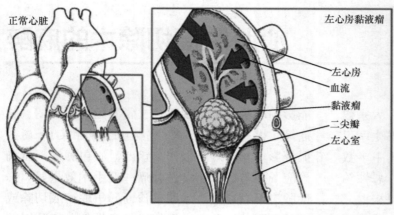
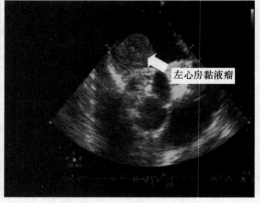

图 13-1　左心房黏液瘤

（二）心脏非黏液性良性肿瘤

心脏非黏液性良性肿瘤占心脏肿瘤 30%，以横纹肌瘤、乳头样弹性纤维瘤常见，其他组织来源包括脂肪瘤、血管瘤、间皮瘤、淋巴管瘤等。瘤体挤压心脏壁影响心脏舒缩功能或引起心律失常，肿瘤突入心腔造成血流受阻产生相应症状。横纹肌瘤由于肿瘤组织与正常心脏组织分界不清，手术效果较差，而且婴儿期有自发消除可能，一般不考虑手术治疗。但造成血流梗阻时，手术原则是在尽可能保留周围组织下切除肿瘤。如果肿瘤体积大，预计部分切除后难以改善心脏功能或切除后心脏结构重建困难，可以考虑心脏移植。

（三）心脏恶性肿瘤

心脏恶性肿瘤约占原发性心脏肿瘤的 1/4，其中 75% 为心脏肉瘤，见于任何年龄，好发部位依次为右心房、左心房、右心室、左心室、室间隔。心脏肉瘤按组织学来源分类，最常见的是血管肉瘤、横纹肌肉瘤、恶性间皮瘤和纤维肉瘤。按形态学分类主要有梭形细胞肉瘤和圆形细胞肉瘤两类。肿瘤起源于心脏间质，生长迅速，通过心脏浸润、血行及淋巴途径转移。由于心脏淋巴回流是由心内膜到心外膜，然后汇入支气管淋巴结，并与纵隔内的淋巴结关系密切，因此常见的转移部位是肺、胸部淋巴结、纵隔、脊柱，然后是肝脏和肾上腺。心脏恶性肿瘤临床表现除恶性肿瘤的共同表现外，心脏症状包括心力衰竭、心包积液、心前区疼痛、心律失常及腔静脉阻塞等。临床遇有新近发生的对药物治疗反应不佳而且进展迅速的充血性心力衰竭，无明显致病原因时应考虑有心脏恶性肿瘤的可能。

治疗措施为手术切除或部分切除加化疗或放疗等综合治疗。对于原发性心脏恶性肿瘤，手术应尽可能完全切除肿瘤而不损伤房室环等重要结构。多数浸润性肿瘤常因累及范围较大或术中难以判断正常心肌与癌肿的界线而难以做根治性切除，这时姑息性切除至少也能解除肿瘤对心脏血流的梗阻，使患者临床症状得到缓解。原发性心脏恶性肿瘤由于其病理行为恶劣，导致手术切除受限，且手术切除后复发率较高，即使切除原发灶，患者也常死于肿瘤的心外转移。上述原因均严重影响了患者的术后生存率，因此此类患者预后极差。

三、心脏转移瘤

心脏转移瘤远较原发性心脏肿瘤多见，约为原发心脏肿瘤的 10 ～ 40 倍。在 1 份 12 485 例尸检报告中，原发性心脏肿瘤仅有 7 例，而转移性心脏肿瘤有 154 例。但有机会接受手术治疗的心脏转移瘤很少，北京阜外医院报道了 370 例心脏肿瘤中心脏转移瘤只占 1.6%。随着生物技术靶向治疗的发展，恶性肿瘤患者生存时间延长，晚期肿瘤的心脏转移有进一步增加的趋势。恶性肿瘤约有 10% 会发生心脏转移，几乎来自所有器官的每一种恶性肿瘤都有累及心脏或心包的报道。最容易累及心脏的恶性肿瘤包括肺癌、乳腺癌、白血病、淋巴癌和黑色素瘤。黑色素瘤具有向心脏和心包转移的倾向。容易受转移肿瘤影响的心脏部位依次为心包、心肌和心内膜，转移病变位于心室多于心房，右心多于左心。恶性肿瘤的心脏转移可以经由淋巴和血行途径，也可以经由邻近纵隔组织直接侵犯。当发生心脏受累时，通常转移病变已较广泛。

由于受到原发疾病症状的掩盖，多数心脏转移病变是在尸检中发现，只有大约 10% 的患者生前有属于心脏转移的症状，最常见的症状是心包积液和心脏压塞。实体性肿瘤也可由于侵犯心脏结构产生相应症状。已知恶性肿瘤患者当出现不能解释原因的心律失常和心力衰竭症状时，应高度怀疑心脏转移。转移性心脏肿瘤常与原发癌灶有关，如肝癌或肾盂癌通过下腔静脉入口顺血流直接移行至右心房，或胸腔内肿瘤直接心包浸润，也有由身体其他部位转移侵入心肌组织内生长。右心房转移性癌栓多为腔内生长并粘连于心内膜上，造成心腔狭小、血流受阻等。由于恶性肿瘤生长较快，呈浸润性，常出现血性心包积液。新近发生、迅速恶化的心脏压塞和顽固性心力衰竭是心脏恶性肿瘤的特征。

心脏转移属恶性肿瘤晚期表现，多数已经不适合根治性手术，外科治疗的目的是对症处理、减轻痛苦、缓解症状。通常适用于减轻孤立病变引起的心脏血流通道梗阻和缓解心包渗出造成的心脏压塞。但术前应保证原发肿瘤得到控制且转移病灶有切除可能。

第二节　心脏肿瘤对机体的影响

原发性心脏肿瘤临床缺乏典型症状，临床表现和对机体的影响随肿瘤大小和生长部位、肿瘤质地、生长速度、瘤体有无出血坏死、栓塞及机体对肿瘤的自身免疫反应强弱等不同可以出现相应的全身和心脏局部症状。

一、心脏影响

（一）局部压迫、粘连、浸润

肿瘤可累及冠状动脉、二尖瓣、三尖瓣、心房壁和腔静脉等大血管产生相应症状，表现为胸痛、胸闷、气促或呼吸困难。右心房黏液瘤瘤体活动度小，容易发生粘连，阻塞血流通道。实体肿瘤浸润累及心脏传导组织导致心脏传导阻滞和心律失常。邻近部位肿瘤对心脏的外在压迫尤其是对左右心室流出道压迫可能严重影响心脏功能。

（二）心腔内阻塞

心脏肿瘤阻塞心脏房室瓣口、流出道或大血管开口可以发生血流受阻的症状和体征。心腔内肿瘤由于瘤体体积排除了等量血液，心腔内有效容积变小。活动性肿物舒张期进入心室，占位但无有效血流通过，同样导致心室容量负荷增重，通过血流动力学调节机制，日久使心腔代偿性增大，从而维持静息状态的正常血流和容量。半数以上患者术前存在因心内血流阻塞引起的左心或右心衰竭症状。来自肾癌、肝癌和原发腔静脉平滑肌肉瘤沿腔静脉进入右心房，可以阻塞腔静脉，右心房黏液瘤瘤体靠近腔静脉入口也可以影响腔静脉甚至影响右心房血液回流，表现心腔内梗阻症状，出现肝大、腹水、中心静脉压升高。右房压升高患者同时合并卵圆孔未闭还可能发生由于心房内右向左分流导致的中心性发绀。发生于左右心室的黏液瘤较少见，但更容易造成流出道或动脉出口阻塞，左心室流出道梗阻临床表现类似主动脉瓣狭窄，右心室流出道梗阻引起右心功能不全。

（三）瓣膜功能异常

带蒂的心房黏液瘤舒张期通过瓣膜进入心室阻塞瓣膜血流通道，造成与瓣膜狭窄相似的血流动力学效果，临床症状与瓣膜狭窄几乎一样（但较少发生心房颤动），容易误诊。收缩期若瘤体不能完全返回心房则可能影响瓣膜关闭，出现瓣膜关闭不全表现。如肿瘤附着在瓣膜连接处则会直接影响瓣膜功能。右心房黏液瘤常见瘤体钙化，钙化的带蒂肿瘤反复摆动可破坏三尖瓣瓣叶和腱索，导致严重三尖瓣关闭不全。临床听诊常在受累瓣膜相应区域出现杂音，特征是部分患者杂音可随体位变动而改变。

（四）心包积液

心脏肿瘤是导致心包炎的原因之一，部分心脏肿瘤直接发生或源于心包组织。恶性肿瘤患者常有血性心包积液。少量心包积液临床无明显症状，但心包积液量大或增长速度过快可以导致心脏压塞，临床出现动脉血压低、中心静脉压升高、心音减弱、奇脉等心脏受压表现。心包积液导致心包腔压力升高主要影响低压壁薄的右心房和右心室舒张期充盈，心脏代偿性心率加快和心肌收缩力增强。超声心动图检查可以直接发现心包腔内大量液体，右心房、右心室舒张受限，心室间隔左移及吸气相右心室腔过度增大伴左心室腔等比例减小。

二、全身影响

心脏肿瘤的全身影响主要与机体对肿瘤本身及肿瘤组织在体内变性、坏死、出血和多系统栓塞引起的免疫反应和瘤体自身分泌作用相关。全身症状包括不明原因低热，体重减轻、乏力、嗜睡、晕厥、肌痛和关节疼痛及雷诺现象等。半数以上患者有不同程度贫血，红细胞沉降率加快，血浆 C 反应蛋白及球蛋白升高。部分黏液瘤患者尤其是血小板数量增加及合并感染患者可以表现为肝素耐药，心脏嗜铬细胞瘤患者表现为持续或发作性高血压、易出汗及血浆和尿儿茶酚胺增高。肿瘤引起的全身症状在手术切除肿瘤后均可自然消失。

三、栓塞症状

肿瘤碎片、肿瘤表面血栓或感染灶脱落造成体循环或肺循环栓塞。栓塞主要见于心脏黏液瘤患者，术前栓塞发生率可高达 30%，以左心系统栓塞为主。很多患者初诊时即有栓塞病史，常因脑栓塞或体动脉栓塞就诊后进一步检查时才发现心脏黏液瘤。息肉状或葡萄状黏液瘤容易发生碎片脱落形成瘤栓，黏液瘤发生感染时栓塞率更高。

左心系统栓塞可以发生在身体任何部位，以脑血管和冠状血管栓塞预后最严重，其他可能栓塞部位包括股动脉、肾动脉及视网膜动脉和肠系膜动脉，出现昏迷、偏瘫、失语、急腹症及肢体缺血等相应症状。栓塞可以反复发作，偶尔发现有脱落肿瘤组织远端种植的病例。右心系统肿瘤常出现肺栓塞症状，表现为右心扩大，三尖瓣反流，慢性反复肺动脉栓塞导致肺动脉高压，重症患者可以同时出现低氧血症和右心功能不全表现。右心压力增高的右心房黏液瘤患者合并卵圆孔未闭时由于右向左分流也可出现左心系统栓塞表现。

第三节　心脏肿瘤手术的麻醉处理

一、术前评估

术前访视应着重了解患者有无晕厥、栓塞等病史，注意患者的心功能情况，了解肿瘤部位、大小、活动度，作为术中心静脉穿刺置管的参考。了解患者自觉舒适的体位，叮嘱等待手术期间不要剧烈活动。

术前充分估计手术难易程度，对肿瘤涉及重要部位，术中是否需要连同切除相应心脏组织如瓣膜、心房壁、房间隔及大血管等，是否需要功能重建和同时进行心脏瓣膜成形、置换及冠状动脉旁路移植术进行评估。有些肿瘤生长部位显露和切除困难或术中可能会有大量失血，必要时提前准备血小板制剂以免需要时不能及时提供。继发性肿瘤恶性度高，组织浸润深，瘤体结构复杂，一般手术难度较大。如肿瘤侵犯大血管或二次手术术野分离显露困难，可能需要在体外循环深低温低流量或停循环下完成手术。转移性心脏肿瘤在原发心外肿瘤（如肾癌等）根治性切除同时处理心脏问题涉及联合手术，需要提前协调手术顺序，相互配合。心脏后壁肿瘤术中显露困难，心脏结构重建也存在困难，必要时考虑切除游离心脏，体外切除肿物心脏修复后原位移植。对难以根治性切除且无心外转移的心脏肿瘤可以考虑行同种异体心脏移植术。

术前有心肌缺血相关症状和 50 岁以上患者常

规进行冠状动脉造影,对肿瘤累及冠状动脉和同时患有冠状动脉病变者在切除肿瘤同时行冠状动脉旁路移植术。对可疑患者术前24h动态心电图检查有助于发现无症状性心肌缺血发作,了解患者术前最快和最慢心率,有无心律失常及诱发原因,可以提高麻醉医师术中处理的针对性。

由于瘤体活动可能阻塞心脏房室瓣口导致心搏骤停或瘤体脱落栓塞重要器官,曾有报道,高达8%的患者在等待手术期间死亡,因此心脏黏液瘤一经诊断应尽早安排手术。发热及红细胞沉降率增快非手术禁忌,药物处理也不能解决问题,但肿瘤切除后常可自行缓解。全身反应重,病情发展快,反复发作栓塞、晕厥等威胁生存状况应当做急症手术安排。身体状况差,心力衰竭症状明显者手术风险增加,条件允许时积极控制心力衰竭,待病情平稳后手术。心功能极差患者调整改善心功能后手术,效果可能更好。对于有脑血管栓塞或周围血管栓塞,经过治疗病情稳定者可以安排手术。脑梗死患者一般发作3个月后安排手术,至少发作1个月内不考虑手术。曾有报道脑梗死1周后行黏液瘤手术,手术经过顺利但术后原梗死灶大面积出血导致患者死亡。已经发生心搏骤停,患者昏迷或出现多发脑血管和重要器官血管栓塞导致多器官功能衰竭,应属手术禁忌证。继发性心脏肿瘤原发病灶不能根治性切除或有其他器官转移病变一般不考虑手术治疗。

二、监 测

心脏肿瘤摘除术麻醉的一般监测与普通心脏手术相同,除了桡动脉穿刺置管直接测压外,尤其强调脉搏血氧饱和度和呼气末CO_2监测。术中一旦发生无明显原因的脉搏血氧饱和度下降,呼气末CO_2突然降低同时合并血流动力学波动应高度怀疑瘤栓脱落造成肺梗死。

避免可能影响腔内肿瘤的有创监测,如右心房室黏液瘤不要放置肺动脉导管,CVP置管也应避免导丝置入过深。

在超声心动图应用于临床之前心脏黏液瘤只能通过心血管造影诊断,现今超声心动图已经成为诊断心脏肿瘤的首选影像学方法。经食管超声心动图(TEE)正确的图像显示能力使其诊断黏液

瘤的敏感性接近100%。由于相对无创,可连续监测,有明确证据支持在心脏肿瘤手术中应用TEE监测可以辅助麻醉处理,提高手术质量。TEE在心脏肿瘤手术中的作用:①术前检查核对肿瘤部位、大小、瘤蒂附着部位,活动度和瓣膜受累情况,为术者设计调整手术方案提供第一手资料。②指导建立体外循环和中心静脉置管。③术中连续监测肿瘤位置和活动度,及时发现肿瘤位移脱落。④围术期监测分析急性血流动力学变化原因,评估瓣膜情况和心脏功能。

50%的心脏黏液瘤患者应用常规量肝素(400U/kg)后激活全血凝固时间(ACT)不能达到480s的体外循环转机要求,部分患者肝素用量很大仍然不能使ACT达到转机水平,相同条件瓣膜病患者仅20%不能达标。建议对心脏黏液瘤患者术中强化ACT检测,不达标不能开始体外循环,术中适当缩短ACT测定间隔时间。术前还应常规检测血浆抗凝血酶Ⅲ水平,发现异常及时准备应对措施。心脏恶性肿瘤常边界不清,血运丰富,切除困难,切除后创面止血困难。应用血栓弹力图(TEG)或血小板功能仪(Sonoclot)检测分析凝血功能紊乱原因,对体外循环后常见肝素对抗不全、凝血因子缺乏、血小板数量减少和(或)功能降低及纤溶亢进等凝血功能紊乱进行针对性处理。

三、麻醉处理

(一)麻醉前准备

纠正患者全身情况,包括改善营养状况,纠正水及电解质紊乱。有心力衰竭症状患者应先控制心力衰竭,待病情平稳后手术。

了解患者平时自我感觉舒适的习惯性体位,转送患者时尽量维持患者习惯的舒适体位,移动患者到手术床及安放手术体位搬动患者时动作要轻柔,随时注意观察患者一般情况,防止肿瘤突然移位阻塞房室瓣口。

术前大量心包积液导致循环不稳定,麻醉诱导和手术操作会进一步加重血流动力学紊乱。麻醉诱导前可先通过心包穿刺引流减压,减轻心脏受压程度,大量心包积液患者即使只排出少量液

体也会明显改善心排血量，稳定循环状态，提高麻醉处理的安全性。

复发性心脏肿瘤二次手术时开放通畅的静脉通路以备突然出血时快速容量复苏。因心脏难以完全显露，术中和术毕心脏复苏时难以实施有效心内电转复。术前应安置胸外体表除颤电极。

（二）麻醉处理

手术一般取平卧位，急症手术可能需要半卧位麻醉诱导。肿瘤部位影响麻醉管理。左心房黏液瘤容易引起二尖瓣梗阻，常并存肺动脉和肺静脉高压，麻醉处理与二尖瓣狭窄相似。右心房黏液瘤由于三尖瓣梗阻产生右心功能不全的表现，手术体位安放不当可以引起严重静脉回流障碍，表现为严重低血压和心律失常。体积大的心内肿瘤发生血流动力学不稳定的可能性明显增加，诱导时应密切观察防止肿瘤阻塞房室瓣口引起低血压或心搏骤停，术中一旦发生血流动力学突然波动立即调整体位，一般首先调整为头低足高位，或向右侧转动体位。多数情况下瘤体离开二尖瓣口症状即可缓解。

麻醉诱导力求平稳，避免患者躁动、呛咳。芬太尼等阿片类药物静脉注射时需缓慢，速度稍快会引发呛咳。患者入室后可以先静脉注射镇静剂量的咪达唑仑 2 ～ 3mg，局部麻醉下建立动脉压力监测。静脉注射全量罗库溴铵或维库溴铵，随即应用依托咪酯令患者立即入睡，然后根据麻醉需要和患者耐受情况静脉注射舒芬太尼 0.5 ～ 1μg/kg 或芬太尼 5 ～ 10μg/kg，调节麻醉深度，2 ～ 3min 后（芬太尼可能需时稍长一些）即可平稳进行气管插管。若注药后血压下降过快或下降幅度较大也可提前完成气管插管，先期注入的速效肌松药足以提供满意的气管插管条件，同时也避免了注射依托咪酯后可能发生的心肌颤动。注意罗库溴铵静脉注射后应用少许液体冲洗静脉通路后再推注依托咪酯，否则由于静脉刺激疼痛可能激惹患者发生肢体动作。其他可供选择的麻醉药物和方法还有很多，麻醉诱导的原则是务必保证患者平稳入睡和维持相对稳定的循环状态。

大量心包积液有心脏压塞表现患者由于心脏每搏量相对固定，心排血量为心率依赖型，维持相对较快的心率才能保持循环稳定。麻醉诱导可以选用氯胺酮和泮库溴铵等药物避免心率减慢。气管插管时防止呛咳，气管插管后应用低压通气，心脏压塞患者气道压力升高会严重影响静脉回流。麻醉前建立大口径静脉通路，心包切开减压后及时适量输液维持适宜心脏前负荷，维持循环平稳。

根据患者心脏功能情况决定麻醉维持方法。心功能正常的心脏肿瘤患者麻醉维持与普通心脏手术相同。术前心功能较差患者不用高浓度吸入性麻醉药，主要担心其循环抑制作用。镇静药物可以分次静脉注射咪达唑仑，也可以选择丙泊酚持续泵入，注药速度调节合适时一般循环状态患者均可耐受，或用丙泊酚靶控输注（低浓度起始分级诱导）。循环功能极差的患者在丙泊酚中加入少量氯胺酮（50 ～ 150mg），提供一定麻醉深度同时有助于维持循环稳定。麻醉性镇痛药分次静脉注射总量相当于芬太尼 30 ～ 50μg/kg 即可，预计术后早期拔管的患者应限制术中镇痛药物总量，选择中短作用时效的肌松药维持麻醉。

麻醉诱导后循环功能不稳定最常见的原因是血容量不足，术前禁食时间长，麻醉诱导后血管扩张同时代偿性交感反应消失。此时应根据患者反应加快液体输入。适当头低位或抬高下肢可以很快缓解低血容量患者的循环状态，也为补充液体赢得了时间。对心功能差的患者不能单纯依靠减少麻醉药物用量来维持循环，通过调节用药种类，在手术全程维持稳定而适宜的麻醉深度，有助于循环稳定，同时避免患者术中知晓。必要时在体外循环开始前输注小量多巴胺 [2 ～ 4μg/（kg·min）] 支持循环。在体外循环结束前通过体外循环系统注入足够的麻醉性镇痛和镇静药物，可以避免脱离体外循环后维持麻醉用药对缺血后心肌的抑制作用。

体外循环拔管前对比左房压和中心静脉压，为手术后期调节容量提供参考。术后早期适量控制液体输入，需要补充血容量也要恒速，随时观察各项监测指标对输液的反应。禁忌短时间快速输入大量胶体液。左心房黏液瘤的病理生理变化与二尖瓣狭窄相似，长时间低充盈压力的左心室面对腔内肿瘤摘除后突然改善的心室充盈状态需要一定时间适应，此时对容量过负荷的代偿能力不足，快速输液有可能导致急性左心功能不全。

肝素用量超过 500IU 仍然不能使 ACT 值达

标（＜ 480s）可诊断为肝素抵抗。此时应继续增加肝素用量，每次 10 000IU，直到 ACT 值达标才可以开始体外循环。术中每隔 30min 测定 ACT 一次，保证抗凝效果。黏液瘤患者容易发生肝素抵抗的原因包括抗凝血酶Ⅲ含量和活性降低，血小板数量增加及黏液瘤细胞分泌带负电荷的黏多糖样物质同肝素竞争与抗凝血酶Ⅲ的结合位点，但结合后却不能使凝血酶失活。临床诊断抗凝血酶Ⅲ缺乏时输注新鲜冰冻血浆 400 ～ 600ml 或直接补充抗凝血酶Ⅲ（50IU/kg）。对高血小板患者在肝素抗凝同时应用血小板活性抑制药。值得注意的是术中即使肝素用量很大，术毕鱼精蛋白对抗也应从小量开始。如参照首次肝素用量 1 ∶ 1 对抗，用药后 ACT 不达标，分次追加鱼精蛋白每次 50mg，直到 ACT ＜ 140s。

避免术中栓塞是黏液瘤手术的重点问题。手术操作和体外循环插管应尽量避免挤压肿瘤。体外循环开始后应尽早阻断升主动脉，或采用电诱发心室颤动避免心脏射血，手术一般在全身中度低温、心脏局部深低温及心脏停搏下进行。肿瘤切除时从瘤蒂开始，切口沿蒂缘外延 1.0 ～ 1.5cm，将肿瘤切除后，仔细检查肿瘤是否完整，避免脱落物存留心腔内造成栓塞来源。瘤体切除后应反复冲洗所有心腔，冲洗后麻醉医师加压膨肺使血液从肺静脉溢出，排除肺血管血液内碎片。必要时可暂时松开主动脉阻断钳，使血液回流左心室，吸出后再阻断冲洗。最大程度地减少肿瘤碎片脱落引起全身栓塞的可能。术中瘤体碎片可能经由心内吸引进入循环血液，有效滤除瘤栓是防止肿瘤播散和避免栓塞的有效手段。常用微栓滤器孔径 20 ～ 40μm，选择安装质量优良的滤器有助于减少术后栓塞并发症。

瘤体较大的右心房黏液瘤患者体外循环常规右心房插管有瘤体脱落可能，曾有报道，右心房黏液瘤患者转流开始后瘤体脱落阻塞氧合器滤网影响体外循环灌注流量，紧急更换氧合器后流量恢复。右心房肿瘤或肿瘤侵犯下腔静脉患者可由股静脉插管代替下腔静脉插管，引流降温后阻断切开心房，直视下切除肿瘤。对右心房黏液瘤患者体外循环可以考虑在右侧引流途径加装滤器，防止脱落肿瘤碎片阻塞管道。体外循环转流开始后先不放左心房引流管，可在右上肺静脉前方将

心房壁切一小口，将左心血引出到心包腔内，避免插管时碰碎肿瘤。右心房黏液瘤患者或巨大左心房黏液瘤使房间隔右移时可以选择 L 型腔静脉插管，经由腔静脉与心房连接处插入，这样可以避免插管时触碰瘤体，也为右心房切开显露肿瘤留下充分的空间。肿瘤侵犯上腔静脉造成严重上腔静脉阻塞综合征时可以通过颈静脉或无名静脉建立上腔静脉引流。

心脏肿瘤切除不彻底、术中肿瘤种植或多灶性肿瘤可能复发，复发性黏液瘤生长速度快，基底部浸润广泛，手术难度增加。心脏肿瘤二次手术时应常规准备腹股沟皮肤，必要时经由股动脉静脉插管建立体外循环。无法游离腔静脉可以使用带囊静脉插管内阻断下完成体外循环。如升主动脉也无法游离或肿瘤侵犯上下腔静脉患者可在深低温停循环下完成手术。直肠温度 20℃时安全停循环时间 30 ～ 45min，术中适量应用甲泼尼松龙等脑保护药物有助于减少术后神经并发症。

四、术后早期并发症及处理

心脏功能不全是术后早期主要并发症之一。心房黏液瘤临床表现与瓣膜病相似，但较少发生心房颤动，手术操作结束心脏复跳后应尽可能恢复窦性心律，正常的心脏节律有助于防止术后低心排血量。部分患者由于诊治不及时心脏功能减退，心肌收缩无力，术后早期需要正性肌力药或联合应用血管扩张药物支持。病史短的黏液瘤患者一般无心房扩大与心室肥厚劳损，肺血管没有器质性改变，血容量与正常相比也无明显变化，多数患者术后可以顺利康复。但左心房黏液瘤切除后，解除了二尖瓣梗阻，左心室前负荷突然增加，术后如输血补液过快过量可导致急性左心衰竭和肺水肿。治疗应联合应用多巴酚丁胺等增加心肌收缩力，应用硝普钠等血管扩张药和快速利尿药减轻压力和容量负荷，呼气末正压通气减轻肺间质水肿。术前因巨大右心房肿瘤使腔静脉回流受阻患者，由于静脉压力升高引起组织水肿，肝肾功能降低，腹水，蛋白尿。术后早期尤其要控制晶体液的输入，及时纠正低蛋白血症，保持血浆胶体渗透压在正常或接近正常水平。

除体外循环本身对凝血功能的影响之外，心

脏肿瘤患者术前长期心脏功能不全肝脏淤血导致凝血因子合成减少，血管内肿瘤机械性梗阻导致溶血性贫血、血小板减少、抗凝血酶Ⅲ缺乏、术中肝素用量增加均可引起术后出血增多。手术切除部分心房壁组织及心房补片修复后也容易渗血。术中可以适量应用抗纤溶药如抑肽酶、氨基己酸或氨甲环酸，术前根据情况准备新鲜冰冻血浆和血小板。术后渗血严重患者在排除外科出血原因后可以应用血栓弹力图（TEG）或凝血和血小板功能仪（Sonoclot）分析诊断凝血功能障碍原因，对术后早期常见肝素对抗不全、凝血因子缺乏、血小板数量减少和功能下降及纤维蛋白溶解亢进等分别对症处理。

术后早期心律失常可以由于肿瘤侵犯或手术切除损伤心脏传导组织出现不同程度心脏传导阻滞，心动过缓（术后早期心率＜60～80次/分）时术中应安放临时心脏表面起搏电极，术后早期维持心率在 80 次/分以上。术后长期不恢复正常心率和节律，或术中因肿瘤基底大，心脏组织切除广泛确认损伤重要传导组织，术后出现高度房室传导阻滞应及时安放永久起搏。心房黏液瘤由于广泛切除房间隔和心房组织，对结间束有一定伤害，易发心脏传导紊乱，术后早期约 25% 的患者发生室上性心律失常，一般很快恢复，无须特殊处理。心率过快影响血流动力学平稳时可以应用小量 β 受体阻滞药，控制心率到 100 次/分左右即可。

体肺动脉栓塞是心脏黏液瘤术后并发症之一，可以严重影响患者预后。体动脉栓塞以脑栓塞症状最明显，术后早期意识不清、抽搐，出现偏瘫、失语等定位体征。手术结束后应尽早进行神经功能评估，仔细寻找中枢神经受损体征。一旦脑栓塞诊断成立，立即开始头部降温、利尿脱水及应用甘露醇降低颅内压等综合治疗，体外循环气栓预后尚好，但肿瘤碎片栓塞多数患者最终会遗留偏瘫等需长时间恢复治疗。其他较大动脉栓塞，明确诊断后可手术取栓。

心脏黏液瘤患者尤其是左心房黏液瘤临床表现酷似二尖瓣狭窄，重症患者术前肺淤血术后容易出现肺部并发症。心包切除损伤膈神经也可以导致术后呼吸功能障碍。麻醉前应重视预防性抗菌药物的应用，强化术后呼吸功能调理，严格掌握拔管指征。术前心功能良好，手术经过顺利患者术后尽量缩短呼吸辅助时间，符合条件尽早拔除气管导管。术前心力衰竭症状明显患者术后应密切观察呼吸功能恢复情况，一旦发现呼吸并发症应适当延长呼吸辅助时间，待患者呼吸循环稳定，动脉血气检测正常后停止机械通气，拔除气管导管。

（薛玉良 邓小明）

参 考 文 献

陈雷，李立环，2006. 心脏肿瘤摘除术的麻醉 // 卿恩明. 心血管手术麻醉学. 北京：人民军医出版社，267-273

程智广，2005. 心脏肿瘤 // 高长青. 心血管外科疾病病案分析. 北京：科学出版社，354-376

胡小琴，1997. 心血管麻醉及体外循环. 北京：人民卫生出版社，845-871

柯恩，2016. 成人心脏外科学（翻译版）. 郑哲，译. 北京：人民卫生出版社

林多茂，刘晓明，卿恩明，2008. 右心房黏液瘤切除术联合冠状动脉旁路移植术麻醉处理 1 例. 中华麻醉学杂志，28（9）：823

凌凤东，2005. 心脏解剖与临床. 北京：北京大学医学出版社，180-181

石应康，2000. 胸心外科学. 北京：人民卫生出版社，1413-1426

肖明弟，2007. 心脏肿瘤 // 朱晓东，张宝仁. 心脏外科学. 北京：人民卫生出版社，1195-1202

赵举，孟颖，龙村，2002. 心脏肿瘤的体外循环管理. 中华胸心血管外科杂志，18（3）：134

Oliver WC，Nuttall GA，2006. Uncommon cardiac diseases. //Kaplan JA. Kaplans cardiac anesthesia. 5th ed. Philadelphia：Saunders Elsevier，765-770

第十四章

心脏移植手术的麻醉

心脏移植作为治疗终末期心力衰竭的可靠治疗手段，半个世纪以来得到了迅速发展，远期生存率已经大有提高，但依然属于心外科领域极富挑战性的手术。一方面，心脏移植属于急诊手术，受体均为终末期心力衰竭患者，心功能已经处于代偿极限甚至失代偿状态；另一方面，供心存在很多不确定性，包括供体整体状况、热缺血时间、冷缺血时间和机械损伤等。这些都给麻醉和围术期处理带来极大的难度和挑战。

第一节　心脏移植手术的历史与现状

心脏移植的历史已经跨越了一个世纪，动物心脏移植手术首次报道于 1905 年，由于对免疫系统的认识不足，那次尝试以失败告终。1951 年 Demikhov 在无低温及 CPB 下开始原位心脏移植术，并于 1955 年获得了成功，有两只动物存活分别超过 11h 及 15h。1960 年 Lower 及 Shumway 在心脏移植实验中将受体的左、右心房分别与供体心左、右心房相吻合，将供受体的主动脉及肺动脉分别相吻合，首次原位心脏移植获得了成功，实验犬存活最长达 21d。

1967 年 12 月 3 日 Barnard 在南非的开普敦进行了首例人类同种异体心脏移植，开创了心脏移植的新纪元。在那个时代，由于人类对免疫系统的理解和调控不足，术后长期生存者少之又少，导致心脏移植手术普遍受到冷遇。1973 年 Caves 倡导的经静脉心内膜活检术，为监测移植物排斥反应提供了一种可靠的手段；1981 年免疫抑制剂环孢素 A（cyclosporine A，CsA）

的引入，有效阻止或延缓了异体排斥反应，显著提高了患者的生存率，标志着现代心脏移植时代的开始。到 20 世纪 80 年代初，心脏移植作为终末期心脏病患者的比较现实的治疗选择，已经获得广泛接受。

20 世纪 80 年代中晚期心脏移植经历了爆炸式增长，但到 90 年代初期，由于合适供体的短缺，全球年手术量进入平台期，约为每年 3500 例。截至 2015 年 2 月，已有 4000 多位患者（包括美国患者）在美国器官共享网（United Network for Organ Sharing，UNOS）上登记等候心脏移植，较 2014 年增长了 25%。而心脏移植手术量同期仅增长约 17%，与等候名单的增长完全不匹配。2014 年全美仅实施了 2431 例心脏移植，略高于过去 10 年内年平均量 2290 例。心脏移植中位等候时间因血型而异 [根据器官获取和移植网络（Organ Procurement and Transplant Network，OPTN）。截至 2015 年 2 月的数据，2003 ～ 2004 年 AB 型血受体平均等候约 52d，而 O 型血受体则为 241d]。

我国的心脏移植开始于 1978 年，由上海交通大学医学院附属瑞金医院实施了国内首例心脏原位移植，患者存活达 109d。目前报道的国内存活最长的心脏移植患者是哈尔滨医科大学第二临床医学院于 1992 年进行的心脏移植患者，术后存活 8.5 年，死于严重痛风和多脏器衰竭。目前，全国近 40 家医院开展心脏移植手术。截至 2016 年年底，中国心脏移植注册中心收集到的 38 家移植中心历年上报的心脏移植总数为 2149 例。其中 2015 年和 2016 年度心脏移植手术数量分别为 279 例和 368 例，手术总量与全球相比有非常大的提升空间。

第二节 心脏移植手术的适应证与禁忌证

一、心脏移植手术的适应证

所有的Ⅳ级（NYHA分级）终末期心力衰竭患者，在经严格的内科治疗无效，预期寿命小于12个月者都有可能考虑实施心脏移植。目前被广泛应用的指征标准是在1993年《美国心脏病学会Bethesda会议指南》的基础上进行改写的（表14-1）。

表14-1 心脏移植的指征

可接受的指征	心力衰竭生存评分（HFSS）高危
	在达到无氧域后氧耗峰值＜10ml/（kg·min）
	NYHA分级Ⅲ/Ⅳ级心力衰竭对最大剂量的药物治疗无反应
	严重的心肌缺血不能靠介入手段和手术再血管化而得到缓解
	反复的症状性的室性心律失常对药物、ICD和手术治疗无反应
可能的指征	HFSS中度危险
	氧耗峰值＜14ml/（kg·min）及严重的功能限制
	尽管有良好的依从性，日常的体重、水盐的限制和灵活的利尿
	治疗体液状态仍然不稳定
	对再血管化治疗无反应的复发性不稳定型心绞痛
不足的指征	HFSS低危
	氧耗峰值＞15～18ml/（kg·min），而且没有其他适应证
	只有左心室射血分数＜20%
	只有NYHA分级Ⅲ/Ⅳ的症状
	只有室性心律失常的病史

美国器官共享网（United Network for Organ Sharing，UNOS）将等候列表中的成年患者按状态划分为1A级、1B级、2级和3级（表14-2）。1A级是指出现下列情况之一：患者急性血流动力学不稳定，需要机械循环支持；患者使用MCS发生了设备相关并发症；患者需要持续机械通气；患者需要持续输注单一的大剂量的正性肌力药或多种强心药物支持，并需要连续监测左心室充盈压；1B级是指需要机械循环支持已超过30d，或者需要强心药物支持，但无须连续监测左心室充

盈压；2级患者指未达到上述1A和1B级标准。3级患者暂时还不需要做心脏移植。1A和1B级为比较紧急的候选者，尤其1A级，会优先考虑得到供心。成人心脏移植最常见的适应证是原发性或缺血性心肌病，其他较少见的适应证包括病毒性心肌病、全身性疾病如淀粉样变性和复杂性先天性心脏病（congenital heart disease，CHD）。

表14-2 美国器官共享网等候患者分级

UNOS心脏移植候选者分级
1A级 是指出现下列情况之一
a. 患者急性血流动力学不稳定，需要机械循环支持
b. 患者使用MCS发生了设备相关并发症
c. 患者需要持续机械通气
d. 患者需要持续输注单一的大剂量的正性肌力药或多种强心药物支持，并需要连续监测左心室充盈压
1B级 是指出现下列情况之一
a. 需要机械循环支持已超过30d
b. 需要强心药物支持
2级 是指未达到上述1A和1B级标准的患者
3级 暂时还不需要做心脏移植

二、心脏移植手术的禁忌证

1. 心脏移植手术的绝对禁忌证

（1）患者有严重的全身疾病，预期寿命短于2年，如5年内新发生的实体器官或血液恶性肿瘤、AIDS反复发生机会性感染、SLE或淀粉样变等累及全身多系统、不可逆的肝肾功能不全、严重的慢性阻塞性肺疾病等。

（2）患者有不可逆的肺动脉高压，根据AHA指南，不可逆的肺动脉高压是指肺动脉收缩压（PASP）＞60mmHg，跨肺压力梯度（trans-pulmonary gradient，TPG）＞15mmHg，肺血管阻力（pulmonary vascular resistance，PVR）＞6 Wood U，经正性肌力药物、肺血管扩张药治疗后，没有明显改善和下降。TPG是指肺动脉平均压与肺动脉楔压的差值，即TPG = MPAP-PAWP。心脏移植的禁忌证见表14-3，近年来不断被突破。

2. 心脏移植手术的相对禁忌证

（1）年龄＞72岁。

（2）活动性感染排除了MCS相关的感染。

（3）严重的外周血管疾病或脑血管疾病（有症状的颈动脉狭窄、未经治疗的腹主动脉瘤＞6cm、严重的糖尿病伴有终末期器官损害、外周血

管疾病无法手术治疗）。

（4）病态肥胖（BMI > 35kg/m²）。

（5）近期发生肺梗死（6～8周）。

（6）6个月内有药物滥用和烟酒成瘾。

（7）活动性的精神疾病或社会心理疾病。

（8）难以控制的高血压。

（9）活动性消化性溃疡。

（10）100d内发生过肝素诱导的血小板减少症等。

文献报道，心脏移植术后一年生存率为79%，其后每年死亡率约为4%。过去10年间生存数据仅有轻微改善：根据OPTN数据，1997～2004年接受心脏移植的美国患者，术后1年和3年生存率分别为87%和78%。首次移植术后6个月行再次心脏移植术的患者，术后1年生存率稍有降低（63%），然而首次移植后6个月内接受再次移植术的患者术后1年生存率则骤降为39%。增加死亡率的危险因素包括：受体因素（有移植病史、人类白细胞抗原匹配不良、呼吸机依赖、年龄和种族），医疗中心因素（做过的心脏移植手术数量、移植物缺血时间），供体因素（种族、性别、年龄），以上因素在过去20年内保持相对不变。术后早期死亡最常见的原因是移植物衰竭，中期死亡原因通常为急性排斥反应或感染，远期死亡最常见于同种异体移植物血管病变、移植后淋巴组织增生病或其他恶性肿瘤，以及慢性排斥反应。

表14-3 心脏移植手术的禁忌证

心脏疾病	不可逆的肺动脉高压（尽管标准化的可逆性测试方法PVR仍然大于6 Wood U）
	活动性心肌炎
	巨细胞性心肌炎
其他疾病	活动性感染，在过去6～8周间有肺部感染
	严重的慢性肾功能不全，肌酐持续 > 2.5或清除率 < 25ml/min
	严重的肝功能紊乱，胆红素持续高于2.5或ALT/AST > 2
	活动性及新近发现的恶性肿瘤
	全身性疾病如淀粉样变
	严重的慢性肺部疾病
	严重的症状性的颈动脉或外周血管疾病
	严重的凝血病
	近期发现的消化性溃疡
	严重的慢性残废
	有终末期器官损害的糖尿病
	过度肥胖（如超过正常体重的30%）

续表

精神社会性因素	活动性的精神疾病
	在过去6个月内有药物、烟酒滥用且经专家治疗无效的患者
	专家干预无效的精神社会性的残废
年龄	大于65岁

三、受体选择

心脏移植受体在进入等待名单前通常已接受一次多学科综合评估，包括完整病史采集、体格检查、血常规、血生化（评估肝肾功能）、病毒血清学、心电图、超声心动图、胸片、肺功能及右心和左心导管检查。必要时还需行动态心电图及核素扫描检查。综合评估的目的在于明确终末期心脏病的诊断，确定其他治疗手段无效，且疾病发展可能导致1～2年内患者死亡；同时排除心外器官功能无法承受手术的情况。此类患者通常具有纽约心功能分级Ⅳ级表现，左心室射血分数低于20%。尽管大多数移植中心没有设定严格的年龄界限，但受体的"生理"年龄应小于60岁。

对受体的评估还包括测定肺动脉压力，识别肺动脉高压，并明确其是否为不可逆的肺血管阻力升高。终末期心力衰竭患者由于长期左心功能不全，导致肺循环淤血，并进而引发肺小血管病变和肺动脉高压。这种肺动脉高压在心功能改善后可能会有一定程度上的下降，但由于供心的右心室从未面临升高的PVR，在移植后不能迅速适应持续增高的后负荷，以及无法避免的缺血再灌注损伤，易于发生急性右心衰竭，这也是心脏移植术后早期死亡的重要原因之一，占术后早期死亡病例的5%。PVR升高的患者术后因移植物衰竭导致早期死亡的发生率是PVR正常者的3倍。因而术前需进行右心导管检查，判定肺血管的病变程度，肺动脉高压是否可逆，这在临床上极为重要。下列变量，不管是单独出现还是共同出现，都认为是心脏移植的禁忌证。这些变量是指在一个或几个血管扩张剂或正性肌力药应用后PASP > 60mmHg；肺血管阻力 > 6Wood U；跨肺压力梯度 > 15mmHg。肺血管阻力6～8Wood U。该类患者术前应积极改善心功能并使用血管扩张药降低PVR，治疗后PVR降低的患者依然可以作为原位心脏移植的选择。对于存在肺动脉高压的受体而言，选择较大的供体心脏、异位心脏移植或心肺联合移植可能更为合适。

随着机械辅助装置的发展，即使有严重肺动脉高压和固定肺血管阻力的患者，也依然可以先行置入心室辅助装置（ventricle assist device，VAD），在 VAD 置入数月后，TPG 和 PVR 常有戏剧性的下降，而使后续的心脏移植成为可能。因此，有研究已经明确指出，固定的肺动脉高压已经不再是心脏移植的绝对禁忌证，这些患者可以先行置入 VAD，待肺动脉压和肺血管阻力改善后，再行心脏移植。

活动性感染、近期肺栓塞合并肺梗死也是心脏移植的禁忌证。鉴于心脏移植常是急诊手术，因此患者在加入等待队列时就应做好以上所有检查和评估，评估结果应制成表格，并能够使麻醉团队随时获取。

四、供体选择和移植物获取

一旦供体被确诊脑死亡，移植中心必须进一步评估供体心脏的适用性。供体需要无脓毒症、无长时间心脏停搏、无严重胸部创伤、无须大剂量正性肌力药物支持等。随着年龄增长冠心病的发病率显著升高，因此通常优先选取无心脏病史且年龄小于 35 岁的供体。然而，合适供体的短缺迫使许多移植中心不得不考虑选取无冠心病症状及高危因素但相对年长者作为供体。条件允许的情况下，可以通过超声心动图（评价局部室壁活动）或冠脉造影检查进一步评估供体心脏，作为术中标准冠脉触诊之外的补充检查。供体需在 ABO 血型相容性和心脏大小方面与受体匹配，尤其当受体 PVR 增高时供体心脏不宜过小，相差应在 20% 以内。仅当受体的群体反应性抗体筛查呈阳性时才需进行 HLA 交叉配型。

供体可能存在严重的血流动力学及代谢紊乱，这会影响移植器官的功能恢复。脑死亡的捐赠供体大多血流动力学不稳定，通常是由于低血容量（继发于利尿药的使用或尿崩症）、心肌损伤（可能为颅内压增高期间儿茶酚胺大量释放所致），以及脑干梗死后交感神经张力下降导致。供体还可能存在神经内分泌功能异常，如 T_3、T_4 水平降低。

T_3 应用于脑死亡动物可提高移植后的心室功能；在部分人类研究中，T_3 能减少正性肌力药物的用量。

供体心脏摘除术采用胸骨正中切口，在获取心脏前，需要肝素化，之后于升主动脉上插管以灌注心脏停搏液，结扎上腔静脉并离断下腔静脉以降低心脏内压，同时向主动脉根部灌注低温高钾停搏液。心脏无搏出后阻断主动脉，心脏表面以冰盐水降温。心搏完全停止后，先后离断肺静脉和上腔静脉，在无名动脉近心端离断主动脉，在肺动脉分叉处离断肺动脉。将取下的心脏置于一个无菌塑料袋中，再一同置于充满冰盐水的容器中以备运输。避免供心热缺血、尽量缩短供心冷缺血时间非常重要，人类心脏离体储存的极限时间约为 6h，尽量不超过 4h。

第三节　心脏移植的手术方式

根据心脏移植入人体的部位，可以将心脏移植术分为原位心脏移植术（orthopedic heart transportation）和异位心脏移植术（heterotopic heart transportation）。

一、原位心脏移植术

原位心脏移植术时，病心切除后，把供心移植于原病心位置。病心从主动脉、肺动脉瓣的远端离断，左右心房流入处的离断部位有以下三种方法：自左右心房壁（Shumway 法）、自上下腔静脉与左右肺静脉（Webb 法）、自上下腔静脉与左心房（Golberg 法）。Shumway 法吻合供心和受体的左右心房，是原位心脏移植的经典方法，优点是技术简单，缺点是在解剖和生理上并不完善。解剖上两个心房腔过大，在供体心房和受体心房的吻合部内形成一道堤状隆起，突入到腔内，容易形成受体房内血栓；生理上由于供体和受体各有自己的窦房结，使受体心房和供体心房收缩不同步，容易导致房室瓣的开闭不同步，部分患者会出现二尖瓣反流和三尖瓣反流。Webb 法虽然符合生理，但手术吻合复杂，费时费力，很少被应用。Golberg 法又称改良腔静脉法，保留部分受体左心房，全部切除右心房，手术操作便捷简单，而又符合解剖和生理上的要求，术后只有一个窦房结工作，不容易发生心律失常和房室瓣反流。

原位心脏移植手术采用胸骨正中切口入路，大致方法与冠脉搭桥或瓣膜手术类似。对于有既往胸骨正中切开史的患者，再次切开胸骨时需以摆动锯谨慎操作。腹股沟处应常规消毒铺巾，以备紧急情况下快速建立 CPB。打开心包及肝素化后，选择尽可能远心端的部位（靠近主动脉弓）进行主动脉插管，并在心房高位进行腔静脉插管（经典方法），或者分别进行上、下腔静脉插管（改

良腔静脉法）（图 14-1）。如果经食管超声心动图发现存在心内血栓，则在 CPB 开始前尽可能减少对心脏的操作。CPB 开始后阻断主动脉，心搏停止，切除心脏。分别沿各自瓣膜水平离断主动脉和肺动脉，沿凹槽处切开心房。改良腔静脉法与经典方法不同之处在于完整切除受体右心房，移植时要求吻合上下腔静脉。改良方法能够减少房性心律失常，避免三尖瓣反流从而更好地保护心房功能，提高移植后的心排血量。

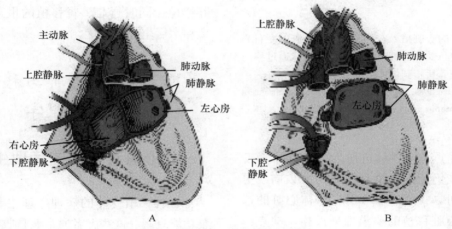

图 14-1 受体心脏切除后的纵隔
A. 经典原位移植技术；B. 改良腔静脉移植技术
图片摘自 Kaplan JA et al. 2017. Kaplan's cardiac anesthesia for cardiac and noncardiac surgery. 7th ed. Amsterdam：Elsevier Inc

植入移植物的同时依然需要极力维持移植物组织低温，从左心房开始吻合。如果有明显的卵圆孔存在，需要将其缝闭。沿下腔静脉到右心耳基底部切开供体右心房（保留供体窦房结），吻合重建。改良腔静脉法则需要分别吻合上、下腔静脉。依次端端吻合供体与受体的肺动脉及主动脉。一般，左心房和主动脉吻合完毕后即可开放主动脉，让心脏复跳，使心脏尽早恢复血液供应，之后吻合上下腔静脉和肺动脉。其后按常规方式结束 CPB。止血完成后放置纵隔引流管，心包敞开不缝合，常规关胸并缝合切口。

二、异位心脏移植

尽管原位心脏移植术是大多数患者的最佳选择，但仍有个别患者并不适合这种手术方式，而是将供体心脏置于右侧胸腔，与受体心脏并行连

接入循环。异位心脏移植术的两个主要适应证是显著且不可逆的肺动脉高压和供受体间大小极度不匹配。异位心脏移植术可以避免供体心脏因无法适应急剧升高的右心室后负荷而发生急性右心室功能衰竭。

异位心脏移植术供心摘除方式基本与前述方法一致，但要分离结扎奇静脉用以延长上腔静脉；分离并保留尽可能长的肺动脉主干及右肺动脉；缝闭供心的下腔静脉和右肺静脉，切开左肺静脉形成单一的大通道。受体采用胸骨正中切口入路，同时需要打开右侧胸膜。受体心脏经右心房置入上腔静脉插管，经右心房低位置入下腔静脉插管。心脏停搏之后，沿右上肺静脉切开供体左心房并向下延伸切口，吻合双方左心房。切开受体的右心房和上腔静脉与供体的右心房和上腔静脉吻合，之后端侧吻合双方主动脉，最后将供体肺动脉与受体肺动脉主干进行端侧吻合，如果供体肺动脉

长度有限，则需借助人造血管桥接（图 14-2）。

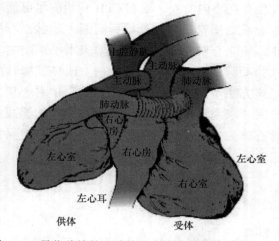

图 14-2 异位移植的心脏植入右胸腔，供体心脏的左右心房，升主动脉分别与受体心脏吻合相连，肺动脉通过移植血管桥接到供体肺动脉干

图片摘自 Cooper DKC et al. 1984. Heart transplantation: the present status of orthotopic and heterotopic heart transplantation. Lancaster, UK: MTP Press

此技术的优点：当供体心脏发生急性排异反应时，受体心脏仍能支持全身循环功能数周或更长，有充分时间寻找第二个心脏；供体心脏的选择不必像原位心脏移植的要求那样严格。缺点：手术时间长；术中需要对两个心脏施行心肌保护，手术操作繁杂；受体右侧胸腔内置入一个供体心脏，影响受体右下肺叶的通气功能。因此异位心脏移植通常是不能施行原位心脏移植时的无奈选择。与原位心脏移植术相比，异位心脏移植术患者生存率较低，术后依然需要应用药物治疗衰竭的受体心脏，而且受体心脏可能成为血栓栓塞的一个部位。

三、特殊状况

心室机械辅助装置已被成功应用于一些在等待心脏移植期间可能死于急性左心衰的患者。尽管心室辅助装置能够延长这部分患者等待期间的生存率，但与之相关的并发症可能影响移植后生存率。此类患者的原位心脏移植方法实际上同普通患者无异，但是再次胸骨切开不可避免，而这恰恰与术后并发症发生率和死亡率增加、术中输血率增加、术后重症监护室（intensive care unit, ICU）停留时间和住院时间延长、术后再次开胸止

血次数增加相关。由于术中术后均可能发生大量失血的情况，因此建立大口径的静脉通路是一个明智的选择。

极少情况下，患者需要同时接受心脏移植及肝移植。通常先进行同种异体心脏移植，以确保患者能更好地耐受同种异体肝移植时再灌注引起的血流动力学波动。建立大口径静脉通路绝对必要。常规全身肝素化或者小剂量肝素联合肝素涂层管路的抗凝方案均适用。心脏移植结束后，右心房内静脉插管可暂保留，以备之后肝移植中建立静脉－静脉转流时使用。国内也有同时行心、肝移植，同时行心、肾移植的报道，但手术成功率和术后生存率堪忧。

第四节 移植前与移植后病理生理学

一、心脏移植前的病理生理学改变

心脏移植受体的病理生理主要是终末期心脏泵功能衰竭，这些患者通常兼具收缩功能障碍（以每搏量减少和收缩期末容积增加为特征）和舒张功能障碍（以心内舒张压升高为特征）。当维持心排血量的代偿机制失效后，升高的左心室压力会导致肺静脉压力增加，引起肺循环淤血，严重者甚至引起肺水肿。如果发生了右心衰竭就会出现体循环淤血水肿。慢性心力衰竭患者交感神经张力增加，导致全身血管收缩伴水钠潴留。血管收缩（心脏后负荷增加）和心室扩张（心脏前负荷增加）的联合作用使心室壁张力大幅增加，心肌拉长达最大限度，将不再产生 Frank-Starling 有效反应，心室功能曲线明显变平甚至向下移位，此时容量的增加或减少都可能会使心排血量降低，保证最合适的前负荷非常重要。而长期高水平的儿茶酚胺将使其受体密度降低（下调）并减少心肌去甲肾上腺素储备，从而导致心血管系统对此类药物敏感性降低。

心力衰竭终末阶段病理生理学特点可概括如下：①心肌最大收缩力明显下降，相对固定的 SV；②心脏舒张功能差，心腔内压力升高，常伴有体循环和肺循环淤血，甚至水肿；③前负荷依赖，但增

加前负荷也不再产生 Frank-Starling 有效反应；④儿茶酚胺受体下调，药物反应差；⑤心脏储备功能极差，升高和降低后负荷都可能会导致失代偿；⑥常伴有心律不齐、心动过速、期前收缩等。

心力衰竭的治疗旨在逆转或阻止以上过程的发生。术前，绝大多数心脏移植候选者会持续使用利尿药，可能会因此继发低钾血症和低镁血症，过度利尿引起的低血容量也是麻醉医师必须警惕的情况。另一种主要的治疗方案是使用血管扩张剂（如硝酸盐、钙通道阻滞药、血管紧张素 II 受体拮抗剂和血管紧张素转换酶抑制剂），以降低左心室后负荷，改善心功能，提高终末期心力衰竭患者的生存率。逐步增量服用 β 受体阻滞药如 β₁ 受体阻滞药美托洛尔也能改善某些移植前患者的血流动力学和活动耐量。对于使用以上治疗方法不能改善症状的患者，通常需要采用正性肌力药物治疗。地高辛是一种有效但效能较弱的正性肌力药，它的使用受其毒副作用所限制。磷酸二酯酶抑制剂（如氨力农、米力农和依诺昔酮）是比较有效的正性肌力药物，但长期使用可能增加患者死亡率。因此对正性肌力药物依赖的患者通常采用静脉输注 β 受体激动剂如多巴胺和多巴酚丁胺。对于以上方案均无效的难治性患者可采用主动脉内球囊反搏支持治疗，但这项技术可能会引起严重的血管并发症，且需要患者配合制动。许多低心排患者需要接受持续抗凝治疗（如服用华法林）以预防肺循环或体循环栓塞，尤其对于合并心房颤动的患者。

二、心脏移植后的病理生理学改变

（一）心脏去神经支配

心脏移植后最典型的病理生理学改变是心脏去神经支配，而心脏去神经支配是心脏移植不可避免的结果。由于正常情况下，心脏迷走神经支配占优势，当心脏去神经支配后，失去了迷走神经的抑制作用，心率常会保持在较快的水平。

移植心脏的再神经化已在动物实验中证实，但许多长期研究显示，人类几乎不存在再神经化，最多只能是部分或不完全恢复。去神经心脏的活动只能依赖于内在的固有节律性、循环中的儿茶酚胺、Frank-Starling 机制、外源性激素影响来维持基本的心排血量。去神经支配虽不显著改变基础心功能，但在需要提高心排血量时却大幅影响心脏的反应能力。正常情况下，心率增快能迅速提高心排血量，但移植的心脏并不存在这一机制。活动时移植心脏的心率在循环中儿茶酚胺升高后才缓慢增加，而心排血量增加通常是由提高每搏量来实现的，所以，维持充足的前负荷对于心脏移植受体至关重要。与正常人的迅速反应不同，移植后患者由于缺乏迷走神经支配，在活动结束后心率通常也是逐渐减慢。

去神经支配与心脏移植后药物选择有着重要的关系。间接作用于心脏的药物，包括通过交感神经（麻黄碱）或副交感神经（阿托品、泮库溴铵、依酚氯铵）起效的药物通常是无效的。兼具直接作用和间接作用的药物仅显示其直接作用（如地高辛延长房室结不应期的作用消失，新斯的明引起心动过缓的作用消失）。直接作用于心脏的药物（如肾上腺素或异丙肾上腺素）是改善心脏移植后患者心脏生理的首选药物。然而，心脏移植受体体内长期高儿茶酚胺水平可能削弱 α 肾上腺素能药物的作用，而对 β 肾上腺素能药物反应正常。

（二）同种异体移植物血管病变

同种异体移植物冠状动脉血管病变仍是心脏移植后长期生存的最大威胁。移植物易罹患一种不同寻常且进展快速的冠状动脉粥样硬化，表现为同心圆样、弥漫性的全层冠状动脉病变，不同于传统冠心病的血管病变，后者以偏心性斑块且好发于血管近心端为特征。这一病变的病理生理学基础尚未明确，可能与免疫细胞介导的血管内皮细胞激活，并上调了平滑肌细胞生长因子有关。可能的病因还包括高血压、高血脂、糖尿病、高半胱氨酸血症、供体年龄偏大等非免疫因素，以及 HLA 不匹配、反复发作的排斥反应和免疫抑制剂的使用等免疫因素。心脏移植术后 3 年，超过半数以上的患者有动脉硬化的迹象，术后 5 年则超过 80%。由于心脏传入神经的再生非常罕见，相当一部分罹患血管硬化的移植后患者表现为无症状性心肌缺血，因此常被医生和患者忽略。针对传统冠状动脉粥样硬化的无创检查方法对于同种异体移植物血管病变并不敏感，甚至冠脉造影也常低估移植物血管硬化程度。在血管造影未能提示明显病变的情况下，还有其他检查手段可用，如血管内超声能用于提示形态学异常，多巴酚丁胺超声心动图负荷试验能用于提示功能性缺血的存在等。因此，麻醉医师应该明确，无论有无症状、无创检查甚至血管造影结果如何，任何心脏移植术后2年以上的患者极有可能存在冠状动脉病变。

第五节　心脏移植手术的麻醉管理

一、术前评估和术前准备

因为供体心脏到来常具有急迫性，术前准备的时间通常受到严重限制。应尽快复习前次住院收集的信息，快速病史采集内容应涵盖最后一次进食时间、近期抗凝剂使用情况、心室功能有无恶化、心力衰竭并发症及心绞痛模式有无改变等；体格检查应评估当前容量情况；尽可能回顾实验室检查和胸片结果，了解肝肾功能及肺部情况。对于使用正性肌力药物或球囊反搏的患者，需了解用药种类和药物输注速率及球囊反搏的使用时间和参数设置。

设备和药物准备与常规 CPB 手术相似。药物准备包括 β 受体激动剂如肾上腺素，分别配制成单次静脉推注和持续静脉泵注两种浓度，以备快速治疗心室衰竭；α 受体激动剂如去氧肾上腺素或去甲肾上腺素，用以对抗麻醉药的血管扩张作用。对于此类患者，前后负荷下降都可能导致心排血量明显变化，从而影响冠脉灌注，导致失代偿的发生。

麻醉诱导前行有创监测有助于在麻醉诱导期间能迅速发现血流动力学的波动，并针对血流动力学改变作出快速准确的应对措施。除了标准的无创监测之外，在适当的镇静和局部麻醉下置入动脉压力监测导管和肺动脉导管（套以无菌长护套，以便在剪除心脏时将导管退至上腔静脉内）。动脉穿刺位置一般选择桡动脉，但国外有推荐选择中心动脉（如股动脉），认为其优于桡动脉，目的是为转流后提供更可靠的动脉压力监测，但要注意对于既往有胸骨切开史的患者很可能需行

股动脉插管转流。因为心腔扩张和严重三尖瓣反流的原因，肺动脉导管漂浮到位可能比较困难，如果有以前的右心导管数据，可不必苛求漂浮到位和重新进行血流动力学计算，以节约时间，缩短供心缺血时间。但在体外循环结束前，肺动脉导管必须放置到位，以监测心排血量和肺动脉压力、肺血管阻力，指导体外循环停机和停机后的处理。必须建立大口径静脉通路，特别是有胸骨切开史的患者，这类患者可能还需事先备好体外除颤/起搏装置，并早点把备血领到手术室。诱导前需全面评估并尽可能改善患者血流动力学状况。如果循环状况较差可以考虑使用或加大正性肌力药物用量。

心脏移植多为急诊手术，病房内镇静药常免用，入手术后如患者情绪紧张焦虑，可在常规吸氧、开放外周静脉后小剂量、分次给予苯二氮䓬类药物。所有心脏移植患者都要接受免疫抑制治疗，术后感染常是心脏移植失败的原因之一，除了患者需要预防应用广谱抗生素外，无菌控制也极为重要，所有有创操作必须严格无菌，穿刺中心静脉前，麻醉医师应刷洗、消毒手、手臂，穿戴无菌手术衣及手套。手术室内人员尽可能地减少到最少水平，努力减少手术室内的污染。

二、麻醉诱导和维持

因为受体多为终末期心力衰竭患者，麻醉诱导时管理不善容易造成心功能急剧恶化，因此诱导前应作好充分准备，备齐可能使用的所有药物和设备。麻醉诱导期间的血流动力学管理目标：①保持心率和心肌收缩力（考虑持续泵注或加大泵注正性肌力药物）；②避免前负荷和后负荷的明显改变（适当补液、慢诱导、合理使用缩血管药物）；③避免升高 PVR（避免缺氧、二氧化碳潴留、纠正酸中毒、避免焦虑及浅麻醉下气管插管）。

多数心脏移植患者没有足够的禁食时间，应作为饱胃情况处理，此时诱导的原则是快速控制气道，避免反流误吸，同时还要避免心肌抑制。常用方案是联合使用心肌抑制极小的短效催眠药（依托咪酯 0.3mg/kg），中等剂量麻醉性镇痛药以减轻喉镜置入和插管引起的心动过速（芬太尼 6～10μg/kg，或者舒芬太尼 0.6～1μg/kg），

以及肌松药（琥珀胆碱 1.5mg/kg，或者罗库溴铵 0.9～1.2mg/kg）。对于禁食时间足够的患者，以及循环不稳定的患者，主张在充分给氧的情况下，小剂量滴定给药，观察患者对药物的反应。由于此类患者循环迟滞，诱导药物出现作用迟缓，因此不可操之过急，需及时正确判断，即使是相对过量也会导致明显削弱交感神经系统反应，造成循环不稳定。术前循环状态极不稳定的病例，麻醉诱导宜选用有交感兴奋作用的氯胺酮（0.3～0.5mg/kg）。应用α受体激动剂来对抗麻醉药的血管扩张作用，应用β受体激动剂维持心肌兴奋性，在麻醉诱导阶段都是可取的。心功能较好的患者，麻醉诱导阶段同样可使用丙泊酚，建议采用分级靶控，逐步提高靶浓度。

麻醉维持可追加麻醉性镇痛药和镇静药物（苯二氮䓬类药物或丙泊酚）。肌松药的选择：一般而言，对于心搏量固定的患者，心排血量的维持依靠偏快的心率来代偿，由于泮库溴铵有解迷走神经作用，会拮抗阿片类药物的迷走效应，常被采用；对于心率不缓慢的患者，应该选用对心血管不良反应更小的维库溴铵或罗库溴铵；术前即存在肾功能不良的患者，宜选择不依赖肾脏排泄的顺阿曲库铵。吸入麻醉药并非禁忌，但不主张吸入浓度过高，以免对脆弱的循环状况产生不良影响。

除常规监测外，还应进行麻醉深度监测（如脑电双频谱指数监测）。对麻醉深度的要求同一般的心脏手术，保持合适的麻醉深度，既要避免麻醉过深循环抑制，又要避免麻醉过浅患者术中知晓和过度应激。

三、术中管理

免疫抑制剂在手术开始前即要开始使用，国内一般选择巴利昔单抗，是定向拮抗 IL-2 受体 α 链的单克隆抗体，要求在接触同种异体移植物前 2h 给药，

成人用量为 20mg，一般在患者入手术室后给予；术后第 4 天重复给药 20mg。

麻醉诱导后，放置胃管行胃肠减压，置入经食管超声心动图（TEE）探头，留置导尿管。详尽的 TEE 检查通常可以发现其他检查方法无法即刻获得的有用信息，如提示心内血栓的存在、心室

容积和收缩力，以及升主动脉的动脉粥样硬化。交叉配血应在手术开始前完成，特别是对有胸骨切开史的患者。无巨细胞病毒既往感染史的患者应接受巨细胞病毒阴性的供体供血。胸骨切开和 CPB 插管方式如前所述。CPB 开始之前通常是平稳的，少数情况下游离和插管过程中因心脏操作会引起心律失常，上、下腔静脉插管之前需将肺动脉导管撤出右心。

CPB 开始后，停止机械通气，颈动脉搏动消失。多数患者血管内容量过多，使用利尿药或经体外泵超滤可提高血红蛋白浓度使患者获益。在主动脉开放前最后一个吻合口接近完成时使用一剂糖皮质激素（甲泼尼龙，500mg），抑制超急性排斥反应。再灌注期间开始使用正性肌力和变时作用的药物。TEE 可用于观察 CPB 结束前心腔排气是否充分、心肌收缩舒张功能及容量状况。

恢复机械通气，拔除上腔静脉插管后，逐步结束 CPB。对于正性肌力药物不能纠正的供体心脏心动过缓，应放置临时起搏器。CPB 结束前，应再次置入肺动脉导管。PVR 增高的患者有发生急性右心衰竭的风险，应避免一切会引起 PVR 升高的因素，并可给予肺血管扩张剂如前列腺素 E₁[0.05～0.15μg/（kg·min）] 或者吸入一氧化氮 20～40ppm。TEE 可提供左、右心功能及容量的信息。非双腔吻合的经典手术方式会在左心房内留下一段明显多余的脊结构，无须特别关注。

平稳结束 CPB 后给予鱼精蛋白拮抗肝素。即使拮抗完全，心脏移植后的凝血障碍依然多见，特别是有既往胸骨切开史的患者。治疗方法与其他 CPB 后凝血病相同：仔细外科止血，根据凝血功能检查结果（如血栓弹力图检查）指导使用新鲜血小板、冰冻血浆和冷沉淀。如果术前进行了自体血液稀释，应在给予鱼精蛋白后立即回输贮存的自体血。抗纤溶药物被推荐常规使用，麻醉诱导后即给予负荷剂量氨甲环酸，之后给予维持量直至手术结束。

右心室功能不全在心脏移植术后最为常见，右心衰竭也是导致术后早期发病与死亡的最主要的原因，几乎 20% 的术后早期死亡是由于右心室衰竭。移植术后发生急性右心衰竭的原因包括：供心缺血时间过久（包括热缺血与冷缺血）、肺动脉吻合处扭曲狭窄、术前存在的肺动脉高压、

鱼精蛋白反应导致的肺动脉高压、供体 - 受体大小不匹配、急性排斥反应等。临床上，在停 CPB 前后，发现右心室过度膨胀及中心静脉压升高应该积极处理，避免右心室功能恶化。针对右心功能不全的治疗包括：①支持右心功能，包括应用 α 受体激动剂维持右心室冠脉灌注压、正性肌力药物（多巴酚丁胺、米力农、肾上腺素）维持右心室收缩力；②避免 PVR 升高，包括避免缺氧、酸中毒、二氧化碳潴留，避免胸膜腔内压大幅增加、减少 PEEP、适当延长呼气时间，避免浅麻醉增加阿片类药物用量等；③使用肺血管扩张剂降低 PVR，如前列腺素 E_1[0.05 ～ 0.15μg/（kg·min）]、吸入 NO（20 ～ 40ppm）

左心室功能不全也是停机后常遇到的问题，原因包括：供心缺血时间过久、供心冠脉病变、冠脉内血栓、供心在获取之前即需要大剂量的正性肌力药物维持功能、手术因素等。在改善外科因素和加大药物用量后，依然不能解决的左心功能不全，可考虑放置主动脉内球囊反搏。

难以纠治的右侧心力衰竭或左侧心力衰竭，应考虑使用 MCS，如体外膜肺氧合，等待心功能的恢复。

充分止血后，常规关胸并缝合切口，术毕将患者转入 ICU。

四、术后管理和并发症

（一）术后常规管理

手术结束后 ICU 内的管理本质上是 CPB 后麻醉管理的延续。持续监测心电图、动脉压、中心静脉压和（或）肺动脉压力及动脉血氧饱和度。心脏移植受体需要续用 β 受体激动剂 3 ～ 4d。血管扩张剂可用于控制动脉血压和降低左心室射血阻力。当血流动力学稳定且无出血时，患者可脱离机械通气并拔除气管导管。患者转入 ICU 后即开始免疫抑制治疗，经典方案为环孢素 + 硫唑嘌呤 + 泼尼松龙，近年来使用较多的方案为他克莫司（抗钙调蛋白）+ 吗替麦考酚酯（抗淋巴细胞增殖药）+ 泼尼松龙，比传统方案副作用更少。停用正性肌力药物后可撤掉有创监测，引流减少后（通常为 24h 后）可拔除纵隔引流管。患者通常可于术后 2 ～ 3d 转出 ICU。

（二）术后并发症

心脏移植后早期并发症包括右心衰竭、急性和超急性排斥反应、低心排血量、心律失常、肾衰竭和感染。

1. 右心衰竭　由于不可逆的肺动脉高压在心脏移植受体评估时已被排除，所以原位或异位心脏移植术后的肺动脉高压通常是短暂的，但由于供心原因或其他原因引起的右心功能不全依然常见，处理原则同术中管理。

2. 排斥反应　超急性排斥反应是一种极为罕见却极凶险的综合征，常在供心恢复搏动后的数分钟至数小时内出现，其机制是受体体内预先存在的细胞毒性抗体与供体心脏抗原结合（原因包括：受体以前接受过输血、多次妊娠产子、再次移植等），造成微血管栓塞，供体心脏出现发绀、心肌收缩无力、血流动力学严重恶化，并最终停止收缩。这种综合征是致死性的，除非患者能借助机械支持至找到下一个合适的供体。急性排斥反应是术后早期阶段的持续性威胁，有多种表现形式（如低心排血量、心律失常）。急性排斥反应通常发生在移植后最初 6 个月内，因此可通过定期心内膜心肌活检来监测其是否存在，出现任何急性临床改变时，则加以额外活检评估。一旦发现排斥现象，需积极加强免疫抑制治疗，通常增加糖皮质激素用量或以他克莫司替代环孢素。

3. 心脏移植后低心排血量　可能有多种原因：低血容量、肾上腺素能刺激不足、供心获取过程中心肌损伤（热缺血）、供心冷缺血时间过久、急性排斥反应、心脏压塞或脓毒症。临床上表现为血压下降、心率增快、四肢厥冷、皮肤苍白、尿量减少或无尿。CVP 增高、CO 和 CI 显著降低。治疗时需以有创监测、TEE 和心内膜心肌活检为指导。治疗可按照术中对心功能的支持措施进行，具体措施包括：①容量负荷；②维持心房心室同步；③正性肌力支持；④血管扩张剂；⑤血管收缩剂；⑥机械辅助设备。

4. 心律失常　心脏移植后常见房性和室性快速性心律失常，排除排斥反应可能后，可应用抗心律失常药物逆转或控制心律（除外间接作用于心脏的药物如地高辛，或者负性肌力药物如 β 受体阻滞药和钙通道阻滞药）。几乎所有受体在围术期早期都需要借助 β 受体激动剂或起搏器来增加心率，其中 10%～25% 受体需要永久起搏。

5. 肾衰竭　术前因为灌注不良可能会继发肾功能损害，通常在移植后会立即得到改善，但环孢素 A 和他克莫司等免疫抑制剂可能损害肾功能。给予足够的容量、维持肾脏的灌注压、避免使用肾毒性的药物、早期发现肾功能减退的信号、及时给予肾脏替代治疗，是防止肾功能恶化的有效措施。

6. 感染　对于免疫抑制患者而言感染是一个持续性威胁：细菌性肺炎常见于术后早期，而机会性病毒和真菌感染则在最初几周过后更为常见。严格无菌操作、相对隔离的空间、尽早拔除各部位留置的插管有助于预防感染的发生。

第六节　儿科心脏移植手术

一、历史及现状

1968 年，在 Barnard 医师成功地为 1 例成年患者施行心脏移植术后数日，美国纽约的 Kantrowitz 医师就成功地为出生 16d 的三尖瓣闭锁新生儿施行了心脏移植术，术后存活了 6h。第二年美国 Cooley 等又为 1 例房室管畸形的 2 个月婴儿施行了心脏移植术。同成人心脏移植术相比，小儿心脏移植术数量少，1980 年以前每年儿童心脏移植术不超过 5 例，其中大多数是青少年。由于寻找合适供体的困难，到 80 年代早期移植数量才开始上升，90 年代中期达到顶峰，每年达 400 例。至今全世界有 208 个医学中心可以完成小儿心脏移植术，移植总量（受体 < 18 岁）约占心脏移植总量的 10%。目前我国的儿科心脏移植与国际上差距依然较大，供体来源非常有限。2015 年我国注册的儿童心脏移植有 14 例，2016 年为 25 例，以青少年居多，婴幼儿极少。

二、适应证及禁忌证

在小儿人群中，终末期心肌病、复杂 CHD 和再次心脏移植是心脏移植术的主要适应证。心肌病是最常见的小儿心脏移植术适应证，其数量在

过去 30 年间逐年增加。复杂 CHD 患儿行心脏移植的年龄和指征随外科治疗手段的革新而变化，其中最常见的适应证是单心室姑息治疗无效。再次心脏移植在小儿中相对罕见，通常转归较初次移植差。儿童心脏移植的病因还与年龄有关，据统计：婴儿组 75% 以上为先天性心脏病，其中单心室和左心室发育不全综合征最多；在 1～10 岁组，超过 50% 为心肌病，先天性心脏病约占 37%；11～17 岁组，心肌病占 64%，先天性心脏病占 26%。

美国心脏协会在 2007 年提出了小儿心脏移植推荐适应证。小儿心脏移植的 I 类适应证是心力衰竭 D 级患儿，即静息状态下即有心力衰竭症状，且需要正性肌力药物、机械通气或者机械循环辅助支持的患儿。心力衰竭 C 级的患儿，即现有或既往有症状性心力衰竭史，有猝死或肺动脉高压进展的风险也应被列为心脏移植候选。小儿心脏移植最大的难点在于确定哪些复杂 CHD 患儿有症状性心力衰竭、猝死风险或肺动脉高压进展风险。通常而言，难治性失代偿性心力衰竭和无法行修复或姑息手术的复杂 CHD 患儿推荐行心脏移植。

得益于供体心脏保护的加强，供体和受体选择的优化，以及外科手术技术和免疫抑制治疗的完善，小儿心脏移植的总体生存率有所提高。遗憾的是，潜在的受体数量总是大于器官捐赠者数量。缩减移植等候名单的策略包括将复杂 CHD 患儿的心脏移植适应证限制为左心室功能障碍、严重瓣膜功能障碍或严重冠状动脉异常者。UNOS 指南现已允许 ABO 血型不匹配的心脏移植应用于 1～2 岁且抗体滴度 ≤ 1：4 的患儿或者 1 岁以下患儿无论抗体滴度。即使应用各种策略以缩减等候时间，小儿心脏移植候选者死亡率仍高达 17%，其中婴儿的等候时间最长。

小儿心脏移植术的禁忌证同成人，但禁忌证范围相对小一些，如有全身活动型感染，肝、肾功能不可逆减退，肺阻力严重升高者。

三、术前评估

复杂 CHD 病患儿接受心脏移植前，术前评估要更加全面，包括了解心脏缺陷和既往矫正或姑息手术史。与扩张型心肌病的患儿相似，对 PVR

指数（PVRI）的评估至关重要。PVRI 升高与术后急性右心室衰竭和死亡率相关，因此这类患儿可能禁忌心脏移植。在成人，PVR > 6Wood U 且跨肺压力梯度 > 15mmHg 通常认为是心脏移植的禁忌证。与小儿心脏移植成功相关的 PVR 上限尚未确定，PVRI < 10Wood U·m^2 是一个可以接受的范围，但是 PVRI > 10Wood U·m^2 的患儿行心脏移植的情况并不少见。即使在 6 ～ 10Wood U·m^2 范围内，由于供体心脏的右心室壁较薄并且存在心肌缺血，受体患儿仍有急性右心室衰竭的风险。如果在介入导管室内，应用血管扩张剂、过度通气、吸入纯氧或吸入一氧化氮（nitric oxide，NO）可显著降低 PVRI，则提示患儿可以接受移植手术。如果 PVRI 在临界水平，可将患儿收入院后，尝试使用米力农和多巴酚丁胺治疗 1 ～ 2 周。如果治疗后 PVRI 下降，则在术中停机和术后 ICU 治疗期间，应用肺血管扩张药治疗可能有效。基于以上考虑，这类患儿可以接受心脏移植。

复杂性 CHD 患儿心脏移植术前评估的另一个重点在于详尽的解剖学评估。这类患儿合并肺动脉分支狭窄、肺动脉闭锁、肺静脉异位引流、主动脉弓发育不良及主动脉缩窄的情况并不少见。体循环和肺循环的静脉异常通常与心房异构相关，移植术中解决这些问题需要不同的外科技术。复杂 CHD 患儿接受心脏移植最常见的指征是 Fontan 手术（单心室生理修复手术）失败，这类患儿通常存在蛋白丢失性肠病、慢性肝病和肺动静脉畸形。合并较大肺动脉导管未闭的患儿术后可能发生高心排性心力衰竭或中度至重度低氧血症，最终导致移植心脏衰竭。有些小儿可能已经有过多次的姑息性手术，因此手术中需要小心地分离已经存在的修补和重建正常的解剖连接，或许要保留较多的供体组织，如主动脉和大静脉必须有足够的长度以使得血管的重建能够进行，手术时间会因此延长，也延长了体外循环和供体心脏冷缺血的时间。尽管复杂 CHD 患儿较扩张型心肌病患儿的供体缺血时间、术后 ICU 停留时间和总住院时间延长，但两者移植后预后相当。

部分患儿移植前需借助体外膜肺氧合（ECMO）或心室辅助装置支持循环。长时间的支持与出血、脓毒症和多器官功能障碍等并发症相关。ECMO 依赖与移植等待期间死亡率升高相关。

除了确定 ABO 血型以外，筛查人类组织相容性白细胞抗原（HLA）的抗体也很关键。虽然 HLA 抗体在心肌病患儿中并不常见，但当患儿在姑息治疗复杂 CHD 期间接触过血制品后，则会产生 HLA 抗体。受体群体反应性抗体水平 > 10% 或存在同种致敏的情况下，心脏移植死亡率将增加。减少循环中 HLA 抗体的技术（即脱敏）包括应用静脉用免疫球蛋白、环磷酰胺、霉酚酸酯或行血浆置换。

四、麻醉管理及术中、术后管理

儿童在术前易焦虑，术前应给予苯二氮䓬类药物。麻醉诱导前建立有创监测通常不可行，但必须在麻醉诱导前进行无创监测。开通一路可靠的外周静脉用以静脉诱导。一般建议常规采取针对饱胃的预防措施，但应注意儿童不耐受较长时间的呼吸暂停。此外，缺氧和高碳酸血症会增加 PVR，需要专业的气道管理。麻醉诱导可以应用任何催眠镇静药，包括丙泊酚，依托咪酯，大剂量麻醉性镇痛药物，选用一种苯二氮䓬类药物和一种非去极化肌肉松弛药物完成。滴定用药，保持生命体征平稳非常重要。已有动脉和中心静脉通路的情况下，推荐再建立一条大口径静脉通路，因为既往姑息治疗易并发广泛瘢痕和粘连，术后出血在复杂 CHD 患儿中很常见。

使用吸入性麻醉药、阿片类药物、苯二氮䓬类药物和非去极化肌松药维持麻醉。通常在胸骨切开之前预先准备好腹股沟血管用于紧急插管，此过程中需要较少麻醉性镇痛药。肺动脉导管仅适用于较大儿童，但如果考虑存在肺动脉高压，可由外科医师在术野置管直接测量移植心脏的右心室压力。对体重小的患儿穿刺桡动脉常较困难，建议选择股动脉测压。中心静脉可选择锁骨下静脉或颈内静脉，由于血管细小，建议常规在超声引导下穿刺。

术中管理原则与成人相似，但小儿体重小，用药量、输血补液量要求精确。病情变化快，整个麻醉过程中需要细心观察、精心管理。

急性右心室功能障碍是 CPB 结束后的主要问题，这在小儿心脏移植中发生率为 15% ～ 40%。在儿科手术中，供体 - 受体心脏相匹配范围

（以重量计）在80%～160%，然而对于新生儿和考虑存在肺动脉高压的患儿，可以提高匹配尺寸上限。移植后维持右心室功能的策略是维持PVR正常，包括定期吸引气道维持呼吸道通畅，保证充足的氧合和适当过度通气，以及确保足够的麻醉和镇痛深度以减少循环中儿茶酚胺水平。米力农可用于同时增强心肌收缩力和降低PVR，NO也可作为辅助用药。偶有患儿需要借助ECMO，以辅助至肺动脉压力降至正常及右心室功能完全恢复。

第七节　心肺联合移植术

一、历史及流行病学

自1990年以来心肺联合移植术实施例数的下降反映了其正逐渐被肺移植替代的趋势。全球心肺移植实施最多的一年是1989年，共计241例，近年来逐步下降到120例左右。2005年3月初在UNOS注册的等候心肺移植的患者仅有173人，不到同期等候肺移植患者数量的5%。心肺移植最常见的适应证仍是原发性肺动脉高压、CHD（包括艾森门格综合征）和囊性肺纤维化。

心肺移植后的一年生存率为60%，显著低于单纯的心脏移植或肺移植，以后每年的死亡率大约4%，与心脏移植相似。增加心肺移植术后死亡率的危险因素包括：受体呼吸机依赖、受体为男性及供体年龄大于40岁。术后早期最常见的死亡原因是移植物衰竭或出血，而术后中期和晚期的最常见死亡原因分别是感染和闭塞性细支气管炎。再次心肺移植极为少见，因为其术后一年生存率仅为28%。

二、受体选择

候选者接受的评估与心脏移植相似。因为越来越多的罹患肺动脉高压和囊性肺纤维化的患者接受了单纯肺移植治疗，所以心肺移植的适应证可能局限于CHD伴不可逆的肺动脉高压、心脏畸形在肺移植时无法纠正者；或者肺动脉高压伴严重左心室功能不全者。

三、供体选择和移植物获取

潜在的心肺移植供体必须符合心脏供体和肺供体双重标准，胸片无异常、血气检查正常、支气管镜检查无异常、痰染色无异常、术中直接支气管镜检查和大体标本无异常，可判断供肺状态比较理想。供受双方需在ABO血型和肺脏大小上相匹配，过大的供肺，尤其在双肺移植之后，可能导致严重肺不张并影响受体静脉回流。移植物获取方法与前述的心脏移植相近，分离大血管和气管之后，阻断流入血流后经主动脉根部灌注冷停搏液使心脏停搏，其后用含前列腺素E_1的冷保存液灌注肺动脉，横断升主动脉、上腔静脉和气管，将心肺移植物与食管剥离后整体取出。钳夹气管，在包装转运前将移植物置入冷溶液中保存。

四、手术方法

手术通常取胸骨正中切开入路，此外，"蛤壳"式胸廓胸骨切开术也可行。切开双侧胸膜，在肝素抗凝前先松解所有的肺粘连。CPB插管方法与心脏移植相似。阻断主动脉后，用类似原位心脏移植的方法切除受体心脏，两侧肺分别切除，包括肺静脉。如采用支气管吻合，需在各自主支气管水平切断气道。对于气管吻合，应将气管游离到隆突水平，避免损伤气管血供，并在紧靠隆突上方水平进行吻合。动脉吻合方法与原位心脏移植类似，将主动脉吻合到受体主动脉上。充分排气和恢复灌注后，停止CPB，止血并缝闭切口。

五、移植前的病理生理学改变

心肺移植受体通常存在双心室功能不全伴重度肺动脉高压。心脏解剖可能存在复杂的先天性畸形。如果存在肺内气流梗阻，那么实施正压通气后可能有肺过度膨胀的风险。

六、移植后的病理生理学改变

心肺移植术后，与单纯心脏移植相似的病理

生理特点包括：心脏去神经支配；移植物在获取、转运和植入过程中的一过性心肌缺血；加速进展的同种异体移植物血管病变和排斥反应。与单纯肺移植相似的病理生理特点包括：肺血管和气道平滑肌去神经支配；一过性肺缺血损伤；肺淋巴引流改变及黏膜纤毛清除功能受损。

七、麻醉管理

心肺移植的麻醉管理更类似于心脏移植，因为需要依赖 CPB。建立与心脏移植相类似的有创和无创监测后，可以采用前述的任意一种心脏或肺移植的方法进行麻醉诱导。类似于肺移植，心肺移植中同样应避免心肌抑制、保护和控制气道至关重要。尽管双腔支气管导管并非必要，但它有利于 CPB 结束后的后纵隔暴露止血。此外，CPB 前的麻醉管理与心脏移植类似。

主动脉开放后，应给予一个剂量的糖皮质激素（如甲泼尼龙 500mg）。恢复灌注一段时间后，开始输注正性肌力药物，并用 TEE 检查心脏是否充分排气。在停 CPB 前，以常规潮气量和呼吸频率恢复机械通气，并给予 PEEP（5～10cmH_2O）。成功停 CPB 后，可将肺动脉导管重新置入肺动脉内，随后用鱼精蛋白拮抗肝素的抗凝作用。根据血气分析把吸入氧浓度降低。

CPB 结束后可能遇到的问题与单纯心脏移植和肺移植相似。肺再灌注损伤和功能不全可能危及肺的气体交换，所以应尽可能减少晶体液输注。再灌注后肺水肿在手术室内时有发生，这时需要高水平的 PEEP 和高吸入氧浓度支持。提高 β 受体激动剂用量通常可以改善心室衰竭。不同于单纯心脏移植和肺移植，心肺移植后很少发生单纯右心室衰竭，除非肺保存极度不当。心肺移植后的凝血病非常常见，可通过追加鱼精蛋白（如有指征），输注血小板和新鲜冰冻血浆来积极治疗。

八、术后管理和并发症

心肺移植术后早期管理原则是单纯心脏移植和单纯肺移植术后管理原则的综合。沿用手术室已放置的有创和无创监测；与单纯心脏移植相似，继续使用正性肌力药物；通气支持与单纯肺移植术后类似，应使用尽可能低的吸入氧浓度以避免氧毒性；在血流动力学稳定数小时、没有出血、气体交换令人满意之后可以使患者脱离呼吸机；积极利尿，并进行选择性免疫抑制治疗。

相对于单纯心脏移植受体，感染在心肺移植受体中更常见且并发症更严重。移植术后的第 1 个月，细菌性感染和真菌感染尤其常见，随后几个月则是病毒和其他病原体（如卡氏肺囊虫和诺卡氏菌）感染多见。

与单纯心脏移植或单纯肺移植相似，心肺移植术后早期经常发生排斥反应，可单独发生在心脏或肺脏，治疗方法类似于单纯心脏移植或单纯肺移植。

与单纯心脏移植相同，心肺移植中的心脏移植物易罹患急进性冠脉血管疾病。与单纯肺移植相似，心肺移植的一个可怕的远期并发症是闭塞性细支气管炎，临床表现与单纯肺移植患者所见相似，大约 1/3 心肺移植患者会发生。有报道显示，存在此并发症的患者大多也存在急进性冠脉血管疾病。

九、儿科注意事项

对于罹患终末期肺疾病合并心力衰竭的儿童，儿科心肺移植是一个有吸引力的选择。儿童的心力衰竭可为肺源性的，也可为严重 CHD 伴或不伴肺动静脉异常所致。在 20 世纪 80～90 年代，心肺移植开展较多，随着外科技术的进步和姑息手术（如治疗左心发育不全综合征的 Norwood 手术）远期预后的改善，心肺联合移植的需求已经下降。此外，由于先天性心脏病的早期发现和干预使得艾森门格综合征的发生率下降，因这项指征进行心肺移植的患者数量也随之减少。

自 1986～2011 年，世界心肺移植学会接到 660 例儿童心肺移植手术报道（1988 年后美国有 188 例）。在 2010 年，仅有 5 个中心报道了小儿心肺移植手术。最常见的儿童心肺移植手术指征：婴儿（小于 1 岁）的先天性心脏病，幼儿（1～5 岁）的先天性心脏病和原发性肺动脉高压，年龄稍大的儿童（6～10 岁）和青少年（11～17 岁）的原发性肺动脉高压。囊性肺纤维化作为心肺移植指征在欧洲国家较美国更为常见，但以其作为指征的心肺移植手术在2007年之后就未见报道了。

小儿心肺移植手术的围术期麻醉管理与本章内小儿心脏移植和小儿肺移植部分基本相同。

心肺移植的5年生存率从45%（1997～2003年）提高到了50%（2004～2010年）。影响心肺移植预后的限制因素是肺移植物，因此，心肺移植后的生存率、并发症发生率、死亡率均与肺移植手术近似。同单纯肺移植相同，闭塞性细支气管炎综合征是移植物衰竭和患者死亡的最主要原因。

（郭克芳　薛张纲）

参 考 文 献

胡盛寿，2017. 中国心脏移植现状. 中华器官移植杂志，38（8）：449-454

Almond CS, Thiagarajan RR, Piercey GE, et al, 2009. Waiting list mortality among children listed for heart transplantation in the United States. Circulation，119：717

Atluri P, Gaffey A, Howard J, et al, 2014. Combined heart and liver transplantation can be safely performed with excellent short- and long-term results. Ann Thorac Surg，98：858

Awad M, Czer LS, Mirocha J, et al, 2105. Prior sternotomy increases the mortality and morbidity of adult heart transplantation. Transplant Proc，47：485

Backman SB, Ralley FE, Fox GS, 1993. Neostigmine produces bradycardia in a heart transplant recipient. Anesthesiology，78：777

Benden C, Goldfarb SB, Edwards LB, et al, 2014. International society for heart and lung transplantation. The registry of the International society for heart and lung transplantation: seventeenth official pediatric lung and heart-lung transplantation report—2014; focus theme: retransplantation. J Heart Lung Transplant，33：1025

Bristow MR, Ginsburg R, Minobe W, et al, 1982. Decreased catecholamine sensitivity and beta adrenergic receptor density in failing human hearts. N Engl J Med，307：205

Canter CE, Shaddy RE, Bernstein D, et al, 2007. Indications for heart transplantation in pediatric heart disease: a scientific statement from the American Heart Association Council on Cardiovascular Disease in the Young; the councils on clinical cardiology, cardiovascular nursing, and cardiovascular surgery and anesthesia; and the quality of care and outcomes research interdisciplinary working group. Circulation，115：658

Cohn JN, Archibald DG, Ziesche S, et al, 1986. Effect of vasodilator therapy on mortality in chronic conges-tive heart failure. N Engl J Med，314：1547

Cooper DKC, Lanza LP, 1984. Heart transplantation: the present status of orthotopic and heterotopic heart transplantation. Lancaster, UK: MTP Press

Dipchand AI, Kirk R, Edwards LB, et al, 2013. The registry of the international society for heart and lung transplantation: sixteenth official pediatric heart transplantation report—2013; focus theme: age. J Heart Lung Transplant，32：979

Gao SZ, Hunt SA, Schroeder JS, et al, 1996. Early development of accelerated graft coronary artery disease: risk factors and course. J Am CollCardiol，28：673

Hosenpud JD, Morris TE, Shipley GD, et al, 1996. Cardiac allograft vasculopathy transplantation. Transplantation，61：939

Hosenpud JD, Novick RJ, Bennett LE, et al, 1996. The registry of the international society for heart and lung transplantation: thirteenth official report. J Heart Lung Transplant，15：655

Hoskote A, Carter C, Rees P, et al, 2010. Acute right ventricular failure after pediatric cardiac transplant: predictors and long-term outcome in the current era of transplantation medicine. J Thorac Cardiovasc Surg，139：146

Itescu S, Burke E, Lietz K, et al, 2002. Intravenous pulse administration of cyclophosphamide is an effective and safe treatment for sensitized cardiac allograft recipients. Circulation，105：1214

Jacobs JP, Quintessence JA, Chao PJ, et al, 2006. Rescue cardiac transplantation for failing staged palliation in patients with hypoplastic left heart syndrome. Cardiol Young，16：556

Kalman J, Buchholz C, Steinmetz M, et al, 1995. Safety and efficacy of beta-blockade in patients with chronic congestive heart failure awaiting transplantation. J Heart Lung Transplant，14：1212

Kaplan JA, Augoustides JGT, ManeckeJr GR, et al, 2017. Kaplan's cardiac anesthesia for cardiac and noncardiac surgery. 7th ed. Amsterdam: Elsevier Inc

KettnerJ, Doraziloba Z, Netuka I, et al, 2011. Is severe pulmonary hypertension a contraindication for orthotopic heart transplantation? Not anymore. Physiol Res，60：769-775

Leech SH, Lopez-Cepero M, LeFor WM, et al, 2006. Management of the sensitized cardiac recipient: the use of plasmapheresis and intravenous inmmunoglobulin. Clin Transplant，20：476

Mah D, Singh TP, Thiagarajan RR, et al, 2009. Incidence and risk factors for mortality in infants awaiting heart transplantation in the USA. J Heart Lung Transplant，28：1292

Mehta SM, Aufiero TX, Pae WE, 1994. Combined registry for the clinical use of mechanical ventricular assist pumps and the total artificial heart in conjunction with heart transplantation: sixth official report. J Heart Lung Transplant，14：585

Murali S, Kormos RL, Uretsky BF, et al, 1993. Preoperative pulmonary hemodynamics and early mortality after orthotopic cardiac transplantation: the Pittsburgh experience. Am Heart J，126：896

Quader MA, Wolfe LG, Kasirajan V, 2014. Heart transplantation outcomes in patients with continuous-flow left ventricular assist device-related complications. J Heart Lung Transplant，34：75

Remme WJ, 1993. Inodilator therapy for heart failure. Early, late or not at all? Circulation，87：IV97

Rowan RA, Billingham ME, 1988. Myocardial innervation in long-term heart transplant survivors: a quantitative ultrastructural survey. J Heart Transplant，7：448

Smart FW, Ballantyne CM, Cocanougher B, et al, 1991. Insensitivity of noninvasive test to detect coronary artery vasculopathy after heart transplant. Am J Cardiol，67：243

Spahr JE, West SC, 2014. Heart-lung transplantation: pediatric indications and outcomes. J Thorac Dis，6：1129

St Goar FG, Pinto FJ, Alderman EL, et al, 1992. Intracoronary ultrasound in cardiac transplant recipients: in vivo evidence of angiographically silent intimal thickening. Circulation，85：979

Stark RP，McGinn AL，Wilson RF，1991. Chest pain in cardiac-transplant recipients. N Engl J Med，324：1791

Stein KL，Armitage JM，Martich GD，1995. Intensive care of the cardiac transplant recipient//Ayres SM，Grenvik A，Holbrook PR，et al，Textbook of Critical Care. 3rd ed. WB Saunders，1649

Tallaj JA，Pamboukian SV，George JF，et al，2014. Have risk factors for mortality after heart transplantation changed over time? Insights from 19 years of cardiac transplant research database study. J Heart Lung Transplant，33：1304

Thrush PT，Hoffman TM，2014. Pediatric heart transplantation-indications and outcomes in the current era. J Thorac Dis，6：1080

Tuzcu EM，DeFranco AC，Hobbs R，et al，1995. Prevalence and distribution of transplant coronary artery disease. J Heart Lung Transplant，14：S202

Verani MS，George SE，Leon CA，et al，1988. Systolic and diastolic ventricular performance at rest and during exercise in heart transplantation recipients. J Heart Transplant，7：145

Voeller RK，Epstein DJ，Guthrie TJ，et al，2012. Trends in the indications and survival in pediatric heart transplants：a 24-year single-center experience in 307 patients. Ann Thorac Surg，94：807

Wilson RF，Christensen BV，Olivari MT，et al，1991. Evidence for structural sympathetic reinnervation after orthotopic cardiac transplantation in humans. Circulation，83：1210

第十五章

心血管疾病介入治疗的麻醉

介入治疗作为微创的手段已经替代了许多心血管疾病传统的手术干预，已广泛应用于临床，并随着治疗器械的不断研发和升级，此项技术已基本涵盖了所有的心血管疾病。介入治疗的迅速发展不仅是对传统心脏手术方式的一种革新，同时也对相关操作的麻醉提出了新的、更高的要求。常规心血管造影及部分心血管疾病介入治疗通常只需在局部麻醉下完成。但最新的主动脉腔内隔绝术、非体外循环下经皮导管内心脏瓣膜置换术等心血管疾病微创介入治疗方式不仅需要全身麻醉，同时还需要诱发心室颤动、心脏停搏、食管超声监测等各种麻醉相关的复杂操作，对心血管疾病治疗"新时代"的麻醉提出了更高的要求。本章节主要介绍心脏导管检查与治疗的麻醉、心脏电生理检查与治疗的麻醉、主动脉腔内隔绝术的麻醉及非体外循环下经皮导管内心脏瓣膜置换术的麻醉。

第一节　心脏导管检查与治疗的麻醉

一、左、右心导管检查的麻醉

经动脉或静脉置入导管至心脏或大血管通过造影可以检查心室功能、也可检查心脏结构、瓣膜及肺血管的解剖变化，通过测压获得心室内及大血管的压力。右心导管检查主要用于诊断先天性心脏病，而左心导管检查主要用于诊断后天获得性心脏病和大血管病变，多需要同时进行造影检查。此外，在不同部位取血样分析血氧饱和度可以判断异常分流的位置。尽管心脏超声检查可以了解很多情况，但对于诊断复杂的心脏解剖异

常，心导管检查仍然是金标准。由于在检查中要进行多种测量和反复抽取血样，又不可能在同一时间内完成，为了保证对血流动力学和分流计算的准确性，在检查过程中必须保持呼吸和心血管状态的相对稳定，动脉血氧分压和二氧化碳分压必须保持正常，所以麻醉中控制和方法的一致就尤为重要，使心脏科医师无须考虑不同麻醉方法对诊断数据的影响。这种一致性的要求使麻醉的处理较为困难。

（一）小儿左、右心导管检查

为保证小儿心导管检查诊断的准确性，必须维持呼吸、循环在相对稳定的状态。由于诊断性导管检查的复杂性、介入治疗技术的更新和小儿患者的配合度较差等因素，麻醉医师的作用显得尤为重要，此外，麻醉医师与心导管医师的良好沟通是减少小儿心导管术不良事件发生的重要环节。

对于先天性心脏病而言，其重要参数分流量和循环阻力的计算基于 fick 法和泊肃叶公式，肺血流量（Q_p）和体循环流量（Q_s）都是通过耗氧量（VO_2）除以血管床两端血氧含量的差值来获得，氧含量的计算时可将空气中溶解氧忽略不计。但如果检查过程中为患者提供氧气，则忽略溶解氧部分对于分流量和循环阻力的计算会造成影响。同时，吸氧会造成肺血管扩张，与正常空气状态下相比，吸氧状态下的肺血流量会被高估。

目前心导管手术没有可以通用的理想通气策略。全身麻醉下正压通气可提供安全的气道，并控制 $PaCO_2$，但胸腔内正压使得静脉受压，减少静脉回流和前负荷，引起肺循环血流减少，最终导致心排血量减少。保留自主呼吸下的镇静可保

持正常的胸腔内压力，并使血流动力学检测数据更加准确，但过度的镇静可能引起气道梗阻、通气不足和呼吸性酸中毒，这会使肺血管阻力升高而影响心脏分流和血流动力学数据的监测。

出于对以上两点的考虑，建议：①保留自主呼吸的镇静麻醉应该密切观察气道梗阻及低通气的表现。②如果使用全身麻醉正压通气，FiO_2 设为 0.21，控制 $PaCO_2$ 及 pH 值在生理范围，控制气道峰压，避免使用 PEEP，维持血容量。同时应该与心导管医师积极沟通各种技术的挑战及其对血流动力学的影响，让他们在解读数据和确定治疗方案时将其纳入分析。

小儿先天性心脏病患者循环管理的重点是通过调整体循环阻力和肺循环阻力来减少分流，麻醉医师在心导管术中使用麻醉药物时应考虑其对循环阻力的影响。

此外，小儿尤其在全身麻醉时常见低体温，操作期间需要注意保温，吸入气体也应加温湿化，可使用保温毯或加温装置，监测直肠温度。新生儿可能会发生低钙血症和低血糖。小儿对失血的耐受性低于成人，应严密监测血细胞比容，对贫血进行适当的纠正。合并严重发绀的患儿红细胞增多，应充分补充液体，以减少造影剂造成血液高渗和微栓塞的发生。

（二）成人左、右心导管检查

成人心导管检查经常同时进行冠状动脉造影。右心导管经过静脉系统到达右心和肺循环；冠状动脉造影经过动脉系统到达冠状动脉时也到达了左心即体循环。检查通常在局部麻醉下进行，但适当镇静和镇痛对患者有益，常用药物有芬太尼和咪达唑仑，有时加用丙泊酚。

由于导管要放置到心腔内，在检查中经常发生室性或室上性心律失常，要监测心律并及时处理心肌缺血和心律失常。一般心律失常持续时间短，无血流动力学显著改变，但因心肌缺血或应用造影剂后继发的室性心律失常或心室颤动，常持续时间较长，影响血流动力学状态，需即刻药物控制。需备用除颤器和心肺复苏药物包括强心药和血管扩张剂。

心导管检查中可以给氧，但检查肺循环血流动力学时，必须保持血气在正常范围。

（三）左、右心导管检查的常见并发症

左、右心导管检查的并发症包括心律失常、血管穿刺部位出血、导管造成心腔或大血管穿孔、血管断裂或血肿形成及栓塞。

心律失常是最常见的并发症，常与导管尖端的位置有关，撤回导管心律失常即可消失，偶尔需要静脉用药或电复律终止心律失常。也可见到二、三度房室传导阻滞及窦性心动过缓，需用阿托品治疗。严重的心动过缓影响血流动力学者需安装临时起搏器。

心脏压塞有特征性的血流动力学改变，透视可见下纵隔增宽、心脏运动减弱，心脏超声检查可以确诊，而且能指导心包穿刺。心包穿刺引流导管对心脏的机械刺激会引发室上性或室性心律失常，危重患者难以耐受，部分患者需要紧急进行外科手术。

二、冠状动脉造影和支架术的麻醉

（一）冠状动脉造影术的麻醉

注射造影剂使冠状动脉在放射条件下显影从而确定冠状动脉解剖关系和通畅程度，判断是否存在冠状动脉狭窄及狭窄的位置，是否存在冠状动脉痉挛。术中可经静脉给予心血管药物和镇静镇痛药物，穿刺前局部阻滞可减少患者痛苦。鼻导管供氧，保证充分的氧合。发生心肌缺血时，舌下含服或静脉给予硝酸甘油。进行标准监护，换能器可以直接接到动脉导管监测动脉压，严密观察患者，及时发现心绞痛或心力衰竭。

（二）冠状动脉介入治疗的麻醉

经皮冠状动脉介入治疗（percutaneous coronary artery intervention，PCI）是指经冠状动脉造影定位狭窄后，使用头端带有球囊的导管穿过冠状动脉的狭窄处，用球囊扩张狭窄部位，并植入支架使冠状动脉狭窄基本恢复正常解剖和血供的一种微创冠心病治疗方法。目前，PCI 已广泛应用于临床医疗中。在 PCI 球囊扩张时会发生短暂的冠状动脉阻塞，需要麻醉医师严密监测患者的血流动力学状态。这种短暂的心肌缺血限制了 PCI 操作中治疗冠状动脉狭窄的数目，一般一次只能治疗

1或2支冠状动脉病变，还可以通过冠状动脉导管对粥样斑块进行切削或者使用激光切除粥样斑块。

1. 麻醉方式　目前大多数冠脉造影都是在局部麻醉和镇静麻醉下完成的。当操作时间较长时，患者循环可产生不稳定，饱胃的患者有误吸的可能，焦虑、疼痛或呼吸困难而不能耐受局部麻醉的患者可能需要全身麻醉，为了保证血流动力学稳定和早期拔管，在条件允许的情况下，以弯曲喉罩控制气道在冠脉造影和介入手术中值得推荐。

2. 冠脉手术过程中全麻配合

（1）术前准备：患者入心导管室，核对患者信息后签署知情同意书，将患者移至操作床，常规标准监测，尽可能开放下肢静脉通路，常规准备各类抢救药物、简易呼吸囊、负压吸引机、除颤仪等。

（2）麻醉与监测：注意通知心导管室工作人员移开 C 形臂，以免在建立气道过程中对麻醉医师造成影响。常规快速顺序诱导，气管插管或置入喉罩，注意气管导管或喉罩的固定，同时监测 $PetCO_2$，便于观察呼吸管路的脱落或循环的不稳定。

（3）操作过程：术者常规消毒铺巾，动脉穿刺置入鞘管，然后先后置入导丝和导管，将导丝下放置到窦底，使导丝盘成 L 型然后逐渐将其送至窦底，此时应注意防止将导丝置入过深，进入左心室可造成连续的室性期前收缩，此时叮嘱术者退出导丝即可。造影的顺序取决于术者的习惯，也取决于病变。原则是先解决最重要的病变，然后再行其他的操作。一般来说，应先做左冠状动脉造影，再做右冠状动脉造影。如果术者考虑右冠状动脉是主要病变，也可先做右冠状动脉造影。

（4）左冠状动脉造影：术者通过调整将导管置入左冠状动脉开口，然后通过注射造影剂和调整造影体位来完成左冠状动脉造影。造影过程中导管尖过于贴近冠状动脉壁，造影剂的快速注入可能造成左主干夹层，应严密监视生命体征，加强与术者沟通，及时处理。在左冠状动脉 6 个标准体位造影过程中，注意呼吸环路的脱落。

（5）右冠状动脉造影：右冠状动脉造影的难度较大，可能存在解剖变异，注意全麻药物的维持。右冠状动脉脉较小，可能存在导管嵌顿而导

致右冠状动脉夹层，可造成心室颤动的发生；右冠状动脉第二分支 - 窦房结支距离右冠状动脉开口较近，术者选取直接进入窦房结支内造影可诱发心室颤动。应严密监测生命体征，及时与术者沟通，发生心室颤动时积极抢救，必要时电除颤。

（6）结束造影：术者退出导丝导管，使用气囊压迫器或沙袋压迫穿刺点，拔除动脉鞘管，在拔除鞘管的过程中可能存在血管迷走反射，应注意监测生命体征。结束造影后如病情允许，常规进行全麻苏醒送回病房，对有冠脉狭窄患者可考虑深镇静下拔管。

3. 并发症及处理　室性心律失常可发生于缺血期或冠脉扩张后再灌注期间。室性期前收缩和阵发性室性心动过速会导致血流动力学的改变，应首选利多卡因，更严重的心律失常要在全身麻醉下行心脏电复律；冠状动脉破裂可导致心包内出血和心脏压塞，如发生应紧急行心包穿刺或手术止血。

冠状动脉闭塞是罕见的 PCI 并发症，是由于冠状动脉撕裂、动脉内栓塞或内皮功能障碍引起冠状动脉痉挛所致。经冠状动脉注射硝酸甘油 $200\mu g$ 后常可减轻冠状动脉痉挛；多次操作后可能造成冠状动脉血栓形成，可预先使用肝素防止血栓形成；一旦血栓形成，在冠状动脉内注射溶栓药尿激酶可使血栓溶解，但溶栓治疗后可导致出血。

4. 急重症患者的管理　急诊手术患者可能有心绞痛和心律失常，需气管内插管维持氧合和静脉使用正性肌力药支持，主动脉内球囊反搏对患者有利，硝酸甘油增加冠状动脉侧支的血流和减少前负荷，导管若能通过狭窄部分，就可在该部位释放支架，使闭塞血管恢复正常的血液供应。

经皮冠状动脉球囊扩张术（PTCA）和冠状动脉粥样斑块切除术的早期效果非常好，但扩张后冠状动脉的再狭窄率高达 30% ～ 40%，部分原因是冠状动脉内皮功能紊乱。现在用冠状动脉内支架保持血管通畅越来越多，在 PTCA 或冠状动脉粥样斑块切除时将支架放在狭窄部位，特别是药物洗脱支架，使再狭窄的远期发生率显著降低。麻醉的处理与 PCI 时相同。

急性心肌梗死的患者溶栓治疗有效，也可在 PCI 治疗后恢复心肌的血供。而治疗必须在心肌梗

死后的 6～12h 内进行，但患者循环很不稳定，饱胃的患者有误吸的可能，焦虑、疼痛或呼吸困难而不能耐受局部麻醉手术者可选用全身麻醉。

对于会导致严重心肌缺血的冠状动脉主干狭窄进行 PCI 治疗时，体外循环能保证血流动力学稳定。体外循环是在全身麻醉和肝素化后，经股动脉和股静脉插管进行，监护与一般体外循环时相同，病情允许，要尽早拔除气管导管。麻醉方法的选择要保证血流动力学稳定和早期拔管。

三、球囊瓣膜扩张术

用球囊导管扩张狭窄的心脏瓣膜，可用于先天性肺动脉瓣狭窄、肺动脉狭窄和主动脉缩窄，还可用来改善三尖瓣、肺动脉瓣、主动脉瓣和二尖瓣狭窄，常用于外科手术危险性高的患者。球囊扩张时，循环被阻断，会导致严重的低血压，由于患者病情比较严重，球囊扩张术后不能立即恢复，可能需要使用正性肌力药和抗心律失常药，静脉输液改善前负荷。并发症与心导管检查相同，还可能发生心脏瓣膜功能不全。

在行主动脉瓣扩张术时，需要两条静脉通路，而其他瓣膜手术一条静脉通路即可。如果患者的血流动力学不稳定，扩张的球囊需立即放气。在球囊充气时，可能会导致对迷走神经的刺激，引起迷走反射，需用阿托品治疗。

第二节　心脏电生理检查与治疗的麻醉

一、心脏电生理检查和异常传导通路导管消融术的麻醉

心律失常的原因包括冲动形成异常、冲动传导障碍或两者兼而有之。冲动形成异常包括窦房结自律性增高或降低、异位起搏点及触发活动。冲动传导障碍包括递减传递、兴奋折返、传入或传出阻滞、隐匿性传导和超常传导。对于一些复杂心律失常，电生理检查可确定异常心律的起源、通路等，并确定最合适的治疗方案。现今，在对多种心律失常的治疗选择上，射频导管消融术正逐渐取代了抗心律失常药物。

心脏电生理检查是将专用的多电极导管放置到心腔内，诊断异常心律的起源、通路等，并确定最合适的治疗方案。心脏消融治疗包括在心内膜放置导管并传递能量、破坏心律失常相关的心肌组织。通常诊断和消融治疗同时进行。

导管消融的效果取决于定位的准确性。麻醉中应注意，使用抗心律失常药物可能影响对异位心律起搏点及传导旁路的监测，所以检查前及术中不宜使用抗心律失常药。苯二氮䓬类、硫喷妥钠、依托咪酯和丙泊酚等静脉麻醉药均可安全应用。咪达唑仑恢复时间长，可以用氟马西尼拮抗；依托咪酯血流动力学稳定，但有部分患者会发生肌阵挛从而干扰 ECG，影响其在电复律中的应用；丙泊酚快速给药可发生低血压，而用小剂量诱导能缓解血压的下降程度。

心律失常的导管消融治疗大多可在中度镇静和监护性麻醉下进行。一些患者可能需要深度镇静。极少数焦虑或无法长时间仰卧的患者可能需要全身麻醉。全身麻醉前应了解患者详尽的病史和体检、近期健康状况及用药情况（包括肝素、华法林钠）、禁食情况、是否有血栓栓塞病史等。全身麻醉时插管器械、药物、氧供、通气方法、吸引器及复苏设备均应备齐，必须进行 ASA 标准监护，并要有足够的静脉通路。

二、置入起搏器或埋藏式电复律除颤器手术的麻醉

近年来，越来越多的患者在心导管室内置入永久性心脏起搏器或埋藏式电复律除颤仪（implantable cardioverter defibrillator，ICD）。这两种手术都需要通过静脉将电极置入右心房和（或）右心室，然后将起搏器或除颤器放置于皮下。

目前，大多数起搏器置入由心脏外科医师实施。大部分手术在局部麻醉和镇静状态下即可进行。有时为了使患者舒适，或血流动力学不稳定的严重患者需要使用深度镇静，可能需要麻醉医师进行监护下麻醉。这种情况下需要有充分的监护和复苏设备。监护性麻醉的目的是提供镇痛、镇静和抗焦虑，术后快速苏醒并且使副作用最小化。任何镇静催眠药物都能用于监护下麻醉。亚

麻醉剂量的吸入麻醉药也可用于局部麻醉的补充。更新的药物，如中枢性 α_2 受体激动剂，被证实能在监护性麻醉中发挥抗焦虑、镇静和减少镇痛药物用量的作用。置入起搏器很少需要全身麻醉。一旦要求全身麻醉，其原因很可能是患者处于心脏病理状态，或具有某些合并症。全身麻醉下置入起搏器需要有快捷、便利的生命支持设备，如心脏除颤器和经皮起搏器。

ICD 置入的指征包括药物治疗无效的持续性室性心动过速和既往有非心肌梗死所致心脏停搏病史的患者。一旦决定置入 ICD，就需要立即对患者进行必要的评估。这些患者很可能有左心室功能不全和充血性心力衰竭的表现，需要在术前调整至最佳状态。与起搏器置入术一样，ICD 置入也可在局部麻醉和深度镇静下进行。但与置入起搏器不同，置入 ICD 后需要测试装置，测试时电击可能会使患者非常疼痛，此时要求深度镇静或全身麻醉。大多数置入 ICD 的患者合并有室性心动过速、射血分数 < 30% 的充血性心力衰竭、冠心病、肺动脉高压、慢性肾功能不全或瓣膜性心脏病等情况，这些患者可能无法长时间平卧，这类患者应该考虑全身麻醉。焦虑和极度紧张的患者也应考虑全身麻醉。一旦选择全身麻醉，除了标准检测项目以外，还需要直接动脉压监测。所有 ICD 植入术都需要准备体外心脏复律除颤装置以备置入除颤仪失败。因为起搏器和 ICD 都是经皮置入，麻醉医师需要留意可能的并发症，如心肌梗死、脑卒中、可能的心脏损伤（穿孔或心脏压塞）和锁骨下血管穿刺导致的气胸。

行起搏器或 ICD 置入术患者的术后监护取决于置入装置前后的多重因素。大多数这类患者都伴有严重的合并症，如左心室功能不全、射血分数 < 30% 的充血性心力衰竭。因此，接受全身麻醉后的患者必须在术后恢复室或冠心病重症监护病房进行恢复。对于在门诊进行起搏器置入术的患者，需要调整麻醉方案以确保术后快速苏醒。

第三节　主动脉腔内隔绝术的麻醉

主动脉腔内隔绝术是经股动脉通过导管释放带膜支架，封闭真性动脉瘤体或主动脉内膜破口，恢复正常主动脉解剖和血流动力学的一种微创介入治疗方式，是治疗主动脉瘤或主动脉夹层的首选介入治疗方法。

主动脉瘤是指主动脉局部或者普遍扩张，主动脉直径大于正常直径 50% 以上的病理性变化。病因主要为动脉粥样硬化，其他包括创伤、感染、先天性局部发育不良、梅毒、大动脉炎等。主动脉瘤按病理可分为三类：①真性动脉瘤，多继发于动脉粥样硬化，是指主动脉管腔异常扩张，但管壁保留完整，瘤壁包括内膜、中膜、外膜。②假性动脉瘤，是多种原因引起的血管壁破裂，在其周围形成的局限性纤维包裹性血肿，与受损伤血管相沟通，瘤壁成分为纤维组织而不是血管壁结构。③主动脉夹层动脉瘤。

主动脉夹层动脉瘤是一类特殊的动脉瘤，是在主动脉壁存在或不存在自身病变的基础上，在一系列可能的外因（如高血压、外伤等）作用下导致主动脉内膜撕裂，血液由内膜撕裂口进入主动脉中层，造成主动脉中层沿长轴分离，从而使主动脉管腔呈现真假两腔的一种病理状态。常用的主动脉夹层动脉瘤分型有 DeBakey 分型和 Stanford 分型两种。DeBakey 分型分为Ⅲ型：DeBakey Ⅰ型，主动脉夹层内膜破裂口在升主动脉，夹层累及范围自升主动脉到降主动脉甚至到腹主动脉；DeBakey Ⅱ型，主动脉夹层内膜破裂口在升主动脉且夹层累及范围仅限于升主动脉；DeBakey Ⅲ型，主动脉夹层内膜破裂口在降主动脉，夹层累及降主动脉，如向下未累及腹主动脉者为ⅢA型，向下累及腹主动脉者为ⅢB型。Stanford 分型分为 A、B 两型：A 型，相当于 DeBakey Ⅰ型及 DeBakey Ⅱ型，其内膜破口均起始于升主动脉处；B 型，相当于 DeBakey Ⅲ型，其夹层病变局限于降主动脉或腹主动脉。

当前主动脉腔内隔绝术已成为肾下腹主动脉大血管病变的首选治疗方法，用于治疗解剖合适的降主动脉大血管病变也很普遍，且循证医学证据比较充分。近期对于内膜原发破口位于升主动脉或动脉弓的病变，也有报道，结合开窗或分支支架技术行腔内隔绝治疗，或者采用杂交手术治疗。

主动脉瘤和主动脉夹层患者多数病情较严重，

心功能受损程度不等，常合并有外伤、高血压等多种合并症，术前需要制订详尽的手术计划，进行全面评估，优化心肺功能和术前用药。

一、麻醉方式

无论选用何种麻醉方式，所有患者除接受标准美国麻醉学会（ASA）监测外，有创动脉压也是必需的监测项目。动脉压监测通常置入右侧桡动脉，因为病变或术中操作有可能累及左锁骨下动脉。如有需要，通过血氧饱和度探头可简便有效地监测左上肢的灌注。除大口径外周静脉通路，通常还应准备中心静脉导管，通过其给予血管活性药物，并测定中心静脉压。应重视核心体温监测和保温，因为患者接受大量主动脉内盐水灌注和静脉造影时容易出现体温过低。

全身麻醉、区域阻滞麻醉、椎管内麻醉和局部麻醉均有报道被安全地应用于主动脉腔内修复术。据文献报道，麻醉方式的选择对总体预后并无差异。

（一）区域阻滞麻醉

主动脉瘤或主动脉夹层，患者通常为高龄，多伴严重心肺功能减退，为避免全身麻醉后出现心肺并发症，国内许多医疗单位在治疗腹主动脉瘤或主动脉夹层时常选择局部麻醉或椎管内麻醉。椎管内麻醉通常选择 $L_2 \sim L_3$ 间隙行硬膜外穿刺置管进行连续硬膜外麻醉。麻醉满意后于腹股沟处切开显露股动脉。由于术中常规使用肝素抗凝，硬膜外导管置入与拔除时机需严格掌握（至少在肝素使用前 1h 置管，最后一次肝素应用后 $2 \sim 4h$ 拔除）。即使如此，临床上仍对硬膜外血肿存在顾虑，明显限制了硬膜外麻醉的广泛临床使用，另外也有使用连续蛛网膜下腔麻醉的报道。

（二）全身麻醉

选择全身麻醉的因素包括：手术时间较长；释放支架时需要心血管系统绝对静止（诱导停搏）；术中可能需要肱动脉或腋动脉切开；患者存在严重的酸碱紊乱及潜在的大失血；术中可能需要使用经食管超声心动图（TEE）监测。

血管通路应包括中心静脉导管（CVC），通过其给予升压药、强心药，并测定中心静脉压（CVP）。

1. 麻醉诱导 选用何种麻醉诱导药物取决于患者的年龄和全身状况，保持麻醉诱导过程中血流动力学的稳定是最终目标。通常可以选择"静脉麻醉药物（丙泊酚）＋阿片类药物（芬太尼或瑞芬太尼）＋肌松药"的用药方案。为了减少喉镜置入和气管插管造成的心血管反应，一般主张常规给予短效 β 受体阻滞药、但哮喘和心功能失代偿的患者慎用。气管导管建议选择带钢丝的螺纹管，因为术中 C 臂机的使用可能会影响气管导管的连接，使用柔软的螺纹管可以增加安全系数。另外，在释放主动脉带膜支架时，气管内显影良好的螺纹管也可以为主动脉弓上分支血管的定位提供部分参考。

2. 麻醉维持 由于主动脉腔内修复术是一种微创的手术操作，麻醉维持的目标主要是制动、镇痛和气管导管的耐受。选择异氟烷、七氟烷或地氟烷三者任一为主的吸入麻醉，或者选择以丙泊酚为主的全凭静脉麻醉，再辅以适当的阿片类药物，均可提供满意的麻醉维持。术毕可以及时拔除气管导管。

麻醉诱导前和术中都应注意维持有效血容量。一方面，充足的液体是维持血压和保持器官灌注的基础，但同时应注意避免液体相对过多，造成支架释放时控制性降压困难。维持相对正常的中心静脉压和尿量是重要的术中参考指标。

二、主动脉腔内植入物释放时的麻醉管理

带膜支架的精确释放并固定是决定主动脉腔内修复术疗效的关键步骤。释放支架时，由于动脉血流的前向冲击，带膜支架会向远心端漂移，导致主动脉夹层破口或主动脉瘤囊没有被完全隔绝，易发生内漏。目前的方法是使用球囊扩张将带膜支架的近端附着系统固定于其下的血管壁上。但球囊扩张时会造成动脉血流的暂时阻断，从而使心脏面临骤升的后负荷。为了减轻动脉血流对支架的冲击及降低心脏一过性的后负荷剧烈升高，

需要在支架释放时使用控制性降压，甚至使用药物诱发一过性心室颤动或完全性心脏停搏，以确保支架位置的准确及减低心脏后负荷，在此后短时间内完成带膜支架的释放和球囊扩张。为达到以上目的，腔内植入物释放时常配合使用以下方法。

（一）药物控制性降压

在支架释放前适当加深麻醉，并持续快速静脉推注硝酸甘油（稀释至 50μg/ml），在 1～2min 内将收缩压迅速降低至 60～70mmHg。一旦收缩压降至目标值，即刻释放带膜支架。一般情况下使用硝酸甘油 3～5mg 即可完成带膜支架释放、球囊扩张定位等操作。某些复杂患者需要置入多个带膜支架或者反复多次球囊扩张，这时患者可能对硝酸甘油迅速产生耐受，血压不能降低到 90mmHg 以下，这时可辅用 β 受体阻滞药或者复合 α、β 联合受体阻滞药及钙通道阻滞药，或者改用硝普钠。对大多数患者而言，单次推注硝酸甘油降压后不需要使用升压措施，释放完成后停止注射硝酸甘油，适当减浅麻醉，患者血压会在 5min 内自动回升至 90mmHg 以上，必要时可静脉注射少量去氧肾上腺素有助于恢复。尽量避免频繁交替使用升压药和降压药。

（二）腺苷诱导的心脏停搏

为增加带膜支架定位的准确性，Dorros 等推荐在释放带膜支架时使用大剂量腺苷诱发短暂性的高度房室传导阻滞和心脏停搏。腺苷的半衰期非常短（＜10s），是一种内源性的核苷类似物，具有负性变传导和变时作用，同时作用于窦房结和房室结，既往主要用于终止室上性心动过速。Kanh 等对近 100 例行主动脉腔内修复术的患者使用腺苷诱导短暂心脏停搏，证实其疗效且较安全。所有患者麻醉前放置临时胸外起搏器和除颤电极以处理不能自发恢复的房室传导阻滞及使用腺苷后的房性心律失常，也可经中心静脉放置心室起搏导线以替代胸外起搏电极。准备释放带膜支架前，由中心静脉导管推注 24mg 腺苷，若患者注药后没有出现心脏停搏可逐渐增加腺苷剂量（48、60、90mg）直至心脏停搏，然后迅速撑开气囊将近端带膜支架贴附于主动脉壁上，带膜支架成功撑开后，若停搏时间超过 15～20s 则需激活临时起搏器。腺苷诱导的心脏停搏可为减少腔内带膜支架易位发生率提供良好的条件。

（三）右心室起搏超速抑制降压

右心室起搏超速抑制是利用心脏节律性收缩，当心率越快，导致回心血量、每搏量减少，血压下降。通过左股静脉将临时起搏电极送至右心室备用，当准备释放支架时，连接临时起搏器，设置输出电压为 5V，感知为 2～3s，起搏器心率设置为 180～220 次 / 分，与手术医师密切配合启动起搏器，根据血压目标值（MAP 60～70mmHg）调节起搏器心率，待定位、支架释放后停止起搏，恢复患者自主心率和超速抑制前血压。

Nienaber 医生比较了胸主动脉腔内修复术中不同降压方式（右心室起搏超速抑制、硝普钠和腺苷）的临床效果。超速抑制组患者降压效果最佳 [平均动脉压可达（20±4）mmHg]，达到目标血压时间最短 [平均用时（20±10s）]，基线血压恢复时间最短（小于 1min），而且显著提高支架释放的精准度，平均缩短手术时间 25min。作者因此认为右心室起搏超速抑制是胸主动脉腔内修复术中控制性降压的最佳方法。罗中华等的研究观点支持本研究结果。

（四）腔静脉临时球囊阻断

腔静脉临时球囊阻断是通过经导管球囊临时阻断上腔静脉和（或）下腔静脉回流入右心的血流，可迅速形成可逆的、可预计的低血压。目前已有一些小规模的试验证明了该方法降压的有效性，但仍需进一步验证该方法的有效性和安全性，尤其与其他方法的对比。

三、主动脉腔内修复术中 TEE 的应用

近年来，TEE 在围术期心血管疾病诊断和监测中的价值得到了充分的肯定。TEE 可以精确观察到远端主动脉弓和降主动脉的病变，可提供主动脉及其分支的纵轴显像，给出血管和病变大小及位置的准确信息，相对单平面血管造影具有明显的优点。手术操作过程中可实时观察主动脉、导丝和带膜支架释放前的定位等。据报道，术中

TEE 可使导丝误入动脉夹层的概率降低 28%。

TEE 也可以评估腔内隔绝术带膜支架释放固定后的位置，确认支架将血流与主动脉壁隔绝的情况。目前认为，TEE 可能是内植入物释放固定后诊断是否存在内漏的最敏感的方法。一项胸主动脉腔内修复术的研究显示，通过 TEE，在 25 例患者中有 8 例在支架释放后存在内漏，这 8 例患者中有 6 例在血管造影时未能发现内漏。另一项研究中，使用 TEE 发现 7 例患者在支架释放后即刻存在内漏，而仅有两例在血管造影时发现内漏；在这项研究中，通过 TEE 发现 33% 的病例存在着近端支架移位现象，而血管造影却未能发现，原因在于血管造影显示大动脉粥样斑块的能力远差于 TEE。

此外，TEE 也可以显示大的肋间动脉，因而可以避免带膜支架的误堵。由于多数动脉瘤或动脉夹层患者合并有严重的心脏疾病，TEE 还可以在术中动态观察心脏收缩或舒张功能。如果发生支架不能完全隔绝动脉瘤或者医源性主动脉撕裂，TEE 能简便而迅速地予以诊断，而血管造影可能难以发现。

TEE 的缺点是在使用时需要全身麻醉。由于气管和右支气管位于食管和主动脉之间，升主动脉远端和主动脉弓近端的显像受到一定的限制。

四、相关并发症的处理

（一）低血压

主动脉腔内修复术中或术后均可能发生与控制性降压无关的低血压，其原因主要有：①急性主动脉破裂；②造影剂过敏；③术中控制性降压后药物的残留作用；④大动脉阻断时间较长，开放时由于代谢物质进入循环引起血压下降；⑤凝血功能不佳和使用肝素抗凝导致穿刺或切开部位大量失血。

由于存在术中主动脉破裂的可能，麻醉医师应随时做好实施快速大量液体复苏的准备，包括静脉通路、输液装置、动脉测压、中心静脉监测设备以早期监测心脏前负荷的急性改变等；应准备好血管活性药物，同时准备好急性用血的准备；是否需要放置肺动脉导管取决于伴发疾病，尤其是心脏功能的状况。

（二）肾功能损伤

与腹主动脉腔内修复术比较，接受胸主动脉腔内修复术的患者存在较高急性肾损伤的风险。术后肾功能不全存在多种病因，包括解剖性肾动脉损伤、肾动脉栓塞及造影剂肾病。早期的一项研究结果显示，术前肾功能不全也是肾脏不良事件发生和死亡率增加的危险因素。围术期的肾功能损害常表现为术中少尿，术后肌酐明显升高等，严重者需要长期透析治疗。

术中为保护肾功能，应避免患者长时间低血压。适当以晶体液扩容，保证肾脏灌注也是肾功能保护的必要措施。术中应尽量减少造影剂的使用，尽可能选用对肾功能影响较小的造影剂，目前认为较高渗透压浓度的碘造影剂对肾功能影响较小。某些医疗中心将使用 N-乙酰半胱氨酸或碳酸氢钠作为术中肾功能保护的策略。

（三）脊髓缺血

脊髓缺血造成神经系统功能受损甚至永久性截瘫是灾难性的主动脉腔内修复术后并发症。胸主动脉腔内修复术后发生神经系统功能受损的概率与开胸主动脉修补术相同。在一项包括 633 例（406 例胸腹主动脉瘤和 227 例近肾动脉瘤）接受腔内动脉瘤修复术患者的研究中发现截瘫的发生率为 4.3%。另外一项对 235 例经胸或腔内支架植入术患者的回顾性调查发现脊髓缺血发生率为 9.8%，而永久性截瘫的发生率为 5.5%。带膜支架的长度和手术时间延长是造成脊髓缺血的危险因素。

为了防治围术期脊髓缺血，运动诱发电位（MEP）和体感诱发电位（SSEP）监测应用日益受到重视，尤其在胸段主动脉腔内修复术中。在一项研究中，31 例接受了胸主动脉腔内修复术的患者中，在采用脑脊液引流、提高平均动脉压和降低 CVP 等措施后，仍有 11 例出现诱发电位的改变和脊髓缺血的表现，术后 3 周内 10 例患者（91%）诱发电位恢复正常，但 1 例患者诱发电位始终未能恢复正常，出现轻度瘫痪。另一项回顾性研究中，13 例接受胸主动脉支架移植患者中，2 例术中有 MEP 幅度降低，经过提高平均动脉压增加灌注等措施后，术后未发生神经功能缺损。

近红外光谱（NIRS）也被用于监测脊髓缺血。NIRS是一种无创的实时监测，可用以评估胸椎（$T_{5\sim7}$）和腰椎（$L_{1\sim3}$）骶棘肌处氧合的充分性，术中将探测光极直接放置在骶棘肌组织上，通过评估由节段动脉和脊髓血管形成的棘突旁血管网的氧合情况来反映脊髓血流的充分性。这种一致性在脊柱手术中已经获得验证，主动脉腔内修复术患者中需要进一步的研究来验证其应用价值。

对易引起脊髓缺血的高危患者，围术期预防措施除了相对升高血压（增加脊髓血流）、静脉给予激素及甘露醇外，脑脊液引流（降低脊髓静脉流出阻力）也是常用的手段。目前尚不清楚是否所有接受主动脉腔内修复术的患者都需放置脊髓引流管。2014年欧洲主动脉疾病诊疗指南指出，在腔内修复术病例中，脑脊液引流术有益于高风险患者。同样，《2010ACC/AHA胸主动脉疾病指南》中，脑脊液引流术被推荐给有高脊髓缺血风险的胸主动脉腔内修复术患者。主动脉腔内修复术中引起脊髓损伤的危险因素包括：①急诊手术；②夹层动脉瘤；③动脉瘤破裂；④老年患者；⑤髂内动脉阻断；⑥既往肾功能不全史。

（四）腔内隔绝术后综合征

主动脉腔内修复术后可观察到发热、C反应蛋白水平升高、白细胞增多和血小板减少而无微生物感染的证据，统称为腔内隔绝综合征。通常症状较轻，可持续2～10d。少数患者可能由于毛细血管通透性过高、渗漏较多引起致命的低血容量，造成呼吸衰竭和DIC。发生腔内隔绝综合征的机制不明确，潜在的病因包括造影剂、术中辐射、附壁血栓的治疗、动脉瘤血栓形成、支架材料反应和手术应激。目前还没有关于预防或治疗腔内隔绝综合征的实践指南，如果患者发展为综合征，主要以支持性治疗策略为主，包括解热镇痛药的应用，血小板减少时输注血小板，凝血障碍时给予新鲜冰冻血浆或维生素K。进一步的研究将有助于阐明具体的病理生理和最佳预防治疗。

第四节　非体外循环下经皮导管内心脏瓣膜置换术的麻醉

心脏瓣膜病变是心脏病中最常见的一种疾病，目前其治疗方式主要依靠外科手术治疗。尽管传统的心脏瓣膜置换术技术已经相当成熟，但许多伴有严重合并症的老年患者因不能耐受手术而无法得到有效治疗，严重影响其生活质量。非体外循环下经皮导管内心脏瓣膜置换术是一种最新的心脏瓣膜微创手术方式，该手术避免了开胸、体外循环、主动脉夹闭、心脏停搏等创伤性操作，使上述不能耐受手术的老年患者同样能进行换瓣手术治疗，同时还能显著缩短患者的住院时间，有效改善其生活质量。非体外循环下经皮导管内心脏瓣膜置换术通过心尖部或股动脉入径，经导管系统将生物瓣膜输送到病变部位，然后利用球囊扩张压迫进行瓣膜置换的一种微创手术。该手术方式可以行三尖瓣、肺动脉瓣、二尖瓣、主动脉瓣的瓣膜置换手术，目前临床上主要用于主动脉瓣的置换。非体外循环下经皮导管内心脏瓣膜置换术是一种相当复杂的手术，需要麻醉医师、介入医师、手术室护士、心脏超声医师等跨学科人员的密切配合。

一、手术方式

非体外循环下经皮导管内心脏瓣膜置换术应于杂交手术室[备有数字减影血管造影设备（DSA）的传统心脏手术室]内进行。手术入径及输送装置的选择取决于股动脉的粗细与迂曲情况、主动脉弓是否粥样硬化、心尖部是否有动脉瘤、心包是否病变等。股动脉入路可以避免开胸及左心室心尖部操作对血流动力学的影响，心尖部入路则可避免外周血管和主动脉并发症（如动脉夹层等），同时有利于术中瓣膜的定位和准确释放。术前于左侧股动脉插管用于连续监测血流动力学指标，左侧股静脉插管放置右心室起搏导线，并连接体外起搏器。股动、静脉分别行左、右心导管检查明确主动脉瓣环直径及倾斜度，必要时经股动静脉还可行体外循环。目前应用于临床的导管内置换的心脏瓣膜主要有爱德华公司的23#和

26# 主动脉生物瓣，如图 15-1 所示。生物瓣膜直径 23mm/26mm，长 14mm/16mm，3 个瓣叶根部固定于双正弦波的不锈钢支架上，瓣膜沿双正弦波形收拢后贴合于扩张的球囊上，球囊连接 24F 或 26F 的瓣膜输送系统，如图 15-2 所示。一旦球囊打开，不锈钢支架扩张，主动脉生物瓣将永久性的释放于主动脉瓣环处。由于非体外循环下经皮导管内心脏瓣膜置换术使用的爱德华主动脉生物瓣是非自膨胀支架，因此主动脉根部扩张症的患者是非体外循环下经皮导管内主动脉瓣膜置换术的绝对禁忌证。

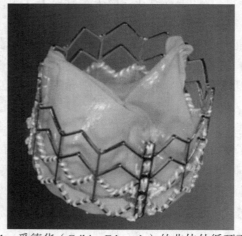

图 15-1 爱德华（Cribier-Edwards）的非体外循环下经皮导管内心脏瓣膜置换术使用的主动脉生物瓣及其支架

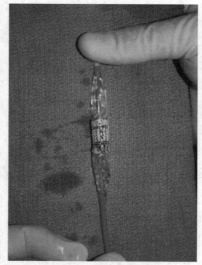

图 15-2 主动脉生物瓣支架沿双正弦波形收缩贴附于球囊上的主动脉瓣输送系统

（一）经股动脉非体外循环下经皮导管内心脏瓣膜置换术

于右侧股动脉处穿刺置入 12F 血管鞘，导引钢丝及 20 ～ 23mm 尖端球囊导管经血管鞘进入动脉内，在食管超声和 X 线引导下到达主动脉瓣环处后，体外起搏器经右心室起搏导线起搏心率至 200 次 / 分以上，直至心脏无射血、动脉波形消失。即刻于主动脉瓣环处扩张球囊约 10s，同时关闭呼吸机以去除呼吸对心脏显影的影响及减少球囊扩张主动脉瓣时的移位。预扩张完成后，立即终止体外起搏、恢复通气，并恢复血流动力学的稳定。经食管超声和主动脉根部造影再次测量主动脉瓣环直径及倾斜度。随后，右侧股动脉以 24F 或 26F 鞘置换 12F 鞘，经鞘管将主动脉生物瓣输送系统沿导引钢丝在 X 线导引下输送至主动脉瓣环处，再次快速体外起搏、呼吸暂停、心脏停止射血后，扩张主动脉生物瓣膜球囊 10 ～ 15s 将瓣膜支架紧密贴合于主动脉瓣环处。术毕，即刻恢复呼吸、停止起搏，恢复血流动力学。最后食管超声评价主动脉瓣位置是否良好、是否存在主动脉瓣反流及瓣周漏、心室收缩功能是否良好等（图 15-3）。

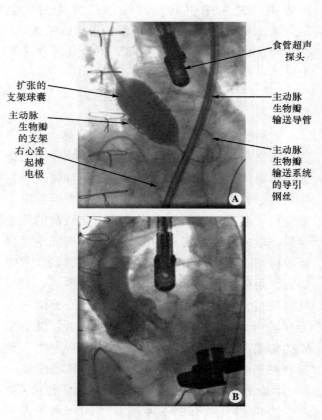

图 15-3 经股动脉非体外循环下经皮导管内心脏瓣膜置换术

A. 支架球囊扩张主动脉生物瓣释放时；B. 主动脉生物瓣释放后

（二）经心尖部行非体外循环下经皮导管内心脏瓣膜置换术

于左侧第5肋间做一10cm左右小切口，打开心包，充分显露左心室心尖部。于心室表面放置起搏导线，左心室心尖部行荷包缝合。于荷包处置入穿刺针及导引钢丝，在X线和食管超声引导下，将导引钢丝通过左心室、主动脉瓣置入降主动脉。沿导引钢丝置入16F血管鞘于左心室流出道，经鞘管置入尖端球囊导管预扩张后植入主动脉生物瓣，方法同上（图15-4、图15-5）。

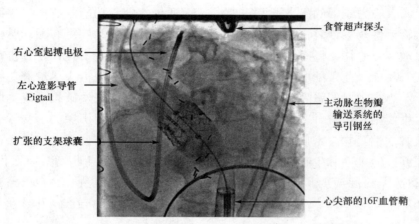

图15-4　经心尖部非体外循环下经皮导管内心脏瓣膜置换术
支架球囊扩张主动脉生物瓣释放时

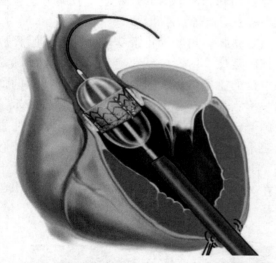

图15-5　经心尖部非体外循环下经皮导管内心脏瓣膜置换术

二、麻醉管理

（一）术前准备

完善各项相关生化指标及血流动力学等检查。术前常规行主动脉弓、双侧股动脉及髂动脉血管超声检查，明确有无动脉粥样硬化斑块及血管扭曲；行心脏彩色多普勒超声检查，明确有无室壁瘤及心包病变，有助于手术入径的选择。术前常规给予阿司匹林300mg和氯吡格雷300mg口服。术前常规准备肝素5000U，于主动脉生物瓣释放前维持激活凝血酶原时间（ACT）＞250s。麻醉诱导前常规留置16G静脉针，局部麻醉下行桡动脉穿刺。术中需诱发快速性室性心律失常导致低血压，术前常规准备强心药物、血管活性药物、抗心律失常药物及除颤仪。术前还需充分的水化治疗特别是针对已明确有肾功能不全的老年患者，以防术中造影剂对肾功能的损害。

（二）全身麻醉

拟行非体外循环下经皮导管内心脏瓣膜置换术的患者多数为伴有严重并发症，不能耐受传统换瓣手术的老年患者，因此许多国外医疗中心选用局部区域阻滞麻醉联合深度镇静以避免全身麻醉术后的并发症，但通常不能提供良好的手术需求。患者的体动通常造成术中瓣膜释放位置的漂移；由于周围手术环境条件的限制不能及时有效的处理堵塞气道；一旦导管内换瓣手术失败行体外循环，局部区域阻滞麻醉无法满足体外循环的需要；特别是在局部区域阻滞麻醉下，无法行食管超声监测，而持续食管超声监测在整个手术过程中至关重要。因此，非体外循环下经皮导管内心脏瓣膜置换术应用气管插管下全身麻醉是一个非常不错的选择。

手术过程中，球囊预扩张和瓣膜支架扩张前都需要诱发快速型室性心动过速，停止左心室射血，以保证球囊预扩张和瓣膜的准确定位、释放，术毕需迅速恢复血流动力学并维持稳定。对于术前心功能严重受损或者心力衰竭的患者通常需要使用强心药物和血管活性药物恢复血压，抗心律失常药物或者电除颤恢复心律，偶有患者需体外循环并行辅助恢复心功能。儿茶酚胺类药物（如肾上腺素等）对于左心室肥厚的患者常会加重其低血压，因此需慎重使用。术中可在食管超声的指导下使用相关血管活性药物。术后食管超声多提示主动脉瓣瓣周漏，但主动脉生物瓣会随温度的升高而自行重塑，主动脉瓣瓣周漏会在术后24～48h后自行修复。

（三）术后监护

手术完成后即可拔除气管导管，回重症监护室。经股动脉非体外循环下经皮导管内心脏瓣膜置换术的伤口很小，术后口服镇痛药物即可。而经心尖部行非体外循环下经皮导管内心脏瓣膜置换术的伤口相对较大，术后肋间神经阻滞复合镇痛泵镇痛即可。

非体外循环下经皮导管内心脏瓣膜置换术麻醉的关键：①在麻醉诱导时应尽量降低冠状动脉灌注压及避免心动过速。②在诱导快速性室性心律失常时应尽量维持体循环灌注压。③在主动脉瓣膜释放时需严格抑制心脏射血防止主动脉瓣漂移，同时防止呼吸伪影影响心脏显影。

（四）术中食管超声监测

所有非体外循环下经皮导管内心脏瓣膜置换术的患者术中均需全程食管超声监测。麻醉诱导插管后即可放置食管超声探头，术前食管超声全面评价基础心功能及有无二尖瓣、三尖瓣反流、升主动脉及主动脉弓有无动脉粥样硬化斑块，并明确临床诊断。一旦发现升主动脉或主动脉弓动脉粥样硬化斑块，应尽量避免粗导管在主动脉中的操作，以防斑块破裂形成动脉夹层，选择心尖部入径为宜。超声探头于食管中段主动脉长轴面测量主动脉瓣环、左心室流出道及主动脉根部直径，明确主动脉生物瓣型号及手术的可行性。主动脉瓣环直径必须在18～21mm或22～25mm，才能使用爱德华23#或26#生物瓣膜进行导管内主动脉换瓣术。

诱导快速型室性心动过速过程中，食管超声还能协同动脉波形共同判断心室收缩力是否消失及左心室射血是否停止。

主动脉生物瓣的正常功能有赖于瓣膜释放时的正确定位，尽管X线是主动脉瓣于主动脉瓣环处定位的主要依据，但主动脉瓣长轴切面的食管超声检测却仍具有重要意义，如图15-6所示。主动脉瓣释放时，主动脉生物瓣支架近端应在主动脉窦水平左右，支架远端一半以上应当位于心室面，使主动脉生物瓣与主动脉瓣环在同一直线上。但在X线定位时，食管超声探头因退到食管上段，以免其伪影影响X线下主动脉瓣的定位。

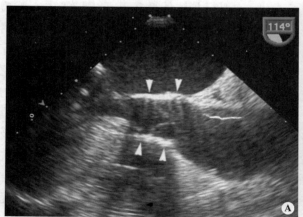
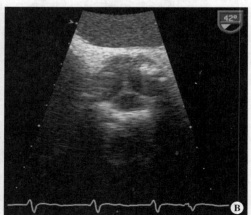

图 15-6　主动脉生物瓣释放后食管超声图

A. 长轴面；B. 短轴面

尽管二尖瓣环与主动脉瓣环之间有瓣环纤维紧密连接，但主动脉瓣环水平的人工生物瓣释放并不影响二尖瓣的生物功能。事实上，通过适当改变释放时主动脉生物瓣的位置能有效降低左心室收缩期末的压力和容积，从而有效改善二尖瓣反流、减轻左心室流出道梗阻、增加左心室射血分数及改善心脏充盈。

食管超声监测在非体外循环下经皮导管内心脏瓣膜置换术中具有重要意义，食管超声不仅能实时监测心脏收缩或舒张功能，还能指导术中容量填充和血管活性药物的使用。

三、全身麻醉与镇静的选择

全身麻醉和镇静都能成功地用于患有严重的主动脉瓣狭窄的患者行非体外循环下经皮导管内心脏瓣膜置换手术，其短期和长期死亡率的结果相似。然而手术时发生并发症和无计划的中转全麻，需要经验丰富的心脏麻醉医师在场来优化患者预后，所以采用镇静还是全身麻醉最终应该由麻醉医师来决定。

镇静与全身麻醉时意识完全消失不同，是一种意识减少的状态，分为轻度、中度、深度镇静。非体外循环下经皮导管内心脏瓣膜置换术常用的镇静镇痛药物有丙泊酚、咪达唑仑、瑞芬太尼、芬太尼等，镇静相关不良事件和缺氧发生高达21%。没有接受正规麻醉培训的医师通常在侵入性操作时实施清醒镇静来缓解疼痛和焦虑症状。镇静期间有并发症风险的患者须由麻醉医师再次评估，包括高龄、肥胖及有严重合并症的患者。在老年患者中，下咽肌的张力减退和阻塞性睡眠呼吸暂停的发生率增加高达75%。所有的镇静剂和阿片类镇痛药对呼吸都有一定的抑制作用，也可能进一步减少咽肌紧张。镇静药物会影响吞咽和呼吸之间的协调，这可能会加大误吸的风险，同时也会引起的轻度高碳酸血症。此外，瑞芬太尼的浓度与误吸风险发生的增加相关。

在行非体外循环下经皮导管内心脏瓣膜置换术的患者中肺动脉高压的发生率高达50%。镇静相关的呼吸抑制可以导致高酸酸血症和酸中毒，这会增加肺动脉压并导致右心衰竭，降低镇静带给这些患者的益处。

接受术中镇静的患者围术期需要的血管活性药物较低，术前存在的血容量不足与麻醉药物血管扩张效应相结合可能会导致全身麻醉患者的低血压，这也能解释全身麻醉患者升压药用量较多。

接受术中镇静患者手术期间发生严重并发症需要插管中转全身麻醉比例约为17%。最常见的指征是血管并发症需要手术治疗，紧急情况或全身麻醉的紧急诱导通常伴随着低血压。格林等报道了紧急情况下院内气管插管后血流动力学不稳定发生率在11%～44%。慢性阻塞性肺疾病，年龄增长和插管前血流动力学的不稳定与插管后血流动力学不稳定有关。这3个因素在紧急中转时常共存，这类患者的血流动力学不稳定性的风险高。因此需要经验丰富的心脏麻醉医师提供术中的保驾护航。

镇静的优点之一是节省时间，但是发现手术时间经常没有具体定义，就像全身麻醉患者部分是在ICU拔管的，完全恢复意识的时间和地点与镇静患者不同。因此，在ICU的时间和患者能活动的时间不可避免地会更长。如果患者在手术台上拔管，那么活动的时间通常取决于手术的过程和充分的术后镇痛。

围术期急性肾功能不全的发生率高达28%，与多因素有关，如快速心室率时低血压引起的肾灌注不足、血栓栓塞肾脏和造影剂的使用等。术前肾功能受损和脱水表明与术后急性肾功能不全有关。慢性利尿药使用和术前的禁食时间导致老年病患者到达手术室处在一个血容量相对减少的状态。输血、进入路线（心尖）、术前的肌酐清除率、高血压和围术期出血也被确认为危险因素。全身麻醉的诱导阶段常会发生低血压，但到目前为止还没有证据表明全身麻醉本身对急性肾功能不全来说是一个危险因素。

一些学者推荐将镇静作为一种通过更有效更经济的方法来执行这个手术，避免了麻醉团队的常规出现，这样就减少了劳动力成本，然而美国、欧洲指南强烈推荐"心脏团队"介入对患者的监护，其中包括一名经验丰富的心脏麻醉医师。为了节省时间或金钱，在没有麻醉医师的情况下执行手术是不符合标准的。

（董　榕　于布为）

参 考 文 献

Abbas SM, Rashid A, Latif H, et al, 2012. Sedation for children undergoing cardiac catheterization: a review of literature. J Pak Med Assoc, 62(2): 159-163

Balanika M, Smyrli A, Samanidis G, et al, 2014. Anesthetic management of patients undergoing transcatheter aortic valve implantation. J Cardiothorac Vasc Anesth, 28(2): 285-289

Bennett D, Marcus R, Stokes M, et al, 2005. Incidents and complications during pediatric cardiac catheterization. Paediatr Anaesth, 15(12): 1083-1088

Dorros G, Cohn JM, 1996. Adenosine-induced transient cardiac asystole enhances precise deployment of stent-grafts in the thoracic of abdominal aorta. J Endovasc Surg, 3: 270-272

Edwards MS, Andrews JS, Edwards AF, et al, 2011. Results of endovascular aortic aneurysm repair with general, regional, and local/monitored anesthesia care in the American College of Surgeons National Surgical Quality Improvement Program database. J Vasc Surg, 54(5): 1273-1282

Fort ACP, Rubin LA, Meltzer AJ, et al, 2017. Perioperative management of endovascular thoracoabdominal aortic aneurysm repair. J Cardiothorac Vasc Anesth, 31(4): 1440-1459

Fröhlich GM, Lansky AJ, Webb J, et al, 2014. Local versus general anesthesia for transcatheter aortic valve implantation(TAVR)--systematic review and meta-analysis. BMC Med, 12: 41

Goren O, Finkelstein A, Gluch A, et al, 2015. Sedation or general anesthesia for patients undergoing transcatheter aortic valve implantation--does it affect outcome? An observational single-center study. J Clin Anesth, 27(5): 385-390

Greenberg R, Resch T, Nyman U, et al, 2000. Endovascular repair of descending thoracic aortic aneurysms: an early experience with intermediate-term follow-up. J VascSurg, 31: 147-150

Griepp RB, 2015. Spinal cord protection in surgical and endovascularrepair of thoracoabdominal aortic disease. J Thorac Cardiovasc Surg, 149(2 Suppl): 86-90

Hamid A, 2014. Anesthesia for cardiac catheterization procedures. Heart Lung Vessels, 6(4): 225-231

He W, Huang RR, Shi QY, et al, 2017. Bispectral index-guided sedation in transfemoraltranscatheter aortic valve implantation: a retrospective control study. J Zhejiang Univ Sci B, 18(4): 353-359

Iung B, Baron G, Butchart EG, et al, 2003. A prospective survey of patients with valvular heart disease in Europe: the Euro heart survey on valvular heart disease. Eur Heart J, 24: 1231-1243

Lam JE, Lin EP, Alexy R, et al, 2015. Anesthesia and the pediatric cardiac catheterization suite: a review. Paediatr Anaesth, 25(2): 127-134

Leon MB, Kodali S, Williams M, et al, 2006. Transcatheter aortic valve replacement in patients with critical aortic stenosis: rationale, device descriptions, early clinical experiences and perspectives. Sem Thorac Cardiovasc Surg, 18: 165-174

Mayr NP, Hapfelmeier A, Martin K, et al, 2016. Comparison of sedation and general anaesthesia for transcatheter aortic valve implantation on cerebral oxygen saturation and neurocognitive outcome. Br J Anaesth, 116(1): 90-99

Mayr NP, Michel J, Bleiziffer S, et al, 2015. Sedation or general anesthesia for transcatheter aortic valve implantation(TAVI). J Thorac Dis, 7(9): 1518-1526

Moskowitz DM, Kahn RA, Konstadt SN, et al, 1999. Intraoperative transesophageal echocardiography as an adjuvant to fluoroscopy during endovascular thoracic aortic repair. Eur J Vasc Endovasc Surg, 17: 22-26

Nowak-Machen M, 2016. The role of transesophageal echocardiography in aorticsurgery. Best Pract Res Clin Anaesthesiol, 30(3): 317-329

Odegard KC, Vincent R, Baijal RG, et al, 2016. SCAI/CCAS/SPA expert consensus statement for anesthesia and sedation practice: recommendations for patients undergoing diagnostic and therapeutic procedures in the pediatric and congenital cardiac catheterization laboratory. Catheter Cardiovasc Interv, 88(6): 912-922

Tagarakis GL, Whitlock RP, Gutsche JT, et al, 2014. New frontiers in aortic therapy: focus on deliberate hypotension during thoracic aortic endovascular interventions. J Cardiothorac Vasc Anesth, 28(3): 843-847

Vahanian A, Alfieri O, Al-Attar N, et al, 2008. Transcatheter valve implantation for patients with aortic stenosis: a position statement from the European Association of Cardio-Thoracic Surgery(EACTS) and the European Society of Cardiology(ESC), in collaboration with the European Association of Percutaneous Cardiovascular Interventions(EAPCI). Eur Heart J, 29: 1463-1470

Walther T, Chu MW, Mohr FW, 2008. Transcatheter aortic valve implantation: time to expand? Curr Opin Cardiol, 23: 111-116

Walther T, Simon P, Dewey T, et al, 2007. Transapical minimally invasive aortic valve implantation: multicenter experience. Circulation, 116: I240-I245

Webb JG, Pasupati S, Humphries K, et al, 2007. Percutaneous transarterial aortic valve replacement in selected high-risk patients with aortic stenosis. Circulation, 116: 755-763

Yamamoto T, Schindler E, 2016. Anaesthesia management for non-cardiac surgery in children with congenital heart disease. Anaesthesiol Intensive Ther, 48(5): 305-313

第十六章

血管手术麻醉

血管手术包括主动脉及其分支、周围动脉、大静脉和周围静脉的各项手术。其中主动脉和上下腔静脉手术的麻醉难度较高。周围动静脉手术麻醉，如周围动脉栓塞、深静脉栓塞和大隐静脉曲张手术较常见，而且多数患者可在部位（区域）麻醉下完成。但老年患者居多，麻醉选择应根据具体情况而定。近年开展血管腔内手术的麻醉，围术期并发症和死亡率降低，更适宜于年迈体弱患者。

第一节　血管病变特点

一、动脉粥样硬化

主动脉手术从病因分析包括动脉粥样硬化占70.4%，创伤（假性动脉瘤）占2.8%，马方综合征占7.0%，中层囊性变占5.3%，感染性占6.8%，原因不详占7.7%。由此可见主动脉病变主要发生在老年，由于动脉粥样硬化，血管内膜受损，引起血管壁中层弹性纤维供血不足和变性引起扩张。动脉粥样硬化大部分位于冠状动脉、颈动脉分叉、腹主动脉、髂动脉和股动脉（图16-1），这些部位易发生狭窄或完全阻塞，但由于血流动力学关系，在肾动脉以下直至双侧髂总动脉分叉处，动脉瘤发生率明显高于胸主动脉和腹主动脉。

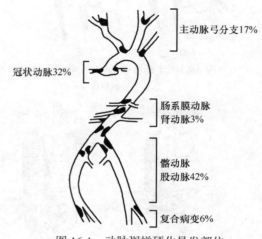

图 16-1　动脉粥样硬化易发部位

二、主动脉瘤

（一）主动脉瘤（aortic aneurysm）分类

1. DeBakey 主动脉夹层动脉瘤分型

（1）Ⅰ型：从近端主动脉瓣的升主动脉直至髂动脉分叉处，较罕见。

（2）Ⅱ型：局限于升主动脉，如马方综合征，较少见。

（3）Ⅲa型：锁骨下动脉开口处远端至胸部降主动脉，也较罕见。

（4）Ⅲb型：从锁骨下动脉开口处远端延伸至腹主动脉（图16-2）。

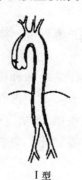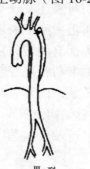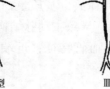

Ⅰ型　　　　Ⅱ型　　　　Ⅲa型　　　　Ⅲb型

图 16-2　主动脉夹层动脉瘤 DeBakey 分类

2. Daily 分类

（1）A 型：从升主动脉开始，包括 DeBakey Ⅰ 型和 Ⅱ 型。

（2）B 型：降主动脉瘤易引起脊髓或肾脏缺血（图 16-3）。

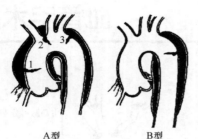

A 型　　　　　　　B 型

图 16-3　主动脉瘤 Daily 分类

1、2、3 为常见破裂口

3. 胸腹主动脉瘤 Craford 分类

（1）Ⅰ 型：胸降主动脉近端至上腹部肾动脉以上的腹主动脉。

（2）Ⅱ 型：降主动脉和肾动脉以下腹主动脉。

（3）Ⅲ 型：从降主动脉远端延伸至腹主动脉不同部位。

（4）Ⅳ 型：累及大部或全部腹主动脉（图 16-4）。Ⅱ 型或 Ⅳ 型动脉瘤较难修复，Ⅱ 型易引起脊髓或肾缺血。

（二）胸主动脉瘤及夹层动脉瘤病因

胸主动脉瘤和夹层动脉瘤常与一些已知的遗传性综合征有关。大动脉的遗传性疾病包括：马方

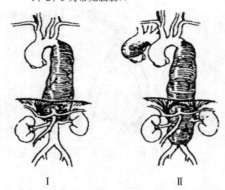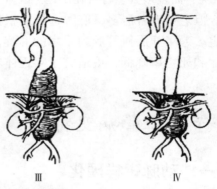

Ⅰ　　　　　　Ⅱ　　　　　　Ⅲ　　　　　　Ⅳ

图 16-4　胸腹主动脉瘤 Craford 分类

综合征、埃勒斯 - 当洛斯综合征、主动脉瓣二尖瓣化畸形和非综合征家族性主动脉夹层动脉瘤。其中以马方综合征较为常见。马方综合征通常与第 15 号常染色体上的原纤维蛋白 -1（FBN1）基因突变有关，为显性遗传。原纤维蛋白是一种重要的结缔组织蛋白，存在于晶状体囊、动脉、皮肤和硬膜中，原纤维蛋白的突变能导致这些组织产生病变。因为原纤维蛋白是弹性蛋白不可缺少的组成部分，从而推测马方综合征的主动脉临床表现继发于主动脉壁的先天薄弱，伴随老化而加剧。对马方综合征患者的主动脉组织研究还发现基质蛋白代谢方面的异常，因为基质蛋白除了表现特殊力学性能外，也在代谢功能方面有关键作用，它吸收和存储生物活性分子，并参与精确控制生物活性分子的活化和释放，基质蛋白的异常改变了平滑肌细胞的平衡，导致主动脉结构薄弱。

马方综合征的心血管特征：近端升主动脉扩张、近端肺动脉扩张、房室瓣膜增厚与脱垂、二尖瓣环钙化及扩张型心肌病。65% ～ 76% 的患者出现主动脉根部扩张，进展至主动脉夹层动脉瘤或破裂是患者突然死亡的主要原因。马方综合征也伴有其他心血管并发症，如二尖瓣反流及心律失常等。引起马方综合征主动脉扩张进展的因素包括妊娠、严重的二尖瓣反流及心律失常等。β 受体阻滞药是治疗马方综合征的基石，其可减缓主动脉根部扩张的进展，并显著减少主动脉反流、主动脉夹层动脉瘤破裂及充血性心力衰竭的发生及死亡概率。

三、脊髓血供

供应脊髓的动脉有纵动脉和横动脉，纵动脉分出脊髓前动脉（图 16-5），占脊髓血供 75%，脊髓后动脉仅占脊髓血供 25%。脊髓有 3 个不同水平供血区：① 颈背部脊髓，血供来自椎动脉、

甲状颈干和肋颈动脉；②中胸部脊髓，血供来自 $T_4 \sim T_9$ 的左、右肋间动脉；③胸腰脊髓，75%患者的 $T_9 \sim T_{12}$、15%患者的 $T_8 \sim L_3$、10%患者的 $L_1 \sim L_3$ 节段的脊髓，血供来自肋间动脉的根支支配，称为最大根动脉（Adamkiewicz动脉），占该

部位脊髓血供的 $1/4 \sim 1/3$，另有腰动脉和骶动脉供血。脊髓前动脉在主动脉上段较下段动脉直径小而阻力大51.7倍，故胸主动脉钳闭后截瘫发生率仍达 $15\% \sim 25\%$。

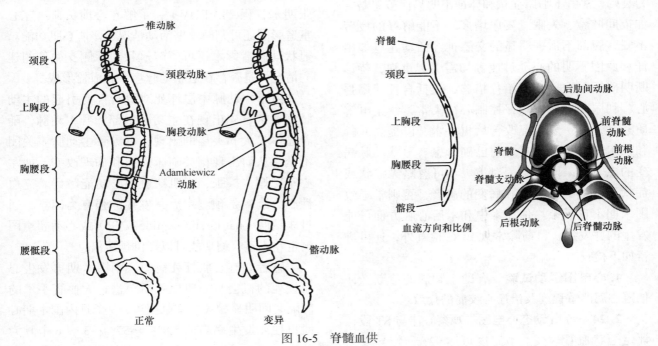

图 16-5　脊髓血供

第二节　术前评估和术前准备与用药

一、术前评估

　　血管外科的危险性除与手术因素有关外，还与是否有并存症密切相关。血管外科老年患者居多，大多伴有心、脑、肺、肝、肾和其他器官的病变，如冠状动脉病变、高血压、糖尿病、慢性肺部病变和肾脏病变（表16-1）。这些改变可影响生命器官功能甚至威胁生命。主动脉手术患者中冠心病和糖尿病的发病率明显高于非血管手术的患者。因此，在临床工作中应充分重视。

表 16-1　择期血管外科患者合并症（%）

高血压	$40 \sim 68$
心脏病	$50 \sim 70$
心绞痛	$10 \sim 20$
充血性心力衰竭	$5 \sim 29$

续表

糖尿病	$8 \sim 44$
慢性阻塞性肺疾病	$25 \sim 50$
肾病变	$5 \sim 15$

　　术前评估存在下列情况者为主动脉手术高危患者（表16-2）。

表 16-2　主动脉手术的高危标准

年龄 ≥ 65 岁
$PaO_2 < 50mmHg$，$FEV_1 < 1L/s$
血肌酐浓度 ≥ 265.2μmol/L（3mg/dl）
休息时 LVEF < 30%
心绞痛 Ⅲ 或 Ⅳ 级
最近有心力衰竭
频发室性期前收缩
左心室室壁瘤
严重瓣膜病变
CABG 后又发生心力衰竭与心绞痛
严重又无法纠正的冠心病

（一）心血管系统

主动脉及其主要分支病变围术期的常见死亡原因是心肌梗死，尤其是心肌再梗死，一旦发生，死亡率高达 16% ~ 40%。心功能不全和充血性心力衰竭，常由于临床症状和体征不明显而被忽略，如夜间咳嗽、失眠、夜尿增多、不能解释的疲劳不安、腹部不适、明显的交感神经活动亢进如出汗和原因不明的心动过速等均需引起重视，待诊断明确后采取适当的治疗措施，包括合理使用强心、利尿和扩血管药，控制心律失常，纠正电解质紊乱，使一般情况改善后再手术，以提高麻醉和手术的安全性。对术前已确诊患有冠状动脉病变的患者，采取必要的对策。不可忽略无症状或症状不严重的冠状动脉病变的患者，否则常导致围术期不良后果。估计术中和术后心脏方面可能发生的并发症，目前除常规 ECG 检查外，还可进行如下检查。

1. 心电图运动试验 有助于胸痛的诊断、评估冠心病严重程度及治疗心绞痛的疗效。

2. 24 ~ 72h 动态心电图 观察心律与 ST 段，评定冠状血管病变，敏感度可达 92%，特异度为 88%。

3. 脑利尿钠肽（BNP）和 N 末端 ProBNP（NT-ProBNP） 对于评价心力衰竭具有很高的临床意义。如果 BNP < 100pg/ml 基本上可以排除心力衰竭，如果 BNP > 400pg/ml 则 90% 的患者有心力衰竭，而 BNP100 ~ 400pg/ml 存在心力衰竭可能，因为肺部疾病、右心衰、肺栓塞等情况引起 BNP 增高。由于 NT-ProBNP 的代谢依靠肾脏，因此不同年龄患者的临界值是不同的。下表列出了 NT-ProBNP 按照年龄分层的临界值（表 16-3）。

表 16-3　按照年龄分层的 NT-ProBNP 临界值

项目	年龄	临界值（pg/ml）
诊断心力衰竭	< 50 岁	450
	50 ~ 75 岁	900
	> 75 岁	1800
排除心力衰竭	非年龄依赖	300

4. 超声心动图 主要是用超声心动图测定收缩期末和舒张期末的心腔直径、心腔容积及测量左右心室的射血分数，计算心脏每搏量和心排血量等。

此外，还可观察室壁活动情况，对评价心肌功能、判断是否存在早期心肌缺血有一定的价值。

5. 心血管造影术 可明确冠状动脉病变部位和狭窄程度，并可计算射血分数，估计左心射血功能，也可从心室舒张期末显影，测量左心室舒张期末容积（LVEDV），了解左心前负荷。左心室造影图还可判断室壁活动情况，评估心肌功能。冠状动脉造影术还可了解冠状动脉侧支循环的建立情况、是否存在冠状动脉痉挛和血栓形成等。

由于主动脉中层坏死或退行性变引起的主动脉瘤通常首先出现在主动脉根部和升主动脉，随着瘤体扩大和夹层的出现，可导致主动脉瓣关闭不全，从而出现相关临床症状和病理改变，如左心室肥厚、扩张、心肌缺血和心功能障碍。充血性心力衰竭是预测术后并发症的强有力因素，通过尿钠肽（natriuretic peptide，NP）或心动超声图测定左心室收缩功能可以提供预后信息。

患者如有心肌梗死病史，则围术期再发生心肌梗死的机会与心肌梗死后至进行大血管手术的间隔时间明显相关。文献报道，3 个月内围术期心肌再梗死发生率高达 5.8% ~ 37%；3 ~ 6 个月为 2.3% ~ 16%；6 个月后为 1.5% ~ 5.6%。近年来，由于内科的积极治疗，外科手术的改进，麻醉理论、技术的完善和监测技术的提高等，围术期心肌再梗死的发生率有所下降，3 个月内手术心肌再梗死的发生率已降至 4.3%。但除非情况紧急，原则上大血管手术应该延迟至心肌梗死 3 个月后再行手术。

（二）高血压

高血压可促使动脉硬化形成，并对主要靶器官如脑、心和肾产生影响。高血压常是成年患者左心室肥厚、充血性心力衰竭的主要原因，同样与心肌梗死、脑血管病变及主动脉瘤突然破裂相关。大血管手术患者入院时 16% ~ 50% 有高血压，其中约有 40% 未经适当的治疗。为此，术前应经常测量血压并进行适当的治疗。若术前未进行适当治疗，麻醉和手术期间发生血压波动的机会显著增加。舒张压显著增高的患者常伴血浆容量降低，而应用降压药可使血容量恢复。治疗不当的舒张压增高患者可在麻醉诱导前适当扩充血容量。

左心室肥厚是心脏后负荷增加的代偿反应，

常可作为评定高血压的重要指标。肥厚的左心室顺应性减退，需要较高的充盈压才能产生最佳的舒张期末容积。对心室充盈压影响的相关因素如低血容量、心动过速和心律失常等常会造成心排血量和血压显著下降。

慢性高血压患者肾血管阻力明显增高，肾血流持续降低，并直接与高血压程度和时间相关。脑血流自动调节范围变得狭窄，自动调节曲线向右移，若发生低血压容易引起脑缺血。高血压引起左心室肥厚，冠脉储备功能下降，特别容易引起心内膜下缺血。对所有高血压患者术前均应适当治疗，并一直持续至手术前。

（三）呼吸系统

有吸烟史并伴有慢性肺部病变的血管手术患者，由于长期呼吸道炎症，分泌物增多，支气管平滑肌收缩和（或）肺实质病变造成呼气时气道趋于关闭阻塞，呼出气流受阻，通气血流比值失调和低氧血症。在原有慢性肺部病变的基础上，血管手术后更易发生肺部并发症，择期外科手术的吸烟患者应在手术前6周戒烟。即使术前肺功能正常的患者进行腹部与胸部手术也常会造成肺容量降低、呼吸浅速、叹息呼吸减少或消失、咳嗽减弱和气体交换受损。慢性肺部病变者术后发生肺部并发症概率显著增加。术前准备包括呼吸功能评估、胸腹式呼吸训练、体位引流、使用支气管扩张药和抗生素控制感染等。胸腹部血管外科手术患者如有肥胖、老年或有慢性肺部病变、大量吸烟史和咳嗽史术前应做肺功能测定。

（四）肺动脉高压

肥胖、阻塞性肺部病变或严重缺血性心脏病患者常伴有肺动脉高压，肺动脉高压达一定程度可引起右心力衰竭，发生显著肺右向左分流、动脉低氧血症和室性心律失常。患者常存在运动耐量受限、低氧血症和容易发生肺部感染，且常容易被忽略。中度运动后肺动脉压进一步增高，常提示心源性肺动脉高压。肺动脉高压患者术前准备包括限制盐和水入量、洋地黄化，以及纠治伴随的肺部病变。

（五）肾脏

血管外科疾病患者常合并潜在肾脏疾病。原发性高血压本身可导致肾功能不全或肾衰竭。腹主动脉或肾动脉的粥样硬化病变可对肾脏血流和肾功能造成损害。糖尿病肾病也不少见，术前和术中使用的造影剂也具有直接肾毒性。即使在肾动脉下方行主动脉阻断也会造成肾血流的减少；血栓斑块可能进入肾动脉，尤其在肾动脉上方阻断和开放主动脉时更容易发生。

（六）中枢神经系统评估

大量研究表明，高龄（年龄＞70岁）、原发性高血压、糖尿病、脑卒中、一过性脑缺血史和动脉粥样硬化是导致术后中枢神经系统并发症的危险因素。术前筛查发现人群中腔隙性脑梗死和颈动脉狭窄发生率较高。对于颈动脉狭窄患者，若一侧颈动脉狭窄大于16%且存在脑缺血的临床表现时，应考虑先行颈内动脉内膜剥脱术，再行主动脉手术比同期手术安全性更佳。若病变同时累及椎动脉或基底动脉环时极易发生术中脑缺血，当主动脉病变累及头臂血管时也可导致脑供血不足。听诊颈部杂音只能作为进一步检查的依据，最常用的无创检查是多普勒扫描，结合B超的解剖成像和血流速度的脉冲多普勒频谱分析，存在高速涡流可以预测颈动脉狭窄程度。

二、麻醉前准备与用药

（一）调整心血管用药

1. 洋地黄类药 用于充血性心力衰竭、心房颤动或心房扑动等，目前常用地高辛。低血钾会加重洋地黄引起的心律失常。术前洋地黄类药物治疗的患者，一般主张结合临床症状与体征调整药物剂量，并于手术当天停用。

2. 利尿药 较长时间应用酚噻嗪类会引起低血钾，用药两周以上，又未适当的补充，即使血钾在正常范围，体内总钾量已下降20%～50%。应该结合病史、ECG变化及测尿钾并计算总钾丧失量作为术前补钾的参考，使术前血钾保持在3.5mmol/L以上。慢性低钾，血清钾低于3.0mmol/L

或估计总体钾丧失达 20% 以上，则应纠治后才能进行择期手术。此外，服利尿药的患者，血容量不足也不容忽视，麻醉期间发生低血压的机会增多，应及时补充血容量。最好在术前 2d 停用利尿药，或至少对利尿药的用量作适当调整。

3. β 受体阻滞药　主要用于心绞痛、心律失常和高血压等治疗。目前认为使用 β 受体阻滞药治疗的患者，原则上术前不应停药。已有证明围术期应用 β 受体阻滞药控制心率，能够降低围术期心肌缺血和随后出现并发症的发生率。尤其当 β 受体阻滞药用于控制心率时，应持续用药直至手术当日晨。

4. 钙通道阻滞药　是治疗心绞痛、原发性高血压和室上性心律失常的药物。在围术期，吸入麻醉药和钙通道阻滞药对心血管系统会产生相互协同的抑制作用。钙通道阻滞药还会降低骨骼肌的收缩效应，加强肌松药的作用，麻醉期间应予以注意。术前停用钙通道阻滞药有可能发生反跳性冠状动脉痉挛。因此，术前不宜停用钙通道阻滞药。

5. 硝酸甘油　硝酸甘油静脉和皮肤贴片已普遍用于抗高血压的紧急治疗和围术期降低心脏前、后负荷，对维护心内膜下心肌血流有益。

6. 抗凝药及其他药物　应用抗凝药的患者要考虑手术出血和硬膜外穿刺置管引发血肿的危险，因此，华法林至少停药 3 ～ 7d，阿司匹林、氯吡格雷及噻氯匹啶应在手术前 1 周停药。其他如口服降糖药应在手术前晚停用。使用胰岛素要考虑手术当天仅给原每日剂量的 1/3 ～ 1/2，术中要加强血糖监测，以免发生低血糖。由于血管紧张素转换酶抑制剂可能导致术中低血压，已有建议手术当天避免使用。

（二）麻醉前用药

麻醉前用药应重点解除患者对手术的焦虑和紧张情绪，并结合病情、手术类别等调整药物种类和剂量。手术前晚口服咪达唑仑 5 ～ 7.5mg，术前 1h 肌内注射咪达唑仑 0.05mg/kg、吗啡 0.1mg/kg 及阿托品 0.5mg，心率增快者减量或改用东莨菪碱。老年和重危患者麻醉前用药应减量。

主动脉病变患者多伴有其他心血管系统改变，术前紧张可能引起血压升高、心绞痛发作，甚至引起瘤体破裂，故术前镇静是需要的。但若入室前患者已经发生瘤体破裂伴有低血压，此时应紧急建立快速静脉通路、补充血容量，而任何镇静药物都可导致急性低血压。

由于瘤体快速扩大或夹层血肿的扩张，可牵拉位于主动脉外膜的感受器产生疼痛，疼痛刺激可进一步导致患者血压升高和心率增快。术前有效的镇痛可降低瘤体破裂发生率。

第三节　胸主动脉瘤手术的麻醉处理

一、升主动脉瘤切除

人造血管置换大多在体外循环下进行，动脉瘤部位较高，离主动脉瓣环 3cm 以上也可考虑在低温下采用人造血管临时旁路吻合，阻断动脉瘤近、远端血流，进行人造血管置换。升主动脉瘤合并主动脉瓣病变则应采用复合带瓣人造血管置换升主动脉和主动脉瓣，并做双侧冠状动脉开口移植（图 16-6）。麻醉和手术期间除遵循体外循环心脏手术原则外，尤应注意控制心脏后负荷，并避免心动过缓，还应特别注意心肌保护液的使用。术中经升主动脉高位或主动脉弓近段插灌注管，也有用经左股动脉插灌注管。主动脉反流者，体外循环期间可放左心引流，防止左心室扩张而负荷过重。

二、弓部主动脉瘤切除

主动脉弓动脉瘤切除涉及头臂动脉各分支，手术较复杂费时。要特别注意缩短头部分支的阻断时间，保护大脑减少神经系统后遗症，可考虑采用以下措施。

1. 体外循环法　分别对无名动脉、左颈总动脉及下半身动脉插管灌注，颈动脉灌注量 400ml/min 左右（图 16-7）。

2. 分流法　先在升主动脉及降主动脉间用人造血管架一临时旁路吻合，并于分支和头臂动脉主要分支做端侧吻合，然后阻断动脉瘤近远端主动脉，切除瘤体，移植人造血管重建主动脉血流，最后拆除临时旁路血管。

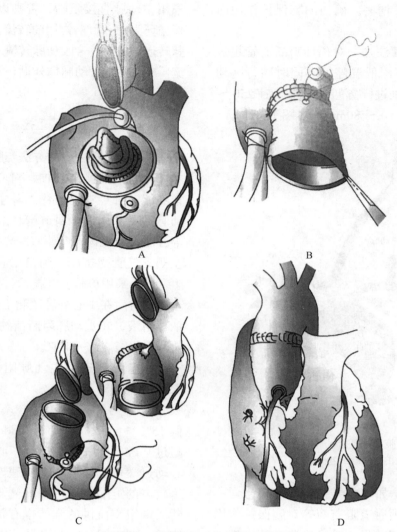

图 16-6 手术修复升主动脉瘤或夹层

A. 主动脉瓣被置换；B. 移植血管吻合在主动脉瓣环，左冠状动脉再植；C. 完成左和开始右冠状动脉再植；D.完成远端移植吻合

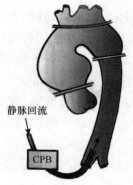

图 16-7 主动脉弓手术采用股动静脉转流，图示插管和钳夹的部位

3. 低温法 通过体表降温将中心体温降至32℃，头部另加冰帽。在升主动脉近心部与人造主动脉弓行端侧吻合，其远端与降主动脉做对端或端侧吻合，再分别吻合头臂各分支。在中度低温保护下，可提供 20min 左右安全间期供无名动脉及左颈动脉吻合，两次吻合之间应有 15min 间隔，使脑的血循环充分恢复。此外，尚有体外循环深低温停循环法，近年报道，体温保持在 15℃ 左右，瞳孔极度扩大，脑电图无电波活动，历时 30min 以内的循环停止可称安全，10℃ 时可达 40min。而临床经验证明，头部另加冰帽则时间可适当延长。对决定某一水平温度下循环停止时间也应根据患者和临床具体情况而定，但仍需遵循基本规律。

4. 逆行脑动脉灌注 此方法的主要优点是避免停止脑组织循环，又不影响手术操作，作为大脑低温的辅助，减少脑栓塞的发生，目前仍在临床研究阶段，逆行脑动脉灌注不能超过 30min，不然，神经系统并发症增多。确切的脑保护作用尚不能肯定。

5. 顺行脑动脉灌注法　对预计阻断血管超过30～45min时，可在深低温停循环同时顺行脑动脉灌注。一般用氧合血进行脑灌注，控制流速250～1000ml/min，灌注压50～80mmHg（图16-8）。

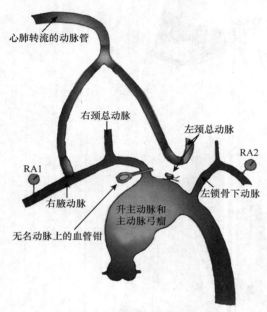

图 16-8　经右腋动脉插管的顺行脑灌注
RA1. 右桡动脉测压管；RA2. 左桡动脉测压管

6. 药物脑保护　如硫喷妥钠、大剂量激素、氧自由基清除剂、钙通道阻滞药等对脑保护作用目前多数认为无确切效果。术中应避免高血糖，实验证明在脑缺血动物，用胰岛素产生轻度低血糖可改善动物存活率和神经系统功能。为了预防术中脑供血不足致脑水肿，可用甘露醇0.5g/kg以缓和术后颅内压的升高。

三、降主动脉瘤切除

降主动脉瘤手术麻醉期间，在降主动脉阻断时可引起剧烈的血流动力学波动，严重的近端高血压，可出现心脏并发症；而同时伴有远端低血压，腹腔脏器和脊髓缺血。此外，手术及凝血功能障碍可造成出血。如手术操作熟练，阻断时间短（一般小于30min），采取直接阻断能节省手术时间，减少术中出血和主动脉损伤。一般认为，主动脉病变范围小，预计手术操作简便且阻断时间在30min以内，患者心、肾功能良好时可考虑

采用主动脉直接阻断，否则以辅助体外转流或体外循环为宜。目前常用的转流方式有主动脉 - 主动脉转流、左心房 - 股动脉转流、肺静脉 - 股动脉转流、右心房 - 股动脉体外循环和股静脉 - 股动脉体外循环等。

（一）浅低温下直接主动脉阻断

1. 麻醉选择　麻醉方法与腹主动脉手术相同。术中除常规监测外应加强对心肌缺血、心功能、肾功能及神经功能监测。降主动脉瘤和胸、腹主动脉瘤手术采用全身麻醉体表降温、选择性旁路等方法。一般选择左侧双腔导管，如术前CT显示左侧支气管受挤压，则换用右侧双腔管或支气管阻塞器，采用单肺通气技术，有利于手术野显露。全身麻醉后在中心静脉监测下经静脉输注4℃乳酸钠林格液，在主动脉阻断前约输入1500ml左右，使体温降至33～34℃。

2. 麻醉管理　主动脉阻断前及时调整麻醉深度和血流动力学状态。应用静脉注射镇痛药或吸入全麻药维持患者的心率与血压较基础水平低15%～20%。主动脉阻断后血压上升，若未超过基础值的15%～20%，心电图无异位节律或心动过缓可不必处理。从理论上讲，主动脉阻断后较高的近端血压可增加侧支循环血流量，对阻断远端组织血供的维持也有帮助。患者术前心功能差，若有明显冠状动脉病变、心肌梗死史、射血分数小于0.35、心指数小于2L/（min·m²）、心室壁活动减弱或有反常活动及肺动脉楔压大于15～48mmHg，术中心脏不能承受外周阻力骤增，或主动脉阻断后血压上升过高应及早预防性应用扩血管药。人造血管置换完毕，主动脉开放后，处理原则同腹主动脉瘤置换术。由于主动脉阻断部位高，远端较大范围组织血供不足，主动脉开放后常出现比较严重的酸血症，应及时纠治。一般在主动脉开放后先静脉滴注5%碳酸氢钠100～200ml，然后按血气分析结果追加调整碳酸氢钠的用量。

3. 心肌保护　在主动脉血管手术的患者中，麻醉药的心肌保护作用临床研究尚未完全定论，有文献报道，吸入麻醉药与静脉麻醉药比较，肌钙蛋白测定结果无显著性差异。最近研究证明，右美托咪定是安全有效的，手术期间心率和血压

较稳定，减少心肌缺血和降低肌钙蛋白的血清水平，在高危人群中具有心脏保护保护作用。

4. 肾脏保护 肾脏在常温下缺血30min即出现细胞损害。低温灌注使肾脏中心温度降至20℃，能有效抑制其代谢活动，并认为低温灌注对术前有肾功能损害的患者有保护作用。肾动脉以下降主动脉瘤手术后肾功能不全的发生率为5%，肾动脉以上降主动脉瘤手术后肾功能不全的发生率为13%。肾功能不全与主动脉阻断时间、术中低血压时间及低心脏指数、急性心房颤动、术前肾功能状态及早期再手术相关。药物如甘露醇和多巴胺等的肾保护作用尚不肯定，采用全身降温或应用4℃乳酸钠林格液持续灌注双肾动脉，效果较好，主动脉阻断时间16～80min，阻断开放后尿量保持正常，术后第1d出现不同程度血尿素氮和肌酐增高，这种短暂的肾功能损害于术后3d左右才可恢复正常。

5. 脊髓保护 文献报道，因脊髓缺血降主动脉瘤术后可能并发截瘫，发生率为2.9%～32%，平均为6.5%。其中迟发性截瘫占术后截瘫或轻瘫的30%～70%。患者年龄大于70岁、动脉粥样硬化及急诊手术的发生率高。此外与阻断时间（大于30min）、动脉瘤性质、部位及瘤体的广泛程度（移植血管长度）有关，尤其与主动脉阻断时间呈正相关。脊髓缺血性损伤的临床表现类似于脊髓前动脉综合征。脊髓保护主要措施：①胸段和腰段的动脉血供通常有一支以上的来源，其中一支或数支根动脉的血供最重要，血流中断可导致脊髓缺血。术前确认根动脉，手术重建术后截瘫发生率可从50%降至5%。②重建肋间动脉（T_8～L_1肋间动脉和腰动脉）。③目前普遍认为低温仍是大血管手术时保护中枢神经系统最常用的措施。术中采用浅低温（33.5～34℃）。④左心转流和远端主动脉灌注，维持钳闭动脉近端和远端灌注压（＞16mmHg），保持主动脉阻断近端压力比基础值增加30%，钳闭时间小于30min。⑤维持血细胞比容在30%左右，术中不应输注葡萄糖（避免高血糖）。⑥腰段脑脊液减压引流，使CSF压力降至10mmHg以下，可减少脊髓的缺血损伤。⑦其他脊髓保护措施包括使用大剂量甲尼松龙静脉注射（30mg/kg，阻断前和阻断后4h静脉注射）、应用氧自由基清除剂、甘露醇、巴比妥、镁、钙通道阻滞药、酰胺类局麻药及阿片受体拮抗药等保护。但这些措施对脊髓的保护作用均难以肯定。近期文献报道，应用硬膜外间隙局部降温、脑脊液引流、根动脉置换等综合措施，联合体感和运动诱发电位监测，维持较高灌注压（90～110mmHg），使主动脉钳闭后下肢瘫痪明显降低。

脊髓缺血监测：应用体感诱发电位（SSEP），在运动阈以上微电流刺激踝部胫后神经，通过周围神经到脊髓后束，经脑干、中脑、脑桥、丘脑至大脑皮质感觉区，可记录到SSEP（图16-9），主动脉钳闭后4min SSEP潜伏期延长，7min后脊髓传导停止（图16-10）。在主动脉灌注恢复后50min左右脊髓传导恢复，术后24h内恢复正常。如SSEP信号消失＞14～30min，可能发生术后神经并发症。但临床上有时SSEP也不能完全反映脊髓缺血。SSEP曲线可受许多因素影响，包括麻醉药、体温、氧和二氧化碳水平及周围神经病变等。吸入麻醉药使SSEP潜伏期和振幅降低，恩氟烷影响最明显，其次为异氟烷和地氟烷，七氟烷和氟烷影响最小，脊髓手术或胸主动脉瘤手术用SSEP监测时，异氟烷、地氟烷或七氟烷浓度小于1MAC，用SSEP监测仍有意义。

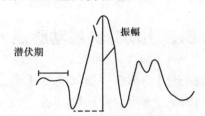

图16-9 胸主动脉钳闭后SSEP的变化

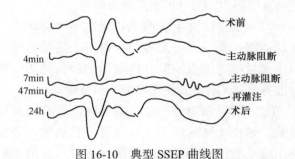

图16-10 典型SSEP曲线图

（二）常温下转流或体外循环

为了减轻高位胸主动脉阻断所产生的剧烈的血流动力学波动，防止严重的心脏并发症如心肌缺血、急性心肌梗死、急性左心衰竭和心律失常，维持主动脉阻断以下部位的血供，减少腹腔内脏缺血和脊髓缺血损伤，避免主动脉开放时产生严重的低血压和出血，延长主动脉阻断的时间，目前常借助于体外转流或体外循环。主动脉-主动脉放置转流管能够有效地减轻左心室后负荷，降低左心室收缩力和舒张期末压力，且方法简便，无需全身肝素化。术中可根据阻断远端压力和尿量等判断转流量。因左锁骨下动脉可能钳闭，不用左桡动脉穿刺插管，可选用右桡动脉或股动脉，上下肢动脉测压，能了解主动脉阻断上下的血压。左心房-股动脉或肺静脉-股动脉转流需要借助体外循环机实施，但不需要氧合装置。右心房-股动脉或股静脉-股动脉转流则不仅需要体外循环机，而且需要氧合器或膜肺。体外转流开始，主动脉阻断后全身血流分成两部分。上身的血液循环由心脏维持，而阻断以下部分的血液循环则由转流泵维持。血压一般由静脉引流量所决定，比较理想状况是将上半部的血压和下半部的血压均控制在 70～80mmHg。由于回心血量减少，左心室前负荷较直接主动脉阻断时明显下降，但仍有部分患者出现肺动脉压和肺动脉楔压增高，可持续静脉输注硝普钠或硝酸甘油治疗。

四、主动脉夹层动脉瘤

主动脉夹层动脉瘤一般属急症手术，为了争取时间，诊断、急救治疗同时并进。如延误手术时机，死亡率高达 20% 以上。麻醉方案与上述胸主动脉瘤相似。其处理要点如下所述。

（1）紧急建立至少两条以上大号（＞16G）静脉通路，其中之一为多腔导管中心静脉通路，便于大量快速输血输液和血管活性药物使用。同时准备血液回收机及快速输液加温装置。

（2）同时立即桡动脉穿刺插管，进行动脉压监测。如桡动脉搏动不明显则可用肱动脉，必要时用股动脉或腋动脉，但须留一侧股动脉为了急救时置管进行体外循环。

（3）插入肺动脉导管用于监测肺动脉压及心排血量。

（4）麻醉诱导后备用 TEE 监测。

（5）力求麻醉诱导平稳和维持适当麻醉深度。

（6）调控血压，防止血压剧烈波动，应用扩血管药和升压药调控，维持收缩压 100～120mmHg。

第四节　腹主动脉瘤手术的麻醉处理

腹主动脉瘤（abdominal aortic aneurysm，AAA），95% 的患者发生在肾动脉以下部位，并延伸至髂动脉（图 16-11）。近年来，由于外科、麻醉和监测的改进，手术死亡率已降至 1.4%～3.9%，动脉瘤破裂急症抢救死亡率仍高达 35%～50%。若患者术前有明显心肺疾病，严重肾功能不全或过度肥胖，手术死亡率高达 20%～66%。一般认为动脉瘤直径大于 5cm 就有手术指征，否则每年可有 10% 左右的患者发生动脉瘤破裂，一般 AAA 直径 ≥ 5cm 应即手术，有报道在 5 年内发生破裂可高达 80%。随 AAA 直径增大，4～7cm 时破裂发生率为 25%，7～10cm 为 45%，大于 10cm 为 75% 以上。因此，一旦确诊腹主动脉瘤，应定期随访。若患者情况许可，应及早手术。

腹主动脉瘤绝大多数发生在肾动脉以下（肾动脉以上较少）。AAA 围术期总死亡率为 55%，而选择性手术死亡率仅 2%～5%，一般经腹腔手术，少数经后腹膜探查。手术时间为 3～5h。患者全身情况差，手术时间长及出血较多，则危险性大，术后并发症多和死亡率高。

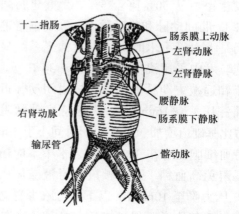

图 16-11　腹主动脉瘤的发生部位及其毗邻关系

一、手术期间血流动力学改变

腹主动脉阻断后，由于肾素活性增加，儿茶酚胺、前列腺素和其他血管收缩因子分泌增多，近端动脉压升高，外周血管阻力增加，心脏后负荷加重，心率可无显著改变，心排血量降低，心脏充盈压改变不定。有很多因素可影响主动脉阻断的病理生理改变，如术前患者冠脉循环和心功能、主动脉阻断部位、阻断时血容量状况、血容量的再分布、麻醉技术、麻醉药物及外科病变等。主动脉瘤部位不同，术中阻断主动脉引起的血流动力学变化也不同（表16-4）。越是接近心脏的主动脉瘤，术中一旦阻断主动脉则血流动力学变化也越显著。如胸主动脉瘤、胸腹主动脉瘤术中做近端主动脉阻断，其血流动力学变化显著大于肾动脉以下的腹主动脉瘤。若动脉瘤接近双侧髂总动脉分支处，由于已存在侧支循环，阻断近端主动脉时，血流动力学的变化比较轻微。腹腔动脉以上腹主动脉阻断时因容量转移到身体上部，内脏静脉系统容量减少，阻断后心脏前负荷增加，PAWP 和 LVEDP 都明显增加。而 LVEF 的变化与心脏代偿能力相关。高位阻断胸降主动脉后 LVEF 降低约 35%，心肌缺血的发生率可达 92%，有 8% 的患者发生急性心肌梗死，可能与因腹主动脉瘤或胸腹主动脉瘤患者合并冠心病、心功能减退有关。心功能良好，需要高位阻断胸降主动脉患者，阻断主动脉后外周阻力、肺动脉压、PAWP 和阻断近端的血压明显增加，而心排血量则有轻度增加，阻断后无明显的心脏并发症。肾动脉以下阻断腹主动脉时，容量从下肢转移到内脏血管，心脏前负荷不变或减少，各项循环参数变化都较小。在冠状动脉粥样硬化性心脏病患者，特别以往曾有心肌梗死，心脏储备低下者，肾动脉以下腹主动脉阻断时，外周阻力骤增，常造成心排血量降低，左心室充盈压（LVFP）和 PAWP 急剧增高，出现心律失常和心内膜下心肌缺血，与无心脏病患者显著不同。因此，主动脉阻断后若 PAWP 升高 4.5 mmHg 以上，表明心脏储备有限。为此，在主动脉阻断前应做好充分准备，采取有效对策，包括调整有效循环容量、控制麻醉深浅及按需及早使用血管扩张药（如用硝普钠 20～50μg，硝酸甘油 80～200μg 或尼卡地平 200～160μg）等。

表 16-4　不同阻断水平对血流动力学的影响

指标	腹腔干以上（%）	腹腔干以下 - 肾动脉以上（%）	肾动脉以下（%）
平均动脉压增加	54	5	2
PAWP 增加	38	10	0
舒张期末面积增加	28	2	9
收缩期末面积增加	69	10	11
LVEF 减少	38	10	3
心室壁异常运动	92	33	0
新发生的心肌梗死	8	0	0

反之，当主动脉阻断开放，血流恢复，远端血管开始重新灌注，左心室后负荷降低。外周血管阻力降低伴动脉压下降，心排血量可增加或减少。由于下肢及骨盆区缺血性血管扩张，手术出血量大、血容量不足，造成心排血量减少，以及外周血管阻力降低共同作用引起血压下降，乳酸及其他无氧代谢产物积聚，以往称为"松钳性休克"（declamping shock）。现知，只要及时快速补足血容量，或在松钳前适当增加血容量，使 PAWP 或 CVP 处于较高水平，可减少松钳时低血压的程度和时间。腹主动脉阻断时及开放时的血流动力学变化见图 16-12 和图 16-13。

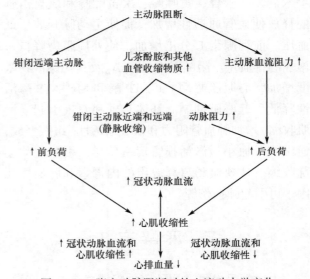

图 16-12　腹主动脉阻断时的血流动力学变化

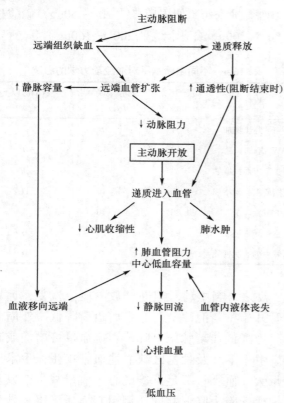

图 16-13　腹主动脉开放时的血流动力学变化

主动脉阻断和开放时还存在代谢、神经内分泌功能改变，并影响血流动力学。阻断后肾素活性增加，肾上腺素、去甲肾上腺素浓度增加。由于血液稀释，肾小管受损，再灌注后排泄增加及高能磷酸化合物再合成引起的低磷血症可持续至手术后期。腺苷、黄嘌呤、次黄嘌呤和氧自由基的释放使血管通透性增加，促使主动脉开放后低血压。前列腺素 E 分泌增加，使外周阻力降低，增加心排血量。阻断时血栓素 A_2 及其代谢产物浓度增加，心肌肌浆网 Ca^{2+}ATP 酶和 Mg^{2+}ATP 酶活性降低引起心脏抑制。补体 C3a 和 C5a 引起平滑肌收缩，增加肺血管阻力和血管通透性；组胺释放，血细胞及血小板激活损害房室传导，引起冠状动脉收缩。从缺血肠道释放出的内毒素和肿瘤坏死因子可引起肺损伤等。

二、麻醉方法

大血管手术可选用硬膜外阻滞联合全身麻醉。也可单用全身麻醉，不同的麻醉方法各有利弊，但最终并不影响手术的预后。与麻醉方法的选择相比，术中管理更为重要。

（一）硬膜外阻滞联合全身麻醉

腹主动脉瘤置换术采用硬膜外阻滞联合全身麻醉是一种较好的麻醉方法，可发挥各自的优点，降低全麻药的需要量，术后可早期拔除气管导管。硬膜外阻滞扩张血管，可减轻心脏的前后负荷，维持心肌氧供需平衡，降低应激反应，改善术后高凝状态，减少术后血管栓塞。利用硬膜外导管进行术后镇痛，可以减少各种并发症。通常采用 $T_{11,12}$ 做硬膜外穿刺置管，待阻滞平面出现后进行麻醉诱导和气管插管。硬膜外用药后全麻诱导用药量应酌情减少。

（二）全身麻醉

精心实施静吸复合全身麻醉，在麻醉诱导时注意避免血压骤升造成动脉瘤破裂。大剂量芬太尼等阿片类药物较易维持稳定的血流动力学状态，并有助于控制手术创伤引起的应激反应。但术后需较长时间的呼吸支持，一般仅用于心功能储备差的患者。

三、麻醉和术中管理

麻醉和术中管理包括循环维持和心、肾等脏器功能保护。硬膜外阻滞复合全身麻醉在麻醉诱导期间容易发生低血压，除适当增加容量补充外，可按需静脉注射去氧肾上腺素 0.05 ～ 0.1mg 或去甲肾上腺素 4 ～ 8μg，必要时可重复应用。麻醉与手术期间除注意血流动力学变化外，同时补充与调整血容量，尤其当动脉瘤切开时可发生大量失血，失血量可达 1000 ～ 3000ml，应使用血液回收并及时补充。阻断、开放主动脉钳时速度要慢，根据血流动力学变化，必要时应立即开放或重新阻断，以便进行调整。主动脉阻断前应控制循环血容量在低水平，保持 PAWP 5 ～ 15mmHg。阻断时调整麻醉深度，必要时用扩血管药使阻断后血压升高不超过 20%。在腹腔干以上不建立旁路直接阻断主动脉时，血流动力学影响显著，应积极调控心肌收缩力 - 血管张力及血容量，避免血压过高，增加心脑血管意外。不同阻断水平对血流动力学的影响见表 16-4。虽然动脉压升高有利于远端灌注，增加冠状动脉灌注，但对冠心病患者，心脏的前、后负荷增加也可增加心肌氧耗，引起心肌缺血。术中应维持心率在基础水平，心动过缓较心动过速有利，在补足血容量基础上可以用麻醉药或 β 受体阻滞药减慢心率。心功能正常的患者一般均能耐受主动脉阻断造成的后负荷增加。而左心室功能减退的患者主动脉阻断后 PAWP 升高、心排血量降低和（或）心电图呈现心肌缺血改变，此时，可用硝酸甘油或硝普钠降低心脏后负荷，使心肌氧供需平衡获得改善。使用扩血管药控制肺循环、体循环血压不满意时，可加用磷酸二酯酶抑制剂。术中除注意保护心脏功能外，对肾动脉以下的腹主动脉瘤手术同样要注意对肾脏的保护。由于手术切口大，腹腔显露范围广，热量和体液丧失多，术中输液量应达每小时 10 ～ 15ml/kg，维持红细胞比容在 30% 左右。此外，动脉瘤病变接近肾动脉，阻断会引起肾血流降低及肾血管阻力增加。这类患者伴肾动脉病变的机会多，阻断主动脉时机械性因素影响肾动脉血流，动脉粥样硬化斑块样物质脱落可造成栓塞。因此，术中维持适当尿量极为重要，每小时不少于 0.5 ～ 1.0ml/kg，为此在主动脉阻断前 30min 应用甘露醇 0.25 ～ 0.5g/kg，增加肾脏皮质血流使尿量充足，同样也可静脉注射呋塞米 5 ～ 20mg。若阻断主动脉期间尿量偏少和血压偏低者可用多巴胺输注。如经上述处理仍无尿，则大多为术前肾功能差或机械性因素影响了双侧肾脏血供，术后可发生急性肾衰竭。在阻断期间由于肾血流减少引起肾素 - 血管紧张素增加且持续较长时间，也可采用血管紧张素转换酶抑制剂或钙通道阻滞药。患者术前伴慢性肾实质病变，血肌酐增高超过 480μmol/L，术后急性肾功能不全并发症和死亡率将增高。术中应保持体温在 35.5℃ 以上，低温可引起凝血功能障碍，低心排血量综合征、脏器功能不全及苏醒迟延等，应尽量避免。

四、手术后处理

大多数血管外科手术开放创伤较大，手术时间长，术中血流动力学变化多见及术前存在各种并存症。因此，术后应严密观察血压、呼吸、神志、头颈及四肢动脉搏动、肢体活动、胸腔引流量及颜色。应保留术中有关监测措施如直接动脉测压、中心静脉压、肺动脉测压等，待病情稳定后逐渐撤除。

术后处理要点：①注意血容量变化，保持血流动力学稳定，根据术中失血、失液量进行输血补液，依据血压、脉搏及中心静脉压变化随时调整输血与补液量及补液速度，尽量做到适度。②连续心电图监测，注意心律与心率和 ST 段变化，预防心肌缺血，避免严重心肌氧供需失衡发生心肌梗死。因此维持血压和控制心率显得尤为重要。特别要预防术后高血压和心动过速，常规准备血管扩张药与 β 受体阻滞药，如硝普钠、硝酸甘油、酚妥拉明、拉贝洛尔和艾司洛尔等。③保持充足的尿量，补液量不要欠缺，可按需适当使用甘露醇和利尿药等，促进肾功能尽快恢复及减轻组织缺氧所致水肿。④加强呼吸管理，保持气道通畅，预防肺部并发症发生。术前呼吸功能差、升主动脉瘤或主动脉弓手术，通常术中采用体外循环，术后保留气管内导管进行术后机械支持通气 8 ～ 24h，待患者情况稳定、呼吸功能良好后再拔除气管导管。⑤术后良好镇痛对稳定术后血流动力学和预防并发症有益，特别是经硬膜外导管注入吗啡类镇痛药和（或）局部麻醉药镇痛可保持下肢良好的血流，预防下肢静脉血栓形成。⑥维持血气、pH 值、电解质在正常水平，保持血细胞比容 30% ～ 35%。⑦加强护理和体疗，鼓励患者尽早起床活动。⑧重视体温监测和术中保温，避免体温过低引发寒战，以及低体温引起外周血管收缩、血管阻力增加等现象，后者常是术后高血压原因之一，耗氧增加，影响氧供需平衡，可发生心肌缺血。因此，围术期应避免发生低体温。

第五节 颈动脉内膜剥脱术麻醉

颈动脉内膜剥脱术（carotid endarterectomy，CEA）的适应证和禁忌证取决于对患者血管造影的影像学发现、临床表现及手术危险性进行综合考虑。①病灶部位：造成颈动脉狭窄的硬化斑块多位于颈总动脉分叉部。②狭窄程度：动脉直径的最狭窄处小于 20mm（或管腔内径缩小 50%）时，应手术。颈动脉内膜剥脱术不仅存在脑缺血的危险性，且大多为高龄常伴有高血压、冠心病、糖尿病和肾功能不全等疾病。因此术前仔细评估患者情况和术中正确处理十分重要。

一、术前评估及准备

（一）脑血管疾病

患者的神经系统症状是决定手术指征、手术效果和手术危险性的重要因素。如近期有否渐进性神经系统功能障碍的临床体征，有否频繁的短暂性脑缺血发作，以及多次脑梗死而造成神经系统功能障碍。麻醉医师应知晓手术侧颈动脉病变，同时了解对侧颈动脉、椎动脉及其他脑血管尤其是侧支循环情况。颈动脉狭窄通常发生在颈内动脉、颈外动脉分叉处。若造影发现对侧颈动脉狭窄阻塞、颈内动脉狭窄、颈动脉广泛粥样斑块坏死并伴有血栓等，均提示手术属高危，颈动脉内膜剥脱术围术期病残率和死亡率与脑血管疾病的严重程度相关。依据患者术前状况可分为无症状颈动脉狭窄、短暂性脑缺血发作、轻度卒中、严重卒中和渐时性卒中。有明显神经损害的急性颈动脉阻塞的患者，行急诊颈动脉内膜剥脱，围术期病残率和死亡率相当高，应权衡利弊，考虑是否采用手术治疗。一般认为，由颈动脉疾病引起的急性脑卒中患者，应进行积极的内科治疗2～6周后，若病情稳定，情况良好，无明显神经系统残留障碍，手术指征确切则可考虑手术。

（二）心血管病

冠状动脉病变常与颈动脉内膜剥脱术预后有明显的相关。在心肌梗死后3～6个月内或伴有充血性心力衰竭的患者施行颈动脉内膜剥脱术死亡率颇高，若无特殊情况，手术应延期并进行合理治疗，待病情稳定和情况改善后才能进行手术。有文献报道，将1546例颈动脉内膜剥脱术患者分为3组：Ⅰ组患者无冠状动脉病变史或症状；Ⅱ组患者有症状性冠状动脉病变，如心绞痛、心力衰竭或严重室性心律失常；Ⅲ组患者有症状性冠状动脉病变，但在颈动脉内膜剥脱术前或同时施行冠状动脉旁路术。结果表明，上述3组在行颈动脉内膜剥脱术后，Ⅱ组患者心肌梗死、短

暂性脑缺血发作和卒中发生率及手术死亡率明显高于Ⅰ组和Ⅲ组患者。根据大量资料分析显示，颈动脉内膜剥脱术患者围术期引起死亡的原因，发现心肌梗死明显比脑出血、脑缺血、脑梗死所导致的死亡率高。由于颈动脉内膜剥脱术患者50%～70%患有高血压，术后发生高血压更常见，不仅有潜在脑卒中的危险，也会加重心脏负担，影响心肌氧供需平衡和引起心律失常、心肌缺血、心肌梗死等。因此高血压患者术前应控制血压低于180/100mmHg为宜，术前在不同体位下多次测定患者两上臂的血压及患者清醒和静息时的血压，以确定患者一般情况下的血压范围，此对确定术中和术后可耐受的血压范围极为重要。若术前两上臂血压存在差别，术中和术后采用血压较高值一侧的上臂测定血压似能更好地反映脑灌注压。

（三）其他疾病

颈动脉内膜剥脱术患者大多为老年患者，通常手术危险性与围术期病残率和死亡率随年龄增长而增加。由于半数患者可合并有糖尿病，因此对患糖尿病者应在术前制订适当的用药方案，控制血糖于适当水平。吸烟者常伴有慢性支气管炎、不同程度的气道阻塞、闭合容量增加、分泌物增加及肺功能不全等表现，术后肺部并发症增多，故术前应停止吸烟，使用支气管扩张药和预防性使用抗生素，并教会患者做呼吸锻炼。颈动脉内膜剥脱术的目的是减轻临床症状，预防卒中，增进生活能力和延长寿命。患者有以下情况者有手术指征：①近期有再发栓塞引起短暂性脑缺血发作。②可逆性缺血性神经障碍而用抗凝治疗无法良好控制。③短暂性脑缺血发作。④可逆性缺血性神经障碍伴有颈动脉杂音。⑤陈旧性脑卒中而出现新症状。

由于患者术前常服用多种药物如抗血小板、抗高血压、脑血管扩张药，因此要了解患者用药史。抗血小板药目前临床上常用乙酰水杨酸溶片（阿司匹林）和双嘧达莫（潘生丁，dipyridamole）以降低血小板凝集，尤以前者为常用，且以小剂量为宜。由于血小板凝集遭抑制，出血时间可延长，应引起重视。至于抗高血压与其他心血管方面用药，术前要了解用药类型、品种、剂量及与麻醉之间可能发生的药物相互作用，原则上各种治疗

用药均应持续至术日晨，不要随便停药，可按情况适当减量，以保持病情稳定。

二、麻　　醉

（一）术前用药

术前用药目的是使患者镇静，防止因焦虑而引起血压升高，心率加速和心律失常等。但不主张应用大剂量术前药，尤其是阿片类药物，一般可选用咪达唑仑 3 ～ 5mg 术前 30min 肌内注射。术前未应用 β 受体阻滞药者，则可在术前 2h 口服美托洛尔 12.5 ～ 25mg，减轻麻醉诱导和气管插管时心血管系统的应激反应。

（二）麻醉选择

麻醉期间总的原则是保持良好平稳的麻醉，保持正常通气，维持正常或稍高的血压，轻度抗凝及正常血容量。常用的麻醉方法如下所述。

1. 颈神经丛阻滞　颈动脉内膜剥脱术可采用单侧颈神经丛阻滞，通常颈浅神经丛用 1% 利多卡因加 0.1% 丁卡因混合液或 0.375% 罗哌卡因 10 ～ 15ml（不加肾上腺素），以及用 1% 利多卡因加 0.1% 丁卡因混合液或 0.375% 罗哌卡因 8 ～ 10ml，经颈 4 椎神经一点法做颈深神经丛阻滞，待阻滞完全后才开始手术。术中显露颈动脉鞘后由术者在明视下做颈动脉鞘内浸润阻滞，预防由于手术操作引起反射性心动过缓和血压下降。面罩吸氧，并按需静脉注射芬太尼 0.05mg 和氟哌利多 1.25 ～ 2.5mg 作辅助。由于操作简单、方便，患者可在清醒状态下接受手术，可反复测定神经系统功能，并保持良好的血流动力学，围术期发生心肌梗死少见。患者意识均保持清醒，术者在做颈动脉内膜剥脱术前常规做颈动脉钳夹试验，阻断颈动脉 3 ～ 10min，密切观察意识水平，是否有意识消失、嗜睡、对答及计数迟钝和对侧手握力减退等，以决定是否需要建立临时性旁路分流。若患者能良好地耐受此夹闭试验，可接受颈动脉切开内膜剥脱术。于颈神经丛阻滞下手术需要患者充分合作，遇有阻滞不全、长时间体位不适、外科医师操作等因素常会造成患者不合作，为保证手术进行必然增加辅助用药机会，由此造成意

识不清，失去了对脑缺血评判依据。但对重症、CEA 术后再狭窄患者，全身麻醉仍不失为一种安全的麻醉方法。

2. 全身麻醉　是颈动脉内膜剥脱术常用的麻醉方法。目前尚无确切的证据可以证明何种麻醉技术、麻醉方法及麻醉药会显著地影响结局。目前多采用小剂量咪达唑仑和丙泊酚诱导，可降低脑代谢、脑组织的氧耗，同时可降低脑血流和颅内压，对脑缺血可能有保护作用。为缓和气管插管时的应激反应可加用芬太尼 3 ～ 4μg/kg 或艾司洛尔 0.5mg/kg，可改善因气管插管应激反应引起的血压升高、心率增快及心肌收缩性的改变。临床实践证明，气管插管前用小剂量 β 受体阻滞药可使因气管插管造成的应激反应性心肌缺血发生率从 28% 降至 2%。麻醉维持用异氟烷对脑缺血有保护作用，异氟烷麻醉时，脑血流降低至 8ml/（100g·min）时脑电图才显现脑缺血改变，而氟烷、恩氟烷当脑血流降至 47ml/（100g·min）即发生脑缺血改变。但有报道在 2196 例颈动脉内膜剥脱患者分别采用氟烷、恩氟烷和异氟烷，围术期心肌梗死的发生率并无差异。目前大多认为可采用静吸复合麻醉，维持较浅麻醉，吸入麻醉药可选用异氟烷或七氟烷，浓度小于 1MAC，结合小剂量丙泊酚、麻醉性镇痛药和中短效肌松药以保证血流动力学稳定。此外，采用颈神经丛阻滞加上良好的气管内表面麻醉基础上，配合气管插管全身麻醉，操作并不复杂，不仅能维持术中血流动力学平稳且可减少全麻药用量，术毕清醒早有利于神经功能评判。

三、术中处理

（一）控制血压

控制和维持适当的血压对颈动脉内膜剥脱术患者颇为重要。由于缺血区域的脑血管自身调节作用已减退或丧失，平均动脉压与脑血流相关曲线右移，缺血区的脑血管发生代偿性极度扩张，因此脑血流仅与脑灌注压有关。虽然临床上可设法使手术期间血压维持比基础血压高 10% ～ 20% 以增加缺血区的脑血流，但如果侧支循环差，血压升高并不能有效地改善缺血区的脑血流灌注。

积极预防和正确治疗低血压就显得很重要，除调整体液容量和麻醉深浅外，若出现低血压而心率基本正常时，可采用去氧肾上腺素 0.05～0.2mg 静脉注射，用药量小，作用时效短，可按需使用。当低血压同时伴心动过缓可用麻黄碱 5～10mg 静脉注射，需要时可用多巴胺 4～8μg/（kg·min）泵注。手术中发生持续高血压多见于颈神经丛阻滞不完全，患者体位不适，而增加辅助用药可能导致意识抑制，可选用静脉注射拉贝洛尔（柳胺苄心定），首剂 5mg，若历时 5min 无效则可追加 10～20mg，也可采用艾司洛尔负荷量 0.5～1mg/kg，接着 0.1～0.2mg/（kg·min）维持，必要时可用硝普钠或硝酸甘油控制血压。

（二）氧合和通气

颈神经丛阻滞下保持自主呼吸，应充分吸氧，使 SpO_2 维持在 100%，$PaCO_2$ 保持正常范围，给予辅助用药，但须加强监测，不应抑制呼吸，必要时采用面罩供氧或插入喉罩进行辅助通气。全身麻醉使用机械通气，应调节潮气量和呼吸频率，维持 $PaCO_2$ 于正常水平或稍低。因为二氧化碳有强烈的脑血管扩张作用，改变 $PaCO_2$ 可显著改善脑血流。$PaCO_2$ 增高可引起脑血管扩张，但由于缺血区的脑血管已极度扩张，因此 $PaCO_2$ 增高，其结果使非缺血区域的脑血流增加而发生脑内窃血现象。此外，高 $PaCO_2$ 可增强交感神经活动，心率增快，血压升高，增加心肌氧耗，诱发心律失常等。相反，降低 $PaCO_2$ 可引起脑血管收缩，理论上可降低脑正常区域的血流而使缺血区域脑血流增加。

（三）输液、输血

按患者具体情况输液量可适当放宽，除非出血量过多，通常无须输血。主要以晶体液为主，一定程度的血液稀释对脑缺血患者是有益的。手术期间应控制血糖，必须限制含葡萄糖液体的输入。动物实验证明，在脑损伤期间输注过量葡萄糖可造成高血糖的动物脑对缺血性损伤更为敏感。脑血管意外患者同时伴有高血糖者神经系统后遗症更为严重。这提示颈动脉内膜剥脱术患者围术期对葡萄糖的应用要有所限制，并随时监测血糖，尤其是伴有糖尿病的患者更应预防高血糖。但出现严重低血糖时也同样不利。总之，应维持正常循环血容量，降低血液黏度，保持适当尿量，可输入一定量的 6% 羟乙基淀粉或无糖血液代用品。

（四）脑保护

麻醉的基本原则是防止脑缺血，除保持血流动力学稳定，维持适当通气外，阻断颈动脉前静脉注射肝素 20mg 可减少脑血栓形成。硫喷妥钠可降低脑代谢率，还可降低颅内压，抑制氧自由基，减轻脑水肿及钠通道阻滞等，具有一定的脑保护作用。但临床上在颈动脉阻断前单次注射硫喷妥钠对脑缺血的保护作用仍有争议，主要是预先应用巴比妥类药并不能确切地降低围术期卒中的发生和严重性，并认为术中阻断颈动脉引起的脑缺血卒中最主要的原因是由于栓塞所致。此外使用硫喷妥钠后特别是较大剂量，使脑电波变成低平甚至等电位，对心血管功能影响明显，甚至发生低血压。还会影响及时升高血压和（或）采用分流措施的实施。严重颈动脉狭窄时侧支循环供血不足，当作试探性颈动脉阻断时，若立即出现脑电图波幅降低和减慢时应立即解除阻断，并单次静脉注射硫喷妥钠可能有益。丙泊酚可呈剂量依赖性地减少脑血流，明显降低脑代谢，且苏醒快可能也是有利的。钙通道阻滞药尼莫地平对脑保护有益。综上所述，寻找临床上确实能有效地保护脑缺血的药物或措施还需更多的研究。

（五）分流

当颈动脉阻断时，血液供应到同侧大脑皮质主要取决于通过 Willis 环的侧支血流，若侧支循环血流不足就会引起脑缺血和神经功能障碍。为预防起见，有主张常规在颈动脉内膜剥脱区远近端暂时性放置分流导管。但至今对患者是否使用分流保护措施意见尚不一致。选择性地按需采用分流术，主要依据监测脑电图、诱发电位和颈动脉阻断后远心端动脉压力而做决定。

有下列情况应考虑做分流：①术前对侧颈动脉闭塞，或颈内动脉颅内段严重狭窄，术前已有神经损害症状，或有明显基底动脉缺血表现。②术中颈内动脉远端回血差，或估计手术较困难，需较长时间阻断颈内动脉血流。③在麻醉状态下颈动脉阻断后远心端动脉压低于 50mmHg。④颈动脉阻断后，脑监测显示脑缺血，或脑血流监测发现局部脑血流小于 $47ml/(100g \cdot min)$。采用分流术时特别应注意由于手术操作引起粥样斑块物质脱落进入脑循环而引起栓塞的危险。

（六）监测

颈动脉内膜剥脱术的监测主要是心血管和神经系统两方面。心血管方面主要取决于术前患者情况，由于手术本身对心血管方面影响较小，也无大量体液丧失和转移，一般出血较少，可常规采用 ECG 或改良胸导联、NIBP、SpO_2 监测等。全身麻醉时增加 $PaCO_2$ 监测。由于手术操作会影响颈动脉压力感受器引起心率与血压改变，以及术前存在高血压，血压波动大可采用动脉穿刺置管测压，便于及时调控血压。一般不必做中心静脉或肺动脉压力监测，除非术前有心肌梗死、心功能不全或伴其他严重的夹杂症。如果需要穿刺对侧颈内静脉，应避免误穿颈动脉，也可选用对侧锁骨下静脉。

虽然在颈动脉内膜剥脱术患者监测脑灌注颇为重要，但至今仍无切实可行、绝对准确的方法能及早发现脑缺血和预测术后神经并发症。值得指出的是术中和术后许多神经系统并发症通常不是由于颈动脉阻断后的缺血，而是由于术中、术后栓塞或血栓形成所引起，目前尚无灵敏的可供临床发现脑小栓子的有效方法和措施。脑缺血相关的监测有 EEG、SSEPs、TCD、颈动脉夹闭后残余压力（stump pressure）和观察清醒患者的神经状态，还可以进行血氧定量和颈静脉氧分压监测。在脑缺血监测有很大的变异性。监测指标评价如下：①对清醒患者神经状态监测虽然可能是个金标准，但缺乏足够的数据来证明其优势；② EEG 与神经病学改变相关联，但是用 EEG 来辨别缺血有相当高的假阳性，另外 EEG 不能监测深部脑组织的缺血，并且对于原有或者有不稳定的神经功能受损患者存在假阴性；但在全身麻醉下仍不失为一个好指标。③ SSEPs 的功效与 EEG 相当，但是较复杂，对于皮层下缺血可能更有价值；④残余压力缺乏灵敏度和特异度；⑤ TCD 在检测夹闭引起的低灌注状态是有用的，同时在评定分流、栓子情况和过度灌注综合征方面起主要作用，但可靠性不佳；⑥颈静脉氧分压的灵敏度，特异度

和临界阈值不能确定；⑦局部脑氧饱和度（rSO_2），主要测量局部脑组织混合氧饱和度，测定 rSO_2 的变化能直接反映脑氧供 - 需平衡状态的改变，间接了解额叶脑血流的变化，早期发现局部脑组织脑血流及脑代谢的变化。

四、术后问题

（一）血流动力学不稳定

术后高血压多见于既往有高血压史，手术前血压控制不理想，术中有脑缺血性损伤，颈动脉窦压力感受器功能失调及术后疼痛等，通常血压大于 180/100mmHg。高血压可能通过加剧高灌注综合征引起大脑内出血而使神经学预后变差。高灌注更可能发生在高度狭窄的患者（在手术后脑血流量可以增加 100% 以上）、没有控制高血压的患者和合并有对侧颈动脉狭窄的患者。由于高血压可引起手术部位出血、心肌缺氧、心律失常、心力衰竭、颅内出血和脑水肿等，应寻找原因，可采用艾司洛尔、硝普钠、硝酸甘油及拉贝洛尔等药物治疗。术后低血压可由于低血容量、残余麻醉药对循环的抑制、心律失常和心肌梗死等，应及时寻找原因进行纠正。文献报道，颈动脉内膜剥脱术后心肌梗死发生率为 1% ～ 2%。

（二）术后呼吸功能不全

术后呼吸功能不全常见原因为喉返神经损伤导致声带麻痹，喉返神经损伤发生率为 12.5%，多数可完全恢复。局部血肿可压迫气管影响呼吸，应提高警惕，及时处理气道梗阻。此外空气经伤口进入纵隔和胸膜腔导致气胸也可引起呼吸功能不全。

（三）神经并发症

高灌注的体征和症状包括单侧头痛、癫痫发作或局部性神经功能缺失。为了使出血可能最小化，在手术后有高灌注风险的患者必须尽可能维持血压正常。部分患者术后可发生过度灌注综合征，由于术前颈动脉狭窄，脑血流减少，脑血管自动调节功能失调，而于术后脑灌注压恢复正常，脑血流骤增可发生过度灌注综合征，患者主诉头

痛，甚至发生脑出血。颈动脉内膜剥脱术患者，围术期卒中发生率大约 3%，若患者术后出现新的神经功能损害，应立即进行脑血管造影，以确定是否在手术部位形成内膜瓣，如果立即切除此瓣可减轻神经损害的程度。若检查发现手术侧颈动脉已再阻塞，则大多由于栓塞或有技术缺陷，应及早进行手术探查。当患者有突发的症状和难以控制的高血压，怀疑有脑出血的可能时，再探查时间最好在 1 ～ 2h 内。颈动脉内膜剥脱术后可发生神经精神功能紊乱，术后第 1 天发生率为 28%，术后 1 个月表现认知功能障碍为 9% ～ 23%。

第六节　血管腔内手术的麻醉

一、疾病和手术特点

　　血管腔内手术已用于包括冠状动脉、颈内动脉和主动脉在内的全身各部位血管，其技术从简单的球囊扩张到带膜内支架、人造血管移植等。颈内动脉狭窄和腹主动脉瘤支架见图 16-14 和图 16-15，腹主动脉瘤患者置支架后 1 年内的破裂和死亡危险＜ 2%。术后 30d 的死亡率血管内手术为 1.4%，而进腹手术为 4.6%，血管腔内手术具有创伤小，对心血管和其他脏器功能影响小，术后康复快等优点。腔内手术方式为短时间、多次阻断，一般每次阻断时间仅 1 ～ 2min，对血流动力学的干扰相对比较轻微，术中机体代谢及神经内分泌基本无变化。围术期的并发症较传统外科手术明显减少。主动脉支架型人工血管介入治疗或其他疾病的支架血管修复（如主动脉夹层、创伤性主动脉破裂等）前，需要通过造影检查对主动脉解剖进行细致研究。必须确定病变的长度和直径、重要分支的位置和远端固定部位的特征等。腔内支架型人工血管通常需要依据患者的主动脉解剖专门定做，每种支架人工血管的推送器具有独特的展开方式，有许多不同的技术可被采用。目前总的趋势是腔内修复术有更低的围术期死亡率，并且血管内的方法使患者住院期缩短，恢复更快。虽然开放手术的效果更持久，但也与术后主要的并发症相关。因此，随着新型支架的发展，血管腔内微创手术最有可能成为解剖条件适合的主动脉瘤的首选修复方法。

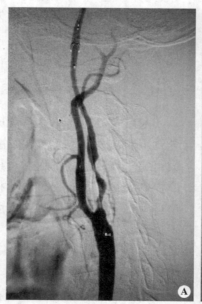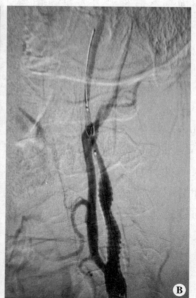

图 16-14　颈动脉狭窄支架植入术

A. 术前；B. 术后

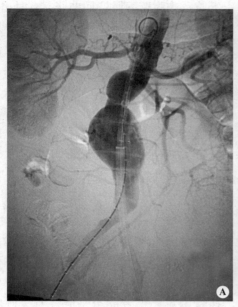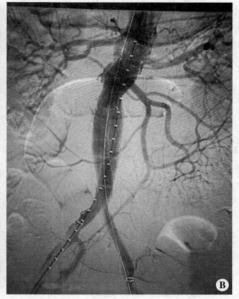

图 16-15　腹主动脉瘤支架植入

二、麻醉管理

腔内手术的麻醉相对简单，通常选择局部麻醉、神经阻滞或硬膜外阻滞辅以镇静药即能满足手术要求。早期因为操作时间长，常采用全身麻醉，随着经验积累和新型腔内手术器械的开发使用，手术时间明显缩短，更多采用局部麻醉和区域麻醉。术前用抗凝药应选用全身麻醉，对术前心血管评估为高危患者、手术有一定难度、预计手术时间较长等，宜选择硬膜外阻滞联合全身麻醉或单纯全身麻醉，虽概率很少（＜0.6%），但仍应有大量出血和急诊手术的准备。对于总体预后而言，保持围术期血流动力学稳定从而维持重要生命器官灌注和功能，比麻醉方式的选择更为重要。

所有主动脉腔内血管手术必须常规在桡动脉置管监测动脉血压。由于左侧可能经动脉置管行主动脉造影，一般选择右侧上肢动脉测压。CVP和肺动脉导管监测不作为常规，但由于存在急性主动脉破裂导致快速大量失血的可能性，建议放置大口径的外周静脉导管。手术需常规监测尿量。有必要采取积极的保暖措施，尤其在长时间手术操作时。

在人工血管张开的过程中，经常需要用药物行控制性降压，即用硝普钠或硝酸甘油使收缩压降低到 100mmHg 以下。TEE 监测在鉴别支架型人工血管的附着、夹层的出入口、真假腔和动脉瘤隔绝方面均有帮助。

三、并发症和预后

内漏是腔内血管修复术的特有并发症，指术后未能将主动脉瘤腔与主动脉血流完全隔绝。动脉瘤腔内压力的升高将导致动脉瘤扩大和破裂。可采用动脉造影、CT 扫描等技术诊断。内漏的发生取决于支架人工血管类型、张开方式、血管解剖和疾病进展等多种因素。由于内漏是一个动态变化过程，具有多种形式，故推荐对移植血管做定期复查。

一些研究资料证实，内漏、移植血管结构缺陷和移植物移位等并发症，是造成动脉瘤破裂的重要原因。短期预后令人鼓舞，但严重并发症，如截瘫、主动脉破裂、脑卒中、肾衰竭和呼吸衰竭等也有报道，且与操作相关或器材相关的严重并发症可高达 38%。尽管腔内修复术不需要一段时间的主动脉阻断，但仍存在脊髓缺血的可能，因为重要的肋间动脉被隔绝。硬膜外降温没有作用，但蛛网膜下腔引流对高风险的人群有一定益处，包括曾行主动脉（通常是肾下的）修复术的患者，主动脉夹层的患者和稳定的主动脉破裂的患者。

腔内血管修复和开放性手术之间最大差别在于死亡和不良事件风险的发生时间不同。腔内血管手术具有降低围术期发病率和死亡率，但其耐久性不及开放手术。有研究显示，尽管术后早期腔内手术者生活质量更好，但在 6 个月之后不及开放手术患者。

第七节　大静脉手术麻醉

一、上腔静脉综合征手术麻醉

（一）病因和病理生理

上腔静脉综合征（superior vena cava syndrome，SVCS）是指上腔静脉因梗阻而引起的一系列临床表现，主要是上半身静脉回流受阻，静脉压升高和代偿性形成侧支循环。胸内恶性肿瘤压迫所致者占 85% ～ 97%，多需放射治疗。上腔静脉本身病变如先天性上腔静脉梗阻，上腔静脉汇入右心房处膜样狭窄（坚硬薄膜）；后天性上腔静脉炎和血栓形成阻塞，还有良性肿瘤压迫所致，统称为良性上腔静脉综合征，通常病程长，可采用手术根治或缓解，预后良好。

上腔静脉综合征的严重程度与侧支循环有关。因此，如果上腔静脉在奇静脉上方阻塞，血液可由胸壁静脉汇入胸静脉和髂静脉，再经下腔静脉流入心脏。头颅部血管也可经椎静脉丛流入心脏。如果上腔静脉阻塞发生在奇静脉和心脏之间，血液只能经下腔静脉回流到心脏。上腔静脉阻塞后，躯干上部包括头、颈、面部静脉扩张，出现水肿，局部皮肤紫红，严重时有进行性呼吸困难、咳嗽、端坐呼吸。上半身静脉回血受阻，静脉压及脑脊液压均升高，下肢静脉压正常。上下腔静脉间形成侧支循环，主要有奇静脉通路、胸廓内静脉通路、胸外侧静脉通路和椎静脉通路，使上半身静脉回流逆行经侧支循环通路流入下腔静脉回右心房。急性上腔静脉完全梗阻时，因侧支循环未形成，导致颅内静脉压升高，出现头痛、嗜睡、恶心、憋气及头颈上肢肿胀，甚至颅内静脉破裂，昏迷死亡。慢性梗阻形成丰富的侧支循环，上述症状稍减轻，但头颈、上肢明显淤血肿胀疼痛，眼结合膜充血水肿，舌下静脉曲张，颈静脉怒张，上肢及胸腹壁静脉迂回曲张。有时出现吞咽困难、声音嘶哑等、咳痰、咯血、平卧位及头低位症状加重，端坐位减轻。手术治疗即根治上腔静脉阻塞或缓解阻塞症状，包括肿块切除术、上腔静脉血栓清除术、阻塞段上腔静脉切除重建术和旁路转流术，如奇静脉与上腔静脉，右心耳或下腔静脉吻合术，颈内静脉与右心耳或上腔静脉旁路转流术。病情危重不能耐受开胸手术者也可行大隐静脉与颈外静脉吻合术。

（二）术前评估和麻醉前准备

对上腔静脉阻塞患者首先应检出阻塞部位。由于头颈部肿胀及普遍存在气管黏膜水肿，故应检查头后仰程度，声音有否嘶哑以估计有否气管插管困难，患者能否平卧，有无呼吸困难及胸腔积液，血气分析结果评估氧合和通气功能。还应了解有否颅内压增高症状，如恶心、头痛甚至昏迷等。如为肿瘤压迫所致上腔静脉阻塞则应明确是恶性还是良性肿瘤。另外，术前还应做胃肠道准备，排清大便以控制潜在性感染因素。术前应了解拟行手术方式，便于麻醉选择及采用有关应对措施。

（三）麻醉处理

1. 防止脑水肿　上腔静脉阻塞时颈静脉压偏高，麻醉中更应注意避免颅内压升高，必要时可适当过度通气，降低 $PaCO_2$。术前可给予地塞米松，术中控制输液量，密切监测上腔静脉压，有升高趋势时应给予呋塞米利尿。又因手术切口切断相当部分侧支循环，开胸时使用胸廓开张进一步压迫胸壁侧支循环，吻合血管时又要阻断上腔静脉，均可使颈静脉压升高，促进脑水肿的发展，所以应尽早恢复上腔静脉通路。一旦静脉压过高，可自中心静脉导管回抽血液，并将此血液注入下腔静脉。

2. 维持循环稳定　因上腔静脉阻塞，静脉压显著升高，严重损害右心功能，除麻醉用药尽量选用对心功能影响小的麻醉药外，麻醉中应控制输液量及维持酸碱和电解质平衡，维持循环稳定，必要时应用多巴胺静脉滴注提升血压，由于上半身静脉压升高，静脉曲张，手术创口出血显著，应及时补充血容量，包括平衡液、羟乙基淀粉、琥珀明胶及全血。另需准备血液回收机，术中及时回收失血，洗涤后输回自体血细胞，减少或避免输注异体血。

此外，麻醉医师还应密切观察手术步骤，特别在旁路转流接通时，上腔静脉压骤降，可能出现右心衰竭，需用去乙酰毛花苷及呋塞米治疗。

二、下腔静脉综合征和巴德-吉亚利综合征

（一）病因和病理生理

下腔静脉综合征（inferior vena cava syndrome, IVCS）是指下腔静脉因梗阻而引起的一系列临床表现，大多为肾静脉汇入处以下的下腔静脉回流障碍及代偿性形成侧支循环。如果病变累及肝静脉或以上的下腔静脉，可出现巴德-吉亚利综合征。

1. 下腔静脉综合征　大多来自下肢深静脉血栓向近侧发展，累及下腔静脉；其次来自盆腔静脉血栓。腹腔或腹膜后组织肿瘤（如肾肿瘤），炎症产生粘连扭曲，压迫下腔静脉阻塞，也有下腔静脉本身炎症导致狭窄。临床表现为下腔静脉所属区域出现肿胀、胀痛，尤以下肢为重。同时侧支循环扩张表现为下肢、外生殖器和肛门区浅静脉曲张，甚至延及腹壁和胸壁。如果病变累及肾静脉或以上平面，则肾静脉压升高，肾血流量减少，肾功能障碍，并可有蛋白尿，血尿，全身水肿、血胆固醇增高等形成所谓肾变性综合征。如果由于下腔静脉综合征静脉本身病变范围较广泛，目前尚无特殊有效的手术方法，都采用抗凝、溶栓、利尿等保守治疗。

2. 巴德-吉亚利综合征（Budd-Chiari syndrome）　是由肝静脉和（或）肝后段下腔静脉阻塞造成门静脉和（或）下腔静脉高压导致的一系列临床体征。约40%为先天性下腔静脉内纤维隔膜所致的阻塞，少数为下腔静脉外来压迫如肿瘤导致阻塞。多数（55%左右）为下腔静脉血栓形成，逐渐发展为短段机化或纤维化阻塞，肝小叶中央静脉淤血导致肝窦状隙压增高使肝坏死、出血，并降低肝动脉和门静脉血流，所以病理生理的基础为肝静脉流出道阻塞。长期病程可导致肝硬化及进行性肝后性门静脉高压。

临床表现有腹水、黄疸、肝脾大、胸腹壁腰背部静脉曲张、下肢、阴囊或阴唇肿胀、食管静脉曲张和消化道反复出血。腹水含高蛋白及红细胞，血浆白蛋白与球蛋白比值倒置，全身营养极差。患者最终可因食管静脉曲张破裂出血或大量腹水、恶病质或肝、肾衰竭而死亡。外科手术可有效地根治或缓解阻塞。

（二）术前评估和麻醉前准备

首先应复习病史、化验结果及影像诊断，了解静脉阻塞部位。肝功能障碍常较肝硬化症为轻，但血浆总蛋白常低于60g/L，且白蛋白与球蛋白之比倒置。脾大及脾功能亢进常导致反复消化道出血，血小板如低于$80×10^9$/L（$80×10^9$/mm³），应准备鲜血或浓缩血小板，还应注意出凝血时间。长期顽固性腹水常超过5000ml，造成慢性消耗及恶病质，更应在术前加强营养及保肝治疗。如给低钠高蛋白高热量要素饮食，并可多次静脉输入自体腹水及白蛋白或复合氨基酸。还应正确使用利尿药以减少肝淤血。尽可能在术前纠正水及电解质紊乱，特别是给利尿药后的低钾血症。

术前还应详细了解拟行手术方式，常用的手术方式有下腔静脉隔膜撕裂术，肠系膜上静脉-下腔静脉旁路转流术，右心耳或右心房-下腔静脉旁路转流术或脾-肺固定术等均能缓解阻塞，有效地减轻症状，但远期易再形成栓塞。近年来已趋向直视下隔膜切除术或直视下阻塞血管成形术等根治手术。术前应准备体外循环设备。

（三）麻醉处理

1. 防治低血压，保护肝肾功能　巴德-吉亚利综合征由于下腔静脉阻塞，回心血量减少，处于低心排血量状态，麻醉及手术中必须避免血压下降，确保淤血肝脏不再遭受缺血缺氧损害，肾脏血流也不进一步减少。如患者并发严重腹水，应缓慢放出腹水，避免使内脏血管床突然减压后使血压骤降，并在上腔静脉压监测下进行液体治疗。

2. 控制输液，防治右心衰竭　由于患者处于静脉系统高容量低心排血量状态，右心房长期处于低前负荷，心胸比例远小于正常，不能耐受对快速输液的负荷变化，所以术中必须参照上腔静脉压，严格控制输液，量出为入，略有所负，特别术前尿量过少，常因肾静脉压升高使肾血流量

减少，不宜盲目参照尿量增加输液量，应给予利尿药利尿。同样在旁路转流术接通血流瞬间，回心血量骤增，常使上腔静脉压剧升，出现右心衰竭和肺水肿。因此应提醒术者缓慢开放下腔静脉，同时通过调节心肌收缩力、心脏前后负荷、利尿、纠正酸中毒等处理，以防治右心衰竭及静脉压升高。

3. 及时补充失血量 因下腔静脉阻塞导致静脉压升高，侧支循环血管扩张，脾功能亢进，手术创口失血极多，除应用止血剂外，应及时补充血容量，或应用血细胞回收回输装置。大量输血应准备输鲜血或根据需要补充血小板和凝血因子。近年应用深低温停止循环不但减少失血，还便于手术操作。

4. 体外循环深低温停止循环 巴德-吉亚利综合征根治术如狭窄阻塞位于肝静脉入口，位置低、病变范围广泛，可应用体外循环直视下手术。但手术野出血极多，妨碍手术操作，近年用深低温停止循环，在无血手术野迅速完成根治术，且根治手术远期很少再发生血栓阻塞。关键是脑耐受循环停止时间与体温成反比，通常鼻咽温29℃时，可耐受循环停止8min，20℃以下可耐受30min，如果停止循环前采用重点头部维持低温等脑保护措施，鼻咽温降至15～20℃时，停止循环50min一般不出现脑缺氧性损伤。完全可以满足此病的根治手术。在体外循环中呼吸囊应保持膨满，即维持静止气道压$10cmH_2O$以保持肺泡扩张。当解除下腔静脉梗阻，恢复循环后，下腔静脉压显著下降。但门静脉和下腔静脉淤血迅速回流入右心，使上腔静脉压剧升可能导致右心衰竭及肺水肿，也应如旁路转流术接通血流一样，在机内或静脉给予呋塞米、去乙酰毛花苷及碳酸氢钠防治。复温及心脏复跳后应及时监测血气及电解质改变，迅速纠正低钾及酸血症，同时用呋塞米利尿及补充浓缩红细胞或全血。

（四）术后监护治疗

巴德-吉亚利综合征手术后血流动力学改变较大，半数患者伴有右心功能不全，并有水及电解质紊乱，所以术毕应延迟气管拔管及机械通气1～2d，以保护心肺功能。继续监测动静脉压、心电图、脉搏血氧饱和度、尿量及血气等。控制输液量，尿量少于30ml/h应给予呋塞米利尿，为增加心肌收缩可应用正性肌力药。

第八节　外周动静脉手术麻醉

一、下肢动脉血管重建手术

下肢动脉血管重建术常用于治疗一侧股动脉栓塞、血栓形成及假性动脉病（见于股动脉置管后）。在该类手术期间，首要的危险是心肌缺血；围术期心肌梗死和心源性病死率的增加，是由于在这类患者人群中冠状动脉疾病极为常见。血供重建术后死亡通常是由于心肌梗死，这些患者具有缺血性心脏疾病的证据。该类患者其他老年性疾病如COPD等，术前也应充分做好术前准备。

（一）麻醉方法

多数患者可在连续硬膜外阻滞下完成手术，虽然区域麻醉用于下肢血管手术有许多优点，如对呼吸影响小，出血少和应激反应小等，但在抗凝治疗患者应注意，以免发生硬膜外血肿而损害神经功能。文献报道，低分子肝素化引起血肿可能大，硬膜外置管应在抗凝前和凝血功能恢复正常后拔管。服用阿司匹林抗凝的患者，术前应检查凝血功能，低于正常者不能施行连续硬膜外阻滞，可选用全身麻醉。

上海交通大学医学院附属仁济医院报道，腰神经丛加后路坐骨神经阻滞应用于109例下肢血管手术，取得满意效果。下肢神经阻滞操作简便、容易掌握，不仅降低麻醉费用，而且成功率高，在下肢血管手术或危重患者截肢手术中应用具有明显的优势，同时下肢神经阻滞可以改善下肢液循环，减少术中下肢血管再栓塞的发生率，与椎管内麻醉相比，可以减少术中出血与术后渗血，更能维持血流动力学的稳定，减少尿潴留的发生。同时神经阻滞作用时间较长，也可减少术后吗啡等阿片类镇痛药的用量。对于需同时进行腹部和下肢手术的患者，可采用下肢神经阻滞联合喉罩通气的全身麻醉方式，以减少全麻药用量，保持循环稳定和术后更快清醒。

（二）术中管理

该类手术老年患者居多，部位麻醉后交感神经阻滞，血管扩张，如有失血，则易发生低血压，除适当补充容量外，可应用去氧肾上腺素，升高血压。

肝素通常在血管阻断之前给予，以降低血栓栓塞并发症的危险。然而远端阻塞仍可能在远端的血管床发生，包括肠管或肾。由于主动脉阻断引起的粥样硬化碎片移动，甚至可能发生肾栓塞，为使远端栓塞的可能性最小，应用肝素并不能排除手术中密切监护的重要性。

二、深静脉栓塞取血栓手术麻醉

深静脉栓塞（deep vein thrombosis）主要发生在下肢，上肢罕见。常可在术后发生，与手术和麻醉有关。卧床、活动减少、损伤和妊娠等是诱发因素，静脉血淤积、内皮细胞损害和高凝状态使血栓形成，造成静脉栓塞，血栓可位于膝部股静脉，也可在髂股静脉，如血栓脱落可造成威胁生命的肺栓塞。

相关文献报道，由于采用了连续硬膜外麻醉而使髋关节、膝关节转换术后的发生率降低达50%左右。与全身麻醉比较，部位麻醉的优点主要是：①部位麻醉使外周血管扩张，增加局部血供。② PCEA术后具有良好的镇痛。③可给予较多的液体负荷，以减少血黏度。④减少机械通气所致下肢血栓而引起肺栓塞。⑤老年危重患者可选用下肢神经阻滞，在神经刺激器或超声引导下实施腰神经丛和坐骨神经阻滞，对呼吸和循环能干扰较小，适用于股动脉或股静脉栓塞的取血栓手术。

三、大隐静脉曲张手术麻醉

大隐静脉曲张手术包括高位结扎加大隐静脉剥脱术及选择性大静脉剥脱术。手术相对较小，一般都可在蛛网膜下腔阻滞、硬膜外阻滞或神经阻滞下进行，可根据患者和手术的具体情况选用。对凝血功能障碍或服用抗凝药及全身情况较差的患者应选用下肢神经阻滞或全身麻醉。

四、上肢血管手术麻醉

上肢血管手术如手术部位在肘关节以下上肢人造血管移植术及动静脉造瘘，则可选用肌间沟或腋路臂神经丛阻滞。但腋-肱动脉或颈动脉-锁骨下动脉或腋动脉人造血管移植必须选用全身麻醉或全身麻醉联合颈神经丛阻滞，麻醉和术中管理可参照其他血管手术。肾衰竭和尿毒症患者病情危重，全身用药可参考相关临床指南进行监测和处理。

（陈　杰　杭燕南）

参 考 文 献

邓小明，曾因明，黄宇光，主译，2016. 米勒麻醉学. 8版. 北京：北京大学医学出版社

杭燕南，俞卫锋，于布为，等，2016. 当代麻醉手册. 3版. 上海：世界图书出版公司

刘万枫，王珊娟，张马忠，等，2006. 下肢神经阻滞在老年危重患者血管手术中的应用. 临床麻醉学杂志，22：595-596

章明，水华，罗红，2009. 不同温度心肺转流方式下胸主动脉瘤手术的麻醉处理. 临床麻醉学杂志，25：43-45

朱宇麟，景桂霞，2003. 颈动脉内膜剥脱术麻醉方法的进展. 国外医学麻醉学与复苏分册，24：350-353

Araújo MR，Marques C，Freitas S，2014. Marfan Syndrome：new diagnostic criteria，same anesthesia care? Case report and review. Brazilian Journal of Anesthesiology，66（4）：408-413

Jaffe RA，Samuels SI，2004. Anesthesiologist's mannual of surgical procedure. 3rd ed. Linppincott Willianms Wilkins

Kaplan JA，Reich DL，Savino JS，2015. Kaplan's Cardiac Anesthesia. 6thed. Philadelphia：Saunders

Lindholm EE，Aune E，Norén CB，2013. The anesthesia in abdominal aortic surgery（ABSENT）study. A prospective，randomized，controlled trial comparing troponin T release with fentanyl-sevoflurane and propofol-remifentanil anesthesia in major vascular surgery. Anesthesiology，119：802-812

Lobato EB，Gravenstein N，Kirby RR，2008. Complications in Anesthesiology. 4th Ed. Phladelphia：Wolters Kluwer，Lippincott Wikkiams and Wilkins

Loeys BL，Dietz HC，Braverman AC，et al，2010. The revised Ghent nosology for the Marfan syndrome. J Med Genet，47（7）：476-485

Lubarsky DA，Ossa JA，2009. abdominal aortic aneurysm repair and endovascular stenting. 16th Annual Refresher Course Lectures American Society of Anesthesiologists，120：1-6

Pamnani A，2011. Abdominal Aortic Aneurysm Repair//Fun-Sun F. Yao &Artusio's Anesthesiology. 7th ed. Philadelphia：Lippincott Williams & Wilkins

Rock P，2009. Regional versus general anesthesia for vascular surgery patients. 16th AnnualRefresher Course Lectures American Society of Anesthesiologists，323：1-8

Shum-Tim D，Tchervenkov CI，Jarnal AM，et al，2001. Systemic steroid pretreatment improves cerebral protection after circulatory arrest. Ann Thorac Surg，72（5）：1465-1471

Sloan TB，2008. Advancing the multidisciplinary approach to spinal cord injury risk reduction in thoracoabdominal aortic aneurysm repair. Anesthesiology，108：555-556

Soliman R，Zohr G，2016. The myocardial protective effectof dexmedetomidine in high-risk patients undergoing aortic vascular surgery. Annals of Cardiac Anaesthesia，19（4）：166-613

第十七章

急诊心血管手术的麻醉

随着近年来心血管疾病谱的改变及手术麻醉技术的进步，伴随手术数量的增长，手术方式与围术期诊疗策略都在发生着变化。急症冠脉搭桥手术、急诊大血管手术较10年前有明显增加。与常规择期心血管手术相比，急诊心血管手术的麻醉主要包括以下特点：①患者术前常合并多种内科疾病，如高血压、糖尿病、脑血管疾病、肾脏疾病等，且高龄患者日益增多，急症术前准备时间短，难以将患者术前调整到最佳状态；②患者常有明显的焦虑、恐惧和严重不适感；③患者术前常服用抗凝血、抗血小板药物等，术前凝血系统及纤溶系统已存在异常，围术期凝血及血液保护的难度增大；④患者二次手术，纵隔及心包腔多存在粘连，术中容易发生大出血，手术时间长，体外循环时间延长，围术期麻醉管理难度加大；⑤患者常处于严重的应激状态，心血管功能恶化中或已有严重心功能不全，其他重要脏器功能也可能已受到严重影响。

鉴于以上特点，急诊心血管手术对麻醉管理提出了更高的要求。常见的心血管急症手术：①冠状动脉旁路血管移植术，这些患者通常是在经皮冠状动脉成形术（PCI）失败后或急性左主干病变，需紧急手术，患者术前存在心肌梗死或抢救后休克，心肌严重缺血，心功能不全。②主动脉夹层、胸主动脉瘤破裂后的主动脉重建术。③急症瓣膜置换术。④心血管手术后继发性出血。⑤心脏外伤修补术。⑥部分严重缺氧性先天性心脏病等。此外，鉴于供体取得的时间，任何同种异体心脏移植手术均应看作是急诊手术。

第一节 急诊冠状动脉搭桥术的麻醉

随着对急诊冠状动脉综合征治疗理论的不断

完善和冠状动脉移植术技术的成熟和改进，急诊冠状动脉旁路血管移植术逐渐增多，常见于PCI失败或发生并发症、急性心肌梗死的患者等。当患者出现严重的左主干病变，或术前心肌梗死经皮冠状动脉支架植入术失败，急症冠状动脉搭桥术就成为抢救这些患者必要的治疗措施。这些患者病情危重，多处于严重的应激状态，存在显著心肌缺血，非手术治疗的预后差，手术前准备不充分；患者术前多合并高血压、高血脂、糖尿病、脑血管疾病、肾功能损伤等内科疾病，术前无法调整到最适状态；一些患者术前就已发生急性大面积心肌梗死（不足72h）或严重的心肌缺血，或入手术室前已存在休克或循环衰竭，心功能不全，内环境严重失调。因此，此类患者的围术期麻醉处理与血流动力学维护存在许多困难。由此，手术医师、麻醉医师、体外循环医师等团队的协调合作非常重要。

麻醉前准备主要包括：①迅速评估患者的心功能状态、心肌缺血的情况，了解患者的既往内科疾病，冠状动脉治疗情况，服用药物，禁食禁饮等情况，做好急症饱胃患者的插管准备；②麻醉机、麻醉药、抢救性药物、有创监测设备、除颤器等仪器准备齐全。这类患者围术期随时可能发生心室颤动，所以术前必须保证除颤器处于正常可用状态，并有一次性体外除颤电极；③如果患者术前已出现心搏骤停，应首先控制气道，气管内插管，有创动脉压监测指导下同时进行抢救；④必要时行主动脉球囊反搏的同时进行麻醉诱导，以减轻心肌的工作负荷，增加冠状动脉的血流。

麻醉诱导宜采取小量、分次、滴定给药的方法，尽可能减少对受损心肌的抑制。平稳的麻醉诱导、快捷的气管插管和穿刺技术是抢救成功的基础。麻醉诱导要保持血流动力学的相对稳定，既要有效地消除应激反应，又要尽量不抑制其循环功能，所以必须掌握好诱导药物的种类、浓度、注药速度、用药量和多种药物的相互搭配。丙泊酚和咪达唑仑对循环都有不同程度的抑制作用，而依托咪酯的心脏抑制作用轻微，临床广泛应用于心功能受损患者的麻醉。因此，术前心功能较好的患者对麻醉药的耐受力好，可以选用丙泊酚或咪达唑仑、舒芬太尼等联合诱导；心功能差的患者则在诱导前给予多巴胺、肾上腺素等药物持续静脉输注，维持最基本的脏器灌注，同时选用对循环功能抑制轻的药物依托咪酯和芬太尼缓慢麻醉诱导，以利于麻醉诱导的平稳。麻醉诱导应在有创动脉压监测下进行。急诊饱胃患者应做好快速顺序诱导气管插管的准备。此外，需迅速进行中心静脉穿刺置管监测中心静脉压及提供多条静脉通路。患者情况允许下可进行漂浮导管的放置。

麻醉诱导后，外科医师迅速开胸，尽早建立体外循环。术中麻醉处理应遵循缺血性心脏病患者的处理原则：①尽可能保证充足的血容量，控制心率，减少一切产生心肌应激的因素，心率过快时，使用艾司洛尔或美托洛尔控制心率。②搭桥完成后，对于受损心肌进行血管活性药物的精细调控，维持循环的稳定。可采用多巴胺或肾上腺素等正性肌力药增加心肌收缩力，必要时可使用钙增敏剂左西孟旦，对搭桥后患者心肌的支持有一定作用。③术中根据动脉血气对机体内环境加以调整，避免酸碱失衡及电解质紊乱。同时应注意对血糖的调整，术中血糖和乳酸的增高是术后心脏不良事件和30d死亡率增高的重要因素，体外转流期间应注意监测血糖，这类患者术中胰岛素抵抗非常强烈，术中应根据血气中血糖和血钾的水平进行调整。④经食管超声的使用，可更好地观察心肌收缩及舒张功能的变化，以提供治疗的依据。⑤避免肾损伤的发生，在保证有效循环血量和提高灌注压的基础上，使用利尿药。⑥对心搏骤停后患者和长时间低血压患者，要注意脑保护，可采取头部冰帽或冰袋降温，静脉注射皮质激素和用甘露醇脱水。⑦对该类患者，不建议使用快通道策略术后迅速拔除气管导管。

急诊冠状动脉搭桥术，由于情况紧急，此类手术是多科室通力合作，心外科医师的任务是快速开胸，建立体外循环，施行血管病变部位的处理。麻醉处理的重点是维持好呼吸、循环，积极预防可能带来的并发症，如神经系统并发症或肾衰竭等。除此之外，还须灌注医师、护士和相关技术人员的密切配合，大力发挥团队协作精神，争取抢救成功。

第二节　胸部大血管急诊手术的麻醉

一、病理生理学改变

（一）真性动脉瘤

真性动脉瘤主要是由动脉硬化性病变、梅毒、化脓性炎症、外伤等引起主动脉壁内膜及中膜的破坏，但外膜完整。因中膜受损使管壁薄弱，而管腔内压力使薄弱区管壁向外凸出，进行性扩张，体积增大而形成梭状或囊状主动脉瘤。由于瘤体增大，压迫周围组织如气管、肺、喉返神经等而产生症状。此外，主动脉弓部动脉瘤还可影响脑供血而产生症状。当出现严重压迫症状或瘤体破裂时则须急诊手术。

（二）主动脉夹层

主动脉夹层（aortic dissection，AD）是由于内膜薄弱或撕裂导致中膜内形成了假腔，血液进入其中并向近端、远端或两端撕裂形成的心血管急症。由于AD凶险，病死率极高，且症状缺乏特异性易致AD误诊、漏诊。

急性A型AD是心血管外科最为凶险的急症，它不仅仅是主动脉壁的形态学异常，还包括影响心脏功能和重要脏器供血的血流动力学改变及夹层剥离导致的全身炎症反应。急性A型夹层紧急手术可能增加手术并发症的发生率和致死率，但会明显降低术前病死率，能提高总体治疗效果，挽救更多的生命，因此要为合并灌注不良综合征患者争分夺秒、争取手术机会。对急性A型主动脉夹层，全弓置换联合支架象鼻手术具有良好的近期效果和远期效果，半弓置换反而增加术中出血风险，因为远端没有很好的内衬，假腔闭合率低。

二、麻醉管理

（一）术前处理

术前对怀疑胸主动脉瘤破裂或主动脉夹层有扩大趋势而急诊入院的患者应立即给予以下处理。

（1）血流动力学监测常规施行 ECG、有创动脉压监测、CVP、SpO$_2$ 等监测。

（2）血气分析、血电解质、血生化等检验。

（3）测定尿量（必要时应予导尿）。

（4）需使用扩血管药物，如硝普钠、硝酸甘油等扩张收缩的血管，降低血压；β 受体阻滞药和钙通道阻滞剂控制血压和心率。

（5）对症处理包括镇痛、控制血压等，如果病情允许则行 CT、大血管造影等检查以确定手术方式。

（6）对动脉瘤破裂、主动脉瓣关闭不全、心泵功能或脑、肾等重要脏器受损的患者，应在稳定循环的同时，争取尽早手术。

（二）麻醉诱导

伴有休克时应在输血、补液的基础上，用对循环抑制较轻的芬太尼、肌松药诱导，必要时适量应用升压药，以维持冠状动脉等重要脏器的灌注。若患者血压过高，则可用咪达唑仑、芬太尼、丙泊酚联合诱导，必要时应用降压药控制血压，力求麻醉诱导过程的平稳。

（三）麻醉维持

主要用芬太尼、肌松药维持麻醉；血压过高时可用吸入麻醉药，避免血压波动。充分氧合和良好通气，避免缺氧和二氧化碳潴留。

（四）术中监测

除常规心脏手术麻醉监测外，还应根据不同手术要求监测不同部位的动脉压，建议在右上肢建立有创动脉压。因夹层可能累及左锁骨下动脉或其他分支而影响术中血压监测，同时监测下肢有创动脉压有助于术中判断下半身灌注的情况，注意下肢穿刺时避免与外科共用同侧下肢。中心静脉导管、漂浮导管情况允许下也应常规放置，以便评估心脏功能和指导术中液体管理。此外可行经食管超声心动图检查监测心脏。无创脑氧饱和度、脑电双频谱指数、脑诱发电位、脊髓诱发电位等。

（五）神经系统保护

神经系统保护主要是脑保护和脊髓保护。脑保护三要素：①缺血时间；②组织温度；③脑组织灌注流量/压力。需要综合考虑，平衡掌握。目前有采用顺灌的方法，也有做逆灌的方法。如果考虑患者脑基底动脉环发育不良，可以在左颈总动脉加一个灌注插管，减少单侧脑灌注的并发症。灌注流量 5～10ml/（kg·min），鼻咽温度 20～25℃，30min 以内脑保护是安全的。使用冰枕或冰袋脑部降温，有利于降低脑氧耗而促进神经系统恢复。目前证据表明，头部降温时提倡采用循环水浴，在深低温停循环期间进行头部体表降温比冰帽效果更好。对脊髓保护要重视，停循环 30min，直肠温度应达到 25℃。术中体感诱发电位和运动诱发电位监测，对脊髓损伤有提示作用，可以作为神经系统保护的参考指标。术后发现患者下肢感觉或运动异常，应及时进行脑脊液引流，提高动脉灌注压。丙泊酚、依托咪酯、利多卡因的应用具有一定的脑保护作用，前两种药物的作用机制是通过抑制突触活动而降低脑代谢，丙泊酚还具有清除自由基和抗炎特性，而利多卡因的脑保护机制与抑制细胞凋亡有关。在深低温停循环前给予 50～100mg 负荷量的丙泊酚对大脑具有保护作用。大剂量甲泼尼龙的使用也有一定的保护作用，可能也与抗炎机制有关。

（六）血液保护

急症主动脉夹层患者围术期的凝血功能受多种因素的影响，术中创伤大，出血多且急，综合的血液保护措施更适合于高风险的大手术。血液保护措施主要包括下述几个方面。

1. 血液回收技术　大血管手术中应用自体血液回收技术可减少库血的输注。

2. 抗纤溶药物　术前主动脉内假腔的形成、术中 CPB 和深低温停止循环，这些因素都可以激活纤溶系统，加重 AD 患者围术期出血。因此，推荐应用抗纤溶药物减少出血和异体血的输注。氨甲环酸是人工合成的低分子量的赖氨酸类似物，与纤溶酶原的赖氨酸结合位点结合，抑制纤溶酶与纤维蛋白的结合，从而达到减少术后出血的目的。术中持续输注氨甲环酸可以显著减少异体血的输注。

3. 血栓弹力图指导围术期输血　血栓弹力图（TEG）通过在全血中动态评估血凝块形成的多个参数来检测血小板和凝血功能。TEG 即时检测指导围术期输血可以显著减少异体血的输注和二次开胸率，而且术后急性肾功能损伤和血栓栓塞事件的发生率也显著下降。

4. 自体富血小板血浆　体外循环前利用自体血小板分离技术将部分血小板从患者全血中分离出来制成血小板血浆，在 CPB 结束鱼精蛋白中和后再回输给患者，可以减少 CPB 过程中对血小板的破坏，从而减少围术期的出血和血制品的输注。

5. 基因重组活化凝血因子（recombinant activated factor，rF）Ⅶa1　作为一种重要的凝血因子，通过对内、外源凝血途径的共同促进作用及非组织因子途径激活血小板，可减少心血管手术围术期出血和输血风险，适用于心血管手术围术期难治性出血。

6. 纤维蛋白原与血小板的输注　输注纤维蛋白原与血小板以纠治停机后异常的凝血功能。

（七）肾脏保护

由于大血管手术，术前肾脏的供血血管可能已受到病变影响，再加上体外循环时间长，体外灌注期间肾脏灌注不佳，术中出血多，术中和术后输液量的变化，术中血制品的大量使用等原因，导致主动脉手术后急性肾损伤的发生率明显增加，超过 30%。提高外科技术，缩短体外循环时间，减少大出血及血制品的使用，使用体外循环的超滤技术在停机后迅速排出体内过多的水分和中小分子炎性介质等有害成分，对肾脏有保护作用。

第三节　急诊心脏瓣膜置换术

需行急诊心脏瓣膜置换术的疾病，主要是亚急性感染性心内膜炎后的二尖瓣急性关闭不全和主动脉瓣急性关闭不全。二尖瓣狭窄造成急性肺水肿当药物不能控制时，也须急诊换瓣，而主动脉狭窄需急诊手术者较少见。从严格的意义上说，严重的主动脉瓣病变，不论是主动脉瓣狭窄或是主动脉瓣关闭不全，都可能造成患者猝死，所以，都有急诊手术的指征。此外，瓣膜置换术后发生急性瓣膜功能障碍者也须紧急再换瓣。

一、病　　因

急性细菌性心内膜炎和急性心肌梗死，可使二尖瓣腱索断裂和乳头肌功能障碍，造成二尖瓣急性关闭不全。主动脉瓣关闭不全则可由细菌性心内膜炎、外伤或自发性瓣叶断裂所致。二尖瓣狭窄一般多为风湿性心脏病所致。

二、病理生理学改变

二尖瓣急性关闭不全和主动脉瓣急性关闭不全均可使左心室急性扩张，造成左心房容量负荷和压力负荷的急剧增大和升高，出现急性左心衰竭、肺水肿。心率减慢、左心室后负荷增加均可使反流量增加，前向血流减少，使血流动力学更加恶化。因二尖瓣狭窄导致药物难以控制的急性肺水肿患者，常有反复心力衰竭发作史，伴有双心室心力衰竭，左、右心功能及肝、肾功能差，且有严重肺动脉高压缺氧等。心率增快可使舒张期时间缩短，不利于心室充盈，可导致心排血量进一步下降。

三、麻　醉　管　理

麻醉管理要点：①麻醉处理原则上同择期瓣膜置换术的麻醉。②急诊手术患者术前血流动力学常不稳定，术前强心、利尿、扩血管等治疗心力衰竭的药物应予以维持，一般用微量泵持续给药并随患者一同带入手术室。③入手术室后如术前未建立有创血流动力学监测，应在适量镇静药和局部麻醉下，行桡动脉穿刺置管测压和中心静脉穿刺置入漂浮导管监测血流动力学。④在血流动力学监测下，对二尖瓣或主动脉瓣关闭不全的患者可用芬太尼、罗库溴铵或顺阿曲库铵施行麻醉诱导，应避免心动过缓。而对二尖瓣狭窄的患者则宜用舒芬太尼、维库溴铵或顺阿曲库铵诱导，应避免心动过速。剂量应根据患者对药物的反应情况而定，尤其是对长期心力衰竭患者的用药量应慎重。既不能使麻醉过浅而造成心率、血压过大波动，又不能使麻醉过深而导致心肌抑制、血压严重下降。⑤适量补液，保证前负荷。⑥避免心动过缓，防止反流增大，心排血量减少。⑦适当扩张血管，以降低心脏后负荷，但应避免舒张压过低造成冠状动脉供血不全。

第四节 心肌缺血性梗死并发症的手术治疗

心肌梗死的严重并发症多见于心肌梗死后的第 2 周。须急诊手术治疗的有：①乳头肌断裂造成的二尖瓣急性关闭不全；②继发性室间隔穿孔；③室壁瘤破裂。

在心肌梗死情况得到改善后心肺功能又突然出现恶化时，应高度怀疑，并立即检查是否已发生严重并发症。体格检查应集中于：①由乳头肌断裂或室间隔穿孔而出现新的心脏杂音；②由于室间隔穿孔而出现右心功能不全的表现，或由于二尖瓣急性关闭不全造成的急性左心衰竭症状；③因室壁瘤破裂所致心脏压塞的症状。彩色超声心动图不仅可对心包积液、心室壁异常运动、二尖瓣病变作出准确的诊断，而且可对室间隔穿孔的分流和二尖瓣的反流作出定量分析。

一、心室破裂

（一）手术方法

在 CPB 下灌注心脏停搏液使心搏停止后，鉴别出坏死的心室壁应予以清除、修复。心肌缝合处的大部分应是无心肌梗死的存活心肌。术中还应检查乳头肌、二尖瓣及瓣下结构，如有坏死或断裂，应视情况予以修补、缝合或置换。

（二）麻醉管理

心脏压塞是最危急的问题，如有休克应予以心包穿刺引流，并补充液体以调整适宜的前负荷，以争取时间将患者搬运至手术室。CPB 建立前不应使用过多的吸入麻醉药，以避免对心肌的抑制。同时应补充血容量并应用正性肌力药物，以维持

适当的冠状动脉灌注压。休克时，尽管 CVP 对指导输液是必要的，但不能因行中心静脉穿刺而耽误手术时间。CPB 后只有当全身血容量已补足且灌注良好后才能停止 CPB。停机后应严格调节吸入麻醉药和正性肌力药的用量，以降低心室壁的张力，防止修复的心室壁破裂。

二、继发性室间隔缺损

（一）病理生理

此类患者术前常处于危急状态，由于心室间隔穿孔造成的左向右分流，使心排血量明显降低，从而引起肺动脉高压和左、右心室衰竭，使心肌损害进一步加重。

（二）药物治疗

室间隔穿孔修补合适的手术时机尚未定论。对于"稳定"的患者（即无多系统衰竭、无代谢性酸血症、缺氧或肾衰竭），应尽可能用药物治疗，使其度过心肌梗死的急性期。降低后负荷和增加冠状动脉血流量是治疗的两个主要措施。必要时还应使用 IABP。在药物治疗过程中，如果心肌局部灌注或身体其他系统功能恶化，则应及时修补穿孔的心室间隔。

（三）手术治疗

因心肌梗死造成的室间隔穿孔，其周围都是坏死的心肌，组织易碎，故在修补技术上是相当困难的。在修补过程中，应修剪坏死心肌直至健康心肌组织。但在切口缝合处仍可能残留有坏死心肌组织。此外，该类患者常有两支或更多支的冠状动脉疾病，若不同时行冠状动脉旁路移植术，则术后再梗死的发生率极高，故应同时行冠状动脉旁路血管移植术。

（四）麻醉管理

此类患者术前大多数使用正性肌力药物和 IABP 支持心功能，勉强维持血压在正常范围的下限，故术前应避免用镇静药，以防止血压下降。麻醉管理上应兼顾冠心病与室间隔缺损的病理生理特点，保证氧供需平衡，防止气管插管、胸骨

锯开、主动脉插管时左心室负荷增大，保证适当的血压和冠状动脉灌注压。由于室间隔穿孔的存在，采用温度稀释法测定的心排血量的数值不准，但在室间隔穿孔修补后，用来监测心功能及获取其他信息仍是非常有用的。须注意的是，漂浮导管的气囊应使用 CO_2 充气，以防止气囊破裂时造成气栓。用带 SvO_2 探头的漂浮导管持续监测 SvO_2 可间接反映分流。室间隔穿孔造成的分流量与肺和外周血管阻力相关，使肺血管阻力下降的因素（如低碳酸血症或高氧血症）能增加分流量而不利于体循环灌注，体循环灌注不良造成的代谢性酸血症可使体循环灌注更为恶化。因此，围术期应维持适宜的前负荷，降低后负荷，维持冠状动脉灌注压和全身重要脏器的灌注。既要避免心肌抑制，又要注意限制心肌氧耗，防止原发病灶的进一步发展。保持 $PaCO_2$ 在 40mmHg，避免肺血管阻力的增加或减少。下壁心肌梗死可能是此类患者难以脱离CPB的原因，不仅因右心功能不全常被忽略，且常有乳头肌缺血或梗死。因此，在停机前应常规检查乳头肌和二尖瓣，有问题应及时予以处理。对于心功能不全者，除了应用IABP外，还可选用心脏辅助装置治疗。

三、乳头肌断裂及急性二尖瓣功能不全

（一）病理生理

乳头肌断裂使二尖瓣的前瓣和后瓣失去支撑而发生二尖瓣急性关闭不全，引起急性肺水肿和心源性休克。急性关闭不全发生时，因左心房不像二尖瓣慢性关闭不全那样有时间去代偿性扩张，故二尖瓣反流的血进入较小的左心房后，很快使左心房压增高，继而影响肺血管床，在二尖瓣关闭不全早期即可产生肺水肿。如不及时治疗，可引起缺氧和高碳酸血症，从而加重心肌缺血。这些患者都有严重的双室功能不全，常有3支以上的冠状动脉疾患，比一般冠状动脉旁路血管移植术或二尖瓣置换术的手术病死率要高得多。

（二）麻醉管理

尽力维持心肌氧供需平衡，保持适当的前负

荷，降低后负荷，但应维持适宜的冠状动脉灌注压；控制心率 70～90 次／分，防止心动过缓而增加反流量。由于此类患者常伴有肺水肿所致的呼吸衰竭，缺氧严重时常需在入手术室前行气管插管人工辅助通气，故麻醉诱导可能提前在ICU内进行。在麻醉诱导前还常需正性肌力药物的治疗，有时还需要IABP支持。手术应以尽早建立CPB为目标，尤其是有心源性休克时。此外，还应尽可能防止发生新的心肌梗死。由于此类患者在术前短时间内有心肌缺血或心肌梗死，因此，在二尖瓣置换的同时常须行冠状动脉旁路血管移植术，CPB时间较长，术后并发症也相应增多。CPB后使用正性肌力药并非由于瓣膜因素，而是因为术前已处于缺血或梗死的心肌在CPB后心功能进一步下降。因此，IABP不仅在术前，在脱离CPB时也是必要的辅助措施。对心功能严重减退者，有时尚需心脏辅助装置支持疗法。

第五节 心脏外伤手术的麻醉

心脏外伤分为开放性穿透伤、闭合性钝伤和医源性损伤3大类，涉及心包、心肌、心内结构及大血管。轻者可能被忽略，重者则迅速死亡。需要急症手术的心脏外伤主要是开放性穿透伤及主动脉、冠状血管损伤和闭合性心内室间隔或瓣膜损伤并发药物难以控制的心力衰竭时。

一、开放性穿透伤的病理生理特点

心脏穿透伤是由强烈、高速、锐利的异物直接进入心脏造成的损伤。其病理生理特点主要取决于心脏外伤的部位、大小和心包损伤的情况。须急症手术的穿透伤主要有两种情况：①心包伤口大，心脏的出血经心包伤口引流出体外，或流入胸腔、纵隔或腹腔；心包内积血不多，以出血性休克表现为主。患者大多迅速死亡，手术机会少。②心脏伤口大，心包伤口较小时，出血不能充分外流，可引起急性心脏压塞。心脏压塞一方面使心脏出血暂时减少，可为挽救生命赢得一些时间。另一方面，如不及时手术，可很快造成循环衰竭。

二、手术处理

（1）心壁破裂口缝合或加垫片缝合。

（2）冠状动脉主干损伤不能直接吻合者应行主动脉 - 冠状动脉旁路血管移植术。

（3）合并心内室间隔损伤或瓣膜损伤时应予以修补或置换。

三、麻醉管理

（1）迅速建立外周和中心静脉通路，保证有足够的输血、输液途径及 CVP 监测途径。

（2）对清醒患者应用适量镇静、镇痛药及肌肉松弛药，迅速行气管插管，维持适宜的人工呼吸，保证充分氧供。

（3）合理使用正性肌力药、升压药，尽可能维持血压，以保证重要脏器的灌注，防止缺血诱发术后多器官功能障碍。

（4）行桡动脉穿刺或其他部位动脉穿刺置管，测量直接动脉压，必要时也可做动脉输血。

（5）注意保温，对输入血液及液体应适当加温，防止低温带来的不良影响。

（6）术中心包切开后可能会出现大出血，应密切观察，做好快速输血、血液回收补液准备。

第六节　先天性心脏病患者的急诊手术

先天性心脏病患者需要急诊手术者主要有两类：一类是部分复杂心脏病的新生儿，主要包括完全性大动脉转位、肺动脉闭锁、三尖瓣闭锁和左心室发育不良综合征等病种，这些患者存在严重缺氧，如不进行行急诊手术就会失去手术时机，而在短期内死亡。这些复杂先天性心脏病患者并不少见，但由于早期诊断的限制、当地医院手术条件及一些非医疗因素导致多数患者得不到及时治疗而死亡。另一类急症手术为紫绀型先天性心脏病患者，经常缺氧发作并有很高猝死风险，在稍做术前准备后施行急诊手术。

一、病理生理学改变

新生儿的各生理系统代偿能力较弱，循环、呼吸和血液等系统的特点与成人和婴儿有较大差异，主要表现：体循环压力低，左心室对高后负荷耐受能力差，肺循环阻力较高，循环对心率依赖性强，血细胞比容高，但血红蛋白中胎儿型血红蛋白含量高，携氧合释放氧的能力低，肾脏浓缩能力差，体温调节能力差。

先天性心脏病患者，在新生儿期就需要接受手术的，大多数是复杂先天性心脏病，通常年龄小，病情重，缺氧和酸血症症状比较严重（部分患者可能已经有严重酸血症），但机体尚未产生明显的代偿反应（如红细胞增多、纤溶亢进等）。许多复杂畸形患儿依赖未闭的动脉导管维持肺循环的供血，而新生儿离开母体开始自主呼吸后，动脉导管逐渐闭合，所以，在手术前维持动脉导管的开放尤其重要，较高的吸入氧浓度能促进动脉导管的闭合，对此类患者要严格控制吸入氧浓度，尽可能吸入低浓度的空氧混合气。

有缺氧发作的患者其发作频率常随年龄的增长而增加，这些患者常存在右心室流出道梗阻，随着年龄增长，右心室流出道梗阻加重，当有诱发因素时（如屏气、兴奋、挣扎、大量运动），就可能发生缺氧发作。缺氧发作导致缺氧和酸血症，诱发机体应激反应，这些病理生理改变都可使心率增快，心肌收缩力增强，而心率增快，心肌收缩力增强又可加重右心室流出道梗阻，减少肺循环血流，增加右向左分流，加重机体缺氧，形成恶性循环，直至循环衰竭为止。因此，在这些患者，应避免任何加重缺氧或高碳酸血症的因素，镇静剂的种类和剂量都应严格掌握。

二、手术治疗

对复杂先天性心脏病的手术治疗可分为根治手术和姑息手术，姑息手术也可能是分期根治手术的组成部分。手术方式的选择和畸形矫治的程度，是复杂先天性心脏病治疗的关键。对在新生儿期就需要进行手术治疗的患者，手术病死率虽然在近年来有明显降低，但仍然显著高于普通心脏手术患者，即使如此，手术治疗仍是此类患者获得长期生存的唯一方法。

三、麻醉管理

（一）新生儿急诊手术

新生儿急诊手术对麻醉医师是很大的挑战，不但要求麻醉医师能熟练管理新生儿的全身麻醉，而且要熟悉不同的复杂先天性心脏病对患儿病理生理的特殊影响。

1. 患儿的转运 新生儿在转运途中必须用保温箱保温。

2. 各种通道的建立 实施新生儿心脏手术麻醉的麻醉医师，必须能熟练地建立新生儿的静脉通路、动脉通路和气管插管等技术。

3. 吸入氧浓度的控制 对新生儿期就必须手术的患者，多存在严重的缺氧，但对于依赖未闭的动脉导管维持肺循环血供的患儿，吸入氧浓度应当控制在 30% 以下，以避免动脉导管闭合，有时需要用 PGE_1 维持动脉导管的开放，如果药物不能有效维护动脉导管的开放，可考虑介入治疗，如安放支架以维持动脉导管的开放。

4. 麻醉药物的使用 以阿片类药物（如芬太尼、舒芬太尼等）为主；以最大程度减少麻醉药物对心肌的抑制。

5. 长时间体外循环 要求做好对重要脏器的保护，体外循环后进行改良超滤可能明显减轻组织水肿。

6. 停体外循环后正性肌力药 可用多巴胺，术前肺动脉高压及右心功能不全患儿联合应用米力农，当停体外循环后肺动脉压力超过体循环压力的 50% 以上时，雾化吸入前列环素 20 ～ 30ng/kg 可有效降低肺动脉压力、改善右心功能。当左心房压高于 5 ～ 6mmHg 时，加用肾上腺素。

7. 钙剂 在新生儿和小婴儿中是一种有效的短效的正性肌力药和血管升压药。低钙可能引起心肌收缩力下降造成低心排血量综合征，尤其在新生儿。而在主动脉弓中断、永存动脉干患儿其血清钙水平常低于正常值，因此在这些患儿中可给予葡萄糖酸钙 0.5ml/kg，维持血浆钙离子水平＞1.2mmol/L。通过上述循环管理措施患儿多能维持满意的收缩压和心率，顺利撤离体外循环。

总之，急诊先心病手术的麻醉，应从术前准备开始。术前应尽可能改善低氧血症和心功能；术中根据急诊先心病手术的特点及其疾病本身固有的病理生理特性，合理地选用麻醉药物和麻醉方法，合理地进行呼吸、循环管理，可有效地提高手术成功率和先心病患儿的生存率。

（二）缺氧发作患者的处理

缺氧发作患者及时快速进行体外循环是最有效的抢救治疗方法。一般性治疗包括纠正酸血症、改变体位以减少右向左分流、使用药物减慢心率、提高体外循环阻力和去除诱发因素等，但一般性治疗并不能确保对缺氧发作治疗的有效，而在进行一般性治疗后再进行急诊体外循环手术，常已经失去最佳抢救时机，所以在进行一般性治疗的同时，应积极介入体外循环技术，成功概率可能更大。

（邱郁薇　徐美英）

参 考 文 献

冯龙，陈婷婷，周琪，等，2014. 急性升主动脉夹层手术期间麻醉管理策略. 心血管外科杂志，3（3）：122-126

刘楠，郑军，尚蔚，等，2012. 急性主动脉夹层围手术期凝血与纤溶反应. 中华胸心血管外科杂志，28：343-346

陆再英，钟南山，2008. 主动脉夹层. 内科学. 7 版. 北京：人民卫生出版社，352-355

缪娜，侯晓彤，刘瑞芳，等，2010. 应用孙式手术治疗主动脉夹层的体外循环管理策略. 中国体外循环杂志，8（2）：72-74

尚蔚，马敏，阮彩霞，等，2016. 急性主动脉夹层孙氏手术后急性肾损伤临床研究. 中华胸心血管外科杂志，32（7）：407-410

施晓华，武欣生，陈珏，等，2004. 小儿急症心脏外科手术的麻醉管理. 临床麻醉学杂志，20（11）：685-686

孙立忠，2014. 急性 A 型主动脉夹层的外科治疗. 心血管外科杂志（电子版），3（3）：105-107.

徐燕，2012. 主动脉夹层的急症诊治分析. 重庆医科大学学报，37（3）：276-278

许锁春，闫炀，耿希刚，等，2009. 急症外科手术治疗危重瓣膜病 192 例. 中国胸心血管外科临床杂志，16（4）：312-314

邹肖爽，纪宏文，2017. 急性主动脉夹层患者围术期凝血改变及血液保护措施. 北京医学，39（2）：174-176

Ahn KT, Yamanaka K, Iwakura A, et al, 2015. Infusion of tranexamic acidduring emergency surgery for type a acute aortic dissection. Ann Thorac Cardiovasc Surg, 21: 66-71

Freeland K, Hamidian Jahromi A, Duvall LM, et al, 2015. Postoperative blood transfusion is an independent predictor of acute kidney injury in cardiac surgery patients. J Nephropathol, 4: 121-126

Guan XL, Wang XL, Liu YY, et al, 2016. Changes in the hemostatic system of patients with acute aortic dissection undergoing aortic arch surgery.Ann Thorac Surg, 101: 945-951

Hata M, Sezai A, Yoshitake I, et al, 2010. Clinical trends in optimal treatment strategy for type a acute aortic dissection. Ann Thorac

Cardiovasc Surg，16：228-235

Nienaber CA，Powell JT，2012. Management of acute aortic syndromes. Eur Heart J，33：26-35

O'Neill B，Bilal H，Mahmood S，et al，2012. Is it worth packing the head with ice in patients undergoing deep hypothermic circulatory arrest? Interact Cardiovasc Thorac Surg，15：696-701

Paparella D，Rotunno C，Guida P，et al，2011. Hemostasisalterations in patients with acute aortic dissection.Ann Thorac Surg，91：1364-1370

Tsai HS，Tsai FC，Chen YC，et al，2012. Impact of acute kidney injury on one-year survival after surgery for aortic dissection. Ann Thorac Surg，94：1407-1412

Yan W，Xuan C，Ma G，et al，2014. Combination use of platelets and recombinant activated factor VII for increased hemostasis during acute type a dissection operations. J Cardiothorac Surg，9：156

Zhou SF，Estrera AL，Loubser P，et al，2015. Autologous platelet—rich plasma reduces transfusions during ascending aortic arch repair：a prospective，randomized，controlled trial. Ann Thorac Surg，99：1282-1290

第十八章

心脏病患者施行非心脏手术麻醉

心脏病患者施行非心脏手术，麻醉处理经常比心脏手术麻醉更难处理，因为心脏手术一般术前准备比较充分，并且术后纠正了心血管病变，循环功能可获改善，有利于术后恢复。非心脏手术不仅未纠正心血管病变，需要手术的疾病本身及手术、麻醉、术后并发症和康复等还可加重循环负担，进一步损害心功能。因此，心脏病患者施行非心脏手术，麻醉和手术的并发症及死亡率可显著高于无心脏病者。麻醉和手术的危险性及结局，不仅取决于心脏病变本身的性质、程度和心功能状态，而且还取决于非心脏病变对呼吸、循环和肝肾功能的影响，手术创伤的大小，麻醉和手术者的技术水平，术中、术后监测条件，以及对出现各种异常情况及时判断和处理能力。社会人口老龄化已是当今社会的现实问题。2016 年 1 月 22 日人社部新闻发言人指出，中国已经逐渐进入老龄化社会，截至 2014 年，60 岁以上老年人口达到 2.1 亿，占总人口的比例 15.5%。据有关部门预测，到 2035 年老年人口将达到 4 亿人。而此类人群正是手术的主要目标人群。其中 1/4 的手术，包括腹腔内、胸腔内、血管和矫形外科手术，直接受到心血管疾病的影响。在处理此类病例时，麻醉医师必须掌握心脏病变的基本病理生理，有关心脏和循环的代偿情况，术前评估、准备，具有能充分评估并及时处理各项早兆、危象及术中监测、术后管理的能力。心脏病变种类繁多，如冠状动脉粥样硬化等所致心肌缺血性心脏病变、各种先天性畸形、后天性瓣膜损坏病变等。心肌缺血性心脏病在欧美国家发生率颇高，已成为心脏病患者施行非心脏手术的主要对象。相比之下，目前国内缺血性心脏病发生率比欧美国家低，但已有不断增加趋势。无症状性冠状血管病变引起心肌缺血，由此产生未能预料的意外时有耳闻，值得麻醉医师重视。

第一节　手术前评估

心脏病患者能否承受麻醉与手术，主要取决于心血管病变的严重程度和代偿功能，以及其他器官受累情况和需要手术治疗的疾病等。因此，情况较为复杂，需要对患者作全面了解与评估。病史、体格检查、实验室资料和各项必要的特殊检查应该完全。至于心功能方面检查项目可按患者心脏病变情况和具体条件拟订，应避免对病情处理无益的过多检查，花费医疗资源，增加患者和社会的负担。

一、手术前评估简史

早在 1950 年就发现围术期心肌梗死是造成不良结局的重要原因，随着冠心病发病率不断增长，此问题显得更为突出。几十年来，主要研究集中在心脏病严重程度与手术结局的相关，术前哪些临床和实验检查结果与患者预后有关，以及在围术期如何设法降低患者的并发症与死亡率。近年来，多个权威学术组织发布了相关临床指南，尤其是美国心脏病学会 / 美国心脏学会（American College of Cardiology/American Heart Association，ACC/AHA）和欧洲心脏病学会 / 欧洲麻醉学会（European Society of Cardiology/European Society of Anaesthesiology，ESC/ESA）对心脏病患者施行非心脏手术提出了围术期心血管评价和处理指南，值得临床麻醉工作者作为参考和依据。

二、心功能分级

依据患者活动能力和耐受性评估心脏病的严重程度，从而预计患者对麻醉和手术的耐受情况在临床实际工作中颇有价值。目前多采用纽约心脏病协会（NYHA）四级分类法，对心脏病患者心功能进行分级：Ⅰ级为体力活动不受限，无症状，日常活动不引起疲乏、心悸和呼吸困难等；Ⅱ级为日常活动轻度受限，且可出现疲劳、心悸、呼吸困难或心绞痛，但休息后感舒适；Ⅲ级为体力活动显著受限，轻度活动即出现症状，但休息后尚感舒适；Ⅳ级为休息时也出现心功能不全症状或心绞痛，任何体力活动将会增加不适感。此是多年来传统分级，现今仍有实用价值。若患者心功能为Ⅰ或Ⅱ级，进行一般麻醉与手术安全性应有保障。Ⅳ级患者则属高危患者，麻醉和手术的危险性很大。Ⅲ级患者经术前准备与积极治疗，可使心功能获得改善，增加安全性。由于心功能分级参差太大，量化程度不够，许多有关因素无法概括，因此目前以采用多因素分析法作为补充。

三、心脏危险指数

Goldman 等在临床实际工作中把患者术前各项相关危险因素与手术期间发生心脏并发症及结局相互联系起来，依据各项因素对结局影响程度的大小分别用数值表示，从而对心脏病患者尤其是冠心病患者施行非心脏手术提供了术前评估指标，并可用于预示围术期患者的危险性、心脏并发症和死亡率。虽然有些学者如 Detsky 对此做了更改和补充了心绞痛内容，但原则上仍大同小异。表 18-1 为 Goldman 等提出的多因素心脏危险指数（cardiac risk index，CRI），累计 53 分。此外，传统认为心脏危险因素如吸烟、高血脂、高血压、糖尿病、周围血管病变、心绞痛、心肌梗死时间超过 6 个月等均未包括在内，可能认为这些均是非直接相关因素，以及病例数不足，相当一部分的心肌缺血和心绞痛为无痛性，因此未达到统计上有意义的程度。由于此分类法简单方便，目前仍有临床参考价值。其后，Zeldin 等做了前瞻性研究，证实多因素心脏危险指数的实用价值，阐明了心功能分级和心脏危险因素记分与围术期心脏并发症和死亡之间的相关性，且两者联合评估可有更大的预示价值。从表 18-2 中可以看出累计分数 13～25 分，相当于临床心功能Ⅲ级，术前若

进行充分准备，病情获得改善，心脏代偿功能有所好转，心功能改善成Ⅱ级或早Ⅲ级，麻醉和手术安全性就可提高。若累计值超过 26 分，心功能Ⅳ级，麻醉和手术必然存在较大危险，围术期死亡的患者中半数以上发生于此组。值得注意的是在总计数值 53 分中有 28 分通过适当的术前准备或暂缓手术，等待病情获得改善后就可减少麻醉和手术危险性。

表 18-1　Goldman's 多因素心脏危险指数

项目	内容	记分
病史	心肌梗死 < 6 个月	10
	年龄 > 70 岁	5
体检	第三心音、颈静脉怒张等心力衰竭体征	11
	主动脉瓣狭窄	3
心电图	非窦性节律，术前有房性期前收缩	7
	持续室性期前收缩 > 5 次 / 分	7
一般内科情况差	PaO_2 < 8kpa，$PaCO_2$ > 6.7kpa，[K^+] < 3mmol/L，BUN > 18mmol/L，Cr > 260mmol/L，SGOT 升高，慢性肝病征及非心脏原因卧床	3
腹腔内、胸腔内或主动脉外科		3
急诊手术		4
总计		53 分

表 18-2　心功能分级和心脏危险因素积分与手术期心脏并发症和心脏原因死亡的关系

心功能分级	总分数（分）	心因死亡（%）	危及生命的并发症 * （%）
Ⅰ级	0～5	0.2	0.7
Ⅱ级	6～12	2.0	5.0
Ⅲ级	13～25	2.0	11.0
Ⅳ级	≥ 26	56.0	22.0

* 非致命心肌梗死、充血性心力衰竭和室性心动过速。

1999 年，Lee 提出的改良心脏风险指数（表 18-3），更加简单明了，现在已被广泛用于临床。

表 18-3　改良心脏风险指数

次序	危险因素
1	腹腔、胸腔、腹股沟以上血管手术
2	缺血性心脏病史
3	充血性心力衰竭史
4	脑血管病史（脑卒中或短暂性脑缺血发作）
5	需要胰岛素治疗的糖尿病

续表

次序	危险因素
6	术前血清肌酐浓度 > 176.8μmol/L 或 2mg/dl

心因性死亡、非致死性心肌梗死、非致死性心搏骤停风险：0 个危险因素 0.4%，1 个危险因素 0.9%，2 个危险因素 6.6%，≥ 3 个危险因素 11%

四、常规与特殊检查

（一）心电图

1. 常规心电图　心脏病患者术前常规心电图检查可以正常，如冠心病患者休息时常规心电图至少有 15% 在正常范围。但多数患者存在不同程度的异常，如节律改变、传导异常和心肌缺血表现等，不仅可作为术前准备与治疗的依据，且有助于术中、术后处理和鉴别因代谢、电解质紊乱及其他系统病变引起心电图改变的参考。

2. 运动试验心电图　可用作判断冠状动脉病变。部分冠心病患者常规心电图虽可以正常，但通过运动试验心电图就会显示异常。运动增加心率、每搏量、心肌收缩性和血压，共同引起心肌氧耗量增加。因此，可作为围术期患者对应激反应承受能力的估计。最大心率与收缩压乘积（RPP）可粗略反映患者围术期的耐受程度。Gutler 等在血管外科手术患者中发现，术前运动试验心电图阳性者，术后心肌梗死发生率高。在心电图平板运动试验中，若患者不能达到最大预计心率的 85% 即出现明显 ST 段压低，围术期心脏并发症发生率高达 24.3%。而患者运动可达预计心率，且无 ST 段改变者，心脏并发症发生率仅 6.6%。心电图运动试验时出现 ST 段压低，反映心内膜下心肌缺血，而 ST 段升高则提示跨壁心肌缺血或原心肌梗死区室壁运动异常。血压下降常表示存在严重心脏病应即终止试验。运动试验心电图阳性定义为 ST 段压低大于 1mm 伴典型心前区疼痛或 ST 段压低大于 2mm，常可帮助临床冠心病的诊断，但试验阴性并不能完全排除冠心病的可能，尤其是存在典型冠心病病史者。若患者存在左心室肥厚、二尖瓣脱垂、预激综合征及服用洋地黄类药等常会出现假阳性。若患者无法达到预计心率，运动耐受差，血压下降，以及服用 β 受体阻滞药会引起判断困难和假阴性。运动试验虽然有用，但在危重患者、血管外科患者由于无法达到必要的运动量而作用受限。

3. 动态心电图　连续心电图监测不仅用于术前 24h 检查判断是否存在潜在的心肌缺血、心率变化和有否心律失常，且可应用于术中和术后。Raby 等对 176 例外周血管外科手术患者术前做 24h 动态心电图检查，发现有静止缺血表现 32 例患者中的 12 例（37.5%）发生了术后心脏并发症。相反，术前动态心电图未见静止缺血表现的 144 例患者，仅 1 例发生心脏并发症，表明 24h 动态心电图检查无心肌缺血和心律异常发现，围术期发生心脏并发症概率不大。对于运动受限患者，休息时心电图正常，采用动态心电图检查也有其价值，因为此项检查可了解患者心肌有否静止缺血，一旦存在可及早进行药物处理。一般认为此项检查心肌缺血敏感度可达 92%，特异度 88%，阴性预示值 99%，并且由于是非创伤性检查可较多采用。

（二）超声心动图

1. 常规超声心动图　此项技术观察心脏搏动时声波反射，显示心腔图形，可了解室壁运动情况、心肌收缩和室壁厚度、有无室壁瘤和收缩时共济失调、瓣膜功能是否良好、跨瓣压差程度及左心室射血分数等。若左心室射血分数小于 35% 常提示心功能差，围术期心肌梗死发生率增高，充血性心力衰竭概率也增大。围术期采用经食管超声多普勒，可动态连续监测上述指标，及早发现心肌缺血、心功能不全，且可评估外科手术效果。虽然价格昂贵，技术要求也高，但近年来在一些医疗中心已作为术中监测项目。

2. 超声心动图应激试验　在进行超声心动图检查时，采用药物使患者心脏产生应激，心率增快，观察心室壁是否出现异常或原有壁活动异常是否加重，从而判断心肌缺血及其严重程度。常用药物为多巴酚丁胺，每分钟 10 ~ 40μg/kg，或阿托品 0.25 ~ 1.0mg 静脉注射，使心率增快到预计目标。此项检查适用于不能进行运动耐量试验、休息时 ECG 正常的患者，其结果对预示围术期并发症发生有帮助。检查结果若心室壁异常活动范围越大，围术期发生心脏原因的并发症概率也越大，具有一定的量化价值。

（三）放射性核素检查及激发试验技术

在冠心病诊断方面，放射性核素检查是较为常用而且有诊断价值的一种方法。放射性核素是一种对人体无害的示踪剂，检查时仅需用微小的剂量注入静脉后，通过特殊的γ照相技术和图像分析，就可以显示心肌的功能。其方法简单安全，无创伤，重复性强。目前常用于心血管检查的核素是铊-201。铊-201是一种心肌显像剂。它是阳离子，易被正常心肌细胞所摄取，注入体内后，有功能的正常心肌摄取了就会显影，而病变部位则不显影。冠心病时，由于血供障碍，或是心肌梗死的心肌细胞功能受到损伤，核素摄取减少或是无摄取功能，相应部位的心肌就会出现放射性缺损，故又称"冷区"扫描或"冷区"显像。如果休息状态下显示心肌有缺损，于运动状态下仍然存在缺损，则诊断为心肌缺血。在患者休息4h后，铊-201分布可能发生变化。非存活瘢痕引起的分布缺损不发生变化，然而，缺血区铊-201的后期显像则可能表现为最初缺损的消失或缩小。据国外多数学者报告，铊-201对冠心病诊断的灵敏度为77%～92%，特异度为86%～100%，而心电图运动试验灵敏度为65%，特异度为75%，可见铊-201心肌灌注显影技术，对冠心病的诊断是一种可取的好方法。

激发试验技术包括运动应激试验和药物激发试验技术。

运动应激试验一般在常规的平板上进行，采用Bruce方案或类似的运动时间表对患者进行监测。如无禁忌证，运动持续至按年龄预定的大于85%的最大运动量，在患者运动顶峰时注射放射性核素。在此水平上鼓励患者持续运动30～60s以使放射性核素按照运动相关性血流模式进行分布。也可进行重复注射显像，重复注射可常规地用于延迟显像之前（所有患者）或之后（扫描显示持续缺损患者）。在检测有明显的冠状动脉缺血中，运动负荷-再分布铊-201显像要比心电图运动试验具有更高敏感度和特异度，而如果将铊-201显像和运动心电图结果相加则增加冠状动脉疾病的诊断敏感性。

药物激发试验对不能进行运动应激试验而需分析ST段者尤为适用，如应用洋地黄的患者、束支传导阻滞患者或妇女（在正常妇女中最大运动应激试验有约50%的假阳性，原因不明）。药物激发试验也用于不能运动的患者（如肥胖、关节炎或年老因素）。可使用一种冠状动脉扩张剂，如双嘧达莫（潘生丁）。双嘧达莫引起正常冠状动脉、周围血管扩张和血流增加，并反射性引起心动过速。粥样硬化的冠状动脉由于狭窄不能扩张，导致血流降低而发生冠状动脉窃血现象，使相应的心肌血供减少。因此，显像相似于运动后显像。双嘧达莫静脉注射3～5min后铊-201显像对冠状动脉疾病的敏感度相同于运动试验。双嘧达莫引起的缺血或其他不良反应（如恶心呕吐、头痛、支气管痉挛）可以静脉推注氨茶碱得以缓解。腺苷可作为双嘧达莫替代物经静脉输入。腺苷在血浆中快速降解，通过终止输液可反转其作用。在双嘧达莫或腺苷的相关研究中，氨茶碱和有关黄嘌呤化合物可产生假阴性。因此，在检测前24h应避免服用咖啡因和含有茶碱的支气管扩张剂。多巴酚丁胺和β_1受体激活剂也可用作激发剂。

（四）冠状动脉造影

冠状动脉造影是判断冠状动脉病变的金标准，可观察到冠状动脉精确的解剖结构，冠状动脉粥样硬化的部位与程度。同样可进行左心室造影，了解左心室收缩功能、射血分数和左心室舒张期末充盈压。进行冠状动脉造影指征有：①药物难以控制的心绞痛或休息时也有严重的心绞痛发作；②不稳定型心绞痛，特别是拟行中-高危手术；③无创检查提示高危；④高危患者拟行高危手术，但无创检查结果模棱两可。通过冠状动脉造影可判断患者是否需做冠状动脉介入或旁路手术。

五、术前评估指南

心脏病患者施行非心脏手术，传统的术前评估方法常依据病史、体格检查、临床表现及各项常规与特殊检查结果进行评估，存在一定的局限性。如许多血管外科手术患者常伴有冠状动脉病变，但仅有少数在围术期发生心脏原因的并发症。目前各项检查对发现冠状动脉病变的敏感度相对较高，而特异度较低。若试验结果为阴性，一般表示情况良好，预计发生心脏并发症的概率很小。

（一）心血管危险因素临床评估

根据病史、体格检查、各项常规和特殊试验结果估计患者围术期发生心脏原因的并发症的概率而分成高危、中危和低危。

1. 高危（心脏风险＞5%）　①近期心肌梗死病史（心肌梗死后 7～30d）伴严重或不稳定型心绞痛；②充血性心力衰竭失代偿；③严重心律失常（高度房室传导阻滞、病理性有症状的心律失常、室上性心动过速心室率未得到控制）；④严重瓣膜病变。

2. 中危（心脏风险 1%～5%）　①心绞痛不严重；②有心肌梗死病史；③曾有充血性心力衰竭病史或目前存在代偿性心力衰竭；④糖尿病（特别是需要胰岛素治疗）；⑤肾功能不全。

3. 低危（心脏风险＜1%）　①老年；②心电图异常（左心室肥厚、束支传导阻滞、ST-T 异常）；③非窦性节律；④低体能状态；⑤有脑血管意外史；⑥高血压未得到控制。

美国心脏病学会/美国心脏学会（ACC/AHA）非心脏手术患者围术期心血管评估和处理指南，强调患者若具有特殊心脏情况（表 18-4），则需要在非心脏手术前进行严格评估和治疗。并且针对部分患者既往已有经皮冠状动脉介入治疗（PCI）史，现在需要行非心脏手术，提出临床处理建议（表 18-5）。

表 18-4　具有以下心脏情况，患者需要在非心脏手术前进行严格评估和治疗

心脏疾病	举例
不稳定型冠状动脉综合征	不稳定型或严重心绞痛 近期心肌梗死（7～30d 内）
心力衰竭失代偿（心功能Ⅳ级，恶化或新发心力衰竭）	
显著心律失常	高度房室传导阻滞 莫氏Ⅱ型房室传导阻滞 三度房室传导阻滞 有症状的室性心律失常 静息心室率超过 100 次/分的室上性心律失常，包括心房颤动 有症状的窦性心动过缓 新发的室性心动过速
严重瓣膜疾病	严重主动脉瓣狭窄（平均跨瓣压差大于 40mmHg，瓣口面积小于 1.0cm²，或有临床症状） 有症状的二尖瓣狭窄（进行性劳力性呼吸困难、劳力性晕厥先兆、心力衰竭）

表 18-5　经皮冠状动脉介入治疗史并行非心脏手术患者的临床处理建议

介入治疗类型	建议
球囊血管成形术	选择性或非时间敏感性手术至少推迟 2 周，期间持续服用阿司匹林。
裸金属支架	选择性或非时间敏感性手术至少推迟 4 周，期间持续双联抗血小板治疗。
药物涂层支架	选择性或非时间敏感性手术至少推迟 6 个月（新一代支架）或 12 个月（非新一代支架），时间敏感性手术至少推迟 3 个月，期间持续双联抗血小板治疗。

急诊或紧急手术无须推迟。阿司匹林在颅脑及眼内手术前停药 7d，术后 24h 后酌情恢复；其他手术一般不停药，但仍需酌情考虑。氯吡格雷在术前 5～7d 开始停用，改用短效、作用可逆的抗血小板药物（如替罗非班、依替巴肽、坎格雷拉）进行桥接。术后根据外科出血情况尽早恢复。

（二）体能状态

患者的体能状态是非常重要的指标，通过对患者日常活动能力的了解，从而估计患者的最大活动能力。现用代谢当量水平（metabolic equivalent levels，METs）表示。1MET 是休息时的氧消耗，如 40 岁男性、体重 60kg，分钟氧耗约相当于 3.5ml/kg，依此为基础单位，对不同的体力活动计算出不同的 MET。良好的体能状态，体能活动一般可大于 7 METs；中等体能状态为 4～7 METs。若 METs 小于 4 则提示患者体能状态差。根据 METs 与患者体力活动时氧消耗密切相关，目前已测试出不同的体力活动的 METs（表 18-6）。

表 18-6　不同体力活动时的能量需要（METs）

体力活动	METs
休息	1.00
户内行走	1.75
吃、穿、洗漱	2.75
平地行走 100～200 米	2.75
轻体力活动，如用吸尘器清洁房间等	3.50
整理园林，如拔草、锄草等	4.50
性生活	5.25
上楼或登山	5.50
参加娱乐活动，如跳舞、高尔夫、保龄球、双打网球、投掷全球	6.00
参加剧烈体育活动，如游泳、单打网球、足球、篮球	7.50
重体力活动如搬运重家具、擦洗地板	8.00
短跑	8.00

（三）外科手术危险性

不同的外科手术会使患者产生不同的应激反应而引起不同的影响。如老年急诊患者行大手术可能伴有大出血或体液丢失，因此属高危。而血管外科手术不仅对患者血流动力学影响大，且常伴有冠心病或术前存在心肌梗死。根据不同类型的非心脏外科手术操作与围术期发生心脏原因并发症或死亡的概率而分为高、中、低危。

1. 高危手术（30d 内心血管风险＞5%）　①急诊大手术，特别是老年患者；②主动脉或大血管手术；③开放性下肢血管重建、截肢或取栓手术；④预计长时间的外科操作，伴大量液体或（和）血液流失。

2. 中危手术（30d 内心血管风险 1%～5%）　①有症状的颈动脉内膜剥脱或介入术；②头、颈部手术；③胸（小 - 中等）、腹腔内手术；④矫形外科手术；⑤前列腺手术。

3. 低危手术（30d 内心血管风险＜1%）　①内镜操作；②体表手术；③白内障手术；④乳房手术；⑤门诊手术。

因此，根据患者的危险因素、体能状态和外科手术的危险性，ACC/AHA 和 ESC/ESA 对非心脏手术患者围术期心血管评估和处理提出了临床指南，可作为判断和处理患者的流程。

第一步：评估者要考虑该非心脏手术的紧迫性。在许多情况下，患者或手术的特异性因素决定了不允许进一步的心脏评估和治疗（如急诊手术）。在这种情况下，评估者的最佳决定就是推荐在围术期加强监测和治疗。

第二步：患者是否伴有 1 个或以上的临床危险因素（表 18-4 中列出的）或活动性心脏病。如果没有，进入第三步。对要接受选择性非心脏手术的患者，如果存在不稳定型冠状动脉综合征、失代偿性心力衰竭或严重的心律失常及瓣膜性心脏病时，通常要取消或推迟择期手术，直到心脏问题得到合理的控制和治疗。

第三步：患者是否接受低风险手术？对于这样的患者，基于心血管系统检查所采取的干预措施通常不会导致治疗方案的改变，因此可以进行手术。

第四步：患者是否具有良好的功能储备，有没有临床症状？对于有强大功能储备的患者，任何进一步的心血管检查都不会影响治疗。因此这种患者适宜手术治疗。对于有心血管疾病或至少 1 个临床危险因素的患者，在围手术期要应用 β 受体阻滞药来适当地控制心率。

第五步：如果患者的功能储备状况（根据近期运动试验或代谢当量）很差（＜4METs），则要进一步评估患者的临床危险因素。如果患者没有临床危险因素，那么将适宜手术治疗，没必要改变治疗方案。如果患者存在 1 个或 2 个临床危险因素，则要么进行择期手术，并在术中应用 β 受体阻滞药来控制心率；要么进一步检测心血管功能，并更改治疗方案。对于存在 3 个或以上的危险因素的患者，其手术麻醉相关的心脏风险则显著增大，有必要采取进一步的评估、检查和治疗措施。

第二节　麻醉前准备与用药

一、调整心血管用药

心脏病患者常规需要药物治疗，术前应对常用的药物品种进行调整。一般来说，抗心律失常药、抗高血压药应继续服用至手术日。突然停用 β 受体阻滞药、中枢作用的抗高血压药（甲基多巴、可乐定）、硝酸甘油或钙通道阻滞药会引起心肌缺血、高血压意外和心律失常。因此，原则上均不能随便停药。而近年来，有学者提出袢利尿药如呋塞米，手术前根据病情最好能停药，并注意纠正低钾血症。针对血管紧张素转化酶抑制剂（ACEI），由于除了卡托普利，其他均为长效，可能会导致手术麻醉中异常的低血压，部分麻醉医师也倾向于术前停药。

在所有相关药物中，近年来最受重视的是 β 受体阻滞药。因此，本节将重点阐述 β 受体阻滞药在心脏病患者非心脏手术围术期的应用。

（一）β 受体阻滞药

1. 药理作用　β 受体包括分布于心肌的 $β_1$ 受体和分布于支气管及血管平滑肌的 $β_2$ 受体，而心肌上的 β 受体中有 20%～25% 也为 $β_2$ 受体。β 受体阻滞药具有抑制窦房结、房室结及心肌收缩力的功能，即所谓负性频率、负性传导和负性肌力作用。其中负性频率和负性肌力效应可明显地降低心肌耗氧量而与心绞痛的治疗作用相关。对房室结的抑制作用主要用于室上性心动过速的治疗，或在心房颤动时控制心室率。β受体阻滞药对于除变异型心绞痛以外的缺血性心脏病所有阶段都是一项有效的治疗指施，并可降低心肌梗死急性期及梗死后的死亡率。

不同的β受体阻滞药的一个显著差异在于药代动力学。药物的半衰期从10min到30h以上不等，脂溶性或水溶性也不同，不同制剂的副作用也有差异。应根据药物的特性和患者的具体情况选择合适的β受体阻滞药，以求将副作用减至最小。例如，对于有慢性阻塞性肺疾病的患者应使用具有心脏选择性的制剂；伴凌晨发作心绞痛的患者则需要超长效的β受体阻滞药；而对于一个四肢发凉或休息时心动过缓的患者，具有扩血管特性的β受体阻滞药可能更有益。

β受体阻滞药通过降低心率、抑制心肌收缩力来降低心肌氧耗；引起心肌血流重分布，使血流从正常心肌向缺血心肌转移，以改善整个心肌的血液供应；降低心肌机械剪切力起到稳定冠脉斑块的作用；抑制内源性儿茶酚胺与β受体的结合而抑制交感神经系统的过度兴奋；某些β受体阻滞药可以直接作用于中枢神经系统而抑制全身交感兴奋。另外，β受体阻滞药能抑制心肌及体循环炎症应答机制的激活，直接影响白细胞趋化、聚集及金属蛋白酶、单核细胞的活性，显著降低体内IL-10、TNF-α、TNF-R$_2$水平，起到抗炎及免疫调节作用。β受体阻滞药还具有抗心律失常、抑制脂肪降解而降低循环中游离脂肪酸浓度、促进心房钠尿肽的释放等功能。

β受体阻滞药的不良反应主要有3种：①平滑肌痉挛，导致支气管痉挛和肢体发凉；②过度的心脏抑制作用，导致心动过缓、心脏传导阻滞、过度负性肌力作用；③穿过血脑屏障，导致失眠、抑郁。因此，β受体阻滞药的使用有其禁忌证。其绝对禁忌证有：①严重心动过缓、高度心脏传导阻滞、明显左心室衰竭；②严重哮喘或支气管痉挛。对于任何患者在给予β受体阻滞药治疗前应询问过去或现在有无哮喘。若忽视这条规则，可

能产生致命后果；③严重抑郁；④坏疽、皮肤坏死、严重或恶化的间歇跛行、休息痛等外周血管疾病、雷诺病。

2. 临床应用 β受体阻滞药主要用于治疗缺血性心脏病、频发性心绞痛、室性和（或）房性心律失常及中、重度高血压。尤其适用于高血压并发心绞痛、心肌梗死后患者及心率较快者。文献报道，在心肌梗死后合并心力衰竭，同时有糖尿病患者最适合使用美托洛尔（倍他洛克），可使心脏猝死率下降40%～50%。此外，使用β受体阻滞药能改善患者心功能、运动能力和生活质量，降低患者住院率和各种病残发生率。目前对心脏病患者使用β受体阻滞药已有了新的认识：①已认识到这类制剂可能是有效的抗室性心律失常药物；②低剂量的β受体阻滞药可用于充血性心力衰竭，以对抗心力衰竭时增强的肾上腺素能活性及β受体上调。β受体阻滞药单独使用或与其他药物联合，对于70%～80%的典型心绞痛患者是非常有效的治疗方法。对于轻至中度的高血压患者治疗有效率为50%～70%。在缺血性心脏病患者，术中心肌缺血大多与心动过速有关，术前应用β受体阻滞药有预防作用，对患者有益。

通常认为β受体阻滞药对变异型心绞痛无效，甚至有害。变异型心绞痛的性质与卧位型心绞痛相似，也常在夜间发作，但发作时心电图表现不同，显示有关导联的ST段抬高，而与之相对应的导联中则ST段压低（其他类型心绞痛则除aVR及V$_1$外各导联ST段普遍压低）。目前已有充分资料证明，变异型心绞痛是由于在冠状动脉狭窄的基础上，该支血管发生痉挛，引起一片心肌缺血所致。但冠状动脉造影正常的患者，也可由于该动脉痉挛而引起本型心绞痛。冠状动脉的痉挛可能与α受体受到刺激有关，患者迟早会发生心肌梗死。β受体阻滞后，α受体活性增强，可能导致冠脉痉挛。钙通道阻滞药是变异型心绞痛的标准治疗用药，具有非常好的临床效果。

3. 在心脏病患者施行非心脏手术围术期的应用 过去十几年，多项前瞻性或回顾性临床试验显示，β受体阻滞药在围术期的应用可以降低心脏不良事件的发病率和死亡率。但随着β受体阻滞药得到不断的认识与发展，其临床应用中存在的问题与争议也是近几年临床研究的热点。美国心

脏病学会基金会（ACCF）与美国心脏学会（ACA）提出β受体阻滞药在围术期的应用适应证包括：根据 ACCF/AHA 推荐术前即需接受β受体阻滞药治疗的患者、有心脏病高危因素并接受血管手术的患者、存在冠状动脉疾病或心脏病高危因素并接受中危手术的患者。β受体阻滞药不推荐用于无冠状动脉疾病患者接受中危手术或存在单一危险因素及无危险因素的血管手术。欧洲心脏病学会将β受体阻滞药作为围术期Ⅰ级推荐药物用于确诊冠状动脉疾病或心肌缺血，以及施行高危手术的患者。

（1）围术期的生理变化：手术引起的应激反应会导致体内儿茶酚胺分泌增加，引起心率加快、血压升高、血游离脂肪酸增加，从而增加心肌氧耗量。手术创伤及全身麻醉启动体内炎症级联反应，造成血液的高凝状态，引起急性冠状动脉血栓形成，以及手术引起的创伤性失血、贫血、低温、疼痛、禁食及持续的交感兴奋，均增加了患者术后心脏相关性疾病的发生率及死亡率。

（2）围术期的临床应用

1）药物：临床试验常用的药物有阿替洛尔、美托洛尔缓释片、比索洛尔、艾司洛尔等。有报道表明，美托洛尔缓释片 200mg（每天 1 次），降低心率和收缩压的作用强于阿替洛尔 100mg（每天 1 次），抗心绞痛作用强于美托洛尔 100mg（每天 2 次）。MaVS、POSIE 研究均使用长效美托洛尔缓释片，其低血压、心动过缓发生率明显高于对照组，增加了干预组死亡率，其原因可能是美托洛尔的长效β受体拮抗作用。最近的荟萃分析提示超短效选择性β受体阻滞药艾司洛尔具有半衰期短（2min）、起效快、安全性高等特征，成为β受体阻滞药在高危患者围术期应用中的首选药物。

2）开始治疗时机及维持时间：β受体阻滞药的给药时机和维持治疗时间在已发表的研究中没有统一的实施方案。首次给药从麻醉诱导前 30min 至术前 30d 不等，术后维持时间也从出院至术后 30d 不等。尚无严格的临床试验来证实β受体阻滞药最佳起始治疗时机及维持时间，且设计方案、研究对象、治疗参数（心率、血压、缺血阈值相关的心率）等的不同使得一个方案不能适用于所有患者。有研究说明，β受体阻滞药发挥其抗炎、

稳定斑块的作用需要持续给药几周，因此延长其术前治疗时间可以降低心肌及全身循环的炎症反应、延缓冠状动脉粥样硬化进程。除此之外，术后也不能过早停止干预，有报道称过早撤药可能增加术后 1 年死亡率。然而 Bangalore 的荟萃分析交互作用检验提示在干预组患者中，β受体阻滞药应用持续时间≤ 1d 的患者，其术后发生心肌缺血的风险更低（55% vs 84%）。Poldermans 等提到β受体阻滞药在临床具体应用时应参考患者的血流动力学情况，其目标即维持术前心率＜ 70 次 / 分、术后心率＜ 80 次 / 分。

3）剂量：众所周知，药物的不同剂量直接影响其有效性及不良反应发生率。大部分临床试验都注重血流动力学的变化，并根据血流动力学调整药物剂量。例如，Mangano 及 Wallace 等均要求心率≥ 65 次 / 分、收缩压≥ 100mmHg 时，予以阿替洛尔 100mg；55 次 / 分≤心率＜ 65 次 / 分、收缩压≥ 100mmHg 时，予以阿替洛尔 50mg；心率＜ 55 次 / 分或者收缩压＜ 100mmHg 时，暂停用药。MaVS 同时也强调了患者体重对药物剂量的影响：体重≥ 75kg 时予以美托洛尔 100mg，体重在 40 ～ 75kg 时予以美托洛尔 50mg，体重≤ 40kg 时予以美托洛尔 25mg。总之，治疗剂量应因人而异，患者的个体化特征（心率、体重、危险分层、手术类型、麻醉方式等）决定β受体阻滞药的使用剂量，并随着患者不同时段的临床特征及时调整，且起始阶段应采取逐渐增加剂量以达到治疗量的策略，以维持血流动力学及机体内环境的相对稳定。

4）在外科急性贫血患者中的应用：如前所述，β受体阻滞药通过降低心率、心肌收缩力来降低心肌氧耗，从而改善心肌缺血状态。外科手术造成急性失血、贫血，当血红蛋白降至 90 ～ 100g/L 时，心脏依靠每搏量的增加来保证循环血量的能力已达到极限，此时如血红蛋白进一步降低至小于 90g/L，则心排血量的维持只能依靠增加心率来实现。长期快心室率会增加心肌耗氧量，加重心肌缺血。此时，即使大剂量β受体阻滞药也不能降低心率，却因抑制血容量不足继发的心血管反应，反而增加心血管不良事件发生率及死亡率。因此，在外科手术存在大量出血导致急性重度贫血时，应避免使用此类药物。

5）在糖尿病患者中的应用：美国 ACC/AHA

认为糖尿病患者施行非心脏手术时与冠心病患者具有相同的风险，因此，β受体阻滞药可能会改善其预后。Mangano等对合并糖尿病的亚组进行了多变量相关分析，发现围术期β受体阻滞药的应用可以显著改善其两年生存率（RR=0.25，P=0.03）。然而，Juul等进行了一项大样本（共纳入921例患者，其中496例满足Mangano等的入选标准）、多中心、随机、双盲对照试验（DIPOM），结果显示预防性应用美托洛尔对于改善糖尿病患者非心脏手术后的短期及长期主要不良事件（总死亡率、急性心肌梗死、不稳定型心绞痛、充血性心力衰竭等）和次要不良事件（心源性和非心源性死亡率、心脏相关性并发症等）发生率均无显著影响，且DIPOM还显示，即使术前常规胰岛素治疗也不能改善其预后。

总之，患者基线状态的不一致、手术风险的高低、β受体阻滞药应用方式的不同导致了各临床试验对β受体阻滞药在非心脏手术患者中的心脏保护进行评估时产生偏差。在过去20多年的临床研究中可以确定的是存在冠心病高危因素或施行高风险手术的患者是围术期使用β受体阻滞药的最理想人群。最近的欧洲心脏病学会及美国心脏病学会提倡术前30d（至少2d）开始使用β受体阻滞药，且维持心率在60～70次/分、收缩期血压＞100mmHg。未来仍有需要进行大样本、设计严谨的临床试验来指导β受体阻滞药的最佳首次治疗时机、术后维持时间及剂量调整。

（二）洋地黄类药物

洋地黄类药物用于充血性心力衰竭、心房颤动或心房扑动等，以改善心功能不全和控制心室率，目前多用地高辛。洋地黄类药物由于治疗窗小，逾量会引起心律失常如室性期前收缩、不同程度的房室传导阻滞、房性心动过速甚至心室颤动。术前可按需测定地高辛血药浓度以便结合临床实际情况调整药量。低钾会加重洋地黄引起心律失常作用，因此要注意血钾水平，尤其是急性低钾影响更大。目前一般主张在术前1d或手术当天停止服用地高辛，然后术中、术后按具体情况经静脉用药。

（三）利尿药

常用酚噻嗪类药治疗心功能不全、充血性心

力衰竭，纠正体液过度负荷。因为利尿药缓解心力衰竭症状最为迅速而确切，所有有症状的心力衰竭患者均需应用。但较长时间应用会引起低钾。通常用药两周以上，即使血钾在正常范围，体内总钾量常会下降30%～50%，应重视术前补钾并维持血钾在3.5mmol/L以上。此外，血容量不足也不能忽视，显著利尿会使血容量减少，心排血量降低，组织灌注不足，造成麻醉期间低血压，因此应适当纠正容量。目前，已有大量证据表明，神经内分泌的激活在慢性心力衰竭的发生发展中起关键作用。国际心力衰竭治疗指南的综合意见：全部心力衰竭患者均需应用ACEI，并建议与利尿药合用。ACEI可抑制利尿药引起的神经内分泌激活，而利尿药可加强ACEI缓解心力衰竭症状的作用。轻度心力衰竭选择酚噻嗪类，中度以上一般均需应用袢利尿药，必要时可合用，二者有协同作用。此外，保钾利尿药纠正低钾血症，优于补充钾盐。螺内酯是醛固酮受体拮抗剂，对抑制心肌间质纤维化可能有作用，因而，优于其他的保钾利尿药。小剂量螺内酯（25mg/d）与ACEI及袢利尿药合用，可作为严重充血性心力衰竭患者的术前准备。

（四）钙通道阻滞药

由于钙通道阻滞药对交感肾上腺素系统无抑制作用，一般对麻醉与外科引起的伤害性刺激无保护作用。遇有患者用β受体阻滞药治疗效果欠佳，则联合应用钙通道阻滞药，如硝苯地平、尼卡地平可有效地控制顽固性胸痛。由于硝苯地平对心脏传导、节律和心肌收缩的抑制作用不及维拉帕米显著，因此在心功能正常或左心室功能轻度抑制患者，硝苯地平与β受体阻滞药联合应用仍属安全。但要注意硝苯地平的降压作用会被β受体阻滞药加强而造成不良结果。在所有的钙通道阻滞药中，维拉帕米一般不主张与β受体阻滞药联合应用，尤其是存在传导异常或左心室功能受损者。

（五）其他抗高血压药

高血压患者术前应该用抗高血压药控制血压于适当水平，否则术中、术后心肌缺血的概率增大。目前，对高血压患者术前血压应控制于什么水平、控制多长时间才能手术，尚无定论，但理想的血压应控制在 140/90mmHg 以下。Prys-Roberts 等发现若舒张压大于 110mmHg，围术期心肌缺血、心肌梗死、心律失常、神经并发症和肾功能不全概率明显增大；而舒张压低于 110mmHg，其结果与非高血压患者相似。抗高血压药物有中枢肾上腺素能神经阻滞药、神经节阻滞药、肾上腺素受体阻滞药、扩血管药、ACEI、ARB、钙通道阻滞药和利尿药等，种类繁多。临床上应根据患者人种、年龄、心功能、糖尿病、肾功能等状况加以选择。若患者有心功能不全，使用 ACEI 则优于 β 受体阻滞药。

二、麻醉前用药

麻醉前用药的主要目的是解除患者对手术的焦虑、紧张情绪，做好术前对患者的解释工作。术前用药应做到个体化。由于苯二氮䓬类药物对呼吸循环影响较小，可用咪达唑仑术前 2h 口服。阿托品宜选择性应用或弃用，冠心病、高血压及心房颤动的患者原则上不使用。按需加用小剂量 β 受体阻滞药如美托洛尔 12.5～25mg，术前 2h 口服。

三、术前准备和监测

心脏病患者施行非心脏手术，术中和术后应该依据心脏病变状况、手术类型、创伤大小及时间、急诊或择期手术、监测装备、技术水平、有否 SICU 供术后监测治疗及价格和效果分析而采取不同的监测项目。一般心脏病患者心功能良好，进行中、低危择期手术，常规监测可采用非创伤性血压、脉搏、血氧饱和度监测。听诊器听心音、呼吸音及连续心电图（建议同时使用 Ⅱ 导联和 V_5 导联）监测心率、心律。较重患者或一般心脏病患者施行大手术，术中预计血流动力学波动较大时，除上述监测外应做动脉和中心静脉置管直接连续监测动脉压和中心静脉压，并插入导尿管监测尿量和进行体温监测。严重心功能不全或心脏病变严重，特别是左、右心脏功能可能不一致时，除上述监测外，还应做肺动脉压、肺动脉楔压和心排血量的监测（包括当前研究较多的微创／无创

动态血流动力学监测），从而对血流动力学的评判具有较全面的依据，有利于调整麻醉和指导临床治疗用药。所有患者均应随时按需做血气分析、血液生化和电解质测定。备好各种抢救药物及装备，建立良好的静脉通路。通过很好的训练，经食管超声心动图（TEE）监测是一个比较有用的监测技术，可监测心室大小改变、收缩效能、新旧心肌异常活动区和急性、慢性瓣膜病变。目前认为用 TEE 可较 ECG 和血压监测更早地发现心肌缺血。

第三节　麻醉原则与选择

无论先天性或后天性心脏病，麻醉时首先应该避免心肌缺氧，保持心肌氧供／氧需的平衡。影响心肌氧供／氧需的主要因素见表 18-7。

表 18-7　影响心肌氧供／氧需的因素

心肌氧供降低	心肌氧需增加
冠脉血流量降低	心动过速
心动过速	心肌壁张力增加
舒张压过低	前负荷增加
前负荷增加	后负荷增加
低碳酸血症	心肌收缩力增加
冠状动脉痉挛	
血液氧浓度降低	
贫血	
低氧血症	
2，3-DPG 降低	

在明确上述关系的基础上，麻醉实施时应特别注意以下问题：①心动过速不仅增加心肌氧需要，且会使心肌氧供减少，对有病变心脏甚为不利，应力求预防和积极针对病因处理；②避免心律失常，心律失常可使心排血量降低，并使心肌氧需增加；③保持适当的前负荷是维持血流动力学和血压稳定的基础。血压显著的升高或下降均应避免。因此，升压药与降压药的应用要及时，并注意适应证和用法用量；④避免缺氧和二氧化碳蓄积，或 $PaCO_2$ 长时间低于 4kPa；⑤及时纠正电解质和酸碱紊乱；⑥避免输血、输液过多引起心脏前负荷增加造成氧供需失衡和肺间质体液潴留过多影响气体交换，同时也要防止输血、输液不足

造成低循环动力；⑦加强监测，及早处理循环功能不全的先兆和各种并发症；⑧尽可能缩短手术时间并减少手术创伤。

心脏病患者手术麻醉选择应依据手术部位、类型、手术大小及对血流动力学影响等全面考虑。不论选用何种麻醉方式虽不会影响患者结局，但均应达到：①镇痛完善，建议贯彻多模式镇痛、预防性镇痛和个体化镇痛的理念；②不明显影响心血管系统的代偿能力；③对心肌收缩力无明显的抑制；④保持循环稳定，各重要脏器，如心、肺、脑、肝、肾的血流量不低于正常生理限度；⑤不促使心律失常和增加心肌氧耗量。

一、局部麻醉 - 神经阻滞

适合上述要求的局部麻醉 - 神经阻滞，一般仅能完成体表和四肢手术。随着超声和神经刺激器在临床麻醉中的推广和运用，神经阻滞已不断推陈出新，并深入人心。经常有心脏病患者仅在单纯神经阻滞下安全地完成非心脏手术并提供术后多模式镇痛的实践和报道。

实施过程中注意局部麻醉药（局麻药）的用量和用法，局麻药中加入肾上腺素可使局麻药安全性增加，但应避免逾量而引起心动过速。为提高局部麻醉效果，几十年来一般辅助静脉注射哌替啶 0.5 ～ 1mg/kg 和氟哌利多 2.5mg，并按需给予芬太尼 0.025 ～ 0.1mg；现在，可以谨慎给予右美托咪定（注意心动过缓、血压变化）或分次静脉注射小剂量舒芬太尼。当然，心脏病患者手术期间，若不适当地选用局部麻醉而使完成手术有困难时，会陡增心脏负担和危险性。

二、椎管内麻醉

心脏病患者施行非心脏手术，椎管内麻醉是否优于全身麻醉一直有争论。有学者认为椎管内麻醉过程中，患者可基本保持清醒，遇有胸、颈、腭等部位疼痛常是心绞痛发作，提示心肌缺血。但最近证明，术中心肌缺血 70% 以上为无痛、静止型，因此认为心肌缺血指标可靠性很差。但有证明，曾发生过心肌梗死的患者在蛛网膜下腔阻滞下手术，再次心肌梗死发生率小于 1%，而全身

麻醉下手术为 2% ～ 8%，并且也在全髋置换患者得到同样证明。究其原因可能此种麻醉使术中出血减少，降低了血栓形成和栓塞机会，对肺功能影响较小及提供术后良好镇痛（多模式镇痛）。

骶管阻滞对血流动力学无显著影响，阻滞完全可适应肛门、会阴区手术和膀胱镜检查等。蛛网膜下腔阻滞，若阻滞平面控制欠妥，对血流动力学影响较大，会引起血压急剧下降，用于心脏病患者有一定危险，因此仅适用于会阴、肛门、下肢或部分下腹部手术，且平面必须严格控制，但蛛网膜下腔阻滞用药量小、阻滞完全是其优点。近年来，单侧蛛网膜下腔阻滞因对循环呼吸影响更小，在下肢手术中的应用引起重视和广泛推荐。连续硬膜外麻醉可分次小量经导管注入局麻药液，阻滞范围可以适当控制，对血压影响也较缓和，只要患者心功能良好，即使是上腹部手术也可选用。术中加强管理，适当补充液体，维持血流动力学相对稳定并不困难。术后可保留导管进行镇痛，效果确切，尤其对危重患者有利，对减少心、肺并发症有利。复旦大学附属中山医院曾在 643 例心脏病患者施行非心脏手术中 79% 选用或联合应用了连续硬膜外麻醉，术中、术后管理并不困难。

三、全 身 麻 醉

心脏病患者施行非心脏手术，全身麻醉是经常采用的麻醉方法。对病情严重、心功能储备差、手术复杂、术中会引起显著的血流动力学不稳定及预计手术时间冗长的患者均主张采用气管插管下全身麻醉，可维持呼吸道畅通，有效的给氧和通气，术中遇有意外事件发生，抢救复苏均较方便。麻醉诱导应充分给氧，适宜的麻醉诱导应该是迅速、平稳而无兴奋，使患者从清醒状态进入适当的麻醉深度，对交感和副交感神经系统不发生过分的兴奋或抑制，尽量减小对血流动力学影响。因此，要注意由于气管插管所造成强烈应激反应的不良后果。麻醉者要根据患者不同情况灵活用药达到扬长避短。丙泊酚是最常用的静脉诱导药，其对循环影响较大，应注意缓慢或分次小量给予，复旦大学附属中山医院提倡分级靶控输注。相对而言，依托咪酯用于静脉诱导，心血管表现更为平稳。为了缓和气管插管时的应激反应，

在使用适量的阿片类药物如芬太尼 2 ~ 5μg/kg 的同时，还可以按需加用小量 β 受体阻滞药艾司洛尔 0.25 ~ 0.5mg/kg 或拉贝洛尔 2.5 ~ 5mg 及利多卡因 1mg/kg。麻醉维持用吸入麻醉药、全静脉麻醉（TIVA）或静吸复合均可。所有强效吸入麻醉药当吸入浓度超过 1.0MAC 时均会抑制心肌、扩张动静脉血管和抑制交感活动，使心肌氧耗减少，对患者有益。然而，问题是这些药物同样会抑制心血管功能，特别是心血管功能储备有限的患者，通常在未达到适当的麻醉深度之前就引起心血管系统的抑制。芬太尼镇静镇痛作用强，对血流动力学影响小，无组胺释放，作用时效相对较短，易于掌握。芬太尼可使心率缓慢，减少心肌氧耗，一度曾被认为是心脏病患者手术麻醉较理想的麻醉方式与药物。但芬太尼用量即使高达 40 ~ 50μg/kg，术中遇有强烈刺激，血流动力学仍会引起波动，进一步追加用量也未必完全有效，少数患者麻醉期间意识并不能保证完全消失，且用量大，在心脏病患者施行非心脏手术，术后发生长时间呼吸抑制而需机械通气机会多，增加术后呼吸管理的困难。为此，当前通常将芬太尼用量控制在 8 ~ 12μg/kg，术中按麻醉深浅、血流动力学变化情况随时加用吸入或静脉麻醉药调整，显然较单纯采用大剂量芬太尼麻醉更为理想。近年来，舒芬太尼和瑞芬太尼也逐渐运用于心脏病患者非心脏手术。与芬太尼相比，舒芬太尼镇痛作用更强，心血管状态更稳定，持续时间也更长，并且较少残留呼吸抑制副作用；瑞芬太尼起效迅速、清除速率快、与持续输注时间无关、容易控制，但会导致恢复期痛觉过敏。异氟烷临床上已很少使用，但以往曾对其会引起冠状动脉窃血问题产生争论，至今临床尚无可信赖的证据。事实上异氟烷用于血管外科或心脏外科患者麻醉，围术期心脏并发症或心肌缺血意外发生率并无增加。曾认为氧化亚氮用于心脏病患者特别在心力衰竭患者可增加肺血管阻力和局部心肌缺血，目前看来并不重要。七氟烷和地氟烷是当前临床上使用最为广泛的吸入麻醉药，均可以安全有效地用于心脏病患者非心脏手术。右美托咪定作为全麻辅助用药，具有镇静镇痛、几乎无呼吸抑制的特点，且有较强的交感神经抑制作用，在适当注意其心动过缓和血压变化（双向反应）的副作用情况下，

在心脏病患者非心脏手术中使用具有特殊优点，已不断被成功报道。

四、联合麻醉

在硬膜外阻滞基础上加用全身麻醉而形成的联合麻醉于 20 世纪 80 年代中期在复旦大学附属中山医院就已开展，现已广泛应用于临床。硬膜外阻滞联合全身麻醉用于上腹部手术、大血管手术和胸科手术在欧洲同样获得了普遍采用，而美国使用则比较少，但最近伴随着加速康复外科（ERAS）理念的普及也有增加的趋势。由于此种联合麻醉技术会增加手术期间处理的复杂性，因此要求麻醉工作者有一定的技术与经验。心脏病患者施行胸腹部手术，包括胸腹主动脉瘤手术，采用联合麻醉只要配合恰当，用药合理，并注意容量调整，确有优点可取。对缓和术中应激反应，稳定心率和血流动力学有益，麻醉操作并不困难，术后且可保留硬膜外导管供术后镇痛，可降低危重患者术后呼吸和循环系统并发症。已知，支配心脏的交感神经激活引起冠状血管收缩是引起心肌缺血的主要因素。硬膜外阻滞，尤其是高位硬膜外阻滞，不仅可消除外科手术带来的伤害性刺激引起的交感肾上腺素系统应激反应，且可不同程度地阻滞支配心脏的交感神经活动，消除冠状动脉反射性的血管收缩。在高血压和冠心病患者采用联合麻醉，虽然麻醉和手术期间低血压机会增多，但血压波动尤其是高血压少见，只要及时补充、调整容量，采用血管活性药预防和处理，麻醉管理一般并不困难。文献报道，在清醒有严重冠状动脉病变患者，行冠状动脉造影，硬膜外阻滞可增加狭窄段冠状动脉内径，而对非狭窄区冠状动脉则无影响，同时不改变冠状动脉灌注压、心肌血流、氧消耗和乳酸摄取。同样研究证明，在血管外科手术患者，硬膜外阻滞联合全身麻醉与单纯全身麻醉相比，前者对心室收缩时壁活动异常并无增加。Yeager 等在高危患者术中、术后采用硬膜外阻滞比单纯全身麻醉术后用阿片类药物静脉镇痛围术期并发症显著降低。联合麻醉，术后采用硬膜外镇痛，患者苏醒质量好，可早期拔管，心肌缺血，心律失常和高血压概率也小。Liem 等在冠状动脉旁路手术患者进行了随机研

究，胸部硬膜外阻滞联合麻醉与舒芬太尼 - 咪达唑仑 -N₂O 全身麻醉比较，术中、术后血流动力学不稳定和心肌缺血机会明显减少。当然联合麻醉对患者结局并无多大影响，是否有广泛采用价值，仍需更多的临床实践验证。

第四节 各种心脏病麻醉的特点

心脏病患者由于病变种类和性质不同，引起病理生理和血流动力学改变也各异，因此麻醉医师应依据病史、体检和有关各项检查结果，对心肺功能作出正确的判断和评估。

一、先天性心脏病

先天性心脏病非心脏手术的麻醉处理需了解心肺功能受损导致有较大危险性的临界指标，并对先天性心脏病患者的心肺功能进行评估。心肺功能受损导致有较大危险性的临界指标包括：①慢性缺氧（$SaO_2 < 75\%$）；②肺循环 / 体循环血流比 > 2.0；③左或右心室流出道压力差 > 50mmHg；④重度肺动脉高压；⑤红细胞增多，$Hct > 60\%$。

通常先天性心脏病临床症状较轻和心功能良好的患者，手术能顺利进行，但应重视：①肺动脉高压；②严重的主动脉瓣或瓣下狭窄及未根治的法洛四联征；③注意近期有无充血性心力衰竭、心律失常、晕厥和运动量减少等。

先天性心脏病患者若已经进行过手术纠治，术后心功能良好，则与常人无异，若未作纠治而需施行非心脏手术，则可根据肺血流特点将先天性心脏病简单地分为：①肺血流增多性疾病，如房间隔缺损、室间隔缺损和动脉导管未闭等。肺血流增多通常由于存在左向右分流引起，为了维持正常的体循环血流，需增加心排血量，导致心室容量负荷增加和心脏储备下降。肺血流增加引起肺血管增粗及扩大的左心房可压迫大小气道和左总支气管。肺血流增加后期可因肺血管的渐进性病变导致肺动脉高压；②肺血流减少性疾病，导致氧合不足，如法洛四联症、肺动脉瓣闭锁、三尖瓣闭锁、埃布斯坦综合征等。这些患者由于心内右向左分流或完全性动静脉血混合（大动脉转位）都存在发绀；③流出道阻塞性疾病，如主动脉瓣狭窄、肺动脉瓣狭窄、主动脉缩窄、向心性间隔肥厚等。心脏作功增加、心室肥厚和缺血、心肌氧供需不稳定，麻醉和手术期间容易发生心律失常。一般而言，紫绀型比非紫绀型麻醉和手术危险性大。左向右分流的动脉导管、室间隔缺损或房间隔缺损，心功能良好、无严重肺动脉高压，麻醉处理与正常人类似。麻醉期间外周血管阻力适当降低（如硬膜外阻滞或较深全身麻醉），血压适度下降反可缓和左向右分流，改善肺淤血。右向左分流的法洛四联症等增加肺血管阻力，增加右向左分流，加重发绀，因此气管插管下全身麻醉时，气道压力不宜持续过高。外周阻力降低，血压下降同样增加右向左分流，因此在选用椎管内麻醉时要特别注意预防血压下降。全身麻醉期间可酌情选用氯胺酮。遇有血压过度下降可选用去氧肾上腺素 0.1～0.2mg 或去甲肾上腺素持续泵注。增加吸入氧浓度一般并不能明显改善发绀。由于右向左分流，肺血流量减少，理论上吸入麻醉药作用缓慢，而静脉麻醉药效应增强并起效增快，但临床上并未发现有明显的改变。阻塞性先天性心脏病应注意左心室流出道梗阻患者，麻醉期间应保持冠脉灌注压和心脏的正性肌力状态，在主、肺动脉狭窄，心脏射血能力（每搏量）主要依靠心室充盈和变力状态，过分的心脏抑制、低血容量和缺乏合适的心房收缩时间都应避免，应维持心肌氧供需平衡，维持外周血管阻力以保持足够的冠脉灌注压。

二、瓣膜性心脏病

麻醉和手术危险性取决于充血性心力衰竭、肺动脉高压、心脏瓣膜病变性质和程度及有无心律失常和风湿活动存在。在处理心脏瓣膜病患者时，必须牢记两个重要原则，首先，"要求过高反难成功"，大多数心脏瓣膜病变不可能单凭药物彻底治愈，处理的目标是血流动力学的稳定，而不是"正常"；其次，多个瓣膜病变时麻醉管理的目标通常有相互矛盾之处，应优先考虑主动脉瓣狭窄。

二尖瓣狭窄阻碍血流从左心房进入左心室，左心室充盈不足，左房压升高引起肺静脉和肺动脉压升高，可导致肺水肿和右心负荷增加而衰竭。严重二尖瓣狭窄患者心功能差大多伴有心房颤动，在情绪紧张、手术刺激强烈及麻醉深度不恰当时可引起心动过速、外周血管收缩和静脉回流增加，极易发生肺水肿，对这类患者在未做二尖瓣扩张术或瓣膜置换术前不宜施行一般择期手术。瓣膜性心脏病患者进行非心脏手术麻醉时应注意患者术前用利尿药情况，由于血容量不足，麻醉诱导会发生严重的低血压。心房颤动患者，术前洋地黄用量不足，麻醉前心室率过速可加用地高辛0.125～0.25mg或去乙酰毛花苷0.2mg静脉注射。血压正常可试用美托洛尔6.25～12.5mg或维拉帕米2.5mg控制心室率70～80次/分。若用维拉帕米后心室率获得控制并转为窦性节律，可按需输注维拉帕米0.6～1.2μg/（kg·min），维持疗效。麻醉前即刻如患者出现肺水肿先兆，常与患者过度焦虑紧张有关，伴心室率增快，外周血管收缩，除加用适量的洋地黄类药物外，立即静脉注射吗啡5～10mg、面罩加压供氧、必要时可采用硝酸酯药物和上述治疗药物。待情况稍稳定立即开始全麻诱导。术中注意调整输血补液量，预防术后肺水肿。对于肺动脉高压的患者，高碳酸血症和低温可使已经增高的肺循环阻力更趋恶化，应予避免。有几种治疗这些患者的手段可供选择，二尖瓣球囊扩张术和电复律治疗心房颤动都是有用的治疗措施，另有一些药物可用于治疗顽固性的严重肺动脉高压：波生坦、吸入伊洛前列素、前列环素和一氧化氮。

二尖瓣关闭不全麻醉的危险性比二尖瓣狭窄小。患者左心室容量负荷过重，一般心脏作功增加有限。麻醉手术期间应该避免心率缓慢，以免反流量增加，因此宜控制心率80～90次/分，以减少反流量。

主动脉瓣狭窄或关闭不全，血流动力学变化大致与二尖瓣狭窄或关闭不全类似，但通常比后者严重。主动脉瓣狭窄之所以成为最重要的瓣膜病变，是因为其猝死的潜在发生率（15%～20%）和心搏骤停时胸外心脏按压时难以得到有效的体循环灌注。主动脉狭窄从病因学上主要分为三类：先天性病变、退行性钙化和风湿性疾病。正常主动脉瓣的面积为2～3cm²，当瓣口发生狭窄时，产生了对血流的阻力并形成跨瓣压，跨瓣压导致

左心室的压力负荷增加。为了保持正常的室壁张力产生代偿性的向心性肥厚，但其他的异常变化仍然存在：氧需增加、氧供减少、舒张功能和顺应性减退。当瓣口面积小于1cm²时患者开始出现心绞痛、充血性心力衰竭、晕厥和猝死等症状。术前评价始于超声心动图诊断的收缩期喷射样杂音，如果症状和超声心动图提示该病变，将进行心导管检查。心导管检查时测定的重要指标包括主动脉跨瓣压、主动脉瓣面积、左心室舒张期末压和左心室射血分数。麻醉管理的主要目标在于维持窦性心律，补充足够的血容量和维持适当的体血管阻力。除了常规药物治疗，还有另外两项措施可以考虑，一是术前放置主动脉球囊反搏来改善冠脉灌注。对于不准备行主动脉瓣置换术的患者，另一项选择为非心脏手术前的主动脉瓣球囊扩张术以降低狭窄的程度。

三、慢性缩窄性心包炎

患者心脏活动受限，心排血量常降低，血压偏低，脉压窄，常有呼吸困难，静脉压升高、肝大、胸腔积液、腹水等。病情严重者应先解决心包缩窄才能进行常规择期手术。慢性缩窄性心包炎患者麻醉的主要危险是动脉压下降、心率减慢和心肌抑制，特别是麻醉诱导期。当然如果做心包剥脱术，在解除缩窄后应注意容量负荷过大和心脏后负荷的增加，因为这会引起刚解除缩窄的心肌负荷过重而发生心功能不全和肺水肿。

四、冠状动脉粥样硬化性心脏病

冠心病患者行非心脏手术是非常常见的，对于这些患者正确的术前评估便于紧急区分急性心肌梗死或不稳定型心绞痛。术前应依据心脏危险因素预示患者属高危、中危或低危，不同手术类型的危险性及患者的体能情况和心肺功能的代偿情况判断手术的危险性和决定麻醉的取舍。

冠心病患者进行非心脏手术死亡率为一般患者的2～3倍，最常见的原因是围术期心肌梗死，其次是严重的心律失常和心力衰竭，平静时心电图正常并不能否定此病存在。冠状动脉造影证实三支血管阻塞程度达50%的患者中，平静时心电

图正常者可达 15%。术前曾有过心肌梗死，若无并发症（低危），一年内自然死亡率为 2%；若广泛心肌梗死（高危）、射血分数＜ 35%，一年自然死亡率＞ 25%。以往认为心肌梗死后 6 个月内不宜进行非心脏手术，主要由于围术期心肌再梗死机会多，且一旦再发后死亡率高达 50%。但近年来，临床资料发现非心脏手术患者，即使以往或 6 个月内有过心肌梗死史，围术期心脏并发症与死亡率未必显著增加，一般认为心肌梗死后有下列情况者问题较严重：①多次心肌梗死；②心力衰竭症状与体征；③左心室舒张期末压＞ 2.4kPa（18mmHg）；④心脏指数＜ 2.2L/（min·m²）；⑤左心室射血分数＜ 40%；⑥左心室造影显示多部位心室运动障碍；⑦体能差。由于目前对急性心肌梗死已可进行紧急溶栓治疗和冠状血管成型术，因此，以往提出再梗死的危险性同样可能不再适用于无上述严重问题的大多数患者。为此，心肌梗死后普通外科择期手术可延迟至梗死后 6 个月；急诊手术病情危及生命当需进行，应采用全面血流动力学监测，尽量维持循环动力稳定、缓和应激反应和保持心肌氧供需平衡；恶性肿瘤估计可切除，如患者属低危，一般梗死后 4 ～ 6 周就可考虑进行外科手术；如患者属高危，则在心导管、超声心动图或核素检查后再作出决定，是否需要预先行经皮冠状动脉介入手术或冠状动脉旁路术。

麻醉的主要目的是避免血压急剧波动和心动过速。目前认为常用的麻醉药与麻醉方法并不影响这类患者手术的最终结局。关键问题是如何应用、合理掌握，对临床随时可发的问题有能力及时正确的判断与处理。由于心肌缺血可以发生在血流动力学没有明显变化时，因此必须严密监测。相比较慢性稳定性缺血心脏病患者，术前有活动性心肌缺血的患者，麻醉监测和处理须更加积极，除了多导联心电图，还应包括直接动脉压、肺动脉导管和经食管超声心动图的监测。在药物治疗方面除了硝酸酯类药物、β 受体阻滞药、钙通道阻滞药外，抗凝治疗可能是一种有用的方式。主动脉球囊反搏也有所帮助。非急诊的不稳定型心绞痛患者可考虑先行心肌血管再通手术。必须指出冠脉内放置支架后一定时间内行非心脏手术常会引起灾难性的结果（具体见前述），建议遵照指南处理。近年，我院为数十例近期心肌梗死患者进行肺、食管或直肠癌根治术，采用硬膜外阻滞或硬膜外阻滞联合全身麻醉，并采用全面的创伤性血流动力学监测，术后经硬膜外良好镇痛，患者均顺利地度过了手术。

总之，冠状动脉病变患者围术期处理应该力争达到以下目标：①预防交感神经系统活动增加，手术前解除焦虑，适当应用阿片类药物。术中麻醉药和 β 受体阻滞药能够预防应激反应和儿茶酚胺释放。若患者手术前应用 β 受体阻滞药，则术中应继续使用并维持至术后。②降低心率，可增加缺血心肌的氧供和氧耗，β 受体阻滞药对于减少和缓和由于心率增加产生的有害作用是最有效的方式。③维持冠脉灌注压，对于冠状动脉狭窄，当舒张压降低，将引起冠脉血流进一步降低。可采用输液、血管活性药物（去氧肾上腺素、去甲肾上腺素）或降低麻醉药用量等维持灌注压。④降低心肌收缩性，可达到降低心肌需氧，可用 β 受体阻滞药或（和）麻醉药达到目的。⑤预处理心肌，防止心肌顿抑或梗死，采用有激发 ATP 依赖性钾通道作用的药物，如吸入麻醉药或 δ_1 阿片受体激动剂。

五、肥厚型阻塞性心肌病

肥厚型阻塞性心肌病和主动脉瓣狭窄很相像，可以导致猝死。当然，还有独特的动态生理学和不同寻常的治疗。肥厚型阻塞性心肌病导致左心室流出道梗阻，与主动脉瓣狭窄一样也使左心室的压力负荷增加，文丘里效应使二尖瓣产生收缩期前移导致二尖瓣反流。血容量不足、心动过速、体循环血管扩张和收缩力的增加均可加重梗阻，其临床表现为心绞痛、充血性心力衰竭、晕厥和猝死。术前评价包括基础值和诱发性（Valsalva 或硝酸盐）超声心动图检查，重要的测定指标有左心室流出道直径、流出道压力阶差和二尖瓣反流的严重程度。麻醉管理的目标是维持正常的窦性心律、血容量、体循环血管阻力和避免高的心肌收缩状态。围术期急性阶段的治疗措施主要局限于药物控制，其他治疗手段包括室间隔肌切除术、双腔起搏和经皮腔间隔心肌化学消融术等。

六、心脏传导阻滞

不论何种原因引起完全性房室传导阻滞伴有心动过缓症状，严重窦性心动过缓、充血性心力衰竭，心律失常需药物治疗，而此类药物又会抑制心脏基本节律，当停搏期＞3.0s 或基本节律＜40 次/分是安装心脏起搏器指征。此外，房室结功能不全，心动过缓已引起临床症状，急性心肌梗死后持续进行性二度房室传导阻滞或完全性传导阻滞及二度房室传导阻滞伴有临床症状和有症状的双束支传导阻滞等也应考虑术前安装起搏器，以保证术中安全。一般认为单纯双束支传导阻滞，患者无任何症状，麻醉期间很少会发展到完全性传导阻滞。曾有学者综合了 8 篇报道共计 339 例慢性双束支传导阻滞患者，仅一例在围术期发展成完全性房室传导阻滞，出现于气管插管时，且也为暂时性。因此，术前对这类患者一般不必装临时起搏器，麻醉选择与处理并无困难。

七、预激和预激综合征

预激是一种房室传导异常现象，冲动经附加通道下传，提早兴奋心室的一部分或全部，引起部分心室肌提前激动。有预激现象者称为预激综合征（pre-excitation syndrome）或 WPW（wolf-Parkinson-White）综合征，常合并室上性阵发性心动过速发作。预激综合征患者大多无器质性心脏病，也可见于某些先天性或后天性心脏病。预激诊断主要靠心电图，其心电图特征：① PR 间期缩短至 0.12s 以下，大多为 0.10s；② QRS 时限延长达 0.11s 以上；③ QRS 波群起始部粗钝，与其余部分形成顿挫，以及所谓的预激波或 δ 波；④继发性 ST-T 波改变。不同旁路的预激综合征患者心电图可仅表现为部分上述特征。

治疗：预激本身不需特殊治疗，并发室上性阵发性心动过速时，治疗同一般室上性阵发性心动过速。可以采用：①刺激迷走神经，手术前一般不用阿托品；②维拉帕米（异搏定）、普萘洛尔、普鲁卡因胺或胺碘酮缓慢静脉注射；③可用普萘洛尔或其他 β 受体阻滞药长期口服预防室上性阵发性心动过速发作；④药物不能控制，心脏电生理检查确定旁路不应期短或心房颤动发作时心室率达

200 次/分左右者，可用电、射频、激光或冷冻法消融，也可手术切断旁路。

八、心内植入电子设备患者的麻醉管理

心内植入电子设备的类型包括：①起搏器；②植入型心脏复律除颤器（ICD）；③心脏再同步化治疗（CRT）装置。起搏器标识码见表 18-8。

表 18-8　起搏器标识码

第一个字母	第二个字母	第三个字母	第四个字母	第五个字母
起搏心腔	感知心腔	反应方式	程控应答遥测功能	
A＝心房	A＝心房	I＝抑制	P＝简单程控	P＝抗心动过速
V＝心室	V＝心室	T＝促发	M＝多程控	
D＝双腔	D＝双腔	D＝双重	C＝遥测	S＝电复律
O＝无	O＝无	O＝无	R＝频率应答	D＝P+S
			O＝无	O＝无

心内植入电子设备暴露于来自单极电刀或射频消融的电磁干扰时有出现设备故障的风险。最常见的严重故障：①电磁干扰抑制起搏器的起搏功能，导致严重心动过缓甚至心搏骤停；② ICD 装置将电磁干扰识别为快速性心律失常而发生意外的除颤。

电磁干扰也会导致心动过速：①噪声反转，电磁干扰导致电子设备不能识别内在心律，自动切换为非同步起搏，造成起搏心律和自主心律竞争的局面；②电磁干扰激活电子设备的频率响应功能，导致起搏频率增加，出现心动过速；③电磁干扰被误认为心房心律，而触发异常的心室起搏。

另外，如果电磁干扰非常强烈，如电刀在电子设备周围 8cm 范围内进行烧灼，会导致设备短暂关闭，当它重新启动时会恢复为初始设置；强烈的烧灼还可能破坏导线的绝缘层，烧伤心肌；近距离的烧灼甚至可能直接损坏电子设备，导致其失去功能。

留置心内植入电子设备的患者，术前应接受专业医师的评估，由其根据拟施手术和电子设备最近一次检测结果给予适当的建议。最常给出的会诊意见包括：①无需特殊处理（如下肢手术）；②放置磁铁（植入 ICD 的患者行脐以下部位手术）；③需要调整参数设置。

术前评估需要重点关注以下几项危险因素：①急诊手术；②单极电刀需在电子装置周围8cm范围内使用；③电子装置仅含单根导线；④患者为起搏器依赖；⑤ICD装置对磁铁无反应（不同公司的产品性能不一）；⑥电子设备的电池已接近耗尽。

在没有专业医师参与及电子设备正式检测报告的情况下，以下分析步骤有利于麻醉医师管理此类患者。

第一步：明确植入设备是起搏器还是ICD。多数患者会携带一张卡片，记录着电子设备的导线数量、植入时间、安装医师及最后一次检测情况。一般来说，需要手术前3个月内ICD的检测信息、6个月内起搏器的检测信息。X线胸片也能提供一些相关信息，如果所有的导线都是细线，提示为起搏器，如果一些导线是粗的、高密度的（通常放置在上腔和右室），提示为ICD。另外，通过仔细查看X线胸片显示出的电子设备上的标志、数字和字母，可以帮助确定电子设备所属的制造商和型号，进而可以通过电话咨询制造商或上网查询获得电子设备的信息，包括电子设备对磁铁的反应。

第二步：确定患者是否为起搏器依赖。获取一段长的心电图或者在监护仪上仔细观察，有助于了解患者的基础心律及判断患者是否为起搏器依赖。此时需要打开监护仪的起搏尖峰显示功能，而在手术室或监护室里，大多数监护仪设置为电子过滤状态，会将起搏尖峰屏蔽，因此需要进行调整。

第三步：在心电图监测下，将一块磁铁放置在电子设备前，如果出现按预期的电磁速率（不同厂家的起搏器电磁速率不同，85～100次/分不等）进行的非同步起搏，则表示该设备不是ICD且电池仍充足；如果频率较正常的电磁频率低至少10次/分，则提示电池即将耗尽。电池电量不足是需要专业人士立即处理的紧急问题。

第四步：检测患者电解质，电解质水平异常可改变电子设备的工作阈值。如血钾升高增加起搏阈值，可致起搏失效。起搏阈值降低，则易诱发心律失常。

第五步：与专业医师保持联系，根据自己所了解的患者病情、电子设备信息及拟施手术的情况，与其共同商讨决策。

所有安置心内植入电子设备患者术中都应遵循以下基本原则：①正确安置电刀负极板位置，确保电流环路不通过电子设备及导线；②常规应用脉搏血氧饱和度监测，必要时监测有创动脉波形；③建议每次使用电刀的时间尽量短，尽可能使用双极电凝或超声刀；④起搏器依赖的患者应改为非同步起搏，使用磁铁可以防止心动过缓和骤停，但是随之可能出现快速心率；⑤最糟糕的情况是安装了ICD且为起搏器依赖患者行脐以上部位的手术，即使放置磁铁可以防止意外除颤，却无法防止电磁干扰对起搏功能的影响。安装ICD的患者建议将心动过速感知功能关闭以防止意外除颤，同时要准备体外除颤设备，紧急除颤时避免将电极板直接放在起搏器上；如果使用了磁铁，术中出现快速性心律失常，应立即移除磁铁恢复ICD的除颤功能。

术后密切监测心律，确认心内植入电子设备的功能未被电磁干扰损坏；恢复到术前心内植入电子设备的工作模式。如果术中出现以下一些情况，建议术后即与心脏病学专家进行多学科会诊：电复律或除颤；严重血流动力学问题，如大出血、胸外按压、长时间低血压；射频消融等。如果患者接受的是脐以下部位的手术、震波碎石、电休克治疗，术后无须会诊，只需要术后一个月内于心内科门诊就诊。

第五节　麻醉和手术期间常见并发症处理

一、低　血　压

麻醉与手术期间多见低血压，主要原因：①失血，血容量绝对或相对不足；②全麻过深或麻醉药对心血管的抑制作用；③心律失常；④体位改变；⑤缺氧或（和）二氧化碳蓄积；⑥椎管内麻醉阻滞平面过高；⑦心力衰竭或心肌梗死等。原则上应该预防为主，然后针对原因加以纠正。参照中心静脉压、PAWP或无创/微创动态血流动力学监测补足血容量，调整麻醉深度和维持良好通气。至于由于外周血管阻力降低（全麻药的血管扩张作用、蛛网膜下腔阻滞、硬膜外阻滞）所引起的低血压，可在积极扩容的基础上，应用α受体激动药如去氧肾上腺素 $0.1 \sim 0.2mg$ 或去甲肾上腺素持续泵注以维持血压于安全水平上，由于剂量小、作用时效短，可按需重复使用。若同时伴有心率减慢可加用阿托品 $0.15 \sim 0.2mg$ 或麻黄碱 $5 \sim 8mg$ 静脉注射，疗效不够理想可改用多巴胺 $1.0 \sim 1.5mg$ 静脉注射（存在争议，可选择性使用多巴胺，注意可能增加心律失常和心肌氧耗）。低血压因心功能不全引起时，常伴有血管阻力增加、心排血量降低，除强心外，合理调整血容量后，应及早使用血管扩张药。

二、高　血　压

高血压发生原因：①患者精神紧张、术前用药量不足，入手术室时血压增高，尤其是高血压患者术前降压治疗不满意；②全身麻醉深度不够或部位麻醉镇痛不全；③气管插管或外科操作引起强烈的交感应激反应；④早期缺氧、二氧化碳蓄积；⑤输血、输液过量等。

高血压处理：①针对原因预防为主；②调整麻醉深度，保证完全镇痛。全凭静脉麻醉时，常有麻醉深度不足，镇痛不全，理应及时加用吸入全麻药。部位阻滞不完善时，应按需辅以镇痛药；③保持良好的通气，使动脉血气 pH 值在正常范围；④经上述处理血压仍高且伴心率快速时可静脉注射普萘洛尔 $0.25 \sim 0.5mg$，需要时可重复，总量一般不宜超过 2mg；或静脉注射拉贝洛尔 5mg，效果不明显时可追加 10mg；也可用短效 β 受体阻滞药艾司洛尔 $0.25 \sim 0.5mg/kg$ 并可按需重复使用或持续静脉注射，尤适用于交感肾上腺素能应激引起的血压增高。如果舒张压升高为主则可采用肼屈嗪（肼苯达嗪）或双肼屈嗪静脉注射，初量 5mg，必要时可追加 10mg，此药起效较缓，持续时间较长，由于具有直接血管扩张作用可降低外周血管阻力。乌拉地尔（Urapidil）具有外周和中枢双重的作用机制，在外周阻断突触后 α 受体，扩张血管；同时作用于中枢 5-HT$_{1A}$ 受体，降低延髓心血管中枢的反馈调节而起降压作用。此药降压作用缓和，降低血压的同时对心率影响甚小，自限性降压，极少将血压降至较低水平，

无血压反跳，使用相对比较安全，静脉注射初量 $15 \sim 25mg$，需要时 5min 重复，或以 $9 \sim 30mg/h$ 静脉滴注维持。

三、心功能不全

心功能不全主要指左心衰竭和心排血量减少伴急性肺水肿，常见于严重高血压、冠心病患者。至于右心衰竭相对少见，以中心静脉压升高为主要表现，但临床症状与体征常不够明确而容易忽略。心脏病患者进行非心脏手术，麻醉处理得当一般发生机会不多。治疗原则以改善心肌收缩力、降低心室射血阻力、减轻肺充血。改善氧合和预防严重的心律失常。一般采用强心、利尿和改善心脏负荷等措施。具体步骤：①建立良好的通气，充分供氧，使用气道持续正压或呼气末正压，一般为 $0.5 \sim 1.0kPa$；②静脉注射吗啡 $5 \sim 10mg$（非全身麻醉患者）；③心率快，呈室上性心动过速或快速心房颤动等可应用洋地黄类药，如近期未服用过此类药时采用地高辛 0.5mg 静脉注射，以后隔 $2 \sim 4h$ 追加 0.25mg；或用去乙酰毛花苷 C $0.4 \sim 0.6mg$，以后隔 $1 \sim 2h$ 追加 0.2mg；④肺水肿伴可疑容量过荷时静脉注射呋塞米（速尿）$10 \sim 20mg$；⑤应用增强心肌收缩力的药物。异丙肾上腺素适用于心率过缓、心排血量低下的患者，每 100ml 液体内加 $0.1 \sim 0.2mg$，开始以 $1 \sim 2.5\mu g/min$ 静脉滴注，依据效应及是否出现室性期前收缩而调节用量。肾上腺素同样可增加心肌收缩力和心率，小量时扩张外周血管（β 作用），较大量时收缩血管（α 作用），适用于心功能损害、动脉压降低和心排血量不足患者，常用剂量 $1 \sim 5\mu g/min$ 试探，依据效应调节用量。多巴胺酚丁胺除增加心肌收缩力外，轻度提升心率；⑥应用血管扩张药减轻心脏前、后负荷和心肌耗氧量。硝普钠可使动静脉血管均扩张，作用迅速，效果确切，开始 $20 \sim 50\mu g/min$，依据效应逐渐调节直至达到理想的血流动力学状态，逾量会发生血压显著下降，尤其血容量不足的患者。硝酸甘油扩张静脉、降低心脏前负荷为主，由于较少引起动脉舒张压下降，特别适用于冠心病患者，可舌下含 $0.3 \sim 0.6mg$，$2 \sim 3min$ 显效，持续约 30min；或每分钟 $0.2 \sim 1.0\mu g/kg$ 静脉滴注；硝酸甘油贴片则

可起预防和维持治疗作用。酚妥拉明以扩张动脉为主，能兴奋心脏β受体，出现正性肌力作用和心率加速。通常以每分钟 1.5 ～ 2.0μg/kg 静脉滴注，超量会引起心动过速及低血压。临床上心功能不全常属多种因素的综合表现，应按具体情况选用或联合选用上述各种方法与药物。低血容量常也是循环功能不全的重要原因，治疗时必须注意血管内容量是否足够，特别是外科手术患者，不得忽视。

四、心律失常

心律失常是麻醉期间常见并发症。手术前有心律失常者，麻醉和手术期间常易再发。反之，经过适当的麻醉处理也常可使之消失。

1. 窦性心动过速　心率达 120 ～ 160 次 / 分，主要不是心脏本身异常，常反映其他病因。首先应纠治病因如低血容量、发热、焦虑、低氧血症、充血性心力衰竭、全身麻醉过浅、部位麻醉镇痛不全或范围不够等。因此，药物治疗直接减慢心率常非恰当之举，应该纠正基本原因。当窦性心动过速发生心肌缺血，损害心脏功能时则在心电图和动脉压监测下缓慢静脉注射普萘洛尔 0.25 ～ 0.5mg，可渐增至总量达 5mg；或拉贝洛尔 5mg；或短效艾司洛尔 0.25 ～ 0.5mg/kg，必要时行持续泵注，效果确切。

2. 窦性心动过缓　首先解除原因，循环良好，心率在 50 次 / 分以上可不必处理；若心率慢伴血压下降，可用阿托品 0.2 ～ 0.5mg 静脉注射，必要时加用麻黄碱 5 ～ 6mg 静脉注射；或用多巴胺 0.5 ～ 1.0mg 静脉注射（有争议）。窦房结功能低下伴有症状，术前应考虑装起搏器。

3. 室上性心动过速　可使用各种方法刺激迷走神经，常可终止室上性心动过速，或用去氧肾上腺素 0.1 ～ 0.2mg 静脉注射使血压升高，当前常用药物为胺碘酮，也可酌用洋地黄类药物，尤其是联合应用地高辛和β受体阻滞药可显著降低术中和术后室上性心律失常。钙通道阻滞药如维拉帕米、地尔硫草（硫氮草酮）也有明确疗效，若同时用β受体阻滞药会增加心肌抑制作用。若患者血压低、升压药作用不显著，上述药物作用效果不良时可采用电复律或超速心脏起搏。

4. 室性期前收缩　偶然发生可不必治疗，若每分钟期前收缩超过 4 ～ 5 次 / 分、多源性、连续 3 次以上或期前收缩发生在前一个 QRS 综合波接近 T 波峰值时则应处理，室性期前收缩由于洋地黄类药物逾量引起，可静脉注射苯妥英钠 100mg，必要时可每 5 分钟一次重复使用，直至期前收缩消失。通常室性期前收缩首选静脉注射利多卡因 50 ～ 75mg，每隔 20min 可重复一次，维持用 1 ～ 4mg/min。普鲁卡因胺作用类似于利多卡因，首次静脉注射 100mg，每 4 ～ 5min 重复，直至控制室性期前收缩或总量 15mg/kg，维持用 2 ～ 6mg/min。β受体阻滞药艾司洛尔单独应用并不一定有效，但在围术期由于交感肾上腺能活动增加而引起室性期前收缩则特别有效。溴苄铵（Bretylium）静脉注射负荷量 5mg/kg，然后用 1 ～ 10mg/min 静脉滴注维持，特别当室性期前收缩对利多卡因或普普卡因胺无效时可能有效，但伴低血压患者应慎用或禁用。室性期前收缩患者除注意血钾外，血镁也要注意，低镁使钠钾泵活动受限而增加钠钙交换，细胞内钙升高，降低细胞内钾。慢性缺镁常见于用利尿药、嗜酒、胃肠道吸收差等情况，此时血镁并不反映细胞内镁。因此，临床上对洋地黄中毒心律失常、顽固性室性心律失常，用利多卡因和普鲁卡因胺无效时，即使血镁正常，仍可试用镁治疗。可用硫酸镁每 2 ～ 3min 静脉注射 2g，然后 10g/10h 静脉滴注；控制良好则再 10g/5h 维持，以恢复细胞内镁。其常见副反应为低血压，用小量钙即可逆转。

第六节　手术后处理

心脏病患者进行非心脏手术，虽手术完成但麻醉药的作用并未消失，机体的各项代偿功能并未恢复，因此麻醉工作者应对具体情况作全面评估。重点应注意下述各项。

（1）依据病情与手术情况，选择适当的拔管时间。若患者情况良好，手术创伤较小，术后可早期拔管，拮抗残余肌松药作用可用新斯的明 30μg/kg，静脉注射后 15s 再注射阿托品 15μg/kg 以减少拮抗药对心率的影响。当然，罗库溴铵可使用新型肌松拮抗药——舒更葡糖钠（sugammadex，布瑞亭）效果更好，不良反应更少。若病情较重，手术范围广，创伤大，术中血流动力学不稳定及出血，体液丧失较多，患者则应带气管导管入PACU 或 SICU 进行数小时机械通气，待患者完全清醒，血流动力学稳定，氧合良好才拔除气管导管。拔管前若需进行气道吸引，则应在血压、心率稳定的条件下进行，避免强烈的应激反应。

（2）对疑有术中阿片类药物用量过多、术后通气功能恢复不全的患者，均不主张用纳洛酮拮抗阿片类药物的作用，以防引起患者剧痛、循环亢进、心率血压骤然上升甚至心力衰竭等不良后果。

（3）椎管内阻滞术后原则上应待阻滞平面开始消退，血流动力学稳定，才能搬动。否则直立性低血压的危险依然存在，应注意预防和对策。

（4）术后注意血容量及体液容量调整，保持血流动力学稳定，并按需及时应用血管活性药和正性肌力药，保持足够的尿量与电解质平衡。

（5）提供良好的镇痛，尤其是硬膜外阿片类药物与低浓度的局部麻醉药联合镇痛对重症患者有帮助。

（6）维持体温于正常范围。手术后低体温常引起患者寒战，机体氧耗可增加 2 ～ 3 倍，造成氧供需失衡，尤其对冠心病患者不利，常由此而引起心肌缺血。若体温＜ 35℃，ECG 显示心肌缺血的机会增加 3 倍。并有证明中度低温（34℃）会引起心脏收缩与舒张功能异常。

（7）加强监测及早发现病情变化，以便及时处理。连续监测 ECG 不仅可了解心率与节律的变化，对发现心肌缺血仍是目前临床上最方便且有用的手段。冠心病患者术后心肌缺血常是心肌梗死的先兆，因此在术后 12h 及 1 ～ 3d 每日做 12 导联心电图检查、记录，对及早预防心肌梗死有帮助。

（8）加强呼吸管理，注意肺水肿发生先兆。术后和拔除气管导管后 2 ～ 3h 常是肺充血和肺水肿好发时期。可由于麻醉与手术期间输血、输液过量，尤其是伴有肾功能不全、患者气道不畅，术后镇痛不全，外周血管收缩，血压升高，心率增快，心肌缺血，引起左房压、肺动脉压和肺血管滤过压增加，以及术中出血而过多地输注晶体液造成胶体渗透压下降。早期临床表现为呼吸频率增加、呼吸困难和肺底部啰音，并常伴有动脉低氧血症。处理原则首先应及时发现，解除病因。对症处理使患者镇静，并静脉注射呋塞米

10 ～ 20mg，但必须注意血清钾浓度。按需应用血管扩张药如硝酸甘油、硝普钠、转换酶抑制剂或（和）正性肌力药物如小剂量多巴酚丁胺，同时面罩吸氧、正压气道通气。经采用上述措施 1 ～ 2h 后，病情未得到控制与改善，则应进一步做创伤性血流动力学监测，并考虑行正压机械通气。

（马媛媛　葛圣金）

参 考 文 献

葛圣金，薛张纲，2011. 心脏病患者施行非心脏手术的麻醉 // 孙大金，杭燕南，王祥瑞，等. 心血管麻醉和术后处理. 2 版. 北京：科学出版社

Apfelbaum JL，Belott P，Connis RT，et al，2011. Practice advisory for the perioperative management of patients with cardiac implantable electronic devices：pacemakers and implantable cardioverter-defibrillators：an updated report by the American society of anesthesiologists task force on perioperative management of patients with cardiac implantable electronic devices. Anesthesiology，114：247-261

Chakravarthy M，Prabhakumar D，George A，2017. Anaesthetic consideration in patients with cardiac implantable electronic devices scheduled for surgery. Indian J Anaesth，61：736-743

Crossley GH，Poole JE，Rozner MA，et al，2011. The heart rhythm society/American society of anaesthesiologists expert consensus statement on the perioperative management of patients with implantable defibrillators，pacemakers and arrhythmia monitors：facilities and patient management：executive summary. Heart Rhythm，8：e1-18

Devereaux PJ，Yang H，Yusuf S，et al，2008. Effects of extended-release metoprolol succinate in patients undergoing non-cardiac surgery（POISE trial）：a randomised controlled trial. Lancet，371：1839-1847

Dunkelgrun M，Boersma E，Schouten O，et al，2009. Bisoprolol and fluvastatin for the reduction of perioperative cardiac mortality and myocardial infarction in intermediate-risk patients undergoing noncardiovascular surgery：a randomized controlled trial（DECREASE-IV）. Ann Surg，249：921-926

Fleischmann KE，Beckman JA，Buller CE，et al，2009. 2009 ACCF/AHA focused update on perioperative beta blockade：a report of the American college of cardiology foundation/American heart association task force on practice guidelines. J Am Coll Cardiol，54（22）：2123-2151

Guarracino F，Baldassarri R，Priebe HJ，2015. Revised ESC/ESA Guidelines on non-cardiac surgery：cardiovascular assessment and management. Implications for preoperative clinical evaluation. Minerva Anestesiol，81（2）：226-233

Hedge J，Balajibabu PR，Sivaraman T，2017. The patient with ischaemic heart disease undergoing non cardiac surgery. Indian J Anaesth，61：705-711

Koers L，Schlack WS，Hollmann MW，et al，2017. European implementation of the "2014 ESC/ESA guideline on non-cardiac surgery：cardiovascular assessment and management". Minerva Anestesiol，83（5）：457-464

Kristensen SD，Knuuti J，Saraste A，et al，2014. 2014 ESC/ESA

Guidelines on non-cardiac surgery: cardiovascular assessment and management: the joint task force on non-cardiac surgery: cardiovascular assessment and management of the European Society of Cardiology(ESC)and the European Society of Anaesthesiology(ESA). Eur Heart J, 35(35): 2383-2431

Landoni G, Turi S, Biondi-Zoccai G, et al, 2010. Esmolol reduces perioperative ischemia in noncardiac surgery: a meta-analysis of randomized controlled studies. J Cardiothorac Vasc Anesth, 24: 219-229

Paul A, Das S, 2017. Valvular heart disease and anaesthesia. Indian J Anaesth, 61: 721-727

Song JW, Soh S, Shim JK, 2017. Dual antiplatelet therapy and noncardiac surgery: evolving issues and anesthetic implications. Korean J Anesthesiol, 70(1): 13-21

Tommasino C, 2017. Cardiovascular risk assessment in the senior population undergoing anesthesia for non-cardiac surgery. Monaldi Arch Chest Dis, 87(2): 853

Weiskopf RB. 2010. Perioperative use of beta-adrenergic antagonists and anemia: known knowns, known unknowns, unknown unknowns; and Unknown Knowns. Anesthesiology, 112: 12-15

第十九章

心脏病患者妊娠期心脏手术和非心脏手术的麻醉

妊娠期接受非产科手术的概率是0.3%～2%。美国每年有大约8万人次在妊娠期使用过麻醉药物，其中绝大多数是因为在妊娠确诊之前接受了外科手术。上海交通大学医学院附属仁济医院为上海市心脏病孕产妇救治中心，每年完成心脏病产妇剖宫产手术近300例，近5年完成心脏病产妇剖宫产1200余例。

在心脏病孕妇中，通常同一心脏病的严重程度有明显个体差异；也有几种心血管疾病同时存在于同一个体。由于妊娠期的各项生理改变可能使心血管疾病患者病情加重，甚至恶化。随着围术期治疗和监护的进步，多数心脏病孕妇妊娠结局良好；但少部分严重的心血管疾病的孕妇，围生期风险很高，是妊娠死亡第二位原因。围术期正确处理对降低孕产妇死亡率具有重要意义。

合并心脏病孕产妇麻醉较为特殊，麻醉医师需要同时兼顾孕妇和胎儿的安全，因此，必须深入理解妊娠期母体的生理改变和手术、麻醉对发育中胎儿的影响，对母体进行麻醉前评估和加强围术期处理，才能确保母子安全。

第一节 心脏病患者妊娠期的心血管改变

一、妊娠期心血管生理变化及其影响

（一）血容量变化

由于胎儿代谢的需求，妊娠期循环血量从6周起逐渐增加，至32～34周时达高峰，平均增加40%～50%，以后不增加或略增加，产后2～6周左右恢复正常。以血浆增加较多，血细胞比容降低，呈妊娠期生理性贫血。妊娠期血浆增多是由于肾小管钠再吸收增加，肾素-血管紧张素系统激活而使醛固酮增多，从而引起肾性水钠潴留。血容量增多加重了循环负荷，合并心脏疾病的产妇，易发生心力衰竭、肺充血、急性肺水肿等并发症。

（二）血流动力学变化

（1）从妊娠早期约5周左右心排血量即开始增加，并在妊娠中期持续增加直至比正常非妊娠妇女高50%。

（2）由于胎盘血的动静脉血含氧量差值较小，胎盘血流必须维持在较高水平，才能使氧通过母体胎盘血输送至胎儿，所以妊娠期心排血量分配至子宫的血供从非妊娠期的1%逐渐增加至妊娠后半期的12%，足月时子宫血流量平均达500～700ml/min。

（3）心率较非妊娠期增快约10次/分。

（4）仰卧时由于子宫对主动脉和下腔静脉的压迫，下肢静脉回流受阻，回心血量减少，可出现低血压及晕厥，即"妊娠期仰卧位低血压综合征"，体循环阻力随妊娠期呈进行性下降最高达30%，也成为孕妇容易发生晕厥的原因，在心脏病产妇，需要鉴别体位性与心因性晕厥。

（5）妊娠期水钠潴留，胎盘循环建立，体重增加，随子宫增大膈肌上抬，使心脏呈横位，均可导致妊娠期心脏负荷加重。

（6）妊娠期大多数凝血因子、纤维蛋白原明显增多，血液处于高凝状态，可能需要抗凝治疗，尤其是心脏瓣膜置换术后的患者。

（7）妊娠期肺循环血流量增多而肺动脉压并不增高，肺血管阻力较妊娠前降低，可能与体内

一氧化氮浓度增加有关，但在原有中重度肺动脉高压的产妇中，肺动脉阻力并不见有下降。

（8）因妊娠子宫压迫盆腔静脉，使下肢血液回流受阻，股静脉压升高，妊娠后期常出现足踝致小腿浮肿，少数可出现下肢或会阴部静脉曲张。

（9）因母体妊娠期活动受限及长期低氧的影响，胎儿易发生早产、宫内生长迟缓、先天畸形、胎死宫内、胎儿窒迫、新生儿窒息等。合并有马方综合征、围生期心肌病的产妇其新生儿先天性心脏病的发病率可高达 50%。

（三）脑利钠肽

正常妊娠，脑利钠肽（BNP）水平并不发生改变（血清 BNP 浓度 < 20pg/ml），在子痫前期及心脏病孕妇 BNP 水平有不同程度增加。妊娠合并心脏病且心功能 3、4 级的孕妇血清 BNP 水平也会增高，个体间差异较大，妊娠期 BNP 水平短时间内成倍增长常与心功能恶化甚至失代偿有关。

（四）心肌酶谱

在正常妊娠中肌钙蛋白并不超过正常值上限，而子痫前期患者肌钙蛋白会有不同程度升高。由于肌酸肌酶（CK-MB）同时存在于子宫和胎盘中，其水平可能超过正常上限 2 ～ 4 倍。因此，在妊娠期不能单靠 CK-MB 诊断心肌梗死。伴有心肌梗死的子痫前期患者，其肌钙蛋白水平比单独子痫前期显著增高。妊娠期，异嗜性抗体干扰肌钙蛋白检测也可能会导致其假阳性增高。

二、妊娠期心脏影像学改变

（一）心脏超声

在妊娠的任何阶段都可以进行经胸壁或经食管心脏超声检查。有助于整体评价心脏病产妇心脏风险并指导手术或分娩策略及麻醉管理。还有助于评估血容量并决定是否需要置入右心导管。

心脏超声检查中最常用的指标是左心室射血分数，在整个妊娠期中无特别变化。在妊娠期中由于每搏量和心率增加，相应的心排血量也会增加。在收缩期末和舒张期末，左右心室的体积均增加，导致左心室收缩期末和舒张期末容积增加，

并常伴有心室壁离心性增厚。上述改变在产后 3 ～ 6 个月内恢复至正常。在多胎妊娠左心室收缩期末和舒张期末容积增加更为突出，每搏量额外再增加 15%。

（二）心脏磁共振

妊娠患者行 MRI 检查的风险同非妊娠患者。目前并无孕妇行 MRI 检查导致对胎儿损害的相关报道，但对于器官发育缺乏足够的安全性证据，因此在妊娠早期使用 MRI 仍应十分谨慎。就图像质量和诊断参考而言，心脏 MRI 检查优于其他具有电离辐射的检查手段。钆剂是妊娠期 C 类药物，易通过胎盘屏障，并被证明在动物实验中有致畸性，妊娠期应尽量避免使用钆剂。

（三）左心和右心导管

在妊娠的任何阶段都可以进行左心和右心导管检查，桡动脉通路较股动脉通路更舒适并易于接受，且较少出血相关并发症。在操作中，心脏科医师必须严格遵守 ALARA 原则（使用达到诊断效果的最小剂量）以尽可能减少母体和胎儿的电离辐射暴露。

由于非创伤性的检查方法如心脏超声可以随时操作并提供可靠诊断依据，近年来肺动脉导管的使用有下降趋势，然而，温度稀释法和 Fick 心排血量测量只有通过肺动脉导管才能获得，并且中重度肺动脉高压的患者也需要右心导管来评估，所以肺动脉导管仍然用于复杂心脏病产妇围术期动态监测。

三、分娩期对心脏病患者的影响

（一）心血管功能影响

分娩期由于疼痛、焦虑和宫缩，增加了氧耗；每次宫缩可使 300 ～ 500ml 血液注入全身循环，每搏量增加约 50%，心率及心排血量也同时增加，体循环阻力增加，使心脏前、后负荷进一步加重；如果产程时间长则进一步增加心脏病产妇的循环失代偿风险。第二产程时，除子宫收缩外，腹肌及骨骼肌均参加活动，使周围循环阻力进一步增大，产妇屏气用力可使腹压增加，使部分内脏血

液挤压涌向心脏，所以此期的心脏前、后负荷最重，部分左向右分流的先天性心脏病产妇，由于容量增加使右心房、右心室压力增高，以及疼痛、缺氧等因素导致肺血管收缩，肺动脉压力增加，最终导致右向左的分流而出现发绀。在整个分娩过程中，能量消耗增加，机体需氧剧增，心排血量、心率增加，此时的循环负荷加重对心脏病孕妇来说极其危险，在分娩前应反复评估，确认产妇心功能状态并在分娩过程中加强监护，及时发现并处理循环变化。

（二）血容量变化

剖宫产时，胎儿娩出使腹腔压力骤减，大量血液聚集于腹腔，回心血量骤减，导致血压明显降低，心率代偿增快。胎儿娩出后由于下腔静脉压迫解除和子宫收缩，心排血量在产后即刻增加60%～80%。产后如果使用子宫收缩药物，血液继续进入循环，使血容量进一步增加。产褥期组织间隙蓄积的液体经体循环排出，愈发加重心脏负担，极易发生心力衰竭、肺水肿，所以心脏病产妇在产后48～72h仍然存在较高循环意外风险。

（三）呼吸功能影响

1. 气道 气道控制失败是导致产妇麻醉死亡最常见的相关因素。

（1）Mallampati 分级：大部分孕妇妊娠期都有明显体重增加，从妊娠12～38周，孕妇困难气道 Mallampati Ⅳ级的发病率增加30%以上。部分孕妇颈部粗短，口咽部软组织的肿胀和脆弱、气道黏膜水肿、张口度受限等因素导致更多的孕妇全身麻醉时出现面罩通气困难和气管插管困难。Rocke 等对1500名全身麻醉下接受剖宫产的产妇研究发现，Mallampati 分级对孕妇的困难插管预测比非妊娠妇女更加有效。

（2）肺通气的变化：妊娠期间，孕妇分钟通气量增加50%，孕妇呈轻度过度通气状态，功能残气量下降20%，使孕妇氧储存能力明显减少，同时因孕妇本身代谢增加及胎儿需求，孕妇氧耗比非妊娠妇女增高约20%。储氧能力的减少和氧耗的增加使孕妇更容易缺氧，尤其对于心脏病产妇，诱导期间需注意保障充足氧供。对于预测有通气/插管困难的产妇，诱导期间需按照困难气道

流程，由经验丰富的医师操作并备紧急气道措施，保障围术期安全。

2. 反流误吸 由于食管括约肌的压力降低、妊娠足月时胃排空比非妊娠期延迟、胃酸分泌增加、妊娠后期子宫增大可以造成胃内压增加，均可使妊娠期间胃内容物误吸的风险增加。选择气管插管下全身麻醉时，术前需确认禁食禁饮时间，诱导期间备吸引装置，行气管插管保护呼吸道，喉罩仅用于有椎管内麻醉禁忌且严格禁食者。有反流病史及肥胖者增加了额外反流误吸的风险，一旦发生反流误吸可并发术后肺部感染，严重者甚至危及生命，此类孕妇需要按照饱胃处理，术前使用抑酸剂、留置胃肠减压、快速顺序诱导或清醒插管。

四、妊娠期对药物作用的影响

（一）药代动力学变化

（1）孕妇胃肠运动减弱，一定程度上影响口服药物的吸收。

（2）妊娠肝脏酶系活性增加，使药物肝脏首过效应增加，生物利用度减少。

（3）循环血容量和细胞外液增加，使药物血浓度相对降低。

（4）血浆蛋白偏低，使药物的蛋白结合率降低，药物实际游离浓度增加，清除也相应加快（清除加快相关因素：①肝酶活性增加；②胎肝参与药物代谢；③肝脏中孕酮活性增加，可加强部分药物的清除；④肾血流量增加，使经肾脏排泄增加；⑤如有泌乳部分药物通过乳汁分泌）

（二）麻醉药的使用

多年来，妊娠期使用麻醉药物是否影响人类胎儿的发育一直是人们担心的话题之一。事实上由于先天畸形非常稀少及伦理学方面的因素，关于麻醉药可能产生致畸效应的确定性前瞻性临床研究调查是无法实际进行的，也没有动物模型完全与人类妊娠相同。目前的动物研究和人类观察并未确证临床常用的麻醉药有明确使人类胎儿致畸。妊娠期间给予任何药物都有可能对母胎造成影响，影响程度与用药剂量、用药方式和用药的时间长短有关。

1.1979 年美国食品和药品监督管理局（FDA）规定 按照药物对胎儿的影响将所有药物分为5 类：A 类，在有对照组的早期妊娠妇女中未显示对胎儿有危险（在中、晚期妊娠中也无危险的证据），即对孕妇安全，对胚胎、胎儿无害；B 类，在动物生殖试验中未显示对胎儿的危险，但无孕妇的对照组，或对动物生殖试验显示有副反应，即对孕妇比较安全，对胚胎、胎儿基本无害；C 类，仅在动物研究中证实，对胎儿有致畸或致死作用，未在人类研究得到证实，即仅在权衡对胎儿的利大于弊时给予；D 类，对胎儿危害有确切证据，对孕妇需肯定其有利，方可应用（如对生命垂危或疾病严重时）；X 类，动物或人的研究中已证实可使胎儿异常，或基于人类的经验知其对胎儿有危险。禁用于妊娠期妇女。妊娠期前 3 个月以不用 C、D、X 级药物为好；确需用药时，可选用 A、B 级药物，详见表 19-1。尽管一直有意见认为此分类表过于简单和混乱，在没有公认更好的分类方法之前，大部分文献和教材仍然采用了此方法。

表 19-1 麻醉科常用药物分级（FDA）

FDA 分级	药物名称
A 级	瑞芬太尼、对乙酰氨基酚
B 级	丙泊酚、氯胺酮、盐酸利多卡因、地氟烷、七氟烷、盐酸罗哌卡因、盐酸甲氧氯普胺、胰岛素
C 级	右美托咪定、曲马多、氟哌利多、新斯的明、雷莫斯琼、阿托品、格拉斯琼、羟乙基淀粉、艾司洛尔、琥珀胆碱、罗库溴铵、顺阿曲库铵、尼卡地平、硝酸甘油、布托啡诺、甲泼尼龙、舒芬太尼、盐酸丁卡因、恩氟烷、盐酸布比卡因、异氟烷、氯普鲁卡因、拉贝洛尔、氟烷、维库溴铵、多巴胺、地塞米松、氢化可的松
D 级	苯二氮䓬类

2. 确认可能与致畸有关的药物 包括血管紧张素转换酶抑制剂、丙戊酸、乙醇、锂剂、雄激素、苯妥英钠、抗甲状腺药、链霉素、化疗药物 、可卡因 、三甲双酮、华法林、沙利度胺、四环素、己烯雌酚和卡马西平等。

3. 麻醉药的致畸作用 在人类虽然并无麻醉药被证实有致畸作用，但原则上，孕妇应尽量少用药，以及用最低临床需要剂量。器官发育期间（约为末次月经第 1d 后 15～70d）应尽可能避免使用药物，药源性的重大先天畸形也最可能发生在上述时间段内，迄今为止并没有研究表明，妊娠期非产

科手术妇女的胎儿会增加出生缺陷，但仍有研究提示，可能增加流产或早产的风险。所以妊娠早期尽量避免实施择期手术，同时需考虑孕妇气道保护和限制胎儿药物暴露，尽可能选用区域阻滞。

丙泊酚、阿片类药物、肌松药和局麻药属 B 类或 C 类，目前并没有确切的关于上述药物用于妊娠期产生不良后果的证据；在妊娠的前 3 个月使用苯二氮䓬类药物是有争议的。苯二氮䓬类药物通过抑制中枢神经系统的 γ 氨基丁酸（GABA）受体起镇静作用，GABA 能够通过阻碍胎儿腭部的重新定位而导致腭裂，部分回顾性研究发现，在妊娠前 6 周摄入地西泮与胎儿腭裂发生之间相关，但另有两项前瞻性地研究发现，两者之间不存在联系。目前认为长期服用苯二氮䓬类药物的孕妇可能对胎儿造成不良后果，而仅在术中单次小剂量使用苯二氮䓬类药物的孕妇并未发现此类危害，在美国 FDA 的分级中，苯二氮䓬类药物被列为 D 级。妊娠期非产科手术尽量避免使用此类药物；临床浓度的挥发性麻醉药与致畸效应并无关联。在浓度＞50%，时间＞24h 情况下，氧化亚氮对啮齿类动物有轻微致畸作用，暴露于氧化亚氮的人类流行病学和结局研究并不支持先天致畸的风险增加。

（三）妊娠期药物使用原则

（1）采用疗效肯定、不良反应小的老药。
（2）避免使用尚难确定有无不良反应的新药。
（3）使用达到临床效果的最小剂量。
（4）单药有效地避免联合用药。
（5）用药时确认妊娠周数，妊娠前 3 个月尽量避免使用药物。
（6）应用可能对胎儿有影响的药物时，要权衡母胎利弊。
（7）病情紧急时，可以为了保全母体生命而使用肯定对胎儿有危害的药物，如已至妊娠后期，胎儿可存活，可以尽量在终止妊娠后再使用此类药物。

五、妊娠期心血管用药

（一）血管紧张素转换酶抑制剂

血管紧张素转换酶抑制剂（ACEI）的使用与胎儿心血管和中枢神经系统畸形及肾脏功能异常

有关，尤其是在妊娠早期；ACEI 对胎儿肾脏血管丛有一定影响，可导致胎儿肾脏功能异常，并减少胎儿尿液排放，引起羊水过少。ACEI 在妊娠期是禁止使用的（妊娠期 D 类药物）。

（二）受体拮抗剂

拉贝洛尔、阿替洛尔、美托洛尔及比索洛尔等β受体阻滞药对胎儿不具有致畸性，FDA 分类属 C 类，妊娠期临床使用风险较小，偶有新生儿心动过缓、低血压及高血糖，但这些不良反应非常少见。

（三）钙通道阻滞药

维拉帕米和地尔硫䓬属 FDA 分类 C 类，在妊娠期使用并不致畸，可安全用于治疗心律失常，偶可引起母体和（或）胎儿心动过缓、传导阻滞、收缩力下降、低血压。

（四）利多卡因和苯妥英钠

利多卡因属 FDA 分类 C 类，治疗浓度对胎儿无致畸作用，血药浓度过高可引起新生儿中枢神经功能减退、窒息、癫痫发作和心动过缓等。利多卡因为弱碱性药物，母体酸中毒时更易通过胎盘，对胎儿窘迫者可能有血药浓度升高及中毒风险。

苯妥英钠属 FDA 分类 X 类，可致婴儿生殖器异常、心肺畸形、出血、成神经细胞瘤、间皮瘤等，FDA 已禁止在妊娠期使用。

（五）地高辛

地高辛可自由通过胎盘屏障，但是没有报道有先天性胎儿畸形或不利的胎儿效应。地高辛药代动力学在妊娠期有所改变，因此应注意监测其血药浓度。

（六）他汀类药物

他汀类药物可阻断胆固醇合成，并降低血浆胆固醇水平。由于胆固醇合成在胚胎和胎盘正常的发展中起着十分重要的作用及它们潜在的致畸可能性，故属妊娠期 X 类药物。

（七）利尿药

噻嗪类和袢利尿药并不具有致畸性，但长期使用该药物可能会导致子宫胎盘灌注下降，从而

可能导致胎儿生长受限和羊水过少。螺内酯是醛固酮拮抗剂，常被用于治疗充血性心力衰竭和心肌病，但是由于其抗雄激素作用，在妊娠期使用并不被推荐。

（八）胺碘酮

FDA 分类属 D 类，有无致畸作用意见不一，可能使新生儿出现心动过缓、Q-T 间期延长，严重者可出现甲状腺功能减低、早产、低体重儿、智力低下等，妊娠期仅限用于其他药物无效和有潜在致死性的心律失常。

第二节　心脏病患者的剖宫产术麻醉

风湿性心脏病曾经是我国妊娠期妇女最主要的心脏疾病，目前妊娠期最主要的心脏病已经渐渐转变为先天性心脏病。由于妊娠期生理改变可能使先前存在的心脏病加重或恶化。随着围术期治疗和监护的进步，对于大多数心脏病孕妇来说，妊娠的结局是良好的；但对部分严重的心脏病的妇女，仍然建议避免妊娠。

心脏病孕妇的麻醉管理并不仅限于分娩过程；而是要强调围术期医疗理念，术前准备和评估，提供精准和个体化的诊疗意见，对于治疗、用药、手术时机、麻醉方法选择周密计划，以及术后继续循环监测及维持，并提供持续自控优化的镇痛。

一、心脏病孕妇剖宫产术风险预估

（一）麻醉前评估

对妊娠合并心脏病的孕妇剖宫产麻醉前应进行充分的评估，包括心脏病的类型、解剖和病理生理学改变特点，重点评估妊娠期心功能变化情况、用药及改善情况、目前的心功能状态及对手术、麻醉的耐受程度。必要时联合心血管专家会诊，以便作出正确的判断和充分准备。

（二）心功能分级

纽约心脏协会（NYHA）心功能和心衰评级分类常用于非妊娠患者的症状并预估其风险。也有

多种分类评估方法被建议用于预估妊娠患者的心脏病风险，如 CARPREG 评价系统（表 19-2）、ZAHARA 评价系统（表 19-3）均有助于在术前预估孕妇的心脏疾病风险，也有部分中心术前依据国际卫生组织心脏风险评估（表 19-4）来预估心脏病产妇妊娠期风险，表格中Ⅲ级的产妇其发病率和死亡率均显著增加，Ⅳ级的产妇被认为不宜妊娠，一旦发现需及时终止妊娠。

表 19-2 CARPREG 评价系统预测孕妇心血管不良事件

心脏病病史（1分）

心力衰竭

短暂缺血性发作

脑血管意外

心律失常

NYHA 评分＞Ⅱ级或发生发绀（1分）

二尖瓣瓣口面积＜2cm²（1分）

主动脉瓣瓣口面积＜1.5cm²（1分）

左心室流出道压力差＞30mmHg（1分）

射血分数＜40%（1分）

CARPREG 分数	心脏并发症发生率
0	5%
1	27%
2	75%

注：分值由相加所得，总分数反映预估的心脏事件发生率。

表 19-3 ZAHARA 评价系统预测孕妇心血管不良事件

心律失常病史（1.5分）

妊娠前使用过心脏病药物（1.5分）

NYHA＞Ⅱ级（0.75分）

左心室流出梗阻（峰值压力差＞50mmHg 或者主动脉瓣瓣口面积＜1.0cm²）（2.5分）

左侧房室瓣反流（中/重度）（0.75分）

右侧房室瓣反流（中/重度）（0.75分）

机械瓣膜（4.25分）

经修复或未经修复的紫绀型心脏病（1.0分）

ZAHARA 分值	心脏并发症发生率
0～0.5	2.9%
0.51～1.50	7.5%
1.51～2.50	17.5%
2.51～3.50	43.1%
≥3.51	70%

注：分值由相加所得，总分数反映预估的心脏并发症发生率。

表 19-4 国际卫生组织心脏风险评估

Ⅰ级（未增加或轻微增加发病率）

轻度肺动脉瓣狭窄

动脉导管未闭

二尖瓣反流

经修复的房间隔缺损、室间隔缺损、动脉导管未闭及异常的肺静脉回流

Ⅱ级（产妇死亡率轻度增加，发病率重度增加）

未经修复的房间隔或室间隔缺损

经修复的法洛四联症

所有类型的心律失常

左心室轻度功能异常

肥厚型心肌病

无主动脉扩张的马方综合征

主动脉瓣二叶型伴随主动脉直径＜45mm

Ⅲ级（产妇发病率和死亡率均显著增加）

机械瓣膜植入后

系统性右心室

Fontan 循环

未经修复的紫绀型心脏病

复杂先天性心脏病

马方综合征伴随主动脉直径扩张至 40～45mm

主动脉瓣二叶型伴随主动脉直径扩张至 45～50mm

Ⅳ级（妊娠不被建议或为反指征）

任何原因引起的肺动脉高压

严重的心室功能障碍

围生期心肌病病史伴随残存的左心室功能

严重的二尖瓣狭窄

严重的主动脉瓣狭窄

马方综合征伴随主动脉直径＞45mm

二叶型主动脉瓣伴随主动脉直径＞50mm

严重的未经修复的主动脉狭窄

（三）心脏超声检查

心脏超声检查可以测定左心室功能，即左心室射血分数，评估心室的充盈及收缩情况；温度稀释法和 Fick 心排血量测量只有通过肺动脉导管才可以获得，在肺动脉高压的患者也可以通过右心导管来评估血管反应。

二、先天性心脏病产妇的麻醉

（一）左向右分流型

房间隔缺损、室间隔缺损和肺动脉导管未闭等先天性心脏病，左向右分流且分流量小，心功能Ⅰ或Ⅱ级，无缺氧，一般能耐受妊娠期心血管系统的变化，剖宫产麻醉处理同正常人。

与正常人群妊娠相比，未经修复的房间隔缺损患者发生子痫前期、胎儿死亡及低体重儿更常

见。房间隔缺损的孕妇较未妊娠期更易发生室上性和室性心律失常。房间隔缺损未经修复的患者发生意外血栓的风险增大，确保静脉内置管导管充分排气是至关重要的，同时避免使用空气阻力消失法寻找硬膜外间隙。椎管内神经阻滞和全身麻醉都可以用于无艾森门格综合征的房间隔缺损患者。

（二）右向左分流型

1. 法洛四联症　占先天性心脏病孕产妇的5%，畸形包括室间隔缺损、右心室肥厚、肺动脉狭窄和主动脉骑跨。多数患有法洛四联症的孕产妇已经做过纠治手术，包括室间隔缺损修补术和右心室流出道增宽手术。然而，肺动脉高压、右心室功能障碍、右心室扩张和（或）肺动脉瓣反流等因素仍可继续存在，尤其是妊娠后血容量和心排血量的增加，外周循环阻力的降低可能使术后的患者再次出现纠正术前的症状。麻醉前需进行心脏超声检查以评估心脏结构和功能，妊娠前心脏 MRI 检查，可以提供右心更加高质量的影像。

（1）麻醉选择：椎管内麻醉可用于法洛四联症矫正术后的患者，在未经矫正的法洛四联症患者，麻醉医师应该尽量避免降低体循环血管阻力，否则将会使得右向左分流更为严重，同时维持足够的循环容量也非常重要。选择小剂量多次椎管内给药（硬膜外麻醉或者低剂量腰硬联合麻醉）用于剖宫产术，可以避免单次剂量蛛网膜下腔阻滞后出现的体循环血管阻力突然下降及逆向分流的加重。

（2）麻醉管理：法洛四联症的麻醉应注重下述几点。①保持血流动力学稳定，避免任何可能导致体循环阻力下降的因素，PVR/SVR 比率失调，加重右向左分流；②右心功能不全时，应提高充盈量增强右心射血，以保证肺动脉血流，因此需维持足够的血容量，避免回心血量减少。实施有创动脉压和 CVP 监测，一旦出现体循环压下降，给予及时处理。应用右心漂浮导管测定右心室舒张期末容积可以准确反映前负荷，且不受心脏顺应性的影响，作为容量监测指标优于 CVP 和 PAWP；③避免使用能引起心肌抑制的药物。

2. 艾森门格综合征　在心房、心室或者主动脉水平有体循环和肺循环之间吻合分流的患者，

左向右分流会导致肺血流增加并逐渐形成肺动脉高压。肺血管阻力的增加导致逆向分流（即从左向右分流变为右向左分流），从而导致低氧和发绀即称为艾森门格综合征。

妊娠的心血管生理改变对于肺动脉高压患者，极可能导致右心室衰竭。患有艾森门格综合征的患者通常不能满足妊娠期增加的氧需求量，由于其肺动脉高压至少部分是由于血管内皮功能障碍和肺血管床血管重塑而造成，艾森门格综合征产妇的肺血管阻力几乎是固定的，正常的妊娠相关的肺血管阻力下降在该疾病患者中并不出现。此外，正常的妊娠相关的全身血管阻力下降进一步加剧右向左分流的严重程度。上述改变伴随着妊娠相关肺残气量下降，使得艾森门格综合征孕妇更容易发生低氧，并易导致胎儿生长受限及死亡率增加。随着当前的药物治疗、心脏影像学检查及多学科合作，艾森门格综合征患者成功妊娠的病例也有不少报道。

艾森门格综合征孕妇应该在三级甲等综合性医学中心接受多学科的诊疗。患者通常需要利尿药以控制容量过负荷并一直使用直至产后，泵注多巴酚丁胺可能有助于改善心室功能，部分患者需要接受预防性抗血栓治疗。肺动脉高压的治疗包括一般支持治疗、评估血管反应性及给予血管活性药物治疗。吸入 NO、前列腺素制剂及磷酸二酯酶-5 抑制剂均成功地用于肺动脉高压产妇。内皮素受体抑制剂（如波生坦、安贝生坦）有致畸可能，因此禁忌用于妊娠期。

（1）麻醉选择：目前现有的用于艾森门格综合征患者麻醉方式选择主要依据病例报道及高级别的医学中心的治疗指南，全身麻醉及硬膜外麻醉均有报道。以往的指南均认为对于艾森门格综合征产妇应当首选全身麻醉，但也有不少病例报道对这类患者采取硬膜外麻醉下谨慎地给药并不影响分流血流。硬膜外麻醉或腰硬联合麻醉下，缓慢小剂量给药可以消除全身麻醉情况下心肌抑制和正压通气造成的不利影响，同时结合肺血管扩张剂治疗可以预期较好的结局。

（2）麻醉处理：①维持足够的外周循环阻力；②维持相对稳定的血容量和回心血量；③避免主动脉腔静脉压迫；④充分镇痛，避免低氧血症、高碳酸血症和酸中毒，以防肺循环阻力进一步增

加；⑤避免使用抑制心肌的药物；⑥麻醉期间要保证充分氧供，建立有创动脉血压和中心静脉压监测；⑦全身麻醉正压通气期间应避免气道压过高，以免影响静脉回流，使心排血量减少；⑧对存在三尖瓣反流及右心腔扩大的患者，肺动脉导管的置入存在一定困难；经胸壁和经食管心脏超声检查是很必要的；⑨产妇在术后仍处于高危状态，应继续监护治疗。

三、心脏瓣膜疾病产妇的麻醉

妊娠及其相应的生理改变对心脏瓣膜疾病患者的影响很大，维持血流动力学稳定及合理化抗凝治疗十分重要。瓣膜性心脏病可分为先天性和后天性，风湿疾病是后天性瓣膜病的主要原因。由于妊娠期血容量增加、外周循环阻力降低使心排血量增加，反流性心脏瓣膜病的孕产妇的耐受性较好。相反，狭窄性心脏瓣膜病患者耐受性较差。

（一）二尖瓣狭窄

二尖瓣狭窄占妊娠期风湿性心脏病的90%，约25%的患者妊娠期出现症状，肺水肿和心律失常是最常见并发症。其最主要的病理生理改变是二尖瓣口面积减小致左心室充盈受阻。早期左心室尚能代偿，但随病程进展，左心室充盈不足，射血分数降低，同时左心房容量和压力增加，导致肺静脉压和肺动脉楔压升高，最终可发展至肺动脉高压、右心室肥厚扩张、右心衰竭。妊娠能加重二尖瓣狭窄，解剖上的中度狭窄可能成为功能性的重度狭窄。妊娠期由于母体血容量的增加伴随舒张充盈时间减少更易导致肺水肿。此外，二尖瓣狭窄使得患者更容易发生房性快速心律失常（心房颤动、心房扑动）及血栓栓塞性并发症。妊娠期高凝状态更增加二尖瓣狭窄患者血栓栓塞风险。因此，部分中心推荐在二尖瓣狭窄产妇妊娠期及产后给予全身抗凝治疗。

重度的二尖瓣狭窄被定义为瓣口面积小于$1.0cm^2$，此外平均跨瓣膜压力差高于10mmHg及平均肺动脉压大于50mmHg均被用来定义重度二尖瓣狭窄。

1. 麻醉选择 剖宫产的麻醉选择要综合考虑麻醉技术、术中失血和产后液体转移所引起的血流动力学变化及潜在风险，大多数患者可选择椎管内麻醉，少数病情危重的产妇，施行剖宫产应用全身麻醉。

2. 麻醉管理 麻醉技术应个体化，处理原则如下所述。

（1）维持较慢 - 正常的心率及窦性心律，避免心动过速，导致心室充盈减少。

（2）保持体循环压力稳定，去氧肾上腺素纠正低血压的同时不会引起心率增快，利于组织器官的灌注。

（3）保持适当的循环血容量；血容量的突然增加可能导致产妇并发心房颤动、肺水肿和右心衰竭等，积极治疗心房颤动。

（4）避免加重肺动脉高压，预防疼痛、低氧、高碳酸血症及酸中毒等可增加肺血管阻力的因素，尽量避免前列腺素类子宫收缩剂的应用。

（5）应分次、小量、逐步增加硬膜外给药。

（6）避免主动脉腔静脉压迫，在血流动力学监测的指导下，谨慎管理麻醉并进行合理输液。重度二尖瓣狭窄产妇妊娠期及产后易于发生肺水肿，围术期须建立有创血流动力学监测，肺动脉导管可能会有助于液体管理。

（7）由于术前禁食和β受体阻滞药及利尿药的使用，硬膜外麻醉易导致低血压的发生，麻黄碱可能导致心动过速，此时应避免使用。可使用小剂量的去氧肾上腺素提升产妇血压。

（8）对需要行全身麻醉的产妇，应减少气管插管和拔管及吸痰时的刺激。麻醉诱导期避免使用引起心动过速和心肌抑制的药物。

（二）主动脉瓣狭窄

妊娠患者主动脉瓣狭窄最常见的原因是先天性二叶型主动脉瓣，其次为风湿性疾病，其血流动力学受累情况较相似。正常的主动脉瓣环面积为$3.0\sim4.0cm^2$，在正常情况下不存在压力梯度差，瓣口面积小于$1.0\sim1.5cm^2$伴平均跨瓣膜压力差为$25\sim50mmHg$的患者通常被定义为主动脉瓣狭窄导致心血管并发症发生的高危组。轻中度主动脉瓣狭窄并不导致不良妊娠结局，重度主动脉瓣狭窄（瓣口面积小于$1.0cm^2$）时，跨瓣膜压差可达50mmHg，导致左心室排血受阻，使左心室压力负荷增加、室壁张力增加，最终导致左心室壁肥厚，每搏量受限，妊娠期由于血容量增加及外周阻力下降可增加跨瓣膜压差，易发生肺水肿、充血性心力衰竭、恶性心律失常等不良事件。

1. 麻醉选择　主动脉瓣狭窄产妇剖宫产麻醉选择一直以来都有争议。对于主动脉瓣狭窄的产妇，麻醉前的评估应该包括体格检查、症状评估、左右心室结构和功能的全面评估及其他心脏瓣膜的结构和功能，同时考虑是否伴有肺动脉高压，心脏超声可提供左右心室射血分数、左心室壁厚度、肺动脉压力、主动脉瓣关闭不全、二尖瓣结构和功能及主动脉根部大小等信息，正常左右心室功能的患者更能够耐受椎管内麻醉及围术期循环容量变化和全身麻醉药物的心肌抑制，部分主动脉瓣狭窄伴随左心室功能不全的产妇，其超声测定主动脉瓣压力差可能会偏低，不应该单独由跨瓣膜压力梯度或主动脉瓣口面积决定麻醉方式。合并有肺动脉高压、右心室功能不全或二尖瓣反流的患者对椎管内麻醉中前负荷的变化更敏感；如伴有主动脉瓣反流则患者左心室处于压力和容量过负荷，更加影响血流动力学管理及对麻醉的反应，硬膜外阻滞或全身麻醉均应谨慎选用。由于椎管内麻醉一旦发生深度的交感神经阻滞易于导致低血压，使心肌和胎盘缺血，而全身麻醉可避免这些不良反应，提供完善的镇痛，且在发生临床突发心脏意外时，保证气道通畅、充足氧供，所以对于重度主动脉瓣狭窄或合并肺动脉高压、左右心室功能不全、二尖瓣反流或主动脉瓣反流的患者，全身麻醉更可取。

2. 麻醉管理　处理原则包括：①避免心动过速和心动过缓；②维持足够的系统血管阻力，维持足够的前负荷以保证左心室有充足的每搏量；③避免主动脉腔静脉受压，避免血压波动过大；④避免或减少全麻药物的心肌抑制；⑤重度主动脉瓣狭窄的患者应建立有创血压监测，跨瓣压＞50mmHg 时可考虑行肺动脉压监测；⑥硬膜外阻滞给药时要多次逐步增加剂量，避免剧烈血压波动。同时尽量缓慢小剂量使用催产素。

（三）二尖瓣关闭不全

二尖瓣关闭不全患者大多能耐受妊娠。其主要的病理生理学改变是慢性容量超负荷和左心室扩大，随着妊娠期血容量的进行性增加可能导致肺淤血。二尖瓣关闭不全的并发症包括心房颤动、细菌性心内膜炎、全身栓塞和妊娠期肺充血。

1. 麻醉选择　首选连续硬膜外麻醉或腰硬联合麻醉，椎管内麻醉阻滞交感神经，降低阻滞区域的外周血管阻力，有助于增加前向性血流，减少反流量。椎管内麻醉禁忌者可选用全身麻醉。

2. 麻醉管理　处理原则包括：①维持正常或略快的心率及窦性心律；②维持较低的外周体循环阻力，降低后负荷可有效降低反流量；③积极治疗心房颤动；④避免主动脉腔静脉受压；⑤监测中心静脉压，控制容量；⑥避免全身麻醉过程中的心肌抑制及预防疼痛、低氧、高碳酸血症及酸中毒等一系列增加肺血管阻力的因素。

（四）主动脉瓣反流

孕妇慢性主动脉瓣反流最常见的原因是退化的二叶型主动脉瓣，在左心功能正常的孕妇中，慢性主动脉瓣反流在妊娠期通常能很好耐受。急性主动脉瓣反流患者一般情况十分严重，并需要手术治疗。心内膜炎是妊娠期急性主动脉瓣反流最主要的原因。患者可能需要在妊娠期完成瓣膜置换术。主动脉瓣反流主要病理生理改变是左心室容量超负荷产生的扩张和心肌肥厚，导致左心室舒张期末容积降低及射血分数降低等，随着疾病的进展可发生左心衰竭、肺充血及肺水肿等。妊娠期心率轻度增加，可相对缓解主动脉关闭不全的症状。

1. 麻醉选择　主动脉瓣功能不全的程度、二尖瓣受累情况、主动脉根部直径有助于共同决定血流动力学目标。对于主动脉瓣反流同时左心室射血分数正常的患者，椎管内麻醉及全身麻醉都可以安全地实施；伴有左心室功能不全的重度主动脉瓣反流患者，椎管内麻醉可以降低外周血管阻力，建议逐步小剂量实施。

2. 麻醉管理　处理原则包括：①避免心动过缓，应维持心率在 80 ～ 100 次 / 分；②避免主动脉腔静脉压迫，避免降低前负荷；③避免增加外周循环阻力；④避免使用加重心肌抑制的药物。合并有充血性心力衰竭的产妇需进行有创监测。

（五）瓣膜置换术后的患者

妊娠合并瓣膜性心脏病有许多患者在妊娠前施行了瓣膜置换术。对于此类患者围术期应做以下了解。

1. 心功能情况　换瓣术后心功能如为Ⅰ或Ⅱ级，其心脏储备能力可耐受分娩麻醉。如心功能仍为Ⅲ或Ⅳ级者，随时都可发生心力衰竭或血栓栓塞。

2. 复查心脏超声　确认是否有血栓形成、机械瓣启闭情况、有否瓣周漏、瓣膜流出口大小、有否心内膜炎等情况。

3. 机械瓣膜患者的抗凝　所有机械瓣膜患者都需要全身抗凝治疗。妊娠期的机械瓣患者属高血栓栓塞风险。持续抗凝治疗患者禁用椎管内麻醉，以免硬膜外血肿、蛛网膜下腔出血等并发症发生。

（1）华法林：与肝素比较，机械瓣膜患者使用华法林时血栓栓塞性并发症及产妇死亡率更低。华法林可通过胎盘屏障，妊娠6～12周使用华法林与胚胎异常有关；因此建议在这个期间使用普通肝素或者低分子肝素代替。此外，在妊娠任何阶段使用华法林都与胎儿低体重、中枢神经系统异常及胎儿出血性并发症有关。

华法林的抗凝效果可通过INR监测，华法林在分娩前应该停止并桥接肝素治疗，华法林抗凝应该在椎管内麻醉3～5d前停止，连续监测直至INR < 1.4～1.5。如遇提早启动临产，停用华法林时间不足，可以使用新鲜冰冻血浆、凝血酶原复合物并补充维生素 K_1。产后机械瓣膜的患者需要接受华法林的桥接治疗。

（2）普通肝素：并不透过胎盘，且较华法林对胎儿更安全。然而，妊娠早期及接近足月时普通肝素的使用与瓣膜栓塞风险增加有关。普通肝素可通过皮下或持续静脉泵注给药，其治疗有效性可由APTT监测。静脉使用普通肝素治疗应该在接受椎管内麻醉或预计分娩前4～6h停止。APTT需要继续监测用于确保凝血功能恢复正常，同时需要监测血小板计数以排除肝素介导的血小板减少症。

（3）低分子量肝素（LMWH）：并不透过胎盘，一般通过皮下注射给药。LMWH的抗凝效果可以通过抗Ⅹa因子水平监测。妊娠期机械瓣膜患者应该在给予LMWH 4～6h后监测抗Ⅹa因子水平高峰值，其LMWH的需求量通常比深静脉血栓的预防剂量更大，通过抗Ⅹa因子水平监测可以更细化治疗策略。抗Ⅹa因子水平并不能完全预测出血风险，在最后一次LMWH给药后24h内是不推荐椎管内神经阻滞的。LMWH与其他类型的抗凝或抗血小板药物同时治疗会增加出血并发症风险。分娩后，LMWH不应该在椎管内麻醉后24h内开始。椎管内置管拔除后至少4h才可以继续给予LMWH治疗。

四、围生期心肌病

围生期心肌病（peripartum cardiomyopathy，PPCM）是指既往无心脏病史，又排除其他心血管疾病，在妊娠最后1个月或产后5个月内出现以心肌病变为基本特征和充血性心力衰竭为主要临床表现的心脏病。病理生理学改变主要是心肌受损，心肌收缩储备能力下降。

（一）心脏超声诊断标准

（1）左心室射血分数小于45%和（或）M模式缩短分数 < 30%。

（2）左心室舒张期末直径 > $27mm/m^2$ 体表面积。在妊娠最后1个月之前发生的心肌病则称为妊娠相关的心肌疾病。其临床表现、症状及结局都与围生期心肌病相类似。分娩和手术应激都可增加心脏作功如心率增快、心搏量增加、心肌收缩增强等，导致心肌氧耗增加，进一步加剧心肌损害，舒张期末容积增加、心排血量下降，最终导致心室功能失代偿。

（二）麻醉前准备

围生期心肌病有症状的产妇应采用抗心力衰竭治疗，必要时应由多学科联合处理。由于围生期心肌病可增加血栓的风险，可采用抗凝治疗。

（三）麻醉选择

全身麻醉和椎管内麻醉都可选用。虽然全身麻醉便于气道管理、充分的氧供和完善的镇痛，但多种全麻药物都有加重心肌抑制的作用及全麻插管和拔管过程增加心脏负荷。因此，围生期心肌病（PPCM）患者选用全身麻醉的比例正在下降。椎管内麻醉可以同时降低心脏前后负荷，非常适合这些患者。硬膜外阻滞时应分次注射小剂量局麻药，控制麻醉平面，避免血流动力学急剧改变。另外，腰硬联合麻醉也非常适用于该类患者，但需降低脊麻的局麻药剂量。

（四）麻醉管理

处理原则包括：①避免使用抑制心肌的药物；②控制心率；③避免增加心肌氧耗的各种因素；④调控心脏前后负荷；⑤谨慎使用利尿药和血管扩张药；⑥注意监测血栓脱落；⑦常规有创血压及中心静脉压监测；⑧术中若出现明显的心力衰竭，可使用硝酸甘油和呋塞米，谨慎使用毛花苷丙及催产素。

五、肥厚型心肌病

肥厚型心肌病是一种常染色体显性遗传疾病，主要病理变化为左心室肥厚。其并发症可分为机械性和电生理性：机械性并发症与左心室流出道梗阻、二尖瓣反流、舒张功能障碍及心力衰竭有关；电生理并发症包括房性和室性心律失常，存在突发心源性死亡的风险。

（一）麻醉前准备

肥厚型心肌病妊娠患者可出现呼吸困难、心绞痛、心悸和（或）晕厥。经胸壁心脏超声对于诊断、评价预后及指导治疗都是必不可少的，肥厚型心肌病的诊断标准包括室间隔壁增厚超过15mm且室间隔壁与后壁厚度比值增大，二尖瓣收缩期向前移动对于肥厚型心肌病有98%的特异度，左心室流出道梗阻在心脏超声检查中是十分显著的。心室壁肥厚超过30mm和（或）压力梯度超过50mmHg提示高风险。

肥厚型心肌病都有发生心房颤动的高风险，心房颤动的治疗主要为心律和心率的控制，以及全身抗凝以预防血栓栓塞，β受体阻滞药治疗及非二氢吡啶类钙通道阻滞药（如维拉帕米、地尔硫

草）可提供较好的效果。有快速心室率及显著血流动力学影响的患者，应考虑行心脏电复律。

（二）麻醉选择及管理

全身麻醉可以避免前负荷的显著下降，被认为是肥厚型心肌病产妇的首选麻醉方式，同时也有大量肥厚型心肌病患者成功使用椎管内麻醉的报道。在选择麻醉方式时，必须依据左心室流出道梗阻的情况，对于压力梯度超过50mmHg或妊娠期出现心力衰竭的患者，由于前负荷下降会导致更为严重的左心室流出道梗阻，行剖宫产手术时全身麻醉更为合理；在压力梯度较低的无症状患者，缓慢小剂量给药的椎管内麻醉是可以选择的。围术期需要常规进行中心静脉压监测及有创动脉压监测，经胸壁心脏超声有助于循环容量的评估。

六、心律失常产妇的剖宫产术麻醉处理

由于血容量增加、心率增加及心房和心室扩大，妊娠期心律失常的发生率是升高的，妊娠期自主神经及激素的改变也可能是部分原因。妊娠前已被诊断有心律失常的患者，其心律失常在妊娠期会有所加重；先前存在的心律失常反复发作与不良的胎儿事件相关联。

（一）室上性心律失常

原有室上性心动过速病史者其症状在妊娠期可能有所加重。房性期前收缩在妊娠期十分常见，有症状的患者可使用β受体阻滞药。

1. 合并心房颤动　心率和（或）节律控制及预防血栓栓塞是心房颤动主要的治疗措施。地高辛、β受体阻滞药或非二氢吡啶类钙通道拮抗药均可用于控制心室率；维持窦性心率可以降低血栓栓塞的风险，并且在部分患者可能会提供有利的短期血流动力学益处。由于妊娠期发生心房颤动大多伴随结构性心脏疾病，因此对于这类孕妇妊娠期应考虑全身抗凝治疗。

2. 心室预激　心室预激综合征在妊娠期也会遇到，部分患者仅接受过短期的口服药物治疗，

并未接受过有效的电生理治疗。这类患者可能存在高发生率的妊娠期室上性心律失常，妊娠期应当接受心内科专科诊治，控制心室率，改善母胎预后。

（二）室性心律失常

室性心律失常常与伴随的结构性心脏疾病有关，需要 ECG 和心脏超声协助诊断，同时注意与围生期心肌病鉴别。妊娠期新发的特发性室性心动过速较少见，通常使用 β 受体阻滞药治疗有效，并对钙通道阻滞药治疗敏感。

（三）妊娠期心律失常的处置策略

（1）妊娠期心律失常发作时，如果出现明显血流动力学改变，应尽快纠正，以免血液重新分布导致子宫灌注降低引起胎儿缺血缺氧。

（2）房性期前收缩、室性期前收缩、窦性心动过速在妊娠时常见，需鉴别诊断，排除诱因。

（3）室上性心动过速发作可先用刺激迷走治疗，如需急诊处理，可药物治疗，也可考虑电复律，口服 β 受体阻滞药可用于预防室上性心动过速复发。

（4）心房扑动、心房颤动管理同非妊娠患者，如伴有血栓、瓣膜狭窄、左心室收缩功能不全者可考虑抗凝治疗。

（5）难治性心律失常，可在妊娠晚期，放射屏蔽下行消融治疗。

（6）室性心动过速或心室颤动的急诊处理同非妊娠患者，治疗性放电对胎儿无影响。

（7）心动过缓：如需要，可植入起搏器。

（四）抗心律失常药

β 受体阻滞药可以用于妊娠期特发性室性心动过速，胎儿暴露于胺碘酮（FDA 分类 D 类）与甲状腺功能减退及胎儿生长受限有关，不建议用于孕妇。孕妇存在药物治疗无效且危及生命或血流动力学不稳定的心律失常应该进行心脏电复律治疗。在妊娠期出现血流动力学显著改变或十分严重的症状性心律失常，可能需要电生理介入治疗。

（五）麻醉前准备

术前需明确心律失常的类型、病程、是否合并心脏结构异常及治疗情况，评估产妇心功能情况，如有临床症状者需行相应辅助检查如 24h 动态心电图、心脏彩超等，大部分抗心律失常药物如 β 受体阻滞药可以使用至手术当日，如使用抗凝药物，择期剖宫产前需停药或抗凝桥接。

（六）麻醉选择

大部分心律失常患者可耐受椎管内麻醉及术中失血和产后液体转移所引起的血流动力学变化及潜在风险，少数合并心脏结构异常的产妇，可根据相应疾病选择麻醉方式。例如，选择全身麻醉，需注意多种麻醉药物都有心肌抑制作用，并可能影响心率。椎管内麻醉时应密切注意血流动力学变化，分次注射小剂量局麻药，控制麻醉平面，避免血流动力学急剧改变。

（七）麻醉管理

处理原则包括：①避免使用抑制心肌的药物；②控制心率，继续处理围术期心律失常；③避免增加心肌氧耗的各种因素；④调控心脏前后负荷；⑤心律失常影响无创血压监测时需行有创血压监测；⑥术中若出现心力衰竭，可使用硝酸甘油和呋塞米。

第三节　心脏病患者妊娠期心脏手术麻醉

自从 1959 年 Dubourg 等首次对 1 例妊娠 6 周的法洛三联症患者行体外循环（CPB）下房间隔缺损修补 + 肺动脉瓣切开手术以来，数十年来多学科专家都对妊娠期体外循环手术进行了不断地探讨。根据孕妇心脏疾病程度及妊娠期心功能进展情况，妊娠期有严重呼吸困难和手术可校正的心脏病变如严重的心脏瓣膜狭窄等可能需要进行心脏手术，另有一些紧急心脏手术指征如血栓形成、感染性心内膜炎赘生物、机械瓣膜失功等，妊娠各阶段都有可能需要进行心脏外科手术。当妊娠妇女接受心脏手术时，需要全面了解妊娠期间生理和药物代谢变化，在不同妊娠时期避免使用具有潜在危险的药物，避免对胎儿发育造成影响；保证足够、持续的子宫胎盘灌注，避免导致流产或早产。

一、体外循环下心脏手术

（一）妊娠期需要进行 CPB 下心脏手术的疾病

1. 瓣膜性心脏病　主要为风湿性二尖瓣狭窄和先天性主动脉瓣狭窄，这两种心脏瓣膜疾病中严重狭窄为妊娠禁忌证。严重二尖瓣狭窄，当出现内科不能控制的心力衰竭、经皮球囊扩张术后再狭窄、合并感染性心内膜炎及附壁血栓，或者是瓣膜置换术后妊娠期间出现瓣膜血栓形成、瓣周漏或卡瓣等紧急情况时，需要行心脏外科手术治疗。严重的先天性主动脉瓣狭窄常并发心力衰竭、心律失常、高血压，妊娠期如无法进行介入性球囊扩张术或超声心动图显示瓣膜钙化则需要行心脏外科手术。

2. 主动脉疾病　主要为主动脉扩张或主动脉夹层动脉瘤。马方综合征、主动脉瓣二叶畸形、高血压等疾病可引起主动脉扩张或主动脉夹层动脉瘤。妊娠是诱发主动脉夹层动脉瘤发作的重要因素，育龄妇女主动脉夹层动脉瘤约 50% 在妊娠期发病。马方综合征主动脉直径 > 45mm 或主动脉瓣二叶畸形者主动脉直径 > 50mm 时，应当在妊娠前手术治疗；妊娠期主动脉直径 > 50mm 或进行性增宽、出现主动脉夹层动脉瘤者一旦发现应及时行手术治疗。

3. 心房黏液瘤　可脱落引起脑梗死或肺栓塞，或者黏液瘤卡瓣导致猝死，一经诊断需要尽早手术治疗。

4. 缺血性心脏病　随着二胎政策开放，妊娠年龄的增大，不健康生活方式，妊娠合并疾病如子痫前期等增多，辅助生殖技术的进步使一些妊娠前多种基础疾病患者妊娠等，均导致妊娠期缺血性心脏病的发病率增加，对于这一孕妇群体，尽可能采用经皮介入治疗缺血性心脏病，如果无法进行介入治疗或合并其他瓣膜或血管疾病可选择开胸手术治疗。

（二）手术时机

妊娠期心脏手术及终止妊娠的时机，主要取决于孕妇心脏疾病的严重程度、心功能、合并症、孕周等综合因素。如果确实有手术指征，为挽救孕妇生命，不能延误手术时机，妊娠的任何时期均可行 CPB 下心脏手术。

1. 妊娠早期　从胎儿安全性角度考虑，最好避免在妊娠早期进行 CPB 下心脏手术，如确实需要，可先行 CPB 下心脏手术，再终止妊娠。

2. 妊娠中期　大量文献主张尽可能在妊娠中期进行 CPB 下心脏手术，此时胎盘、胎儿成形，外界致畸的影响较小，且子宫相对不敏感，术后可继续妊娠至胎儿成熟分娩。

3. 妊娠晚期　此期中子宫平滑肌应激性增高，手术应激易引起早产，而且此期中胎儿出生后可存活，可选择心脏手术联合剖宫产术，先行剖宫产术娩出胎儿，再行全身肝素化、CPB 下心脏手术。

（三）孕妇风险

妊娠期母体血液循环处于高排低阻状态，妊娠期需要进行 CPB 下心脏手术的均为紧急、重症心脏疾病，所以以往都认为 CPB 对母体的影响高于非妊娠期，近来研究认为，孕妇和非妊娠妇女对 CPB 耐受无显著差别；妊娠期急诊心脏手术母亲死亡率为 6%，与非妊娠期相同急诊心脏手术的死亡率相似。CPB 中采用高流量灌注，维持较高的灌注压，剖宫产术后外周血大量回流，可能导致孕妇心力衰竭甚至危及孕妇生命。CPB 通过加强利尿，超滤出体内过多水分，可以防止剖宫产术后回心血量剧增。

（四）胎儿风险

CPB 对胎儿的影响远大于母亲，CPB 可以引起流产、早产、胎儿窘迫、胎死宫内、胎儿生长受限、出生低体重儿等。妊娠期心脏手术后胎儿死亡率为 14% ～ 33%。

1. 胎死宫内　主要原因为持续性子宫收缩导致胎盘低灌注、胎儿低氧血症和酸中毒。在 CPB 开始及复温时，可观察到胎儿心动过缓，这可能与血液稀释、胎盘低灌注致胎儿缺氧有关。因此，妊娠中期 CPB 下心脏手术对胎儿的影响和保护一直是颇为关注的问题。

2. 早产　大多数妊娠期行非产科手术都伴随着早产发生率增加，可能与手术、子宫操作或其他的外科因素相关。相对而言，妊娠中期及不进行子宫操作者早产风险最低。挥发性麻醉药能降低子宫平滑肌应激性，可以推荐使用；β_2 受体激动剂（如特布他林）和镁剂是围术期有效的保胎药物，但在早产预防方面作用有限，所以这些药物的常规预防性使用仍有争议；吲哚美辛可用于预防早产，但也要考虑其潜在风险（如动脉导管早闭和羊水过少）；硝酸甘油也可用于舒张子宫平滑肌。对于妊娠后期行非产科手术者，必要时可以在围术期请产科医师会诊并随时准备急诊剖宫产术或中断手术先行急诊剖宫产术。

3. 流产 妊娠期接受手术的孕妇中流产和分娩低体重儿的风险增加，低体重儿可能由于早产和（或）宫内发育受限。虽然麻醉和手术与自然流产、宫内发育迟缓（IUGR）、围生期死亡率风险增加有关，但这些风险也可由手术操作、手术部位和（或）孕妇潜在疾病所引起。

4. 胎儿缺氧 胎儿氧供依赖于孕妇氧输送和子宫胎盘灌注。胎儿血红蛋白浓度高而且对氧的亲和力强，能耐受孕妇 PaO_2 短暂轻度的降低；相反地，孕妇长期严重的低氧会导致胎儿缺氧甚至死亡。孕妇高碳酸血症能引起胎儿酸中毒，导致胎儿心肌抑制和低血压。孕妇过度通气和低碳酸血症会引起脐动脉收缩和孕妇氧解离曲线左移，危害胎儿氧供。

（五）体外循环

CPB 下心脏手术已可成功地用于孕妇，可用于行直视心脏瓣膜手术、主动脉手术及行冠状动脉手术等。体外循环时由于血液稀释、血管活性物质释放、血管扩张药物应用等，导致血压偏低进而影响胎盘灌注，甚至导致胎儿死亡。胎儿死亡后如不及时取出，易引起母体凝血功能障碍，并发 DIC 甚至死亡。因此，应慎重考虑手术指征并衡量体外循环利弊。体外循环过程中可以影响胎儿氧合的因素包括非搏动灌注、灌注压力低、泵流量不足、子宫胎盘的栓塞及肾素和儿茶酚胺的释放等。术中维持孕妇生命体征平稳是确保胎儿安全的最好方法。

孕产妇 CPB 下心脏手术的注意事项如下所述。

（1）孕妇体外循环时，最佳灌注量与灌注压力选择尚存在争议，一般建议使用高泵流量 [流量 > 2.5L/（min·m²）]，即比非妊娠状态增加 30% ~ 50%。

（2）为达最佳子宫胎盘灌注，维持平均动脉压 / 灌注压 > 65mmHg。

（3）维持母体血细胞比容 > 28%，以提高携氧能力。

（4）术中尽可能避免用大剂量的缩血管药物，防止子宫血流受影响。

（5）低温可引起交感神经兴奋性血管收缩，使胎盘血管阻力增加，胎盘血液供应减少，诱发子宫收缩，导致胎儿缺氧。常温体外循环比低温体外循环可能对胎儿更有利，限制体温过低（体温 < 32℃会降低子宫胎盘灌注，导致胎儿心律失常和心搏骤停）。

（6）持续监测胎儿心率（FHR）。

（7）优化酸碱、葡萄糖、PaO_2 和 $PaCO_2$，二氧化碳平衡可能对保证子宫胎盘血流也是很重要的，低碳酸血症引起子宫胎盘血管收缩；高碳酸血症增加子宫胎盘的血流量，但会导致胎儿酸中毒和抑制心脏功能。

（8）非搏动灌注可引起血管收缩，从而导致胎盘功能下降；搏动灌注可以促进胎盘血管内皮一氧化氮合成，降低胎儿肾素 - 血管紧张素通路的活性，从而改善胎儿和胎盘的血流。

（9）CPB 时血液稀释，孕酮水平降低，以及低温、低血压、复温等均可诱发持续性子宫收缩，可以导致胎儿窘迫、流产、早产等。可以在 CPB 灌注液中加入孕酮抑制子宫收缩。

（六）麻醉注意事项

1. 避免低血氧、低血压、低血容量、酸中毒、低体温、高碳酸血症和低碳酸血症控制血糖水平都是麻醉处理中的重要环节。与术前用药的需求相比，患者更需要麻醉医师给予充分的告知以解除患者的疑虑：手术麻醉并不会增加胎儿畸形的可能，但是可能会增加母体早产和流产的风险。

2. 麻醉诱导

（1）由于妊娠期心脏手术病情相对较重，麻醉诱导前应当建立持续动脉血压监测、中心静脉压监测等循环监测途径，注意穿刺过程中给予足够局部麻醉，避免因穿刺疼痛导致循环波动及子宫收缩。

（2）麻醉诱导前再次确认胎心情况及孕妇是否有流产、早产迹象，并进行相应处理；除了ASA推荐的标准监测外，可以考虑监测胎心和子宫张力。这样能确保胎儿正常的生理环境。监测和解读胎心监护应该由妇产科医师来执行而不是麻醉医师，不管术中有没有胎心监护，术前与术后都应该监测胎心。

（3）尽量避免使用心肌抑制药物进行麻醉诱导，诱导用药宜小剂量缓慢给药，避免心率、血压剧烈波动。

（4）当心脏手术与剖宫产必须同时进行时，需考虑阿片类药物所致的胎儿呼吸抑制并尽量在胎儿娩出后使用。

（5）妊娠期大部分诱导药物均可以选用，包括硫喷妥钠、丙泊酚、吗啡、芬太尼、琥珀胆碱和大多数非去极化肌松药。

（6）注意加强术前气道评估，避免因困难气道导致孕妇胎儿缺氧、反流误吸等。

3. 麻醉维持

（1）推荐使用中等浓度的挥发性麻醉药（不超过 1.0 MAC）和高浓度的氧气（$FiO_2 > 0.5$），不使用或使用低浓度（$< 50\%$）的氧化亚氮，尤其是妊娠早期。

（2）避免过度正压通气：过度正压通气导致严重的低碳酸血症、胸腔内压力增加、静脉血液回流减少、心排血量降低等，继而减少子宫血流，降低胎盘灌注；过度通气导致母体碱中毒，使母体的氧解离曲线左移，氧气输送减少，同时导致血管收缩，减少子宫血流；严重的高碳酸血症时二氧化碳穿过胎盘，可导致胎儿酸中毒和心肌抑制。在非体外循环期间，应避免对孕妇进行过度通气，$PetCO_2$ 应维持在正常范围。

（3）妊娠期血容量增加，心脏病孕妇多于术前限制液体摄入，低钾可能影响体外循环后心脏复跳及心功能状态，围术期应注意定时监测及补钾，慎防低钾。

（4）与吸入麻醉药相比，阿片类药物和静脉麻醉药降低 FHR 变异性程度可能更明显，术中持续或间断监测胎心率变化，评估时应当参考麻醉用药种类及剂量。

（5）阿托品能快速通过胎盘，大剂量可致胎儿心动过速，丧失 FHR 变异性，心脏手术中使用阿托品需了解这一特性。

4. 术后处理

（1）心血管疾病孕妇的麻醉管理并不仅限于手术过程；而是要一直延续至术后，CPB 下心脏手术的孕妇均需在术后进入重症监护室继续监测，注意维持呼吸循环稳定，避免缺氧，注意拔管时机，避免二次插管对母胎造成伤害。

（2）手术结束后即刻监测 FHR 及宫缩情况，如果胎儿可成活并发生早产，尽早请新生儿科医生会诊并将患儿转运至新生儿监护室（NICU）。

（3）镇痛不足可能导致高血压及心动过速，增加心肌耗氧，术后寒战会增加耗氧量，并可能导致心肌缺血，需尽量避免。

（4）CPB 存在全身抗凝及中和过程，妊娠期普遍存在高凝状态，术后使用抗凝药物需参考孕妇基础凝血指标并及时复查，指导抗凝，杜绝产科意外及心血管突发事件。

二、介 入 治 疗

经皮心脏介入治疗技术与传统手术修复相比似乎是一个更好的选择，可以显著减少胎儿和新生儿死亡率。

（一）经皮球囊扩张瓣膜成形术

（1）由于妊娠期的血流动力学改变，狭窄性瓣膜疾病的孕妇耐受明显差于反流性瓣膜疾病孕妇。

（2）二尖瓣狭窄会阻碍血液从左心房流入左心室，左心室充盈受限；左心房扩张及房性心律失常、心房颤动，继而导致肺内血管压力增加，最终发展成肺水肿、右心衰竭。妊娠期由于心率和血容量增加，二尖瓣狭窄两侧的压力梯度进行性增加，中重度二尖瓣狭窄的产妇易于发生心律失常、心力衰竭、胎儿早产及宫内发育迟缓。

（3）中重度主动脉瓣狭窄的产妇预后也极其凶险，主动脉瓣口面积的减小必将导致左心室压力增加，心肌肥厚，随着妊娠期血容量和心排血量的渐渐增加，左心室负荷越发加重，极易发展成充血性心力衰竭和肺水肿，胎儿也多见发生早产及低于胎龄等情况。

（4）手术时机及指征

1）如果可能的话，妊娠前开放手术或介入治疗重度二尖瓣狭窄和主动脉瓣狭窄是有必要的。

2）在妊娠期，开放的外科手术和介入手术相比较，其发生胎儿死亡的风险更大。对妊娠期药物治疗无法缓解症状的重度二尖瓣狭窄和主动脉瓣狭窄患者，可选择介入下经皮球囊扩张瓣膜成形术。

3）是否适合行经皮球囊扩张瓣膜成形术是由心脏超声评估分数系统所决定的，它包括心脏瓣膜钙化程度及运动度及心脏瓣膜和瓣膜下增厚情况。

4）尽量推迟介入操作时间至妊娠中期；如果患者可通过药物治疗达到病情稳定，将该操作延迟至 28 ～ 32 周，此期间内必要时可选择分娩因而对胎儿相对最为安全。

（5）电离暴露保护对于妊娠期需要行经皮瓣膜成形术的患者，应当尽量使胎儿器官生长期电离暴露风险尽可能降到最低，具体措施有缩短透视时间、增加孕妇腹部和盆腔的放射屏蔽等。

（二）经皮冠状动脉介入手术

Elkayam 提供了 2005 ～ 2011 年间 150 例妊娠期或产后 3 个月发生心肌梗死的患者数据，这项课题研究包括三项调查，涉及 400 例患者。平均年龄为 34 岁，75% 的女性在 30 岁以上。Elkayam 认为妊娠期发生心肌梗死很罕见，16 万～ 20 万女性中可能只有 1 例。但比同龄的非妊娠期妇女发生率高 4 倍，而且一旦发生其结果非常严重。

妊娠期心肌梗死的发生机制不同于典型的心肌梗死，其中一半是由冠状动脉夹层引起，其他常见原因包括冠状动脉痉挛及常见的血块形成。妊娠期发生心肌梗死的范围通常较大，可累及大面积的心肌，导致心脏衰竭及心源性休克，死亡率很高。最新的研究表明，其死亡率为 7%，Elkayam 指出这一数值显著高于非妊娠期的心肌梗死女性患者 1% ～ 2% 的死亡率。目前该病的死亡率比在 20 世纪 90 年代开始进行首次研究时已有大幅下降，当时的死亡率为 20%。

Elkayam 指出治疗妊娠期心肌梗死的方法与传统方法不同。一些传统的治疗方案对这类患者无效，甚至会对孕妇不利。例如，溶栓可能使冠状动脉夹层恶化且对冠状动脉痉挛毫无作用，但却带来了出血的风险。

妊娠期 ST 段抬高心肌梗死行血管造影以明确机制是非常重要的。但由于妊娠期冠状动脉较脆弱，所以任何干预检查都应格外小心，甚至是血管造影，因为它本身就可引发冠状动脉夹层。因为这样的病例很少，因此最佳的检查方法尚不明确。对于冠状动脉夹层，如果患者的病情不稳定或者有所进展，医生可能会选择放支架。但是患者病情稳定，最好还是先不处理病灶部位。

约 40% 患者发生的是非 ST 段抬高型心肌梗死，这种情况不建议进行血管造影，运动测试和超声可能是进行风险评估最好的选择。

三、主动脉夹层

（一）主动脉夹层分型及其与妊娠关系

小于 40 岁的女性发生主动脉夹层和破裂中，有接近一半是与妊娠相关的。升主动脉夹层（Stanford A 型或 DeBakey Ⅰ型或Ⅱ型）是外科急诊手术指征，而降主动脉夹层（Stanford B 型或 DeBakey Ⅲ型）主要通过内科保守治疗。妊娠期患者易发生主动脉夹层的情况包括马方综合征、Ehlers-Danlos 综合征、二叶型主动脉瓣、特纳综合征及非马方综合征相关的家族性胸主动脉瘤。主动脉夹层也与子痫前期及妊娠期慢性高血压有关。大多数妊娠期发生的主动脉夹层是 Stanford A 型（升主动脉）；最多发生在妊娠后期。

（二）马方综合征

（1）马方综合征是一种常染色体显性遗传的结缔组织疾病，大多数患者为 Stanford A 型主动脉夹层；Stanford B 型主动脉夹层及腹主动脉夹层很少发生。马方综合征患者主动脉根部扩张的发生率在妊娠期增加，在产后也不能恢复到基础水平，妊娠过程可进一步增加主动脉扩张的发生率。

（2）目前指南建议，对于计划妊娠的马方综合征患者，应当在妊娠前由心脏专科医师进行评估，如果主动脉直径超过 5cm、急性主动脉扩张、妊娠期发生主动脉夹层家族史及合并中重度主动脉瓣关闭不全，应当在妊娠前行升主动脉和主动脉根部置换手术。

（3）所有马方综合征的患者在整个妊娠期应

该接受 β 受体阻滞药的治疗，以减少主动脉扩张的发生率，并最少每隔 2 个月复查心脏超声测量主动脉直径。

（4）妊娠期中主动脉根部直径小于 4.0cm 者，妊娠期严重的主动脉并发症风险发生率比较低；进展性主动脉直径扩张和（或）主动脉瓣重度反流患者需考虑在妊娠期实施手术治疗；如在第一或第二妊娠期发生 Stanford A 型主动脉夹层，行外科手术修复的同时必须了解低温循环暂停期间的胎儿风险。如果夹层发生在第三妊娠期并且胎儿被认为是可生存的，可以在主动脉术后急诊行剖宫产术。

（5）由于主动脉夹层固有的风险，患有主动脉疾病的产妇应该在具有经验丰富的心胸外科医师并可以立即行心胸外科主动脉血管内修复手术的医学中心分娩。

四、感染性心内膜炎

（一）死亡原因

妊娠期发生心内膜炎罕见，仅有个案报道，发生率为 0.006%，孕妇死亡率高达 33%，胎儿死亡率达 29%，主要死亡原因为心力衰竭或栓塞事件。

1. 妊娠期心内膜炎　通常与静脉内药物使用或者已有的心脏结构异常和瓣膜疾病有关；瓣周感染会使瓣环变得更加脆弱，并最终导致组织破坏、瓣叶裂开和脓肿形成，有时甚至会导致出现瘘管形成，使孕妇易于发生心力衰竭，具有较高的死亡率。

2. 全身性栓塞　是感染性心内膜炎最常见的并发症，由于附着于心脏瓣膜上较大的赘生物随血流飘动，可引起明显的瓣膜口堵塞而突然引发心力衰竭甚至猝死，多发于二尖瓣位置，临床表现凶险。赘生物在血流的冲击下易破碎和脱落，与易碎的坏死组织及感染组织形成栓子，随着动脉血流，使每一个器官都可能发生栓塞。临床上常见的栓塞部位是肾、脾、冠状动脉和脑。因此，心内膜炎的临床表现可以包括肾衰竭、急腹症、心肌梗死、脑卒中、真菌性动脉瘤和转移性脓肿等。

（二）感染性心内膜炎的高危因素

（1）具有一个人工瓣膜或由人工材料修复的瓣膜。

（2）未经过矫正或缓解的紫绀型先天性心脏病。

（3）经手术建立的缓解性的分流和通道。

上述高危孕妇一旦发现感染证据，应及时足量、有效、足疗程、抗感染治疗。

（三）感染性心内膜炎的诊断

妊娠期血流动力学的改变可以增加超声心动图对心内膜炎诊断的难度，导致漏诊早期心内膜炎。因此对于妊娠期无法解释的发热及有心脏杂音者要考虑有无感染性心内膜炎。感染性心内膜炎的诊疗重点在于 3 个"早期"，包括"早诊断、早治疗、早手术"。超声心动图不仅可以用于诊断，当出现临床病情恶化或怀疑出现并发症时，也应再次进行超声心动图检查并指导是否手术和选择手术时机。

（四）手术治疗

约半数感染性心内膜炎患者需要手术治疗，可避免菌栓随时脱落致栓塞甚至猝死等并发症的发生，从而挽救孕妇生命。一旦决定手术，需尽快在体外循环下行心脏瓣膜置换术，手术根除感染病灶和清除坏死组织，进而重建心腔和心脏瓣膜。使用的修复材料应当具备耐久性和较低的再感染率。急诊手术指征如下所述。

（1）自体或置入主动脉瓣或二尖瓣感染病变伴急性严重反流或梗阻，导致心力衰竭或心脏超声示血流动力学恶化（I/B）。

（2）存在局部难治性感染（脓肿、假性动脉瘤、瘘道、赘生物增大）（I/B）。

（3）真菌感染或多重耐药菌感染者（I/C）。

（4）自体或置入主动脉瓣或二尖瓣感染性心内膜炎患者，在合理抗感染治疗后，仍持续存在赘生物＞10mm，和（或）≥1 次栓塞事件（I/B）。

（五）产科操作

为避免在胎儿、胎盘娩出时血流动力学改变而诱发菌栓卡瓣或脱落的发生，从而降低孕妇死亡风险，感染性心内膜炎一旦决定手术，均考虑先行心脏手术或同期行剖宫产术；若为引产或剖宫取胎，则应先行心脏手术，再行引产或剖宫取胎。

第四节 心脏病患者妊娠期非心脏手术麻醉

一、妊娠期非产科手术的风险

（一）早产

妊娠期行非产科手术易致早产发生率增加，其原因可能与手术、子宫操作或其他的外科因素相关。

（二）胎儿风险

1. 流产和低体重儿 妊娠期接受手术的孕妇中流产和分娩低体重儿的风险增加，低体重儿可能由于早产和（或）宫内发育受限。虽然麻醉和手术与自然流产、宫内发育迟缓（IUGR）、围生期死亡率风险增加有关，但这些风险也可由手术操作、手术部位和（或）孕妇潜在疾病所引起。

2. 胎儿缺氧 胎儿氧供依赖于孕妇氧输送和子宫胎盘灌注。胎儿血红蛋白浓度高而且对氧的亲和力强，能耐受孕妇 PaO_2 短暂轻度的降低；相反地，孕妇长期严重的低氧会导致胎儿缺氧甚至死亡。孕妇高碳酸血症能引起胎儿酸中毒，导致胎儿心肌抑制和低血压。孕妇过度通气和低碳酸血症会引起脐动脉收缩和孕妇氧解离曲线左移，危害胎儿氧供。

二、妊娠期非产科手术的胎儿防护

（一）避免胎儿窘迫

围术期必须注意避免缺氧和低血压。短暂轻微的缺氧一般可以较好地耐受，但长期和严重的母体缺氧会导致子宫胎盘血管收缩并减少子宫胎盘灌注，继而导致胎儿缺氧、酸中毒、甚至死亡。CO_2 可以轻易通过胎盘，孕妇的高碳酸血症可直接导致胎儿呼吸性酸中毒，并继而引起胎儿心肌抑制，母体高碳酸血症也会导致子宫动脉血管收缩和减少子宫血供。围术期维持孕妇的动脉血压非常重要，子宫胎盘的血供依赖于母体动脉血压，任何降低孕妇动脉血压的因素都将导致子宫胎盘血流量减少和胎儿缺血。麻黄碱曾经被认为是用于治疗孕妇低血压的经典药物，但已有不少研究发现，与去甲肾上腺素和其他 α 受体激动剂相比较，麻黄碱会降低新生儿的 pH 值，进而导致新生儿酸中毒，并且在阻止孕产妇低血压和恶心、呕吐方面，去甲肾上腺素和其他 α 受体激动剂（如间羟胺）比麻黄碱更安全有效。

（二）胎儿监测

（1）术中可间断或持续监测胎心率（FHR）及子宫张力，并请资深产科医师对胎心监测的结果进行评估。

（2）腹部手术患者或肥胖孕妇，经腹监测困难，可选用经阴道多普勒探头监测。从妊娠18～22周即可进行胎儿心率的监测，从第25周开始可以监测胎儿心率变异性。

（3）对于娩出后可存活的胎儿，在非产科手术实施前产科医师应当进行会诊并进行胎儿监测，围术期必须优先考虑母亲和胎儿的安全，必要时可以多学科会诊，根据母体基础疾病、妊娠周数、手术范围及创伤、手术时间等因素决定术中进行胎心监护的时间和频度，术中一旦有超出预期的病情变化，需随时监测胎儿情况并及时调整、决定下一步诊治方案，必要时行紧急剖宫产术。

（4）对于娩出后不能存活的小孕周胎儿，在非产科手术实施前和手术后进行 FHR 监测即可。

（5）除了肌松药物，大部分全麻药物都会一定程度地穿过胎盘，在全麻中，麻醉药可能对胎儿自主神经系统产生影响，给予麻醉药后胎心变异性丧失及 FHR 基线降低是常见的，但出现胎心减速则表明胎儿低血氧。

（6）在手术中胎儿心率变慢的可能原因有胎儿缺氧和酸中毒、低温、母体酸中毒等。当 FHR 出现无法解释的变化时，必须评估孕妇体位、血压、氧合、酸碱度及手术探查部位，以确保术者和牵引器没有降低子宫灌注。

三、麻醉实施注意事项

（一）手术时机

无论在妊娠哪个时期，都不能以妊娠为理由而拒绝或延迟必须进行的外科手术，以免对孕妇造成伤害或危及生命。而除了必需的手术如宫颈环扎术、心脏手术、神经外科手术、急腹症或恶性肿瘤等，择期手术应尽量放到产后进行，妊娠期尽量避免行择期手术，手术时机的选择应综合考虑孕妇和胎儿风险及手术急迫性。

对胎儿来说，妊娠中期是最佳手术时机。妊娠早期器官发育阶段胎儿畸形的风险增加，而妊娠晚期会增加早产的风险。妊娠期手术最重要的原则是要保护孕妇生命，当孕妇患有危及生命的严重疾病时，胎儿风险是排在第二位的。计划手术时，必须请产科医师会诊并制订出现并发症时的处理措施，同时结合妊娠周数决定是否同时行剖宫产术；尽量将剖宫产术置于非产科手术前迅速完成，以避免长时间麻醉、术中心肺功能变化及失血给胎儿带来的风险。

（二）术前准备及体位

术前麻醉访视时应告知孕妇及家属妊娠期行非产科手术及麻醉围术期的各项可能的风险及预后，并取得同意；妊娠 16～20 周后应注意预防胃内容物反流误吸，可在麻醉诱导前给予 H_2 受体拮抗剂，行胃肠道手术或禁食时间不足的孕妇可在术前留置胃肠减压。平卧位需预防主动脉腔静脉受压，尽量放置子宫左侧位，如需俯卧位手术，腹部应悬空无阻，避免任何外力压迫。

（三）麻醉方法

尚无研究表明哪种麻醉方法有绝对优势，麻醉方法的选择需根据孕妇情况、手术部位和种类而定。无论采取怎样的麻醉方法，避免低血氧、低血压、低血容量、酸中毒、低体温、高碳酸血症和低碳酸血症都是麻醉处理中的重要环节；对手术时间长或患有妊娠期糖尿病、糖耐受不良的孕妇还应注意控制血糖水平。

1. 全身麻醉

（1）麻醉诱导：由于妊娠期不耐缺氧，诱导过程应注意用 100% 纯氧预氧合，对禁食时间不足的孕妇需避免手控加压通气，可在静脉给药前嘱其面罩吸纯氧，进行肺活量呼吸，然后进行快速顺序诱导并压迫环甲膜。由于妊娠引起呼吸道黏膜水肿充血，推荐使用小号气管插管（6.5～7.0mm），并尽量避免鼻插管，以免引起出血。妊娠期大部分诱导药物均可以选用，包括硫喷妥钠、丙泊酚、吗啡、芬太尼、琥珀胆碱和大多数非去极化肌松药。

（2）麻醉维持

1）推荐使用中等浓度的挥发性麻醉药（不超过 2.0MAC）和高浓度的氧气（$FiO_2 > 0.5$），不使用或使用低浓度（< 50%）的氧化亚氮，对于妊娠早期和超长手术应限制其使用。

2）充分镇痛，从而降低吸入麻醉药的需求，当非产科手术与剖宫产术必须同时进行时，需考虑阿片类药物所致的胎儿呼吸抑制并尽量在胎儿娩出后使用。

3）正压通气会使胸膜腔内压增加、静脉回流减少，从而减少子宫血流并降低子宫胎盘灌注。避免对孕妇进行过度通气，$PetCO_2$ 应维持在正常范围。

4）接受镁剂保胎治疗的患者，肌松药阻滞时间延长，建议在肌松监测下以小剂量肌松药物维持麻醉。

5）胆碱酯酶抑制药可能会增加子宫张力，并通过胎盘影响胎儿心率，所以推荐不用或缓慢注射肌松拮抗药。

6）阿托品能快速通过胎盘，大剂量可致胎儿心动过速，丧失 FHR 变异性，然而，阿托品的这一特性很适合用于拮抗新斯的明对胎儿的作用。

2. 椎管内麻醉　通过液体预扩容、调整给药剂量和时间、适当使用去氧肾上腺素预先注射及改变体位等，椎管内麻醉相关的孕妇低血压可以被很好地预防。椎管内麻醉后患者出现低血压时，需再次确认麻醉平面，在保证供氧、排除全脊麻、局麻药中毒等其他因素下，去氧肾上腺素是适宜的血管升压药，如同时伴有心率下降，可使用麻黄碱。接受镁剂治疗的患者更容易发生低血压，而且常需要更大剂量的血管升压药物治疗。

3. 外周神经阻滞　妊娠期行四肢外伤或其他手术可使用外周神经阻滞，穿刺方法及适应证参照非妊娠期。由于妊娠期药物与蛋白结合减少使未结合药物增多，导致孕妇局麻药中毒的风险增加，给药时需反复回抽，确认不在血管内给药，给药后密切观察，一旦疑似局麻药中毒，应立即供氧、对症处理并维持呼吸、循环稳定，保障母胎安全。

（四）术后处理

（1）麻醉后恢复期间应监测 FHR 及宫缩情况，在此期间如果胎儿可成活并发生早产，应尽早请新生儿科医师会诊并将患儿转运至新生儿监护室（NICU）。

（2）通过全身或椎管内用药提供充分的镇痛，区域麻醉优于全身应用阿片类药物。

（3）NSAIDs 会带来潜在的胎儿风险如动脉导管早闭和羊水过少等，应尽量避免常规和长期用于术后镇痛；如确实需要应用，可使用相对安全的对乙酰氨基酚。

（4）妊娠期普遍存在高凝状态，术后长期卧床制动有血栓栓塞的风险，故应术后早期活动，适当使用药物或其他方法预防静脉血栓。

四、保胎治疗

产科的保胎治疗常用药物，可能对麻醉过程造成一定影响。

（1）选择性 β_2 受体激动药如利托君，可特异性抑制子宫平滑肌。心血管系统表现为室上性心动过速、心悸、胸痛、胎儿的心动过速等，不良反应最严重为肺水肿。

（2）硫酸镁及其替代疗法，硫酸镁可使全身血管阻力及 MAP 短暂下降，心血管不良反应少见，但在母体出血时加重低血压。

（3）前列腺素合成酶抑制剂通过降低前列腺素浓度，从而减少子宫收缩，对母体几乎无副作用，但它会造成新生儿娩出后持续胎儿循环或新生儿出血倾向。钙通道阻滞药如硝苯地平（硝苯啶），对母体影响主要有与剂量相关的血压下降，对子宫胎盘或胎儿血液循环的副作用小。

（4）阿托西班是子宫内及蜕膜、胎膜上环状肽催产素受体竞争性拮抗剂。偶可引起母体头痛，对循环呼吸几乎无影响。

五、宫颈缝扎手术

（一）手术时机

宫颈功能不全也称宫颈内口松弛症，是导致复发性流产和早产的原因之一，目前临床治疗办法是宫颈缝扎术，其目的是为了增加宫颈的承受力，改善妊娠结局。大多数手术时间在妊娠 16～24 周，以经阴道途径手术为主，手术采用截石位，偶有经腹手术，手术耗时 30～40min。

（二）麻醉选择和管理

术前访视需告知患者手术和麻醉对母体和胎儿的影响，向孕妇解释先天畸形、胎儿流失、早产等方面的风险，就麻醉安全性和未见明确致畸性对孕妇进行心理安慰。根据孕妇情况选择麻醉方法，尽可能采用局部麻醉或椎管内麻醉。

1. 椎管内麻醉 可选择硬膜外或蛛网膜下腔麻醉，局麻药用量可根据下腹部手术常规结合患者身高、体重确定，注意麻醉平面不低于 T_{10}，但尽量不高于 T_6。

2. 全身麻醉 仅用于存在椎管内麻醉禁忌证的患者，诱导时注意避免缺氧，采用快速顺序诱导，使用小号气管插管以减少黏膜损伤。对于充分禁食的孕妇，可考虑使用喉罩下全身麻醉。全身麻醉期间使用吸入麻醉药物可以使子宫平滑肌松弛，减少宫内压力，但诱导插管或复苏时如有呛咳，可以导致宫内压力增加，术后如有恶心呕吐也会增加宫内压力。

3. 麻醉管理 术中除常规监测外，需特别关注氧合、二氧化碳分压、血压和血糖，注意子宫胎盘灌注和胎儿氧合的维持；重视早产的预防和治疗，麻醉后恢复期间应监测 FHR 和子宫张力。

六、腹腔镜手术

妊娠期腹腔镜手术包括胆囊切除术、阑尾切除术、卵巢扭转手术及异位妊娠相关手术等。近年来，不少临床研究发现，开腹手术和腹腔镜手术在胎儿结局上并无差异，在有条件的医院，上述疾病中腹腔镜手术已基本替代了传统手术。为确保妊娠期腹腔镜手术安全进行，必须考虑与非妊娠患者的重要差异。

（一）麻醉选择和管理

腹腔镜手术选用气管插管下静吸复合麻醉，需注意 $PetCO_2$ 的变化，调整呼吸参数，维持 $PetCO_2$ 30～35mmHg，避免胎儿高碳酸血症和酸中毒。

（二）围术期注意事项

（1）充分估计手术、麻醉、气腹的影响，防治并发症（通气不足及 CO_2 气栓等）。

（2）采用开放的技术进入腹腔。

（3）预防截石位对腓总神经和腘部深静脉的压迫性损伤。

（4）术中长时间处于头低足高位，注意加强气管导管固定防易位，气腹和 Trendelenburg 位会降低肺的顺应性和 FRC，增加气道压，容易发生低氧血症，尤其是处于妊娠晚期时。气腹、主动脉腔静脉压迫合并反 Trendelenburg 位，会导致静脉回流显著减少，出现严重低血压。必要时可以适当调整手术体位以缓解此类影响，并可用麻黄碱或去氧肾上腺素治疗低血压，维持孕妇的血压。

（5）维持较低的气腹压（＜15mmHg），尽量降低充气时间或采用免气腹技术，避免降低子宫胎盘灌注。

（6）放射检查时用屏蔽物保护子宫。

（7）如可行（采取经阴道监测途径等），监测 FHR 和子宫张力。

七、神经外科手术

妊娠期神经外科手术主要包括各种颅内动脉瘤、脑外伤等。颅内动脉瘤出血或动静脉畸形在妊娠期间并不多见，妊娠期血容量、心排血量增加导致容量负荷加重，妊娠期的高血压和妊娠相关的危险因素增加了颅内出血的风险。这类疾病一旦发现确诊，通常建议在妊娠期进行手术治疗。神经外科手术麻醉通常的处理方法包括控制性低血压，低体温，过度通气和利尿；妊娠期患者必须谨慎使用这些治疗措施。

（一）血压控制

由于胎盘血管床不能自动调节，要求足够的灌注压，神经外科手术中使用控制性低血压就会减少子宫胎盘灌注。控制性低血压可以由加深麻醉、硝普钠或硝酸甘油等作用产生，均有引起子宫胎盘血流量减少的风险，收缩压降低 25%～30% 或者平均动脉压＜70mmHg 通常会导致子宫胎盘的血流量降低。硝普钠经过肝药酶作用转化成氰化物。妊娠期患者长时间应用硝普钠，氰化物在胎儿体内堆积具有毒性，甚至造成死胎，建议限制硝普钠的剂量＜0.5mg/（kg·h）和使用时间。硝酸甘油代谢产物是亚硝酸盐，导致高铁血红蛋白血症，可以作为减少硝普钠用量的辅助用药。术中必须采用控制性低血压时，应该注意在低血压期间监测胎儿心率并保证母体氧供。

（二）过度通气

以往在神经外科手术麻醉中可能会使用过度通气以降低 $PaCO_2$ 和减少脑血流量。最近的文献并不主张脑外伤患者预防性过度通气，极端的过度通气（$PaCO_2$＜25mmHg）可能导致子宫动脉血管收缩和孕妇血红蛋白氧解离曲线向左移动，应持续进行 FHR 监测，以便发生胎儿窘迫时能进行必要的调整。

（三）利尿治疗

术中利尿通常使用渗透性利尿药或髓袢利尿药以减少母体术中和术后大脑容积，但这可能造成液体向胎儿转移，母体使用的甘露醇会慢慢地堆积在胎儿体内，胎儿血浆高渗性并导致相应生理变化。也有个案报道小剂量（0.25～0.5mg/kg）甘露醇的使用对胎儿没有不利影响；髓袢利尿药也可选择应用，但需同时对胎儿进行监测。

（四）低体温

低体温在神经外科手术麻醉中偶尔使用，目的是降低大脑和其他器官的代谢需求，减少脑血流量，同时也会导致胎儿温度降低和胎儿心动过缓，随着复温胎儿心率也会慢慢增快，建议尽量避免母体体温过低，同时注意降温期间持续监测胎儿心率。

（五）放射屏蔽

血管内介入可用于治疗急性颅内动脉瘤破裂的孕妇，但该手术过程应加强胎儿射线屏蔽并进行胎心监护。

八、妊娠期创伤

创伤是孕妇非产科死亡原因之一。一旦发生妊娠期创伤，首要治疗措施应最有利于孕妇，随后再计划产科处理。母体气道保护和复苏策略与非妊娠患者相似，同时注意维持子宫胎盘灌注，避免缺氧、低血压、酸中毒和低体温。

（一）治疗措施

（1）无持续性出血的病情尚稳定患者，可采用保守观察及液体治疗；注意防治肾功能不全或液体负荷过度，可以考虑进行中心静脉压监测。

（2）创伤会导致子宫破裂、胎盘早剥和（或）胎儿死亡。完成早期复苏和创伤检查后，应尽快进行超声检查以确定胎儿是否成活。

（3）母体应接受必须的诊断性检查以利于处理，同时尽可能地保护胎儿。超声和 MRI 检查不会产生离子辐射，所以更可取。不应为了胎儿而拒绝放射性检查和侵入性检查，放射期间应尽可能屏蔽子宫。

（二）创伤需紧急剖宫产术的指征

（1）孕妇生命体征平稳，但胎儿窘迫。
（2）创伤性子宫破裂。
（3）妊娠子宫影响腔内手术操作。
（4）孕妇现场抢救无效而胎儿尚存活。
（5）若估计为死胎，应把治疗重点放在母体，后期经阴道终止妊娠。

（周　洁　何振洲）

参 考 文 献

陈新忠，主译，2017. 产科麻醉. 北京：北京大学医学出版社

韩凤珍，赵杨，庄建，2010. 妊娠期体外循环下心脏开胸手术 12 例临床分析. 南方医科大学学报，30（12）：2777-2778

蓝永荣，韩涛，陈同，2016. 妊娠期体外循环手术 21 例临床分析. 中国胸心血管外科临床杂志，23（6）：631-633

连庆泉，姚尚龙，主译，2017. 产科麻醉学理论与实践. 5 版. 北京：人民卫生出版社

王焕英，张军，李斌，等，2014. 妊娠期体外循环下心脏手术孕妇的母儿结局分析. 中华妇产科杂志，49（2）：104-108

中华医学会妇产科学分会产科学组，2016. 妊娠合并心脏病的诊治专家共识（2016）. 中华妇产科杂志，51（6）：401-409

Aaronson J，Goodman S，2014. Obstetric anesthesia：not just for cesareans and labor. Semin Perinatol，38：378-385

American College of Obstetricians and Gynecologists，2017. Nonobstetric surgery during pregnancy. Obstet Gynecol，129：777-778

Davies GA，Herbert WN，2007. Congenital heart disease in pregnancy. J Obstet Gynaecol Can，29：409-414

Djabatey EA，Barclay PM，2009. Difficult and failed intubation in 3430 obstetric general anaesthetics. Anaesthesia，64：1168-1171

Elassy SM，Elmidany AA，Elbawab HY，2014. Urgent cardiac surgery during pregnancy：a continuous challenge. Ann Thorac Surg，97：1624-1629

Franklin WJ，Gandhi M，2012. Congenital heart disease in pregnancy. Cardiol Clin，（30）：383-394

Hawkins JL，Chang J，Palmer SK，et al，2011. Anesthesia-related maternal mortality in the United States：1979–2002. Obstet Gynecol，117：69-74

John AS，Gurley F，Schaff HV，et al，2011. Cardiopulmonary bypassduring pregnancy. Ann Thorac Surg，91：1191-1196

Karthikeyan G，Sengottuvan NB，Joseph J，et al，2013. Urgent surgery compared with fibrinolytictherapy for the treatment of left-sided prosthetic heart valve thrombosis：a systematic review and meta-analysis ofobservational studies. Eur Heart J，34：1557-1566

Kuczkowski KM，Reisner LS，Benumof JL，2013. Airway problems and new solutions for the obstetric patient.J Clin Anesth，5（7）：552-563

Lui GK，Silversides CK，Khairy P，et al，2011. Alliance for Adult Research in Congenital Cardiology（AARCC）. Heart rate response during exercise and pregnancy outcome in women with congenital heart disease. Circulation，123（3）：242-248

Mazze RI，Kalle'n B，1989. Reproductive outcome after anesthesia and operation during pregnancy：a registry study of 5405 cases. Am J Obstet Gynecol，161：1178-1185

Patel A，Asopa S，Tang AT，et al，2008. Cardiac surgery during pregnancy. Texas Heart Inst J，35：307-312

Pilkington S，Carli F，Dakin MJ，et al，1995. Increase in Mallampati score during pregnancy. Br J Anaesth，74：638-642

Rahman K，Jenkins JG，2005. Failed tracheal intubation in obstetrics：no more frequent but still managed badly. Anaesthesia，60：168-171

Rocke DA，Murray WB，Rout CC，et al，1992. Relative risk analysis of factors associated with difficult intubation in obstetric anesthesia. Anesthesiology，77：67-73

Wong CA，Loffredi M，Ganchiff JN，et al，2012. Gastric emptying of water in term pregnancy. Anesthesiology，96（6）：1395-1400

第三篇

心血管麻醉监测技术

第二十章

血流动力学监测

血流动力学监测（hemodynamic monitoring）是反映心血管功能、血流和组织灌注，以及氧供、氧耗等方面的指标。其可分为无创性和有创性两大类：无创性血流动力学监测（noninvasive hemodynamic monitoring）能获得各种心血管功能参数，使用安全方便，患者易于接受；有创性血流动力学监测（invasive hemodynamic monitoring）是指经体表插入各种导管或探头到心腔或血管腔内直接测定心血管功能参数的监测方法，该方法能获得较为全面的血流动力学参数，有利于深入和全面地了解病情，尤其适用于危重患者的诊治，其缺点是对机体有一定的伤害性，操作不当会引起并发症。

心血管功能正常的患者实施中小手术时，可采用无创性血流动力学监测；危重患者或预计有大出血的手术患者，需实施有创性血流动力学监测。表 20-1 列出的是目前临床常用的标准监测和一些特殊监测，麻醉医师需要根据手术和患者病情来进行选择。

表 20-1　常用的标准监测和特殊监测

标准监测	特殊监测
动脉血压	肺动脉导管
心电图	经食管超声心动图
脉搏血氧饱和度	心排血量
呼气末二氧化碳分压	脑电图，如脑电双频谱指数（BIS）
体温	脑氧饱和度
中心静脉压	组织氧饱和度
尿量	脊髓神经功能（诱发电位）
动脉血气分析	

第一节　动脉压监测

动脉压（arterial blood pressure，ABP）是指血管内的血液对于单位面积血管壁的侧压力，可以反映心排血量和外周血管总阻力，同时与血容量、血管壁弹性、血液黏度等因素有关。血压监测是评估心血管功能最主要的方法，准确和及时地监测血压对于了解病情、指导心血管治疗和保障危重患者安全具有重要意义。

心血管麻醉和围术期处理中随时需要根据动脉压及其波形变化判断心脏功能，所以血压监测是目前麻醉实施中必备的监测之一。对于危重、老年、大手术等预期可能存在血压波动的手术患者需要经过穿刺导管进行动脉直接测压，以反映每一个心动周期的血压变化情况。本节主要介绍有创动脉血压监测。

一、压力测量系统的组成

压力测量系统包括动脉内导管、连接系统、换能器、分析和显示系统、冲洗装置等。管径小的导管（20G 或更小）有较好的动力反应特性，同时可降低血栓发生率，因此更有利于监测动脉压力。连接系统通常由压力管道、三通开关及持续冲洗装置构成。三通开关既可便于采血，又能使传感器与大气压相通以确定参考零点。在测压的过程中用含肝素的生理盐水进行加压间断冲洗，可以预防导管内血栓形成。换能器测压之前，打开三通开关使传感器与大气压相通，进行零点的校准。在测压的过程中，要保证传感器位置准确，使其与患者的心脏位置齐平。

二、动脉穿刺置管途径

动脉穿刺置管的位置常选择桡动脉，也可选用肱动脉、足背动脉、股动脉及腋动脉。

1. 桡动脉 为首选途径，因桡动脉位置表浅并相对固定，穿刺易于成功而且便于管理。

2. 肱动脉 位于肘窝肱二头肌肌腱内侧，紧邻正中神经。肱动脉与远端的尺动脉和桡动脉之间有侧支循环。肱动脉相对较粗，容易穿刺成功，也是经常选用的穿刺途径。

3. 股动脉 位于腹股沟韧带中点的下方，外侧是股神经，内侧是股静脉。经常用于血压监测的动脉中股动脉最粗，其压力波形更接近于主动脉压力波形。股动脉穿刺成功率高，但管理不方便，感染的潜在概率较大，不适用于需要较长时间留置导管的情况。

4. 足背动脉 是下肢胫前动脉的延伸，并发症少，但该动脉较细，有时难以触及，当其他动脉不适合穿刺时可以选择足背动脉。

5. 尺动脉 特别是经 Allen 试验证实手部供血以桡动脉为主者，选用尺动脉穿刺可提高安全性，但由于位置较深，穿刺成功率低。

三、动脉穿刺技术

临床上常用的动脉穿刺方法为直接置管法，有时也可以采用贯穿法，动脉微弱或穿刺失败的情况下可以应用超声成像技术进行动脉穿刺置管。

（一）直接置管法

准备行桡动脉置管时，腕部和手固定不动。手腕固定在软垫上轻度背屈，避免因牵拉或外部受压而使脉搏减弱。轻柔触诊确定腕部近端的桡动脉走行，用消毒剂处理皮肤，将局麻药注射到动脉旁的皮内和皮下组织。用标准静脉导管或专门设计的带导引钢丝的导管套件进行动脉穿刺。当导管完全推进到血管腔内后，在穿刺点的近心端压迫桡动脉后拔出针芯，将测压管道与动脉导管紧密连接，用合适的无菌敷料保护穿刺部位，将测压装置捆绑并固定于手腕上。

（二）超声引导动脉穿刺

动脉搏动微弱难以触及或者直接动脉穿刺置管失败，可应用超声引导技术进行动脉穿刺置管，其优点见表 20-2。图 20-1 显示的是短轴穿刺径路下动脉管腔和套管针横断面的图像，图 20-2 显示

的是长轴穿刺径路下套管针置入技术。超声引导技术能提高首次穿刺的成功率，患者更舒适而且并发症少。需要注意严格无菌操作避免相关感染的发生。根据 1992 例患者研究数据的荟萃结果，动态二维超声辅助可有效降低首次动脉穿刺的失败率，并能减少成功置管所需的尝试次数（平均减少 1.26 次）和尝试时间（平均减少 43.18s），还可以减少血肿的发生率。

表 20-2 超声引导动脉穿刺置管的优点

首次穿刺成功率高
穿刺成功需要的次数少
患者感觉更舒适
并发症少
动脉精确定位，尤其适用于存在解剖变异的患者
脉搏微弱或触摸不到的患者更适合（如低血压、周围组织水肿或血肿）
急诊中的应用（如心肺复苏状态下）

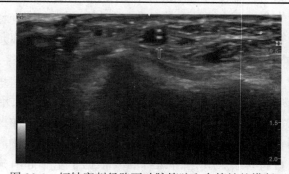

图 20-1　短轴穿刺径路下动脉管腔和套管针的横断面

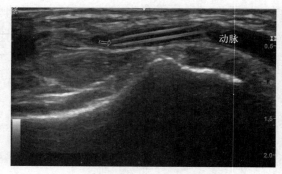

图 20-2　长轴穿刺径路下套管针置入技术

四、临床意义

动脉血压与心排血量（CO）和总外周血管阻力有直接关系，反映心脏后负荷、心肌耗氧和作

功及周围组织和器官血流灌注，是判断循环功能的有用指标，但不是唯一指标。因组织器官灌注除了取决于血压，还决定于周围血管阻力。若周围血管收缩，阻力增高，虽血压不低，但组织血流仍不足。因此，不宜单纯追求较高血压。

（一）动脉血压的组成

1. 收缩压（SBP） 可以反映心肌收缩力和心排血量，其主要特性是克服脏器临界关闭压，以维持脏器血流供应。SBP < 90mmHg 为低血压；SBP < 70mmHg 脏器血流减少；SBP < 50mmHg 易发生心搏骤停。

2. 舒张压（DBP） 主要与冠状动脉血流有关，冠状动脉灌注压（CPP）= DBP-PAWP。

3. 脉压 脉压 = SBP-DBP，正常值 30～40mmHg，代表每搏量和血容量。

4. 平均动脉压（MAP） 是心动周期的平均血压，MAP = DBP +K（SBP-DBP）。K 是计算因子，取决于测压部位，主动脉 K = 0.41，肱动脉 K = 0.33，股动脉 K = 0.30，足背动脉 K = 0.24。MAP 与 CO 和 SVR 有关，即 MAP = CO×SVR，MAP 可用来计算 SVR（按 mmHg 计）；MAP 还与脑血流灌注有关，脑灌注压（CPP）= MAP-ICP，MAP 降低和 ICP（颅内压）升高，提示脑血流减少。

（二）正常动脉压波形

动脉压波形可分为收缩相和舒张相（图 20-3）。主动脉瓣开放和快速射血入主动脉时为收缩相，压力波迅速上升至顶峰，即为收缩压。血流从主动脉到周围动脉，压力波下降，主动脉瓣关闭，直至下一次收缩开始，波形下降至基线为舒张相，最低点即为舒张压。压力波下降支出现的切迹称重搏切迹（dicrotic notch）。身体各部位的动脉压波形有所不同，脉冲传向外周时发生明显变化。越是远端的动脉，压力脉冲到达越迟，上升支越陡，收缩压越高，舒张压越低，但重搏切迹不明显。这是动脉压力波形的一个最重要特征，即远端脉搏的放大现象。

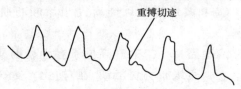

图 20-3 正常动脉压波形

（三）异常动脉压波形

异常动脉压波形见图 20-4。

1. 圆钝波 波幅中等度降低，上升和下降支缓慢，顶峰圆钝，重搏切迹不明显，见于心肌收缩功能低落或血容量不足。

2. 不规则波 波幅大小不等，期前收缩波的压力低平，见于心律失常。

3. 高尖波 波幅高耸、上升支陡，重搏切迹不明显，舒张压低，脉压宽，见于高血压及主动脉瓣关闭不全。主动脉瓣狭窄者，下降支缓慢及坡度较大，舒张压偏高。

4. 低平波 上升和下降支缓慢、波幅低平，见于低血压休克和低心排血量综合征。

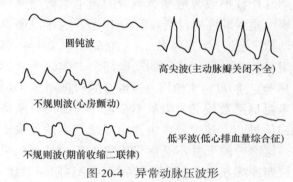

图 20-4 异常动脉压波形

五、并发症及其防治方法

1. 并发症 动脉穿刺和导管留置期间的并发症包括血栓形成与栓塞、空气栓塞、渗血、出血和血肿、局部或全身感染等。

2. 防治方法

（1）动脉栓塞防治方法：① Allen's 试验阳性或并存动脉病变者，避免用桡动脉穿刺插管；②严格无菌操作；③减少动脉损伤；④排尽空气；⑤发现血块应及时抽出，严禁注入；⑥测压肢体末梢循环不良时，应及时更换测压部位；⑦导管妥善固定，避免移动；⑧定时用肝素盐水冲洗；⑨发现血栓形成和远端肢体缺血，应立即拔除测压导管，必要时可手术取血栓，以挽救肢体。

（2）动脉置管期间严格无菌和局部消毒，置管时间最长 1 周，如需继续应更换测压部位。

（3）严防动脉空气栓塞，换能器圆盖和管道必须充满肝素盐水，排尽空气，应选用袋装盐水间断加压冲洗测压管道。

六、注意事项

（1）直接测压较无创测压高 5 ～ 20mmHg，股动脉压较桡动脉压高 10 ～ 20mmHg，而舒张压低 15 ～ 20mmHg。

（2）必须预先定标零点。自动定标的监测仪，将换能器接通大气，使压力基线定位于零点即可。不能自动定标的仪器，需先调节放大器的平衡和零点，然后用汞柱血压表校正。

（3）压力换能器应平齐于第 4 肋间腋中线水平，即相当心脏水平，低或高均可造成压力误差。

（4）压力换能器和放大器的频率响应为 0 ～ 100Hz，监测系统的自然频率越低，能获得可信动脉压波形或合适动态响应的阻尼系数范围越狭窄。监测系统的自然频率为 10Hz，为了准确显示动脉压波形，阻尼系数 0.4 ～ 0.6 为佳。0.6 ～ 0.8 为阻尼过高，过度阻尼的动脉压波形表现为收缩上升支变钝，没有重搏切迹及细节的信息。0.2 ～ 0.4 表示阻尼系数较低，阻尼不全的压力波形显示为收缩压过高，其中包含由测定系统产生的外来干扰，这部分波形并不是血管内真实压力波形。采用快速冲洗方法可了解测压系统频率和阻尼系数，方法是用标准图纸（每格 1mm，走纸速度 25mm/s）记录压力波形，其中有两个快速冲洗造成的方波（图 20-5）。通过测定相邻峰值（相距 1.7mm）的时间差来计算自然频率，图中相邻峰值的高度（17 和 24mm），振幅比值为 0.7，对照振幅比值和阻尼系数的关系可得到对应的阻尼系数为 0.1。仪器需定时检修和校对，确保测压准确性和可靠性。

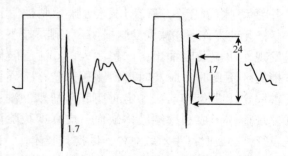

图 20-5　动脉快速冲洗并记录波形

（5）测压径路需保持通畅，不能有任何气泡或凝血块。经常用肝素盐水冲洗，冲洗时压力曲线应为垂直上下，提示径路畅通无阻。

（6）测压装置的延长管不宜长于 100cm，直径应大于 0.3cm，质地需较硬，以防压力衰减，同时应固定好换能器和管道。

第二节　中心静脉压监测

中心静脉压（CVP）导管用来测量右心房的充盈压，估计血管内容量状态及评估右心功能，其远端必须置于胸腔内的大血管或右心房内。CVP 的正常值为 5 ～ 12cmH_2O，CVP < 2.5cmH_2O 表示心腔充盈欠佳或血容量不足，15 ～ 20cmH_2O 提示右心功能不全，但 CVP 不能反映左心功能。

一、中心静脉压波形

（一）正常波形

正常的 CVP 波形由 3 个正向波（a、c、v 波）和两个向下的降支（x 和 y）组成（图 20-6）。a 波是由右心房收缩产生的，c 波的产生是因为心室等容收缩迫使三尖瓣往上向右心房内膨所致。右心室射血时，三尖瓣被从心房拖出形成 x 降支。心室收缩期末，右心房继续充盈，形成 v 波。随着三尖瓣开放和舒张早期血液从右心房快速向右心室的排空，形成 y 降支。

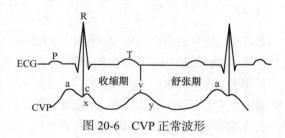

图 20-6　CVP 正常波形

（二）影响 CVP 的因素

CVP 能反映患者的血容量、静脉张力和右心房的状态，连续测量所反映的变化趋势比单个数字更有意义。很多因素都能影响 CVP 的波形和数值，CVP 波形异常可能有助于诊断心脏的病理状况。

1. 病理因素　CVP 升高见于右心衰竭及左、右心室心力衰竭、心房颤动、肺梗死、支气管痉挛、输血补液过量、纵隔压迫、张力性气胸及血胸慢性肺部疾患、心脏压塞、缩窄性心包炎、腹内压增高的各种疾病及先天性和后天性心脏病等。CVP 降低的原因有失血和脱水引起的低血容量及周围血管扩张如神经性和过敏性休克等。

2. 神经体液因素　交感神经兴奋，儿茶酚胺、抗利尿激素、肾素和醛固酮等分泌增加，血管张力增加，使 CVP 升高。相反，某些扩血管活性物质，使血管张力减小，血容量相对不足，CVP 降低。

3. 药物因素　快速输液，应用去甲肾上腺素等血管收缩药，CVP 明显升高；用扩血管药或心功能不全的患者用洋地黄等强心药后，CVP 下降。

4. 其他因素　缺氧和肺血管收缩，气管插管和气管切开，患者挣扎和骚动，控制呼吸时胸腔内压增加，腹腔手术和压迫等均使 CVP 升高；麻醉过深或椎管内麻醉时血管扩张，CVP 降低。

二、中心静脉穿刺

经皮穿刺中心静脉，主要经颈内静脉和锁骨下静脉，将导管插入到上腔静脉，也可经股静脉或肘静脉，用较长导管插入到上腔静脉或下腔静脉。穿刺部位的选择应根据操作者的经验、使用的便捷性、是否存在解剖变异及患者所能耐受的穿刺体位。

（一）颈内静脉

1. 穿刺途径　是临床上最常用的中间径路。右胸膜圆顶较左侧低，右侧颈内静脉的穿刺点到乳头的连线，几乎与颈内静脉的走向平行，容易穿刺，更不会穿破胸导管，所以多选择右颈内静脉进行穿刺置管。在胸锁乳突肌三角顶点穿刺进针，必要时使患者抬头，则三角容易显露清楚。肥胖和颈部粗短者不易准确定位，可先摸到胸骨上切迹，然后沿锁骨外移确定锁骨头，在三角顶点定位时，左手示指可触及颈动脉，以便进针时可以避开。

2. 操作技术

（1）平卧、去枕、头后仰，头转向穿刺对侧，必要时肩后垫高。一般选择头低位来使颈内静脉充盈，对于中心静脉压较高或存在右心衰竭的患者因平卧时静脉充盈则不需要头低位。

（2）常用中间径路（图 20-7），以胸锁乳突肌三角顶点环状软骨水平定位，此点部位较高，且偏离颈动脉，较为安全。肝素生理盐水的注射器，装上颈内静脉穿刺针，左手示指定点，右手持针，进针方向与胸锁乳突肌锁骨头内侧缘平行穿刺，针尖对准乳头，指向骶尾外侧，针轴与额平面呈 45°～60° 角。

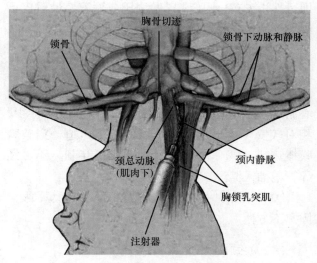

图 20-7　颈内静脉穿刺（中间径路）

（3）进针深度与颈部长短和胖瘦有关，瘦小、颈短和小儿患者较表浅，一般深度是 3.5～4.5cm，以针尖不超过锁骨为度，太深易损伤胸膜或穿破其他血管，边进针边抽回血，抽到静脉血即表示针尖位于颈内静脉。如穿入较深，针已对穿颈内静脉，则可慢慢退出，边退针边回抽，抽到静脉血后，减小穿刺针与额平面的角度（约 30°），当血液回抽和注入十分通畅时，注意固定好穿刺针位置，不可移动，否则极易滑出颈内静脉。据上海交通大学医学院附属仁济医院何振洲等测量成人置管深度为 13cm，导管尖端位于上腔静脉和右心房开口交界处。在婴幼儿正确放置中心静脉导管十分重要，儿童解剖标志变化较大，安全性变窄，精确定位十分重要。

（4）旋转取下注射器，用套管针者可将外套管插入颈内静脉，用钢丝导引者可从 18G 穿刺针内插入导引钢丝，插入时不能遇到阻力，有阻力时应调整穿刺针位置，包括角度、斜面方向和深浅等，或再接上注射器回抽血液直至通畅为止。然后再插入导引钢丝后退出穿刺针，压迫穿刺点，同时擦净钢丝上的血迹。需用静脉扩张器的导管，可插入静脉扩张器扩张皮下或静脉。

（5）将导管套在导引钢丝外面，导管尖端接近穿刺点，导引钢丝必须伸出导管尾端，用手拿住，右手将导管与钢丝一起部分插入，待导管进入颈内静脉后，边退钢丝，边插导管，一般成人从穿刺点到上腔静脉右心房开口处约 10cm 左右，退出钢丝，回抽血液通畅，用肝素生理盐水冲洗 1 次，即可接上 CVP 测压装置做测压或输液，最后皮下缝一针固定导管，覆盖敷料。

3. 优缺点

（1）优点：①技术熟练穿刺易成功，在危重患者静脉可快速输血、补液和给药，导管位于中心循环，药物起效快，并可测量 CVP。②并发症少，相对较安全，出现血肿可以做局部压迫，穿破胸膜概率小。③一侧失败可经对侧再穿刺。④可经导管鞘插入漂浮导管。

（2）缺点：颈内静脉插管后颈部活动受限，固定不方便。

（二）颈外静脉穿刺插管

颈外静脉收集面部和耳周围静脉血流，在颈根部回流到锁骨下静脉，容易穿刺插管，成功率可达 85%～95%。特别适用于小儿，对出血性疾病患者也是较好的选择途径，若皮下出血比较容易控制。

穿刺时患者取头低位，手指压迫颈根部可使颈外静脉明显充盈，成人用 18G 套管针直接穿刺，轻轻牵拉皮肤，针与皮肤呈 30° 角，在明显看到静脉处进针，轻轻抽到血后，置入套管。此外，也可用钢丝导引，尤其是"J"形钢丝，有时可通过颈外静脉与锁骨下静脉交界进入上腔静脉。

（三）锁骨下静脉穿刺插管

1. 锁骨下静脉的特点

（1）锁骨下静脉是腋静脉的延续，成人长 3～4cm，直径 1～2cm，起于第 1 肋骨外侧缘，于前斜角肌的前方，跨过第 1 肋骨，前斜角肌厚 1.0～1.5cm，将锁骨下静脉与位于该肌后侧的锁骨下动脉分开。

（2）静脉在锁骨下内 1/3 及第 1 肋骨上行走，在前斜角肌内缘与胸锁关节后方，与颈内静脉汇合，右侧形成右头臂静脉，左侧形成左头臂静脉。

（3）左侧较粗的胸导管及右侧较细的淋巴管

在靠近颈内静脉的交界处进入锁骨下静脉上缘，右侧头臂静脉在胸骨柄的右缘下行，与跨越胸骨柄后侧的左头臂静脉汇合。

（4）在靠近胸骨角后侧，两侧头臂静脉汇合成上腔静脉，锁骨中 1/3 段矢状切面观，胸膜顶在锁骨下动脉的后下侧及锁骨下静脉的后侧。

2. 操作技术

（1）常规消毒铺巾，患者取仰卧位，去枕头低 15°，穿刺点用 1% 普鲁卡因局部麻醉。

（2）锁骨下法。在锁骨中、内 1/3 段交界处下方 1cm 处定点，右手持针，保持注射器和穿刺针与额面平行，左手示指放在胸骨上凹处定向，穿刺针指向内侧稍上方，紧贴在锁骨后，对准胸骨柄上切迹进针（图 20-8），进针深度一般为 3～5cm，穿刺针进入静脉后，即可抽到回血，旋转针头，斜面朝向尾侧，以便导管顺利地转弯，通过头臂静脉进入上腔静脉，其他操作步骤与颈内静脉穿刺插管相同。

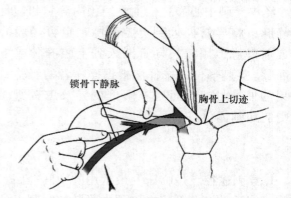

锁骨下静脉　胸骨上切迹

图 20-8　锁骨下静脉穿刺

3. 优缺点

（1）优点：长时间留置导管，导管容易固定及护理，颈部活动不受限制，是颈内静脉穿刺插管困难者的另一途径。

（2）缺点：并发症较多，易穿破胸膜，出血和血肿不易压迫止血。

（四）股静脉穿刺插管

股静脉是下肢最大静脉，位于腹股沟韧带下股动脉内侧，外侧为股神经。即使是动脉搏动微弱或摸不到的情况下也易穿刺成功，迅速建立输液径路。但缺点是易发生感染，下肢静脉血栓形成的发生率也高，不宜用于长时间置管或高营养治疗。

穿刺点在腹股沟韧带下方 2 ～ 3cm，股动脉搏动的内侧 1cm，穿刺针与皮肤呈 45° 角，如臀部垫高，则穿刺针与皮肤呈 30° 角，并对准对侧耳进针（图 20-9）。低位股静脉穿刺：腹股沟韧带下 10cm 左右，针尖对向股动脉搏动内侧穿刺，便于消毒隔离和固定，注药护理方便，值得推荐使用。

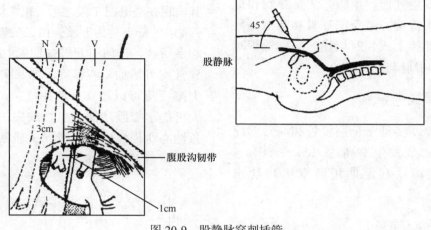

图 20-9　股静脉穿刺插管

三、并发症及其防治

颈内静脉和锁骨下静脉穿刺插管法常见并发症包括感染、心律失常、血肿、血气胸等，其他罕见并发症包括动静脉瘘、锁骨下动脉撕裂、假性动脉瘤及脑积水等。

（一）感染

在操作过程中应严格遵守无菌技术，加强护理，长期置管者应选用特殊材料的导管，部分导管可理藏在皮下，常规用抗生素预防感染。

（二）心律失常

心律失常为常见并发症，主要原因为钢丝或导管刺激引起。应避免钢丝或导管插入过深，并防止体位变化所致导管移动，操作过程应持续监测 ECG，发生心律失常时可将导管退出 1 ～ 2cm。

（三）出血和血肿

颈内静脉穿刺时，穿刺点和进针方向偏内侧时易穿破颈动脉，进针太深可能穿破颈横动脉、椎动脉或锁骨下动脉，在颈部可形成血肿，凝血机制不好或肝素化后的患者更易发生，如两侧穿刺形成血肿可压迫气管，造成呼吸困难，故应尽量避免穿破颈动脉等。穿刺时可摸到颈动脉，并向内推开，穿刺针在其外侧进针，并不应太深，一旦发生血肿，应做局部压迫，不要急于再穿刺。锁骨下动脉穿破可形成纵隔血肿、血胸或心脏压塞等，所以需按解剖关系准确定位，穿刺针与额状面的角度不可太大，力求避免损伤动脉。

（四）气胸和血胸

主要发生在锁骨下静脉穿刺时，国外文献报道，气胸发生率为 1% 左右，国内也有报道。因胸膜圆顶突起超过第 1 肋水平以上 1cm，该处与锁骨下静脉和颈内静脉交界处相距仅 5mm，穿刺过深及穿刺针与皮肤呈角太大较易损伤胸膜。所以操作时要倍加小心，有怀疑时听两侧呼吸音，早期发现，并及时应用胸腔引流和输血补液等措施，以免生命危险。为了减少气胸和血胸发生，应注意以下事项：①没有经验者不可自行锁骨下静脉穿刺；② COPD；③肺大疱及肺炎；④机械通气使用较高 PEEP；⑤在穿刺过程中应吸氧，如发生呼吸困难，必须停止操作，并检查原因。

（五）神经和淋巴管损伤

颈内静脉穿刺可损伤臂神经丛、膈神经、颈交感干、喉返神经和迷走神经等，损伤胸导管可并发乳糜胸。

（六）气栓

中心静脉在吸气时可能形成负压，穿刺过程中更换输液器、导管或接头脱开时，尤其是头高半卧位时，容易发生气栓。预防方法是穿刺和更换输液器时应取头低位，避免深呼吸和咳嗽，导管接头脱开应立即接上或暂时堵住，穿刺置管时应尽可能不使中心静脉与空气相通。

（七）血栓形成和栓塞

血栓形成和栓塞多见于长期置管和高营养疗法的患者，血栓形成发生率高达 30% ～ 80%，应注意液体持续滴注和定期用肝素生理盐水冲洗。

（八）血管和心脏穿孔

此为少见的严重并发症，可发生血胸、纵隔血肿和心脏压塞，后者常致死（死亡率高达 80%）。心脏穿孔的原因：①导管太硬而插入过深。②穿刺导管被针尖切割而损坏，边缘锐利。③心脏收缩时，心脏壁与导管摩擦。④心脏原有病变，腔壁变薄脆。

预防方法：①导管顶端位于上腔静脉与右心房交界处，不宜太深。②妥善固定导管，尽量不使其移位。③导管不可太硬，用硅化聚乙烯导管者未见并发心脏穿孔。

第三节　左房压监测

左房压（LAP）监测是心脏手术中和术后的重要监测指标之一。左心功能不全时其变化早于症状与体征的表现。因此，LAP 监测对左心功能的评价尤为重要，并对左心功能不全的治疗提供重要的指导意义。

一、LAP 的波形和正常值

（一）LAP 正常和异常波形

正常的 LAP 波形由 a 波和 v 波组成。a 波由左心房收缩引起，出现在心电图 p 波之后。在二尖瓣狭窄时，LAP 升高使 a 波幅度增加；而心房颤动患者由于有效的左心房收缩消失，而致 a 波消失。a 波后的降支称为 x 波，是心房舒张所致。v 波是左心房充盈时血流冲击关闭的二尖瓣所致，其出现在心电图 T 波之后，正常情况下较 a 波小。v 波后的降支称为 y 波，由二尖瓣开放血液流入左心室所致。任何引起舒张期末 LAP 增加的心功能异常均可增加 v 波幅度。如二尖瓣关闭不全致二尖瓣反流可以增加 v 波幅度。v 波幅度的突然增大可提示瓣膜功能的急性缺失，多见于心脏术后急性心肌梗死致二尖瓣乳头肌断裂。正常与异常 LAP 波形，见图 20-10。

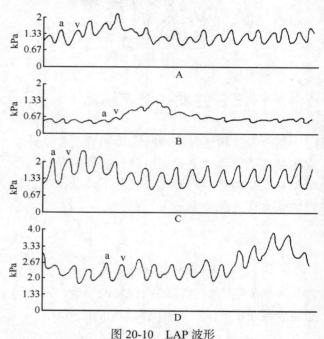

图 20-10　LAP 波形

A. 正常波形；B. 低容量波形；C. 二尖瓣反流波形；D. 高左房压波形

（二）LAP 正常值

尽管 LAP 由收缩相与舒张相组成，由于两者相近，临床常采用平均值。LAP 平均值正常人为 7.5mmHg 左右，其上限应小于 15mmHg。若 LAP 大于 15mmHg，可能引起肺充血；在 18 ～ 20mmHg，可能引起肺间质水肿；大于 22mmHg 可能引起肺泡水肿。心血管疾病和心脏手术使心脏活动受抑制，而影响心脏充盈，因此为了术后维持充分的心排血量，术后早期 LAP 可适当维持高一些，如 15 ～ 20mmHg。

二、监测方法

（一）测压部位

左心房测压管常在心内直视手术操作完毕，心脏复跳后置入，常用部位为右上肺静脉，置管口必须用褥式垫片固定，保证置管口无出血，而又要保证左心房测压管能拔除，因此打结又不能过紧。左心房测压管外段经胸壁或胸骨下段穿出，并固定于皮肤上。一般情况下保留 24 ～ 48h。

（二）监测装置

1. 监测系统 左心房导管连接到一压力监测系统，其组成成分：①加压肝素生理盐水冲洗袋；②持续冲洗器；③连续管与空气过滤器；④换能器；⑤压力监测仪。其中换能器将 LAP 搏动的机械能转化为电信号，信号由电线传送至监测仪，以波形、数字或两种形式显示。

2. 监测要求 重要的是安全可靠，应做到：①保证系统密闭；②精确校正换能器的监测仪；③消除电传导阻力；④换能器定位于左心房水平。在测量 LAP 时保证 LAP 监测系统的密闭是至关重要的。由于管道直接进入左心，其具有潜在的引起致命的脑栓塞危险。在管道系统与左心房管之间应安置一空气过滤器。除正常生理盐水冲洗液之外，任何药物或静脉补液均不能由此管道进入，也不能由此系统采集血标本。系统密闭也是减少细菌污染的重要措施。每 24h 更换一次管道及换能器圆顶帽盖（dome）。

3. LAP 测量的零点和校准 为了确保 LAP 测量准确可靠，换能器必须固定在适当水平。尽管有部分患者左心房位于右心房后上方，但大部分患者在仰卧时左心房位于右心房同一水平面上。因此测 LAP 与右心房压为同一参考平面。此平面位于第 4 肋间和腋中线交界处。多数仰卧位患者，后背抬高 30° 时仍能在此平面准确测量 LAP。大多数患者在测量 LAP 时没有必要绝对平卧。

LAP 测量前的精确校正使结果更可靠。其校正过程包括以下步骤：①监测仪在应用前至少预热 15min。②换能器在左房压零点参考水平，并在大气压下调零。③至少每天校正一次换能器；由于充满液体的管道对电流阻力小，绝对保证不能

漏电至管道内，因为电流传入心脏可以引起致命的心律失常如心室颤动。

4. 感染预防 细菌污染均因经常在此系统操作引起。医院内感染可以由冲洗液通过破裂的换能器引起。感染预防措施：①在应用前仔细检查换能器和帽盖。②抗生素预防。③每次应用换能器后充分清洗消毒并干燥保存。

三、LAP 的影响因素

呼吸引起 LAP 基线的周期性变化。在正常吸气时肺泡内压降低，LAP 也降低，而呼气时肺泡内压升高，LAP 也升高。机械通气时发生相反变化。在 PEEP 条件下，吸气时肺泡内压和 LAP 均升高，而在呼气时降低。因此，机械通气时 LAP 测量通常不可靠，测量时应暂停机械通气。在研究机械通气与 PAWP 的影响时发现，机械通气对 PAWP 无明显影响。鉴于呼吸对 LAP 的影响，有不同的测量 LAP 方法。呼气末测压法，这是一种精确和易于测量 LAP 的方法，但由于监测仪上数值的快速变化使判定呼气末压力值有较大的困难；另一方法是在呼吸周期某一点取 LAP 的平均值。此法便于医护人员估测呼吸或机械通气对充盈压的影响。

四、并发症及防治

一般情况下，LAP 监测是安全可靠的，但在其应用过程中仍有许多潜在的危险因素，应引起医护人员的重视，否则会引起严重后果。

（一）气栓

气栓是 LAP 最严重的并发症之一，其临床表现和进入气体多少有关。症状与体征：管道内有少量气泡者发生气栓；脑血管栓塞征象（突然意识及定向障碍、一侧或双侧肌无力、呼吸停止等）。

（二）漏血

漏血可能致心脏压塞。症状与体征：纵隔引流管内出血，动脉压降低，LAP 降低，心动过速，尿量减少，苍白，皮肤湿冷。心脏压塞体征：LAP 和 RAP 升高，两者近于相等；心音遥远；奇脉等。

（三）血液在管道内凝集形成凝块

症状体征：LAP波形幅度降低或波形完全消失。

（四）感染

症状与体征：导管周围红、肿、热或脓肿形成。后期征象：发热、WBC升高。

（五）败血症

症状与体征：寒战，弛张热，心动过速，皮肤干燥、红、热。感染性休克征象变化不一，依靠血管内容量，心排血量，外周血管阻力，常有低血压和少尿。因此，败血症是LAP监测的严重并发症之一。

五、LAP 的临床意义

（一）反映左心室的功能

当左心室收缩无力、心排血量降低时，LAP能迅速升高反映出来，此时首先应选用正性肌力药物。

（二）反映左心室前负荷

中心静脉压（CVP）受到右心功能（右心室流出道）和肺血管阻力（PVR）的影响，所以LAP比CVP更为直接反映出血容量的情况。LAP降低，显示应补足血容量。

（三）反映左心室后负荷

当体循环外周阻力（SVR）升高时，LAP升高，此时也增加了左心室负担，须应用降低心脏后负荷的药物，如酚妥拉明（regitine），静脉滴注用量为 $1.5 \sim 2\mu g/(kg \cdot min)$；硝普钠静脉滴注用量为 $0.3 \sim 4\mu g/(kg \cdot min)$ [总量 < $1.0mg/(kg \cdot 24h)$]。以上药物使用时必须从小剂量开始，严格控制速度，如见LAP下降而血压也下降时，应及时补充血容量不足。

第四节　肺动脉压监测

肺动脉导管（PAC）是右心导管的一种，经皮穿刺后，导管经上腔或下腔静脉到右心房、右心室，再进入肺动脉及其分支。PAC对于心血管手术患者的血流动力学监测具有重要作用。对于麻醉科医师来说，权衡利弊并且合理应用PAC是十分重要的。关键是正确运用各项血流动力学参数来判断心血管功能，以提高心脏手术的治疗效果、降低发病率和死亡率。漂浮导管临床应用已有40年，近20年来对该项监测技术能否降低危重患者的死亡率存在争议，因此临床应用逐年减少。有报道，5051例应用肺动脉导管的危重患者，其中1/2是外科患者，认为对死亡率和住院时间没有影响。

一、临床意义

通过PAC能监测中心静脉压（CVP）、右房压（RAP）、右心室压（RVP）、肺动脉平均压（PAP）、肺动脉收缩压（PASP）、肺动脉舒张压（PADP）及肺动脉楔压（PAWP）。除测压外，选择不同类别的导管，还可进行心排血量、混合静脉血氧饱和度测定。同时，通过计算公式，能获得重要的血流动力学参数如外周血管阻力（SVR）、肺动脉血管阻力（PVR）、每搏量（SV）、每搏指数（SI）、心指数（CI）和氧输送（DO$_2$）、氧耗（VO$_2$）平衡等。

（一）估计左心功能

心室舒张时，肺微血管和肺静脉床、左心房及左心室成一共同腔室，PAWP也可代表左心室舒张期末压（LVEDP），因此可反映左心室前负荷。如果排除其他原因，如缺血、二尖瓣病变等，肺动脉压和PAWP可以估计左心功能。在无肺血管病变时，肺动脉舒张压、LAP与LVEDP相关良好，用肺动脉舒张压可以表示上述压力。当左心功能不全时，心室顺应性降低，LVEDP显著升高。当出现体循环低血压、心排血量减少，同时肺动脉压和PAWP升高，是左心功能不全的标志。此时用肺动脉舒张压和PAWP表示LVEDP就未必恰当，LVEDP常超过肺动脉压和PAWP。

平均PAWP一般确能反映左心功能。在心排血量正常时，若PAWP在 $8 \sim 12mmHg$，提示心室功能良好；在有低心排血量或循环障碍征象时，若 PAWP 小于 8mmHg，则提示血容量相对不足，需增加左心室的充盈量。当 PAWP 超过 20mmHg 时，表明左心室功能欠佳。当其增高达 20mmHg 以上时，已有左心功能异常；若高达 30mmHg 或以上时，则出现肺水肿。

（二）估计右心功能

中心静脉压可以判断右心的容量是否超负荷或不足。右心室壁薄，当由于肺血管病变、心脏原发性疾病、心肌保护不良、外科手术等原因，导致右心衰竭时，表现为 CVP 增高、心排血量减少及肺动脉平均压与 CVP 差值减小。

（三）诊断肺动脉高压和肺动脉栓塞

正常肺血管阻力状态，肺动脉舒张压和 PAWP 非常接近。肺动脉舒张压增高，提示肺动脉高压。正常时肺动脉舒张期末压仅较 PAWP 略高，但若相差达 6mmHg 以上时，则表示肺小动脉与肺微血管间存在着明显的阻力。此时如能排除由慢性肺心病、肺纤维化或其他原因引起者，则应可考虑肺动脉栓塞。

（四）估计心包病变

由于舒张期心脏的充盈受阻，使右心室舒张期末压、右心房压力增高，甚至可增高至与肺动脉压相近，PAWP 与右房压可无明显差别，心排血量明显下降。这种情况可见于缩窄性心包炎和限制性心肌病。

（五）估计瓣膜病变

依靠肺动脉导管，通过测量跨瓣膜压差，可以诊断三尖瓣和肺动脉瓣狭窄。三尖瓣跨瓣压差为 CVP 与右心室舒张期末压力（RVEDP）之差，肺动脉瓣跨瓣压差为右心室收缩压和肺动脉收缩压之差。二尖瓣病变可以通过 PAWP 波形的变化反映出来（图 20-11）。

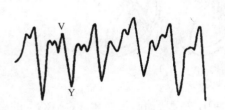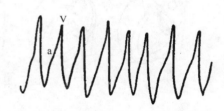

图 20-11　二尖瓣关闭不全 PAWP 波形图

A. 心肌梗死后左心衰竭的 PAWP 波形（V 波抬高并有切迹，同时快速降为 Y 波）；B. 乳头肌断裂的 PAWP 波形（V 波明显变尖）

（六）早期诊断心肌缺血

心肌缺血导致心肌顺应性下降，左心室舒张期末压（LVEDP）明显增高。心肌缺血与 LVEDP 或 PAWP 升高有明显相关性，基础研究提示，PAWP 较 LVEDP 可能更敏感。因此，通过观察 PAWP 波形和压力的变化，有助于早期诊断心肌缺血。

二、PAC 放置的基本设备和操作

（一）基本设备

1. PAC 和相关物品　穿刺针、导引钢丝、导管鞘（带静脉扩张器和旁路输液管）、导管、导管保护套、压力测量装置等。

2. PAC 种类　目前临床常用的 PAC 导管有 6 种，分别为二腔（测定 PAP 和 PAWP）、三腔 [在二腔基础上增加中心静脉压（CVP）监测]、四腔 [增加心排血量（CO）监测]、五腔（增加 SvO2 监测）和六腔 [有两种类型，一种具有连续心排血量（CCO）监测功能；另一种除 CCO 监测功能外，还增加了右心室射血分数（RVEF）和右心室舒张期末容积指标（RVEDV）的监测功能]；应根据临床需求选择不同类型的 PAC 导管。使用不同厂家生产的 PAC 导管测定心排血量时，应注意采用各自的校正因子。

（二）操作

1. PAC 置入途径　PAC 置管途径的选择与

CVP 相似。由于右侧颈内静脉与右心房之间的直接路径，选择右侧颈内静脉入路仍为首选。也可经锁骨下静脉置入 PAC 导管，但是心脏手术一般需要缝合胸骨，可能会引起导管打折而影响监测，所以不是常规选择锁骨下静脉通路。

2. 操作技术　经颈内静脉途径置入 PAC 导管的过程中，在置入 15 ～ 20cm 时，管端即可达右心房，可记录到低平的右心房压（RAP）波形；给予气囊充气，PAC 顺血流通过三尖瓣进入右心室，导管尖端达右心室时，压力突然升高，下降支又迅速回落接近零点，出现典型的右心室压（RVP）波形。当置入 35cm 左右后，导管进入肺动脉，此时收缩压改变不大，而舒张压显著升高，大于右心室舒张压，呈现肺动脉压（PAP）波形。将导管继续推进，即可嵌入肺小动脉分支，并出现 PAWP 波形；气囊放气后可再现肺动脉压波形。图 20-12 为置入肺动脉导管过程中记录到的连续压力变化曲线。

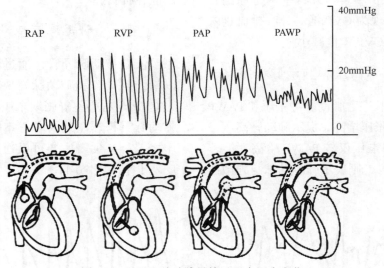

图 20-12　置入肺动脉导管过程中压力变化

三、适应证和禁忌证

2014 年 PAC 国内专家共识中的适应证：临床使用 PAC 需根据患者是否存在心肺等严重疾病；手术是否属于高风险手术；术者是否具有 PAC 操作条件和能够准确解释 PAC 数据的能力这三方面来考虑，对 PAC 的适应证可归纳为强烈推荐、主动推荐和不推荐。

（一）适应证

PAC 置入的适应证是评估容量状态、监测 CO、SvO_2，并计算血流动力学参数。但是由于 PAC 导管是一项创伤性监测方法，有一定的并发症和危险性，且所耗材料费用和监测仪器价格昂贵，因此其适应证比较严格。

（1）严重左、右心功能不全：包括主动脉瘤手术和原位心脏移植手术。

（2）监测全身氧供需平衡：SvO_2 测定，特别适用于冠状动脉搭桥术（CABG）的患者。

（3）区别心源性和非心源性肺水肿：PAWP 和肺毛细血管静水压基本一致，其升高的常见原因为左心衰竭或输液过量。正常时血浆胶体渗透压（COP）与 PAWP 之差为 10 ～ 18mmHg。当减至 4 ～ 8mmHg 则发生心源性水肿的可能性明显增加，小于 8mmHg 则不可避免地发生心源性肺水肿，左心衰竭的 COP 与 PAWP 的阶差可呈负值。

（4）评估肺动脉高压：右心腔及肺动脉压力见表 20-3。

表 20-3　右心腔及肺动脉压力正常值（mmHg）

指标	平均	范围
RAP	4	-1 ～ +8
RVP	24/4	（15 ～ 18）/（0 ～ 8）
PASP	24	15 ～ 28
PADP	10	5 ～ 16
PAP	16	10 ～ 22
PAWP	9	5 ～ 16

（5）指导药物治疗：心功能较差者对于一些心功能较差的心脏外科患者包括左心室收缩功能受损（EF＜0.3）、右心室收缩功能受损、左心室舒张功能受损、急性室间隔缺损或需要使用左心室辅助装置的患者，放置 PAC 导管有助于判断患者的全身血流动力学状态，指导药物治疗。

（二）禁忌证

1. 绝对禁忌证　指 PAC 操作困难或可能发生严重的并发症，甚至引起死亡。

（1）三尖瓣或肺动脉瓣狭窄：PAC 不能通过狭窄的瓣膜，即使偶尔通过狭窄部位，也可能加重狭窄程度。

（2）右心房或右心室内肿块（肿瘤或血栓）：PAC 导管可致肿块脱落而引起肺栓塞或阵发性栓塞。

（3）法洛四联症：右心室流出道十分敏感，PAC 通过肺动脉时，常可诱发右心室漏斗部痉挛而使发绀加重。

2. 相对禁忌证

（1）严重心律失常：正常情况下，PAC 置管时常可诱发一过性房性或室性心律失常。对于原本有心律失常的患者，PAC 置管可能会引发恶性心律失常。此类患者是否选用 PAC，需权衡其利弊。

（2）凝血障碍：经大静脉穿刺置管时，可能会发生出血、血肿。PAC 导管留置期间移位或气囊长时间充气会使支气管内出血的风险增加。

（3）近期置入起搏器：PAC 置入或退出时可能导致起搏导线移位。起搏导线置入 4～6 周以后才逐渐固定于心内膜上，发生移位的概率较小。因此，近期置入起搏器是 PAC 的相对禁忌证。

四、并　发　症

PAC 是一项创伤性监测技术，在中心静脉穿刺、置入导管过程及留置导管期间，可发生一些并发症。严重心律失常最为常见，有的并发症如肺动脉破裂发生率虽低，但一旦发生则死亡率很高。

（一）心律失常

当导管顶端通过右心时，易发生房性或室性心律失常，尤其见于导管裸露的顶端触及心内膜，故导管插入心房后，宜将气囊充气覆盖导管顶端。同时，置管过程中遇到阻力不可用力。在心电图监测下，以室性期前收缩为最常见，可吸氧和静脉注射利多卡因进行防治。

（二）气囊破裂

气囊破裂多见于肺动脉高压和重复使用气囊的患者，应注意检查和保护气囊：①导管贮存的环境不宜大于 20℃，在高温中乳胶气囊易破裂。②从盒内取出及剥开塑料外套时需轻柔。③充气容量不要大于 1.5ml，间断和缓慢充气，同时拔出导管时宜缓慢轻柔。当发现向气囊内注气阻力消失，放松注射器的内栓，其不能自动弹回，常提示气囊已破。当发现气囊破裂后不应再向气囊注气并严密监测有无气栓的发生。

（三）血栓形成和栓塞

导管周围的血栓形成，可堵塞插入导管的静脉，出现上肢水肿、颈部疼痛和静脉扩张的患者，提示有深静脉血栓形成和栓塞，低血压和高凝状态及抽取血标本后没有冲洗则易发生。栓子进入肺循环可引起肺栓塞。应注意经常用肝素生理盐水冲洗，保持导管通畅。

（四）肺栓塞

肺栓塞多见于导管插入较深，位于肺小动脉分支内，气囊过度膨胀或长期嵌入，血管收缩时气囊受压及导管周围血栓形成。所以应持续监测肺动脉压力和波形，充气不可大于 1.5ml，必要时拍摄胸片，检查导管顶端的位置及气囊充气情况。

（五）导管扭曲、打结、折断

出现导管扭曲时，应退出和调换。退管困难时，可注入冷盐水 10ml。打结的处理更困难，可在 X 线透视下，放松气囊后退出。若不能解除，由于导管的韧性较好，能将打结拉紧，然后轻轻退出。退管时气囊必须排空，不然易损伤心内结构。导管折断较罕见，主要是导管放置太久，塑料老化，多次使用，可能折断，插管前需仔细检查导管质量。

（六）肺出血和肺动脉破裂

气囊充气膨胀直接损伤肺小动脉引起破裂出血，多见于肺动脉高压的患者。主要的预防方法是应注意导管的插入深度，避免快速、高压地向气囊充气。当肺动脉压力波形变成楔压波形时，应立即停止注气，并应尽量缩短PAWP的测定时间。

（七）感染

感染可发生在局部穿刺点和切口处，也能引起细菌性心内膜炎。所以操作过程必须严格无菌原则，防止接触污染。尽量缩短漂浮导管的留置时间，因长期监测可能发生栓塞和感染，穿刺插管的皮肤开口处需每天消毒和更换敷料，定期用肝素冲洗，全身用抗生素治疗。

五、混合静脉血氧饱和度监测

混合静脉血氧饱和度（SvO_2）是反映组织氧供给和摄取关系的有用指标，即通过肺动脉漂浮导管测定肺动脉血中的SvO_2，可判断是否有假性呼吸性碱中毒，并分析与心脏指数（CI）之间的关系，可更好地反映患者的氧供与氧耗。但它不能直接测定组织的氧合情况。在脓毒血症、创伤和长时间手术等情况下，组织摄氧的能力下降，仅根据SvO_2很难对病情作出正确判断。SvO_2测定需通过肺动脉导管，既可通过从肺动脉取混合静脉血样做血气分析，也可通过光纤肺动脉导管直接测定，重危患者SvO_2正常值为70%，SvO_2变化原因见表20-4。

表20-4 SvO_2变化原因

SvO_2范围	产生机制	原因
增高80%～90%	氧供增加	心排血量增加、吸入氧浓度提高
	氧耗减少	低温、脓毒血症、麻醉、肌松药
减少＜60%	氧供减少	贫血、心排血量降低、低氧血症
	氧耗增加	发热、寒战、抽搐、疼痛、活动增多

第五节 心排血量监测

心排血量（cardiac output，CO）是反映心泵功能的重要指标，受心率、心肌收缩性、前负荷和后负荷等因素影响。通过CO测定，可判断心脏功能，诊断心力衰竭和低心排血量综合征，同时估计患者预后。根据Startling曲线，临床上能指导输血、补液和心血管药物治疗。心排血量的监测方法有无创和有创监测两大类，两类方法在测定原理上各有不同，临床应用适应证、要求条件也不同，同时其准确性和重复性也不同。

一、有创心排血量测定

有创心排血量监测的方法有染料稀释法、温度稀释法（热释法）、连续温度稀释法。染料稀释法的指示剂是吲哚氰蓝绿，这是温度稀释法问世前使用的心排血量测定方法。

（一）温度稀释法

1. 通过 Swan-Ganz 导管 是临床上传统的温度稀释法（thermodilution method）CO测量方法，通过借助 Swan-Ganz 导管能方便、迅速地得到CO的数值。指示剂可采用室温（15～20℃）或冷（0～5℃）的生理盐水及5%葡萄糖溶液，而以生理盐水应用为多，常用量为10ml，小儿5ml左右。将溶液从离肺动脉漂浮导管头端30cm开口于右心房的管腔内快速注入，溶液随之被血液稀释，同时温度随即由低而升高，经离导管顶端4cm处的热敏电阻连续监测，记录温度-时间曲线，同时在仪器中输入常数及中心静脉压、肺动脉压、平均动脉压、身高体重（体表面积，BAS），仪器即可报告心排血量及其他血流动力学指标，一般要连续做3次，取其平均值。计算的公式为

$$CO = \frac{V \times (Tb - TI) \times DI \times SI}{A \times Db \times Sb} \times \frac{60}{1000}(L/min)$$

式中，V为注入生理盐水量（ml）；Tb为肺动脉血温度；TI为注入生理盐水温度；Db、DI为血和生理盐水的密度；Sb、SI为血和生理盐水的比热；A为稀释曲线所包含的面积。

Salgado 和 Galetti 报道温度稀释法所得的心排血量可高于实际血流量的2.9%，Bilfinger 报道认为，用室温生理盐水所测得值与对照相比可差7%～8%，用冷盐水时可相差11%～13%。

在体外实验中，温度稀释法的准确性可有 ±7% ～ ±13% 的变异，与电磁血流量计得到的主动脉血流量比可有 ±3% 的误差。此外，注射液剂量太多，温度太低可使心排血量偏低，静脉输液速度过快可使心排血量变异达 80%。

2. 通过周围动脉（股动脉） 临床上应用的 PiCCO 监测仪，通过整合计算脉搏曲线下面积的积分值而获得心排血量，这个面积与左心排血量在比例上相近似，心排血量就是由心搏出量与心率而得。计算的过程需要一个标准值（calibration factor），再通过以下公式：

$$CO = A \times HR \times cal$$

式中，A 为脉搏曲线下面积；HR 为心率；cal 为标准值。

要获得最初的标准值，PiCCO 使用动脉热稀释法以方便此测量，只需中央静脉导管快速注入一定量的冰生理盐水或葡萄糖水（水温 5 ～ 10℃ 约 10ml），再由另一动脉热稀释导管（置于股动脉）可得热稀释的波形，此步骤重复 3 次，PiCCO 仪器将自行这几次的结果并算出一个标准值，PiCCO 以此标准值，再根据患者的脉搏、心率通过上述公式而持续算出心排血量。

（二）连续心排血量测定

连续心排血量测定（continuous cardiac output，CCO）采用与 Swan-Ganz 导管相似的导管（CCO-PACs）置于肺动脉内，在心房及心室这一段（10cm）有一加温系统，可使周围血温度升高，然后由热敏电阻测定血液温度变化，加热时间断进行的，每 30s 一次，故可获得温度 - 时间曲线来测定心排血量。开机后 3 ～ 5min 即可报出心排血量，以后每 30s 报出以前所采集的 3 ～ 6min 的平均数据，成为连续监测。

该仪器不需定标，加温系统是反馈自控的，温度恒定，导管加温部位表面温度为 44℃，功率 7.5W，仅有一薄层血液与之接触，至热敏电阻处血液温度仅高于体温 0.05℃，当然这微小的温差在常规的热敏电阻是无法测出的。血液加温后对血细胞等有无影响是值得注意的问题，已有多项实验报道，血液和心内膜长时间暴露在 44℃ 未发现有任何问题。有实验报道，即使血液加温至 48℃ 30min 内也无任何影响。

二、无创心排血量测定法

（一）心阻抗血流图

心阻抗血流图（impedance cardio-gram，ICG）是利用心动周期于胸部电阻抗的变化来测定左心室收缩时间（systolic time interval，STI）和计算每搏量，然后再演算出一系列心功能参数。1986 年 Sramek 提出胸腔是锥台型，因此改良了 Kubicek 公式，应用 8 个电极分别安置在颈根部和剑突水平，测量胸部电阻抗变化，通过微处理机，自动计算心排血量，连续显示或打印 CO。ICG 是一项无创伤性的方法，操作简单、安全。可动态连续监测心排血量及与其有关的血流动力学参数，最新研制的阻抗血流图仪能显示和打印 16 个测定和计算参数及心功能诊断和治疗图。

（二）超声心动图

超声心动图（ultrasonic cardiogram，echocardio-gram，UCG）是指利用超声波回声反射的形式记录心脏信息的检查方法，通过观察心脏和大血管的结构和动态，了解心房、心室收缩及舒张情况与瓣膜关闭、开放的规律，为临床诊断提供信息和有关资料，对某些心脏疾病诊断的准确性较高，还能测量主动脉及各瓣膜口的直径，而且对患者无痛苦，因此是当前心血管重要的诊断方法之一。临床上有 M 型超声心动图、二维超声心动图及多普勒超声心动图及经食管超声心动图。通过经食管超声心动图可监测每搏量，左心室射血分数（EF）、左心室周径向心缩短速率（VCF）、舒张期末面积（EDA）、心室壁运动异常（RWMA）、室壁瘤及评定外科手术修复的效果。此外，近年研究表明，TEE 监测术中心肌缺血不仅比心电图更为敏感和准确，而且发现变化早。

（三）多普勒心排血量监测

所谓多普勒原理是指光源与接收器之间的相对运动而引起接收频率与发射频率之间的差别。多普勒原理心排血量监测正是利用这一原理，通过测定主动脉血流而测定心排血量。根据测定血流部位不同，目前临床应用的有经肺动脉导管、胸骨上、经食管及气道多普勒监测，除肺动脉导管多普勒测心排血量技术属于有创技术外，其他均为无创伤性监测技术。多普勒测心排血量时，均需完成下列步骤。

（1）测定升主动脉横截面的面积值（area ao）。

（2）超声传感器的位置应是所射波束与主动脉血流紧密平行。

（3）超声仪必须测定射血期间（Tei）血流速度，并确定每搏的平均流速（Vavg）。

（4）将 Vavg、Aao、Tei 和心率（HR）的乘积求得心排血量，即 $CO = Vavg \times Areaao \times Tei \times HR$。

（四）二氧化碳无创心排血量测定

二氧化碳无创心排血量测定是利用二氧化碳弥散能力强的特点作为指示剂，根据 Fick 原理来测定心排血量，其测定方法很多，常用的方法有平衡法、指数法、单次或多次法、三次呼吸法及不测定 $PvCO_2$ 的测定方法。不管采用何种方法，其计算心排血量的基本公式如下：

$$CO = VCO_2 \div (CvCO_2 - CaCO_2)$$

（五）FloTrac 法监测心排血量

动脉压与每搏量（SV）成正比，与主动脉顺应性成反比。SV 的增加导致动脉压升高，反之亦然。血管张力是每搏量与动脉压之间关系的主要决定因素，动脉压力波形的形态特征与每搏量的变化相关。因此可以通过分析动脉压力波形来计算每搏量。2005 年爱德华生命科学（Edwards Lifesciences）公司推出的 FloTra/Vigileo 监测系统即是根据这一原理，利用血流动力学模型和动脉压波形分析技术，分析动脉压和血流量的关系，计算每搏量（SV）。根据公式 $CO = HR \times SV$，从而测定心排血量。

FloTra/Vigileo 监测系统监测心排血量，不需要用其他方法进行定标。研究显示，该监测系统在心排血量变化范围内和各种临床情况下可以准确反映心排血量，用于监测危重病、心血管功能障碍、创伤或大手术的患者。与肺动脉导管相比，该监测系统的创伤小，只需外周动脉置管。

三、血流动力学指标计算心血管功能参数

血流动力学指标计算心血管功能参数见表 20-5。

表 20-5　血流动力学指标正常值

血流动力学指标	公式	正常值
心排血量（CO）	$CO = SV \times HR$	$4 \sim 8L/min$
心指数（CI）	$CI = \dfrac{CO}{BSA}$	$2.5 \sim 4L/(min \cdot m^2)$
每搏量（SV）	$SV = \dfrac{CO}{HR \times 1000}$	$60 \sim 90ml$
每搏指数（SVI）	$SVI = \dfrac{SV}{BSA}$	$40 \sim 60ml/m^2$
每搏功（SW）	$SW = (MAP - PAWP) \times SV \times 0.136$	$85 \sim 119g$
左心室每搏功指数（LVSWI）	$LVSWI = \dfrac{1.36MAP - PAWP}{100} \times SVI$	$45 \sim 60g/m^2$
右心室每搏功指数（RVSWI）	$RVSWI = \dfrac{1.36PAP - CVP}{100} \times SVI$	$5 \sim 10g/m^2$
体循环血管阻力（SVR）	$SVR(TPR) = \dfrac{MAP - CVP}{CO}$	$90.0 \sim 150.0kPa \cdot s/L$ （$675 \sim 1125mmHg \cdot s/L$）
肺循环血管阻力（PVR）	$PVR = \dfrac{\overline{PAP} - PAWP}{CO}$	$15.0 \sim 25.0kPa \cdot s/L$ （$112.5 \sim 187.5mmHg \cdot s/L$）

（赵延华　周仁龙　王祥瑞）

参 考 文 献

陈琦，杭燕南，王祥瑞，2001. 新一代生物阻抗法监测心排血量的临床

评估. 中华麻醉学杂志，21（11）：649-652

邓小明，曾因明，黄宇光，2016. 米勒麻醉学 . 8 版 . 北京：北京大学医学出版社

邓小明，姚尚龙，于布为，等，2016.现代麻醉学.4版.北京：人民卫生出版社

杭燕南，1997.连续温度稀释法测定心排血量.中华麻醉学杂志，17(9)：574

杭燕南，邓小明，王祥瑞，等，2008.围术期心血管治疗药.上海：上海世界图书出版公司

杭燕南，孙大金，1988.心内直视术期间桡动脉压持续监测及其波形分析.中华麻醉学杂志，8（6）：32

杭燕南，俞卫锋，于布为，等，2016.当代麻醉手册.3版.上海：世界图书出版公司

何振洲，王珊娟，杭燕南，2001.右房心电图测定中心静脉置管深度的探讨.临床麻醉学杂志，17（3）：155

佘守章，1997.临床监测学.广州：广东科技出版社

孙大金，杭燕南，1986.漂浮导管在麻醉和术后监测的应用.临床麻醉学杂志，2（4）：201

孙大金，杭燕南，王祥瑞，等，2011.心血管麻醉和术后处理.2版.上海：上海科学技术文献出版社

曾因明，孙大金，1996.重症监测治疗与复苏.上海：上海科学技术文献出版社，82-95

Lee JH，Byon HJ，Choi YH，et al，2017. Determination of the optimal depth of a left internal jugularvenous catheter in infants：a prospective observational study. Pediatric Anesthesia，27（12）：1-7

第二十一章

经食管超声心动图

经食管超声心动图（transesophageal echocardiography，TEE）是一种非常重要的心血管成像工具。由于食管与心脏和大血管中大部分结构位置邻近，使它成为很好的声窗。对于某些如心房病变的心脏病患者，以及经导管的心脏介入手术，TEE 较经胸超声心动图（TTE）能提供更全面、更准确的信息。在 20 世纪 80 年代早期，TEE 被引入心脏手术室。1996 年美国超声心动图学会（ASE）和心血管麻醉医师协会（SCA）联合发表了行全面术中多平面经食管超声心动图检查的指南，定义并命名了 20 个经食管超声心动图切面。对于所有的心脏或胸主动脉手术都建议常规使用 TEE，包括大部分接受 CABG 和 OPCABG 的患者。因此临床心血管麻醉医师越来越意识到 TEE 能够提供重要的信息，这些信息影响围术期的麻醉与手术管理，甚至影响患者的预后。心血管专业麻醉医师应掌握 TEE 检查技术。

经食管超声心动图与传统的心血管监测技术如肺动脉导管检查相比较，具有如下优点：①无创伤性；②双重评价心脏的解剖和功能；③瞬时和动态观察各种生理病理参数；④对瓣膜功能、容量和心肌收缩力的评价更加直观和准确。

与 TTE 相比具有以下优点：①离胸壁较深远的结构如心房大血管可得到更清晰的图；②可连续实施监测，不会影响心血管手术的进行；③因为角度不同能更看到一些重要结构，如心耳、肺静脉、房间隔和左冠状动脉等；④超声探头与心脏之间无肺组织，可用更高频率的超声探头。

第一节　TEE 的应用指征

TEE 在围术期应用广泛，尤其在心血管手术

期间。TEE 的应用指征见表 21-1。通过 TEE 可以发现心脏、血管等方面问题，有助于临床诊断和处理。TTE 检查不能确诊的情况时可行 TEE 检查，如在评估主动脉、左心耳、人工心脏瓣膜功能；自身瓣膜的赘生物；瓣周脓肿（包括生物瓣和人工瓣）等方面 TEE 有较多优势。对于使用呼吸机的患者，胸部外伤、肥胖，或是不能左侧卧位的患者，TTE 的图像质量均会受影响，此类患者适合 TEE 检查。掌握 TEE 的适应证和禁忌证，以保证检查结果的高质量。表 21-2 列举了 TEE 的相对和绝对禁忌证，可供临床应用时参考。

表 21-1　TEE 的应用指征

一般指征	具体例子
当 TEE 的结果可能会改变患者麻醉策略或 TTE 无法诊断时，TEE 可用于评估心脏和主动脉结构和功能	详细评估通常位于远场的结构，如主动脉和左心耳
	评估人工心脏瓣膜
	评估瓣周脓肿（天然和人工瓣）
	呼吸机辅助通气的患者
	胸壁损伤的患者
	患者身材特点使得 TTE 不能充分显示
	无法左侧卧位的患者
术中 TEE	所有心脏（如瓣膜手术）和胸主动脉的外科操作
	用于某些冠状动脉旁路移植术
	非心脏手术，当患者存在已知或可疑的心血管病变且可能影响手术结果时
引导导管手术操作	引导经导管的心内操作（包括房间隔缺损封堵或心耳封堵和经导管瓣膜手术）
重症患者	患者没有通过 TTE 获得诊断信息，且该信息预期会改变处理方案

表 21-2 经食管超声心动图的绝对和相对禁忌证

绝对禁忌证	相对禁忌证
内脏穿孔	颈部和纵隔放疗病史
食管狭窄	消化道手术史
食管肿瘤	近期上消化道出血
食管穿孔、撕裂	Barrett's 食管
食管憩室	吞咽困难的病史
活动性上消化道出血	颈部活动受限（严重的颈椎关节炎、寰枢椎关节病）
	症状性食管裂孔疝
	食管静脉曲张
	凝血病、血小板减少症
	活动性食管炎
	活动性消化性溃疡

第二节　TEE 应用时的镇静与麻醉

　　患者在清醒状态下，先使用局麻药进行黏膜表面麻醉。最常用的局麻药包括苯佐卡因、西他卡因或利多卡因胶浆。对舌、腭、扁桃体和咽后壁的充分表面麻醉能方便探头的通过，尽可能减少静脉镇静药物的用量。全身麻醉患者不需要局部的表面麻醉。TEE 最常用的镇静药物是苯二氮䓬类药物，因为它们有抗焦虑作用，咪达唑仑是其中的最佳选择。咪达唑仑起效快（1 ~ 2min），作用时间短（通常是 15 ~ 30min），且致遗忘的作用较其他苯二氮䓬类药物更强。阿片类药物常在该操作中作为辅助用药，用以抵消探头插入和操作带来的不适。阿片类药物和苯二氮䓬类药物具有协同作用，同时使用时须谨慎。芬太尼和哌替啶是最常用的镇痛药物，但是哌替啶的应用已逐步减少，原因是它更易导致呼吸抑制的发生，以及肾功能不全的患者由于活性代谢产物的累积而有禁忌。阿片类药物有发生呼吸抑制、恶心和呕吐的风险。丙泊酚是一种经静脉的镇静催眠药，TEE 和内镜操作中用丙泊酚镇静的优势在于它能快速达到镇静，恢复时残留的镇静相关副作用较少，与苯二氮䓬类药物 - 麻醉药组合相比，不增加心肺并发症。

第三节　TEE 设备的基本构成和图像的类型

一、TEE 设备的基本构成和图像的类型

　　了解 TEE 设备的基本构成和图像的类型是施行该技术的基础。

（一）TEE 的构成与探头

　　TEE 包括主机、图像记录系统和探头。TEE 有成人探头和小儿探头。按照成像分单平面、双平面、多平面和三维重建与实时三维探头。图像的质量与晶体的振荡频率有关，频率越高，获得的图像质量越好，但高频率的超声波组织穿透能力差，因此，在 TEE 中，其频率一般在 3.7 ~ 7MHz。而 TTE 为 2.5MHz，这可以解释为什么 TEE 较 TTE 超声影像清楚的原因。低频率探头 2 ~ 3.5 MHz，高频率探头 5 ~ 7.5MHz，同一探头可含 3.5、5、7.5 MHz（图 21-1）。

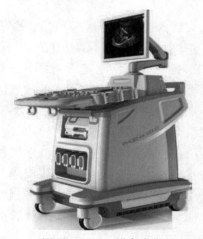

图 21-1　TEE 设备主机

　　TEE 探头和胃镜外形、结构相仿，其前端是一多普勒传感器，操作部分有两个控制转钮，外层转钮控制探头前后运动，内层转钮控制探头左右屈曲以获得心脏不同平面影像资料。多普勒超声探头分 3 种：单平面探头只能提供心脏水平切面的图像资料（与食管轴线垂直），可以评价心脏结构间的垂直关系；双平面探头由两个互相垂

直的多普勒传感器组成，可以同时得到两个心脏平面的影像资料（平行或垂直于食管轴线），获得较单平面探头更多的信息。多平面探头末端是一可旋转传感器，可以从 0～180° 的角度任意"切割"心脏，获得一系列水平、垂直切面图像，只要较少的弯曲、伸展，便可以更容易、更详细地得到有关心脏影像资料（图 21-2）。

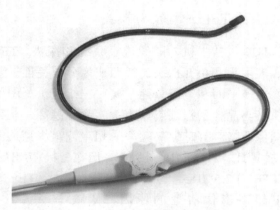

图 21-2　TEE 探头

（二）探头插入的技巧

在探头插入前，麻醉医师应检查探头有无明显的损坏，确认它的功能正常，且处于非锁定位。术中行 TEE 的患者通常是气管插管下全身麻醉的患者。气管插管患者中 TEE 探头的放置需要与清醒患者不同的操作手法，必须小心，不要让气管导管移位。头部过度移动可能会导致气管导管的移位，即使在麻醉状态下的患者也建议使用咬口器，因为术中并不一定使用神经肌肉阻滞剂。患者取仰卧位，操作者通常站在患者头侧放置经食管探头，探头轻微前倾。咬口器的放置应在探头放置完成后，因为放置咬口器的动作会导致舌向

后移位，阻塞探头的通过。将下颌向前并向下方提拉通常能打开口腔并使得舌向前移位，方便探头的放置。可以使用喉镜以方便探头插入食管，或者在麻醉患者中可以用手指引导探头进入后窝。如果未使用咬口器，在将手指插入口咽前应确保患者处于深度麻醉或已使用肌松药。

二、TEE 图像常用的标准切面

行 TEE 检查时不同心脏切面是按照特定图像采集时所需旋转角度来描述的。每个位置探头都从 0° 开始旋转，角度增加幅度为 5°～15° 直至 180°。标准水平面定义为 0°，心脏短轴平面在 45°，纵切面定义为 90°，长轴图像定义为 135°。由于存在着解剖差异，为得到标准平面探头角度可因人而异。

1999 年美国超声心动图协会（ASE）及心血管麻醉医师协会（SCA）联合发布的 20 个术中经食管超声心动图监测的标准切面，是需要麻醉医师掌握的基本监测技术。

（一）食管中段四心腔切面

食管中段心脏四腔图像（10°～20°）是通过将超声探头放在食管中段，恰位于左心房（LA）后部获得的图像。图像平面始于左心房，经二尖瓣的中心，止于左心室心尖部。心脏呈像包括左、右心房（LA、RA），左、右心室（LV、RV），二尖瓣（MV），三尖瓣（TV），房间隔（IAS），室间隔（VIS），室间隔下壁和左心室侧前壁。在这一图像中，我们通常能看到二尖瓣后叶 P1 和前叶 A2、A3 部分（图 21-3）。

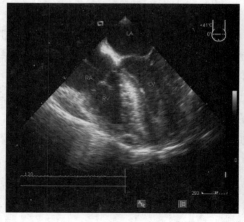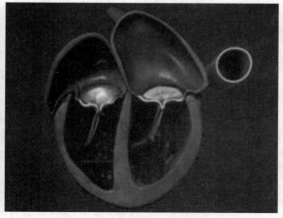

图 21-3　食管中段四心腔切面

（二）食管中段两心腔切面

食管中段两心腔图像平面（80°～100°）是始于左心房直接观察左心房、二尖瓣和左心室心尖部。这个图像与食管中段四心腔图像相垂直。图像中，左心室前壁处于图像右侧，左心室下壁居左侧。该图像还显示二尖瓣前叶的 A1，A2 部分，以及后叶的 P3 部分（图 21-4）。

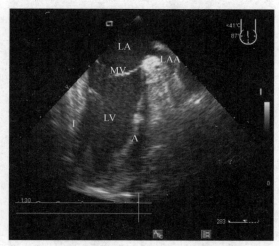

图 21-4　食管中段两心腔切面

（三）食管中段二尖瓣联合部图像

食管中段二尖瓣联合部图像（60°）是从左心房后观察左心房，二尖瓣和左心室心尖部。在这一图像中，二尖瓣由左边的 P3 部分，右边的 P1 部分和中间的 AMVL（通常为 A2）形成一个"陷阱门"一样的图像。此图像显示出左心室后中乳头肌和前侧乳头肌及左心室心尖部（图 21-5）。

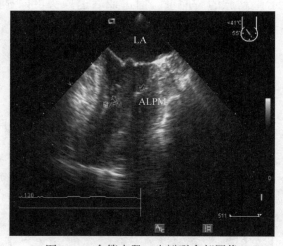

图 21-5　食管中段二尖瓣联合部图像

（四）食管中段长轴图像

在食管中段长轴图像（120°～160°）中，切面始于左心房，从长轴方向对主动脉根部和整个左心室呈像。更偏于头侧的结构在图像右侧显示。整个左心室前间隔壁和下侧壁都可以在这个图像中显示。二尖瓣前叶（A2）和后叶（P2）都在这个图像中清晰可见（图 21-6）。

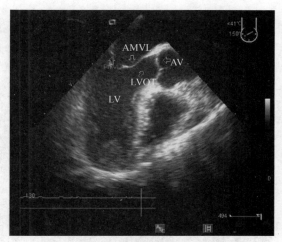

图 21-6　食管中段长轴图像（120°）

（五）食管中段主动脉瓣长轴图像

在食管中段主动脉瓣长轴图像（120°）中，切面始于左心房，从长轴方向显露主动脉根部。左心室流出道（LVOT）、部分主动脉瓣（AV）、升主动脉近端（窦 - 管连接部远端 1cm）排列于图像右侧，而二尖瓣和左心室并未在此图像中显露（图 21-7）。

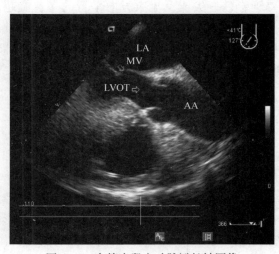

图 21-7　食管中段主动脉瓣长轴图像

（六）食管中段主动脉根部短轴切面

在食管中段主动脉根部短轴切面（ME AV SAX view，30°～45°），切面始于左心房，与主动脉瓣瓣环相平行。3个主动脉瓣膜都对称呈像。无冠状动脉起始的瓣膜紧邻房间隔，起始右冠状动脉的瓣膜在最前面，起始左主干的瓣膜紧邻肺动脉（图21-8）。

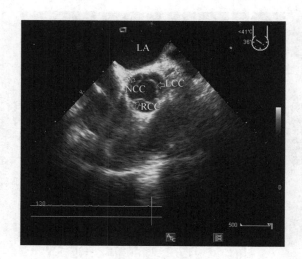

图 21-8　食管中段主动脉根部短轴切面

（七）食管中段右心室流入 / 流出道图像

在右心室流入 - 流出道图像（60°～75°）中，呈像平面始于左心房，在一个图像中显露血液从三尖瓣（图像左侧）流入到右心室，再从肺动脉瓣（图像右面）流出的整个过程。主动脉瓣的非轴线位呈像位于图像正中（图21-9）。如果可以获得于彩色三尖瓣反流束方向平行的多普勒超声束，右心室收缩压可以用修正的伯努利方程估计。如果没有肺动脉瓣狭窄，右心室收缩压等于肺动脉收缩压。

（八）食管中段双腔图像

食管中段双腔图像（90°～110°）从长轴方向依次显示左心房、右心房、下腔静脉（IVC）和上腔静脉（SVC）。呈像中的结构以左心房位于呈像尖端（靠近探头），右心房处于远端，下腔静脉在尾端（左），上腔静脉在头侧（右）。彩色多普勒超声可置于房间隔，设定较低的 Nyquist 限值，用来探测低速房间隔分流（图21-10）。

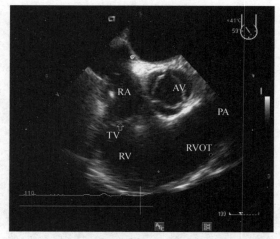

图 21-9　食管中段右心室流入或流出道图像

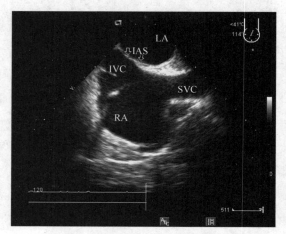

图 21-10　食管中段上下腔静脉图像

（九）食管中段降主动脉短轴图像

在降主动脉短轴图像（0°）中，呈像平面显露降主动脉横截面。切面近端的环型主动脉结构显示主动脉的右前壁。前进或后退探头可以显露降主动脉全程（图21-11）。

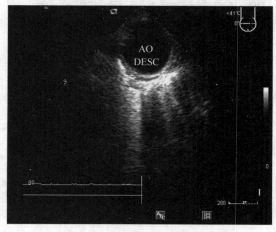

图 21-11　食管中段降主动脉短轴图像

（十）食管中段降主动脉长轴图像

在降主动脉长轴图像（90°）中，呈像平面从长轴方向显露降主动脉。图像左侧为主动脉远端，图像右侧为主动脉近端（图21-12）。

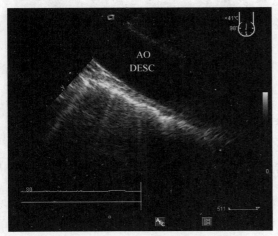

图21-12　食管中段降主动脉长轴图像

（十一）经胃左心室乳头肌水平短轴图像

在经胃中部短轴图像（0°）中，呈像平面始于左心室后壁中部，从横截面角度显露胃壁后左心室所有6个室壁（图21-13）。

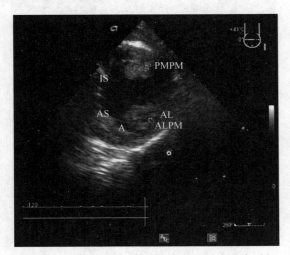

图21-13　经胃左心室短轴图像（中乳头肌水平）

（十二）经胃左心两心腔图像

在经胃左心两心腔（90°）图像中，呈像平面经胃从横截面方向依次显示左心室下壁和二尖瓣瓣膜下结构（图21-14）。这一图像与食管中段两心腔图像相似，只是旋转90°后使探头更靠近

左心室下壁（超声尖端）。

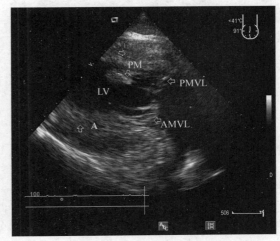

图21-14　经胃左心两心腔图像

（十三）经胃心脏基底部短轴图像

在经胃心脏基底部短轴图像（0°）中，图像从长轴方向显示紧邻胃的左心室下壁基底部所有6个左心室基底部室壁（图21-15）。这使得从平行瓣环的角度观察二尖瓣前叶（A3）的后半部分及后叶和紧邻探头的后联合。

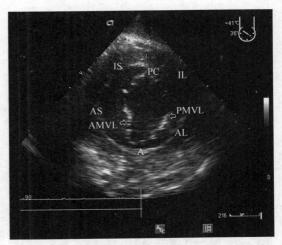

图21-15　经胃心脏基底部左心室短轴图像（二尖瓣水平）

（十四）经胃长轴图像

在经胃长轴图像（110°～120°）中，呈像平面经左心室长轴方向对主动脉根部的长轴平面进行显露。根据不同超声深度的设置，左心室流出道和主动脉瓣在图像右侧显露（图21-16）。这一图像类似于食管中段主动脉瓣长轴图像，但能更好地放置频谱多普勒。

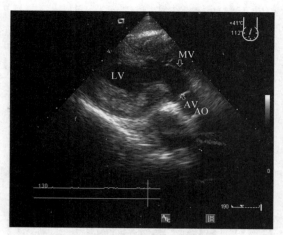

图 21-16　经胃长轴图像

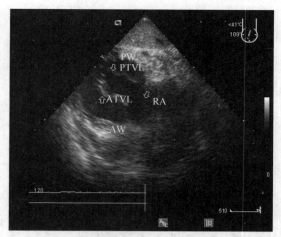

图 21-18　经胃右心室流入道图像

（十五）经胃深部长轴图像

在经胃深部长轴图像（0°）中，呈像平面从左心室心尖部显示心脏基底部（图 21-17）。这一图像和食管中段五心腔相似（只是上下颠倒了）。可能需要向左弯曲探头以便在图像中央显示左心室流出道和主动脉瓣。这一图像可以用来测量跨左心室流出道或主动脉瓣流速的多普勒数据。

（十七）食管上段主动脉弓长轴图像

在食管上段主动脉弓长轴图像（0°）中，呈像平面从纵轴方向显示主动脉弓横截面（图 21-19）。圆形的降胸主动脉图像转变为长方形的主动脉弓横截面图像（0°）。主动脉弓近端位于图像左侧，主动脉弓远端位于图像右侧。进行回退探头可以获得大血管顶部和颈部的图像。

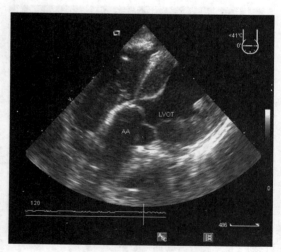

图 21-17　经胃深部长轴图像

（十六）经胃右心室流入道图像

在经胃右心室流入道图像（90°）中，呈像平面始于右心室后壁长轴方向，止于右心室长轴图像（图 21-18）。右心室心尖部位于图像左侧，前游离壁位于图像视野远端。

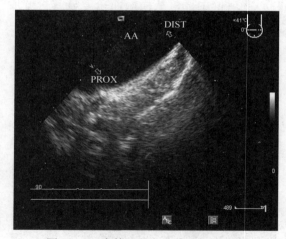

图 21-19　食管上段主动脉弓长轴图像

（十八）食管上段主动脉弓短轴图像

在食管上段主动脉弓短轴图像（60°～90°），呈像平面始于主动脉弓短轴横截面，止于肺动脉长轴图像（图 21-20）。在图像右上侧显示了左锁骨下动脉和无名静脉的近心端。在图像的左下角显示了肺动脉瓣和肺动脉主干长轴图像。

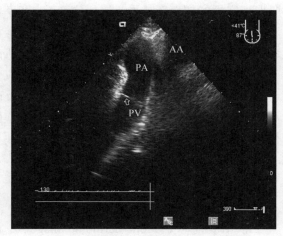

图 21-20　食管上段主动脉弓短轴图像

（十九）食管中段升主动脉长轴图像

食管中段升主动脉长轴图像（90°）的呈像平面始于右肺动脉，从长轴方向观察升主动脉近端（图 21-21）。

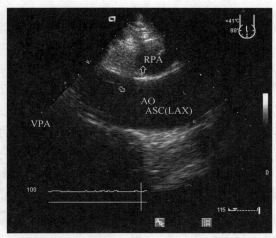

图 21-21　食管中段升主动脉长轴图像

（二十）食管中段升主动脉短轴图像

在食管中段升主动脉短轴图像（0°）中，呈像平面从主动脉瓣略上方开始，依次显露右肺动脉（显露长轴）、升主动脉（显露短轴）和上腔静脉（显露短轴）（图 21-22）。

尽管基础围术期经食管心脏超声操作医师应当有获得 20 个切面的专业能力，但实际临床工作中应集中观察其中 11 个最相关的切面，分别是上述第 1、2、4、6、7、8、9、11、10、17、20 切面。这 11 个切面足以为麻醉医师提供手术患者血流动

力学不稳定的基本病因。

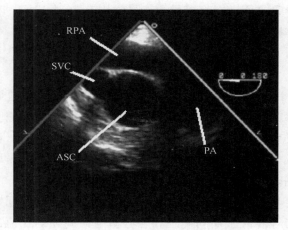

图 21-22　食管中段升主动脉短轴图像

三、TEE 常用图像技术的类型

TEE 常用图像技术的类型基本与 TTE 一样，分为 M 型、二维（2D）、三维（3D）、脉冲或连续多普勒、彩色血流多普勒、组织多普勒等。电子相控阵探头频率 7～3.5MHz，其中彩色多普勒血流显像用 5.0～3.5MHz，频谱多普勒用 3.5MHz。仪器调节与经胸壁超声心动图相同。TEE 可经食管上段 20～25cm、中段 35～40cm、胃 40～45cm 和胃深 45～50cm，多角度 0°～180°，长短轴，多切面观察心脏和血管的动态结构与功能。

（一）M 型超声心动图

从空间角度看，M 型超声图像是一维的，但由于其超声信号依时间而展开，事实上是二维的。M 型超声心动图可获得心脏及大血管径线、波动幅度及瓣膜活动测值，并可根据不同公式计算出有关心功能及血流动力学数据。由于 M 型曲线连续记录时可显现多个心动周期变化，较切面图能更清晰、更方便地观察舒缩两期变化，观察心壁与瓣膜的活动规律、心腔的缩短分数与射血分数。进行声学造影时，M 型曲线能显示造影剂反射光点所形成的流线，能准确地显示造影起始时间、流线方向、血流速度等。

（二）二维超声心动图

能将心脏断成许多平面，提供二维空间图像，可直观地了解心内结构的空间方位，图形与心脏

解剖相似，尤其对解剖异常，如间隔缺损、动脉导管未闭，能直接显示。最常用有 20 个切面，具体操作见本节 TEE 图像常用的标准切面。

（三）多普勒超声

1. 脉冲多普勒（PW） 以一定的脉冲重复频率向特定部位发射超声束，超声被运动的红细胞反射，由同一晶片接受，具有定位诊断价值。将取样容积置于左心室流入道与流出道交界处，可同时获取二尖瓣血流频谱和主动脉血流频谱，测定心肌作功指数（Tei 指数），即等容收缩期间期与等容舒张期间期之和与心室射血期间的比值，作为综合评价心脏整体功能的多普勒指标。

2. 连续多普勒（CW） 有两个晶片，分别发射和接受超声波，适于记录高速信号，具有定量诊断价值，但缺点是没有距离检测功能，不能确定所测速度是由声束上的哪一部分产生。

3. 定量组织多普勒技术（TDI） TDI 的发展使超声心动图技术快速进步，日益成为评价心脏收缩、舒张功能及左心室充盈血流动力学的主要定量手段。研究已证实，TDI 可以早期识别各种病因引起的心功能异常、评价存活心肌、检测心脏移植后急性排异反应；对疑似冠心病患者，TDI 结合负荷试验可预测死亡和心肌梗死发生率；评价收缩同步性，预测心脏再同步化治疗后近期和远期预后，以及各种心脏疾病的终点事件发生率。

（四）彩色血流多普勒

彩色血流多普勒（color Doppler flow imaging）技术是在二维超声动电图的切面上以实时彩色编码显示血流，多采用红色表示血流朝向探头，蓝色背离探头。絮乱血流（湍流）时常掺有绿色，呈现马赛克样图像。多普勒可提供血流空间信息，具有直观感，可显示病变性质，但不能作精确定量分析。M 型彩色多普勒通过彩色显示舒张期二尖瓣前向血流，将 M 型取样线置于血流中央，在得到的血流图中测定首次出现彩色混叠边缘的等速线，即为舒张早期血流播散速度（Vp），该指标可评价左心室整体舒张功能。

（五）应变/应变率成像

应变/应变率成像是近年来新发展起来的反映心肌形变特性的超声新技术。采用应变/应变率检测心肌形变时，周围节段心肌的牵拉及心脏本身运动的影响均可排除，能够更准确地判定心肌的形变。应变（ε）是指心肌发生变形的能力。应变率（SR）实质上是指心肌发生变形的速度，反映了心肌运动在声束方向上的速度梯度，不受心脏整体运动和相邻节段牵拉影响，能真实地反映局部心肌舒缩运动。

（六）二次谐波技术（倍频二次反射）

二次谐波技术（second harmonic image），即倍频二次反射是近几年发展的一项超声新技术。二次谐波技术可分为增强型和低频发射类型两种，前者主要应用于使用造影剂的情况，自然组织二次谐波：利用组织的谐振特性，滤掉基波频率，将心肌二次谐波的频率分离放大，并采用宽频带探头接收；后者应用于非造影剂的情况下。

（七）彩色室壁动态技术

彩色室壁动态技术（CK）是 AQ 技术的延伸，能自动识别和实时跟踪组织 - 血液界面，并按时间顺序进行彩色编码，将所有彩阶叠加在收缩或舒张期末图像中，完整地显示一个心动周期中心肌运动的空间 - 时间过程，便于对异常心内膜运动的瞬时方式及幅度进行半定量、定量分析。同一色彩表示某一时相心内膜的位移，色彩宽度代表该时相心内膜的运动幅度。应用定量彩色室壁运动技术（ICK）软件分析室壁运动，可细致描绘局部心内膜运动的强弱和时相，客观评价左心室局部功能。

（八）斑点追踪图像技术

斑点追踪成像（speckle tracking imaging）采用二维图像技术，在选择的框架之间分析稳定的回声标记点（斑点）的运动。基于斑点追踪技术的二维超声应变成像具有无角度依赖性的特点，可从纵向、径向、圆周运动及旋转角度 4 个方面自动追踪感兴趣区域内不同像素的心肌组织在每帧图像中的位置，并与第 1 帧图像中的位置相比较，计算各节段心肌的变形，能更准确地反映心肌运动。

四、实时三维经食管超声心动图

经食管实时三维超声心动图（real-time three-dimensional transesophageal echocardiography，RT-3D-TEE）提供了比经食管二维超声和经胸实时三维超声心动图更多的心脏解剖、病理和心功能信息，实现了既能实时三维成像，又能获得清晰、高分辨率的图像。

RT-3D-TEE 提供的信息将为治疗决策提供重要依据，而 RT-3D-TEE 进入术中监测，可能会帮助进一步提高手术效果。在二尖瓣病变的围术期应用及在微创、介入领域的显著优势使这一新技术与临床工作紧密结合，房室缺损封堵病例有必要在术前术中常规进行此项检查。随着介入方法治疗心脏瓣膜病在国内的逐渐开展，这一技术在经导管二尖瓣成形、主动脉瓣置换及瓣周漏封堵方面有广阔的应用前景。

使用矩阵探头进行全面的三维 TEE 检查通常由"实时"成像开始，采用单心动周期模式。但是，如果要获取高时间和空间分辨率的图像，则应该选择心电图门控的三维经食管方法采图，尤其是当患者的节律和呼吸允许获得高质量图像时。当采图的金字塔从窄扇角变成宽扇角时，会出现时间分辨率的降低。多心动周期模式结合宽扇角采图时则能改善图像质量，允许采集的扇角加宽。ASE 的三维超声心动图指南上有更详细的说明。

第四节　TEE 实用监测技术指标

利用 TEE 主机的测径器和轨迹器可计算心脏和血管各解剖部分的面积、体积、直径，长度；了解心肌收缩和舒张功能，检测瓣膜病变程度和血流方向等。

一、TEE 评价左心功能

（一）左心室收缩功能

1. 心排血量　包括 M 型、二维、三维重建、实时三维超声心动图等多种方法。前两者将左心室假定为某一几何模型，或多种几何模型的复合体，运用数学公式计算左心室容积。二维超声心动图测定每搏量（SV）=舒张期末容积（EDV）-收缩期末容积（ESV）（ml）。在无反流的患者，有效心排血量（CO）=SV×HR（L/min），射血分数（EF）=SV÷EDV×100%。应用脉冲多普勒技术测量二尖瓣、肺动脉、主动脉血流速度可测量 CO。CO 可通过以下步骤取得：每搏量（SV）=时间速率积分（VTI）×血流通过瓣口横截面积。常用 Simpson's 法测量左心室容积。

2. 面积减少分数和左心室短轴缩短率　①经胃左心室短轴切面中乳头肌测舒张期末面积（EDA）、收缩期末面积（ESA）和面积减少分数（FAC）作为评价左心室功能的指标，FAC=（EDA-ESA）÷EDA。②左心室长轴切面测量腱索水平收缩期左心室短轴（Ds）和舒张期左心室短轴（Dd），可以计算左心室短轴缩短率（FS）：FS=（Dd-Ds）÷Dd×100%，FS 与 EF 呈线性相关，其正常值为 28%～35%，注意有节段性室壁运动异常或室壁瘤的患者，测定数据的准确性差。其他测量指标还包括左心室周径纤维平均缩短速度（mVcf），以及舒张早期二尖瓣-室间隔间距（EPSS）等。

3. 左心室压力升高速率（dp/dt）　应用连续多普勒测量二尖瓣反流频谱加速段反流压差最大上升速率与心导管测量的左心室压力最大上升速率一致性较好，测量方法简便。在反流频谱的加速段测量 1m/s 和 3m/s 之间的时间间期（Δt，ms），根据简化伯努利方程（PG=$4\times V^2$），两点之间的反流压差分别为 4mmHg 和 36mmHg，两点之间压差上升的速率（dp/dt）为 32/Δt（mmHg/s）。当左心室收缩功能减退时，反流压差最大上升速率明显降低。

（二）左心室舒张功能

舒张性心力衰竭其发病率占全部心力衰竭的 30%～50%。TEE 可通过估测左心室心肌的松弛性和僵硬度，对左心室舒张功能（left ventricular diastolic function）作出准确评价。在大多数临床研究中，通过一些简单、可行性好的超声心动图参数，可以对左心室充盈压评估和舒张功能分级进行可靠的判断。除此之外，新技术的迅速发展涌现出一些新指标，使得左心室舒张功能的评估　　更加可行（表 21-3）。

表 21-3　评价左心室舒张功能指标及方法

变量	方法	分析
E 峰流速（cm/s）	1. 心尖四腔心切面彩色多普勒血流下脉冲多普勒（PW）取样 2. 脉冲多普勒（PW）取样容积 1～3mm 轴向尺寸（二尖瓣瓣尖水平） 3. 低壁滤波（100～200MHz）和低增益 4. 最优频谱波形不应有毛刺（feathering）或尖峰（spikes）	在舒张早期（ECG T 波之后）获取流速峰值
A 峰流速（cm/s）	1. 心尖四腔心切面彩色多普勒血流下 PW 取样 2. PW 取样容积 1～3mm 轴向尺寸（二尖瓣瓣尖水平） 3. 低壁滤波（100～200MHz）和低增益 4. 最优频谱波形不应有毛刺或尖峰	在舒张晚期（ECG P 波之后）获取流速峰值
二尖瓣 A 峰持续时间（ms）	1. 心尖四腔心切面彩色多普勒血流下 PW 取样 2. 二尖瓣瓣环水平 PW 取样容积 1～3mm 轴向尺寸（缺乏二尖瓣瓣环水平与瓣尖水平的比较数据） 3. 低壁滤波（100～200MHz）和低增益 4. 最优频谱波形不应有毛刺或尖峰	在零刻度线上从 A 波起始到 A 波结束。如果 E 峰和 A 峰融合（A 峰始部位在 E 峰流速＞20cm/s 处）。由于左心房充盈压增加使 A 波持续时间应该更长
二尖瓣 E/A 比值	同二尖瓣 E 峰和 A 峰流速获取方法	二尖瓣 E 峰流速除以 A 峰流速
二尖瓣 DT（ms）	心尖四腔心切面：取样线位于二尖瓣瓣尖水平	从二尖瓣 E 峰峰值至零刻度（左心室充盈）水平
PW-TDI e' 速度（cm/s）	1. 心尖四腔心切面：PW 取样容积 5～10mm（轴向尺寸），侧壁和室间隔基底段计算平均值 2. 低壁滤波，低增益 3. 最优波形应该是锐利的，且无毛刺、尖峰或伪影	舒张早期在波形前缘获取最大速度
二尖瓣 E/e'	同上述 E 峰流速和 PW-TDI e' 速度方法	二尖瓣 E 峰流速除以二尖瓣环 e' 速度
左心房最大容积指数（ml/BSA）	1. 心尖四腔和两腔心切面：冻结二尖瓣开放前 1～2 帧 2. 采用专用视图（保持长径和横径最大）测量左心房容积	采用椭圆形公式或面积 - 长度公式。在心尖四腔心或两腔心切面测量时不应包含左心耳或肺静脉。
肺静脉 S 波（cm/s）	1. 心尖四腔心切面彩色多普勒血流下 PW 取样容积 1～3mm（轴向大小） 2. 取样线放置于右（或左）上肺静脉下 1～2cm 处 3. 低壁滤波（100～200MHz）和低增益 4. 最优波形不应有尖峰或毛刺	收缩早期在波形前缘获取最大速度
肺静脉 D 波（cm/s）	方法同肺静脉 S 波	舒张早期（二尖瓣开放之后），在波形前缘获取最大速度
肺静脉 Ar 波持续时间（ms）	心尖四腔心切面：取样线放置于右（或左）上肺静脉下 1～2cm 处，注意与左心房壁伪像区分	从 Ar 波起始部位至结束（降至零刻度）
肺静脉 S/D 值	见肺静脉 S 波和 D 波	肺静脉 S 波速度除以 D 波速度；或者肺静脉 S 波速度时间积分（VTI）除以 D 波速度时间积分

多普勒参数的值在正常人群和舒张功能不全患者之间有部分重叠，导致舒张功能异常和正常的鉴别变得复杂。此外，正常老化和心血管系统的许多变化相关，尤其是可能导致舒张功能不全的左心室松弛延缓。因此，老年人的充盈模式与相对年轻（40～60 岁）的轻度舒张功能不全患者相似，故在评估舒张功能时应当考虑年龄因素。

2016 年 ASE 与欧洲心血管影像学会（EACVI）关于超声心动图评估左心室舒张功能的指南建议以下 4 项指标及对应临界值来识别舒张功能不全：①二尖瓣瓣环的 e' 速度（室间隔 e' ＜7cm/s，侧壁 e' ≤10cm/s；②平均 E/e' ＞14；③左心房容积指数＞34ml/m^2；④TR 峰值流速＞2.8m/s。上述评估舒张功能的 4 项指标中，两项以上均未达到临界值，提示左心室舒张功能正常；而两项以上均超过临界值，提示左心室舒张功能异常；如果恰好两项未达到临界值，则结论不可确定。

左心室舒张功能参数效用、优势和局限性见表21-4。

表 21-4　评估左心室舒张功能参数效用、优势和局限性

变量	效用和生理基础	优势	局限性
二尖瓣环舒张早期运动速度：e'	动物和人体试验均显示e'与左心室弛豫时间常量（τ）密切相关。影响e'的血流动力学因素包括：左心室松弛、回缩力和充盈压	1. 可行性和重复性 2. 左心室松弛受损时，左心室充盈压对e'的影响最小 3. 相比传统血流多普勒参数，对负荷的依赖较小	1. 对于伴有冠状动脉疾病和节段性室壁运动异常，二尖瓣重度钙化，外科置换瓣环或人工二尖瓣及心包疾病的患者，准确性有限。 2. 至少采集两个切面以准确定位和调节合适大小的取样容积 3. 不同切面测量结果的临界值不同 4. 受年龄因素影响（随着年龄增长而降低）
二尖瓣 E/e' 值	e'可以校正左心室松弛受损对二尖瓣E峰流速的影响，并且E/e'值可用来估测左心室充盈压	1. 可行性和可重复性 2. E/e'值<8通常提示左心室充盈压正常，E/e'值>14与左心室充盈压升高具有高度特异性	1. E/e'值在正常个体、重度二尖瓣环钙化患者、伴有二尖瓣和心包疾病的患者中并不准确 2. 该比值的"灰色区域"不能确定左心室充盈压是否升高 3. 对伴有冠状动脉疾病和节段性室壁运动异常患者准确性降低 4. 不同切面测量的结果临界值不同
左心房最大容积指数	左心房容积反映的是升高的左心室充盈压随着时间变化产生的累积效应。左心房容积增加是死亡、心力衰竭、心房颤动和缺血性卒中的独立预测因子	1. 可行性和可重复性 2. 为左心室舒张功能障碍和慢性疾病提供诊断和预后信息 3. 心尖四腔心切面目测左心房和右心房大小以确定左心房扩大	1. 左心房扩大可见于心动过缓，高输出状态，双房移植，心房扑动/心房颤动，严重二尖瓣疾病，即使左心室舒张功能正常 2. 训练有素的运动员由于心动过缓及体内水分较多，会出现左心房扩大的情况 3. 在技术上要求较高的研究中，图像质量未达到最优时（包括左心房透视缩短现象），会妨碍追踪的准确性 4. 当患者伴有升主动脉、降主动脉瘤及较大的房间隔膨出瘤时，很难测量左心房容积
连续多普勒（CW）：收缩期三尖瓣反流（TR）最大速度	收缩期肺动脉压和无创获取的左房压之间具有显著相关性。在不伴有肺动脉疾病的情况下，收缩期肺动脉压升高提示左房压增高	收缩期肺动脉压可作为评估平均左房压的附加参数。肺动脉高压的证据具有预后价值	1. 间接估测左房压 2. 即使静脉内注射震荡后生理盐水或造影剂以增强对比，也并不总是可以获取完整的频谱 3. 对伴有重度三尖瓣反流和较低的右心室-右心房压差患者，计算的准确性依赖于对右心房收缩压的可靠估计

近年来，左心室和左心房收缩及舒张功能的一些指标已被推荐用于左心室松弛和左心室、左心房充盈压的评估。由斑点追踪超声心动图在等容舒张期及舒张早期测量的左心室整体长轴舒张期应变率与左心室弛豫时间常量（τ）显著相关。这些新的指标结合二尖瓣E峰已经用于评估某些疾病状态下的左心室充盈压及预测临床结局。左心室解旋率作为左心室舒张功能的一个新的替代指标已经引起了研究者的兴趣。解旋率的达峰时间对诊断左心室容积和LVEF正常患者的舒张功能不全更有意义。对于这部分患者，左心室解旋率达峰时间出现延迟，可能代表了左心室松弛的延迟。考虑到左心室解旋率达峰时间这一指标测量的复杂性及难以分辨相关影响因素，需要更多地研究来证实其在临床日常工作中的作用。最后，左心房收缩期应变和平均肺动脉楔压呈负相关。虽然左心房收缩期应变具有临床应用前景，但其存在一些技术局限性，而且需要一定的临床经验。

（三）心房功能

左心房主要有管道功能、储存器功能和助力泵功能。左心房管道、储血功能是左心室舒张早期充盈的基础，而其泵功能则是实现左心室主动充盈的关键。左心房收缩产生的左心室充盈量约占整个左心室充盈量的15%～25%，并随着年龄和心率的增加而增加。左心房的助力泵功能是对左心室顺应性下降的患者早期心室充盈减少的一种代偿机制。因此，评价左心房功能具有非常重要的意义。

TEE 估测左心耳功能及血栓（图 21-23），了解与心房颤动的关系，左心耳大小、形态的改变，功能的减低，帮助临床进行风险评估、判断预后及指导治疗。左心耳内的血流速度与左心耳的舒缩功能密切相关，在一定程度上反映左心房的舒缩功能。左心耳最大排空血流速度小于最大充盈速度。根据左心耳面积测定，计算出左心耳射血分数与左心耳峰值血流排空速度相关性良好（$r = 0.84$）。心房颤动患者左心耳射血分数明显减低。Pollick 等的研究显示，窦性心律者左心耳有典型的充盈及排空血流频谱，表现为不连续的双向波形曲线，它是由左心耳主动收缩及舒张产生。在舒张晚期，左心耳收缩产生正向多普勒血流信号；在收缩早期，左心耳充盈产生负向多普勒血流信号，它是由左心房收缩后，血流充盈入左心耳产生。

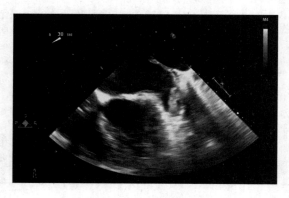

图 21-23　左心耳血栓

（四）左心室质量

左心室质量是一个非常重要的指标。实时三维超声心动图可以勾画心肌的心外膜和心内膜，通过计算机自动计算出心肌的体积，与心肌的密度相乘，计算出心肌的质量，其与磁共振计算出的左心室质量有良好的相关性和准确性，优于 M 型和二维超声心动图测量左心室质量。

二、右心功能

经食管中段四腔心切面容易观察右心室侧壁、测量右心室内径和右心室面积变化分数（RVFAC）。经食管中段各切面观也可观察冠状窦，估计三尖瓣反流、心房或室间隔缺损。经胃可以观察右心室和室间隔短轴、右心室流入流出道、下腔静脉和肝静脉、右心室上下壁，而在胃深处右心室切面较清楚监测三尖瓣瓣环多普勒信号。评价右心室功能的指标包括右心室收缩功能、右心室舒张功能、整体和局部右心室功能（收缩期和舒张期）及瓣膜功能参数。

（一）右心室大小和形态

因为右心室形态不能用简单数学模型来反映，二维心动超声估计右心室大小很困难，目前判断右心室容量的指标是食管中段四腔心切面测量 3 个方向的右心室直径和右心室收缩和舒张期面积。TEE 评估瓣膜功能和右心室流入道和流出道梯度，动力性 RVOT 梗阻被认为是心脏手术后血流动力学不稳的原因。正常室间隔偏向右心室，偏心率指数（EI）是左心室短轴直径（与室间隔平行）与其垂直轴直径的比值（$EI = 1$），该指数在舒张期末和收缩期末的值都是 1，在容量超负荷时，室间隔偏向左心室（形成 D 形左心室，$EI > 1$）。分析室间隔的曲率是研究右心室病理的有用方法。

（二）右心室收缩功能指标

1. 右心室射血分数（RVEF）　是指右心室搏出量与右心室舒张期末容积比 [RVEF=（RVEDV-RVESV）÷RVEDV]。在心力衰竭、瓣膜性心脏病和先天性心脏病患者中证实了其预测预后的价值。缺点在于 RVEF 对容量高度依赖，在容量或压力过负荷时可能不能反映心室收缩力。三维心动超声可提供更精确方法计算右心室容量和 RVEF。

2. 右心室面积减少分数（RVFAC）　在四腔心切面测量右心室收缩面积的改变与舒张期末面积比值，美国和欧洲的超声学会制订了 RVFAC 值范围：正常值 32% ～ 60%，轻度异常 25% ～ 31%，中度异常 18% ～ 24%，低于 17% 为重度异常。

3. 经三尖瓣环平面收缩位移（tricuspid annular plane systolic excursion，TAPSE）　测量三尖瓣瓣环游离缘在收缩期的纵向运动，在四腔心切面的 M 型超声成像获得，特别是侧瓣瓣环，手术前

TAPSE 是反映整个收缩期较可靠的指数，但术后准确度不明确。

4. 三尖瓣瓣环收缩期速度（St） 常用组织多普勒技术（TDI）测速，是右心室功能指数。在心力衰竭患者，St 速率与 RVEF 中度相关（$r = 0.65$，$P < 0.001$）。其在心脏手术中有潜在的应用价值。

5. 等容收缩期加速度（isovolumic acceleration, IVA） IVA= 等容收缩期心肌最大速度 / 达峰时间，正常值约为（1.1 ± 0.4）m/s^2。Vogel 等在动物实验，通过调节前负荷、后负荷、收缩力和心率，用 TDI 技术测量三尖瓣瓣环处 IVA，结果显示，IVA 是非创伤性方法中最可靠的心肌速率参数。IVA 是目前描述收缩期功能与容量无关的指数。

6. 右心室的最大压力时间指数（dP/dTmax） 在三尖瓣反流用连续波多普勒和 Bernoulli 方程式计算 1m/s 到 2m/s 压力差。指数在稳定的容量状态下，对治疗效果评价可能有用。

7. 右心心肌工作能力指数（right ventricular myocardial performance index，RVMPI） 也称 Tei 指数。计算公式：MPI=（IVCT+IVRT）÷ET，式中，IVCT 指等容收缩期时间，IVRT 指等容舒张期时间，ET 指射血时间。收缩或舒张功能障碍时 RVMPI 升高。Haddad 等认为，RVMPI 可为高危瓣膜病患者危险程度分层。Yoshifuku 等认为，在急性和严重右心室心肌梗死患者，RVMPI 会假性正常。在心律失常和高度房室传导阻滞中，RVMPI 也不准确。

（三）右心室舒张功能指标

（1）临床反映右心室舒张功能参数有右房压（RAP）、右心室充盈图和肝静脉图像。三尖瓣充盈图通常在食管中段或经胃平面右旋探头获得。目前右心室舒张功能相对于左心室舒张功能研究较少。

（2）下腔静脉充盈度（IVC）（图 21-24）：在非机械通气患者，IVC 大小和减小指数与 RAP 相关性较好。减小指数指吸气时 IVC 直径相对减小率。IVC < 2cm 并减小指数 > 50% 通常 RAP < 5mmHg；IVC 扩张并减小指数 < 10%，通常 RAP 为 20mmHg。Michard 等认为，IVC 减小指数能反映液体治疗反应。

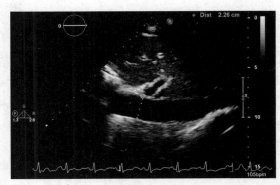

图 21-24　下腔静脉充盈度（IVC）测量

（3）三尖瓣瓣环 E/Ea 值：E 指三尖瓣瓣舒张早期血流峰值流速；Ea 指三尖瓣侧壁瓣环处舒张早期峰值速度。Nageh 等早期研究 E/Ea 值与右心导管测量的平均右房压有良好相关性（$r = 0.75$，$P < 0.001$），且 E/Ea 值 > 6 代表平均右房压 > 10 mmHg（敏感度 79%，特异度 73%）。而 Carricart 等认为，心脏术前异常的肝静脉血流速率，在患者 CPB 后需要较多血管活性药物支持；Denault 等研究表明，手术前异常右心室舒张期充盈与脱离 CPB 困难相关。其有效性及评估单独右心室舒张功能的意义，有待更多研究。

（4）AQ 技术测量肺动脉高压患者的右心室舒张期末容积（RVEDV）、右心室收缩期末容积（RVESV）、快速充盈末右心室容积（ERFV）、右心房收缩充盈前容积（OAFV）。苗雅等研究表明，右心室峰值快速充盈率与右心房峰值快速充盈率之比（PRFR/PAFR）、右心室峰值快速充盈容积与右心房收缩充盈容积之比（RF/AF），不受右心室容量与压力负荷的影响，能够准确地反映右心室舒张功能，与正常对照组相比，PRFR/PAFR、RF/AF 明显减低（$P < 0.05$）。

三、室　间　隔

左、右心室的互相依赖（ventricular interdependence）是一种复杂的现象，并可能影响到 IVS 的构形和运动。TEE 显示右心室（RV）功能障碍明显比左心室（LV）严重，使得 IVS 变得平直。相反地，根据左、右心室解剖上的耦联关系，室间隔（IVS）和 LV 的功能障碍可导致 RV 的收缩力下降。生理情况下，由于在 IVS 两侧有一个左＞右的压力差，IVS 就凸向右侧而形成一个弯曲的形状。当 RV 的压力或容量增加或 LV 的压力或容量减少时，IVS 两侧的压力差下降，导致 IVS 处于平直位置。在心脏无负荷时，IVS 就处于平直状态。室间隔在不同心脏疾病中的运动方式（表 21-5）。

表 21-5 室间隔在不同心脏疾病中的运动方式

心脏疾病	室间隔的运动方式
正常	IVS 在收缩期变厚并向左运动，舒张期向右运动
RV 压力过高	IVS 向左偏移，在整个心脏周期都趋于平直状态，尤其在收缩期末更为明显
RV 容量过多	IVS 在收缩期反常地向右心弯曲，而在舒张期向左运动，并处于平直状态
LV 容量过多	IVS 正常运动方式（在收缩期变厚并向左运动，舒张期向右运动），但幅度增大
心脏术后即刻	IVS 收缩期反常地向右运动，舒张期反常地向左运动，无 IVS 平直表现
心脏压塞	心腔容量固定，RV 的充盈状态随呼吸的变化而变化，继之影响 IVS 的运动

四、监测和诊断心肌缺血

一般将探头放在左心室的乳头肌水平，用短轴观察左心室壁的局部室壁运动异常（regional wall movement abnormalities，RWMA）。近年来研究认为，TEE 监测心肌缺血比 ECG 更敏感与精确。三支大冠状动脉供血的区域包括冠状动脉前降支病变引起左心室前壁及间隔壁运动异常；右冠状动脉病变常引起下壁心肌运动异常；冠状动脉回旋支病变通常导致左心室侧壁及后壁运动异常。心尖帽通常由前降支供血。

（一）左心室壁各节段的分区

经胃左心室短轴切面，在二尖瓣水平和乳头肌水平，室间隔被分成前间隔和后间隔两部分，左心室游离壁从前至后可分为前壁、侧壁、后壁和下壁 4 个部分。故在以上两个水平左心室短轴切面上各有 6 个节段。心尖范围较小，其短轴切面只分成室间隔、前壁、侧壁和下壁 4 个节段。整个左心室共分 16 个节段。新的 17 节段分段法，增加心尖帽部分为 1 个节段。

（二）室壁运动异常的分析

TEE 的监测室壁运动可分为：正常（normal）、运动减弱（hypokinesis）、不运动（akinesis）、反常运动（diskinesis）。采用方法如下所述。

1. 目测法 是目前评价室壁运动常用的方法。通常用室壁运动记分法（wall motion score，WMS）来评价患者的病变程度和预后：室壁运动正常记 1 分；运动减弱记 2 分；运动消失记 3 分；矛盾运动记 4 分，室壁瘤记 5 分，把各节段的记分加起来，再除以节段总数即为室壁运动记分指数（WMSI），正常等于 1，大于 1 表示不正常。此指数反映了左心室异常心肌占整个左心室肌的比例，因此在临床上具有重要价值。

2. 计算机分析法 人工圈划左心室收缩期末和舒张期末心内膜的轮廓，通过计算机将左心室分为若干个区域，然后分析左心室各区域在心动周期中的内外膜相对于中央参考点的移动幅度或面积，最后用二维或三维图表的方式显示室壁运动的程度。

3. 节段运动的定量分析方法 利用组织多普勒技术及其衍生的组织追踪成像，应变率成像，组织同步性成像等技术可以定量计算心肌不同部位的速度、位移、变形、运动时相等，可以评价局部心肌运动功能及心肌运动同步性。

评价节段性室壁运动异常（SWMA）与再血管化有较高的临床意义。因缺血而处于休眠状态的心肌，由于再次得到血液灌注而成活，TEE 显示移植前室壁运动减弱的心肌活动增强。当术后 TEE 发现新的 SWMA 时，表明移植的桥阻塞（因栓子）或另有冠状动脉不通畅，需及时处理（重新冠状动脉移植或取出冠状动脉内的栓子）。TEE 检查对心肌梗死的诊断也有帮助，梗死心肌常表现为运动不能，反常运动。心肌梗死并发症如二尖瓣反流、室壁瘤、泵衰竭等。

五、常见心脏瓣膜病的 TEE 征象

（一）二尖瓣狭窄

1. 左心房自发显影（left atrial spontaneous echo

contrast，LASEC） 是二尖瓣狭窄（MS）患者TEE检查常见声学特征。LASEC反映血栓前状态，与血栓形成和心源性脑卒中密切相关，因此早期发现LASEC对指导抗凝治疗、减少栓塞并发症具有重要的临床意义。左心耳是血栓的好发部位，TTE检查常不能完全清晰显示其结构而造成左心耳部血栓的漏诊，出现假阳性及假阴性。TEE明显提高二尖瓣狭窄患者左心房自发显影和左心房血栓的检出率。

2. 评价二尖瓣膜 TEE可从多切面观察二尖瓣及瓣下结构的损害，观察瓣膜增厚、粘连、钙化及瓣膜弹性等，常用TEE探头食管中段左心二腔或四腔心切面。

（1）M型超声：左心房扩大，二尖瓣前叶EF斜率减慢＜50mm/s。前叶呈方形波，后叶与前叶呈同向运动。

（2）二维超声：二尖瓣结构增厚，纤维化和钙化使其回声增强，尤其瓣尖部分可呈团状回声，腱索粘连，缩短及乳头肌肥厚，左心室短轴二尖瓣水平可观察到瓣叶交界处粘连情况。二尖瓣活动受限的典型实时图像表现为前叶呈圆顶状运动，开放时瓣体向室间隔方向运动，带动钩状瓣尖呈垂直方向运动，后叶与前叶呈同向运动。

（3）瓣口面积测量：二维左心室短轴二尖瓣口水平可直接测定二尖瓣口的实际瓣口面积，二尖瓣狭窄程度：轻度1.8～2.5cm²、中度1.3～1.8cm²、重度＜1.3cm²；应用多普勒技术测量压差减半时间（pressure half time，PHT），与二尖瓣狭窄的程度成反比。由此得出计算公式：二尖瓣面积＝220÷PHT（ms），目前超声心动图仪器均自动PHT法计算二尖瓣口的面积。

（4）脉冲多普勒（PW）的频谱轮廓异常，正常的双峰消失、内部充填，连续多普勒（CW）测定通过瓣口血流速度增快，超声多普勒血流显像技术（CDFI）可直接显示瓣口多色镶嵌的射流束，其起点宽度与瓣口的直径相关，是最简便的瓣口面积半定量法。

（二）二尖瓣反流

1. 术中TEE对二尖瓣反流的分级

（1）二尖瓣反流（MR）分级标准：根据反流

束面积占左心房面积的比例（即MRA/LAA）分为下述4级。0级：无反流；1级：微量反流局限于瓣口；2级：少量反流，MRA/LAA≤20%；3级：中量反流，20%＜MRA/LAA＜40%；4级：严重反流，MRA/LAA≥40%。彩色或频谱多普勒肺静脉血流变化（有无收缩期明显低钝或负向倒流）辅助鉴别3、4级二尖瓣反流。

（2）反流方向：当反流束与二尖瓣瓣环平面的垂直线之间夹角≥30°，视为偏心性反流（图21-25）；反之为中心性反流（图21-26）。

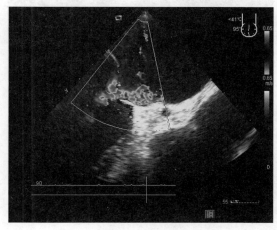

图21-25　后叶脱垂偏心性反流

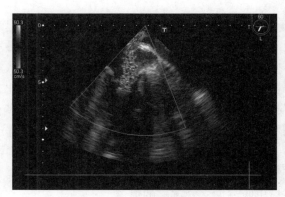

图21-26　二尖瓣中心性反流

（3）反流机制：二尖瓣解剖病变、瓣环直径和左心室功能指标。根据二尖瓣形态改变定性功能性二尖瓣反流和器质性损害。临床已公认体外循环前TEE有确诊作用，可弥补TTE的局限与不足，补充甚至更正部分术前诊断。

2. 评价二尖瓣脱垂（MVP）效果 主要在胃底、食管下段、食管中段、食管上段多角度多切面全面观测各瓣膜形态、活动度，并进一步观察瓣环和瓣下结构病变情况，最终确定手术方案

（图 21-27）。在瓣膜成形术前，重点观察瓣膜形态、瓣下腱索、瓣环大小等情况，为术式选择提供信息。在瓣膜置换术前，重点观察瓣环大小、钙化程度等情况，为确定人工瓣膜大小提供帮助。心脏复跳后，在心搏有力，血压良好情况下及体外循环停机后，通过 TEE 观察成形后瓣膜或人工瓣膜启闭情况，对手术效果及时作出判断。如手术效果欠满意，可再次转流，对欠满意处进行纠正，以确保手术成功。

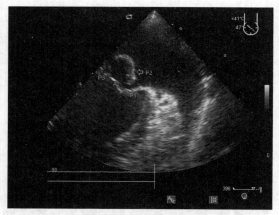

图 21-27　术前评估二尖瓣后叶脱垂（P2）

（三）主动脉瓣狭窄

1. 主动脉瓣狭窄（AS）TEE 的特点　①M 型超声：瓣叶增厚，回声增强，室间隔与左心室后壁呈向心性肥厚。②二维超声：短轴可辨认瓣叶数目，并可显示瓣膜的增厚、纤维化、钙化、可呈团块状回声，交界粘连，活动受限。③多普勒频谱的改变：取样容积置于主动脉瓣上。连续多普勒可检测到收缩期宽带型，波峰较钝，内部充填，幅度增大的高速血流频谱。在主动脉瓣口可检出收缩期多彩镶嵌的射流。

2. AS 的分级　①M 型超声：主动脉瓣开放幅度（正常 16 ～ 26mm，轻度狭窄 15 ～ 13mm，中度 12 ～ 8mm，重度 < 8mm），②平均跨瓣压差（PG mean）是反映瓣膜狭窄程度较好的指标。10 ～ 25mmHg 时为轻度主动脉瓣狭窄；25 ～ 50mmHg 时为中度主动脉瓣狭窄；大于 50mmHg 为重度主动脉瓣狭窄。

（四）主动脉瓣关闭不全

1. TEE 的特点　①主动脉瓣不能合拢：M 型及二维超声都可显示瓣叶在舒张期不能合拢，不能合拢的图像应能多次重复。②二尖瓣前叶或前、后叶均有舒张期的震颤运动：用 M 型超声可清晰地显示这种图像特征。③主动脉瓣结构的改变：显示 3 个半月瓣的解剖结构和活动情况，瓣叶回声增强，增粗，严重时呈不规则的团状，常以 1 个或两个瓣叶病变显著，而另一个瓣叶较轻。④多普勒频谱的异常改变：取样容积置于主动脉瓣下，可检测到主动脉瓣反流血流频谱，舒张期内部充填频谱宽度增宽的频谱。⑤可伴左心室扩张，左心室容量负荷增大。

2. 主动脉瓣关闭不全（AI）的分级　主要根据彩色血流显像及多普勒频谱来估测反流量。定性诊断：在左心室流出道内探及起自主动脉瓣环的舒张期射流。定量诊断：半定量方法有根据反流束宽度占左心室流出道比值，小于 30% 为轻度；30% ～ 60% 为中度；大于 60% 为重度，半定量方法较简单。

六、心脏容量的监测

由于心脏几何变形等，当 PAWP 不能解释前负荷时，TEE 测量左心室舒张末期面积（left ventricular end-diastolic area，LVEDA）或 LVEDV 可补充反映前负荷的变化。即使存在心室壁运动异常的心脏手术患者，经胃短轴平面测定 LVEDA 仍是估测前负荷的可靠方法，测定 LVEDA 也有助于判断 ICU 患者对容量治疗的反应（SV 和 CO 增高）。

许多学者报道，肺静脉血流频谱（PVF 的 AR 波）与容量指标的关系。$PAWP = 0.48AR - 1.6$；$PAWP = 2.6 + 0.4AR$（$r = 0.5$，$F = 6.2$，$P = 0.02$，PAWP 单位为 mmHg，AR 波单位为 cm/s）；$PAWP = 2 + 1.3(E/Em)$（经二尖瓣侧壁环 Em），E/Vp 评估 PAWP，$E/Vp \geqslant 2$ 预测 $PAWP \geqslant 18mmHg$ 的敏感度为 95%，特异度为 98%。评价左房压：$LAP = SBP - 4(V_{MR})^2$，式中 V_{MR} 为二尖瓣反流速度。

Royse 等将房间隔运动分为三类：固定运动（心动周期中都为左向右运动）（FC），收缩期短暂反向（右向左）运动（MSR），收缩期明显反向运动（MSB）；他们通过 TEE 观察房间隔运动，并和 PAC 测得的 PAWP 作对照，发现在血容量急剧变化过程中，房间隔运动与 PAWP 关系如下：FC 时，平均 PAWP 为 18.1 mmHg（95% 可信区间：16.7 ～ 19.6）；MSR 时，平均 PAWP 为 13.2 mmHg（95% 可信区间：12.5 ～ 13.8）；MSB 时，平均 PAWP 为 9.9 mmHg（95% 可信区间：9.0 ～ 10.7）。

七、检查血流栓子，指导心脏排气

（一）气体栓子

右冠状动脉起于主动脉根部，在肺动脉与右心耳之间垂直下行。食管内 TEE 换能器探头在屏幕的上方，患者胸壁在屏幕下方。如有空气优先进入右冠状动脉，将导致下壁心肌缺血。张卫兴等认为，术中 TEE 是监测心内气体栓子的最敏感方法，将探头置于食管和胃腔内，直接对心脏及其周围血管进行扫查，图像分辨率高，不受肺部气体影响，不干扰手术，术中可以进行连续监测，能直接清晰显示直径小于 2mm 的栓子（图 21-28）。TEE 所能监测到的气体量比 0.05ml/kg 更少。

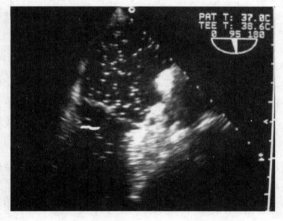

图 21-28　CPB 后左心室、左心房气体栓子

（二）血栓

肺血栓栓塞（pulmonary thromboembolism，PTE）的超声心动图改变：①肺动脉和左、右肺动脉主干内血栓，右心内血栓伴有右心扩大，肺动脉增宽等。②肺动脉高压、室壁张力增加、室间隔左移、左心室内径减小、右心室 / 左心室 > 0.5。③右心室局部室壁运动异常是急性 PTE 的特异征象。室间隔运动与左心室后壁运动不协调，在左心室短轴切面可以观察到室间隔异常运动，向左

心室膨出，左心室呈 "D" 字形。④肺动脉高压、三尖瓣反流。⑤肺动脉瓣血流频谱显示与肺动脉压力相关的加速时间与血流持续时间缩短，射血前期 / 射血期比值增大。

（三）脂肪栓

全髋置换术（total hip arthroplasty，THA）中常发生脂肪栓塞，TEE 显示的发生率高达 92%。脂肪进入外周静脉循环后，不断被稀释，回流到心脏时，成为大小不一的脂肪滴，脂肪滴与血液声阻抗不同，能够形成丰富的反射界面，可在心腔中探测到 "雪花飞舞" 的声像图特征，易于为 TEE 识别。TEE 是最早明确发现左心室内脂肪栓子的手段，因此是目前早期诊断脂肪栓塞综合征（FES）最好的方法。

八、指导停体外循环

停 CPB（extracorporeal circulation）前即时的 TEE 评估能提供重要的参考，从而为选择强心药或血管收缩药治疗提供指导。通过评价瓣膜、先天性心脏病矫正、心脏容量和心脏功能，指导心腔内排气，IABP 的定位，血管活性药管理等有利于顺利停 CPB。也可用多巴酚丁胺负荷超声心动图，检测缺血性心肌病患者存活心肌，预测冠状动脉旁路移植术疗效等。

九、指导导管的放置

指导 CVP 导管的放置，TEE 技术可以为婴幼儿颈内静脉穿刺时 CVP 导管定位提供一种实时、客观、准确的评价手段。用双平面 TEE 探头经口腔插入小儿食管，置入 CVP 导管后，调整 TEE 探头至腔静脉长轴切面，充分显露上腔静脉后，通过 TEE 将 CVP 导管尖调整至上腔静脉与心房的连接处。TEE 还可指导肺动脉导管的放置，IABP 定位，指导 CABG 近端打孔的位置，防止斑块脱落。

十、判断急性低血压的原因

围术期循环不稳定原因：容量不足、关胸后突发的低血压、PTCA 时并发心脏压塞，急症

CABG 前低血压、卡瓣和瓣周漏、术后心脏压塞、肺栓塞和气栓等；TEE 诊断肺栓塞的敏感度为 70%，特异度为 81%，对于原因不明而出现的难治性低血压，TEE 有助于查找原因，指导治疗。

十一、TEE 即时评价药物疗效

TEE 鉴别心功能减弱可能因全心或局部心功能。心室整体功能障碍需使用正性肌力药物，局部运动功能减弱应提高冠状动脉供血及疏通冠状动脉。TEE 是确定诊断二尖瓣收缩期向前移动征（SAM）的唯一方法，导致动力性左心室流出道梗阻及二尖瓣反流，出现低血压。

第五节　TEE 在心脏手术中的应用

TEE 应用时的具体步骤包括：①麻醉诱导后手术前置入 TEE 探头，在心脏手术开始或体外循环前，评估心脏及大血管的结构及功能，弥补经胸超声心动图缺陷，以进一步明确诊断；②在心内手术结束、循环开放、心脏复跳后，检查心腔及大血管内有无残余积气，心脏解剖畸形纠正的满意程度，血流动力学和心功能状况，有无瓣周漏和残余漏等并发症，冠状动脉旁路移植术患者观察室壁运动等。

一、TEE 在先天性心脏病手术中的应用

CPB 前应用 TEE 行术前即刻检测，心脏姑息性手术和根治性手术前 TEE 检查有助于发现经 TTE 和其他检查漏诊的病变。体外循环后检测有无残余异常，能使手术者对残余异常在术中立即作出决定，可增加手术的准确性和完整性，并可避免不必要的再次手术，降低手术后死亡率。

TEE 在常见先天性心脏病（congenital heart defects，CHD）手术中很有意义：室间隔缺损修补、右心室流出道梗阻解除及完全性房室间隔缺损手术等。在复杂性先天性心脏病中多平面 TEE 可更迅速、可靠地确定心脏、大血管的方位。TEE 检测在复杂性先心病 Fontan 术中具有重要临床意义。

二、TEE 在冠状动脉旁路移植术期间应用

TEE 对心肌局部缺血具有很高的敏感性，但缺乏特异性。能鉴别发生在急性冠状动脉堵塞后的几秒钟内的早期心肌缺血迹像，包括收缩性局部室壁运动异常（RWMAS）后的舒张功能不全。然而在手术期间会经常出现新的 RWMAS，这主要是因为非缺血性原因引起的，如心脏负荷的改变、心脏电传导的改变、体外循环后起搏、停止体外循环前后期间的心肌顿抑或心肌保护不佳。冠状动脉旁路移植术（coronary artery bypass grafting，CABG）后局部室壁运动异常的加重会增加长期的心脏并发症的发生率，而且成为判断心血管不良预后的指标。TEE 经胃短轴中乳头肌图像最常使用，它可显示心肌供血的 3 条主冠状动脉，但心脏基部或心尖部出现的 SWMAS 则完全看不见。美国麻醉医师协会和心血管麻醉医师协会推荐在 CPB 前后或 OPCABG 术的血管重建完成后广泛应用 TEE。经食管超声心动图监测心肌缺血并不是很完善，因为所有的室壁节段都必须连续实时监测，并与术前检查结果进行对比。

现如今推荐 TEE 用于冠状动脉搭桥术和非体外循环下的冠状动脉搭桥术。TEE 有助于体外循环前的心功能评估，相关瓣膜病变，包括功能性二尖瓣反流，主动脉粥样硬化的评估（主动脉插管和阻断的位置，可能的"no-touch"技术），检测卵圆孔未闭，永存左上腔静脉（逆行心脏停搏问题），CPB 插管定位，包括逆行心脏停搏插管定位、主动脉插管定位，相关并发症如医源性主动脉夹层和插管位置、容量状态、心室功能、对正性肌力药的反应、主动脉开放后及脱机时排气。

CABG 吻合期间导致严重的血流动力学变化，TEE 可及时准确地提供可靠的信息，如术中压迫心脏、心肌缺血、瓣膜关闭不全（二尖瓣反流或三尖瓣反流）、严重的心肌收缩无力、右心室扩张等。CPB 后早期 TR 与 MR 增加引起 CVP 和 PAOP 升高现象。

矛盾性肺栓塞（患者同时发生肺栓塞及动脉系统血栓）原因：卵圆孔未闭（PFO）、先天性心脏病、Chiari's 网与房间隔瘤。Schneider 等连续

分析 1436 例成人 TEE 检查资料，29 例（2%）存在 Chiari's 网（与尸解发现率 2% ～ 4% 相近），24 例（83%）发现卵圆孔未闭并存，两者栓塞的发生率分别为 28%（7/29）和 54%（13/24）。各种动静脉吻合，动静脉瘘。据 Bridges 估计，在美国，每年的卒中患者中，至少有 50 000 例是通过 PFO 所致的矛盾性栓塞。因此，加强矛盾性栓塞的诊断意识尤为重要。

三、TEE 与主动脉夹层手术

TEE 观察主动脉夹层动脉瘤（aortic aneurysm）及破口的部位、大小、形态、破口数量与血流动力学的关系，观察主动脉瓣的结构功能、有无右心室流出道梗阻及有无合并其他心内畸形，其结果影响手术方式、切口入路的选择（图 21-29）。Gonzalez-Fajardo 在 12 例主动脉 B 型夹层患者中使用 TEE 和血管造影，结果 TEE 发现了全部的撕裂内膜，诊断出 6 例支架安装后的残余漏，而血管造影仅诊断出 3 例。结果表明，TEE 在发现术后真假腔残余漏、定位破口、保证假腔完全封闭等方面敏感性高于血管造影，对提高手术成功率具有极高的价值。

李玉兰等应用气管内水囊建立 TEE 经气管声窗（TTW），TEE 的新声窗部分消除了气管前的 TEE "盲区"，建立补充了 TEE 的不足，使主动脉弓、无名动脉的检查监测更加完善。TEE 可以检查大多数成年人的左锁骨下动脉和左颈总动脉。97% 患者的左锁骨下动脉和 67% 患者的左颈总动脉不是 TEE 的盲区。TTW 可提高 TEE 检查气管插管患者 LCA 的阳性率，可帮助个别患者检查 LSA，主动脉弓及其分支不再是 TEE 的盲区。

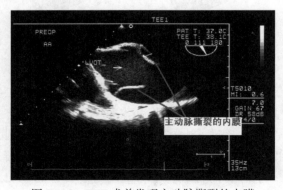

图 21-29　TEE 术前发现主动脉撕裂的内膜

四、TEE 与左心室室壁瘤处理

TEE 对心内结构及血流动力学情况进行评价，主要包括左心室室壁瘤是否典型，有无血栓形成，左心室舒张期末容积（LVEDV），左心室收缩期末容积（LVESV），左心室射血分数（EF），二尖瓣及主动脉瓣的结构及功能情况，明确诊断，指导手术方案。术后即刻评价手术效果，包括 LVEDV、LVESV、EF、瓣膜功能的改善情况。术中 TEE 的诊断标准：① 室壁变薄，3 层结构消失，透壁心肌梗死改变明显；② 原几何形态改变并向外膨出，"8" 字形左心室；③ 反向搏动。

五、TEE 评价心脏瓣膜置换与修复手术

TEE 评价心脏瓣膜置换包括主动脉瓣、二尖瓣、三尖瓣置换术等，特别是二尖瓣脱垂与人工腱索植入。由于 TEE 对二尖瓣评价的优势，在食管下段水平、胃食管交界水平及胃底水平，0° ～ 180° 范围内的二尖瓣及瓣下腱索结构，重点在 0° 获得满意的四腔心平面，90° 可获得二腔心平面，在 120° ～ 135° 内获得左心室长轴平面，观察二尖瓣厚度、活动度、有无脱垂、钙化及赘生物，腱索有无断裂等。

诊断二尖瓣脱垂的主要标准：左心室长轴切面显示 1 个或 2 个瓣叶于收缩期超过二尖瓣瓣环连线至少 2mm。诊断二尖瓣腱索断裂 TEE 主要标准：① 二尖瓣瓣尖于收缩期进入左心房；② 二尖瓣瓣体呈甩鞭样运动或收缩期可见扑动现象。在二尖瓣装置中，乳头肌 - 二尖瓣环的连续性对维持左心室功能起着重要作用，人工腱索植入二尖瓣成形术为近期开展的一种新手术，TEE 在 0° ～ 180° 不同切面二维和彩色血流显像等，可靠评价人工腱索植入、二尖瓣成形术。

六、TEE 在心脏移植和心脏辅助装置中的应用

心脏移植是终末期心脏病唯一的治疗手段，而心脏移植前植入心脏辅助装置可在获得供源前让患者安全度过，TEE 监测血流动力学的波动及

辅助装置的功能状态，并早期发现可能出现的并发症。而心脏移植后供体心脏功能的监测同样有临床价值。

Nakayama 等报道，TEE 监测有助于血流动力学的稳定，而且在左心辅助装置开始运行后，早期发现由于负压而导致的气栓；TEE 对右心室功能的监测，有助于治疗右心衰。Nussmeier 等通过 TEE 监测 Jarvik2000 新型的左心室辅助装置，此装置可提供高至 8L/ min 心排血量，有效地达到左心室辅助功能；辅助装置的辅助流量有赖于前后负荷和辅助泵的转速，TEE 监测有助于调整前后负荷，指导血管活性药物的使用，调节辅助泵参数，使辅助装置达到最佳心室辅助功能。

七、TEE 在微创心脏外科手术中的应用

早期微创心脏外科手术操作是在 X 线透视荧光成像指引下进行的，这使患者和手术者都暴露在 X 线下，现在 TEE 逐步取代 X 线透视，成为术中首选的监测手段。经典的心血管微创手术包括两方面：①外科医师经股动脉放入主动脉灌注管，需在 TEE 引导下将其套囊放至升主动脉处，保证在体外循环时充盈套囊可阻断主动脉，向主动脉根部灌注停搏液，同时不影响脑血供；②在 TEE 引导下，经颈内静脉插管，将逆灌注管尖端放入冠状窦，建立逆行灌注心脏停搏液的通道。

TEE 监测微创外科经胸先心病封堵术：主要包括室间隔缺损（VSD）和房间隔缺损（ASD）。VSD 封堵手术开始前，采用多个切面充分显示 VSD 或 ASD 的位置、大小及其与邻近组织的关系。如确定缺口距主动脉及三尖瓣的距离，测量 VSD 的最大直径，根据缺损最大直径选择合适的 VSD 封堵器。在手术开始后，监测整个封堵过程，跟踪导丝与鞘管的位置，引导封堵伞的放置。

TEE 与主动脉夹层腔内隔绝术：血管腔内支架植入术是治疗主动脉夹层、动脉瘤等疾病的一种新方法。TEE 是检出主动脉夹层最简单、安全且有效的手段，TEE 对主动脉夹层动脉瘤的诊断特异性和敏感性不亚于血管造影和 MRI。TEE 可清晰显示大多数主动脉夹层撕裂内膜的起始部位，累及范围、交通口的大小、数目、真假腔大小、血流情况、附壁血栓及并发症，敏感度达

98% ～ 100%，特异度达 77% ～ 97 %。Rapezzi 等在 TEE 监测下完成了 22 例降主动脉支架植入术，术中 TEE 调整了 5 例血管造影决定的支架植入位置，探到 7 例支架周围漏，认为 TEE 能减少并发症，有助于提高支架植入术的质量。

主动脉瓣狭窄（AS）是老年患者最常见的心脏瓣膜疾病，过去改善主动脉瓣狭窄患者预后的唯一治疗方法是心脏直视手术。一些高龄、全身状况较差的患者由于预后较差失去外科手术机会。而 TAVI 手术，即经导管主动脉瓣植入术（transcatheter aortic valve implantation），其正式的定义是将组装好的主动脉瓣经导管置入到主动脉根部，替代原有主动脉瓣，在功能上完成主动脉瓣的置换（图 21-30）。创伤较小，适用于高危人群。TEE 尤其是 3D-TEE 在精确测量主动脉瓣瓣环直径、评估主动脉根部情况，选择人工瓣膜尺寸及入路有重要作用。TEE 能在手术过程中实时监测导丝、鞘管、球囊及人工瓣膜放置到位情况，并能在术后即刻评估有无瓣周漏、人工瓣脱落、冠状动脉开口堵塞、主动脉撕裂等并发症。还能综合评估患者手术前后心功能改善情况。

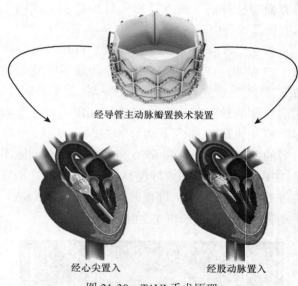

经导管主动脉瓣置换术装置

经心尖置入　　　　经股动脉置入

图 21-30　TAVI 手术原理

随着经济社会的发展和人口的老龄化，二尖瓣关闭不全（MR）的发病率呈明显上升的态势。据统计，超过 65 ～ 75 岁的人群的发病率分别为 6.4% 和 9.3%。外科换瓣或修复治疗仍是二尖瓣关闭不全患者的首选，但对于高龄、有开胸病史、心功能差且合并多脏器功能不全的患者，外科手

术风险大,甚至部分患者不能耐受,且外科治疗对于功能性 MR 尤其是缺血性 MR 的效果差,存在着争议。经导管二尖瓣夹合术(MitraClip)源于外科二尖瓣缘对缘缝合技术,无须开胸、创伤小、手术时间短、无须体外循环支持,手术安全性高,在全球范围内广泛开展(图 21-31)。TEE 能监测一系列手术过程,包括指导房间隔穿刺、导丝置入、MitraClip 输送系统置入,调整 MitraClip 位置及两臂钳夹部位。3D-TEE 能确保输送系统与二尖瓣对合缘相互垂直的关系并保证其在瓣口中央。MitraClip 释放后可以观察反流的改善效果。

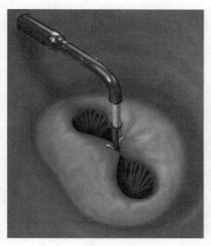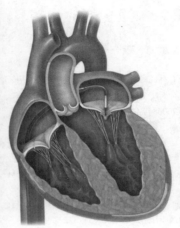

图 21-31　MitraClip 原理

八、TEE 在机器人辅助心脏手术中的应用

近年来"杂交"手术在北京、上海等地的知名大医院陆续开展,心脏手术迈入"杂交"时代。"杂交"手术室的"硬件"方面体现在造影系统、机器人、TEE 及体外循环机等。TEE 是机器人辅助心脏手术重要组成部分之一,可及时显示血流情况,评价手术成功,如发现由于机器人系统存在的缺陷和术者技术因素而造成吻合口狭窄或瘘、残余分流和瓣周漏。TEE 是机器人辅助房间隔缺损(ASD)封堵术中目前能显示和确认导管鞘位置的最佳方法。

九、TEE 与主动脉瓣下狭窄和肥厚型梗阻性心肌病

术前 TEE 通过二维图像确定狭窄的位置及程度;多普勒测量流出道血液流速,计算压差,二维图像显示 SAM 征评价手术效果。术中 TEE 可评价手术并发症,判断合并二尖瓣、主动脉瓣反流的严重程度和手术治疗效果,并对左心室流出道疏通术及其麻醉有特殊意义。

十、TEE 监测体外循环期间重要脏器血供

CPB 期间的脏器保护一直受临床医师关注。TEE 监测 CPB 过程中许多脏器的血流灌注:测量 CPB 时腹主动脉、肾动脉、肝静脉等血管的内径和血流量,获得 CPB 中内脏血流变化参数,为 CPB 过程中的脏器保护提供依据。TEE 测量肝脏总供血还处于实验阶段,而肾动脉血流测量已经取得成功。Garwood 用 TEE 测量了 9 例 CABG 患者术中的肾脏血流,证明 TEE 能够测量肾动脉血流速度,并追踪药物对其血流动力学的影响。这是未来微创监测发展的趋势,尚需要进一步研究。

十一、结　语

TEE 技术是超声心动图领域中的重大进展,可提供患者围术期生理、病理的相关资料,准确性高,创伤性小。随着国内心血管手术迅速发展和外科 ICU、危重老年患者非心脏手术增多,TEE 将成为麻醉下危重病患者监测的重要手段。作为

麻醉和围术期医师应了解此项技术的基本理论、操作步骤、临床意义。TEE发展趋向设备与探头小型化，新技术尤其是三维心动图的应用为准确评价心脏的舒张功能、估测左心室充盈压、估计预后、确定诊断和指导治疗提供了丰富的信息依据。

（史宏伟　於章杰）

参 考 文 献

Kaplan JA，Reich D L，Lake C L，et al，2008. 卡普兰心脏麻醉学. 岳云，于布为，姚尚龙，译. 北京：人民卫生出版社，6：213-445

潘文明，赵强，潘翠珍，等，2006. 经食管超声心动图在机器人辅助心脏手术中的应用价值. 中华超声影像学杂志，3：161-163

史宏伟，2009. 前瞻国际心肺复苏指南 // 邓小明，等，麻醉学新进展. 北京：人民卫生出版社

史宏伟，陈鑫，2012. 经食管超声心动图在心肺复苏中应用. 临床麻醉学杂志，28：91-93

史宏伟，葛亚力，鲍红光，等，2009. 3种方法测量心脏容量负荷与血流动力学的比较研究. 生物医学工程与临床，13：522-529

史宏伟，石莉，施韬，等，2005. 经食管超声心动图对不停跳冠状动脉搭桥患者心脏功能的评估. 南京医科大学学报，25：109-112

孙大金，杭燕南，王祥瑞，2011. 心血管麻醉与术后处理. 北京：科学出版社，450-497

Bagur R，Rodés-Cabau J，Doyle D，et al. 2011. Usefulness of TEE as the primary imaging technique to guide transcatheter transapical aortic valve implantation. JACC Cardiovascular Imaging，4（2）：115-124

Groban L，Dolinski SY，2005. Transesophageal echocardiographic evaluation of diastolic function. Chest，28：3652-3663

Haddad F，Denault AY，Couture P，et al，2007. Right ventricular myocardial performance index predicts perioperative mortality or circulatory failure in high-risk valvular surgery. J Am Soc Echocardiogr，20：1065-1072

Haddad F，Hunt SA，Rosenthal DN，et al，2008. Right ventricular function in cardiovascular disease. I. Anatomy，physiology，aging，and functional assessment of the right ventricle. Circulation，117：1436-1448

Hahn RT，Abraham T，Adams MS，et al，2014. Guidelines for performing a comprehensive transesophageal echocardiographic examination：recommendations from the American Society of Echocardiography and the Society of Cardiovascular Anesthesiologists. Anesth Analg，118（1）：21-68

Lecharny JB，Philip I，Depoix JP，2002. Oesophagotracheal perforation after intraoperative transoesphageal echocardiography in cardiac surgery. Br J Anaesth，88：592-594

Murzilli R，Pedrazzini G，Pasotti E，et al，2015. The emerging role of three-dimensional transesophageal echocardiography in guiding the MitraClip procedure. G Ital Cardiol（Rome），16（10）：549-554

Nagueh SF，Smiseth OA，Appleton CP，et al，2016. Recommendations for the evaluation of left ventricular diastolic function by echocardiography. J Am Soc Echocardiogr，29（4）：277-314

Perrino AC，Reeves ST，2008. A Practical Approach To Tran sesophageal Echocardiography. 2nd edi. Philadelphia：Lippincott Williams & Wilkins，620-623

Reeves ST，Finley AC，Skubas NJ，et al，2013. Basic perioperative transesophageal echocardiography examination：a consensus statement of the American Society of Echocardiography and the Society of Cardiovascular Anesthesiologists. J Am Soc Echocardiogr，26（5）：443-456

Sade LE，Gulmez O，Eroglu S，et al，2007. Noninvasive estimation of right ventricular filling pressure by ratio of early tricuspid inflow to annular diastolic velocity in patients with and without recent cardiac surgery. J Am Soc Echocardiogr，20：982-988

Savage RM，Aronson S，2005. Comprehensive Textbook of Intraoperative Transesophageal Echocardiography.（Philadelphia）Lippincott Williams & Wilkins，66-88

第二十二章

血气分析与酸碱平衡

人体内环境必须具有适宜的气体分压和酸碱度才能维持正常的代谢和生理功能。细胞代谢需要氧，并将 CO_2 排出体外。在代谢过程中，不断产生碳酸（挥发酸）、乳酸、酮体、硫酸、磷酸等固定酸（非挥发酸），也会经常摄入酸性或碱性物质，通过了缓冲系统及肺、肾的调节，使血液酸碱度仍稳定在正常范围。在不同麻醉方法和通气方式下，许多因素可以引起血气和酸碱失常。三电极系统（pH 值、PCO_2 和 PO_2 电极）的问世，血气分析得以广泛采用，可以快速完成血液气体分析酸碱监测，对精确判断患者的呼吸和酸碱失衡极为重要，是围术期和 ICU 中危重患者诊治中的常规监测项目。

第一节 监测原理和方法

一、监测原理

微量动脉血或混合静脉血注入血气分析仪，由三电极系统测定出 pH 值、PCO_2 和 PO_2，再通过电子计算机显示其他血气和酸碱平衡参数。

（一）pH 值电极系统

用毛细血管玻璃电极作为测量电极（即指示电极），用饱和氯化钾甘汞电极作为参比电极，将血液的 pH 值转换成电势，输入电势测量部分，显示血液的 pH 值。

（二）PCO_2 电极系统

PCO_2 电极是一种改良的 pH 值电极，即以玻璃电极和甘汞参比电极测定 PCO_2 电极的外溶液 pH 值。外溶液与测量室的血样由硅胶膜隔开，硅胶膜仅允许 CO_2 透过，而 H^+ 很难透过。电极外溶液 pH 值的变化与 PCO_2 呈线性关系，经仪器转换为 PCO_2。

（三）PO_2 电极系统

PO_2 电极以铂丝为阴极、Ag/AgCl 为阳极，用聚丙烯薄膜与血样隔开。血样中的氧分子透过薄膜，电解产生与氧浓度成比例的电解电流，经放大由仪器显示 PO_2。

二、血样采集

血样为动脉或混合静脉血，采集时大多选择体表较易扪及或较暴露部位动脉进行穿刺，或从动脉留置套管采集动脉血，或经肺动脉导管采集混合静脉血。采血所用的注射器必须用肝素液进行抗凝处理，其目的是：①防止在分析和传送过程中的血液凝结。②在注射管壁形成液体膜，以防止大气和血样的气体交换。③填充无效腔，多余的肝素液应排出，否则会影响 PCO_2 和 PO_2 的测量。因气泡会导致 PO_2 的升高和 PCO_2 的下降，所以采得血样后应及时排出气泡，并加塞封闭，以避免空气进入而影响测定的结果。如暂不能送检，应置于 4℃ 以下冰箱保存，以减少因血细胞代谢对分析结果的影响。

三、测量方法和注意事项

（一）测量方法

不同的血气分析仪，不仅型号不同，生产厂家不同，而且性能、特点和使用方法也不尽相同，使用时应按照其使用说明书进行操作。为使测量结果准确可靠，应注意对电极的保养。对于免保养电极，应注意适时更换。测量时首先预热仪器，校正温度，将患者体温数据输入仪器，按规程操作，注入血样，仪器自动分析，输出温度校正后的 pH 值、PCO_2 和 PO_2，并计算与输出其他多项参数。

（二）注意事项

（1）为使仪器的工作状态稳定，仪器最好持续 24h 通电运转，随时备用。如临用前开机，应预热 1h 以上，否则可能出现明显的飘移现象。

（2）基本参数的定标液或气体必须符合标准，否则将影响结果的准确性。

（3）测量前需充分混匀血样，特别是在那些能测定血红蛋白的全自动血气分析仪，否则血红蛋白浓度测不准，还会影响到剩余碱、血氧饱和度、氧含量等结果的可靠性。

（4）定期进行质控检验。

（5）温度校正对 pH 值和 PCO_2 测定无重要性，但对 PO_2 测定则很重要。当体温低于 37℃时，每降 1℃，测得的 PO_2 降低 6%；当体温高于 37℃时，每升高 1℃，测得的 PO_2 升高 6%。将患者的体温输入血气分析仪，仪器会自动输出温度校正后的 PO_2、PCO_2 和 pH 值。计算 A-aDO_2 时，应采用温度校正后的 PaO_2 和 $PaCO_2$ 数据。

第二节　常用参数及其意义

直接测定的参数中，PO_2、PCO_2 属于血气分析，而 pH 值、PCO_2 属于酸碱平衡监测的参数。由此可见，PCO_2 既属于血气分析，又属于酸碱平衡的参数之一。

一、血气分析的参数

（一）氧分压

氧分压（PO_2）指血液中物理溶解氧所产生的压力。氧在血液中的溶解量与吸入氧分压成正比，而吸入氧分压决定于吸入气中的氧浓度。

1.动脉血氧分压　在海平面大气压呼吸空气时，动脉血氧分压（PaO_2）正常值为 80 ～ 97mmHg（10.7 ～ 13.3kPa）。PaO_2 低于 80mmHg（10.67kPa）为缺氧。随着年龄的增长，PaO_2 有进行性下降（表 22-1），可由公式计算：$PaO_2 = 13.6 - 0.044 \times$ 年龄（岁）。当 PaO_2 降至 70 ～ 80mmHg（9.3 ～ 10.7kPa）为轻度低氧血症；61 ～ 70mmHg（8.1 ～ 9.3kPa）为中度低氧血症；低于 61mmHg（8.1kPa）为重度低氧血症。PaO_2 < 50mmHg（6.7kPa）一般可出现发绀；PaO_2 < 30mmHg（4kPa）提示生命面临极度危险；PaO_2 < 20mmHg（2.7kPa）时，脑组织就失去了从血液中摄取氧的能力，组织细胞处于无氧代谢。

PaO_2 降低常见的原因：①FiO_2 过低，如高原、误吸或其他气体（N_2O、氮气、CO_2 等）吸入浓度过高；②肺泡通气量不足；③A-aDO_2 增大（肺内分流增加、弥散障碍或通气血流比例失调）。PaO_2 降低，组织细胞缺氧，无氧代谢产物乳酸等增多，能引起酸碱平衡失调。而 PaO_2 过高提示 FiO_2 过高。吸入纯氧，PaO_2 可达 500mmHg（66.67kPa）以上，但长时间吸纯氧可使肺泡表面活性物质遭到破坏。若提高 FiO_2 不能使低 PO_2 得到改善，则提示有肺部严重疾病存在（除外心排血量和代谢率等肺外因素）。

表 22-1　PaO_2 正常值

年龄（岁）	均数（mmHg）（kPa）	范围（mmHg）（kPa）
20 ～ 29	95（12.66）	80 ～ 110（10.66 ～ 14.66）
30 ～ 39	90（12）	78 ～ 108（10.4 ～ 14.4）
40 ～ 49	86（11.46）	75 ～ 104（10.0 ～ 13.86）
50 ～ 59	83（11.06）	71 ～ 100（9.46 ～ 13.33）
60 ～ 69	78（10.4）	67 ～ 80（8.93 ～ 10.66）

2. 混合静脉血氧分压　混合静脉血氧分压（$P\bar{v}O_2$）的正常值为 40 ～ 60mmHg（5.3 ～ 8kPa）。当肺功能正常，又不存在分流，则 $P\bar{v}O_2$ 对 PaO_2 无影响，但一般都有一定的分流，$P\bar{v}O_2$ 的降低仍会导致 PaO_2 降低。氧供减少或组织氧耗增加，均使 $P\bar{v}O_2$ 降低。$P\bar{v}O_2$ 能反映细胞呼吸功能，$P\bar{v}O_2$ < 40mmHg（5.3kPa）提示组织摄氧增加，$P\bar{v}O_2$ < 30mmHg（4.0kPa）提示细胞缺氧。

3. 动静脉氧分压差　反映组织对氧的利用能力，吸入空气时正常值为 20 ～ 60mmHg（2.7 ～ 8.0kPa）。动静脉氧分压差（Pa-$\bar{v}O_2$）差值小，说明组织摄氧能力受到损害（如氰化物中毒）；

反之，Pa-$\bar{v}O_2$ 差值大，说明组织摄氧能力增加。

（二）二氧化碳分压

二氧化碳分压（PCO_2）是指物理溶解在血浆中二氧化碳所产生的压力。动脉血二氧化碳分压（$PaCO_2$）是混合静脉血二氧化碳分压（$P\bar{v}CO_2$）与肺泡气平衡后的结果。血浆中溶解的 CO_2 量与 PCO_2 成正比。由于 CO_2 弥散力很强，因此，动脉血与肺泡气中的 CO_2 几乎是完全平衡的。正常时 $PaCO_2$ 等于 PCO_2（肺泡气二氧化碳分压），约为 5.33kPa（40mmHg），范围为 35～45mmHg（4.7～6.0kPa）。$PaCO_2$ > 45mmHg（6kPa）属于高碳酸血症，反映肺泡通气不足；$PaCO_2$ < 35mmHg（4.7kPa）属于低碳酸血症，反映通气过度。$PaCO_2$ 是反映呼吸性酸碱失衡的重要指标，也是人体血气内环境与酸碱内环境的联系环节，反映肺泡通气不足。$PaCO_2$ 是反映呼吸性酸碱失衡的重要指标，也是人体血气内环境与酸碱内环境的联系环节。高碳酸血症和低碳酸血症对机体的影响见表 22-2。

表 22-2 高碳酸血症和低碳酸血症对机体的影响

高碳酸血症	低碳酸血症
1. pH 值降低：组织酸中毒	1. pH 值升高：组织碱中毒
2. $PaCO_2$ 升高，PaO_2 降低	2. 氧解离曲线左移：组织缺氧
3. 脑组织缺氧：乳酸酸中毒脑血管扩张：血流量升高脑水肿颅内压升高：肺性脑病	3. 脑血管收缩：血流量降低脑组织缺血缺氧：脑组织酸中毒
4. 心率升高、心排血量增加、血压升高	4. 心排血量降低、冠状动脉血流量降低、心肌缺氧、心律失常
5. 心肌缺氧游离钙升高：心律失常	5. 游离钙减少：抽搐
6. 肾血流量降低、尿量降低、电解质紊乱	6. 肾回收 HCO_3^- 减少、电解质紊乱

（三）氧饱和度

氧饱和度（SO_2）是指血红蛋白被氧饱和的百分比，亦即血红蛋白的实际氧含量与能结合的氧总量（氧容量）的百分比。SO_2 与血红蛋白绝对值的多少无关。动脉血氧饱和度（SaO_2）正常值为 92%～98%，混合静脉血氧饱和度（$S\bar{v}O_2$）正常值为 64%～70%。SO_2 与 PO_2 呈氧解离曲线关系

（图 22-1）：① PO_2 从 100mmHg（13.3kPa）降至 70mmHg（9.3kPa），SaO_2 只降低 5% 左右，故高原低氧环境中，患者仍能保持携氧能力。② PO_2 从 55mmHg（7.3kPa）降至 30mmHg（4.0kPa），SO_2 降低 30% 左右；若吸氧使 PaO_2 从 30mmHg（4.0kPa）回升到 55mmHg（7.3kPa），SaO_2 及 CaO_2 可明显提高，组织缺氧得到明显改善。

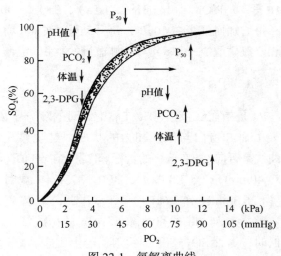

图 22-1 氧解离曲线
曲线的宽度表示个体差异范围

临床上以发绀作为判断缺氧的体征，是不可靠的。因发绀的出现，决定于还原血红蛋白含量，需达到 50g/L 以上才表现发绀。因此，低血红蛋白的贫血患者一般发绀需待严重缺氧才开始出现，或不出现。此外，判断发绀时尚需考虑心功能不全、血液淤滞、呼吸困难、体温异常等多种因素。

（四）氧含量

氧含量（$C\text{-}O_2$）是指血液中所含氧量的总和，除溶解于血液中的氧量之外，还包括与血红蛋白相结合的氧量，以 Vol% 或 ml/dl 为单位。每 1g 血红蛋白如完全与氧结合，可结合氧 1.34，如果按血红蛋白 150g/L 计算，则可携带氧 201ml/L。$C\text{-}O_2$ 可按公式计算：

$$血氧含量（Vol\%）=（1.34×Hb×SO_2）+[0.03×PO_2（mmHg）]$$

$C\text{-}O_2$ 与 PO_2 存在一定关系。当血 PO_2 超过 100mmHg（13.3kPa）后，SO_2 已达 100%，与血红蛋白相结合的氧量已不随 PO_2 的增高而有所增加，此时全血 $C\text{-}O_2$ 与血浆中物理溶解氧量的增加却呈

现平行的比例关系。PO_2 每上升 1mmHg，每升血中可溶解 0.03ml 氧。动脉血氧含量（CaO_2）正常值为 15~23ml/dl；混合静脉血氧含量（$C\bar{v}O_2$）为 11~18ml/dl；动静脉氧含量差（$Ca-\bar{v}O_2$）为 4~6ml/dl。PaO_2 低于正常，或虽不低，但 CaO_2 低于正常，都为低氧血症。CaO_2 降低，常见于：①严重贫血。②血红蛋白功能障碍（一氧化碳或硝酸盐中毒）。$PaO_2 > 61mmHg$（8.1kPa），$SaO_2 > 90\%$ 时，每增加血红蛋白 10g/L，每升动脉血 CaO_2 增加 12ml。氧供取决于 CaO_2 与心排血量的乘积。

（五）P_{50}

P_{50} 是指血红蛋白 50% 被氧饱和时的氧分压数，代表了血红蛋白与氧亲和力的状况，是观察氧解离曲线是否向左、右偏移的指标。正常人在 pH 值 7.4、PCO_2 40mmHg（5.33kPa）、BE0、37℃ 体温时，P_{50} 为 26.3mmHg（3.6kPa）。P_{50} 升高，氧解离曲线右移，氧与 Hb 亲和力降低，Hb 易释放氧；P_{50} 降低时，尽管 SO_2 较高，而实际上组织同样缺氧。影响 P_{50} 的因素很多（表 22-3）。P_{50} 测定比较烦琐，一般可按公式计算：

$$P_{50} = 40 \times PO_2C/PO_2S$$

式中，PO_2C 为校正氧分压，按 pH 值 7.4、T 37℃ 校正后的 PO_2；PO_2S 为标准氧分压。

表 22-3　血红蛋白对氧的亲和力的影响因素

氧解离曲线左移（亲和力升高）	氧解离曲线右移（亲和力降低）
碱中毒	酸中毒
低碳酸血症	高碳酸血症
温度降低	温度升高
2,3-DPG 减少	2,3-DPG 增加
一氧化碳升高	
败血症	

P_{50} 位于氧解离曲线的陡直部位，可以反映氧解离曲线位移方向和血红蛋白与氧亲和力的高低。P_{50} 升高，氧解离曲线右移，P_{50} 降低，氧解离曲线左移，氧不易从血红蛋白分离，即使 SaO_2 较高，仍可出现组织缺氧。影响 P_{50} 的因素很多，主要包括 pH 值降低，PCO_2、体温、2,3-DPG 升高，则 P_{50} 升高，有利于组织摄氧；反之，pH 值升高，PCO_2、体温、2,3-DPG 下降，则 P_{50} 降低，不利于组织摄氧（图 22-1）。

（六）肺泡 - 动脉血氧分压差

肺泡 - 动脉血氧分压差（$P_{A-a}O_2$）是判断肺换气功能的重要指标。在心、肺复苏中，$P_{A-a}O_2$ 也是反映预后的一项重要指标。正常人吸入空气时，也存在一定量的 $P_{A-a}DO_2$，为 20mmHg（2.67kPa）以下，随着年龄的增长而增加，60~80 岁时可达 24mmHg（3.2kPa），但一般不会超过 30mmHg（4.0kPa）。吸纯氧后，$P_{A-a}O_2$ 可达 50mmHg（6.67kPa）左右。$P_{A-a}O_2$ 不能直接测定，而是通过公式计算得出：

$$P_{A-a}DO_2 = P_AO_2 - PaO_2$$

$$P_AO_2 (mmHg) = (PB - PH_2O) \times F_iO_2 - PaCO_2 \times 1/R$$

式中，PB 为大气压，在海平面时 PB 为 760mmHg；PH_2O 为水蒸气压力，37℃ 时为 47mmHg；F_iO_2 为吸入氧浓度；R 为呼吸商，一般以 R=0.8 计算。若在海平面吸入空气（$FiO_2=0.21$）时，$PaCO_2$ 为 40mmHg，PaO_2 为 82mmHg，代入公式：

$$P_AO_2 = (760-47) \times 0.21 - 40 \times \frac{1}{0.8} = 100mmHg$$

$$P_{A-a}O_2 = 100 - 82 = 18mmHg (2.33kPa)$$

吸入纯氧 15min 后，$P_{A-a}O_2$ 的正常值为（45±19）mmHg [（5.99±2.53）kPa]，不应超过 100mmHg（13.33kPa），但在广泛肺实变、肺不张、肺水肿及呼吸道大量积痰情况下，$P_{A-a}O_2$ 可增至 100~200mmHg（13.33~26.67kPa）以上，临床上在计算 $P_{A-a}O_2$ 时，应对 FiO_2 进行直接测定，在抢救呼吸衰竭过程中，对 $P_{A-a}O_2$ 进行动态观察极有价值，但应以相同 FiO_2 为基准，而不能脱离 FiO_2 单看 $P_{A-a}O_2$ 的绝对值。若 $P_{A-a}O_2$ 进行性增大时，提示预后不良。

影响 $P_{A-a}O_2$ 的因素：FiO_2、心排血量、通气血流比例（V/Q）、解剖分流（Qs/Qt）、弥散功能、氧解离曲线部位、氧耗量。当 $P_{A-a}O_2$ 病理性升高时，主要有 3 个因素：① V/Q 失调；② Qs/Qt 增加；③肺泡 - 毛细血管屏障的弥散障碍。一般由肺内短路所致 $P_{A-a}O_2$ 升高，如肺不张和 ARDS 等，同时伴有 PaO_2 的降低，这种低氧血症吸纯氧是不能纠正的；如果 $P_{A-a}O_2$ 正常，只是表现有 PaO_2 降低，提示病变多半不在肺内，而是吸入氧浓度低（如高原性低氧血症）或肺泡通气不足（中枢、神经肌肉病变）所致。

（七）a/A 比例

a/A 比例（PaO$_2$/PAO$_2$）正常值约为 0.75，全身麻醉下 a/A 比例 ＞ 0.5 可视为正常。在不同 F$_i$O$_2$ 下，a/A 比例保持相对不变，仍可进行比较。a/A 比例下降反映肺换气功能和肺内分流增加。a/A 比例可用作测定 F$_i$O$_2$ 变动后患者的 PaO$_2$ 数值。

（八）动脉血氧分压与吸入氧分数比

动脉血氧分压与吸入氧分数比（PaO$_2$/FiO$_2$）正常值为 398 ～ 503mmHg（53 ～ 67kPa），临床意义与 a/A 比例相同，但计算更为简便。PaO$_2$/FiO$_2$ ＜ 300mmHg（40kPa），提示肺的换气功能降低或肺内分流增加。PaO$_2$/FiO$_2$ 也可用于测定 FiO$_2$ 变动后的 PaO$_2$ 值。此指标受大气压和 PaO$_2$ 的影响，所计算的 PaO$_2$ 可能会出现误差。

（九）呼吸指数

呼吸指数（RI）=P$_{A-a}$O$_2$/PaO$_2$，正常值为 0 ～ 0.3。RI 可作为肺内氧合能力的指标，不受 FiO$_2$ 的影响，即使用不同 F$_i$O$_2$ 所求得 RI 仍可进行比较。RI 与 ARDS 患者的生存率成反比。据统计，RI ＜ 1.0 时，95% 的患者生存；RI ＜ 4 时，73% 的患者生存；RI ＞ 6 时，只有 12% 的患者生存。

二、酸碱平衡的参数

（一）pH 值

pH 值（酸碱度）即氢离子活性（a[H]）的负对数，是判断血液偏酸或偏碱的指标。正常动脉血 pH 值为 7.40（7.35 ～ 7.45），静脉血 pH 值低 0.05。一般情况下，由于呼吸性和代谢性因素的相互补偿，pH 值可保持相当稳定，一旦 pH 值超出正常范围，说明酸碱平衡紊乱已达显著程度。pH 值没有单位，具有非线性的性质。简易的 pH 值与 a[H] 换算方法是 pH 值以正常值 7.40，每偏离 0.3，a[H] 即由正常值 40nmol/L 减少 1/2 或增加 1 倍（表 22-4）。温度对 pH 值的校正系数是 −0.0146/℃，即每降 1℃，pH 值升高 0.0146。pH 值的升高可能与蛋白阴离子浓度增加有关。

表 22-4　pH 值与 a[H] 换算表

pH 值	a[H]（nmol/L）	附注
6.1	800	K′=a[H]
6.8	160	生理最低血 pH 值
7.1	80	
7.35	45	正常参考范围
7.4	40	正常参考范围
7.45	36	正常参考范围
7.7	20	
7.8	16	生理最高血 pH 值
8.0	10	

酸碱度由缓冲系统、肺及肾调节。

1. 缓冲系统　人体总缓冲量约 1000mmol/L，每对缓冲系统包括一个弱酸及其盐，共有 9 对，其中以碳酸盐 - 碳酸（HCO$_3^-$/H$_2$CO$_3$）一对较为重要，其次为还原及氧合血红蛋白系统（HHb/HHbO$_2$）。

（1）HCO$_3^-$/H$_2$CO$_3$ 系统：是血浆内缓冲的重要成分，占缓冲能力的 90%。正常状态下碳酸盐与碳酸的比例为 20：1。正常人体必须维持这个比例。若以 HCl 加入体液内，这个系统立即起作用，使之形成碳酸：

$$HCl+NaHCO_3 \longrightarrow NaCl+H_2CO_3$$

然后，碳酸再通过酶的作用分解成 CO$_2$ 与 H$_2$O，CO$_2$ 则可以从肺部排出。

$$H_2CO_3 \longrightarrow CO_2 \uparrow + H_2O$$

由于 HCl 的加入，碳酸盐与之作用而减少，正常的 20：1 比例也有改变，体液呈酸性。可通过肾调节排出酸性尿液，碳酸盐重返体液内，因而可恢复正常比例。这种缓冲能力巨大，若 1L 血液内加入 1mmol/L 强酸，通过缓冲作用，氢离子浓度只增加 5/1 000 000。

（2）HHb/HHbO$_2$ 系统：本系统以细胞内的缓冲为主。当血浆内 CO$_2$ 浓度增加时，可渗入细胞内，通过碳酸酐酶作用转化为碳酸。碳酸的氢离子再与还原血红蛋白相结合，碳酸盐则与 K$^+$ 结合，形成 KHCO$_3$。细胞内碳酸盐增加，也可渗入血浆内，使正常比例恢复。

2. 肺的调节　CO$_2$ 与 H$_2$O 结合即成碳酸。

$$CO_2+H_2O \rightleftharpoons H_2CO_3 \rightleftharpoons H^+ + HCO_3^-$$

若肺排出 CO_2，上述反应自右向左，则 H^+ 减少。正常人体每天排出 CO_2 达 15 000mmol/L（约合 330L）。若 CO_2 增加，可使反应自左向右，H^+ 增加。CO_2 的改变可间接影响酸碱度。任何原因使 CO_2 与呼吸之间平衡失调均可使 pH 值改变。正常人体每分钟排出 $CO_2$200ml，若肺停止排出 CO_2，H^+ 以每分钟 10mmol/L 速度累积，30min 后 pH 值可降至 7 以下。pH 降低或升高均会刺激呼吸的代偿机制，使呼吸或保留 CO_2，以求得酸碱失调的代偿。

3. 肾的调节 肾脏通过重吸收 HCO_3^-，排出可滴定酸，分泌氨和排出胺盐来维持和调节酸碱度，这些调节均依赖肾小管的氢离子分泌才能完成。呼吸性酸碱失调时，肾脏代偿作用由血液内 PCO_2 控制。血中 PCO_2 升高，酸性升高，肾脏的 HCO_3^- 重吸收增加；当 PCO_2 降低时，HCO_3^- 重吸收随之也降低。酸性尿，说明体内碱性成分增加；碱性尿，则相反是体内酸性成分增加。

（二）PCO_2

PCO_2 详见前文本节相关内容。

（三）缓冲碱

缓冲碱（BB）是指全血内所有缓冲系统的阴离子浓度的总和，包括血浆中和血球内的碳酸阴离子（HCO_3^-）、血浆蛋白阴离子（Pr^-）、血红蛋白阴离子（Hb^-）、一价磷酸根（$H_2PO_4^-$）和二价磷酸根（HPO_4^{2-}）。BB 正常值为 45～50mmol/L。BB 反映机体对酸碱紊乱时总的缓冲能力。若 BB 降低而 SB 正常，说明碳酸缓冲系统的碱储备 HCO_3^- 正常，而其他碱储备不足，如血浆蛋白降低（营养不良）或血红蛋白降低（严重贫血）。

（四）标准碳酸氢盐

在 37℃，$PCO_2$40mmHg（5.3kPa）及血红蛋白完全氧合的条件下，测得的全血 HCO_3^- 浓度即为标准碳酸氢盐（SB）。SB 正常值为 24（22～27）mmol/L。SB 是判断代谢性酸碱紊乱的可靠指标。

（五）实际碳酸氢盐

实际碳酸氢盐（AB）为血浆中 HCO_3^- 的实际含量，受呼吸、代谢双重影响。正常时 AB 和 SB 很接近，为 24（22～27）mmol/L。

（六）剩余碱

在 37℃ 氧合全血、PCO_2 平衡至 40mmHg（5.3kPa）的条件下，将全血的 pH 值滴定到 7.40 所需的酸或碱量。说明碱贮备增多；负值增高，说明碱贮备减少。在血红蛋白浓度正常时，剩余碱（BE）和 SB 保持一定的比例，即 $BE=1.2\times\Delta SB$（ΔSB 为 SB 的实际值与正常值之差）。

（七）阴离子间隙

阴离子间隙（AG）为血中 Na^+ 与 Cl^-、HCO_3^- 浓度之差，即 $AG=[Na^+]-[Cl^-]-[HCO_3^-]$，反映血中未测定的阴离子浓度，AG 正常值为 10～14mmol/L。AG > 14mmol/L 提示代谢性酸中毒。

（八）二氧化碳总量

二氧化碳总量（TCO_2）指血浆中 HCO_3^-、H_2CO_3 和氨基甲酸中 CO_2 的总和，受呼吸和代谢的双重因素的影响。TCO_2 正常值为 28（24～32）mmol/L。TCO_2 增加提示 CO_2 潴留或 HCO_3^- 增加；TCO_2 减少提示 CO_2 减少或 HCO_3^- 减少。当呼吸性酸中毒（CO_2 潴留）伴有代谢性酸中毒或 HCO_3^- 减少时，虽然 pH 值严重下降，但 TCO_2 却在正常范围。

第三节　临床应用

一、血气分析的判断

血气分析主要用于判断患者的呼吸功能。

（一）肺的通气与换气功能

1. 肺通气功能 肺泡通气量（V_A）与体内 CO_2 的产生量（VCO_2）成正比，而与单位时间内呼出空气中的 P_ACO_2 成反比。$V_A=VCO_2/P_ACO_2$。在 VCO_2 不变或变化较小的情况下，$PaCO_2$ 反映着肺的通气功能。肺通气与 P_AO_2 也有一定关系。通气不足时，P_AO_2 降低；但在过度通气时，P_AO_2 并不能显著升高。因此，P_AO_2 作为通气功能的指标有一定的局限性。肺的通气效率常可用 V_D/V_T（无效腔量与潮气量的比值）进行判断。$V_D/V_T=$（$PaCO_2-P_ECO_2$）/$PaCO_2$（其中 P_ECO_2 为混合呼出气 CO_2 分压），正常值是 0.2～0.35。

2. 肺换气功能 肺换气功能障碍包括肺泡膜病变或肺通气血流比值失衡，造成 PaO_2 明显下降。低氧血症是肺弥散障碍的主要早期征象。当通气血流比值失衡时，PaO_2 下降，$P_{A-a}O_2$ 增大，Qs/Qt 比例也增加。

（二）氧供

氧进入血浆后，大部分红细胞与血红蛋白相结合，仅极少量溶解在血浆中。氧供还与循环功能密切相关。氧供 $=CaO_2×CO$。若以 $CaO_2=20ml/dl$、$CO=5L/min$ 计算，则氧供为 $1000ml/min$。血红蛋白浓度、FiO_2、通气弥散功能及血流状态等均影响氧供。

（三）组织呼吸

P_{50} 可作为向组织供氧的指标。$Pa-\bar{v}O_2$ 可以反映组织对氧的摄取率，若 $Pa-\bar{v}O_2$ 减少，说明组织摄取的氧减少。

二、酸碱状态的判断

（1）分析前应首先了解患者的一般情况，根据病情考虑患者如果发生酸碱失衡，应明确可能的类型及是否代偿等，以便与实际测得的参数进行综合分析。

（2）分析主要指标：评价血液酸碱平衡的指标很多，其中 pH 值是血液酸碱度的指标，$PaCO_2$ 是判断血液酸碱度和呼吸性酸碱失衡的指标；BE 是代谢性酸碱失衡的指标。根据 pH 值、PCO_2、BB、SB、BE，判断以下 5 个方面。

1）偏酸或偏碱：pH 值 < 7.35 为酸中毒；pH 值 > 7.45 为碱中毒。

2）酸碱紊乱性质：判断是代谢性或呼吸性。可通过：① $PaCO_2$ 反映呼吸变化，$PaCO_2 > 45mmHg$（6.0kPa）为呼吸性酸中毒，$PaCO_2 < 35mmHg$ 为呼吸性碱中毒。② BB、SB、BE 反映代谢性变化，其中，BE 反应体现内缓冲后的总情况。BE 正常值范围为 -3～+3mmol/L，代谢性酸中毒时 BE 负值增加；而代谢性碱中毒时 BE 正值增加。

3）酸碱紊乱的程度：根据 $PaCO_2$ 及 BE 的量：① $PaCO_2$ 越高，说明呼吸性酸中毒的程度越重；② BE 越低，说明代谢性酸中毒的程度越重。

4）代偿情况：呼吸性和代谢性因素互相代偿。因此，即使存在呼吸性或代谢性酸碱紊乱、pH 值仍保持相对稳定，说明机体仍处于代偿状态；反之，pH 值严重偏移，反映机体失代偿、衰竭。

5）碳酸缓冲系统以外的碱储备情况：当 BB 减少，而 SB 正常，提示血浆蛋白减少（营养不良）或血红蛋白减少（严重贫血）。

（3）在上述初步估计的基础上，再进一步分析其他指标，以判定这一估计是否正确，若其他指标与初步估计不相符，则应考虑不是单一的酸碱失衡而有混合型酸碱失衡的存在。例如，呼吸性酸中毒，$PaCO_2$ 升高，而 BE 并不是增加反而降低，此时则应考虑合并有代谢性酸中毒的存在。如果此时 BE 增加很多，则提示有代谢性碱中毒的可能。总之，在监测过程中，应综合分析，必要时应反复多次进行测定或动态持续观察，以作出可靠的判断。

（4）掌握肺、肾调节的机制，了解其缓冲代偿的实践，对分析判断极有帮助。在整个酸碱失衡的调节中，体液缓冲反应最快，几乎是瞬间发生，10～30min 后，肺的调节作用开始。于 2～4h 后离子交换缓冲发生。最后才是肾脏调节作用，一般 12～24h 起作用，但维持可达数日之久。

三、酸碱平衡紊乱的实验室检查

（一）单纯性酸碱平衡紊乱

单纯性酸碱平衡紊乱包括原发性酸碱平衡紊乱和代偿性改变（表 22-5）。

表 22-5 酸碱平衡紊乱的实验室检查

分类	pH 值	PCO_2	BB	SB	BE
呼吸性酸中毒、代谢性代偿	↓或（—）	↑↑↑	↑↑	↑↑	↑
代谢性酸中毒、呼吸性代偿	↓或（—）	↓↓	↓↓↓	↓↓↓	↓↓↓
呼吸性碱中毒、代谢性代偿	↑或（—）	↓↓↓	↓	↓	↑↑
代谢性碱中毒、呼吸性代偿	↑或（—）	↑	↑↑	↑↑	↑↑

续表

分类	pH值	PCO₂	BB	SB	BE
呼吸性酸中毒伴轻度代谢性酸中毒（短暂缺氧）	↓↓	↑↑↑		↓	↓
呼吸性酸中毒伴重度代谢性酸中毒（心搏骤停）	↓↓↓	↑↑↑	↓↓↓	↓↓↓	↓↓↓

注:（—）.正常；↑.增加（↑多少示轻、中、重程度）；↓.减少。

（二）复合型酸碱中毒

临床上常为两种以上的原发性酸碱紊乱同时并存，其中一种是主要的，另一种呈代偿，见表22-6。

表 22-6　复合型酸碱中毒的实验室检查

分类	特点	pH值	BE	PCO₂
呼吸性酸中毒+代谢性碱中毒	酸碱抵消	正常	↑	↑
呼吸性碱中毒+代谢性酸中毒	酸碱抵消	正常	↓	↓
代谢性酸中毒+呼吸性酸中毒	两酸相加	↓	↓	↑
代谢性碱中毒+呼吸性碱中毒	两碱相加	↑	↑	↓

四、酸碱失衡的诊断及处理

（一）围术期酸碱失衡的常见原因

围术期酸碱失衡的常见原因见表22-7。

表 22-7　围术期酸碱失衡的常见原因

分类	原因
呼吸性酸中毒	通气不足：镇痛药，肌松药残余作用
呼吸性碱中毒	过度通气：烦躁，疼痛
代谢性酸中毒（AG增大）	组织灌注不足：乳酸性酸中毒，糖尿病酮症酸中毒，肾衰竭
代谢性酸中毒（AG正常）	高氯血症：输入生理盐水、羟乙基淀粉或白蛋白过多
	肾小管性酸中毒
水过多，代谢性酸中毒（低钠血症、稀释性酸中毒）	输入低张溶液过多
	钠丢失：腹泻
	输入高渗溶液：甘露醇，乙醇，高蛋白溶液
代谢性碱中毒	慢性阻塞性肺疾病患者的过度通气
	输入钠过多：碳酸氢钠，大量输血
	氯丢失：胃肠管引流

（二）单纯性酸碱失衡

1. 代谢性酸中毒

（1）诊断

1）症状：呼吸深而快，呈酸中毒大呼吸、恶心呕吐、面色潮红、精神恍惚、嗜睡甚至昏迷。这些症状在全身麻醉状态下均被掩盖。

2）实验室检查：pH值＜7.35，BE＜-3mmol/L，PaCO₂代偿性下降，BB、SB、AB均下降，AG正常或增加，常伴有电解质异常。

（2）治疗

1）病因治疗：积极控制原发病，如治疗糖尿病，纠正水、电解质紊乱，抗休克治疗。

2）应用碱性药：常用的有5%碳酸氢钠、11.2%乳酸钠和3%氨丁三醇（THAM）。补碱计算方法：5%碳酸氢钠2～4ml/kg、11.2%乳酸钠1～4ml/kg或3%THAM 2～3ml/kg后待化验结果再计算。按细胞外液BE计算：补碱量（mmol/L）=（正常值BE-实测BE）×体重（kg）×0.3，首选药物仍是碳酸氢钠。

3）补钾：酸中毒时血钾浓度常增高，但体内总钾量可能不足。纠正酸中毒后，钾移至细胞内，血钾下降，应检测血钾，根据需要补充。

2. 代谢性碱中毒

（1）诊断

1）症状：呼吸浅慢，面色发绀，精神神经兴奋性增强，如四肢麻木、抽搐、谵妄。这些症状在全身麻醉状态下均被掩盖。

2）实验室检查：血pH值＞7.45，BE＞3mmol/L，HCO₃⁻＞27mmol/L，PaCO₂代偿性↑，AB、SB、BB↑，AB＞SB，常伴有低钾、低氯和低钙血症。

（2）治疗

1）治疗原发病。

2）代谢性碱中毒补生理盐水，加用适量氯化钾。

3）纠正代谢性碱中毒时应注意电解质的补充。

4）重症代谢性碱中毒可经中心静脉导管缓慢注入盐酸0.1～0.2mmol/L。

3. 呼吸性酸中毒

（1）诊断

1）症状：急性有窒息、缺氧症状；慢性有发绀、红细胞增多、头痛、胸闷及慢性肺病的症状。

2）实验室检查：pH值＜7.35，PaCO₂＞48mmHg，AB＞SB，AB和SB代偿性↑，常伴有血钾增高。

（2）治疗：①治疗原发病。解除呼吸道梗阻、改善肺通气和气体交换，保证CO₂排出。必要时气管插管或气管切开，进行机械通气。②重视电解质紊乱失衡的纠正。纠正低氧血症，吸入氧浓度不宜超过40%。辅助呼吸时应使$PaCO_2$逐渐降低。

4. 呼吸性碱中毒

（1）诊断

1）症状：呼吸深而快，胸闷、气急、头痛、麻木感、口周和四肢针刺样异常感觉、手足搐搦。

2）实验室检查：血pH值 > 7.45，$PaCO_2 < 35mmHg$（4.7kPa），AB $<$ SB，且均呈代偿性下降。

（2）治疗

1）治疗原发病。

2）器质性心脏病、神经系统疾病的患者可吸入含$5\%CO_2$的氧气。

3）全身麻醉或其他状态下机械通气时，可降低通气量。

4）对症处理：有抽搐者可静脉注射钙剂，或使用镇静药。

（三）复合型酸碱失衡

1. 代谢性酸中毒合并呼吸性酸中毒

（1）病因：①心搏呼吸骤停。②严重肺水肿。③严重支气管哮喘。④呼吸道阻塞性疾病。

（2）诊断：pH值↓↓、AG↑、HCO_3^-↓、AB $>$ SB、$PaCO_2$↑，常伴有高血钾和高血氯。

（3）治疗：①积极治疗原发病；②补碱纠正pH值的严重下降，并同时改善通气，如不能有效改善通气应慎用或禁用碳酸氢钠，而用THAM；③纠正水、电解质紊乱，尤其是高钾血症。

2. 代谢性碱中毒合并呼吸性碱中毒

（1）病因：①肝功能衰竭。②严重创伤。③脓毒血症。④机械通气过度通气。⑤剧烈呕吐或使用利尿药，胃管吸引，过量输入枸橼酸钠库血。⑥过度通气并用利尿药。

（2）诊断：pH值↑↑、HCO_3^-↑、SB $>$ AB、$PaCO_2$↓，易并发低血钾和低镁血症。

（3）治疗：①治疗原发病。②纠正pH值可用盐酸。③吸入CO_2或降低机械通气时的通气量。④纠正水电解质紊乱。

3. 代谢性酸中毒合并呼吸性碱中毒

（1）病因：①感染性休克。②麻醉手术中代谢性酸中毒合并人工通气。③糖尿病酸中毒。④肝功能衰竭并发肝肾综合征。⑤肝功能衰竭伴高热。

（2）诊断：血pH值可正常，HCO_3^-、$PaCO_2$、BE降低或超过代偿的限度，AB与SB比值不定。

（3）治疗：①治疗原发病。②纠正水、电解质紊乱，一般不必纠正pH值。③过度通气致呼吸性碱中毒与交感神经兴奋或机械通气过度有关，可用镇静药或降低机械通气时的通气量。④积极纠正低氧血症。

4. 代谢性碱中毒合并呼吸性酸中毒

（1）病因：①麻醉手术中呼吸抑制加用碳酸氢钠。②慢性阻塞性肺疾病并用利尿药。③CO_2潴留纠正过快。

（2）诊断：血pH值正常、偏高或偏低，$PaCO_2$升高和血HCO_3^-降低超过代偿限度，AB与SB比值不定，常伴有低血钾、低血氯。

（3）治疗：①治疗原发病，改善通气功能。不用碳酸氢钠纠正呼吸性酸中毒。②慎用利尿药、肾上腺皮质激素等。③纠正低血钾和低氯血症，补充血容量，促进碳酸氢盐经尿排出。④纠正低氧血症。

5. 代谢性酸中毒合并代谢性碱中毒

（1）病因：①代谢性酸中毒，伴反复呕吐或过量应用碳酸氢钠。②慢性肾衰竭伴呕吐。③腹泻伴呕吐。

（2）诊断：①高AG代谢性酸中毒＋代谢性碱中毒诊断：单纯性高AG代谢性酸中毒，AG增高1mmol/L，HCO_3^-相应降低1mmol/L，当合并代谢性碱中毒时，HCO_3^-的变化视代谢性碱中毒与AG增高的相对程度而异。pH值随$HCO_3^-/PaCO_2$比值改变而定，$PaCO_2$随HCO_3^-改变而定。AG与HCO_3^-的相对定量是诊断的依据，若AG=20mmol/L，而HCO_3^-为24mmol/L也应诊断为代谢性酸中毒合并代谢性碱中毒。②正常AG代谢性酸中毒＋代谢性碱中毒诊断：亦即代谢性碱中毒＋高Cl^-代谢性酸中毒，临床表现HCO_3^-和Cl^-的相互补偿效应而定，若代谢性碱中毒与高Cl^-代谢性酸中毒的强度相等，HCO_3^-数值可正常。若强度不等，应按HCO_3^-改变判断何者占优势。因此，这种复合型失常需根据病史、体征及其他检查才能确诊。

（3）治疗：①主要针对病因治疗。②一般不应用碱性或酸性药，避免出现另一种酸碱失常。③纠正低血钾和低氯血症，补充血容量，促进碳酸氢盐经尿排出。

6. 三重酸碱失衡 分为呼酸型和呼碱型两种类型，即代谢性酸中毒和代谢性碱中毒合并呼吸性酸中毒，代谢性酸中毒和代谢性碱中毒合并呼吸性碱中毒。

（1）诊断依据：原发病、病程（急慢性、治疗、症状）、酸碱及电解质检查、血气分析（$PaCO_2$）、治疗效应动态分析、其他检查（酮体）等。注意：①基本规律及其复合后的参数改变。②主要矛盾、主要矛盾随治疗或病情变化而转移。

（2）治疗：①分析病因，分清主导地位的失衡。②预测治疗措施在纠正一种失衡时对另外两种失衡的影响。③建立动态分析的记录。④要根据病情变化不断修正治疗方案。

五、麻醉手术的应用

（一）判断机械通气的效果和调节呼吸参数

全身麻醉下通气的评定依赖于血气分析结果。人工通气时调节潮气量、呼吸频率、通气量和吸入氧浓度等参数均有赖于血气分析。机械通气的情况下，则需用过度通气来纠正 PCO_2 升高；用减少通气量或加 CO_2 于呼吸气体中以纠正 PCO_2 的降低。

血气分析又是撤离呼吸器和拔除气管导管的标准。通过 1000 例体外循环心内直视手术后呼吸管理的临床经验，以血气分析为主要指标，拟定了术后早期拔管和机械通气的指征（表 22-8）。统计 50 例早期拔管前后血气变化，见表 22-9。

表 22-8 体外循环心内直视手术后早期拔管指征 *

项目	指征
呼吸	胸、腹式呼吸运动均匀良好，频率 < 30 次/分，无鼻翼煽动，两肺呼吸音清晰和基本相等
血压	收缩压 > 90mmHg，平均动脉压 > 60mmHg
心率，心律	心率 120 次/分，无严重心律失常
中心静脉压	中心静脉压 < 20cmH₂O
反射，肌张力	咳嗽和吞咽反射活跃，四肢活动及肌张力佳
胸腔引流量	每小时胸腔引流量 < 2ml/kg
潮气量	潮气量 > 8ml/kg

项目	指征
每分通气量	每分通气量 > 90 ～ 100ml/kg
血气分析	PaO_2 > 80mmHg（10.6kPa），$PaCO_2$ < 50mmHg（6.7kPa），BE±3mmol/L，pH 值 7.30 ～ 7.45

* 如不符合则不能拔管，并需继续进行机械通气。

表 22-9 早期拔管前后的血气变化（$\bar{x} \pm s$）

血气项目	拔管前	拔管后
PaO_2（mmHg）	176±36	142±43
$PaCO_2$（mmHg）	43±7	40±6
pH 值	7.39±0.07	7.42±0.06
BB（mmol/L）	47.00±4.43	49.00±4.45
SB（mmol/L）	24.00±2.76	25.60±2.80
BE（mmol/L）	3.40±0.67	3.30±1.85

（二）心血管手术

全身麻醉后纯氧通气，以肺血流增多型（房间隔缺损和室间隔缺损）心脏病患者的氧合效果较好。肺淤血型（二尖瓣、主动脉瓣病变）心脏病患者的肺通气和弥散功能障碍，PaO_2 降低，但仍能保持在 100mmHg 以上。肺血流减少型（法洛四联症和肺动脉瓣狭窄）心脏病患者有程度不等的右向左分流，多存在不同程度的低氧血症，只有在病变纠正后才能改善。重症心脏病患者术前可能已有轻度代谢性酸中毒，肺功能不全者可能还有呼吸性酸中毒。麻醉过程中，又因过度换气和体外循环机氧合器内 CO_2 逸出，以及低温 PCO_2 下降，有呼吸性碱中毒。体外循环过程中，又会出现代谢性酸中毒，且随着转流时间的延长而逐渐加重，只有循环和泌尿功能得到改善，才又渐次变轻。手术后，麻醉状态逐渐过去，但肺功能已受损，容易出现呼吸性酸中毒，并多见代谢性酸中毒，特别是缺氧性酸中毒。

1. 心肺转流期间血气酸碱的常见变化

（1）pH 值：转流前及转流后一般 pH 值降低，说明存在一定程度的酸血症。体外循环停止后，pH 值多明显升高，可能与心脏复跳前补充 $NaHCO_2$ 及 $PaCO_2$ 降低有关。

（2）$PaCO_2$：转流后 $PaCO_2$ 多降低，常与氧流量过多及体温降低有关。长时间转流者，应加入

适当浓度的 CO_2 气体（$4\% \sim 5\%$）于空氧混合气中，并注意调节灌流量与氧合器充气流量的比值，防止 $PaCO_2$ 过度降低。停机后应及时调节呼吸机参数，维持正常水平的 $PaCO_2$。

（3）SB 和 BE：转流前已较常人正常值为低，说明多数患者已存在代谢性酸中毒。停机后 SB 与 BE 上升，与追加 $NaHCO_3$ 有关。因此 SB 上升不一定能说明转流后代谢性酸中毒有所减轻。

（4）PaO_2：转流后 PaO_2 达到生理正常值以上，此时可加入适当浓度空气与氧混合输入氧合器中。停机后 PaO_2 上升，与灌注量迅速减少，而氧合器流量未随之相应减少有关。

（5）P_{50}：心内直视术期间组织氧供不仅受组织的血灌注流量与氧含量的影响，也与血红蛋白与氧（$Hb-O_2$）的亲和力密切相关。监测 P_{50} 可了解 $Hb-O_2$ 亲和力。心脏手术患者术前 P_{50} 与 2,3-DPG 水平明显高于正常人，术后又常伴有低心排血量和低氧血症，因而组织氧分压与静脉血氧饱和度较低，促使糖酵解中磷酸果糖激酶活性增加，2,3-DPG 合成增速，因而使氧解离曲线右移，P_{50} 增大。因此，P_{50} 水平增高是心脏病患者加强组织摄氧的代偿反应。

心肺转流期 P_{50} 与 2,3-DPG 水平显著下降，其原因：①预充液中或转流中补充的 ACD 库血 2,3-DPG 容量较低，结果受者血液稀释，2,3-DPG 水平降低。②血液通过氧合器后，高氧分压可抑制 2,3-DPG 分子合成。③转流期间红细胞受损，促使糖酵解利用 2,3-DPG 合成 ATP，从而减少 2,3-DPG 含量。④血浆无机磷水平下降，不利于 2,3-DPG 合成。2,3-DPG 与 P_{50} 水平下降，将会进一步妨碍循环血液中红细胞释氧，减少组织氧供，加重心肌缺气。输入高浓度 2,3-DPG 的新鲜血，P_{50} 水平明显升高，心指数和机体氧耗显著增加，术后患者较少需要心脏药物支持，表明 2,3-DPG 与 P_{50} 水平升高有利于组织氧合与心功能改善。

心肺转流结束后，2,3-DPG 虽持续下降，但 P_{50} 较快回升，此时纠酸应注意综合平衡。补充 $NaHCO_3$ 后 pH 值上升过快可加重 2,3-DPG 下降引起氧解离曲线左移现象，不利于血氧释放。因此，以组织氧供角度出发，术后纠酸应避免碱化，动脉血 pH 值维持在轻度偏酸水平（$7.30 \sim 7.35$），

P_{50} 升高，使流经组织器官中的血液处在利于组织获氧的亲和力状态。

CPB 心内直视手术患者围术期进行血气分析、酸碱监测，对呼吸管理和维持酸碱平衡有指导意义。过度通气后如 $PaCO_2$ 降至 30mmHg 以下，可使心排血量减少，至 20mmHg 时，心排血量可降低 30%。CPB 条件下，$PaCO_2$ 升高时宜加大气体流量；$PaCO_2$ 降低时减少气体流量或加 CO_2 入气流中。血气分析可早期诊断低氧血症和呼吸衰竭，以便及时使用 PEEP 和 CPAP，减少心内直视手术后的呼吸并发症，维持内环境平衡，提高术后生存率。

2. 低温 CPB 与酸碱管理 在低温心脏手术中的酸碱处理存在争议。由于低温时血液 CO_2 的溶解度增加，所以对低体温时理想的血液 pH 值有两种决然不同的观点。传统的 pH- 稳态观点认为，应当保持 $PaCO_2$ 稳定从而使 pH 值维持稳定。在 pH- 稳态的酸碱处理时，通过电极分析的 37℃ 的动脉血气分析应校正至患者实际的体温，在低温 CPB 过程中通过加 CO_2 入血中而使 $PaCO_2$ 保持稳定。有学者认为，在低温时维持稳定的应是 Hb 蛋白组氨酸位点的离子化与非离子化的 α 咪唑环之比，而不是 $PaCO_2$。咪唑离子化不同于 $PaCO_2$ 的是，在设定 CO_2 总容量常数下它不会随着体温而变动。在 α- 稳态的处理下，在 37℃ 时电极分析的动脉血气分析不需校正患者的体温。在 28℃ CPB 时校正动脉血气分析，用 pH- 稳态的酸碱处理法 pH 值为 $7.34 \sim 7.38$、$PaCO_2$ 为 $40 \sim 41$mmHg，如用 α- 稳态的酸碱处理法 pH 值为 $7.51 \sim 7.55$，而 $PaCO_2$ 为 $25 \sim 27$mmHg。在动物在体实验中发现两种方法均不能显著的改变心脏和脑内的 pH 值。据报道 α- 稳态方法可以限制 CPB 中的心肌损害和能更好地保护对其肾上腺素能刺激的敏感性，但是并没有被广泛地证明。用 pH- 稳态的酸碱处理与 α- 稳态的酸碱处理时比较，脑内血流量明显增多。从动物实验中脑能量代谢恢复和术后儿童恢复的角度来看，在心搏骤停的深低温的特定情况下，pH- 稳态的酸碱处理可能更有益。虽然现在，有近半数以上的欧美医院在心脏手术中使用 α- 稳态的酸碱处理，但何种方法更好仍有争议。

（陈锡明）

参 考 文 献

陈锡明，2011. 血气分析和酸碱平衡 // 孙大金，杭燕南，王祥瑞，等 . 心血管麻醉与术后处理 . 2 版 . 北京：科学出版社

陈锡明，2016. 血气分析 // 杭燕南，俞卫锋，于布为，等 . 当代麻醉手册 . 3 版 . 上海：世界图书出版公司

崔苏扬，夏小萍，2005. 水电解质、酸碱平衡和血气分析 // 余守章，岳云，临床监测学 . 北京：人民卫生出版社

闻大翔，周仁龙，杭燕南，2014. 酸碱平衡及其失常 // 邓小明，姚尚龙，于布为，等 . 现代麻醉学 . 4 版 . 北京：人民卫生出版社

严敏，2014. 血气分析监测及其临床意义 // 邓小明，姚尚龙，于布为，等 . 现代麻醉学 . 4 版 . 北京：人民卫生出版社

Neligan PJ, Deutschman CS, 2015. Perioperative Acid-Base Balance. In：Miller RD. Miller's Anesthesia. 8th. ed. Amsterdam：Elsevier Inc

Sirker AA, Rhodes A, Grounds RM, et al, 2002. Acid-base physiology: the "traditional" and the "modern" approaches. Anaesthesia, 57：348-356

第二十三章

呼吸功能监测

围术期呼吸功能监测是为了评估患者肺部氧气和二氧化碳的交换功能，观察呼吸力学及评价通气储备，通过机械通气波形监测，充分、有效、动态地评估患者的呼吸功能，预防围术期呼吸系统并发症，指导机械通气模式和策略，为氧疗和其他各种呼吸治疗的有效性提供可靠的评价依据。围术期呼吸功能的监测除一般的临床观察之外，包括血氧饱和度、呼气末二氧化碳分压、血液气体分析、呼吸力学和呼吸功能监测、机械通气波形等监测。

第一节　脉搏血氧饱和度的监测

脉搏血氧饱和度（pulse oxygen saturation, SpO_2），在一般情况下，是一种能较好地反映动脉血氧饱和度（arterial blood saturation, SaO_2）的连续无创监测方法。相应的计算公式为

$$SpO_2 = HbO_2 \times (HbO_2 + RHb) \times 100\%$$

式中，HbO_2 为氧合血红蛋白，RHb 为还原血红蛋白。

一、基 本 原 理

脉搏血氧饱和度的监测包括分光光度法测定和血液容积描记两部分。分光光度测定是采用波长为 660nm 的红光和 940nm 的红外光，根据氧合血红蛋白对 660nm 的红光吸收量较少，而对 940nm 的红外光吸收量较多，血红蛋白则反之（图 23-1）。用分光光度法测定红外光吸收量与红光吸收量的比值，就能确定血红蛋白的氧合程度。探头的一侧安装了两个发光管，一个发出红光，一个发出红外光，另一侧安装有一个光电检测器，将检测到的透过手指动脉血管的红光和红外光转换成电信号。在监测部位，搏动性组织（变化着

的小动脉血流量）和非搏动性组织（皮肤、肌肉、未随心搏改变的部分动脉血流量、静脉血及其他组织）都吸收光波（图 23-2），前者吸收的光量为搏动性信号（AC），后者吸收的光量为非搏动性信号（DC）。由于皮肤、肌肉、脂肪、静脉血、色素和骨头等对这两种光的吸收系数是恒定的，只有动脉血流中的 HbO_2 和 Hb 浓度随着血液的动脉周期性的变化，从而引起光电检测器输出的信号强度随之周期性变化，将这些周期性变化的信号进行处理，就可测出对应的血氧饱和度，同时也计算出脉率。脉搏血氧饱和度测定的重要原理是必须要有血液搏动。测量时应尽量选择其他吸光组织较少而动脉血运丰富的部位，如手指和耳垂。

脉搏氧灌注指数（perfusion index, PI）和灌注变异指数（pleth variability index, PVI，是呼吸周期中 PI 变异性参数）可基于上述测量参数计算得到，是新一代脉搏血氧饱和度测量仪新增的测量参数，分别为可用于连续评价组织灌注和容量状态的无创性监测指标。计算公式分别为

$$PI = AC \div DC \times 100\%$$

$$PVI = (PImax - PImin) \div PImax \times 100\%$$

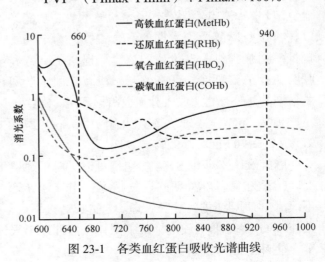

图 23-1　各类血红蛋白吸收光谱曲线

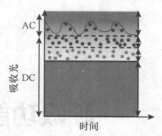

图 23-2　脉搏血氧饱和度监测中的 AC 和 DC

二、脉搏血氧饱和度的正确使用

正确使用方法：①将传感器贴附到患者身体的适当位置上，如有可能，放在与心脏同样高度的位置上。②不要将传感器放在有动脉导管或静脉注射管及有 NIBP 袖带的肢体上。③确认光发射管与光检出器的位置是正好互相对着的。所有发射的光线均穿过患者的组织。④不要在高湿度的环境下监测，如新生儿暖箱。⑤不要在超过 37℃的环境温度下贴附传感器，避免造成严重烧伤。⑥应该在非强光下使用。在强光（手术灯、胆红素灯、阳光）监测时，用遮挡物盖住探头。⑦每 2～3h 变换一次测量部位，以免因长时间佩带在固定手指使血液循环受阻而影响测量精度。⑧保护传感器及电缆不被尖锐物体损坏。

三、临床意义

通过动脉脉搏波动的分析，测定出血液在一定的氧分压下，氧合血红蛋白（HbO$_2$）占全部血红蛋白（Hb）的百分比值。可以及时有效地评价血氧饱和或氧失饱和状态，了解机体的氧合功能，以评价全身麻醉及围术期的氧合程度，为早期发现低氧血症提供了有价值的信息，提高了麻醉和呼吸治疗的安全性，可有效预防或减少围术期和急症期的意外死亡。成人脉搏血氧饱和度（SpO$_2$）正常值为 SpO$_2$ ≥ 95%，新生儿第一天 SpO$_2$ 最低 91%，2～7d SpO$_2$ 为 92%～94%。

麻醉及围术期中 SpO$_2$ 的应用可以了解下述情况。①全麻患者麻醉期间通气情况：当气管导管不慎滑出、呼吸梗阻、呼吸管理不当造成通气不足，致使 SpO$_2$ 降至低于预定标准下限，仪器即发出报警，使麻醉医师及时查找原因，尽快处理。②椎管内麻醉期间通气情况：SpO$_2$ 监测有利于了解硬膜外阻滞对患者通气氧合的影响，及时预报血氧降低的发生情况。③单肺通气和气管手术：单肺通气时可以发生肺泡通气血流比值失衡，气管手术时则可发生供氧和通气受到限制，因此易发生低氧血症，每当缺氧时首先由 SpO$_2$ 反映出变化。④特殊体位：体位可影响呼吸和循环功能，坐位手术时连续监测 SpO$_2$ 可及时预报气栓发生的可能性。⑤诊断性操作麻醉时的呼吸监测：支气管镜检查、取异物、支气管碘油造影、可发生不同程度的缺氧，应用脉搏血氧饱和度仪监测可显著提高麻醉和检查的安全性。⑥机械通气的调节：随时可调节呼吸机参数而取得适当氧合，测量 SpO$_2$ 后与血气对照，以后可减少血气分析次数。

临床上的其他相关应用还可以反映下述内容。①反映交感神经兴奋性的良好指标：如气管插管和切皮时，指脉波振幅迅速变小，表明存在血管收缩。随着刺激的结束，波形逐渐恢复，有助于判断麻醉的深浅。②反映外周灌注和肾灌注：波形宽大，振幅高，表明灌注良好，反之则差。此特点在 CPB 期间有明显的表现，其中 PI 为灌注的一个量化指标。③反映心肌收缩力：波形的上升支倾斜表明收缩力降低，对心力衰竭患者的病情判断有一定价值。④间接反映血容量：波形出现随呼吸周期变化而波动（PVI 数值较大），提示有明显的血容量不足。可用于对休克患者和体外循环后患者容量的判断。PVI 在机械通气的患者身上更准确，容易受到自主呼吸，心律失常的影响。

四、影响 SpO$_2$ 监测的因素

（一）其他血红蛋白的影响

碳氧血红蛋白（carboxyhemoglobin，COHb）在 660nm 的红光处与 HbO$_2$ 有类似的光吸收，CO 中毒的患者测得的 SpO$_2$ 呈假性高值。高铁血红蛋白（methemoglobin，MetHb）在 660nm 波长的红光处具有与还原血红蛋白（reduced hemoglobin，RHb）相同的吸收，在 940nm 波长的红外光处的吸收又明显大于 HbO$_2$ 和 RHb。当患者存在高铁血红蛋白血症时，如 MetHb 含量 < 20%，SpO$_2$ 下降值约为 MetHb 含量的 1/2，当 MetHb 含量更高时，

脉搏血氧饱和度监测仪所测得的 SpO_2 接近 85%，而与真实的 SaO_2 无关。

（二）Hb

贫血时，SpO_2 在一定程度上低于 SaO_2，Hb 越低，偏差越大（Hb < 50g/L 时有明显偏差）。红细胞增多症对 SpO_2 无影响。

（三）低灌注

心排血量（cardiac output，CO）的降低、低温、体循环血管阻力的增加、休克、血管收缩剂的应用等导致组织低灌注的因素可造成 SpO_2 的信号减弱，导致 SpO_2 无法读取或错误的 SpO_2 低值。当收缩压 < 80mmHg 时，SpO_2 准确性显著减低，此时将探头换至组织并不薄弱而灌注相当较高的其他部位（如额头、脸颊等），可获取相对准确的读数。因此 PI 值越大，SpO_2 越可信。

（四）肤色

黄疸、静脉用染料：深肤色可使脉搏血氧饱和度监测仪测量信号减弱，以致产生错误的 SpO_2。黄疸对通常使用的脉搏血氧饱和度监测仪所测得的 SpO_2 无影响。静脉注射亚甲蓝、靛氰绿和酸性靛蓝等染料可引起 SpO_2 突然降低，开始变化时间为注射后 1～2 个循环时间（30～45s），注射后 30min，SpO_2 逐渐恢复至注射前水平。其中，引起的降低亚甲蓝最为明显，酸性靛蓝最轻。

（五）指甲油

蓝色指甲油的光吸收波长接近 660nm，对 SpO_2 有显著影响，造成 SpO_2 假性降低。黑色指甲油有明显的阻光效应，影响 SpO_2 测量。其他颜色也可造成 SpO_2 的假性降低，但程度较轻。

（六）测量环境

环境光的闪烁频率与脉搏血氧饱和度监测仪发光二极管的光闪烁频率相近时，可使 SpO_2 假性增高。机体受测部位的活动，特别是颤抖时，可使 SpO_2 降低甚至不能读取。

（七）其他

胎儿血红蛋白对 SpO_2 测量无影响。血管扩张剂可使 SpO_2 轻微下降。病理性静脉搏动（如三尖瓣关闭不全）时，SpO_2 假性下降。

第二节　呼气末二氧化碳分压监测

呼气末二氧化碳分压（$PetCO_2$）已经被认为是除体温、呼吸、脉搏、血压、动脉血氧饱和度以外的第 6 个基本生命体征。

近年来，随着传感分析、微电脑等技术的发展和多学科相互渗透，利用监测仪连续无创测定 $PetCO_2$ 已经广泛应用于临床，它可以监测通气、确定气管的位置、及时发现呼吸机的机械故障、调节呼吸机的参数和指导呼吸机的撤除，也能反映循环功能和肺血流情况。二氧化碳监护现在已经成为监护生理参数保障患者安全的一个全球性标准。

美国麻醉医师协会（ASA）、美国呼吸医护协会（AARC）及美国医院协会（AHA）均将二氧化碳监护作为一种常规的指导准则和规则，甚至有些国家出台相应的法律规定要求必须使用二氧化碳监护。单独应用 SpO_2 仪可减少 40% 的麻醉意外，如果与 CO_2 监测仪并用则可减少 91% 的麻醉意外。

所以 $PetCO_2$、监测技术在临床麻醉、心肺脑复苏、麻醉后恢复室（PACU）、ICU、院前急救等都有重要的应用价值，并且在国外随着小型化和技术改进，手持便携式呼气末血氧仪监测已具有安全、无创、操作简单、价格适中等优点，得到临床普遍欢迎和广泛应用。

一、基本原理

组织细胞代谢产生二氧化碳，经毛细血管和静脉运输到肺，在呼气时排出体外，体内二氧化碳产量（VCO_2）和肺通气量（VA）决定呼气末二氧化碳分压（$PetCO_2$）即 $PetCO_2 = VCO_2 \times 0.863 \div VA$，0.863 是气体容量转换成压力的常数。$CO_2$ 弥散能力很强，极易从肺毛细血管进入肺泡内。肺泡和动脉 CO_2 完全平衡，最后呼出的气体应为肺泡气，正常人 $PetCO_2 \approx P_ACO_2 \approx PaCO_2$，但在病理状态下，肺泡通气血流比值（V/Q）及交流（Qs/Qt）的变化，$PetCO_2$ 就不能代表 $PaCO_2$。呼气末二氧化碳的测定有红外线法、质谱仪法和比色法 3 种，临床常用的红外线法，利用二氧化碳吸收 4.26um 波长的红外线这一特点，通过监测红外线衰减强度来计算二氧化碳的浓度。显色法检测装置利用二氧化碳遇水形成碳酸的原理性质，让含水汽的使呼出气体经过酸碱指示剂，指示剂变色则提示有二氧化碳。

根据仪器的采样方式不同，可分为主流型和旁流型。主流型仪器特点为气流直接经过测量室，检测管路为人工气道的一部分。优点在于检测结果受气道内水汽和分泌物影响较小。缺点在于持续监测仅可用于密闭气道，部分厂家产品明显增加气道管路负重和增加呼吸无效腔。旁流型仪器气流被动进入测量室。呼出的气体经由抽气泵抽取部分至测量室进行测量，抽气流速度为 20～300ml/min。优点在于可用于非密闭开放气道，采样部位多样。缺点在于采样口易受气道内水汽和分泌物影响，对于低流速通气或小儿，抽吸采样产生的气流丢失可能影响潮气量测定和呼吸机触发。

根据仪器波形显示参数的不同，可分为时间 - 二氧化碳分压波形和容积 - 二氧化碳分压波形。

时间 - 二氧化碳分压波形的纵坐标为二氧化碳分压，横坐标为时间。波形连续，可分为 4 个时相：时相 I 波形在基线，为吸气和无效腔通气时间；时相 II 为上升支，是无效腔通气和肺泡内气体混合呼出时间；时相 III 波形呈高位水平线，为呼出肺泡气时间；时相 IV 为时相 III 末至基线，代表下一次吸气开始（图 23-3）。

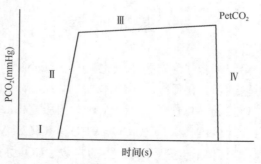

图 23-3　时间 - 二氧化碳分压波形

容积 - 二氧化碳分压波形纵坐标为二氧化碳分压；横坐标为呼出气容积。波形不连续，可分为 3 个时相：时相 I 为基线，是无效腔通气阶段；时相 II 为上升支，是无效腔通气至肺泡通气阶段；时相 III 为高位水平线，是肺泡气呼出阶段；由于不监测吸气相，没有时相 IV（图 23-4）。由于容积 - 二氧化碳分压波形仪监测二氧化碳分压的同时需要监测气道内的气流流速，所以均使用主流型采样方式。

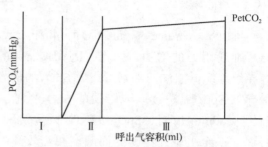

图 23-4　容积 - 二氧化碳分压波形

二、基本操作

目前 $PetCO_2$ 监测仪使用方法均较简便。分光光度法的仪器使用前需要以大气二氧化碳浓度定标。定标可分为自动定标和手动定标。自动定标为开机时机器自动完成；手动定标由操作者手动按定标键完成。部分机型定期由厂家进行定标。定标结束后将管路接入气道，即可显示数值或波形。二氧化碳分压显示数值单位为 mmHg 或浓度百分比。

三、$PetCO_2$ 监测的临床应用及意义

$PetCO_2$ 监测的临床应用见图 23-5，即"ABCDE"。

（一）确定管路位置

1. 人工气道定位　推荐气管插管后使用 $PetCO_2$ 监测仪判断导管位置。完成气管插管以后，使用连续监测的 $PetCO_2$ 监测仪是判断管路位置的优选方法，其优于胸部听诊、X 线摄片。通常观察到连续 4～6 个以上的稳定波形即可判断气管导管在气道内，但注意该方法不能判断气管导管的深度。主流型和旁流型仪器均适用于确定人工气道位置。

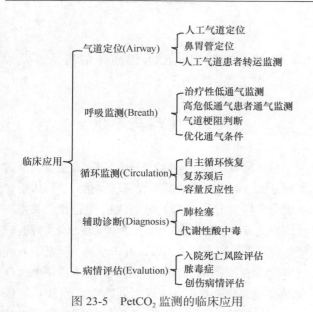

图 23-5　$PetCO_2$ 监测的临床应用

对于心肺复苏患者，出现连续稳定的 $PetCO_2$ 波形可确定气管导管在气管内。没有出现波形则不能确定气管导管是在气管内还是在食管内。需要采用其他方法确定管路位置。

2. 鼻胃管定位　建议鼻胃管插管后使用旁路 $PetCO_2$ 监测仪协助管路定位。$PetCO_2$ 监测仪可协助鼻胃管的定位，判断是否误入气管。荟萃分析显示使用 $PetCO_2$ 监测，无论是显示波形还是改变颜色，都能准确判断机械通气患者鼻胃管的位置。鼻胃管口径小，仅可连接旁流型仪器或显色法检测装置。采样口应远离气道以避免呼气干扰。

3. 气管插管患者的转运监测　建议带气管导管患者转运时监测 $PetCO_2$，协助判断人工气道异位。转运气管插管患者时连续监测 $PetCO_2$，可及时发现气管导管脱出异位，减少转运的风险。

（二）呼吸功能评价

1. 低通气状态监测　建议小潮气量通气时监测 $PetCO_2$。对于治疗性低通气患者，如急性呼吸窘迫综合征患者进行保护性肺通气策略治疗时，小潮气量（6ml/kg 甚至更低）通气增加了二氧化碳潴留的风险。实时监测 $PetCO_2$，可以及时发现二氧化碳潴留，并减少动脉血气检查频次。

2. 低通气高危患者监测　推荐深度镇静、镇痛或麻醉患者监测 $PetCO_2$。对于存在低通气风险的患者，如镇痛、镇静、门急诊手术的患者，使用 $PetCO_2$ 监测仪发现的通气异常早于血氧饱和度

下降和可观察到的低通气状态。$PetCO_2$ 监测被认为是最优术后呼吸抑制监测项目。美国麻醉医师协会和英国与爱尔兰麻醉医师联合会在 2011 年要求所有的麻醉过程中都必须监测患者 $PetCO_2$。

3. 气道梗阻判断　建议使用 $PetCO_2$ 监测仪判断小气道梗阻。对于小气道梗阻导致通气困难的患者，如重症哮喘和慢性阻塞性肺疾病患者，在采用时间 - 二氧化碳分压监测仪时，由于肺泡内气体排出速度缓慢，时相 Ⅱ 波形上升趋于平缓。气体存留在肺泡内的时间较久，肺泡气的二氧化碳分压更接近静脉血二氧化碳分压。这一部分气体在呼气后期缓慢排出，使得二氧化碳波形在时相 Ⅲ 呈斜向上的鲨鱼鳍样特征性改变（图 23-6）。可以根据此特征性图形初步判断气道梗阻情况。严重气道梗阻患者，因无效腔通气比例增大，可导致呼出气二氧化碳分压显著下降。

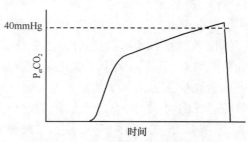

图 23-6　$PetCO_2$ 鲨鱼鳍样特征性改变

4. 优化通气条件　建议机械通气患者监测 $PetCO_2$。对需要简易呼吸器和呼吸机辅助通气的患者，持续监测 $PetCO_2$ 可以及时发现通气过度或通气不足，指导优化通气条件，如通气频率、呼吸机触发条件等。对于治疗性高浓度二氧化碳通气患者可以精确调整吸入二氧化碳浓度。使用容量 - 二氧化碳分压监测仪还可以评估单肺通气患者通气血流比值。评估通气血流比值还有利于滴定呼气末正压的设置。

（三）循环功能评价

1. 判断自主循环恢复　推荐监测 $PetCO_2$ 协助判断自主循环恢复。在心肺复苏的高级生命支持阶段，$PetCO_2$ 数值突然上升 10mmHg 以上预示自主循环恢复。但复苏过程中 $PetCO_2$ 数值的变化受肾上腺素、碳酸氢钠等药物及胸外按压质量的影响，需联合动脉血压等指标判断自主循环是否恢复。

2. 判断复苏预后 推荐监测 $PetCO_2$ 协助判断复苏预后。2015 年 AHA 心肺复苏指南中指出，对于已经行气管插管的心肺复苏患者，经高质量心肺复苏，气管插管即刻与气管插管后 20min 监测 $PetCO_2$ 数值均小于 10mmHg，预示患者预后不良。对于非气管插管患者，不推荐使用 $PetCO_2$ 数值判断预后。

3. 判断容量反应性 建议使用 $PetCO_2$ 联合评估容量反应性。容量反应性是急危重症患者病情评估的重要参数。$PetCO_2$ 监测联合直腿抬高试验判断容量反应性，$PetCO_2$ 浓度上升大于 5% 可认为有容量反应性。$PetCO_2$ 监测联合快速补液试验，需输注 500ml 液体，$PetCO_2$ 浓度上升大于 5.8% 提示有容量反应性。

（四）辅助诊断

1. 肺栓塞筛查 建议筛查肺栓塞时监测 $PetCO_2$。目前 $PetCO_2$ 监测筛查肺栓塞主要有两种方法：①比较 $PetCO_2$ 数值与动脉血二氧化碳分压数值，若 $PetCO_2$ 下降而血中二氧化碳分压数值升高，则提示肺栓塞可能。②使用容量 -$PetCO_2$，计算无效腔通气比例，比例上升可考虑肺栓塞可能。判断时需结合 D- 二聚体等其他指标或 WELLS 评分表评估肺栓塞病情。针对整形外科术后患者筛查肺栓塞的研究提示，当 $PetCO_2$ 数值大于 43mmHg，可不必进行 CTA 检查。

2. 代谢性酸中毒 建议代谢性酸中毒患者监测 $PetCO_2$ 部分代替血气分析。代谢性酸中毒患者可出现代偿性呼吸深大，导致 $PetCO_2$ 下降。临床通过监测 $PetCO_2$ 数值可间接判断酸中毒程度，减少了动脉血气检查的频率。目前报道针对糖尿病酮症酸中毒患者进行 $PetCO_2$ 监测可以减少动脉血气的监测。

（五）病情评估

建议尝试监测 $PetCO_2$ 协助评估病情。异常 $PetCO_2$ 数值预示病情危重。

四、优点与不足

临床研究证实，$PetCO_2$ 监测是目前有重要价值的监测方法，对判断病情的发展有现实意义。有报道经鼻氧管采样测定的 $PetCO_2$ 与 $PaCO_2$，呈正相关关系，且该方法有许多的优点：①监测清醒患者自主呼吸时经鼻导管采样测定的 $PetCO_2$，并未受到鼻咽部无效腔气体的存在而影响其结果，在非封闭条件下 $PetCO_2$ 也能准确评价 $PaCO_2$，达到无创连续监测肺功能通气、换气的目的。②可用于非气管插管的患者，特别是小儿，能连续监测危重患者的 $PetCO_2$，可减少抽取动脉血的次数，减少患者的痛苦。③不仅可以连续监测肺通气、换气功能，而且能反映循环、代谢功能的改变。④简单易学，不需要特殊的技术。

不足之处：严重心肺疾病、采样管堵塞及呼吸频率等均可影响 $PetCO_2$ 的测定。①心肺严重疾病患者 V/Q 比值失衡，$Pa-etCO_2$ 差值增大，经鼻氧管采样测定的 $PetCO_2$ 不能作为通气功能的判断指标，需同时测定 $PaCO_2$ 作为参考。②采样管可因分泌物堵塞或扭曲而影响 $PetCO_2$ 的监测结果。③若呼吸频率太快，呼出气体不能在呼气期完全排出，同时 CO_2 监测仪来不及反应，均可产生 $PetCO_2$ 的监测误差。④旁流式 CO_2 监测仪可因气体弥散、采样管的材质和气体样品在管中暴露的长度（与气体流速和采样管长度有关）等引起误差。

五、常见时间 - 二氧化碳分压波形

临床常见时间 - 二氧化碳分压波形见图 23-7。

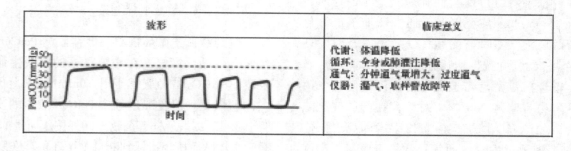

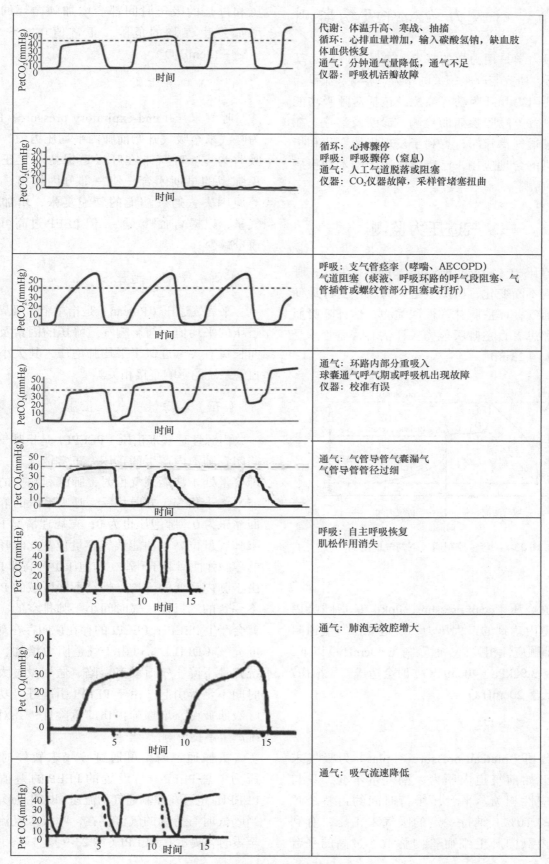

图 23-7　常见时间 - 二氧化碳分压波形

第三节 呼吸力学和呼吸功监测

呼吸力学是用力学的观点和方法对呼吸运动进行分析，研究与呼吸相关的压力、容量、流量、顺应性、阻力和呼吸功等监测，包括对呼吸功能的评价，各类呼吸疾病的检测、诊断及治疗。在进行机械通气治疗时，有利于发现病情变化和指导呼吸机的合理应用，已广泛应用于围术期疾病的诊断和治疗。

一、气道压力监测

气道压力（airway pressure，Paw）在每一呼吸周期内不断变化，监测气道压力在于更好地使用机械通气；评估胸肺弹性回缩力；估计呼吸肌的力度和患者自主呼吸能力；评估心、血管承受的压力（图23-8）。

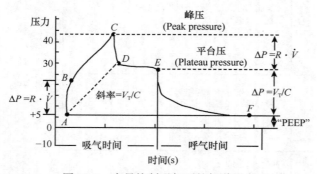

图 23-8 容量控制通气下的气道压力

（一）气道峰压

气道峰压（peak pressure，Ppk）是指呼吸周期中气道内达到的最大压力。气道峰压与气道阻力和胸肺顺应性相关，一般限制在40cmH$_2$O以下，当Ppk > 3.92kPa（40cmH$_2$O）时会造成气压损伤。正常人低于20cmH$_2$O。

（二）平台压

平台压（plateau pressure，Pplat）为吸气末到呼气开始前气道内压力，潮气量不变，只与胸肺顺应性相关。平台压维持时间约占整个呼吸周期的10%。维持一定的吸气末正压，有利于肺泡内氧向肺毛细血管内弥散。过高的平台压和过长的吸气时间都会增加肺循环的负荷，增加发生气胸的危险。正常值0.49～1.27kPa（5～13cmH$_2$O）。

（三）呼气末压

呼气末压（end-expiratory pressure，PEEP）为呼气末至吸气开始前肺内平均压力值，自主呼吸时为零。呼气末在呼吸道保持一定正压，避免肺泡的早期闭合，使一部分因渗出、肺不张等原因失去通气功能的肺泡复张，增加功能残气量，以提高血氧水平。但PEEP过高可使心排血量减少。

（四）平均气道压

平均气道压（Pmean）是指单个呼吸周期中气道压的平均值，与影响气道峰压的因素及吸气时间长短有关，近似于平均肺泡压，其大小与对心血管系统的影响直接相关。

（五）内源性呼气末正压

内源性呼气末正压（PEEPI）是指呼气末气体陷闭在肺泡内产生的正压。正常情况下，呼气末肺容量处于功能残气位时，肺脏和胸壁的弹性回缩力大小相等、方向相反，呼吸系统的静态弹性回缩压为0，肺泡压也为0；在病理情况下，呼气末肺容量位高于功能残气容量位，此时呼吸系统的静态弹性回缩压升高，肺泡压也升高即PEEPI。由于肺内病变的不均一性，不同区域的PEEPI是不一致的。只要呼气时间小于肺排空的实际时间就会产生PEEPI，PEEPI的存在说明存在动态肺过度充气（DPH）。可由于气道阻力增加、呼吸系统弹性下降、气道动态塌陷、通气量过大、呼气时间不足等引起。由于PEEPI引起呼吸功增加、呼吸肌疲劳，增加肺损伤的危险性，并对循环系统产生不良影响。

机械通气时，可通过呼气末暂停时对应的压力（总PEEP）与设置的PEEP的差值，即为PEEPI；也可在控制通气的流速-时间波形上见到，当呼气时有持续的气流存在，呼气末气流不能降至零时，提示有PEEPI（图23-9）。

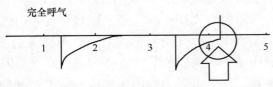

不完全呼气=Auto-PEEP

完全呼气

1　2　3　4　5

图 23-9　容量控制通气下流速-时间波形显示 PEEPI

目前测定 PEEPI 最常用的方法是呼气末气道阻断法和食管压力监测法。

1. 呼气末气道阻断法　在机械通气患者中，在呼气末阻断气道，当流量为零时，肺泡将与气道的压力达到平衡，此时气道压等于肺泡压，即 PEEPIstst。在测定过程中患者的呼吸肌肉必须放松。为了保证准确测定，可借助自动化技术在呼气末自动阻断气道，维持 5s 以上，观察到平稳的压力，才能保证结果的可信。

2. 始动吸气流量的食管压变化值　自主呼吸患者在开始吸气时，食管压下降。正常人食管压下降与吸气流量的出现几乎是同步的。当存在 PEEPI 时，吸气流量的出现滞后于食管压的下降。这滞后期间的食管压下降的幅度就是 PEEPIdyn。这种方法要求在呼气末患者的呼气肌肉必须松弛。呼气肌肉的用力会导致呼气末食管压增高，影响 PEEPIdyn 的检测（夸大了 PEEPIdyn）。采用同步胃内压变化修正的方法可以一定程度上减少呼气肌肉活动的影响。

3. 始动吸气流量的气道压的变化值　在机械通气患者中，当呼吸机开始送气至出现吸气气流时，为气道压的变化值。这种方法仅适合于患者无吸气触发努力的条件下，而且受到呼吸机管道和传导气道的顺应性的影响。

4. 延长呼气法呼气末肺容积的差值　在机械通气的患者中，先测定呼气潮气量，然后在其他参数不变的情况下延长呼气时间，测定延长呼气的潮气量，延长呼气前后的潮气量差值与动态顺应性的比值计算出 PEEPI。这种方法要求有充足的呼气时间，一般需 30～50s。足够长的呼气时间的标准：在延长呼气末，阻断气道，气道压不增高。

二、肺容量监测

肺容积是指肺（包括气道和肺泡）内容纳的气体量，通过测定不同幅度的呼吸状态（平静、最大深呼吸等）时所产生的肺容量。在肺功能检测中肺容积和肺容量有基本相同的含义，肺容积是通过肺内所含气体量来表达的。监测肺容量的意义：①肺容量的变化，直接影响气体在肺毛细血管床进行气体交换；②反映肺的力学功能；③反映病情好坏；④反映患者对治疗的反应。

临床常用的肺容量测定项目：肺活量（VC）、潮气量（VT）、分钟通气量（VE）、功能残气量（FRV）等。

（一）潮气量

潮气量是指平静呼吸时每次吸入或呼出的气量，正常人：5～7ml/kg。体位的改变、浅快呼吸、吸气肌衰竭、麻醉过深或使用麻醉性镇痛药抑制了呼吸中枢时可使 VT 减少。在麻醉术后第 1～3d 明显低于术前。发热或运动时，代谢性酸中毒时呼吸代偿出现深大呼吸，阻塞性通气障碍深慢呼吸时 VT 增大。

（二）分钟通气量

平静呼吸时每分钟吸入或呼出的气量称为 VE。VE= 潮气量（VT）× 呼吸频率（f），正常值为 3～10L/min，平均值为 6L/min。当 VE 增加，可能机体代谢增加，如运动或发热时；机械通气时参数调整不当，精神因素等；术后 1～10d，VE 明显高于术前。当 VE 降低，通常患者通气不足，不能完全排除机体代谢产生的二氧化碳，此时可出现呼吸性酸中毒。

（三）肺活量

深吸气后所能呼出的最大气量称为 VC。正常值为 60～80ml/kg。男性 3.5L，女性 2.4L。正常预计值公式为

男性 VC（L）=-5.425-0.020A+0.058H+0.012W
女性 VC（L）=-2.827-0.012A+0.04H

式中，A 为年龄（岁）；H 为身高（cm）；W 为体重（kg）。

肺活量在肺功能监测中是一个非常重要的指标，反映肺和胸廓扩张和收缩的能力，也能反映患者呼吸肌力强弱、咳嗽清除呼吸道分泌物能力。影响肺活量的因素有体位、肺本身的因素、胸腔

胸壁、呼吸肌、麻醉药过度抑制或机械性干涉等因素。临床上用实测 VC/ 预测 VC（%）判断限制性通气功能障碍的程度，当 VC < 10ml/kg 时，患者多不能维持有效的呼吸，一般均有潜在的呼吸衰竭，需要施行机械通气，当 VC 达到 10 ～ 15ml/kg 时，患者才能有效地深呼吸和咳嗽，提示有脱机和拔除气管导管的指征。

（四）功能残气量

功能残气量（FRC）指平静呼气后肺内所含有的气量，是肺的弹性回缩力被作用方向相反的胸部弹性回缩力抵消时的肺容量，FRC=ERV+RV，正常人 FRC 约为 40ml/kg。占肺总量的 35% ～ 40%。正常成年男性 2300ml，女性 2600ml。

正常预计值公式为

男性 FRC（L）= −7.812+0.005A+0.079H−0.042W

女性 FRC（L）= −4.955+0.005A+0.055H−0.03W

式中，A 为年龄（岁）；H 为身高（cm）；W 为体重（kg）。

FRC 在呼吸气体交换过程中，缓冲肺泡气体分压的变化，减少通气间歇时对肺泡内气体交换的影响，FRC 减少说明肺泡缩小和塌陷。FRC 使平静呼气末肺内仍留有气体，吸气时又与吸入肺泡的空气进行混合，以维持呼吸周期中持续的供氧，使肺泡内及动脉血氧和二氧化碳分压保持相对恒定。正常人 FRC 在不同呼吸周期变异可达 300ml，体位改变或麻醉会影响 FRC 值，仰卧位时，由于腹腔内脏的位置改变，膈肌升高影响肺的容积，可使 FRC 减少。FRC 增大常见于肺气肿，减少见于各种弥漫性限制性肺疾病和 ARDS。机械通气中 PEEP 能使减少了的 FRC 增加，因此能改善由 ADRS 或其他原因所致的顽固性低氧血症。

三、气道阻力监测

气道阻力监测包括气道对气体流速（量）所存在的阻力，呼吸机输送气体到肺泡所须克服的阻力。阻力决定于气道的长度、内径、分叉和内壁情况，以及气体流速的形态。形态呈层流即阻力低，湍流产生漩涡而阻力高。阻力还与流速大小呈正相关。成人正常值为 2 ～ 4mmHg/（L·s）。气道阻力 = 气道压力 − 平台压力 /V（流速）。

气道阻力直接反映气道的阻塞情况，当气道内分泌物增加、气道痉挛、上呼吸道梗阻（气管导管阻塞等），以及支气管哮喘发作时气道阻力异常增高。气道阻力峰值突然增高可能是气胸、气道阻塞的一个有价值的早期指标。麻醉手术中气道阻力升高常见于气管插管内径过小、气管插管过深；气管内黏液、分泌物存留；呼吸道黏膜充血、水肿；支气管痉挛、哮喘发作；气管异物、气管内肿瘤等。监测的临床意义：①评价气道病变的程度；②指导机械通气的撤机和呼吸治疗；③评价支气管扩张药物的疗效。在容量控制通气中，压力 - 时间波形上平台压不变，气道峰压增加，提示气道阻力增加（图 23-10）。

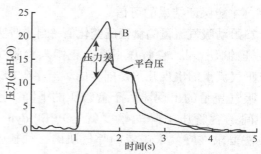

图 23-10　容量控制通气压力 - 时间波形
A. 阻力正常；B. 阻力增加

四、顺应性监测

肺顺应性（CL）代表肺的扩张性，CL= $\Delta V/\Delta P$。CL 与压力呈负相关，与容量呈正相关。静态 CL 反映肺组织弹性阻力，动态 CL 除了反映肺弹性阻力外，还受气道阻力影响。顺应性的减低见于肺切除、气管插管、气胸、肺炎、肺不张或肺水肿等疾病。麻醉期间，由于浅麻醉引起反射性屏气、呛咳、支气管痉挛、下呼吸道机械性梗阻、分泌物潴留或反流物误吸，均可使胸肺顺应性减低。监测肺顺应性对病情观察及呼气末正压的调节有重要意义。如调节呼气末正压后，肺顺应性升高，说明呼气末正压调节恰当。另外，肺顺应性变化趋势也十分重要，如在同一机械通气条件下，肺顺应性逐渐增加，说明治疗有效，ARDS 或肺水肿有所减轻。严重 ARDS 或肺水肿患者，肺顺应性可低至 100 ～ 300ml/kPa，当低于 25ml/kPa

时，则脱机很难成功。

静态顺应性（Crs，st）是指在呼吸周期中，气流暂时阻断时所测得的肺顺应性，相当于肺组织的弹性。动态顺应性（Crs，dyn）是指在呼吸周期中，气流未阻断时所测得的肺顺应性，反映肺组织弹性，并受气道阻力的影响。

Crs，dyn= 潮气量（VT）/（气道峰压 -PEEP-PEEPI）

Crs，st =潮气量（VT）/（平台压 -PEEP-PEEPI）

容量控制通气时 P-V 曲线的斜率可以监测肺顺应性，斜率减小时提示肺顺应性降低，斜率增大时提示肺顺应性增加（图 23-11）。压力 - 时间波形显示为平台压上升（图 23-12）。

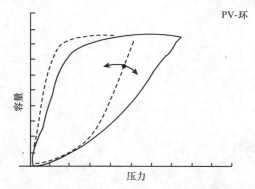

图 23-11　容量控制通气时 P-V 曲线显示顺应性

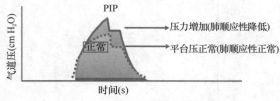

图 23-12　压力 - 时间波形显示顺应性

五、压力 - 容积曲线（P-V 环）

容积与压力的关系，反映了顺应性（$C=\Delta V/\Delta P$），在图 23-13 中，横轴代表压力，纵轴代表潮气量。静态 P-V 曲线反映呼吸系统静态顺应性，需要在镇静、肌松的状态下测量，保证其准确性。静态的压力 - 容积曲线通常呈"S"形。在低肺容量位，小气道和肺泡倾向于闭合，打开关闭气道所需的压力高，顺应性低。曲线的中段，已经开放的气道和肺泡的顺应性增加。高肺容量位，肺倾向于过度膨胀，顺应性下降。S 形的曲线特点形成上下两个拐点。

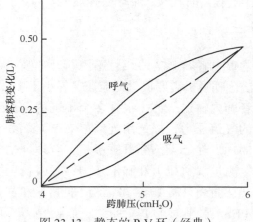

图 23-13　静态的 P-V 环（经典）

（一）大注射器法

为了获得详细的 P-V 曲线，必须镇静或麻醉，以便呼吸肌肉完全放松。首先，通过几次呼吸机的大潮气量达到吸气极限，极量开放肺单位和提供足够的肺泡内氧储备。然后脱离呼吸机，在呼气末用大注射器（1.5 ～ 2.0L）连接气管导管。每次注气 50 ～ 200ml，间隔 2 ～ 3s 使气道压力平衡后，再重复注气，总注气量为 1.7L 或接近肺总量位或气道压力达到 40 ～ 50cmH$_2$O。然后以同样的方法抽气，直到气道压力为大气压。这个过程 60 ～ 90s，重复 3 次，取平均值。同时记录每次注气的压力和注气量，将每次注气累计总量分别与相应的压力作图，得出 P-V 曲线。

但该法的不足在于，需断开呼吸机，由于注射器中氧含量的消耗致膨肺过程中肺容量的丧失，注入气体的湿度和温度可影响 P-V 的测定，不能给 PEEP。

（二）呼吸机法

80 年代末 Levy 等提出，连续吸气末阻断过程中不同 VT 时测 Pplat，多个对应的潮气量和平台压描记在 X、Y 轴上，就得到 P-V 曲线。需要呼吸机以 VC 模式方波送气，且有吸气末暂停键及呼气末暂停键，每次测量间只持续 3s，故氧耗造成的容量丧失可忽略不计。不同 VT 可随机顺序进行，两次测量之间可以正常通气。VT 的获得是通过延长或缩短吸气时间来获得，而流量不变，每次测定之前测 PEEPI，以保证肺容量和呼气末压稳定。优点是无须断开呼吸机，允许任何水平 PEEP 存在，但整个过程需时较长，临床实践烦琐。

（三）持续低流速法

危重患者获 P-V 曲线且不需断开呼吸机最简单方法。呼吸机需要提供低流速，即小于 10L/min 向患者肺内输送气体，根据多个不同的容积对应相应的气道压力，描记出连续静态 P-V 曲线。此方法的优点在于无须断开呼吸机；合理评估气道阻力，测量气道压力和肺泡压力；呼吸机屏幕上构建 P-V 曲线只需 10s；可描绘不同呼吸机参数设置和 PEEP 水平时的 P-V 曲线；简便易行，可床旁操作。

具体操纵方法：患者镇静、肌松，将呼吸机模式设为容量控制通气，潮气量 20 ～ 25ml/kg，调整吸气时间和流速，使吸气流速小于 9 ～ 10L/min，呼吸机描记出整个呼吸周期中各时间点的压力和容积，记录在 X、Y 轴上即得到 P-V 曲线。记录 1 或 2 个呼吸周期后就可结束操作。

（四）临床意义

（1）评估胸肺顺应性：观察 P-V 曲线可以得知肺顺应性及阻力的变化，曲线越靠近 X 轴，肺顺应性越差（图 23-14）。

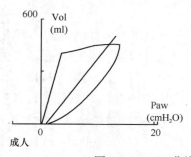

图 23-14　P-V 曲线可知肺顺应性及阻力

（2）可以指导 ARDS 患者选择最佳 PEEP，因为曲线上低位拐点代表大量塌陷的肺泡开始复张，在此点 +2cmH₂O 作为 PEEP 的选择，防止肺泡过度膨胀。

（3）判断呼吸阻力：流速恒定的通气在设置不变情况下，若阻力改变，P-V 环右侧支（即上升支）徒直度不变，而吸气支呈水平移位，向右移位即阻力增加，向左移位即阻力降低（图 23-15）。

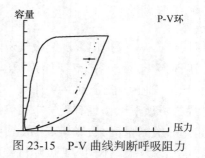

图 23-15　P-V 曲线判断呼吸阻力

（4）监测气管导管的位置：气管插管意外地下滑至右主支气管以致只有右肺单侧通气，P-V 环偏向横轴，经纠正后即偏向纵轴（图 23-16）。

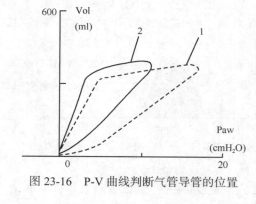

图 23-16　P-V 曲线判断气管导管的位置

（5）低位转折点和高位转折点：P-V 曲线呈"S"形，可概括为三段两点：低位平坦段，表现为低顺应性，相当于正常或基本正常的肺泡随压力的增大而扩张；下拐点（low inflection point，LIP），相当于陷闭肺泡的开放点；中间陡直段，压力的升高和肺容积的变化呈线性关系，相当于已张开的陷闭肺泡和正常肺泡在弹性限度内的等比例扩张；高位平坦段，顺应性下降，表明肺处于过度扩张的危险中。后两段之间的交点称为上拐点（upper inflection point，UIP）。上拐点提示，压力导致局部肺泡过度膨胀，下拐点代表使肺泡开始打开的最小压力。一般认为通气应尽可能在顺应性线性区域内发生。当肺的个别区域复张过度时，其结果是发生危险剪切力，使肺泡发生撕裂伤（图23-17）。

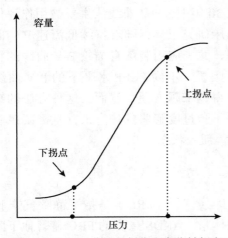

图 23-17　P-V 曲线的低位和高位转折点

定容控制通气时静态测定第一、二拐点，以便设置最佳 PEEP 和设定避免气压伤或高容积伤（图23-18）。具体方法：使用肌松药，通气频率6～8次/分，吸：呼=1：2，潮气量为每次0.8L。发现 A 点（即第一拐点 LIP）呈似平坦状，是压力增加但潮气量增加甚少或基本未增加，此为内源性 PEEP，在 A 点处压力再加上 2 ～ 4cmH$_2$O 为最佳 PEEP。然后观察 B 点（即第二拐点 UIP），在此点压力再增加但潮气量增加甚少，即为肺过度扩张点，故各通气参数应选择低于 B 点（UIP）时的理想气道压力，潮气量等参数。

P-V 曲线使用和研究最多的是在 ARDS 的患者，近年来根据 P-V 曲线采取的最佳 PEEP 和有效小潮气量策略结合允许性高碳酸血症策略是目前 ARDS 机械通气治疗中的主要方法。临床上主要根据 LIP 及 UIP 设定机械通气的 PEEP 及潮气量等。

六、呼吸中枢驱动力

呼吸中枢驱动力（P$_{0.1}$）是呼吸动作的始点，评估通气驱动力的常用指标，即在吸气用力开始0.1s 时，突然关闭气道，在口腔内产生的负压，是

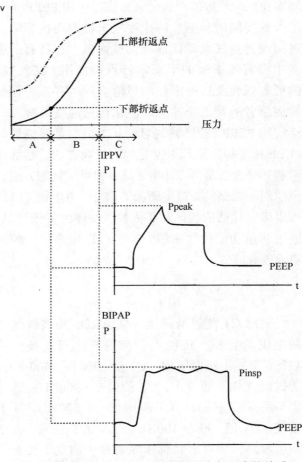

图 23-18　静态 P-V 环上、下部折返点与压力的关系

一项无创伤定量测定检测方法。其正常值为0.2 ～ 0.4kPa（2 ～ 4cmH$_2$O）。研究发现，膈肌疲劳中大约有50% 可归因于中枢驱动力指令的降低，这是导致 COPD 患者 CO$_2$ 潴留，肺泡通气量降低的原因，也是重症患者死亡的常见原因。P$_{0.1}$ 可了解呼吸中枢功能，并且也是决定撤离呼吸机的重要指标。P$_{0.1}$ ＜ 6cmH$_2$O 才可停用呼吸器。P$_{0.1}$ ＞ 6cmH$_2$O 不能撤机，可能因为当时呼吸肌负荷过重，呼吸中枢代偿性功能增强；呼吸功能未完全恢复，收缩效率低，产生一定的收缩力需要更大的驱动力。P$_{0.1}$ 过高者用辅助通气时，患者触发呼吸机送气时增加呼吸作功。它是决定患者能量消耗的一个主要因素。此外也可能提示心肺功能有异常。P$_{0.1}$ 过低提示呼吸中枢驱动力减退。

七、肺复张容积测定

急性呼吸窘迫综合征表现为肺顺应性降低、

肺容积减少导致的严重低氧血症。应用 PEEP 是为了开放萎陷的肺泡、防止呼气末肺泡再次塌陷，进而改善通气血流比值和动脉血氧。在所有的患者中没有考虑肺的形态学特点而使用 PEEP，肺的可复张性及过度膨胀的风险会同时存在。评估每例患者的肺复张性可以优化机械通气及减少广泛应用 PEEP 诱发的肺损伤。CT 仍然是评估局部 PEEP 相关肺复张和过度充气的经典方法。肺部超声和 P-V 曲线是可以床旁、简单和可重复的方法，但他们不能提供肺过度膨胀的信息。电阻抗（EIT）可以床旁评估依赖区和非依赖区整体的复张情况。通过测量功能残气量的方法也可以用来估计肺泡再通气和应变。

（一）CT 法

胸部 CT 能够精确地评估 ARDS 患者肺气体和组织的容积。传统上，肺的气化程度被分成 4 个等级：①正常肺泡，CT 值 -900 ～ -500HU；②过度气化（通气），CT 值低于 -900HU；③气化不足或通气不良，CT 值 -100 ～ -500HU；④不通气，CT 值 -99 ～ 100HU。了解 CT 的像素大小和层厚后，即可对目标区域各种（病变）类型的肺容积进行精确地计算。随着螺旋 CT 的发展，肺气体和组织的总容积可以精确地测量。CT 法，虽然被认为是评价肺可复张性的金标准，但其不能常规应用而且难以重复。它需要将患者转运至 ICU 外，并会使患者遭受更多剂量的辐射，使其作为多次评估 PEEP 的可能性受到了很大的限制。

（二）P-V 曲线法

在 20 世纪 90 年代早期，Ranieri 等建议可以使用 P-V 曲线来评估肺复张。当肺容积增加时，呼吸末压为零（ZEEP）状态下的 P-V 曲线的上凸提示呼吸系统顺应性的下降。在这些患者中，如果加用 PEEP 的 P-V 曲线与 ZEEP 时的相重叠，则表明没有任何复张的肺泡存在，反而出现了肺的过度膨胀。相反，当肺容积增加时，ZEEP 状态下 P-V 曲线的下凹表明肺泡进行性复张。在这些患者中，加用 PEEP 后曲线上移表明肺泡复张。物理原理是提高静态气道压后肺容积的任何增加是由于原本无通气的肺组织复张；PEEP 诱导的肺复张，定义为在不同 PEEP 水平时的 P-V 曲线上应用气道压力测得肺容积的增加。P-V 曲线所测得的可复张容积与经典的 CT 法测得的结果有非常好的相关性，因此，P-V 曲线法可作为床旁评价的一种可靠的方法。

近 20 年来，P-V 曲线法主要被用作评估肺复张的临床研究工具，随着持续低流速 P-V 曲线法的出现，尤其应用装备有描绘 P-V 曲线的特殊软件的呼吸机，不同 PEEP 水平下的 P-V 曲线在床旁的获得越来越方便。然而，这种方法的缺点是不能提供肺过度膨胀的信息，并且需要患者处于深度镇静肌松状态。

（三）功能残气量和肺复张

功能残气量（FRC）是指平静呼气末肺内残存的气体量。ARDS 患者的 FRC 显著地下降。虽然 PEEP 可以明显地增加 FRC，但是 FRC 或呼气末肺容积（EELV）的变化（增加）与肺复张的相关性很差。其原因是增加的肺容积不仅来自于既往通气不良或者不通气的肺组织，也可能来自于正常通气的肺过度膨胀。

近期，Dellamonica 等提出一个评估 PEEP 诱导的肺复张的新方法。预测可复张面积等于应用高 PEEP 时 FRC 增加的总量减去肺的最小预测增加面积。最小预测增加面积是指，假设应用高 PEEP 不改变肺的顺应性，那么增加的肺容积是由于应用高 PEEP 后直接引起的肺泡膨胀或原先正常通气的肺泡过度膨胀。那么最小预测增加面积可以通过在低 PEEP 水平时呼吸系统的顺应性和两个 PEEP 之间的压力差计算（编者按：$\Delta V = \Delta C / \Delta P$）。因此计算公式如下：

预测的可复张容积（ml）= 高 PEEP 时的 EELV- 低 PEEP 时的 EELV- 低 PEEP 时的肺最小预测增加容积

这项研究发现，预测的可复张容积与 P-V 曲线法所测量出的可复张容积之间存在良好的相关性。

八、呼吸功监测

吸气时影响肺膨胀的两个主要因素为胸肺弹性阻力（胸肺顺应性）和非弹性阻力（气流阻力

和组织黏性）。呼吸肌收缩所产生的力，用于克服上述两种阻力，使肺泡容量增加所作的功即为呼吸功。呼吸功（WOB）即为变化的压力（P）和变化的容量（dv）的积分。即 $WOB = \int Pdv$。P-V 环反映呼吸作功，由其面积就可以计算呼吸功。正常情况下，自主呼吸时，P-V 环的描绘方向为顺时针方向移动，呼气是被动的，不作功。如下图，弹性功为 ABCA 的面积，阻力功在吸气相为 ADCA 的面积，呼气相为 ACEA 面积（图 23-19）。

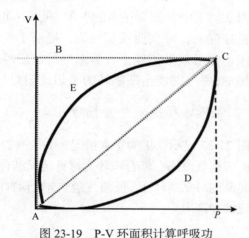

图 23-19　P-V 环面积计算呼吸功

（一）监测内容

因呼吸功能减退需要给予机械通气支持时，患者通过呼吸机自主呼吸所作的功，包括下述两部分。

1. 生理功（physiologic work，WOBp）　包括患者自主呼吸时，为克服弹性阻力所作的弹性功和克服气流阻力所作的阻力功。正常约 0.5J/L（0.3 ～ 0.6J/L）。

2. 附加功（Imposed work WOBi）　是患者自主呼吸时，为克服呼吸设备（气管内导管、呼吸机环路、按需气流等）的气流阻力负荷所作的阻力功。这是强加于生理功上的额外负荷。在某些情况下，附加功可以等于，甚至大于生理功。

在自主呼吸患者，跨肺压通过放置食管球测量，因为食管压（Pes）可估计胸膜腔压力。然而，没有直接测量胸壁压力梯度的方法。胸壁梯度的 3 种评价被用于直接评估 WOB。第一，胸壁梯度可以使用计算机分析估计。运动方程（P = V/C + Q×R）是对肺力学计算机分析的基础。当用于胸壁时，抵抗力（Q×R）可被估计，方程式描述的是胸壁的弹性阻力（Pcw = Vt/2Ccw）或功（平均充气压和 Vt 的乘积）：$W = Vt^2/2Ccw$。第二，胸壁压力梯度可以通过给一被动患者输送一已知容量并测量食管压力变化而估计。通过增加该压力到同样容量的自主呼吸患者，集合该面积，WOB 可以被估计。在接受机械通气患者，WOB 可直接测量。在被动个体（因为重度镇静或瘫痪），WOB 可以通过测量平均吸气压（Pavg）并与容积相乘而决定。

（二）呼吸功异常

当胸肺顺应性下降时，弹性功增大。虽然潮气量已经减少，但所需要的经肺压却仍需增加。当气流阻力增加时（由于患者的气道阻力或呼吸设备的附加阻力升高），阻力功增大。患者在吸气时要用较大的负压去克服气流阻力，因而胸内压下降幅度增大，使吸气时阻力功增加，同时在呼气时，一部分的气体需用力呼出（腹肌收缩），呼气由被动变为主动，而参与作功。此患者呼吸时所作的阻力功明显大于正常值。

（三）呼吸功监测的意义

（1）帮助选择最佳通气方式和呼吸参数，指导呼吸支持治疗，最大限度地减少呼吸后负荷，避免呼吸肌疲劳。呼吸功实际上是对呼吸肌后负荷的一种评估。用 PSV 给患者部分呼吸支持时，可以通过测定 WOB 了解患者的最佳 PSV 压力水平。使患者承担正常的生理呼吸功，促进呼吸肌的自身调节。若 PSV 压力过小，呼吸支持不充分将加重呼吸肌负荷，过大则不利于呼吸肌的锻炼和恢复。慢性呼吸衰竭患者，若呼吸肌已经出现疲劳时，应选用全部呼吸支持。即采用高的 PSV 压力（大于 $20cmH_2O$）。WOB 全部由呼吸机完成，即 WOBp 为 0，使呼吸肌完全处于休息状态，避免肌肉缺血，以利于其早日恢复。若 PSV 的压力过大，或全部呼吸支持的时间过大，可引起呼吸肌萎缩，反而使机械通气的时间延长，造成撤机困难。

（2）判断呼吸功增加的原因：是由于弹性功和阻力功增加，还是由于呼吸机的 WOBi 增加。WOBi 有时可等于或大于 WOBp。WOBi 增加时（如患者通过高阻力的呼吸机呼吸）将加重患者呼吸肌后负荷，使其疲劳。

（3）监测患者呼吸功能恢复程度，指导呼吸机撤离：监测 WOB 可以使临床医师了解呼吸支持的效果，患者呼吸肌的恢复情况及呼吸机 WOBi 的影响，因而给撤离呼吸机提供了客观可靠的标准。

（4）了解各种通气模式和呼吸设备对呼吸功的影响：WOBi 的监测可以准确反映呼吸机的设备和通气模式对患者呼吸肌负荷的影响。

（5）指导新型呼吸机和通气方式设计：对今后设计更趋合理的机械通气设备，以及更符合人体生理、病理需要的通气模式提供了一个客观的可衡量的尺度。

九、流量 - 容积环监测

呼吸机监测中的流量 - 容积曲线 / 环（flow-volume loop，又称 F-V 曲线 / 环，流量 - 容积环），其中 x 轴代表容量 V，y 轴代表流量 F。流量 - 容积环起（终）点表示流量为 0 的功能残气量位，

曲线右侧与横轴交点表示吸气末（呼气初）。

图 23-20 方波和递减波的流量 - 容积环，左侧为 VCV 的吸气流速选方波，流速在吸气开始快速增至设置值并保持恒定，在吸气末降至 0，呼气开始时流速最大，随后逐步降至基线 0 点处。右侧为吸气流速为递减形，与方波差别在于吸气开始快速升至设置值，在吸气结束时流速降至 0，呼气流速无差别。

（一）评价气道阻力，评估支气管扩张剂的疗效

图 23-21 中左侧为正常的 F-V 环，中间图呼气峰流速降低，呼气曲线呈凹陷，提示小气道有阻塞或治疗后效果不佳，右侧图经治疗后呼气峰流速增加，呼气曲线由凹陷转为平坦说明疗效好。

（二）F-V 环提示气管插管扭曲

图 23-22 显示：①为正常情况；②为气管插管扭曲所引起低流速、低容积环，这种情况结合 P-V 环一起监测可见高峰压、低潮气量（指比预置的）、低顺应性和高阻力。

图 23-20　方波和递减波的流量 - 容积环

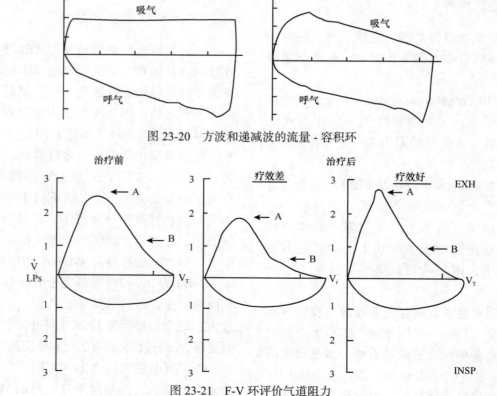

图 23-21　F-V 环评价气道阻力

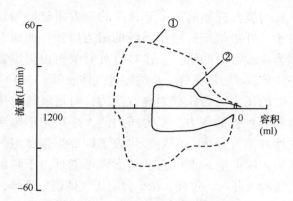

图 23-22　F-V 环提示气管导管扭曲

（三）监测呼吸道环路是否漏气

图 23-23 显示 F-V 环呼气末呼气支容积未回复 0，呈开环状说明呼气末有漏气。

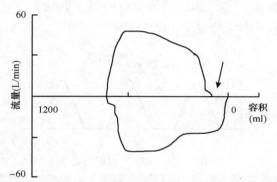

图 23-23　F-V 环监测呼吸道环路是否漏气

（四）反映有 PEEPI

图 23-24 显示 F-V 曲线的呼气支在呼气末突然垂直回复 0，说明有 PEEPI 存在。

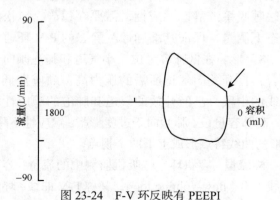

图 23-24　F-V 环反映有 PEEPI

第四节　机械通气波形监测

机械通气主要应用于各种危重病所致的呼吸衰竭的患者，目的是改善患者的通气及氧合、防止机体缺氧和二氧化碳蓄积，为患者提供呼吸功能支持，已经越来越多的应用于急危重症的抢救和复苏。随着机械通气机已经发展成高度智能化、人性化、灵敏化的医疗设备，机械通气波形已经在越来越多的中高端机器上出现，对急性呼吸衰竭的治疗期间的监测和指导模式、参数的调节起到了至关重要的作用。机械通气波形用途广泛，如显示呼吸力学特性、反映人机协调性、监测有无气道阻塞、监测呼吸环路有无漏气、评估机械通气效果、评估支气管扩张剂的疗效等。描述呼吸机送气、气体在呼吸管路中的运动、患者气道和肺组织对送入气体的反应涉及 4 个参数，即压力（P）、容量（V）、流量（F）和时间（t）。这些参数再构成各种通气波形：流速 - 时间、压力 - 时间、容积 - 时间曲线及压力 - 容积环和流量 - 容积环等。

一、定容通气模式波形分析

定容型通气是以预设通气容量来通气的。当呼吸机送气达到预设通气容量时停止送气，并依靠胸廓 - 肺的弹性回缩力被动呼气。常见的定容通气模式有容量控制通气（VCV）、容量 V-ACV、间歇指令通气（IMV）和 SIMV 等。

（一）正常波形

1. 流速 - 时间曲线　是反映机械通气时送气气流的流速随时间而变化的图形（图 23-25）。流速的单位为 L/min(纵轴)，而时间单位为秒(s)(横轴)，横轴上的曲线为吸气流速，横轴下的曲线为呼气流速，曲线下的面积代表着呼吸机输送容量，在等流量通气过程中，曲线下面积(潮气量)＝流速 × 时间。

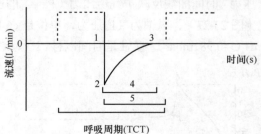

图 23-25　流速 - 时间曲线

1. 代表呼气开始；2. 为呼气峰流速：正压呼气峰流速，比自主呼吸的稍大一点；3. 代表呼气的结束时间（即流速回复到 0）；4. 即 1～3 的呼气时间；5. 包含有效呼气时间；4. 至下一次吸气流速的开始，即为整个呼气时间，结合吸气时间可算出 I：E。TCT：代表一个呼吸周期＝吸气时间＋呼气时间。

根据吸气流量的形态有方波、递减波、递增波和正弦波（图23-26），在定容型通气（VCV）中需预设频率、潮气量和峰流速，并选择不同形态的吸气流量波。正弦波是自主呼吸的波形。雾化吸入或欲使吸气时间相对短时多数用方波。

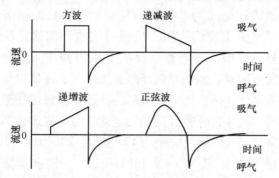

图 23-26　流速 - 时间曲线下不同吸气流量的形态

方波：在机械通气吸气时间时所输送的气体流速均按设置值恒定不变，故吸气开始即达到峰流速，且恒定不变持续到吸气结束才降为0，故形态呈方形。

递减波：是呼吸机在整个吸气时间内，起始时输送的气体流量立即达到峰流速（设置值），然后逐渐递减至0（吸气结束），以压力为目标的通气模式如定压型通气（PCV）和压力支持（PSV=ASB）均采用递减波。

正弦波：是自主呼吸的波形，吸气时吸气流速逐渐达到峰流速而吸气末递减至0（比方波稍缓慢而比递减波稍快）

2. 压力 - 时间曲线　一个呼吸周期由吸气和呼气所组成，这两时期均包含有流速相和无流速相。在VCV中吸气期无流速相是无气体进入肺内（即吸气后屏气期），PCV的吸气期始终是有流速相期（无吸气后屏气）。

压力 - 时间曲线反映了气道压力（Paw）的逐步变化（图23-27），纵轴为气道压力，单位是cmH_2O（$1cmH_2O=0.981mbar$），横轴是时间以秒（s）为单位。

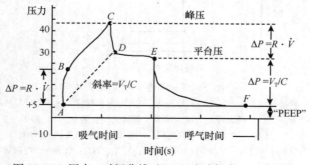

图 23-27　压力 - 时间曲线（VCV 流速恒定——方波）

在吸气开始时，A 至 B 点的压力明显增加是由于从呼吸机至肺整个系统的阻力所致，此压力即为克服阻力的压力。在 C 点处呼吸机提供预置潮气量，呼吸机无进一步的输送气体流量（V=0），此时的压力为峰压代表充气压力，对抗气流的压力和肺扩张的压力。平台压力的大小决定于肺顺应性和潮气量大小而定，代表了需要扩张肺泡的压力。D 点至 E 点压力轻微下降可能是由于肺部充气和再分布的过程。在平台期无气体供应到肺，且吸气流速是零。呼气开始于 E 点，呼气是被动过程，靠胸廓弹性回缩力迫使空气超过大气压而排出肺外。呼气结束，压力再次回复到呼气末水平（F=PEEP）。

3. 容积 - 时间曲线　容积是单位时间内积分而测定的，是气体以升为单位的量（纵轴），时间单位为秒（横轴）（图23-28）。

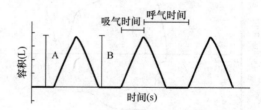

图 23-28　容积 - 时间曲线

A. 上升支为吸入潮气量；B. 下降支为呼出潮气量；吸气时间为吸气开始到呼气开始这段时间；呼气时间是从呼气开始到下一个吸气开始时这段时间。一般情况下，容积 - 时间曲线需与其他曲线结合一起分析更有意义。

4. 压力 - 容积环　容积与压力的关系，反映了顺应性（$C=\Delta V/\Delta P$），见图23-29，静态 P-V 环反映呼吸系统静态顺应性，需要在镇静、肌松的状态下测量，保证其准确性。静态的 P-V 环通常呈“S”形。在低肺容量位，小气道和肺泡倾向于闭合，打开关闭气道所需的压力高，顺应性低。曲线的中段，已经开放的气道和肺泡的顺应性增加。高肺容量位，肺倾向于过度膨胀，顺应性下降。S 形的曲线特点形成上下两个拐点。

5. 流量 - 容积环　呼吸机监测中的流量 - 容积曲线 / 环（flow-volume loop，又称 F-V 曲线 / 环，流量容积环），其中 x 轴代表容量 V，y 轴代表流量 F。流量 - 容积环起（终）点表示流量为 0 的功能残气量位，曲线右侧与横轴交点表示吸气末（呼气初）。图 23-30 为 VCV 的吸气流速方波下，流速在

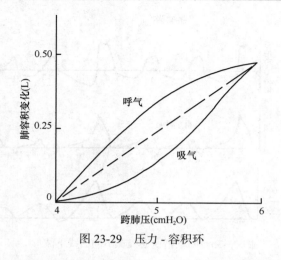

图 23-29　压力 - 容积环

吸气开始快速增至设置值并保持恒定，在吸气末降至 0，呼气开始时流速最大，随后逐步降至基线 0 点处。

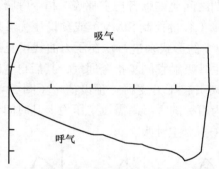

图 23-30　方波和递减波的流量 - 容积环

（二）异常波形

1. 管路泄漏　当呼吸环路中存在泄漏时（如气管插管时管路泄漏、NIV 面罩漏气及环路连接有泄漏），且流量触发值小于泄漏速度，在吸气流速曲线的基线（即 0L/min）和图形之间的距离（即图 23-31 中虚线部分）为实际泄漏速度，此时宜适当加大流量触发值以补偿泄漏量。

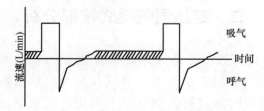

图 23-31　吸气流速曲线显示管路泄漏

2. 气道阻力异常　通过流速 - 时间曲线可以初步判断气道阻力情况（图 23-32），左侧图虚线反映气道阻力正常，呼气峰流速小，呼气时间稍长，实线反映呼气阻力增加，呼气峰流速增加，呼气时间缩短。右侧图虚线反映是患者的自然被动呼气，而实线反映的是患者主动用力呼气，单纯从本图较难判断它们之间差别和性质，尚需结合压力 - 时间曲线一起判断即可了解其性质。

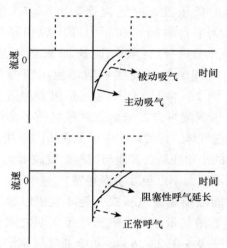

图 23-32　流速 - 时间曲线判断气道阻力

在容量控制通气中，压力 - 时间波形上平台压不变，气道峰压增加，提示气道阻力增加。

3. 内源性 PEEP（PEEPI）的产生　机械通气时，正常情况下，呼气流速在下一个吸气相开始之前呼气流速逐渐降至 0。在 COPD 患者、支气管哮喘患者、吸呼比设置不恰当患者，呼气时间较短时，呼气流速在下一个吸气相开始之前，呼气流速尚未降至 0 即转变为下一次吸气，导致的肺泡气未完全呼出，使部分气体积聚在肺泡内产生正压，产生内源性 PEEP（PEEPI）。根据呼气流速降至 0 的速率不同，PEEPI 的大小也不同，其中 B 为最高，依次为 A、C（图 23-33）。

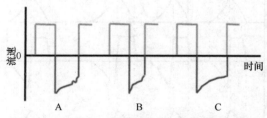

图 23-33　流速 - 时间曲线下显示内源性 PEEP

4. 顺应性异常　容量控制通气时 P-V 曲线的斜率可以监测顺应性，斜率减小时提示顺应性降低，斜率增大提示顺应性增加（图 23-11）。压力 - 时间波形显示为平台压上升（图 23-12）。

（三）定容通气模式

1. 容量控制/辅助通气 是呼吸机完全控制了患者呼吸（包括所有通气参数），呼吸所作功全由呼吸机承担。在压力曲线横轴上未见有向下折返的负压波，吸气流速为方形波（流速恒定）。无平台时间，在压力峰压后和容积曲线上均未出现平台，吸气流速回复到 0 后无持续 0 的时间，控制通气多数需使用镇静药或肌松药（图 23-34）。辅助通气是患者通过自主呼吸以负压或流量方式来触发呼吸机按各参数预置值来输送气体。图 23-35 中可见在压力曲线上有向下折返的小负压波，其他与控制通气波形无差别，触发阈不能太小以免发生误触发。

2. 间歇指令通气模式 是呼吸机以预设频率输送预置潮气量，两次机械呼吸周期之间允许患者自主呼吸（图 23-36）。指令通气频率增加或减少决定于患者自主呼吸力的大小。

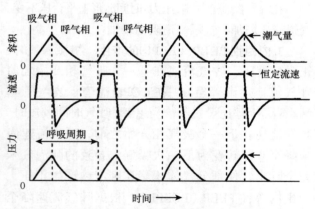

图 23-34 容量控制通气在不同曲线下波形（1）

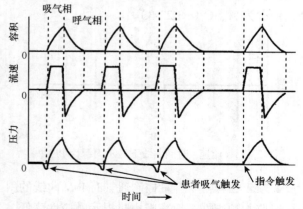

图 23-35 容量控制通气在不同曲线下波形（2）

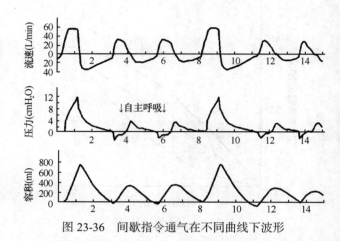

图 23-36 间歇指令通气在不同曲线下波形

3. 同步间歇指令通气模式 是自主呼吸与控制通气相结合的呼吸模式，在触发窗内患者可触发和自主呼吸同步的指令正压通气，在两次指令通气周期之间允许患者自主呼吸，指令呼吸可以以预设容量（容量控制 SIMV）或预设压力（压力控制 SIMV）的形式来进行。在压力曲线可见触发窗内是自主呼吸触发同步指令通气，其后自主呼吸达到触发阈引起压力支持（预设值）（图 23-37）。以压力为目标的呼吸尚需设定压力上升时间和呼气灵敏度（指自主呼吸）。

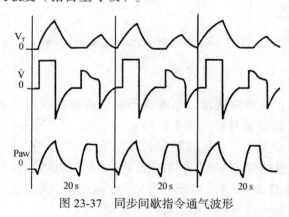

图 23-37 同步间歇指令通气波形

二、定压通气模式波形分析

定压型通气是指呼吸机按预设的压力水平送气，采用减速气流，吸气和呼气的切换按照预设的时间进行，潮气量不恒定。常见的定压通气模式有压力辅助/控制通气（PCV）、双水平正压通气（BIPAP）及气道压力释放通气（APRV）等。

（一）正常波形

1. 流速 - 时间曲线　定压型通气的流速 - 时间曲线是减速气流，在吸气开始气流升至最大值，随后呈指数下降，吸气过程中流速可恢复到 0，吸气结束时，肺泡压等于呼吸机设置的压力。呼气相流速也成指数递减（图 23-38）。

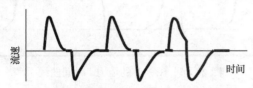

图 23-38　定压型通气的流速 - 时间曲线

2. 压力 - 时间曲线　定压型通气的压力 - 时间曲线在吸气初期快速上升到预设压力水平，并于整个吸气相保持恒定，呼气时压力呈指数下降至基线水平（图 23-39）。

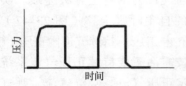

图 23-39　定压型通气的压力 - 时间曲线

3. 容积 - 时间曲线　定压型通气时呼吸机按预设的压力水平送气，当气道和弹性阻力变化时，潮气量会相应变化。阻力增加，潮气量下降，阻力降低，潮气量增加（图 23-40）。

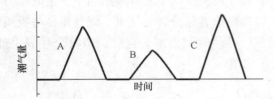

图 23-40　定压通气的容积 - 时间曲线
A. 阻力正常；B. 阻力增加；C. 阻力降低

4. 压力 - 容积环　在整个吸气过程中，由呼吸机保持呼吸系统的压力在一个恒定水平，在压力控制通气中，P-V 环多少有点似方盒形状（图 23-41）。

5. 流速 - 容积环　定压型通气的流速 - 容积环在吸气相气流迅速上升至峰值，随后逐渐下降，呼气相开始流速最大，后逐渐下降至基线（图 23-42）。

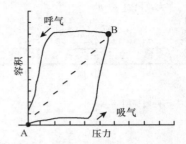

图 23-41　定压型通气的压力 - 容积环

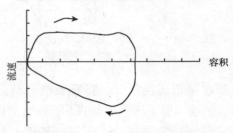

图 23-42　定压型通气的流速 - 容积环

（二）异常波形

在定压型通气中，由于顺应性降低（CL↓），阻力增高（Raw↑）可引起在相同的气道压力情况下，其呼、吸气的峰流速均下降，故潮气量也下降，如图 23-43 中第 2、3 呼吸波形所显示。

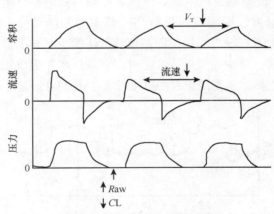

图 23-43　定压型通气的异常波形

（三）常用通气模式

1. 压力辅助 / 控制通气　压力辅助 / 控制通气是指呼吸机按预设的频率（无自主呼吸触发）或在患者触发后给予送气，使气道压力升高达到预设值后，反馈使系统输出气流缓慢，维持气道压力在预设水平直至吸气时间结束，转为呼气相（图 23-44）。

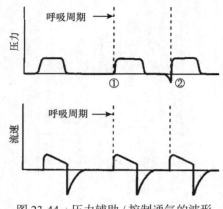

图 23-44 压力辅助 / 控制通气的波形
①指令通气；②吸气触发

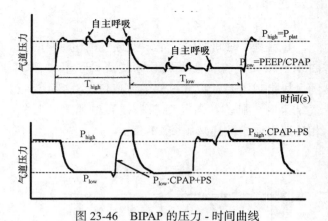

图 23-46 BIPAP 的压力 - 时间曲线

2. 双水平正压通气 是指呼吸机交替给予两个不同水平的气道正压，双水平正压通气（BIPAP）是在连续气流持续气道内正压系统基础上发展而来，就是两个不同水平的 CPAP，呼吸机按照预设的高、低水平及高、低压时间自动调整输送气流，实现两个压力水平交替的切换。高压时气流进入患者体内，即吸气，低压时气体从患者肺内流出，相当于呼气。BIPAP 采用递减的流速波形和主动呼气阀，保证气道压恒定在预设水平，并采用压力 / 流速触发机制，如果患者在触发窗内有自主呼吸触发，则呼吸机进行高、低压之间的切换，允许患者在呼吸机提供的高压和低压两个水平上自主呼吸，减少人机对抗，还可以在低压水平上设置压力支持，来支持患者的自主呼吸（图 23-45）。

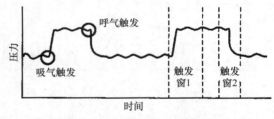

图 23-45 BIPAP 的压力 - 时间曲线触发窗

高压（P_{high}）相当于 PCV 中的平台压，低压（P_{low}）相当于 PEEP，T_{high} 相当于呼吸机的吸气时间（Ti），T_{low} 相当于呼吸机的呼气时间（Te），呼吸机的频率 $=60/T_{high}+T_{low}$。左侧起始是 PCV 吸气峰压呈平台状无自主呼吸，随后的高压或低压水平上均有自主呼吸 + 压力支持。P_H 和 P_L 的 PS 最大值不大于 $P_{high}+2cmH_2O$（图 23-46）。

三、自主通气模式

（一）持续气道内正压

呼吸机在各个呼吸周期中提供一恒定的压力，各个通气过程由自主呼吸完成。实质是以零压为基础的自主呼吸上移（图 23-47）。其作用相当于呼气末正压。持续气道内正压（CPAP）是患者通过按需活瓣或持续正压气流系统进行自主呼吸，恒定正压气流 > 吸气气流，呼气活瓣对呼气气流给予一定阻力，使吸、呼气相的气道压力均高于大气压。使吸入潮气量有所增加，若加用 PS 效果更理想（图 23-48）。

（二）压力支持通气

在自主呼吸前提下，呼吸机给予一定的压力辅助。以提高患者每分钟通气量、潮气量，呼吸频率及吸气、呼气时间由患者自己调节符合呼吸生理，

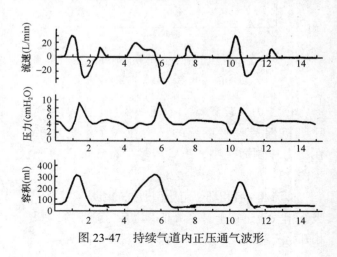

图 23-47 持续气道内正压通气波形

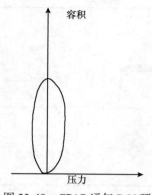

图 23-48　CPAP 通气 P-V 环

是目前最常用的通气模式（图 23-49）。PSV 的基础是自主呼吸，呼吸的切换决定吸气峰流速递减的标准大小，而与吸气时间无关。但呼吸中枢兴奋性显著降低，神经肌肉严重病变，呼吸肌极度疲劳的患者不宜应用。气道阻力显著过高，胸肺顺应性显著降低的情况下易导致通气不足（图 23-50）。

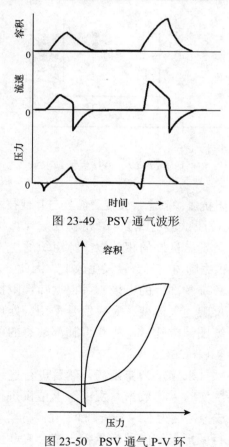

图 23-49　PSV 通气波形

图 23-50　PSV 通气 P-V 环

第五节　胸部电阻抗断层显像

电阻抗断层成像技术（electrical impedance to-mography，EIT）是一种无创的以人体内部的电阻率分布为目标的重建体内组织图像的技术。人体各组织（器官）具有不同的阻抗特性，而且一些病理现象和生理活动均会引起人体组织阻抗变化。因此生物组织阻抗携带着丰富的病理和生理信息。EIT 技术就是根据生物组织的电阻抗特性，借助激励电极向被测对象施加微小的交变电流（或电压）信号，测量组织表面的电压（或电流）信号，根据相应的电学断层图像重建算出被测对象的电阻抗分布图像。以生物电阻抗理论为应用依据，以生物电阻抗测量为技术手段，根据电学断层成像计算实现被测对象的电阻抗图像重建，实现监测功能。可用于患者机械通气监测、肺灌注和肺功能检测等。

一、基 本 原 理

EIT 技术属于电学断层成像技术（electrical to-mography，ET），是 20 世纪 80 年代后期出现的一种新的断层成像技术。电阻抗成像系统就是将生物阻抗的分布和变化以图像的形式直观地展现出来，并以此作为对生物组织或器官功能性评价的依据。由于各个组织或器官内具有不同的阻抗分布，当向其施加一定的电流或电压激励时，会在面测量到不同的电压或电流。电阻抗成像技术是通过对人体特定部位注入一已知电压来测量在体表所引起的电流，或者注入一已知电流来测量在体表所引起的电压，利用所测量的电流或电压值，依照一定的阻抗图像重建算法，重建出不同组织或器官内部的阻抗变化和分布图像。目前运用较多的肺部成像算法有绝对成像和相对成像，绝对成像不需要参考信号，利用测量值直接进行图像重建，相对成像需要参考信号，通常以某一呼吸瞬间的测量数据或某一呼吸状态连续测量数据的平均值作为参考信号。

二、核 心 步 骤

EIT 包括 5 个核心步骤：①EIT 数据信号采集；②原始 EIT 图像的生成；③EIT 的二维数据和关注区域（regions-of-interest，ROI）；④功能 EIT 图像；⑤EIT 测量（图 23-51）。

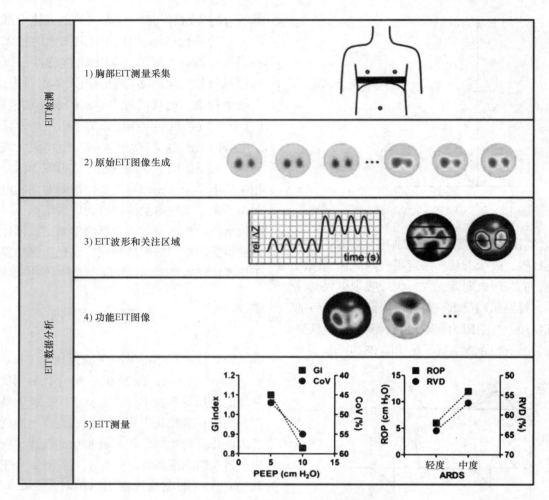

图 23-51　EIT 的 5 个核心步骤

GI index. 全肺不均一指数，腹侧通气与背侧通气比值；CoV. 通气集中部位；ROP. 区域复张压力；RVD. 通气延迟区域

三、呼吸功能监测中的应用

EIT 是无创、无射线、实时、床旁的监测工具。它通过 16 或 32 个皮肤电极，提供动态肺容积图像。显示器的视觉效果类似于胸 CT 的冠状切面，电极带一般放置在第 6 肋间（图 23-52）。

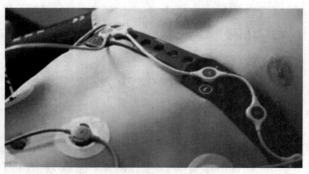

图 23-52　EIT 电极放置

电阻抗成像安全、便捷，而且与其他技术（如 CT、氮洗脱试验、PET、单光子发射计算机断层显像）呈现出良好的相关性。肺组织的生物电学特性会根据肺内空气含量发生改变，因此，EIT 通过一组环绕胸部外的电极，可根据肺部阻抗的改变动态反映通气改变，完成信号采用、处理和计算机系统图像重建后，将获得肺部动态的电阻抗 EIT 图像（图 23-53）。

将呼气末标定为初始场，然后进行连续深呼吸，系统实时采集数据并发送至上位机进行图像重建。成像速度为 5 ~ 8 幅 / 秒。在高分辨率显示器上进行圆形场域内图像重构。结合先验信息并利用共轭梯度法进行动态成像。呼气末的肺阻抗可以反映阻抗的变化趋势。目前国外已开发出成熟的能实现围术期肺功能和呼吸参数动态监护的 EIT 系统，如 Drager 公司的 PulmoVista500

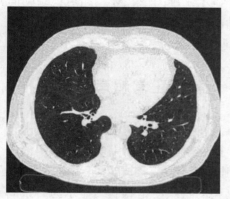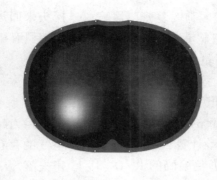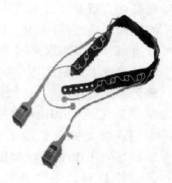

图 23-53　对应于肺部 CT（左）的 EIT 图像（中）及采样电极（右）

等（图 23-54），可用于监测机械通气患者肺部电阻抗的改变，从而指导合理用于肺复张和 PEEP 技术，减轻机械通气相关的局部肺不张的不良反应，以期提高机械通气疗效，提高围术期危重患者救治的成功率。EIT 在临床适用的前提是合适的电极带位置，合适的阻抗视图，显示器校准，正确的数据解读。而且 EIT 只能提供一个肺横切面的信息（图 23-55）。

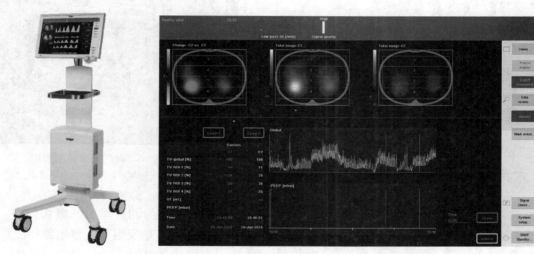

图 23-54　PulmoVista500 EIT 呼吸监测系统及图像示意图

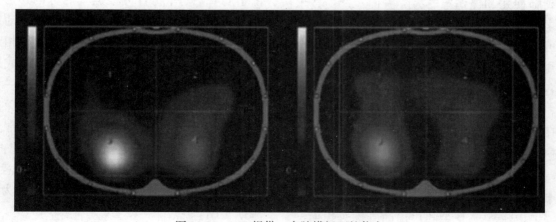

图 23-55　EIT 提供一个肺横切面的信息

EIT 的测量可以在床旁进行，并且能够分别观察重力依赖区与非重力依赖区肺的复张与塌陷的过程。最近的一项临床研究显示，在 PEEP 逐渐递减时，膈肌水平以上所测量的 EIT 能够清晰地显示重力依赖区与非重力依赖区通气的改善与恶化。在近期猪的 ALI 模型研究中，EIT 可以发现并量化不同 PEEP 水平引起的潮气量的变化（潮式肺复张），像素 - 图形计算的局部通气延迟指数（RVD）被描绘成彩色编码的 RVD 图像，RVD 局部通气延迟时间与 CT 在吸气末和呼气末测定的肺组织复张数量存在良好的相关性。研究发现，EIT 可用于识别 PEEP 对通气分布的影响，可观察到应用 PEEP 后未复张肺泡和过度复张肺泡的动态改变。在机械通气时 EIT 可以在床旁优化 PEEP 的应用。有动物研究发现，与 ARDSnet 提出的 PEEP 设定流程比较，由 EIT 指导的 PEEP 值设置更高，肺顺应性、氧合均有更明显的改善。有临床研究将 EIT 与氧合指数结合，发现能有效评估 ARDS 肺复张的效能。然而，有关 EIT 应用于 ARDS 的大型临床研究仍较少。这项技术的临床应用还需要进一步的研究，其标准化的流程及临床解读仍有待进一步明确。

第六节　肺部超声检查

尽管受到空气限制，但是肺部超声已经被证实对多种急慢性疾病的评估意义重大，从心源性肺水肿到急性肺损伤，从气胸到肺炎，从间质性肺疾病到肺梗死和挫伤等。另一方面，这项技术简单易学，技术方面很少受到限制，并且快速、便携、可重复、非电离性，适合在各种不同情况下的运用。多种优势下，未来几年内，肺部超声可能在各种不同的医疗环境中扮演着越来越重要的角色。肺部超声检查可以在手术室或 ICU 床旁进行，在呼吸功能监测发生异常时可以无创快速诊断疾病，并能重复检测，监测病情进展和指导治疗。

临床常用有实时 B 型超声及与时间 - 运动有关的 M 型超声模式。B 型超声由凸阵探头扫描一个解剖平面并显示二维图像，M 型超声记录朝向探头来回运动的结构图像。一般可仰卧位检查，胸腔积液和气胸取半卧位。

一、肺部正常超声图

因为超声波在空气中急速消退，而肺内由于空气的存在，造成了肺内与周围实质组织间的回声失落，从而肺实质难以直接成像。正常充气的肺，唯一能被检测到的组织便是胸膜，显示为一条高水平线，称为胸膜线。但是究竟这条线是由于肺泡气和胸壁软组织之间的反射影假象还是实时胸膜的影像，尚存在争议。胸膜线随着呼吸进行同步运动：这种动态水平运动称肺滑动（图 23-56）。

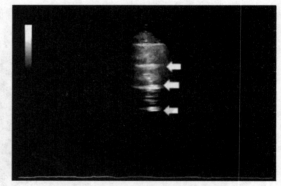

图 23-56　含气肺声像图表现
箭头示 A 线；可见胸膜线与 A 线的水平运动、肺滑动

检查时探头与肋骨垂直，纵切扫查。正常的肺组织对于超声全反射，B 型超声所见的影像为伪像，表现为胸膜线、蝙蝠征和 A 线。胸膜线位于肋骨后方，肋骨可根据其后方的声影确定，在肋骨深面约 0.5cm 处可见随呼吸运动来回滑动的高回声线即为胸膜线，胸膜线与相邻肋骨构成蝙蝠样图像称蝙蝠征。A 线的形成原理是胸膜线的声波不断被反射，所以 A 线一定平行于胸膜线，并位于胸膜线后方，根据深度依次为 A1、A2…线。在 M 型超声中，正常人从皮肤到胸膜的结构表现为一条条亮线，好像海岸（M 型超声的海岸征与胸膜滑动征具有相同意义）。胸膜下的结构犹如粗砂，这个影像称之为海岸沙滩征（图 23-57）。

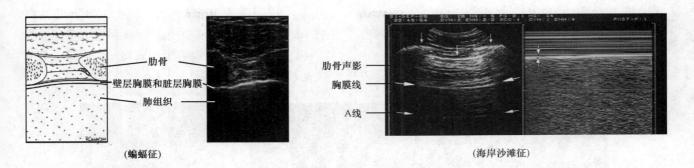

（蝙蝠征）　　　　　　　　　　　　　　　（海岸沙滩征）

图 23-57　正常肺部超声图像

A 线与胸平行等距逐渐减弱

二、异常肺部超声图

发生病变时，肺部的气液含量、分布发生变化，肺部超声可根据气和液的变化，以及肺与周围组织的关系进行分析辨认，帮助作出诊断（图 23-58）。

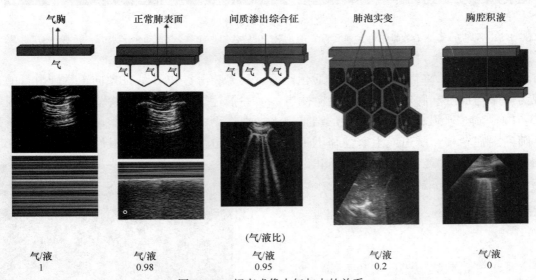

图 23-58　超声成像中气与水的关系

（一）急性肺水肿

当空气含量降低时，一些渗出液、漏出液、胶原及血液等会使肺密度增加，肺与周围组织之间的回升失落效应也便减少了，超声便能一定程度上反映更深区域的影像。这种现象会产生一些垂直混合回声称 B 线（图 23-59）。

急性肺损伤和 ARDS 时，肺泡内皮细胞和 Ⅱ 型上皮细胞损伤，间质和肺泡水分增加，发生肺间质水肿、肺泡水肿。肺水肿程度较轻时，小叶间隔的水分被 B 超仪分辨，从而出现起自胸膜线向屏幕远端放射不衰减的 B 线（符合小叶间隔

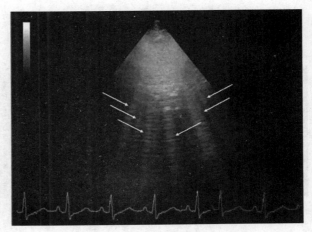

图 23-59　大量 B 线声像图（白色箭头）

水肿的 B 线称为 B7 线，间距约 7mm）。随着肺水的增多，B 线的间距越来越短（间距 3mm 或更小的 B 线称为 B3 线），甚至发生 B 线的融合。重度肺水肿时，肺泡内也有液体的渗出，表现为肺内的回声进一步增强，甚至 B 超下可见白肺（图 23-60）。其实，所谓 B 线就是血管外肺水的特征，B 线可随着胸膜滑动而移动，此外，有 B 线就不会观察到 A 线。

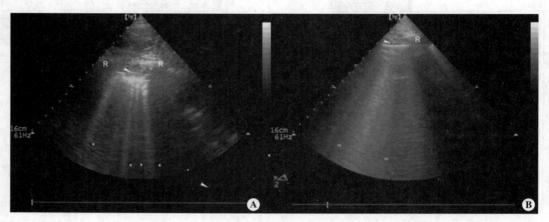

图 23-60　肺组织水分增多

A. 肺间质水肿，B 线，间距 7mm. 符合胸部 CT 发现的增厚的小叶间隔；B. 肺泡水肿，B 线，间距 3mm 或更小. 符合胸部 CT 发现的毛玻璃变区

当肺部含气量进一步降低，肺部组织实质化，声像可视为一个与肝脏和脾脏回声类似的实体组织（图 23-61）。肺实质化是一个进展性的结果，肺栓塞，肺内癌症转移，压迫或阻塞性肺不张和肺挫伤均能导致这种结果。边缘组织实质化，空气和液体的存在或血管融合等征象也进一步提示肺实质化。

（二）气胸

仰卧位时 98% 的气胸位于前部和下部。气胸的患者呼吸时，肺滑动消失。M 型超声中气胸患者胸膜下的粗砂结构消失，仅剩下一条条亮线，宛如条形码，被称为条码征（图 23-62）。具有高度特异性的"肺点"被提出来，它指的是气胸中从无肺滑行和 B 线征象向正常肺滑行的过渡点，并描述了气胸映射在胸壁上的声像范围。但是肺点检测的是气胸的面积，而不是它的体积。目前肺部超声仍不是公认的确认气胸大小的方法。

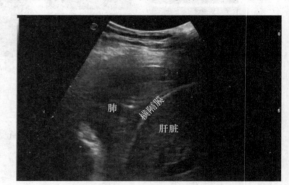

图 23-61　肺实质化声像图，回声类似于肝脏

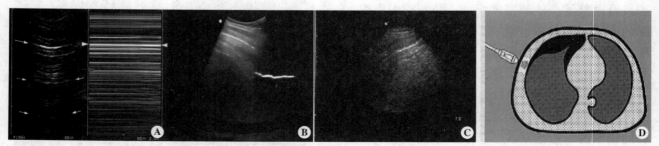

图 23-62　气胸的超声图像

A. 条形码征；B、C. 胸膜滑动征消失；D. 气胸的典型部位

（三）胸腔积液

胸腔积液可压迫肺实质，引起肺不张，甚至造成呼吸窘迫。床边经胸超声对诊断胸腔积液具有较大意义，也可用于引导穿刺引流。检测胸腔积液时超声探头与肋骨平行，可看到四边形征（少量胸腔积液在上下肋骨间、脏层和壁层胸膜间的静态四边形低回声形状）、水母征（大量胸腔积液中包裹肺组织，肺叶在积液中飘动）、正弦波形（M型超声上，脏层与壁层胸膜间距随着呼吸运动在吸气期下降，呼气期增加的循环变化现象，为动态征象）（图23-63）。目前肺部超声对胸腔积液的检查已经趋于成熟。通过肺部超声能够区分肺不张、肺实质化及膈肌抬高等引起的胸腔积液。在诊断重症患者时，肺部超声也比胸片更加敏感和可靠，它不仅能测量胸腔积液含量、评估性质还能提示胸腔穿刺引流的适当位置，另外，肺部超声在对复杂型胸腔积液的诊断，尤其是区分隔膜和纤维蛋白采集方面的能力，比CT更具有优势。

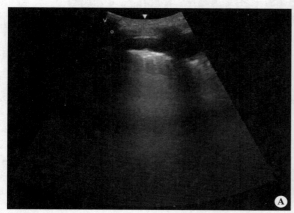
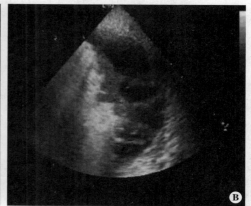

图 23-63　胸腔积液静态征象
A. 四边形征；B. 水母征

三、肺部超声检查的方法

肺部超声对整个胸部进行扫描时，只需把探头置于肋间隙，沿着肋间隙扫描即可，探头也可纵向、垂直或倾斜地放置（图23-64）。纵向放置探头检查时能看到所谓的"蝙蝠征"（图23-65），上下肋骨影是"蝙蝠的翅膀"，更深一点的胸膜线是"蝙蝠背"。倾斜放置探头时能够在避免肋骨影的情况最大化的看到胸膜线。

在紧急情况下，通常可采取八区扫描法，即扫描每一侧的4个胸部区域（图23-66）：区域1和区域2分别表示上前胸和下前胸，而区域3和区域4分别表示上侧胸和基底侧胸部。

肺部超声的局限性在于它的"患者依赖性"，特别是对皮脂厚的肥胖患者，此外出现皮下气肿和胸部有大的敷料覆盖时，也会阻碍超声波的传播，从而影响检查。值得注意的是，肺部超声并不能排除诊断未累及胸膜的肺部异常。特别是在肺实变时，一些肿瘤位于中央位置被气体包裹，难以检测到；肺间质综合征有些时候也会扩大胸膜下的空间。相对于肺部超声对胸腔积液检测这种比较成熟的技术，肺实质的超声评估仍然是一项新颖的技术。相对于其他超声技术，肺部超声经过一个相对短暂时间的技术学习后，便能够对肺实质和胸膜腔进行检查。

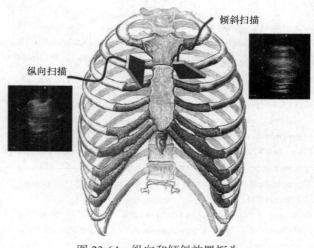

图 23-64　纵向和倾斜放置探头

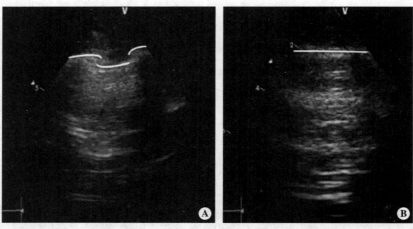

图 23-65　纵向肺扫描：上肋、胸膜线和下肋组成类似蝙蝠的图像（A）；倾斜肺扫描：胸膜线不被肋骨影打断，显示为一个水平线（B）；

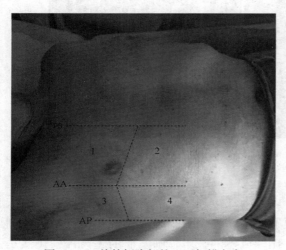

图 23-66　前外侧胸部的八区扫描方案

（李　雯　皋　源）

参考文献

American Heart Association, 2006. 2005 American Heart Association（AHA）guidelines for cardiopulmonary resuscitation（CPR）and emergency cardiovascular care（ECC）of pediatric and neonatal patients：pediatric advanced life support. Pediatrics, 117（5）：e989-e1004

Bou Chebl R, Madden B, Belsky J, et al, 2016. Diagnostic value of end tidal capnography in patients with hyperglycemia in the emergency department. BMC Emerg Med, 16：7

Cannesson M, Attof Y, Rosamel P, et al, 2007. Respiratory variations in pulse oximetry plethysmographic waveform amplitude to predict fluid responsiveness in the operating room. Anesthesiology, 106：1105-1111

Cannesson M, Delannoy B, Morand A, et al, 2008. Does the pleth variability index indicate the respiratory-induced variation in the plethysmogram and arterial pressure waveforms? Anesth Analg, 106：1189-1194

Caputo ND, Fraser RM, Paliga A, et al, 2012. Nasal cannula end-tidal CO_2 correlates with serum lactate levels and odds of operative intervention in penetrating trauma patients：a prospective cohort study. J Trauma Acute Care Surg, 73（5）：1202-1207

Chau JP, Lo SH, Thompson DR, et al, 2011. Use of end-tidal carbon dioxide detection to determine correct placement of nasogastric tube：a meta-analysis. Int J Nurs Stud, 48（4）：513-521

Dorlas JC, Nijboer JA, 1985. Photo-electric plethysmography as a monitoring device in anaesthesia：application and interpretation. Br J Anaesth, 57：524-530

Forsyth J, Borsic A, Halter RJ, et al, 2011. Optical breast shape capture and finite-element mesh generation for electrical impedance tomography. Physiological Measurement, 32（7）：797-809

Guirgis FW, Williams DJ, Kalynych CJ, et al, 2014. End-tidal carbon dioxide as a goal of early sepsis therapy. Am J Emerg Med, 32（11）：1351-1356

Hunter CL, Silvestri S, Ralls G, et al, 2014. The sixth vital sign：prehospital end-tidal carbon dioxide predicts in-hospital mortality and metabolic disturbances. Am J Emerg Med, 32（2）：160-165

Jacquet-Lagrèze M, Baudin F, David JS, et al, 2016. End-tidal carbon dioxide variation after a 100-and a 500-ml fluid challenge to assess fluid responsiveness. Ann Intensive Care, 6：37

Jozwiak M, Silva S, Persichini R, et al, 2013. Extravascular lung water is an independent prognostic factor in patients with acute respiratory distress syndrome. Critical Care Medicine, 41（2）：472-480

Karsten J, Bohlmann MK, Sedemund-Adib B, et al, 2013. Electrical impedance tomography may optimize ventilation in a postpartum woman with respiratory failure. International Journal of Obstetric Anesthesia, 22（1）：67-71

Lichtenstein DA, 2015. BLUE-protocol and FALLS-protocol：two applications of lung ultrasound in the critically ill. Chest, 147（6）：1659-1670

Link MS, Berkow LC, Kudenchuk PJ, et al, 2015. Part 7：adult advanced cardiovascular life support：2015 american heart association guidelines update for cardiopulmonary resuscitation and emergency Cardiovascular care. Circulation, 132（18 Suppl 2）：S444-S464

Monnet X, Bataille A, Magalhaes E, et al, 2013. End-tidal carbon dioxide is better than arterial pressure for predicting volume responsiveness by the passive leg raising test. Intensive Care Med,

39（1）：93-100

Nagurka R，Bechmann S，Gluckman W，et al，2014. Utility of initial prehospital end-tidal carbon dioxide measurements to predict poor outcomes in adult asthmatic patients. Prehosp Emerg Care，18（2）：180-184

Panagiotis K，Montaserbellah A，Panos L，2013. Stimulation and measurement patterns versus prior information for fast 3D EIT：A breast screening case study. Signal Processing，93（10）：2838-2850

Pavel D，Anatolij T，Josef P，et al，2014. Assessment of regional ventilation with the electrical impedance tomography in a patient after asphyxial cardiac arrest.Resuscitation，85（8）：115-117

Pokorná M，Necas E，Kratochvíl J，et al，2010. A sudden increase in partial pressure end-tidal carbon dioxide（P（ET）CO（2））at the moment of return of spontaneous circulation. J Emerg Med，38（5）：614-621

Ramme AJ，Iturrate E，Dweck E，et al，2016. End tidal carbon dioxide as a screening tool for computed tomography angiogram in postoperative orthopaedic patients suspected of pulmonary embolism. J Arthroplasty，

31（10）：2348-2352

Silvestri S，Ralls GA，Krauss B，et al，2005. The effectiveness of out-of-hospital use of continuous end-tidal carbon dioxide monitoring on the rate of unrecognized misplaced intubation within a regional emergency medical services system. Ann Emerg Med，45（5）：497-503

Walsh BK，Crotwell DN，Restrepo RD，2001. Capnography/capnometry during mechanical ventilation：2011. Respir Care，56（4）：503-509

Wang XT，Zhao H，Liu DW，et al，2015. Changes in end-tidal CO_2 could predict fluid responsiveness in the passive leg raising test but not in the mini-fluid challenge test：a prospective and observational study. J Crit Care，30（5）：1061-1066

Zhao Z，Fischer R，Frerichs I，et al，2012. Regional ventilation in cystic fibrosis measured by electrical impedance tomography. J Cyst Fibros，11（5）：412-418

Zhao Z，Jiang L，Xi X，et al，2015. Prognostic value of extravascular lung water assessed with lung ultrasound score by chest sonography in patients with acute respiratory distress syndrome. BMC Pulmonary Medicine，15（1）：98

第二十四章

凝血功能监测

凝血过程的是一个包含了大量作用因子和酶的高度复杂的病理生理系统，血块的形成可分为初始、放大和延伸过程。围术期凝血功能的对症处理是临床处理的重要环节。目前国内外麻醉学、外科学和内科学已有许多的相关凝血功能对症处理的研究。麻醉医师需要了解促凝、抗凝和纤溶的发生机制和调控因素，针对围术期凝血功能对症处理的临床实用性处理，以便及时确定处理方向。

凝血功能监测与处理在心脏手术中起着至关重要的作用。如体外循环管路如果不能有效抗凝，心肺转流将无法进行。对心脏手术患者进行凝血功能监测的主要目的是及时并有效地识别和处理凝血异常。

第一节　出凝血机制

人体血管受到损伤时，血液可自血管外流或渗出。此时，机体通过一系列生理性反应使出血停止，此即为止血。血管壁受损后发生的血管壁、血小板和血浆凝血因子三者的相互作用为止血机制。正常机体的止血包括 3 个过程，①血管痉挛；②血小板激活、黏附、聚集，于血管损伤处形成血小板血栓；③凝血系统激活引起血液凝固，形成纤维蛋白凝块，达到局部止血的作用，同时抗凝系统和纤溶系统激活，防止凝血过程的扩大，保证正常的血液循环。

一、凝血系统及其功能

（一）血管壁的作用

完整的血管壁对防止出血或血栓形成有重要

作用。最迅速的止血反应来自于血管收缩，这是由血管平滑肌通过交感神经的轴突反射实现的，能使血流缓慢，利于血小板在受损局部黏附、聚集。但对绝大多数组织（除子宫等少数器官外）来说，血管收缩的止血作用是微弱而暂时的。

（二）血小板的作用

生理情况下，血小板依层流作用沿着毛细血管内壁排列，维持其完整性。血管受损时，血小板在止血过程中有以下功能：①支持内皮细胞的作用。血小板或血小板成分可以结合在血管内皮，使其脆性减低而起支持作用；②通过血小板在内皮下胶原上的黏附作用和继发血小板聚集而形成初期的白色血小板止血栓；③变形，血小板通过伪足形成并释放出血小板颗粒内容物质如血小板因子 3、血小板因子 4、腺苷二磷酸、血清素（5- 羟色胺）、血栓收缩蛋白等，进一步参与血液凝固及血管收缩过程；④合成并释放血栓素 A_2（TxA_2）参与凝血机制的调节。

（三）凝血因子的作用

凝血因子是血浆和组织中直接参与凝血的主要物质，包括 FⅠ～FⅩⅢ。其中 FⅠ 即纤维蛋白原，FⅡ 即凝血酶原，FⅢ 为组织因子（TF），FⅣ 为 Ca^{2+}（表 24-1）。组织因子来自组织细胞内，其他除 Ca^{2+} 外，多数凝血因子在肝脏合成，并以酶原形式存在于血浆中。

（四）凝血过程

根据反应的先后，生理条件下的凝血过程分为凝血活酶（FⅩa-Ca^{2+}-FⅤ）形成期，凝血酶（FⅡa）形成期和纤维蛋白（Fb）形成期。根据启

表 24-1　凝血因子一览表

凝血因子序号	同义名称	化学本质	合成场所	血浆中浓度（mg/L）	参与凝血途径	主要功能
凝血因子 I	纤维蛋白原	糖蛋白	肝脏	3000	共同途径	形成纤维蛋白凝胶
凝血因子 II	凝血素、凝血酶原	糖蛋白	肝脏	100	共同途径	丝氨酸蛋白酶催化纤维蛋白原转化为纤维蛋白
凝血因子 III	凝血酶原酶、组织因子	脂蛋白	组织内皮细胞单核细胞	-	外源途径	凝血因子 VII 的辅因子
凝血因子 IV	钙因子、钙离子	钙离子（Ca²⁺）	-	5	内源、外源及共同途径	多种因子的辅因子
凝血因子 V	前加速素、促凝血球蛋白原或易变因子	糖蛋白	肝脏	5～10	共同途径	凝血因子 X 的辅因子
凝血因子 VII	血清凝血酶原转变加速素、转变加速因子前体、促凝血酶原激酶原、辅助促凝血酶原激酶或 SPAC	糖蛋白	肝脏	2	外源途径	丝氨酸蛋白酶激活因子 X
凝血因子 VIII	抗血友病 A 球蛋白（AHG）、抗血友病球蛋白 A（AHG A）、抗血友病因子 A（AHF A）、血小板辅助因子 I、血友病因子 VIII 或 A（antihemophilia factor, ahf）	糖蛋白	肝脏	0.1	内源途径	凝血因子 IX 的辅因子、加速因子 X 的生成
凝血因子 IX	抗血友病 B 因子（PTC）、抗血友病球蛋白 B（AHG B）、抗血友病因子 B（AHF B）、血友病因子 IX 或 B（plasma thromboplastin component, ptc）	糖蛋白	肝脏	5	内源途径	丝氨酸蛋白酶激活因子 X
凝血因子 X	自体凝血酶原 C、Stuart Prower 因子或 Stuart-Prower 因子	糖蛋白	肝脏	10	共同途径	丝氨酸蛋白酶激活因子 II
凝血因子 XI	抗血友病球蛋白 C、抗丙种血友病因子或 ROSENTHAL 因子（plasma thromboplastin antecedent, pta）	糖蛋白	肝脏	5	内源途径	丝氨酸蛋白酶激活因子 IX
凝血因子 XII	接触因子、表面因子或 Hageman 因子	糖蛋白	肝脏	30	内源途径	丝氨酸蛋白酶激活因子 IX 及 PK
凝血因子 XIII	纤维蛋白稳定因子、血纤维稳定因子	糖蛋白	肝脏、巨核细胞	25	共同途径	纤维蛋白交联稳定转谷氨酰胺酶

动点不同，传统上的凝血瀑布学说包含内源性和外源性两种凝血途径，目前的凝血检查都基于此。内源性途径是指由血浆中的 FXII 起始，形成 F IX a-Ca²⁺-FVII 复合物；而外源性途径则由组织因子暴露于血液而诱发，TF 是 FVII 和 FVII a 的受体，两者结合形成 1：1 复合物。无论是内源性还是外源性途径，最终通路都必须激活 FX，才能引起凝血酶的形成，凝血酶再激活纤维蛋白原为纤维蛋白，最终形成牢固的血栓。

20 世纪中后叶人们发现，作为凝血过程的启动者，组织因子的缺乏可导致严重的出血，将动物的 TF 基因敲除，大多数动物在胚胎期即死亡。但先天性缺乏 FXII 的患者，不但没有明显的出血，反而表现出不同程度的血栓倾向。于是，随后一系列研究对凝血机制提出了新的认识。目前认为无论是动脉还是静脉系统的血栓形成均起始于内皮损伤，组织因子暴露而启动外源性凝血途径，形成少量的凝血酶，但局部低浓度的凝血酶并不直接激活纤维蛋白原，而是首先大量激活血小板，随后又激活内源性凝血途径中的 FV、FⅦ和 FⅪ。以血小板的磷脂表面为反应平台，FⅨa 形成，在 FⅧ的辅助下大量激活 FX，最后通过 FⅧ的放大器作用，大量凝血酶原被激活为凝血酶，从而大量纤维蛋白形成牢固血栓。

二、机体的抗凝功能

抗凝系统包括细胞抗凝系统和体液抗凝系统。前者指单核巨噬细胞系统对凝血因子、凝血酶原激活物及可溶性纤维蛋白单体等的吞噬、清除；后者包括血浆中的丝氨酸蛋白酶抑制物类物质、以蛋白质 C 为主的蛋白酶类抑制物、组织因子途径抑制物。

（一）抗凝血酶 - Ⅲ和肝素

抗凝血酶 - Ⅲ（AT - Ⅲ）是分子量为 60 000 的单链糖蛋白，主要有肝脏和血管内皮细胞合成。体内诸多凝血因子（FⅡ、FⅦ、FⅨ、FX、FⅪ、FⅫ、FⅩⅢ）的活性中心均属丝氨酸蛋白酶，因此，AT-Ⅲ作为丝氨酸蛋白酶抑制物类物质的代表，其对凝血因子的灭活占全身抗凝作用的 50% ～ 67%。肝素与 AT-Ⅲ结合可使其灭活速度增加 1000 倍。

（二）血栓调节蛋白

血栓调节蛋白（thrombomodulin，TM）是内皮细胞膜上凝血酶受体之一，与凝血酶结合可降低其凝血活性，同时显著加强其激活蛋白 C 的作用。激活的蛋白 C（APC）在维生素 K 的辅助下可灭活 FVa、FⅧa，限制 FXa 与血小板的结合，并能促进纤溶酶原激活物的释放，激活纤溶系统。

（三）组织因子途径抑制物

体内组织因子途径抑制物（TFPI）主要有血管内皮细胞合成，游离型的 TFPI 是十分重要的 FⅦa、FXa 抑制物。肝素刺激可是血浆中 TFPI 明显增多。

三、纤溶系统及其功能

纤溶系统包括纤溶酶原、纤溶酶原激活物、纤溶酶、纤溶抑制物等成分，主要功能是纤维蛋白凝块溶解，保证血流通畅，也参与血管再生、组织修复等。

（一）纤溶酶的形成

纤溶酶（plasmin，PL）来源于肝脏、骨髓、嗜酸性粒细胞和肾脏合成的纤溶酶原，后者经纤溶酶原激活物的水解作用形成纤溶酶。整个过程也可分为内源性和外源性两条途径。前者主要是内源性凝血途径激活时产生的激肽释放酶、FⅫa、FⅪa 和凝血酶可使纤溶酶原转变为纤溶酶；而外源性途径的纤溶酶原激活物来自组织和内皮细胞合成的组织型纤溶酶原激活物（tpA）及肾合成的尿激酶型纤溶酶原激活物（upA）。

（二）纤维蛋白的降解

纤溶酶是活性很强的肽链内断酶，可使纤维蛋白原裂解为大碎片（碎片 X）和 3 个小碎片（碎片 A、B、C），碎片 X 又可被 PL 继续裂解成碎片 Y 和碎片 D，碎片 Y 继续裂解成碎片 D 和 E。这些碎片统称为纤维蛋白原降解产物（FDP）。纤溶酶产生的纤溶作用，抑制了纤维蛋白凝块的过度合成。另外，纤溶酶能水解凝血酶、FV、FⅧ、FⅫ等，参与抗凝作用。

（三）抗纤溶物质

如同抗凝物质对凝血系统的抑制作用一样，纤溶系统也存在特有的抑制物，如纤溶酶原激活物抑制物 -1、补体 C1 抑制物、α_2- 抗纤溶酶和 α_2- 巨球蛋白等。

四、凝血途径

凝血途径通常分为：①内源性凝血途径；②外源性凝血途径；③共同凝血途径。

（一）内源性凝血途径

内源性凝血途径是指参加的凝血因子全部来自血液（内源性）。临床上常以活化部分凝血活酶时间（APTT）来反映体内内源性凝血途径的状况。内源性凝血途径是指从 FⅫ激活，到 FX 激活的过程。当血管壁发生损伤，内皮下组织暴露，带负电荷的内皮下胶原纤维与凝血因子接触，FⅫ即与之结合，在 HK 和 PK 的参与下被活化为 FⅫa。在不依赖钙离子的条件下，FⅫa 将 FⅪ 激活。在钙离子的存在下，活化的 FⅪa 又激活了 FⅨ。单独的 FⅨa 激活 FX 的效力相当低，它要与 FⅧa 结合形成 1：1 的复合物，又称为 FX 酶复合物。这一反应还必须有钙离子和 PF3（磷脂）共同参与。

（二）外源性凝血途径

外源性凝血途径：是指参加的凝血因子并非全部存在于血液中，还有外来的凝血因子参与止血。这一过程是从组织因子（FⅢ）暴露于血液而启动，到 FX 被激活的过程。临床上以凝血酶原时间（PT）测定来反映外源性凝血途径的状况。组织因子是存在于多种细胞质膜中的一种特异性跨膜蛋白。当组织损伤后，释放该因子，在钙离子的参与下，它与 FⅦ 一起形成 1：1 复合物。一般认为，单独的 FⅦ 或组织因子均无促凝活性。但 FⅦ 与组织因子结合会很快被活化的 FX 激活为 FⅦa，从而形成 FⅦa 组织因子复合物，后者比 FⅦa 单独激活 FX 的效率增强 16 000 倍。外源性凝血所需的时间短，反应迅速。外源性凝血途径主要受组织因子途径抑制物（TFPI）调节。TFPI 是存在于正常人血浆及血小板和血管内皮细胞中的一种糖蛋白。它通过与 FXa 或 FⅦa-组织因子-FXa 结合形成复合物来抑制 FXa 或 FⅦa-组织因子的活性。另外，研究表明，内源性凝血途径和外源凝血途径可以相互活化。

（三）共同凝血途径

从 FX 被激活至纤维蛋白形成，是内源性和外源性凝血的共同凝血途径。主要包括凝血酶生成和纤维蛋白形成两个阶段。

1. 凝血酶的生成　即 FXa、FVa 在钙离子和 PF3 的存在下组成凝血酶原复合物，即凝血活酶，将凝血酶原转变为凝血酶。

2. 纤维蛋白形成　纤维蛋白原被凝血酶酶解为纤维蛋白单体，并交联形成稳定的纤维蛋白凝块，这一过程可分为 3 个阶段，纤维蛋白单体的

生成，纤维蛋白单体的聚合，纤维蛋白的交联。纤维蛋白原含有 3 对多肽链，其中纤维蛋白肽 A（FPA）和肽 B（FPB）带较多负电荷，凝血酶将带负电荷多的纤维蛋白肽 A 和肽 B 水解后除去，转变成纤维蛋白单体。从纤维蛋白分子中释放出的 FPA 和 FPB 可以反映凝血酶的活化程度，因此 FPA 和 FPB 的浓度测定也可用于临床高凝状态的预测。纤维蛋白单体生成后，即以非共价键结合，形成能溶于尿素或氯醋酸中的纤维蛋白多聚体，又称为可溶性纤维蛋白。纤维蛋白生成后，可促使凝血酶对 FⅩⅢ 的激活，在 FⅩⅢa 与钙离子的参与下，相邻的纤维蛋白发生快速共价交联，形成不溶解的稳定的纤维蛋白凝块。纤维蛋白与凝血酶有高亲和力，因此纤维蛋白生成后即能吸附凝血酶，这样不仅有助于局部血凝块的形成，而且可以避免凝血酶向循环中扩散。

（四）凝血的新概念

凝血机制新概念和传统的凝血概念把凝血过程分成内源性和外源性两类不同，新概念的凝血认为两者凝血过程是沿着同一个过程进行的。其中，FⅦ 在凝血过程中起更为重要的作用。新概念将凝血过程分为三相。

（1）起始相：①血管壁受损血管内皮细胞黏膜下组织（TF）因子暴露；②TF 因子和 FⅦa 或 FⅦ 结合，后者转化为 FⅦa；③TF-Ⅶa 复合物激活 FⅨ、FX；④FXa 与 FVa 在细胞表面结合。

（2）扩增相：①Xa-Va 复合物将少量凝血酶原转化为凝血酶；②小量凝血酶再进一步激活 FV、FⅧ、FⅪ 并局部激活血小板；FⅪa 又将 FⅨ 激活为 FⅨa；③激活的血小板结合 FVa、FⅧa、FⅨa。

（3）传播相：①Ⅷa-Ⅸa 复合物在激活的血小板表面激活 FX；②Xa-Va 将大量的凝血酶原转化为凝血酶；③产生"凝血暴发"；后者导致稳定纤维蛋白块的形成。

第二节　围术期出凝血功能监测

对心血管外科手术患者，围术期进行出凝血功能监测非常重要，这有助于诊断和判断出血的

原因、指导止血措施的实施，对术后出血风险进行预测。预防因出凝血功能异常造成的并发症。

一、临 床 监 测

临床监测主要包括术前详细了解出血史、出血倾向、诱因、过敏史等，并进行相关的体格检查，术中及术后及时发现并全面分析出凝血异常的原因。

大多数有遗传性凝血异常的患者在生命早期即出现症状，来到手术室时通常已诊断明确。对于术前没有诊断为凝血异常的患者，能发现其出血性体质的最好方法是询问出凝血相关病史。询问以下这些问题可能有助于获得出血相关的病史：①家族中成员有无出血性疾病？②以往的医疗操作（如活检、拔牙、手术）后是否有异常出血？③是否有反复的鼻出血？④是否有反复的牙龈出血？⑤是否经常出现淤青？⑥对于女性患者，是否有经期过长或经量过多？⑦详细了解服药史和中草药使用情况也相当重要。

术中和术后遇到原因不明的出血不止或手术野广泛渗血，应考虑到止血功能障碍的发生或原有止血功能障碍的加重。而止血过程各环节障碍引起的出血有其各自的特点。

（一）血管因素

血管因素常表现为皮肤瘀点、瘀斑及黏膜出血，通过局部压迫通常可止血。

（二）血小板因素

（1）原发或继发的血小板减少常表现为皮肤和黏膜出血，术野渗血不止。

（2）原发性血小板增多常表现为内脏出血和血栓形成。

（3）血小板功能缺陷的出血特点与血小板减少相似。

（三）凝血因子缺乏

1. 遗传性凝血因子缺乏 以血友病最常见，常表现为关节、肌肉等深部组织及手术部位出血。

2. 获得性凝血因子缺乏 如弥散性血管内凝血（DIC）、严重肝病、白血病、大量库血输入等，

可表现为全身多个部位的广泛出血及原发病的表现，压迫不能止血，补充凝血因子可止血。

（四）纤溶亢进

纤溶亢进常表现为大片状皮下出血、肌肉等深部组织出血及针眼样出血，手术伤口无血块形成。

二、实验室监测

围术期的出凝血异常可以通过实验室检查证实，凝血机制方面的主要指标包括血小板计数、凝血酶原时间（PT）和活化部分凝血活酶时间（APTT）；纤溶方面的指标有凝血酶时间、纤维蛋白降解产物和D-二聚体等。

（一）血小板计数

血小板计数（blood platelet count，BPC）是指单位容积的血液中血小板的含量，正常值（100～300）$\times 10^9$/L。血小板减少常见于生成减少（如再生障碍性贫血）、破坏或消耗增多（如紫癜、DIC）及分布异常。当血小板 < 50×10^9/L，会引起创面渗血过多，小于 20×10^9/L 时可自发性出血。术前血小板计数至少大于 70×10^9/L，老年人、心功能不全、凝血障碍的患者要求血小板计数 > 100×10^9/L。另外，长期使用阿司匹林/非甾体抗炎药的患者、尿毒症患者等需要注意血小板的功能是否正常。

（二）凝血酶原时间

在血浆中加入过量的组织凝血活酶和适量的钙，观察血浆凝固时间。PT是反映外源性凝血系统的筛选实验，正常为 11～13s，超过对照值3s以上为异常。PT延长常见于FⅡ、FⅤ、FⅦ、FⅩ或纤维蛋白原缺乏或有相应抗体，这在肝脏疾病、维生素K缺乏、使用华法林和纤溶亢进的患者中比较常见（表24-2）。PT缩短常见血液高凝状态和血栓性疾病，如DIC早期、心肌梗死、脑血栓形成、长期口服避孕药等。

（三）活化部分凝血活酶时间

在枸橼酸钠抗凝的血浆中，加入白陶土部分

凝血活酶试剂，孵育一定时间后加入钙剂，测定血浆凝固时间。APTT 主要反映内源性凝血系统的功能，正常值为 32～42s，超过正常值 10s 以上有诊断意义。APTT 异常与 FⅡ、FⅤ、FⅧ、FⅨ、FⅩ、FⅪ、FⅫ或纤维蛋白原的缺乏或自身拮抗相关，常见于血友病 A（FⅧ缺乏）、血友病 B（FⅨ缺乏）、狼疮性凝血异常和使用肝素或凝血酶抑制剂的患者（表 24-2）。

表 24-2　PT 和 APTT 延长的原因

PT	APTT	原因
延长	正常	遗传性 FⅦ缺陷 获得性 获得性 FⅦ缺陷、轻度维生素 K 缺乏、肝病、华法林、FⅦ抑制剂、狼疮抗凝物
正常	延长	遗传性 FⅧ、FⅨ、FⅪ、FⅫ缺陷 激肽释放酶原缺陷、高分子量激肽原缺陷 血管性血友病 获得性 肝素、直接凝血酶抑制剂（阿加曲班、达比加群酯） FⅧ、FⅩ、FⅪ、FⅫ抑制剂 获得性血管性血友病 狼疮抗凝物
延长	延长	遗传性 凝血酶原、纤维蛋白原、FⅤ、FⅩ缺陷、多种因子缺陷 获得性 肝病、弥散性血管内凝血、大剂量抗凝血药、严重维生素 K 缺乏、肝素和华法林复合治疗、直接 FⅩa 抑制剂（利伐沙班、阿哌沙班）、磺达肝葵钠 血浆凝血酶原和纤维蛋白原抑制剂 FⅤ、FⅩ抑制剂 原发性淀粉样变伴有 FⅩ缺乏

（四）国际标准化比值

国际标准化比值（international normalized ratio，INR）是患者 PT 值与对照 PT 值的比率，是标准化 PT 值的表示方法，以便在不同的实验室之间或不同的时间点之间进行比较，参考值为 1.0±0.1。INR 是临床上监测口服抗凝剂的可靠指标，抗凝治疗的合适范围以 INR 维持在 2.0～3.0 为宜。

（五）活化全血凝固时间

将血液放入含硅藻土的试管中，硅藻土对于血液而言是一种异物，通过激活 FⅫ促使血液发生凝固。国外 70 年代初期出现自动活化全血凝固时间（activated clotting time，ACT）监测仪 HEMO-CHRON（International Technidyne Cor. Metuchen, NJ）。国内 80 年代中期中国科学院科仪厂生产的 ACT 监测仪用于临床。ACT 本质上是一种非常准确反映药物预防接触性血栓能力的方法，正常值为 90～130s。ACT 常用于体外循环监测肝素抗凝效果，并用以计算鱼精蛋白拮抗肝素的用量。除肝素作用外，ACT 值还依赖于血小板和纤维蛋白的相互作用。

（六）肝素浓度

肝素浓度监测受肝素效价、肝素与 AT-Ⅲ亲和力、个体差异、温度等因素的影响，但体外循环后期可以了解体内肝素水平，在肝素拮抗时判断中和效果和肝素反跳，对估计鱼精蛋白用量有重要意义。测定方法有鱼精蛋白滴定法、荧光底物分析法等。鱼精蛋白滴定法的基本原理是一定量的鱼精蛋白可以中和一定量的肝素，即 1mg 鱼精蛋白中和 100U 肝素，含不同浓度鱼精蛋白的试管加入肝素血样本，通过观察出现血凝块判定肝素浓度，准确性较差。荧光底物分析法是将血样本加入含 AT-Ⅲ的正常血浆中，再加入凝血酶原标准液，形成 AT-Ⅲ-肝素-凝血酶原复合物和剩余凝血酶原，则剩余凝血酶原的量与样本肝素含量成反比，再加入纤维蛋白原样物质，剩余凝血酶原会将其裂解形成荧光样物质，分析其荧光强度，与标准曲线比较即得肝素浓度。荧光底物分析法比较准确，结果不受其他抗凝剂、纤维蛋白原、AT-Ⅲ和温度的影响，缺点是操作复杂，价格昂贵。正常情况下肝素浓度 4U/ml 足以抗凝，肝素浓度大于 2～3U/ml，一般 ACT 值大于 300s。需要强调的是肝素浓度不能反映肝素抗凝效果，特别是 AT-Ⅲ缺乏患者。

（七）凝血酶时间

在被检血浆中加入标准凝血酶溶液后血浆凝固所需要的时间为凝血酶时间（thrombin time，

TT）。正常值为 16 ～ 18s，较对照值延长 3s 以上有诊断意义。TT 延长常见于血中 FDP 增多、血浆中肝素或肝素样物质增多、纤维蛋白原减少、DIC 纤溶亢进期等。

（八）血浆纤维蛋白原测定

血浆纤维蛋白原测定（fibrinogen，FG）用双缩脲法测定的正常值为 2 ～ 4g/L（200 ～ 400mg/dl）。FG 降低见于 DIC 消耗性低凝血期及纤溶期、重症肝病等，小于 1g/L 时有自发性出血危险。FG 增高见于高凝状态。

（九）纤维蛋白降解产物

采用胶乳凝集法检测纤维蛋白降解产物（fibrinogen degradation products，FDP），正常值为 0 ～ 5mg/L，大于 20mg/L 有诊断意义。FDP 增高见于原发或继发性纤溶、恶性肿瘤、肺梗死、DVT、溶栓治疗后及尿毒症等。

（十）凝血有关的分子标志物测定

在内皮损伤、血小板活化及凝血激活的过程中，血管内皮、血小板及凝血因子可分泌、释放或降解出多种具有特异性标志意义的物质，这些物质统称分子标志物。

1. 凝血酶 - 抗凝血酶原复合物（TAT） 可间接测定凝血酶的激活状态及其血浆水平。

2. 凝血酶碎片 1+2（F_{1+2}） 为凝血酶原转变为凝血酶过程中的降解产物，能直接反映凝血酶的激活水平。

3. D- 二聚体（D-dimer，D-D） 是铰链纤维蛋白单体经活化因子XIII交联后，再经纤溶酶水解所产生的一种特异性降解产物，是一个特异性的纤溶过程标志物。D- 二聚体主要反映纤维蛋白溶解功能。胶乳凝剂法检测正常时 D- 二聚体为阴性，阳性是鉴别继发性纤溶亢进的重要指标。正常值为小于 250μg/L 或小于 250ng/ml，DIC 时升高。D- 二聚体是一项阴性排除试验。诊断肺栓塞（PE）有很高的阴性预测价值，用 ELISA 法测定 < 500μg/L 可排除急性 PE，对 PE 的敏感度为 100%，特异度为 26%，阴性预测值 100%。可能引起 D- 二聚体升高的疾病见表 24-3。

表 24-3 可能引起 D- 二聚体升高的疾病

动脉血栓栓塞性疾病
心肌梗死、卒中、急性肢体缺血、心房颤动、心内血栓
静脉血栓栓塞性疾病
深静脉血栓、肺栓塞
弥散性血管内凝血
先兆子痫和子痫
异常纤维蛋白溶解、溶栓药物的应用
心血管病、充血性心力衰竭
严重感染 / 脓毒症 / 炎症
手术 / 创伤（如组织缺血、坏死）
全身炎症反应综合征
镰状细胞病血管内闭塞
严重肝脏疾病（清除下降）
恶性肿瘤
肾脏疾病
肾病综合征（如肾静脉血栓形成）
急性肾衰竭
慢性肾衰竭与潜在的心血管疾病
妊娠
静脉畸形

在脑梗死、肺栓塞、弥散性血管内凝血、急性静脉血栓形成时升高，但是只要机体血管内有活化的血栓形成及纤维溶解活动，D- 二聚体就会升高，如手术、肿瘤、感染及组织坏死等均可导致 D- 二聚体升高。特别是 80 岁以上人群及住院患者，因患感染性等疾病易引起凝血异常而导致 D- 二聚体升高，应注意结合临床情况综合分析，国际上 D- 二聚体检测的特异度一般为 50% 左右。

4. 纤维蛋白肽 A（FPA） 是纤维蛋白原在凝血酶作用下转变为纤维蛋白过程中最先释放出的肽链片段，其在血 / 尿中水平增高，可间接反映凝血酶活性增高及凝血激活过程的启动。

5. 内皮素（ET） 主要是血管内皮合成的一种具有强烈收缩血管及调节凝血及纤溶的生物活性物质，在血管内皮细胞损伤时释放入血，血浆 ET 升高，可敏感而特异地反映内皮细胞合成 ET 的能力及内皮损伤的程度。

6. 凝血酶调节蛋白（TM） 由内皮细胞合成，为凝血酶受体。TM 与凝血酶形成的复合物具有极强激活蛋白 C 的作用。血浆 TM 水平主要反映内皮合成 TM 的能力及损伤程度。

三、床边体外诊断实验

外科手术中，影响凝血与血小板功能的因素极其复杂，而且每例患者的凝血与血小板功能存在相当大的个体差异，变化更是复杂多样。常规的实验室凝血检验采用血浆作为标本，从采血到开始检测，经过较长体外孕育时间，不能即刻得到结果，需时较长，且只能提示凝血功能障碍，不能预测血小板功能，不能指明异常原因。床边体外诊断实验（point-of-care，POC），采用全血标本，采血后 2min 内开始检测，记录包括纤维蛋白形成，血凝块收缩，直至纤维溶解的整个凝血级联反应。常用的 POC 实验技术包括黏弹性血栓弹力实验（TEG/ROTEM）和 Sonoclot 凝血 / 血小板功能分析。

（一）血栓弹力描记图

血栓弹力描记图（thrombelastography，TEG）系统是一种检测血凝块切应弹力的仪器，弹力是用以测量胶体或固体（血凝块）反映出切应力的强度。切应力是指作用于物体表面并使得物体运动的力。对于 TEG 杯中的血液而言，切应力是指由悬挂在血液中距杯内的所有表面 1.5mm 的探针测量到的杯的旋转（每 4.5s 转 4°45′）和血凝块的运动（弹力）。TEG 可以动态观察血液凝固过程的变化，包括凝血酶原、凝血酶和纤维蛋白的形成速度，纤维蛋白溶解的状态及所形成凝血块的坚固性和弹力度等，还可以用于检测血小板的数量和功能异常。其结果快速准确，而且能较全面地反映整体出凝血功能状态。TEG 的基本的参数包括反应时间（R）和血浆凝血因子及循环抑制物活力的功能状态等，正常值为 6～8min，血块生成时间（K），取决于内源性凝血因子、纤维蛋白原和血小板的活力，R + K 时间正常值为 10～12min；血块生成率（α 角），与纤维蛋白原浓度及血小板功能状态有关，正常值为 50°～60°；最大宽度（MA）、纤维蛋白及血小板的状态对其数值影响最大，正常值为 50～70mm；血块溶解指数（CLI），正常值应大于 85%；全血块溶解时间（F），正常值

大于 300min。低凝状态时，R、K 延长，α 角缩小，MA 减小。血小板减少或功能不良时，MA 减小。当 CLI < 85% 或 F < 300min 时结合临床就可检出纤溶亢进的存在。为了了解凝血酶的产生状况，包括纤维蛋白多聚体的形成、FXIII 激活、FXIIIa 与多聚纤维蛋白的交联和血小板激活，根据原始的 TEG 和 ROTEM 曲线结果，最近已经开始推出新的检测参数：凝血块形成的最大速率、到达凝血块形成最大速率所需时间和总血栓量（曲线下面积）。与传统 TEG 和 ROTEM 曲线参数相比较，这些参数对 rVIIa 的监测更为敏感。

（二）Sonoclot 标记曲线图

Sonoclot 是一种通过弹簧片带动探针振动（每分钟上万次）的衰减来监测血液黏性的仪器。Sonoclot 的生理学刺激因素与 TEG 的切应力完全不同：当振动受到形成中的血凝块的抑制时，Sonoclot 需要增加动力以维持振动，用于维持振动的动力与形成中的血块黏性成比例变化。Sonoclot 每次仅需 0.4ml 的全血标本，即可分析凝血全过程，包括血小板功能、纤维蛋白的形成和溶解，同时在电脑上显示出凝血全过程的曲线图。标记曲线上表现为 SonACT 段、纤维蛋白的凝集速率段、血小板功能段及纤溶段。SonACT 段与常规 ACT 监测一致，主要与凝血因子有关，高凝患者明显缩短。如果凝血因子缺乏或受抗凝治疗影响，SonACT 段延长。ACT 反映的是最初的纤维蛋白形成，而 R/CT 反映的是更晚的凝血块形成初始过程。除了能对凝血初始相提供信息外，Sonoclot 分析仪还能反映纤维蛋白和凝血块形成的动态过程。纤维蛋白的凝集速率段与纤维蛋白原含量有关，斜率越大，表示纤维蛋白收缩越强；血小板功能段的斜率越大，说明血小板功能越强。Sonoclot 分析仪可以了解术中凝血级联反应中各因子的变化，预测术后出血，鉴别出血原因，其信号曲线容易解释，可以较快得出结果。但近年来的研究也认为，Sonoclot 在常规使用中尚缺乏准确和精确度，曲线计算出的斜率，无论是对于使用同一仪器进行检测的同一个体还是不同个体，都难以合理地出现重复性，Sonoclot 不建议用于指导输血治疗。

血小板功能（PF）的好坏是整个凝血过程中

的关键因素，围术期对血小板功能的监测显得极为重要，其中传统上应用比浊法检测血小板的聚集功能仍是临床金标准，但这一实验耗费人力、财力和时间，过程实施和结果报告都依赖于实验人员具有丰富经验和高超技术，并且实验环境并不能真正模拟原发血栓形成的部位。POC 实验同样面临离体实验的弊端，但研究显示，应用 TEG 同时行两种监测（如组织因子激活实验和细胞松弛素 D 抑制血小板实验），两者测到的血栓稳定性的差值即反映了血小板功能。最近研发出的 Platelet Mapping 可以成功评估抗血小板治疗下 PF；Sonoclot 分析仪也被证实可以测试 GP Ⅱ b/ Ⅲ a 抑制剂治疗下的 PF。

术中 POC 在预测术后是否出现高凝状态时占有重要地位，若 R/CT 时间缩短并且 MA/MCF 增高（超过 65 ～ 70mm）就可以诊断高凝状态。在体外循环手术中使用 Sonoclot 分析仪动态监测 ACT 的数值，可以为肝素的使用和逆转提供依据，研究表明，POC 的动态分析具有可行性和一定的精确性。肝功能疾病患者尤其是肝移植手术（OLT）中，POC 的动态监测显得极为重要，OLT 中应用 TEG/ROTEM 已被证实有效性。目前认为 TEG 和 Sonoclot 对于稀释性原因引起的凝血和血小板功能降低似乎都没有提供好的判断指标。另外，TEG 已被应用于创伤和多种临床患者凝血功能的评估并显示出良好的预测性。

随着 POC 研究的深入，也发现这类实验很难标准化。采血部位、采样和测试间隔的时间、患者的年龄和性别都严重影响着实验的结果。而且，机器性能、激活剂和其他修正因素也都影响着评估的特异性。目前认为对于几乎所有的 POC 仪器并未得到足够的维护、检查和质量控制。由于 POC 实验被归属于中度复杂的临床实验，未受过完善培训的非实验室人员使用这类实验可能会增加报告的错误率，因此，很多医院的 POC 设备有进入中心实验室的趋势，而不再具有时效性的优势。POC 要想在未来继续得以发展，简化采血步骤、实现全自动测定和多种激活剂的通用、升级分析软件、提高机器智能将非常必要。

第三节　围术期常见的出凝血异常

围术期出血异常应从两方面考虑，一是术前已存在的凝血功能障碍性疾病，需要仔细寻找原因，认真做好术前准备，选择合理的麻醉方式；二是术中或术后的渗血不止，应考虑原有凝血功能障碍性疾病的加重，或大量输血、继发性血小板与凝血因子减少、DIC 及原发性纤溶等。

一、术前抗凝治疗

血栓预防的研究在近几年取得了较大进展，越来越多的患者（尤其是老年心血管病患者、关节置换患者、血管外科患者）得益于抗凝治疗。机体形成血栓与 Virchow 三角（血流缓慢、血管损伤、高凝状态）中至少一种因素相关。根据血栓形成的部位不同可分为动脉血栓、静脉血栓和心脏附壁血栓。抗血小板治疗是动脉血栓预防和治疗的重要手段；而静脉系统的血栓防治以抗凝治疗为主；心脏腔室内附壁血栓倾向于静脉血栓，也以抗凝治疗为主。目前很多老年人常规服用抗血小板 / 抗凝药物以降低心脑血管栓塞的危险，临床麻醉中也越来越多的面临这样的患者。与全麻相比，椎管内麻醉能缩短患者住院时间，并有利于患者器官功能的恢复，但硬膜外血肿是抗凝治疗患者选择椎管内麻醉时应考虑的一种灾难性并发症。一项分析认为，在应用低分子量肝素后，硬膜外血肿发生率可高达 1 ∶ 1000，腰麻可高达 1 ∶ 10 000。因此，规范化抗凝治疗患者的椎管内麻醉显得尤为重要。

（一）术前使用抗血小板药

此类药物主要是通过抑制血小板的附着、激活和聚集起作用，包括 NSAID（如阿司匹林）、硫酸吡啶衍生物（氯苄噻啶和氯吡格雷）和血小板 GP Ⅱ b/ Ⅲ a 拮抗剂 [阿昔单抗（abciximab）、安普利泰（eptifibatide），替罗非班（tirofiban）]。目前没有一个完全被接受的试验可被用来指导抗血小板治疗。Horlocker 等发现即使服用多种 NSAID 类抗血小板药物的患者行椎管内麻醉，也无椎管内血肿发生。但有证据表明，抗血小板药物与肝素合用能诱发椎管内血肿。另外，基于药品说明书和手术综述的建议，硫酸吡啶类药物治疗到椎管阻滞的提倡间隔时间是氯苯噻啶14d，氯吡格雷7d。血小板GPⅡb/Ⅲa抑制剂对血小板的凝集有较大的影响，应在手术的4周内禁忌应用，血小板功能恢复之前应避免进行椎管内阻滞操作；若术后需应用GPⅡb/Ⅲa拮抗剂，则应对患者进行仔细的神经学监测。

（二）术前使用抗凝药物

1. 口服抗凝治疗　华法林等通过间接抑制依赖维生素K的凝血因子（FⅡ、FⅦ、FⅨ、FⅩ）合成而起抗凝作用，一般在4～6d后口服抗凝药的效果才明显，并持续4～6d，手术前可通过输注冰冻新鲜血浆或静脉注射维生素K来拮抗其抗凝作用。

美国区域阻滞麻醉协会（ASRA）推荐：①长期口服抗凝药的患者，必须停止抗凝治疗（在计划麻醉操作前4～5d为理想），并应测定PNR值（PT/INR），小于1.5才可进行椎管内操作。②术前才开始华法林治疗的患者，若给药时间长于术前24h，应在椎管内操作前检查PNR。③硬膜外持续镇痛的患者若使用华法林治疗，应每天监测PNR值，当PNR小于1.5时，才可拔出硬膜外导管。

2. 肝素治疗　肝素小剂量（每12h 5000U）皮下注射可抑制FⅩa的作用，抑制过度的凝血级联反应，从而防止血栓的形成，最大作用在40～50min出现并且持续3～4h。Schwannder和Bachmann报道5000例接受小剂量皮下注射肝素治疗的患者施行椎管内麻醉，结果无一例椎管内血肿发生；有学者报道4001例连续硬膜外麻醉和连续腰麻接受肝素治疗的手术病例，均无脊髓受压发生。目前认为，肝素皮下小剂量注射一般不会引起凝血指标的改变，发生椎管内血肿的危险性也较小。

但应注意：①长期（超过4d）肝素治疗的患者可能出现血小板减少症，在进行椎管阻滞和拔管操作前应先测定血小板的数量。②接受标准化肝素治疗患者，同时应用影响凝血机制其他成分的药物会增加出血并发症的危险性。③应在置针1h后再应用肝素。④拔管应在最后一次使用肝素后2～4h测定了患者的凝血状态后进行，拔管1h后才可重新肝素化。⑤应选择使感觉与运动阻滞程度最小的局麻药，以便提高脊髓血肿的早期发现。

3. 低分子量肝素（LMWH）　自1992年Bergqvist报道LMWH治疗患者接受椎管内麻醉开始，欧洲超过百万例接受LMWH治疗和椎管内麻醉的患者中，仅有1例椎管内血肿的报道。但在美国，自1993年enoxaparin被批准应用后的4年间，却已有16例患者发生椎管内血肿的报道，其中一半患者是在拔除导管后发生瘫痪。造成美国和欧洲之间椎管内血肿发生率明显差别的主要原因是用药时间的差异。因此，ASRA推荐：①LMWH治疗同时合用抗血小板药物或口服抗凝药物会增加脊髓血肿的危险。②穿刺和置管的过程中出血并不一定要推迟手术，此时若需使用LMWH，应在术毕24h后开始。③术前给予LMWH预防用药（40mg/d）的患者，在最后一次给药后至少10～12h进行单次蛛网膜下腔给药是最安全的椎管阻滞操作，且硬膜外导管可被安全留置，但应在最后一次LMWH给药至少10～12h后拔管，拔管至少2h后才能给予下一次LMWH。④若以30mg/12h的方案给LMWH，首次给药应早术毕24h后开始，如需持续的硬膜外镇痛，可在手术的第2天拔管，且拔管2h后才能给予首次剂量的LMWH。

二、术前溶栓治疗

临床常用的溶栓药物多为纤溶酶原激活物或类似物，其发展经历从非特异性纤溶酶原激活剂到特异性纤溶酶原激活剂，前者常用的有链激酶（SK）和尿激酶（UK），它们对纤维蛋白的降解无选择性，在溶解纤维蛋白时又将血中的纤维蛋白原降解，常导致全身性纤溶活性增高，引发出血等严重不良反应。特异性纤溶酶原激活剂中，临床最常用的为人重组tPA（爱通立，rtPA），它是唯一经循证医学证实能有效治疗发病3h内急性缺血性卒中的药物。rtPA可选择性激活血栓中与纤维蛋白结合的纤溶酶原，对全身性纤溶活性影响较小。其他特异性纤溶酶原激活剂还包括基因工程改良天然溶栓药物及 tPA 的衍生物（如乙酰化纤溶酶原 - 链激酶激活剂复合物、蚓激酶、胰激肽释放酶等），它们对纤维蛋白的选择性更强，半衰期延长，药物剂量和不良反应均减少。研究显示，rtPA 加速给药组开通冠状动脉优于链激酶，每治疗 1000 例患者减少 10 例死亡。

溶栓治疗的患者常应用肝素以维持较基础值长 1.5 ～ 2.0 倍的 APTT 时间，具有大量出血的危险，溶栓治疗的进展造成溶栓药物应用的增多，这需要更高的警惕性。对正在接受纤溶或溶栓治疗的患者，除非在极其特殊的情况下，都应避免腰麻或硬膜外麻醉。没有数据明确应在停药后多长时间才能进行椎管穿刺。对已进行了椎管阻滞的溶栓治疗患者，应按一定时间间隔持续进行神经学监测，其间隔不能大于 2h。如果在纤溶或溶栓治疗同时进行椎管阻滞及硬膜外持续输注，则输注药应限制在引起最小感觉和运动神经阻滞，以便于神经功能的评估。对已置入硬膜外导管的患者意外接受纤溶或溶栓治疗的，如何拔管尚无明确的意见。纤维蛋白原（最后恢复的凝血因子之一）水平的测定或许可以帮助决定导管的拔出或保留。在溶栓治疗前要仔细询问近期有无腰椎穿刺史，如 10d 内进行过腰椎穿刺，应避免应用溶栓治疗。

三、大量输血输液

围术期大量输液，如生理盐水、乳酸林格液、血浆代用品等必会导致稀释性血小板 / 凝血因子减少症，从而引发出血倾向，在原有严重肝、肾疾病等出凝血功能障碍患者更易发生。因此，大量输液的同时，除了直接补充血细胞外，还应注意补充血小板与凝血因子。同时应考虑到，库存血的采集过程中，血小板的损耗可达 20%，放置 24h 后损失 50%，48h 后损失达 70%。库血中的凝血因子 FV、FⅧ、FⅫ等放置 10 ～ 15d 后即减少 50%。输入大量库存血，特别是库存时间越长，越容易因血小板与凝血因子的缺乏而导致出血。若是误输异型血液可导致血管内凝血，使血小板、纤维蛋白原、凝血酶原消耗或纤溶亢进，将引起手术区大量渗血。在大量输血、输液后，若考虑凝血功能异常，可进行凝血实验及纤溶实验，根据凝血因子减少的性质，选用新鲜冰冻血浆、新

鲜全血、凝血酶原复合物、血小板、冷沉淀等。

（一）浓缩红细胞

浓缩红细胞（CRBC，Hct 约为 70%，容量约 250ml）1U 进入体内平衡后可使血容量正常成人的 Hct 增加 2% ～ 3%，或使 Hb 增加 1g/dl（10g/L）。

（二）新鲜冰冻血浆

新鲜冰冻血浆（fresh frozen plasma，FFP）是在采血后 6h 内分离并速冻的一种血液成分，含有全部的凝血因子。FFP 的使用指征：

（1）PT 或 APTT ＞正常 1.5 倍或 INR ＞ 2.0，创面弥漫性渗血。

（2）患者急性大出血输入大量库存全血或浓缩红细胞（出血量或输血量相当于患者自身血容量）。

（3）病史或临床过程表现有先天性或获得性凝血功能障碍。

（4）紧急对抗华法林的抗凝作用。

人体的止血过程至少需要 30% 的正常凝血因子和 50% 的纤维蛋白原，而输注 FFP 10 ～ 15ml/kg 通常可增加成人凝血因子正常值的 30%。正常成人血浆容量约为 3L，故 15ml/kg 的 FFP 可补充相当于正常人 30% 的不稳定凝血因子，使凝血功能维持在正常状态。手术中出现非手术原因的异常出血，而且 APTT 和 TEG 的 R 值明显延长，就应输入 FFP。FFP 也常用于纤维蛋白原缺乏、大量输血及补充血小板后仍然继续出血的患者。每单位 FFP 相当于 200 ～ 250ml，每毫升 FFP 含纤维蛋白 2 ～ 4mg。迅速逆转华法林只需 FFP 5 ～ 8ml/kg，但应注意不要将 FFP 作为容量扩张剂。

（三）冷沉淀

冷沉淀由 FFP 制备，含有浓缩的 FⅧ、FⅩⅢ、Fg 和 VWF 因子。每 7 ～ 10kg 体重使用 1U 冷沉淀，可使无大量失血的患者 Fg 水平增加 0.5g/L。当 Fg 含量低于 1.0g/L 时（正常为 2 ～ 4g/L），应开始补充冷沉淀。每单位冷沉淀的 FⅧ是 1ml 新鲜血浆的活性 FⅧ，输入的 FⅧ半衰期是 8 ～ 12h。每袋冷沉淀含有 100U 的 FⅧ。FⅧ补充方法是，FⅧ = 血浆容量 ×（预计达到 FⅧ - 实测 FⅧ）。例如：男性患者的血容量是

5L，术前 Hct 是 40%，目前要求提高 FⅦ 50%。
该患者的血浆容量是 5000×（1-40%）=3000ml，
需要的 FⅦ 是 50%×3000ml=1500U，若每袋冷沉
淀含有 100U 的 FⅦ，则需要 15 袋。

（四）血小板

1U 血小板可使血小板计数增加 $5×10^9$ ～
$10×10^9/L$。通常每 10kg 体重需输注 1U 血小板。
但如果是因破坏过多（抗血小板抗体）造成的血
小板减少或功能异常，则输注血小板的效果差。
每输入 $100×10^9/L$ 血小板可使患者的 PLT 计数升高
$7.5×10^9$ ～ $10×10^9/L$，血小板取回后要尽快输入体
内。目前中国 1 袋 PLT 约为 150ml，含血小板计数
量 $250×10^9/L$。

（五）凝血酶原复合物

1U 凝血酶原复合物（LPCC）相当于 1ml 新鲜血
浆中所含 FⅡ、FⅦ、FⅨ、FⅩ 的含量。由于 LPCC
浓缩物制剂中缺乏 FⅤ、FⅪ、FⅫ、FⅩⅢ，因此
大量输注 LPCC 时，要计划补充适量新鲜血浆以
达到凝血因子的完全补充。

四、弥散性血管内凝血

弥散性血管内凝血（DIC）是一种严重的凝血、
纤溶障碍性临床病理综合征，特异性表现为广泛
微血栓的形成伴受累脏器的功能障碍和凝血因子、
血小板大量消耗及纤溶亢进引起出血。根据其发
生机制可分为高凝期、消耗性低凝期、继发性纤
溶亢进期。DIC 最常见的诱因为感染，尤其是败
血症合并低血压时，另外手术创伤、产科意外、
肿瘤、白血病、心肺复苏以及严重的心血管、免
疫性疾病都有可能导致 DIC 的发生。

广泛的手术创面可引起大量的凝血活酶物质
释放入血循环，以及休克、酸中毒时对 FⅫ 的活化，
可激活凝血机制，使血液中大量血小板和凝血因
子减少，引起消耗性低凝状态和出血；继发性的
纤溶造成低纤维蛋白原血症，进一步加重出血。
胰腺手术中机械损伤所释出的胰蛋白酶具有凝血
酶和纤维蛋白溶酶类似的作用，是引起胰腺炎凝
血紊乱的主要因素，术中应用乌司他汀可减少相

关反应。前列腺手术释出的尿激酶激活纤维蛋白溶
解酶原，转化为纤维蛋白溶解酶，阻碍止血，因此
术中适当使用氨甲环酸等抗纤溶药物是有益的。

由于手术室内缺乏诊断性实验技术，术中
DIC 通常很难被诊断，检查 D- 二聚体有益，但结
果通常不能及时获得。因此，诊断有时不得不依
赖于临床征象。存在上述 DIC 诱发因素的患者若
出现下列两项以上的临床表现，即可诊断 DIC：
①多发性出血倾向。②原发病难以解释的微循环
衰竭和休克。③多发性微循环衰竭。④抗凝治疗
有效。

同样，区别原发性纤溶亢进和 DIC 在手术室中
也很难实现。这通常需要进一步的实验室检查。以
下检查出现 3 项以上异常，即可诊断 DIC：①血小
板＜ $10×10^9/L$ 且呈动态下降。② PT 延长＞ 3s 且
呈动态增加。③ Fg ＜ 1.5g/L，或 Fg 进行性下降，或
Fg ＞ 4g/L。④ 3P 试验阳性，或血清 FDP ＞ 20mg/L。
⑤血浆破碎红细胞＞ 2%。

当出现以下表现时应考虑 DIC 纤溶亢进：①凝
血酶原时间＞ 25s。② 3P 试验阳性。③优球蛋白
溶解时间＜ 2h。④全血块溶解时间＞ 2h。

治疗 DIC 的首要目标是去除可能的诱因，早
期的抗凝、抗血小板治疗，补充必要的纤维蛋白原、
血小板和凝血因子及晚期应用抗纤溶药物。

第四节 体外循环手术抗凝监测要点

体外循环手术对凝血的管理极为复杂，目标
是使抗凝和出血最终处于平衡状态。体外循环本
身对凝血的影响就极为复杂，主要与血小板减少、
纤溶活性增强、凝血因子消耗、肝素中和不足及
鱼精蛋白过量等因素有关。体外循环前给予足量
肝素抑制凝血酶和 FXa，并预防性应用抗纤溶药
抑制溶酶，暂时阻止体外循环中血液成分的激活，
体外循环前 ACT 需达到 450s 以上。实践证明足
量肝素化和大剂量预防性应用氨甲苯酸等药物，
术后渗血量可减少 30% ～ 40%。但是肝素最严重
的副作用是它能与 PF4 形成一种复合物，后者又
可促进肝素 /PF4 抗体的合成。在某些患者，这些
IgG 抗体可以结合血小板上的 Fc 受体，反而导致

血小板的激活、消耗和血栓的形成。

体外循环后需用鱼精蛋白完全中和肝素，使鱼精蛋白与肝素量之比逐步由 1 : 1 达到 1 : 1.5。若手术结束时仍出血严重，且 ACT > 130s，提示血液循环中残留肝素或肝素反跳，此时应追加鱼精蛋白直至 ACT < 130s。若仍有出血不止，则应考虑是否血小板数量、功能发生异常，当血小板计数低于 $50×10^9$/L，可输注血小板悬液。

一、体外手术肝素效果检测

多年以前心脏手术中的肝素都是经验性的给予首剂及间断维持剂量。由于对肝素抗凝效果缺乏简单易行的即时检测，目前仍在进行经验用药。现在已有很多方法来检测对建立体外循环肝素的反应性。这些方法检测抗凝功能或循环中肝素的水平。肝素的抗凝效果可以通过许多不同的方法检测。

用来检测肝素效果第一个凝血时间是全凝固时间（WBCT），或 Lee-White 全血凝固时间，指玻璃管中全血在 37℃至完全凝固所需要的时间。试验要求专人观察至少 30min，因此不适合于心脏手术。尽管试管玻璃表面可以活化 FⅫ，但心脏手术中肝素将 WBCT 延长过多以至于该试验不适用于作为心脏手术的肝素效果的检测方法。为了加快凝血时间以适合临床应用，向试管中加入活化剂，于是产生了活化凝血时间（ACT）。

（一）活化凝血时间

ACT 也称为激活凝血时间，是 1966 年 Hattersley 首先提出，至今仍在心脏手术中广泛应用的检测肝素效果的方法。其测定方法在第三节已经提及。ACT 可以手工完成，即操作者测量从血液注入试管壁出现血凝块的时间。

在血液中加入肝素酶可以调整 ACT 值的检测。这样在 CPB 中当肝素的抗凝作用被消除时患者的凝血状态仍能够被检测。因为这是个与未用肝素酶处理的 ACT 的并列比较。对于 CPB 后循环中肝素样物质或残余肝素化作出迅速的评估是很有优势的。

随着 ACT 检测应用于心脏外科，临床医师可以更准确地滴定肝素和鱼精蛋白的剂量。因此许多回顾性研究显示术中失血量和输血量的减少。用 ACT 监测术后出血的减少归功于术中更好地抑制微血管凝血和鱼精蛋白中和肝素监测水平的提高。

ACT 监测肝素化也有缺点。如 ACT 的变异性及与血浆肝素水平缺乏相关性。许多在心脏手术中的因素都可以改变 ACT。体外循环管路中的预充液会稀释血液，理论上会延长 ACT。低温延长 ACT 呈"剂量依赖"。有研究发现，尽管血液稀释和低温延长肝素化血样品 ACT 值，但血中不加肝素时这种情况不会发生。ACT 受血小板的影响更大。在轻到中度血小板减少时，基线和肝素化 ACT 不受影响。当血小板数量少于 30 000 至 50 000/μl 时，ACT 可能被延长。接受血小板抑制剂如前列环素、阿司匹林、血小板膜受体拮抗剂治疗的患者，肝素化 ACT 值会比不用血小板抑制剂的患者延长。但这种延长并不能单用血小板第 4 因子（PF4，是肝素中和物质）水平下降来解释，因为用其他不被 PF4 中和的物质抗凝时，这种延长也会发生。然而血小板溶解由于释放 PF4 和其他血小板膜成分中和肝素活性，可以明显缩短 ACT 值。

CPB 期间，肝素代谢个体差异很大，由于血液稀释和低温能改变肝素代谢，其测量存在问题。小儿肝素代谢要比成人快，因此制订肝素适用方案时应考虑到其他药物分布容积大、清除快、半衰期短的特点。在小儿患者监测肝素抗凝效果时，应延长最小可接受的 ACT 值，或者加用其他的监测方法。

（二）肝素耐药

肝素耐药是虽给予足量的肝素并达到有效血药浓度，但仍不能将 ACT 值延长到预期的水平。在临床中，特别是考虑由肝素不敏感或肝素抑制剂的情况下，可以以竞争的形式增加肝素剂量来治疗肝素耐药。如果给予超过预期量的肝素能达到足够的延长凝血时间，这种情况应该称为"肝素反应性改变"的快速抗药而不是肝素耐药。在心脏手术中，CPB 要求的最小安全 ACT 值为 300 ~ 400s，这是基于一些临床研究和少量的科学数据得出的。然而，肝素耐药患者不能达到这个抗凝程度，则可能会出现微血管消耗性凝血障碍或体外循环管路中形成血栓。

肝素耐药与许多因素有关，如败血症、肝硬化和药物因素。手术前使用肝素的患者通常需要更大剂量的肝素，以达到预期的 ACT 值。这种"肝素耐药"也许与 AT-Ⅲ 水平下降或活性降低有关。其他可能的原因还包括 FⅧ 活性增加和血小板功能不全降低了 ACT 对肝素的反应。

（三）肝素敏感性的测量

即使没有肝素耐药的存在，患者对静脉注射肝素的反应也是不同的，这种差异来源于内源性肝素结合蛋白如玻璃粘连蛋白和 PF4 浓度的不同。在检测肝素浓度和 ACT 时都会有差异，而 ACT 显示的差异更大。因为肝素反应存在很大的个体差异和可能发生肝素耐药，因此对于心脏手术的患者来说有一种来监测肝素抗凝效果的功能检测（可以检测或不检测肝素浓度）是很重要的。应根据患者的计量反应曲线决定需要的肝素剂量。即时个体肝素剂量 - 反应（HDR）检测就是以此为基础的。

HDR 曲线是根据 ACT 值和体内或体外给予一定剂量肝素后的 ACT 值绘制的，从而推断出为达到预定 ACT 值所需追加的肝素剂量。一旦测得对一定剂量肝素反应的实际 ACT 值后，在平均目标 ACT 值和实际 ACT 值的基础上就能进行剂量 - 反应计算。剂量 - 反应曲线可以用代数的方法根据患者基础 ACT 值、估计血容量和肝素 - 反应实验计算出达到预定 ACT 值所需要的肝素剂量。

二、肝素中和

（一）鱼精蛋白对凝血监测的影响

鱼精蛋白是最常用的逆转肝素抗凝的药物。从生物学角度来说，鱼精蛋白与带正电的基团如磷酸基团结合，可能在血管生成和免疫功能上起到重要的作用。目前已经提出许多不同的成功的剂量方案。推荐的剂量是每 100U 肝素适用 1～1.3mg 鱼精蛋白；但这种剂量常导致鱼精蛋白过量。

鱼精蛋白注射会引起血流动力学方面的不良反应。鱼精蛋白反应分为 3 类。最常见的是 Ⅰ 型反应（低血压）。Ⅱ 型（免疫源性）反应分为 Ⅱ A 型（过敏性反应）、Ⅱ B 型（过敏样反应）和 Ⅱ C 型（非心源性肺水肿）。低血压和严重的肺动脉高压则预示着 Ⅲ 型反应，可以引起右心衰竭。因此，应用鱼精蛋白中和肝素应注意：①从中心静脉缓慢输注。②肝素中和前调整血压在正常水平。③静脉注射 10% 氯化钙 10ml。④静脉注射甲泼尼龙 40mg。⑤加强血流动力学监测，一旦发生低血压及时处理。

除了对血流动力学的影响，鱼精蛋白对凝血方面也有不良反应。大剂量可能通过抑制凝血酶延长 WBCT 和 ACT。在动物和人体，鱼精蛋白可能与血小板减少有关，可能是因为其激活了补体级联反应。鱼精蛋白的抗凝效果可能是由于其抑制了血小板的聚集，使血小板的外膜发生了改变，或抑制了血小板对各种拮抗剂的反应。这些血小板功能上的变化是由于肝素 - 鱼精蛋白复合体的形成产生的，而不单是鱼精蛋白的作用。鱼精蛋白 - 肝素复合体在体外激活 AT-Ⅲ 并激活补体。当给予的鱼精蛋白超过临床剂量时，游离的鱼精蛋白会产生抗凝效应；然而与肝素发生作用的鱼精蛋白的清除是非常迅速的，因此游离鱼精蛋白产生血流动力学不稳定的风险是很小的。

（二）肝素反跳的检测

肝素反跳显像是指鱼精蛋白中和肝素后肝素化状态重新形成。对于肝素反跳的原因有很多种解释。最常用的一个假设是鱼精蛋白给予后发生迅速的分布和清除，而在鱼精蛋白清除后仍残留有未结合的肝素。而且，内源性肝素拮抗剂的寿命比鱼精蛋白短、消除快、导致了游离肝素的浓缩。另外也可能是被认为作为肝素储存部位（如内皮和结缔组织）对肝素的释放。内皮细胞通过 PF4 与肝素结合并使之解聚合。网状内皮系统细胞、血管平滑肌和细胞外液对肝素的摄取可能是储存肝素的形式，是其抗凝作用重新活化的原因，即肝素反跳。

残留的低水平肝素可以在鱼精蛋白中和后的

前 4h 由敏感的肝素浓度检测仪测出，并可延续到术后 6h。若术后没有认真监测肝素反跳，由于肝素反跳会增加出血，特别是给予大剂量肝素时。可通过对低水平的循环肝素较敏感的试验来监测肝素反跳。这些试验对 CPB 结束后肝素中和的监测也很有用。

（三）肝素中和监测

为了在 CPB 结束时给予恰当剂量的鱼精蛋白，理想的情况是能够检测肝素浓度并给予中和循环肝素量的鱼精蛋白。由于肝素代谢和消除的个体差异，中和给定剂量肝素的鱼精蛋白量随时间而减少。而且鱼精蛋白拮抗肝素的抗 II a 效应比抗 Xa 更有效，因此其效力取决于肝素来源和抗 II a 特性。给予固定的大剂量或者根据肝素总量给予鱼精蛋白已经不再是治疗的标准，并且可能产生更多鱼精蛋白相关的副作用。由于未中和的肝素会引起临床出血，而过量的鱼精蛋白可能引起凝血异常，因此需要给予一个适合剂量的鱼精蛋白。统一应用个体化的鱼精蛋白剂量 - 效应曲线可以减少鱼精蛋白用量，并且已经证实可以减少术后出血。

在心脏手术需要的肝素化水平，试验对肝素敏感而不发生凝血。ACT 相对来说对肝素不敏感，在肝素水平较高时是理想的监测抗凝手段，但在需要精确检测未完全中和的肝素时非常不敏感。当 ACT > 225s 时，ACT 对于充分抗凝具有良好的预测性，但当 ACT < 225s 时对不完全抗凝则没有很好的预测。当肝素中和不完全时，低水平的肝素最好用其他更敏感的试验来监测肝素诱导的抗凝，如肝素浓度、APTT 和 TT。因此在 CPB 后，需要用对肝素抗凝敏感的试验来证实恢复到了非抗凝状态。

第五节 围术期常用止血药物

围术期异常出血主要来源于血管、血小板和凝血因子的减少或功能异常，以及凝血、抗凝、纤溶三方面的不平衡。围术期应尽可能根据不同的病因和发病机制采取不同的预防和治疗措施（表 24-4）。

表 24-4 围术期异常出血病因处理原则和常用药物

发病因素		处理原则	常用药物
血管	获得性血管壁受损	病因治疗 + 改善血管壁功能	复方芦丁片，卡巴克络，酚磺乙胺
血小板	生成减少	促血小板生成 + 补充血小板	IL-11、血小板输注
	功能低下	增强血小板功能	血凝酶、去氨加压素
	破坏增多	抑制抗血小板抗体及巨噬细胞 + 补充血小板	肾上腺皮质激素、免疫抑制剂、血小板输注
凝血因子	F II、F VII、F IX、F X 缺乏	促进肝脏合成 + 补充	维生素 K、FFP、诺其
	血友病 A	补充 F VIII	输注 F VIII 浓缩物
	其他凝血因子缺乏	补充凝血因子	FFP
纤溶亢进	纤溶酶原过度激活	抑制纤溶	止血芳酸、止血环酸，氨基己酸
抗凝异常	AT- III 过度活跃	对抗肝素及类肝素样抗凝物质	鱼精蛋白
	存在血小板抗体及血液有害成分	分离去除 + 抑制生成	血浆置换、基因治疗

一、血 凝 酶

血凝酶（立止血）是从巴西矛头中提取出来的巴特罗酶。小剂量（每次 1 ~ 2kU）应用时，可促进出血部位的血小板黏附、聚集和释放，加速血小板血栓的形成；有类凝血酶样作用和类凝血激酶样作用，间接地促进出血部位凝血酶原激活物及凝血酶的形成，使血小板血栓加固成为血小板 - 红细胞混合血栓，发挥确切的止血效应。临床上用于治疗各种原因引起的出血，特别是应用于传统止血药无效的出血患者。大剂量应用时具有较强的去纤维蛋白原作用，能明显地降低血液中的纤维蛋白原含量，使血液黏度和凝血性下降，故大剂量的立止血具有抗凝作用。

二、去氨加压素

去氨加压素（DDAVP）又名弥凝（Minirin）或因他停（Octostim），是人工合成的 L- 精氨酸加压素的类似物，其作用较天然激素精氨酸加压素显著加强，而无血管收缩作用。能引起内皮细胞 vWF、tPA 和 PGI2 的释放，可以提高血浆

FⅧ/vWF 水平和血小板膜 GPⅡb/Ⅲa 的分子数量，改善血小板的黏附和聚集功能，从而保护血小板的功能和数量。

DDAVP 静脉注射后能在 30min 内增加血浆内促凝血因子Ⅷ（Ⅷ：C）和血管性假性血友病相关抗原因子（Ⅷ：CAg）的浓度，活性提高 2～6 倍，同时释放 tPA。DDAVP 静脉使用后表观分布容积小（0.2L/kg），不能透过血脑屏障，峰浓度约在 60min 出现，血浆半衰期为 3～4h，因子Ⅷ：C 的半衰期 5h，vWF 的半衰期 7.5h。去氨加压素的代谢主要经尿排泄，其余可能经酶降解。

DDAVP 大剂量静脉给药则可有效地控制血友病 A、血管性假性血友病、尿毒症性凝血病、肝硬化性凝血病、先天或因药物诱发的血小板功能障碍及不明原因的出血时间过长，使出血时间正常化。对心脏手术应用阿司匹林治疗和体外循环后血小板缺陷性凝血病引起的出血有效。可用于治疗中枢性尿崩症和小儿夜间遗尿。但应注意，去氨加压素有引起水潴留的危险，使用期间应密切监测。静脉使用时应缓慢滴注，否则可能引起高血压或低血压。应用去氨加压素一般不会增加血栓形成的危险，但有报道可能发生高凝状态，导致冠状动脉移植血管血栓形成（罕见）。

三、赖氨酸类似物

赖氨酸类似物在低浓度时能与纤溶酶原的赖氨酸位点结合，阻断纤溶酶原激活物对纤溶酶原的激活，减少纤溶酶原生成纤溶酶；高浓度时直接抑制纤溶酶的活性，阻止纤维蛋白溶解，同时减弱了纤溶酶对血小板膜受体 GPⅠb 的作用，对血小板有一定保护作用。

临床使用的抗纤溶药主要包括：① 6- 氨基己酸（6-Aminocaproic acid，EACA）：由于毒副作用较多，现已少用。②氨甲苯酸（para-Aminomethylbenzoic acid，PAMBA）：又名对羧基苄胺、止血芳酸。作用较 EACA 强 4～5 倍，国内应用较多。③氨甲环酸（tranexamic acid，TA）：又名止血环酸、凝血酸。作用较 EACA 强 5～10 倍，国外应用较多。

EACA 静脉给药 4～6h 后，约 90% 以原形从尿中排出，有报道可能导致肾小球毛细血管栓塞，故禁用于肾功能不全和泌尿道手术。PAMBA 排泄慢，作用强，毒副作用低，消除半衰期约 60min，大部分以原形从肾脏排泄，日用量一般不超过 0.6g。TA 与 PAMBA 相似，作用更强，持续时间也较长（＞6h）。

抗纤溶药主要用于全身或局部纤溶亢进引起的出血，如肝硬化患者术中渗血、前列腺切除术后血尿、妇科手术后出血、血液病出血和消化道出血等。手术前或手术早期预防用药，对估计出血较多的手术，可减少出血。另外，体外循环前静脉注射 PAMBA 280mg，体外循环机预充 280mg 肝素中和后再给 280mg，可使术后纵隔引流量明显减少。但应注意，使用抗纤溶药物时须了解患者凝血和纤溶状态，不是纤溶活性增高的出血通常无效。药物过量有形成血栓倾向。与其他止血药物合用，对缺血性心脏病有诱发心肌梗死危险。

四、维 生 素 K₁

维生素 K 为肝脏合成凝血酶原和凝血因子的必需物质，维生素 K 缺乏时会造成凝血障碍。临床上用于治疗维生素 K 缺乏症；双香豆素类抗凝药和阿司匹林过量引起的出血；肝脏疾病时，由于凝血物质合成障碍，患者可有出血现象，可以补充维生素 K。还可以治疗胆道蛔虫所致的胆绞痛。

五、诺其（重组 FⅦa）

越来越多的临床证据提示，重组 FⅦa（诺其，rFⅦa）是一种对于抑制出血"失控"有益处的药物，它被用于创伤、病理产科或手术患者在其他药物无效时的出血控制。正是因为其药效显著，rFⅦa 的使用范围已从治疗性用药延伸至预防性使用以避免可能出现的大出血。rFⅦa 进入血液可以增强止血是通过促进凝血酶产生实现的。在外源性凝血途径中，rFⅦa 与血管损伤处的组织因子结合，激活 FX；而在内源性凝血级联反应里，它又可附着于血小板表面，进一步激活 FX。两种途径最后都导致了凝血酶和纤维蛋白的暴发性合成，更多的血凝块得以合成。

六、硫酸鱼精蛋白

鱼精蛋白（protamine sulfate）是从雄性鲑鱼或其他鱼类的生殖细胞中提取的低分子量的蛋白质，呈强碱性，半衰期为 30 ～ 60min。鱼精蛋白可与肝素分子中的硫酸基团离子结合，形成鱼精蛋白-肝素复合物，使肝素不能再与 AT-Ⅲ 形成复合物而失去抗凝作用，鱼精蛋白-肝素复合物则被肝脏或网状内皮系统从循环中清除。1mg 鱼精蛋白可中和 100U 肝素，在体外循环手术中总量可用至鱼精蛋白和肝素比例为（0.8 ～ 1.5）：1。同时，鱼精蛋白本身也有抗凝作用，它可以激活蛋白酶系统，使血管活性多肽物质如 5-羟色胺、纤溶酶、组胺和缓激肽形成与释放增加，引起 FⅧ、纤维蛋白原和血小板减少。应用鱼精蛋白拮抗肝素轻微过量时无明显抗凝血作用，当其用量超过 2 ～ 3 倍则可产生抗凝效应。

硫酸鱼精蛋白引起的血流动力学改变可归纳为 3 种类型。Ⅰ型反应：主要表现为体循环低血压，伴有肺动脉楔压下降，中心静脉压下降，提示低血容量。机制可能与鱼精蛋白或鱼精蛋白-肝素复合物激活体内补体产生 C3a 和 C5a 而引起血管扩张有关。Ⅱ型反应：特发性过敏或类过敏反应。较少见。Ⅲ型反应：以肺血管和支气管收缩为主要表现。轻者可出现短暂呼吸道阻力、体血管阻力和血压升高。重者肺血管阻力急剧增高，导致右心室衰竭、中心静脉压升高、左心室前负荷下降、左房压下降、每搏量下降和体循环低血压，通常时间较短（5 ～ 15min），发生率大约在 0.2%。鱼精蛋白可以引起血栓素 A_2（thromboxane A_2，TXA_2）升高，这可能是导致肺血管收缩的原因。

七、鱼精蛋白替代物

由于鱼精蛋白不可避免的副作用，新近出现了一些肝素拮抗替代物，如血小板第 4 因子（PF4）、肝素酶、聚凝胺等。PF4 是一种基本蛋白，贮存在血小板 α 颗粒，可以中和血管内肝素的抗凝效应。使用重组血小板第 4 因子（rPF4）反转肝素作用时，不干涉血小板与纤维蛋白原的相互作用，不影响纤溶过程。通过血栓弹力图监测，在心脏外科肝素水平 2.7 ～ 4.1U/ml 时，rPF4 反转比为（2.0 ～ 3.0）：1。肝素酶是从产黄细菌肝素中分离得来，通过分裂肝素 α-糖苷键，产生无抗凝活性的类肝素碳水化合物片段。体外循环患者用肝素酶Ⅰ缩短，并且不影响血流动力学，但由于肝素酶来自于细菌，重复注入人体具有潜在致敏作用。

（李　悦　杨立群）

参 考 文 献

黄文起，2008. 肝移植麻醉凝血功能的调控. 中华医学杂志，88（11）：3034-3036

金惠铭，王建枝，2004. 病理生理学. 6 版. 北京：人民卫生出版社

Kaplan JA, 2016. 卡普兰心脏麻醉学超声时代. 6 版. 北京：人民卫生出版社

史旭波，胡大一，2008. 凝血机制与抗凝治疗新观念. 临床荟萃，23（22）：1597-1599

Caldwell SH, Hoffman M, Lisman T, et al, 2006. Coagulation in liver disease group. coagulation disorders and hemostasis in liver disease: pathophysiology and critical assessment of current management. Hepatology, 44: 1039-1046

De Boer MT, Christensen MC, Asmussen M, et al, 2008. The impact of intraoperative transfusion of platelets and red blood cell on survival after liver transplantation. Anesth Analg, 106: 32-44

George LA, Roberto JM, Immanuel T, 2007. The balance of thrombosis and hemorrhage in surgery. Hematol Oncol Clin North Am, 21（1）：13-24

Lacroix J, Hebert PC, Hutchisom JS, et al, 2007. Transfusion strategies for patient in pediatric intensive card units. N Engl J Med, 356: 1609-1619

Michael TG, Christoph KH, 2008. Coagulation monitoring: current techniques and clinical use of viscoelastic point-of-care coagulation devices. Anesth Analg, 106（5）：1366-1375

Miller R, 2009. Update on Transfusion Medicine. 60th Annual refresher course lectures

Vassallo RR, Murphy S, 2006. A Critical comparison of platelet preparation methods. Curr Opin Hematol, 13（5）：323-330

第二十五章

脑功能监测

脑是对缺氧最敏感的器官。心血管手术后中枢神经系统（CNS）发病率明显高于一般手术麻醉，除存在共同的潜在危险性外，突出的问题还有体外循环的因素和术中时常发生循环功能波动。心脏手术后成人发生明确的局灶神经功能损害（卒中）的患者占 2%～6%。约 75% 的患者在 6 个月内恢复良好，仍有 1%～3% 的患者成为残疾。儿童心脏手术后神经系统并发症的发生率尚无准确统计。有关深低温停循环术后中枢神经系统发病率报道为 4%～25%，平均约 8%。33%～83%的体外循环术后患者有认知功能或神经心理学功能损害，如注意力、集中力、新信息的处理和视觉定向力等方面的障碍。这种认知功能障碍多数在 6 个月内恢复，但也有相当大的比例（约 35%）要持续 1 年以上，甚至术后随访 5 年尚未恢复。全麻术中知晓虽然不是心脏手术独有，但据调查心脏外科术中知晓发生率最高，可达 1.1%，而一般手术全麻术中知晓仅为 0.2%。术中知晓可导致患者术后心理和行为伤害。患者的精神症状可持续数月或数年。胸腹主动脉手术最危险的神经系统并发症是截瘫。其在主动脉缩窄修补术发生率为 0.1%，而在胸主动脉瘤急症切除术可高达 24%。

心脏手术诱发脑损伤的常见相关因素：主动脉操作导致粥样栓子脱落、心脏切开后吸引的残留血液未经清洗，其中的脂质微栓子进入循环、由于漏气或气体空腔产生的气体微栓子、脑的低灌注或高灌注、脑温高、脑氧合障碍等。

历史上，由于推测微血栓是神经功能损害的关键原因，所以对心脏手术中进行神经生理监测热情不高。当时普遍认为，成人心脏手术脑功能损害的主要原因在于相关血管操作使粥样和钙化的物质从硬化的血管壁脱落，在脑内形成血栓。

直到出现不需要心肺转流（CPB）或主动脉钳夹的冠状动脉旁路移植术后，发现中枢神经功能损害仍很常见且难以避免。技术发展改变了之前的观点。神经生理学研究也发现 CNS 损害的主要原因是低灌注和低氧合。而这类功能障碍是可监测和可纠正的，推动了神经生理学监测在器官保护方面作用的关注。

目前临床上能够直接监测脑功能状态变化的仍是神经电生理监测，包括自发脑电（脑电图，EEG）和诱发脑电（诱发电位，EP），以及其他与脑功能生理变化密切相关的监测方法，如近红外光谱（NIRS）脑氧饱和度（$rScO_2$）、经颅多普勒（TCD）、颅内压监测（ICP）等。更先进和强有力的脑功能研究工具——正电子发射断层扫描（PET）和功能型磁共振成像（MRI），但目前尚不适用于围术期的脑功能监测。

第一节　神经电生理

一、自发脑电监测的常用方法

脑电图（EEG）作为大脑代谢状态的反映，可以监测麻醉和（或）镇静深度；监测术中，特别是麻醉下无意识的患者全脑或局部脑缺血、缺氧的发生。但是常规 EEG 分析费时，限制了它在术中监测的应用。现代医学和科学技术的发展，将计算机技术、信号处理技术与传统的常规 EEG 检测技术相结合，产生了数量化脑电图（quantitative electroencephalogram，qEEG）。qEEG 包括以脑电功率谱分析为主的频域分析；以波形识别为主的时域分析；功率谱分析结合测定 EEG 信号的位相耦合或谐波的双谱分析；以及各种非线性分析和所有利用计算机计算、显示的自发脑电。qEEG

脑监测的特征：①最大限度地保留了原始脑电活动的信息。②EEG 变化有了量化和（或）指数化标准。③显示方式简明、直观、连续、实时。④能在可逆阶段检测出中枢神经系统的异常和功能障碍，多数情况下早于临床体征的出现。⑤不受患者意识障碍与麻醉状态的影响。⑥预测中枢神经系统的功能改变和转归。⑦结合诱发电位可监测中枢神经系统结构和功能的完整性及定位分析在不同神经节段上的可能变化。

（一）脑电功率谱分析

把自发脑电的时域信号转化成频域信息，也就是把波幅随时间变化的脑电波变换成为脑电功率随频率变化的谱图。在功率谱图上，EEG 信号的频率分布及每一频率成分的脑电功率分布一目了然。在此基础上发展了功率谱阵和脑电地形图。

EEG 按其频率范围可划分为 δ、θ、α、β 等波段，用目测来计算这些频率成分的出现率很不精确。脑电功率谱的关键在于把时域信号转化成频域信息，就其物理定义而言，功率谱是 EEG 每一频率成分的功率分布的反映。可以直观地观察到脑电节律 δ、θ、α、β 波的分布与变化情况。常用的显示形式，如脑电功率谱致密谱阵（DSA）和谱边界频率（SEF）见图 25-1。

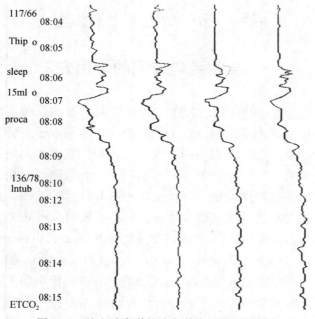

图 25-1 中显示一例用硫喷妥钠麻醉诱导的患者，4 个导联脑功率谱的 DSA 和 SEF 变化过程。麻醉诱导后，脑电功率 DSA 在低频区域的密度（黑影）明显增强，同时 SEF 左移，提示 EEG 转向慢波活动。随着麻醉诱导药作用消退，SEF 又逐渐右移，EEG 活动回到高频区域。

SEF 是研究 EEG 功率在频谱的高边界变化的简便单一的指标。95% 的 SEF 表示包含了 95% 能量的 EEG 功率谱的边界频率。从本质上说，SEF 是将 EEG 功率谱简化成一个单一参数，成为即可单独观察也可与 DSA 结合观察的量化指标。特点是可以迅速清楚地显示 EEG 频率和功率的移动。当清醒或从麻醉中苏醒等大脑皮质功能活跃时，快波成分较多，快波所占的功率值较高，SEF 值较大。相反，深度麻醉或脑缺血时，较高频率处的功率减弱或消失，SEF 向左移动（较低频率处）。

脑电功率谱分析技术的局限性：①目前的脑电功率谱分析技术尚不能识别波形，只进行频率和波幅的分析。EEG 的波形是诊断中的一项重要指标，而现有的脑电监护仪不具备此项功能，可能会将有意义的病理性脑波，如棘波，当作伪差剔除掉。②目前的脑电功率谱分析技术将整个脑电活动分为 4～5 段，显得较粗。两侧大脑半球对应区电活动的频率相差大于 1Hz 就具有临床意义。而功率谱分析无法辨出 8Hz 和 9Hz 的 α 波，或 4Hz 与 7Hz 的 θ 波。③脑电活动分析时，散在的 θ 波和成串的 θ 节律，虽然频率相同，但临床意义却不同。而目前的功率谱分析对这种同一频率而出现于不同时相的信号不能加以区别。这些都会造成一些有价值的脑电变化信息的遗漏。

脑电地形图（brain electrical activity mapping，BEAM）属脑电功率谱分析范畴，是在功率谱基础上发展起来的。脑电地形图显示的是脑电各频带的功率沿头皮表面的空间分布，并将脑电信号转换成一种能够定量和定位的脑波图像。脑波的定量可以用数字或颜色来显示，其图像类似二维平面的 CT，它使大脑的功能变化与形态定位结合起来，直观醒目，定位准确，能客观地评价大脑功能。当今，国际上已在二维基础上，发展出以三维立体形式显示脑电信息及其活动轨迹的新技术。

图 25-1 脑电功率谱的致密谱阵和谱边界频率

（二）脑电多变量分析

采用单一参数量化麻醉深度存在明显不足，结合多种分析方法能更好地分析麻醉深度。例如，频率信息可用于区分不同的麻醉深度；复杂度更适用于区分清醒状态与麻醉状态；而时域信息在量化深度麻醉状态时具有优势。脑电多变量分析是由数个变量组成的参数来改进反映临床脑电特征变化的数字指标。多变量参数通过特殊算法产生单一数值，反映 EEG 采样单元内的波幅、频率、相位的相互关系，且计算分析方法不断更新。从早年的单纯频域分析（脑电功率谱和边缘频率），到脑电双谱分析（频域加时域分析），又出现复杂度计算（熵指数），包括状态熵（SE）和反应熵（RE）。多数监测仪计算得出一个无单位的数值，并人为设定标尺（0～100）量化。但是不同的监测仪给出的患者对语言指令有反应的概率不尽相同。每个监测设备也需要使用专利的自粘前额传感器。当前常用于麻醉监测的仪器，如 BIS（双频谱指数）、NT（NarcoTrend）、PSI，以及 SNAP Ⅱ 是源于患者脑电实验数据的专利设备；脑功能状态指数（CSI）采用基于模糊逻辑算法；而状态熵将标准熵公式用于 EEG 分析；国产浙江普可医疗科技有限公司开发研制的 ConView® 麻醉深度监测仪，分别选择边缘频率、样本熵和爆发抑制比，三种分析方法结合。利用决策树算法对信号分类，而后通过分段拟合的方法计算出麻醉深度指数（Ai）。

1. 双谱分析（BIS）　是在功率谱分析基础上加上脑电相干函数谱（位相和谐波）分析，真正包含了 EEG 信号的全部信息。因为脑电功率谱分析仅包括了频率和功率（振幅），几乎未包含节律、同步、波形和谐波的有关信息。已证实在清醒和麻醉下，皮质下与皮质结构的电活动之间存在相干性。因此，双谱分析既测定 EEG 的线性成分（频率和功率），又分析 EEG 成分波之间的非线性关系（位相和谐波）。通过分析各频率中高阶谐波的相互关系，进行 EEG 信号频率间位相耦合的定量测定。清醒人在 EEG 频率带上有显著的位相耦合（或位相锁定）。这种谐波的存在表明 EEG 的同步化增加。因此双谱分析对来自傅立叶分析的信息进行了更清楚的表达。双谱的综合特性（频率、功率、位相）指标可以捕捉通常无法获得的脑电细微变化，寻获这些变化的起因。

双谱的变量是通过多变量数学回归方程计算产生的双谱指数（bispectral index，BIS）一个单一变量的概率函数。BIS 是一个统计数值，它来源于对大样本的接受不同麻醉药物输注的受试者的双额脑电图的记录，所有被记录的脑电图及其相联系的意识状态和镇静水平组成数据库。计算数据库中脑电图的双谱和能量谱参数（傅立叶转换），并与临床资料进行相关分析，将最能区分临床麻醉目标点的双谱和能量谱参数，如脑电图的爆发抑制比（时域特性）、相对 α/β 比（频域特性）和单个脑电图间的相干性组合起来，并使用多因素回归模型将每个特性参数在达到临床麻醉目标点中的相对作用转换为线性数字化指数即为 BIS，范围从 0（等电位脑电图）到 100（完全清醒）。

2. 脑电非线性动力学分析——熵（entropy）　非线性科学已成功运用到生命医学的许多学科当中，成为当今活跃的学科之一。利用非线性动力学研究和分析 EEG 是近年的新进展。现有的脑电产生机制的研究表明，EEG 信号起源于一个高度的非线性系统。不仅在中枢神经系统每个分层层次已经发现许多的反馈环路，而且单个神经元自身也表现出高度的非线性因素。EEG 中包含了大量非线性单元（结构）活动的信息，由大量神经元及其突触形成的神经网络完全有可能使脑电信号表现出混沌特性。混沌是一种始终限于有限区域、轨道永不重复、形态复杂的运动。系统论和非线性动力学理论认为脑电信号是大量神经细胞的非线性耦合，是一个高度非线性的多单元连接的复合体；脑电活动具有确定性混沌的特性；人类大脑是一个复杂的、自组织的非线性动力学系统。传统的傅里叶变换计算方法要求 EEG 信号是确定的并且平稳的，而 EEG 信号中存在着许多突发的、瞬态的信号（如棘波等），因此运用混沌等非线性动力学原理和方法来研究和分析 EEG，提供了线性分析不能获得的有关神经网络功能的信息。使用非线性动力学可获得有关神经网络功能及提供大脑功能活动变化情况，是分析认知思维和意识状态的有效方法。

对不确定性问题所包含的不确定程度用数学方法来进行定量地描述就产生了熵。20 世纪 40 年代末，由于信息理论的需要而首次出现的 Shannon 熵，50 年代末崭露头角的 Kolmogorov 熵，都是关于不确定性的数学度量。

　　熵的概念是描述系统的随机性和可预测性。熵越大常表示系统有较大的随机性和较小的规律性。熵有各种计算方法。近年出现的近似熵（approximate entropy）是基于 Kolmogorov-Sinai 原理对脑电图规律的数据的量化。并假设麻醉下患者比清醒患者的脑电活动有更多的规律。临床目前使用的 M-Entropy 模块提供两个熵的值：状态熵和反应熵，它们从特定的频率范围计算而来，值变化范围为 0 ～ 100。状态熵从 0.8 ～ 32Hz 频率谱计算而来（主要是脑电部分），主要反映皮质的功能。反应熵从 0.8 ～ 47Hz 的频率谱计算而来（包括脑电和面部肌电部分），当肌电图（EMG）等于 0 时，反应熵等于状态熵，反之总是高于状态熵。在一个未麻痹的镇痛不足的患者，面部 EMG 活动总是在脑电活动变化之前增加，从而导致反应熵在状态熵变化之前增加。已经证明熵至少可以和 BIS 一样有效地预测麻醉的意识成分的变化。能否有效地用于指导麻醉给药及评价麻醉深度的信息和成分还需要进一步的研究。

（三）诱 发 电 位

　　诱发电位分为感觉诱发电位（evoked potential，EP）和运动诱发电位（motion evoked potental，MEP）。

1. 感觉诱发电位　外界发生的事件以不同形式刺激人的感官并发生神经冲动，该冲动经特殊的感觉通路传入大脑皮质进行整合加工，并作出适当的反映。在神经冲动传导的不同节段上，有关的神经元结构都会产生自身的电位活动，如果在头皮或身体特定的部位安放检测电极，这些电位活动可以被记录下来，记录下的电活动就是感觉诱发电位（EP）。所以 EP 就是中枢神经系统在感受外在或内在刺激过程中产生的生物电活动。EP 是与自发脑电活动相比较而言，可能由传入神经的动作电位和突触后电位组成，其基本特征是与刺激存在明显的锁时关系，重复刺激时波形及幅度基本相同，而自发脑电却无极性也不规律，呈现杂乱的电位变化。

　　EP 波幅很小，0.1 ～ 20μV，与自发脑电、各种伪迹和干扰波难以分辨。为把诱发电位信号从噪声中分离出来，现今最为广泛应用的方法是叠加技术和平均技术。由于 EP 的波形及振幅较为固定，而背景电活动无极性也不规律，随着叠加次数的增加，EP 波形越明显，而噪声正负极性互相抵销，然后，再用平均技术使诱发电位波形恢复原貌。

　　（1）EP 按感觉刺激的模式分类

　　1）躯体感觉诱发电位（SEP）：以微弱电流刺激被试者肢体或指（趾）端所引起的 EP。多数 EP 的神经发生源已相对明确，可根据临床需要进行目的监测和定位分析神经系统传导通路上不同层次的变化。如皮质 EP、皮质下 EP、脊髓 EP 及外周（脑）神经 EP。

　　2）听觉诱发电位（AEP）：以各种音响刺激、多为短声刺激所引起的 EP。AEP 是反映从耳蜗到听皮质电活动的传导途径，根据潜伏期的长短分为脑干听觉诱发电位（BAEP）、中潜伏期听觉诱发电位（MLAEP）、晚潜伏期听觉诱发电位（LLAEP）。不同阶段听觉诱发电位起源于不同的中枢神经系统解剖结构。脑干听觉诱发电位来源于脑干，以罗马数字 I - V 表示其 5 个主要的波。中潜伏期听觉诱发电位起源于原始听皮质和膝状体，包括 Pa、Nb 波。晚潜伏期听觉诱发电位起源于大脑额叶及相关区域，包括 N1、P3 波（图 25-2）。BAEP 是 AEP 中比较稳定的部分，不易受药物的影响，是监测脑干功能的可靠指标。如 I-V 波峰间期延长或 V 波波幅降低（50%），表明脑干功能异常。判断昏迷患者的预后和判断脑死亡方面都有一定价值。

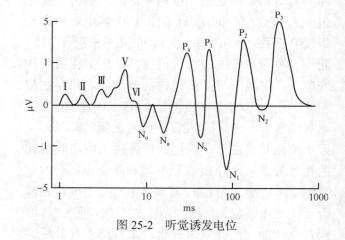

图 25-2　听觉诱发电位

　　3）视觉诱发电位（VEP）：以闪光，各种图像和文字等视觉刺激所引起的 EP。VEP 对脑功能早期损害的反应比 EEG 敏感，其 N_2 波的潜伏期与颅内压的变化呈线性相关，为无创伤监测颅内压提供了重要手段。

（2）EP 按潜伏期分类

1）短潜伏期 EP：神经发生源与刺激点近，麻醉药对其影响小，潜伏期和波的形状比中、长潜伏期稳定，目前临床监测中常用。

2）中潜伏期 EP：发生于脑皮质特异的感觉区，当相关的脑皮质区域有损伤危险时有很大监测意义；可被麻醉药或过度通气等生理因素改变，在麻醉深度研究方面引起重视。

3）长潜伏期 EP：与注意力、期望、失落等情绪状态及疼痛密切相关，可被全麻药明显削弱，主要用于临床研究。

2. 运动诱发电位（MEP） 经颅运动诱发电位给予患者一个快速脉冲刺激串，连续监测下行运动传导通路的完整性。目前常用此项新技术监测心血管手术中切开或介入下行降主动脉修补。然而迄今对脊髓保护的问题仍没有完全解决，因为即使使用了现代脊髓保护技术，Ⅰ型和Ⅱ型主动脉瘤修补术仍有较高的脊髓梗死发生率。

MEP 的神经生理学基础，用单次高强度经颅电刺激可直接或通过激活中间神经元间接使皮质运动神经元的轴丘部位去极化。单次电刺激通过突触传递至脊髓 α 运动神经元，虽可使突触后膜电位降低但不足以激活神经细胞放电。因此使用成串脉冲电刺激取代单个电刺激，通过多个单次电刺激引发阈下反应，经时间叠加最终激活下级运动神经元放电。

准确的皮下刺激电极放置位置至关重要，电极位置会影响激活运动通路的效果。由近距离间隔电极产生的经颅刺激电流，导致离散的皮质区域去极化，这样只能控制有限的肌肉活动。相反，远距离间隔电极产生的刺激电流能免受对麻醉药敏感的皮质神经元影响。这样，刺激电流直接引发同时支配上肢和下肢的下行运动通路神经元去极化。尽管下肢 MEP 对监测胸腰段脊髓下行运动通路完整性必不可少，但上肢 MEP 也同样重要。产生 MEP 抑制作用的原因，包括麻醉药导致的突触抑制，低碳酸血症，低体温，相关的脑或支配运动的通路缺血。麻醉药对诱发电位普遍有一定影响，吸入麻醉药还直接抑制皮质和脊髓的运动神经元。监测 MEP 时应尽量避免使用这些麻醉药。

由于 MEP 反应存在个体差异，与较稳定的平均的体感诱发电位相比，准确定量 MEP 峰值和潜伏期更加困难。尽管如此，有研究发现，MEP 对运动通路异常的敏感度高达 100%，特异度高达 98%。他们的研究中 MEP 有显著意义的变化标准是持续的峰 - 峰波幅下降达 25%。正确解释 MEP 波幅的变化需要监测和控制肌松药的使用。肌松程度的信息可通过监测双上下肢 4 个成串刺激的肌电表现来确定。

二、脑电监测指标的临床评价

qEEG 使复杂的脑电信息变得简明、直观。原始 EEG 大量的资料和分析上的复杂性使非脑电专业人员不敢去解释它。qEEG 技术将原始 EEG 经计算机处理，保留了原始 EEG 的全部信息，显示方式简明、直观、连续、实时。几乎就象心电图和脉搏血氧饱和度那样简便，为非脑电专业人员打开了方便之门。同时作为监测技术和资料贮存，计算机能高速采集和处理大量数据，将脑电检测与分析推上高科技阶段。

qEEG 监测脑功能的神经生物学基础决定了它的敏感性，EEG 与脑代谢紧密相连。而脑代谢又受众多因素的影响，这些成分中任何一个或多个障碍都会导致 EEG 异常。因此 EEG 具有很高的敏感性。如脑缺氧时早期最容易察觉的组织变化是糖酵解速度加快，qEEG 开始出现异常与组织乳酸含量升高相关，而此时 ATP 含量尚保持正常。EEG 的弱点是，如不结合临床，其将成为一个特异性不强的脑功能障碍的指标如麻醉、低温与低氧和脑缺血的 EEG 改变相类似，难以区别。但是监测通常是目的明确和有针对性的，而且是个体自身动态的前后对照。结合临床不难识别麻醉或低温下的急性脑缺氧改变。

（一）监测脑缺血

EEG 主要由脑皮质锥体细胞产生，锥体细胞对缺血选择性的相对易损性，是 EEG 对脑缺血特别敏感的基础。脑可以耐受一定程度（大约 50%）的脑血流量（CBF）减少。CBF <

$20 \sim 25ml/（100g \cdot min）$时，EEG 活动开始变慢；$16 \sim 17ml/（100g \cdot min）$时，自发脑电活动衰竭，诱发脑电（EP）波幅进行性降低；$CBF < 12 \sim 15ml/（100g \cdot min）$时，诱发脑电消失；能量衰竭则在 $CBF < 10ml/（100g \cdot min）$时才发生；而在脑皮质发生不可逆损害之前，EEG 已变成等电位。

近年也证实，在监测局灶性脑缺血、早期脑缺血和轻型脑缺血上 qEEG 比常规 EEG 有更高的敏感性。脑缺血缺氧时，EEG 特征性的病理改变呈慢波活动伴随着波幅降低。而脑电功率谱分析恰好是把波幅随时间变化的 EEG 变换成为功率（波幅）随频率变化的谱图。在功率谱图上，EEG 信号的频率分布及每一频率成分的脑电功率（波幅）分布一目了然。从而可以迅速清楚地显示脑缺血时 EEG 在频率和波幅上的变化。

SEF 是将脑电功率谱的变化简化成单一变量，更清楚地显示 EEG 频率和功率和移动。脑缺血时，较高频率处的功率减弱或消失，SEF 向左移动（较低频率处）。对全脑或局灶性脑缺血都很敏感。作为脑缺血的诊断标准，SEF 较前数分钟的均值突然减少 50% 以上，至少持续 10min。对全脑缺血单个导联的 SEF 就可以检测出来。而局灶性脑缺血，用 $2 \sim 4$ 个导联大致能提供 16 导原始 EEG 的 75% 的敏感度。

BIS 对脑缺血的敏感程度已得到认可。BIS 可以发现体外循环中低氧所致的脑功能抑制。体外循环下 BIS 随体温每下降而减少。在深低温停止循环前，可以通过 BIS 监测仪计算的爆发抑制率和对脑皮质静止状态的判断来提示脑保护的满意程度。BIS 在颈内动脉内膜剥脱术中监测脑缺血的价值尚有争议。可能与脑内侧支循环状况不同有关。

EP 在监测中枢神经系统结构和功能的完整性方面具有很大优势。EP 可根据临床需要定位分析神经系统传导通路上不同层次的变化。SEP 的早期成分比较固定，起源于脑干内侧丘系或楔束核特异性丘脑 - 皮质投射系统和大脑皮质躯体感觉区，SEP 的 N_{20}、P_{40} 可基本反映皮质功能状态。皮质下结构损害的特征是中枢传导时（CCT）延长伴 $N_{20}-P_{25}$ 波幅降低。而皮质损害仅引起 $N_{20}-P_{25}$ 的变化，CCT 正常。SEP 对脑缺血也相当敏感，大脑半球灰质 rCBF 的降低与同侧 SEP 的波幅降低相对应，潜伏期随 rCBF 降低逐渐延长，波幅比

潜伏期变化更明显。一般以 $N_{20}-P_{25}$ 波幅降低大于 50% 为有诊断意义。

低温延长 SEP 波峰的出现时间及峰间潜伏期，并且显著抑制皮质电活动波幅。因此，SEP 也可用来监测评价深低温停止循环效果。皮质下 SEP 反应很少涉及突触活动，当皮质神经元因降温彻底停止电活动时，皮质下 SEP 常未被抑制。当 EEG 无活动时，可用 SEPS 来监测脑缺血。由于依据 EEG 指导降温的临床效果不错，SEP 监测能否带来益处还不清楚。

（二）监测脊髓缺血

降主动脉手术有发生脊髓缺血的显著风险，有必要进行神经功能监测以便及早诊断和治疗脊髓缺血。常用监测方法包括 SEP_S、MEP_S。SEP 通过外周神经和脊髓后部的传导监测感觉功能，而 MEP 通过脊髓前部传导监测运动功能。供应脊髓血供的血管解剖学提示脊髓前部的血供由发自主动脉的根动脉提供，与椎动脉供血的脊髓后部相比有较大缺血风险。因此建议 MEP 的监测更为适用。然而，当没有 MEP 监测设备时，SEP 监测可用来诊断脊髓缺血和指导治疗。使用 SEP 监测的研究证实持续 SEP 缺失与预后不良有显著相关性。研究表明，如果 MEP 和 SEP 诱发电位均持续消失则强烈预示出现脊髓缺血。如果诱发电位消失持续时间短，SEP 比 MEP 出现神经损伤假阳性预测的概率小，进一步说明 SEP 和 MEP 监测有同等重要性。有研究支持，优先使用 MEP 监测来指导再植肋间动脉，但是 SEP 监测的优势是其不易受肌松药和麻醉药物的影响。

动物研究表明，脊髓至少 3/4 受损害，SEP 皮质电位才持续消失。脊髓受压时，脊髓 EP 比脑皮质 EP 更早出现改变，如波幅下降 50% 或其中一个负波完全消失，则术后有神经系统损伤。主动脉阻断后，如 SEP 消失 $15 \sim 45min$，脊髓发生永久性损害。SEP 无变化时仍有可能出现运动功能受损，因为 SEP 仅观察脊髓上行纤维的情况，不反映运动束的变化，因此 MEP 有时比 SEP 更敏感。

（三）监测麻醉深度

BIS 可以为麻醉医师进行个体化的管理提供指导。BIS 与麻醉药血药浓度的变化相关、反映麻

醉的镇静水平、预防麻醉中知晓的发生、减少麻醉药用量、更好地维持血流动力学、加快术毕麻醉的苏醒和减少术后恢复室停留时间及出院时间、防止麻醉过深等。近年的研究证实，麻醉过深（BIS＜45）手术后一年的死亡率明显增加。BIS主要反映的是意识成分，而伤害性刺激的体动反应主要来源于脊髓的反射。因此BIS与自主反应相关性差，对预测伤害性刺激的体动反应效能也很弱。

第二节　脑血流监测——经颅多普勒超声

临床上监测CBF的重要性已不言而喻。就其目的大致可分为两类。一类是预防脑缺血（氧）的发生，这类监测并不能定量的测定CBF，但由于脑缺血是阈值性的，一旦CBF减少引起脑氧合、氧代谢、脑功能发生改变，就可以通过一些间接的非定量的CBF监测手段反映出来，如EEG、局部脑氧饱和度（rScO$_2$）、颈静脉球血氧饱和度（SjvO$_2$）等。另一类是直接测量CBF和局部脑血流量rCBF的技术。rCBF定量监测为研究CBF的调节、脑功能和脑代谢的关系提供了重要手段，但许多方法，如同位素标记微球法，只能用于动物实验，并不能用于临床。尽管临床CBF的测定技术和方法已有了很大发展。但是迄今为止，CBF的监测问题仍未完全解决。直接定量的监测CBF和rCBF的方法已被近年采用无损伤性及短半衰期同位素技术所解决，用^{133}Xe吸入或静脉注射可以在手术中直接定量的测量rCBF。虽然这种测定在术中可以重复数次，但仍不能做到连续监测。间接的非定量的监测CBF或脑缺血。包括已公认的EEG对CBF的监测，以及近年发展起来的新技术，如近红外光光谱技术和经颅多普勒（transcranial Doppler ultrasound，TCD）。EEG目前仍是术中监测脑缺血（氧）的金标准，尽管脑电活动与脑血流和脑代谢之间密切相关，但EEG对脑缺血的监测是一种阈值性的，而并非定量性的。近红外光光谱技术通过红外光示踪剂可测定脑循环功能，通过测定局部脑皮质氧饱和度可监测脑缺氧（血）。同样它们仍不是定量的CBF指标。TCD用于手术室内监测CBF是近年的成果。虽然TCD监测的仍不是脑血流量，而是脑动脉的血流速度，但是TCD监测的脑血流速能够反映CBF变化的许多生理特性。最突出的特点是，TCD是目前唯一无创伤、连续性的适用于围术期临床CBF监测的简便技术，为手术室内监测CBF提供了方便。因此本节将重点介绍有希望成为手术室内CBF监测的简便技术——TCD。

一、经颅多普勒超声

常规的多普勒超声不能对颅内血管进行血流动力学的检测。TCD是将脉冲多普勒技术与低发射频率相结合，从而使超声波能够穿透颅骨较薄的部位进入颅内，直接获得脑底血管多普勒信号，进行脑底动脉血流速度的测定。TCD这一新技术的特点是可以无创伤、连续、动态地监测脑血流动力学，为临床监测脑血流（速）提供了简便易行的方法技术。

为了监测颅内动脉的血流速度，超声束必须通过头颅的三层结构。造成超声波衰减和散射的主要结构在中层（板障），因此主要取决于颅骨的厚度，特别是当颅骨的厚度直径与所用的波长相同时。选择颅骨骨质较薄的部位，透射的超声波可无严重衰减，这些部位称为TCD窗口，如颞骨窗口、眼眶窗口和枕骨大孔窗口。

颞窗位于颧弓上方，从眼眶外侧至耳之间的区域内。可以观察大脑前动脉、前交通动脉、大脑中动脉、颈内动脉终末段、后交通动脉、大脑后动脉和基底动脉分叉处。颞窗是最常用的监测窗口，几乎可以观察到每条颅内动脉。

（一）TCD信号检出率

脑血管的多普勒信号的检出率各家报道差别很大。有3%～42%找不到颞窗，其中以老年女性患者的检出率最低。ACA的检出率较低，仅达79.5%。TCD用于监测，由于技术上的原因，据报道失败率达5%～27%。

（二）TCD脑血流动力学参数

TCD脑血流动力学参数包括脑动脉血流速度

和脑血管阻力指数。收缩峰血流速度（Vsys）、舒张末期血流速度（Vdia）和平均血流速度（Vmean）可以间接反映动脉系统的压力、流量。Vmean 是最常用的参数，因其较少依赖于心率、每搏量和动脉顺应性。Vmean 与脑灌注的相关性强于 Vsys（图 25-3）。

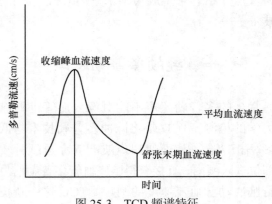

图 25-3　TCD 频谱特征

脑动脉血流速度的正常参考值见表 25-1。TCD 的正常值有相当大的变异，主要是脑动脉的直径不同和年龄的差异。大脑中动脉 Vmean 在 6～10 岁的儿童最高（97cm/s），70 岁以上的老人最低（47cm/s）。老年人脑血流明显减少。正常女性比男性有稍高的脑血流，表现在大脑中动脉的 Vmean 上也高出约 4%。说明大脑中动脉的 Vmean 与脑血流之间的相关性。血流速度以大脑中动脉最高，依次是大脑前动脉、基底动脉、大脑后动脉和椎动脉。左右两侧相应动脉的 Vmean 没有明显差别。

表 25-1　脑动脉血流速度正常参考值（cm/s）

指标	n	Vmean	Vsys	Vdia
MCA	50	65±17	94±23	46±12
ACA	50	50±13	71±18	34±10
PCA	50	40±9	56±12	27±7
BA	50	39±9	56±13	27±7

（三）脑血管阻力指数

脑血管阻力指数是通过脑动脉血流速度计算出来的两个反映脑外周血管阻力的指数：搏动指数（pulsatility index，PI）和阻力指数（resistanec index，RI）。PI=（Vsys-Vdia）/Vmean，正常范围 0.65～1.10。RI=（Vsys-Vdia）/Vsys，正常范围 0.54±0.06。

从 TCD 资料推断 CBF 的变化需要下列假设，即动脉直径、入射角度、血细胞比容和血黏度保持不变，这在临床实际中是不现实的。尽管 TCD 不能定量地监测 CBF，但可以判断 CBF 急性变化的程度。此外，TCD 监测脑血流速也可以定量地提供由于脑灌注压下降所致的脑灌注不足的信息。当颅内压增高超过舒张期脑灌注压时，会出现一个特定的波形，此时舒张末血流速度为 0。而且这一参数已不再依赖于上述假设的限制。

二、TCD 脑血流监测在围术期的应用

（一）TCD 脑血流速度与脑血流量之间的关系

TCD 是近年才用于手术室内监护。它满足了临床所需要的无创伤、连续和实时地 CBF 监测。而且可以测定单个脑血管的血流速度，反映局部脑灌注的变化。但是 TCD 测定的是脑动脉的血流速度，而不是脑血流量（CBF）。通过脑底动脉的血流速度（最常用大脑中动脉）来反映脑皮质的 CBF 的前提是多普勒探头的入射角度不变和脑动脉的直径不变。在此前提下，维持一定的血流速度，可以保证满意的 CBF。

研究发现，TCD 的脑血流速度能反映 CBF 变化的许多生理特性，通过监测脑动脉的 Vmean 可以反映该动脉供应区脑灌注的变化，包括局部血流分布、自动调节反应和对 CO_2 的反应性，从而提供重要的脑血流和血流动力学资料。如同任何监测技术一样，TCD 技术有优势也有自身的局限性。TCD 脑血流速度的变化应作为一个相对指数而不是绝对值来观察 CBF 的变化。

（二）颈动脉内膜切除术

TCD 监测除术前有助于病变的定位诊断，确定狭窄的程度、范围和侧支循环状况外，还主要监测术中暂时阻断颈动脉时脑缺血的危险。TCD 对 CBF 已受限的患者能准确监测脑灌注状态，这类患者 MAC 脑血流速度与 CBF 之间有很好的相关性。

颈动脉阻断时，大脑中动脉的 Vmean 与 EEG 变化、颈内动脉（阻断后）远端血压（stump pressure）和 CBF 之间存在相关性。EEG 活动维持正常，CBF 不会低于 20ml/（100g·min）。颈动脉阻断后，出现 EEG 改变时，平均 CBF 为 16ml/（100g·min），Vmean 为 21cm/s。一般情况下，大脑中动脉 Vmean 低于 30cm/s 意味着 CBF < 20ml/（100g·min），预示患者将发生脑缺血改变。

为了排除个体间差异，可用阻断后 Vmean 与阻断前 Vmean 的比值来观察。当阻断后 Vmean/阻断前 Vmean 为 0.6 时，89% 的患者 CBF 在 20ml/（100g·min）左右；当比值为 0.4 时，97% 的患者发生病理性 EEG 改变。因此阻断颈动脉后，TCD 可迅速检测出脑低灌注的改变。

颈动脉内膜切除术后，患者出现术侧头痛，同侧大脑中动脉的 Vmean 与 MAP 呈平行变化（压力依赖型）。这是由于长期脑低灌注的突然解除，脑自动调节丧失。TCD 证实脑过度灌注。

（三）体外循环

心脏手术围术期发生明确的局灶神经功能损害（卒中）的患者占 2% ～ 6%。术后第 1 周有细微神经功能异常或神经心理损害的患者高达 30% ～ 60%。体外循环期间 TCD 连续监测大脑中动脉的价值：①及时发现由于流量、灌注压力、温度等因素改变所致的 CBF 和脑灌注的改变，采取措施防止术中脑低灌注的情况发生，避免脑缺血损害。② TCD 可十分敏感地检测出通过血管的微气栓或栓子，并可计算出栓子的数量。提醒人们重视体外循环期间的微栓的问题，并为研究微栓的防范措施提供了有力的工具。③监测主动脉内球囊反搏时患者的脑动脉血流，判断反搏增加脑血流的效果。

第三节　脑氧饱和度监测

心脏及大血管手术后神经系统并发症是非常值得关注的问题之一，围术期脑氧供与氧耗的平衡与之关系密切。近红外光谱仪（NIRS）可早期发现脑缺氧并及时指导进一步临床处理，是脑灌注监测的有力手段。NIRS 技术最早用于新生儿脑重症监测，目前技术已日臻完善，可连续、无创监测局部脑组织的氧饱和度（$rScO_2$），具有便携、实时、操作简单、相对廉价等特点，在重症监护、麻醉和神经科学研究中的应用将逐渐广泛。

一、近红外光谱技术

NIRS 技术以生物组织的相对透光度为基础。近红外光（650 ～ 1100nm）对人体组织有良好的穿透性，能穿过头皮、颅骨深达颅内几个厘米，其在颅内衰减的程度与脑内容物有关。其次，光在组织中的衰减只与几种性质稳定的光吸收分子（色基）有关，如氧合血红蛋白、去氧合血红蛋白及氧化的细胞色素 C。虽然动脉和静脉的血红蛋白都可以吸收近红外光线，但静脉血量是动脉的 3 倍，因此近红外光线主要反映大脑静脉氧饱和度。近红外光线既可以被浅表组织吸收，也可以被大脑皮质吸收，如果同时应用两个或多个探测器，反映大脑皮质氧合情况的深层信号与反映浅表组织氧合情况的浅表信号可以被区分开，从而减少光线在传播中的衰减。

近红外光束进入脑组织后沿抛物线状路径呈典型的"香蕉样"播散，透射深度大约相当于接收器与光源距离的一半。接收器感受反射光强并输出到信号处理器进行加工，采用矫正后的 Lambert–Beer 公式计算出去氧血红蛋白和氧合血红蛋白的含量。接收器到光源的距离决定采样的部位，距离越大，采样的部位越深，反之亦然。可通过计算调节适当的距离，以采集不同脑组织深度的样本信息。目前，市场上最常用的仪器采用连续波技术，光源持续发出光波，通过持续测量光波衰减或吸收状况确定脑氧合状态。其他的 NIRS，有的利用时间分辨光谱，有的利用频率分辨光谱，不仅可以测量脑血容量，而且可以量化脑内去氧血红蛋白和氧合血红蛋白浓度。

二、NIRS 常见的传感器和设备

（一）目前常用 NIRS 设备

一系列对比研究证实，尽管在技术和算法上存在不同，NIRS 设备的整体相关性得到充分认可。

美国 FDA 批准的第一台商用脑血氧饱和度仪是单道 INVOS 3100，现已逐渐升级为四道的 5100C，可监测体重大于 2.5kg 个体的大脑和躯干组织的氧合状况。黏附电极内含一个红外线发光二极管和两个红外线传感器。光源和传感器距离大于 30mm 以确保两个传感器分别接受颅外和颅内信号。通过两个传感器的信号比值以空间分辨的方式减少颅外组织内血红蛋白的影响及颅内光子散射造成的个体差异，标准值一般为 65%。

美国 FDA 后续批准了其他型号的 3 种血氧饱和度仪。CAS Medical Fore-Sight 与 INVOS 一样也使用了含有一个 LED 光源和两个传感器的黏附电极，与光源间隔 15mm 的传感器专门用于接受颅外信号，另一间隔 50mm 的传感器接受通过颅外和颅内组织的信号。脑血氧饱和度通过近距离和远距离两个信号的差异分析确定。这种方法可能会减少颅外干扰，但是颅内测量的准确性可能受到影响。

Nonin（明尼阿波利斯，Minn）制造的 Equa-nOX 7600 脑血氧饱和度利用两个 LED 光源和 4 种不同波长的红外线，试图增加红外线光束以减少光子散射造成的个体误差。脑血氧饱和度通过两个相邻的颅外和颅内信号的差异分析平均计算。临床报告其在包括心脏手术在内的各种临床应用中表现良好。

Ornim Medical（Foxborough，Mass）的 CerOx 使用了多波长近红外线和脉冲超声波组合的方式测量大脑和外周组织微循环的血氧饱和度。该技术具有独特的理论优势，超声波能使红细胞振动并转换为光信号（光声偶联），再通过调控光波强度以最终确定光信号产生的组织深度。该仪器还可同时测量相对血流速度。其临床价值已在创伤性脑损伤患者得到证实，但在心脏手术用仍缺乏足够临床证据。

（二）NIRS 设备有效性

NIRS 的有效性常与局部脑组织氧分压（$tiPO_2$）和颈静脉氧饱和度（$SjvO_2$）进行比较，但很明显这两个参数与局部脑氧饱和度（$rScO_2$）有显著不同。$tiPO_2$ 是经侵入性测量的脑白质的氧分压；$SjvO_2$ 代表脑白质和灰质的氧供需比率，与脑血流和氧耗有关，且常被动—静脉交通支和颅外静脉甚至对侧半脑的静脉血干扰。因此，$rScO_2$ 与 $tiPO_2$ 和 $SjVO_2$ 本身即不存在明显的直接相关，$rScO_2$ 应是监测脑微循环的一种新的监测指标，主要反映脑局部组织的血氧饱和度。

局部脑血氧饱和度是混合血氧饱和度，虽然 75% 由静脉血组成，但静脉血氧饱和度并不能完全等同于 NIRS 测量出的混合血氧饱和度。在低氧情况下，颈静脉氧饱和度与局部脑血氧合的差异可能会增加，主要由于低氧情况下动脉血管舒张，血流量增加，NIRS 接收了更多来自动脉血的信号。局部脑氧饱和度的数值不受体重、身高、头围和性别的影响，但与年龄呈负相关、与血红蛋白呈正相关。具体测量时也与电极部位有关系。健康成人的 INVOS rSO_2 为（71 ± 6）%，显著高于心脏手术患者。先心病患儿与正常患儿的差异更显著。考虑到各厂商技术和算法上的差异，局部脑氧饱和度在临床并没有统一的正常值。因此，局部脑氧饱和度的可信性、准确性、可用性在于是否能改善患者结局，尚需进一步研究证实。

三、NIRS 临床应用

一切决定脑氧供和氧耗的因素都会影响 $rScO_2$ 的数值。整个围术期患者的病理生理变化、术中操作及不良事件造成 $rScO_2$ 的动态变化，通过连续的双侧脑氧饱和度监测、结合全身状况的具体分析，脑氧饱和度监测在心脏手术围术期应用更加广泛，有助于手术和麻醉医师及时作出决策、采取干预措施，改善患者转归。

（一）术前评估

麻醉诱导前 $rScO_2$ 一般为 60% ~ 80%。心脏手术患者低于 55% ~ 60% 需引起重视，提示可能存在心肌功能减退。一项包括 1178 例患者的回顾性研究证实，对于择期、急诊体外循环手术的患者，术前 $rScO_2$ 与术后结局如 30d 和 1 年死亡率及严重并发症有关，尤其是 $rScO_2 < 50$% 的患者及吸氧后不明显改善的患者。另一项对 81 例非心脏手术的 ASA III - IV 级患者进行的前瞻性研究表明，吸空气时 $rScO_2 \leqslant 68$% 与术后 30d 严重并发症和死亡有关。因此，在 EuroSCORE 和 STS 评分的基础

上，术前 NIRS 监测 $rScO_2$ 可作为风险评估的辅助手段，以决定是否手术、采取何种手术方式及术中危急情况的处理方式。

（二）术中脑保护

MeCormic 对 7 名受试者在严密监测下吸入 7% 的 O_2 造成短暂的低 O_2 性缺氧，当 $SpO_2 \leqslant 50\%$ 时 EEG 出现进行性 δ-θ 活动和 $rScO_2$ 下降低于基础值 3 个标准差时，终止试验。结果发现，脑血氧饱和度的下降与吸入氧浓度的变化几乎同时发生。低氧后（22 ± 12）s，$rScO_2$ 出现显著性下降，比 EEG 变化早（113 ± 59）s。回顾分析 EEG，证实每位受试者第一个 δ-θ 波型改变的时间（即 EEG 诊断脑缺 O_2 开始的时间）恰好在 $rScO_2$ 下降 3 个标准差之后，平均为（132 ± 60）s。说明 $rScO_2$ 在监测脑 O_2 输送减少上与 EEG 一样可靠，并具有更高灵敏度。因为 $rScO_2$ 是脑组织氧含量的直接测量值，而 EEG 异常是脑 O_2 含量降低的继发表现。

麻醉期间 $rScO_2$ 绝对值 < 50% 或较基础值下降 > 20%，通常认为需采取干预措施。对前述研究中的 231 例患者进行亚组分析，证实术前 $rScO_2$ 值是术后认知功能障碍的独立危险因素。另有其他研究支持该结论，如果术中未对 $rScO_2$ 低于 35% 或低于 40% 超过 10min 的情况及时采取相应的干预措施，术后认知功能障碍的发生率明显增加。心脏手术中，$rScO_2$ 脱饱和时常发生，特别是儿童患者和主动脉手术，对 2000 例 NY-HAC 1 级患者术后卒中的调查发现，若术中采取优化氧供/氧耗的措施保持 $rScO_2$ 于诱导前水平，卒中的发生率低于对照组（0.97% vs 2.5%），机械通气时间、住院之间均缩短。主动脉手术中，若 $rScO_2$ < 60% 超过 30min，将明显增加并发症、延长住院时间。

（三）支持手术决策

许多研究证实，心脏手术中如果按照 $rScO_2$ 低于基础值 75% 即开始麻醉管理的优化处理，如增加吸入氧浓度、提高脑灌注压、增加泵流速、输注红细胞等，可显著减低心肌梗死、卒中等并发症，术后住院时间缩短，死亡率降低。Murkin 对照比较了 200 例冠状动脉搭桥患者监测 $rScO_2$ 的临床价值，发现 $rScO_2$ 监测不但可明显降低术中脑氧饱和度的时间和术后 ICU 滞留时间，而且主要器官的并发症和死亡率（死亡、机械通气 > 48h、脑卒中、心肌梗死、二次开胸）也明显减少。很多病例报道提到动脉插管时气栓、置入左心辅助装置时，NIRS 比心排血量测量更为敏感。另外，影响血流动力学的许多操作如左肺萎陷、阻断降主动脉、牵拉心包等都会导致 $rScO_2$ 发生变化。

颈动脉内膜切除术中或在建立旁路循环时要阻断病变血管，侧支血流充足与否需要持续监测。Letter 和 Kuroda 等用 NIRS 连续监测发现，当夹闭颈内动脉时，血流速度下降，产生快速的氧合血红蛋白下降，但若随即恢复至夹闭前基础水平，提示侧支循环功能良好。Duncan 观察了 22 例颈动脉内膜切除术中脑氧代谢情况，发现颈动脉夹闭后血液反流与血氧饱和度存在着明显的线性相关，而在颈动脉夹闭过程中如脑氧饱和度下降超过 5%，则预示侧支循环差，不能满足大脑新陈代谢的需要。Hirofumi 观察 20 例行颈动脉内膜剥脱术的患者，颈动脉阻断后同侧脑氧饱和度从 61.2% 降低至 49.5%，比阻断前降低 19.1%，开放后回升到 65.6%。一般认为，脑氧饱和度低于 54% ~ 56.1% 或者降低超过 15.6% ~ 18.2% 是神经损伤的一个标志，两侧脑氧饱和度的差异达到 25%，同样是危险因素，需考虑使用动脉分流。

由于 $rScO_2$ 不受低温引起的动脉血管收缩的影响，也不受无搏动血流、低血压甚至循环停止的影响，还可为深低温停止循环手术期间提供脑 O_2 代谢和 O_2 耗的连续监测。涉及主动脉弓的主动脉瘤手术易导致神经系统并发症，选择性顺行脑灌注可减少脑缺血性损伤。目前，北美和欧洲大多数心脏中心对此类手术进行 NIRS 脑氧饱和度监测。此外，动脉导管未闭可导致血流动力学显著异常，患儿较长时间处于低 $rScO_2$，影响神经系统发育和功能。SaO_2 在 PDA 中的价值较为有限，而 NIRS 监测可为治疗方案、手术时机提供参考并及时发现术中 $rScO_2$ 进一步降低。

第四节 多模式神经功能监测

鉴于每种监测模式仅能评价一部分中枢神经系统功能，多模式监测可能更全面提供神经系统的监测结果。另一方面，心血管手术中可能造成的神经系统损害种类很多，很多损伤可被不止一种监测模式发现。例如：①脑电图能够发现脑缺血和缺氧、癫痫波及监测麻醉深度。②中潜伏期听觉诱发电位可以客观地显示浅麻醉。③脑干听觉诱发电位可以监测降温和复温对深部脑结构的影响。④体感诱发电位可以发现皮质和皮质下脑组织及外周神经出现的损伤。⑤经颅电刺激运动诱发电位可监测下行运动神经传导通路的功能。⑥经颅多普勒超声可以评估颅内大动脉的血流方向和血流特点并发现微栓。⑦脑氧饱和度能连续监测大脑氧供和氧耗平衡的变化情况。

综合使用以上技术，可以减少脑损伤的发生率、保证足够的镇静深度见表25-2。

表25-2 心血管手术使用多模式神经功能监测

监测模式	功能
脑电图	皮质突触活动
脑干听觉诱发电位	耳蜗、听神经、脑干听觉通路功能
中潜伏期听觉诱发电位	皮质下—皮质听觉传入通路功能
体感诱发电位	外周神经、脊髓、脑躯体感觉传入通路功能
经颅运动诱发电位	皮质、皮质下、脊髓、外周运动神经通路功能
经颅多普勒超声	脑血流改变和检测血栓
组织氧饱和度	局部组织氧平衡

（岳 云 姚立农 吴安石）

参 考 文 献

岳云, 2005. 脑功能监测 // 佘守章, 岳云. 临床监测学. 北京: 人民卫生出版社

Becker DA, McGarvey ML, Rojvirat C, et al, 2013. Predictors of outcome in patients with spinal cord ischemia after open aortic repair. Neurocrit Care, 18（1）: 70-74

Bickler PE, Feiner JR, Rollins MD, 2013. Factors affecting the performance of 5 cerebral oximeters during hypoxia in healthy volunteers. Anesth Analg, 117: 813

Bismuth J, Garami Z, Anaya-Ayala JE, et al, 2011. Transcranial Doppler findings during thoracic endovascularaortic repair. J Vasc Surg, 54: 364

Cavus E, Meybohm P, Doerges V, et al, 2010. Effects of cerebral hypoperfusion on bispectral index: a randomised, controlled animal experiment during haemorrhagic shock. Resuscitation, 81（9）: 1183

Dabrowski W, Rzecki Z, Pilat J, et al, 2012. Brain damage in cardiac surgery patients. Curr Opin Pharmacol, 12: 1

Edmonds HL Jr, 2010. Standard of care status for cardiac surgery central nervous system monitoring. J Cardiothorac Vasc Anesth, 24: 541

Edmonds HL Jr. 2005. Protective effect of neuromonitoring during cardiac surgery. Ann N Y Acad Sci, 1053: 12

Estruchpérez MJ, Barberáalacreu M, Ausinaaguilar A, et al, 2010. Bispectral index variations in patients with neurological deficits during awake carotid endarterectomy. European Journal of Anaesthesiology, 27（4）: 359

Ikeda K, MacLeod DB, Grocott HP, et al, 2014. The accuracy of a near-infrared spectroscopy cerebral oximetry device and its potential value for estimating jugular venous oxygen saturation. Anesth Analg, 119: 1381

Kawanishi Y, Munakata H, Matsumori M, et al, 2007. Usefulness of transcranial motor evoked potentials during thoracoabdominal aortic surgery. A nn Thorac Surg, 83: 456

Keenan JE, Wang H, Ganapathi AM, et al, 2015. Electroencephalography during hemiarch replacement with moderate hypothermic circulatory arrest. Annals of Thoracic Surgery, 101（2）: 631-637

Liu, LY, Callahan B, Peterss S, et al, 2016. Neuromonitoring using motor and somatosensory evoked potentials in aortic surgery. J Card Surg, 31: 383

Malcharek MJ, Kulpok A, Deletis V, et al, 2015. Intraoperative multimodal evoked potential monitoring during carotid endarterectomy: a retrospective study of 264 patients. Anesth Analg, 120: 1352

Myles P, Daly DA, Cairo S, 2009. Prediction of neurological outcome using bispectral index monitoring in patients with severe ischemic-hypoxic brain injury undergoing emergency surgery. Anesthesiology, 110（5）: 1106-1115

Nwachuku EL, Balzer JR, Yabes JG, et al, 2015.Diagnostic value of somatosensory evoked potential changes during carotid endarterectomy: a systematic review and meta-analysis. JAMA Neurol, 72: 73

Oddo M, Villa F, Citerio G, 2012. Brain multimodality monitoring: an update. Curr Opin Crit Care, 18: 111

Ono M, Brady K, Easley RB, et al, 2014. Duration and magnitude of blood pressure below cerebral autoregulation threshold during cardiopulmonary bypass is associated with major morbidity and operative mortality. J Thorac Cardiovasc Surg, 147: 483

Perez W, Dukatz C, Eldalati S, et al, 2015. Cerebral oxygenation and processed EEG response to clamping and shunting during carotid endarterectomy under general anesthesia. Journal of Clinical Monitoring Computing, 29（6）: 713-720

Scott JP, Hoffman GM, 2014. Near-infrared spectroscopy: exposing the dark（venous）side of the circulation. Paediatr Anaesth, 24: 74

Stecker MM, Cheung AT, Pochettino A, et al, 2001. Deep hypothermic circulatory arrest. I. Effects of cooling on electroencephalogram and evoked potentials. Ann Thorac Surg, 71: 14

van Putten MJ, Hofmeijer J, 2016. EEG monitoring in cerebral ischemia: basic concepts and clinical applications. Journal of Clinical Neurophysiology, 33（3）: 203

Wuamett JC, Lantis JC, Ulkatan S, et al, 2014. Outcomes of combined somatosensory evoked potential, motor evoked potential, and electroencephalography monitoring during carotid endarterectomy. Ann Vasc Surg, 28: 665

Zheng F, Sheinberg R, Yee MS, et al, 2013. Cerebral near-infrared spectroscopy monitoring and neurologic outcomes in adult cardiac surgery patients: a systematic review. Anesth Analg, 116: 198

第四篇

心血管麻醉治疗技术

第二十六章

围术期体温监测和调控

心脏病患者施行心脏手术或非心脏手术均须进行体温监测和调控，尤其是小儿和老年心脏病患者。据报道，围术期低体温与并发症和死亡率密切相关。有文献报道，50%～70%的手术患者出现低体温，是围术期常见的并发症。当体温发生显著的偏移时，代谢功能就会恶化，甚至导致死亡。围术期意外低体温是指围术期任意时刻核心温度低于36℃，是围术期常见并发症。由于各研究的样本量、手术种类、麻醉方式、体温监测方式等的区别，国外报道围术期意外低体温的发生率为25%～70%不等，有些研究甚至高达90%。Yi等在2013年进行的北京地区全身麻醉患者低体温发生率的流行病学调查研究显示，北京地区全身麻醉患者围术期低体温发生率高达39.9%。2017年陈建春等的一项回顾性研究中，127例患者出现75例低体温者，围术期低体温的发生率为59.1%。

第一节 正常体温的生理调节

一、产热与散热

在研究体温时通常将人体划分为核心与表层两部分，对应的温度分别称为体核体温（core temperature）及体壳体温（shell temperature）。体核体温主要指脑和躯干核心部位温度。体壳体温主要指皮肤温度，人体核心体温约为38℃，而皮肤温度仅27～32℃。

机体的总产热量主要包括基础代谢、食物特殊动力作用和肌肉活动所产生的热量。体内进行新陈代谢产生热量，每克脂肪产热37.62kJ，每克碳水化合物产热16.74kJ。基础代谢是机体产热的基础。

基础代谢高，产热量多；基础代谢低，产热量少。正常成年男子的基础代谢率约为170kJ/（m² · h），成年女子约155kJ/（m² · h）。机体产热量一般比基础代谢率增高25%，这是由于维持人体姿势时肌肉收缩所造成的。食物特殊动力作用可使机体进食后额外产生热量。骨骼肌的产热量变化很大，在安静时产热量很小，运动时则产热量很大。轻度运动如行走时，其产热量可比安静时增加3～5倍，剧烈运动时，可增加10～20倍。

人在寒冷环境中主要依靠寒战来增加产热量。寒战是骨骼肌发生不随意的节律性收缩的表现，其节律为9～11次/分。寒战的特点是屈肌和伸肌同时收缩，所以基本上不作功，但产热量很高，发生寒战时，代谢率可增加4～5倍。产热量明显增加，这样就维持了在寒冷环境中的体热平衡。内分泌激素也可影响产热，肾上腺素和去甲肾上腺素可使产热量迅速增加，但维持时间短；甲状腺激素则使产热缓慢增加，但维持时间长。新生儿无寒战反应，通过棕色脂肪以化学方式产生热量。棕色脂肪由交感神经支配，寒冷时交感神经兴奋，去甲肾上腺素释放，刺激脂肪代谢，使甘油三酯水解而产热。

人体散热主要是物理过程，体热自皮肤、呼吸道及大小便三处消散，而以皮肤散热最主要，皮肤散热以辐射、对流、传导和蒸发四种方式进行。①辐射散热：表现为释放热射线。在媒介环境中，人体与另外的物体相比需要释放或吸收大量热射线时就有体温下降或升高。在21℃的环境中，患者60%以上的散热通过这种机制，辐射散热的多少主要取决于皮肤与周围环境之间的温度差及机体的有效散热面积；②传导散热：是热量传导至手术台、毛毯或患者接触的其他物体，只占散热的较小部分（＜3%），因为这些物体的温度很快上升，在一个良好静止的环境中患者传导热量至周围空气的情况也是如此。另外，人体脂肪的导热性能也较差，肥胖者皮下脂肪较多，女性一般皮下脂肪也较多，所以，她们由深部向表层传导的散热量要少些，在炎热的天气里容易出汗。水的比热较大，导热性能较好，根据这个道理可利用冰袋、冰帽给高热患者降温或利用水的热传导作用进行局部加温。③对流散热：是指通过气体流动交换热量的一种方式。人体周围总是绕有一薄层同皮肤接触的空气，人体的热量传给这一层空气，由于空气不断流动（对流），便将体热发散到空间。对流是传导散热的一种特殊形式。通过对流所散失热量的多少，受风速影响极大。风速越大，对流散热量也越多；相反，风速越小，对流散热量也越少。当热的空气移动而冷的空气代之再通过传导散热于冷空气中。在手术室中通过这种方式散出的热量约占人体散热的12%；④蒸发散热：是指机体水分蒸发，常称为不感失水。每克水蒸发可释放2.43kJ热量。人体24h的不感蒸发量为1000ml。婴幼儿的不感蒸发的速率比成人大，因此，在缺水时婴幼儿更容易造成严重脱水。当室温在23～25℃时，体热通过皮肤辐射、对流、传导散热占70%，蒸发散热占4.5%，呼出气散热占7.5%。当室温31～32℃时，出汗蒸发成为主要散热方式。

由于体热的消散主要在皮肤进行，皮肤血管扩张，血流加速，表面温度上升，散热加快；皮肤血管收缩，表面温度减低，散热即减慢。空气的温度、湿度及流速与热消散也有关，皮肤蒸发速度与室温成正比，而与湿度成反比，手术室内相对湿度过高，蒸发散热减弱，并影响对流及传导，故手术室应保持室温21～25℃，相对湿度60%～70%。

二、体温调节

体温调节有自主性和行为性体温调节两种基本方式。自主性体温调节是指在体温调节中枢的控制下，通过增减皮肤的血流量、发汗、战栗和改变代谢水平等生理性调节反应，以维持产热和散热的动态平衡，使体温保持在相对稳定的水平。行为性体温调节是指有意识地进行有利于建立体热平衡的行为活动，如改变姿势、增减衣物、人工改善气候条件等。

体内体温调节系统包括下丘脑、脊髓、深部中心组织、皮肤（图26-1）。自主性体温调节主要是通过反馈控制系统实现对体温的调节，以维持体温相对稳定。在这个控制系统中，下丘脑的体温调节中枢属于控制部分，由此发出的传出信息控制受控系统的活动，如驱动骨骼肌寒战产热，改变皮肤血管口径，促进汗腺分泌，从而使机体的产热量和散热量保持平衡。当内、外环境因素变化使体温受到干扰时，通过温度检测装置，即存在于皮肤及机体深部（包括神经中枢）的温度感受器，将干扰信息反馈至体温调节中枢，经过中枢的整合作用，发出适当的调整受控系统活动的信息，建立起当时条件下的体热平衡。此外，通过前馈系统，及时启动体温调节机制，避免体温出现大幅波动。人类或其他恒温动物区别于变温动物的主要特征是具备自主性体温调节功能，通过调控产热过程和散热过程，使体温得以保持相对稳定。

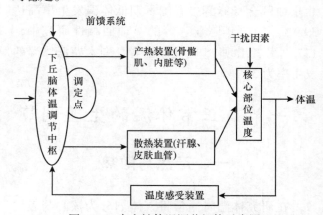

图26-1　自主性体温调节机构示意图

自全身温敏感细胞获得体温信息，冷信号主要通过$A\sigma$神经纤维传至下丘脑及其他中枢结构，而热信息则由无髓鞘的C纤维传递，大部分上行温度信息由脊髓视丘束传递。由于温度大部分来自深腹部、胸组织、脊髓及脑，因此，没有一种组织能称作"标准温度"。但中心组织温差很少超过0.2℃，故可测量鼓膜、食管或肺动脉温度。

下丘脑对来自皮肤表面、神经轴及深部组织

的冷热阈的输入进行综合比较，从而调节温度。当输入温度超过阈值时，即产生反应以维持合适的体温。输入温度与阈温度之差是此反应的增益，最低热与最高冷阈之差可提示系统的温敏感性，阈间范围保持在 0.4℃，热感受器及脑易于发觉这一范围的温度改变，但在达到一定的阈值前，这种改变并不触发调节反应。体温调节的敏感性以冷首先反应（血管收缩）和热首先反应（出汗）之间的距离表示，在此范围内的温度不引起体温调节代偿。麻醉期间冷反应阈可降至 34.5℃，而热反应阈能增至 38℃。

皮肤血管收缩，血流量减少，通过减少皮肤表面的对流和辐射而减少散热。皮肤血流分为毛细血管和调节体温的动静脉分流两部分，动静脉分流解剖上限于指、趾、鼻等部位，功能上与供应其他部位的毛细血管明显不同。在中性温度环境下，此分流开放，而毛细血管减少至仅能满足皮肤营养需要。突触前膜去甲肾上腺素能神经末梢释放的去甲肾上腺素使分流的血管收缩。非寒战产热增加代谢产热，由于是通过棕色脂肪氧化产热，故不产生机械功。婴儿非寒战产热增加产热 100%，而成人仅轻度增加。成人寒战增加代谢产热 200%～600%，但因肌肉代谢时血流至外周组织增加，随之散热增加，故寒战产热的净效应要比预期的少。出汗由交感神经节后胆碱能纤维控制，受训练的运动员出汗可达 2L/h，是休息时代谢率的 10 倍，环境温度超过核心温度时，只能通过出汗散热。

机体怎样决定温度阈值的机制尚不清楚，但每天阈值有改变，一般 24h 改变超过 1℃，女性每月改变 0.75℃。运动、进食、感染、甲状腺功能低下或亢进、麻醉、药物（乙醇、镇静药、烟碱）、冷及热适应均改变温阈，婴儿时期中枢调节已完整，但老年、危重患者可能受损。体温容易受外界因素影响。下丘脑通过反应机制增加代谢产热或改变环境的热丧失来调节体温，正常人不论环境温度改变均可使中心温度维持于 37℃。当药物使体温调节反应受抑制时，中心温度可受环境温度影响而改变。

行为调节（合适的穿着、环境温度改变、自主运动等）也是最重要的效应机制。

第二节　围术期体温监测方法

一、体温监测装置

（一）热敏电阻和热敏电偶

热敏电阻和热敏电偶电子温度计是目前最常用的体温监测装置。热敏电阻体温测定仪其原理是把金属（如铜、镍、锰、锌）氧合半导体放置在探头的尖端，半导体电阻随温度变化而变化。当温度升高时其阻值下降，反之亦然。由于半导体半径小于 0.1mm，电容很小，因此变化迅速。热敏电阻仪在 5～45℃范围内精确度很高，可保持数年不变。

热敏电偶仪是由两种不同金属构成的一个环路，利用温差电现象来测定温度。环路中的两个电极接在不同温度中，一端接测温处，另一端接固定温度，产生电动力。产生电流的大小与温度差成正比。经过校准，可由电表指针直接读数，使用方便。

热敏电阻与热敏电偶测温仪具有测量精确、可直接连续读数、远距离测温的优点，并可用一个电路显示器和多个探测电极，同时测量几个部位体温，因此是麻醉手术期间最好的测温仪。

（二）液晶测温计

液晶测温计是一条可以黏附于患者皮肤（常用额头）上的液晶贴带。液晶带由胆固醇组成，颜色随体温变化而读出温度，液晶带与其他单纯测量皮肤温度方法不同。由于外周温度常不能反映核心温度，所以必须考虑测温的部位。液晶带测温计具有价廉、非创伤性、能较理想地反映体温变化的趋势等特点，然而当皮肤血管收缩时，尤其对恶性高热患者不能精确反映中心温度，虽然液晶带测温是一项新技术，其可靠性仍在研究之中。

（三）红外线传感器

红外线温度探测器外观上像个圆镜，可用来探测鼓膜温度，由于鼓膜温度与核心体温有较好的相关性，这种探头已逐渐普遍使用，表面有一层经过处理的塑料膜减少了患者之间交叉感染的机会。这种探头有以下缺点：①只能做不同时间段的测量；②探头需准确放置于鼓膜处，如置于耳道处，其测量值可能偏低。

（四）玻璃管型汞温度计

玻璃管型汞温度计是常用于诊断的温度计，使用简便，其缺点是精确性差。若使用前汞柱未甩至适当水平之下，测温时患者有张口呼吸，测温前有饮冷热食物，或测温时间不够等，均易引起误差。测量腋下温度时，若上臂未能紧贴胸壁，腋下有空气流通，则所测体温偏低。经肛门测直肠温度时，若有粪便存留，也影响测温准确性。且汞温度计为玻璃制品，易破碎，有汞吸收中毒的危险。因此，除非无其他测温仪，目前一般不用于麻醉手术期间测温。

二、测温部位

大多数情况下，体温监测中的困难在于使监测部位的温度能够代表或估计核心温度。监测部位而不是监测装置能够决定体温监测的准确性和精确性。人体各部位的温度并不一致。直肠温度比口腔温度高 $0.5 \sim 1.0℃$，口腔温度比腋窝温度高 $0.5 \sim 1.0℃$。体表各部位的皮肤温度差别也很大。当环境温度为 23℃ 时，足部皮肤温度为 27℃，手部为 30℃，躯干部为 32℃，额部为 $33 \sim 34℃$。核心体温较高且比较稳定，以肝、脑温度最高，约 38℃。由于测量部位不同，体温有较大的变化。在长时间手术、危重及特殊患者的体温变化更大。在复温过程中，鼻咽部或鼓膜温度上升的同时，那些低灌注器官（如直肠）或外周温度上升更缓慢。如果鼻咽部温度持续很低，而直肠温度以正常速度上升，可能意味着温度探头的位置移动或是主动脉夹层形成的早期体征和头部低灌注的表现。

下丘脑体温调节系统中 80% 的输入信息来自核心体温，核心体温下降 2℃ 便会对机体造成影响。因而核心体温远较皮肤温度更重要，测温部位应选择能较好地反映核心体温的部位。全身麻醉期间可通过肺动脉、鼻咽、鼓膜、食管等部位进行体温监测，而这些部位在手术期间是很容易

获得且监测结果较为准确。体外循环常引起温度快速变化。在体外循环期间，尤其在快速降温和复温期间，核心部分之间也可能有显著的温度差异，核心 - 外周温度差也较大。因而，要反映患者的温度状态，需要在不同部位监测体温。在小儿深低温停循环的手术中，常规监测直肠温度的同时，需要同时监测鼓膜和食管温度。

（一）耳鼓膜

鼓膜温度可反映脑的温度，因鼓膜有丰富的动脉血供，来自颈外动脉分支的耳后及颈内动脉，可表示脑内血流温度，研究证明，鼓膜温度与血管运动反应、心率有密切关系。与其他测试中心温度的方法比较，鼓膜测温误差很小，操作并不复杂，患者可耐受。与食管下段温度相一致，在深低温停循环时是最佳的测温部位。鼓膜测温无创，能准确测量核心温度，可作为术前和术中体温监测的首选方法。缺点是可能导致外耳道损伤出血，尤其对肝素化的患者更易出血，罕见有鼓膜穿孔。

（二）鼻咽和深部鼻腔

将测温探头置于鼻咽部或鼻腔顶部，都是监测体温常用部位。因为与颈内动脉相邻，反映脑温。鼻咽温度对降温的变化反应迅速，但易受吸入气流温度的影响。如吸入冷空气，测得温度偏低；若吸入加热雾化的气体，鼻咽部温度可升高。温度探头放置的深度为外耳道到同侧鼻孔的距离，$10 \sim 20cm$。由于鼻咽部黏膜血管丰富，在有凝血功能障碍的患者或孕妇中可能会引起鼻出血，因此操作时必须轻柔，以免损伤黏膜而出血。心血管手术可以在肝素化以前放入。在长时间手术中，还可能因探头压迫鼻孔引起皮肤坏死。同时，在有脑外伤或脑脊液鼻漏的患者中也不推荐使用。

（三）食管

食管下段温度能精确反映中心温度，在不开胸及不输注冷溶液的情况下，食管下段温度和脑温相当。对于插管患者，较易获得食管下段温度。食管内测温与探头放置深浅关系较大。婴儿和儿童支气管树和食管间隔很小，测温探头如果放置

在食管上段，易受呼吸道气体温度的影响，特别是在呼吸气流速高且和身体的温差大的时候。温度探头置于食管下 1/3 段，可很好地反映中心温度。成人置于甲状软骨下 15～20cm 处或食管听诊心音最强处。探头正确放置的部位应在喉下 24cm，左心房和主动脉之间，可反映核心体温或主动脉血液的温度，且能迅速显示大血管内血流的温度。因此，心脏手术人工降温和复温过程中常监测食管温度，特别是对体表和中心温度的温差较大或终止体外循环后体温续降的判断很有用，尤其是观察复温是否恰当，以便根据温度测定结果采用相应措施，有实际意义。由于体外循环血液降温与复温期间，心脏及大血管温度变化快，食管温度变化也快，与其他部位温差大，此时应参考其他部位（鼓膜、直肠）温度。

（四）直肠

经肛门测直肠温度是测量体内温度常用部位，特别适用于小儿。为防止直肠穿孔，新生儿不宜采用。测温探头成人应超过肛门 6cm，小儿应超过肛门 2～3cm。直肠温度容易受粪便及直肠内产热细菌的影响，它的变化要滞后于其他部位核心温度的变化。人工降温或复温过程中，体温迅速改变时，直肠温度变化较慢，应引起注意。

（五）膀胱

应用内置温度探头的留置导尿管，可在连续导尿的同时连续监测体温。在中心体温发生改变时，膀胱温度的变化比食管和鼻咽温度变化慢，但比直肠和皮肤温度的变化快，因此可作为中间值。将探头放入膀胱测温比直肠测温能更好地反映中心体温，但经常受尿液流速、泌尿、生殖器手术操作的影响，因此不常用。在心血管手术中，当尿液流速低时，膀胱温度和直肠温度相接近，当尿液流速高时，膀胱温度接近肺动脉温度。

（六）口腔

将玻璃管水银温度计置于舌下即可测得，方法简单，且可较好地估计核心温度，但常受食物、高流量通气等因素影响，不适用于昏迷、不能合作及需连续监测体温的患者。

（七）腋窝

腋窝是手术室外常用的非创伤性测温部位。一般较口腔温度低 0.3～0.5℃。测温时必须将上臂紧贴胸壁使腋窝密闭，同时探头应放在腋动脉部位，测出的温度接近核心温度。其受测量血压及静脉输液用药的影响。

（八）皮肤

皮肤温度除受核心体温的控制外，机体代谢率、皮肤血流量、皮下组织的绝缘性、室温、风速等都会对其造成影响。在全身麻醉时，前额皮肤温度可以较准确地跟踪核心温度。皮肤各部位温差很大。因而，为使测得的皮肤温度具有临床意义，应取多个皮肤测温点，取其平均值。记录皮肤温度图可确定交感神经阻滞的平面，也可区别外周神经急性期与慢性期损伤。周围皮肤温度是反映外周循环状态的指标，通过观察与中心温度的差异，可以间接反映复温的均匀程度和外周组织的灌注情况。心脏手术后低心排血量时，测定皮肤温度，发现皮温升降与心排血量及血乳酸含量有一定相关性，计算中心温度与皮肤温度的差异，可推测心排血量是否充分，对判断手术后病情、治疗效果及预后有一定参考价值。心脏手术患者围术期踇趾温度与心排血量相关良好，踇趾温度低，常提示外周灌流差，心排血量不足。

（九）肌肉

恶性高热发作前，肌肉温度的升高通常先于其他部位的温度。目前已设计细针测温装置，可刺入三角肌连续监测肌肉温度，凡有特殊指征的病例可以选用。

（十）肺动脉

肺动脉中的混合静脉血来自于温暖的内脏血液和较冷的全身皮肤血液。肺动脉导管尖端带有测量血温的装置和人工心肺机（通过动静脉管道）可持续监测血液温度。肺动脉温度在体外循环控制性降温或复温中反应最快，常被用来反映中心温度。肺动脉温度会受呼吸、心脏局部降温及冷心脏停搏液的影响。因该监测技术创伤性大，一般与热稀释法测定心排血量同时使用。

(十一) 气管

气管即气管壁的温度。由于气管壁周围有许多大的动静脉包绕，因而气管温度可以准确而迅速地反映中心体温的变化，并且与心脏温度和颈静脉温度有良好的相关性，应被作为有价值的指标。

总之，精确监测体温的关键在于在不同的临床情况下选择合适的测温部位（和方法）。麻醉期间常用的测温部位为鼻咽、直肠、食管和鼓膜。但前两者易受干扰，影响准确性。鼓膜温度虽能反映下丘脑温度，但易损伤耳道，因此常用于研究工作。目前食管下段被广泛接受为最佳体温监测部位，由于与主动脉相邻，基本上可代替大血管内血液温度（即核心温度）。

第三节　围术期低体温防治

围术期低体温（一般指直肠温度）低于 36℃称为体温过低。轻度低温（34 ～ 36℃）患者感觉不舒适，出现寒战，增加氧耗，使病情不稳定而进入危险状态；中度低温（32 ～ 34℃）患者生理功能下降，然而在数小时内通过某些干预因素可使体温恢复；重度低温（< 32℃）则是一种对生命极具危险的状态。

一、围术期发生低体温的原因

(一) 麻醉因素

1. 全身麻醉　全身麻醉时，下丘脑体温调节中枢受到抑制。到目前为止，经测试，除咪达唑仑影响较小外，所有全身麻醉药物和镇静药物均明显削弱正常的自主体温调节反应。热反应阈值轻度升高，而冷反应阈值明显降低，因此阈值间的范围从正常的大约 0.2℃增加至 2 ～ 4℃。肌松药可通过降低肌肉张力和抑制寒战，削弱机体的御寒反应，产热减少。被麻醉的患者体温随环境温度而发生变化，呈变温性。全身麻醉下的低温有一特定发展模式：首先，由于麻醉药抑制了正常情况下维持核心 - 外周体温梯度的血管收缩作用，血管舒张致使热量从中心向外周再分布，伴随着再分布，核心温度急速下降，在全身麻醉的第 1 个小时将降低 1 ～ 1.5℃；随后，由于热散失超过了热生成，核心温度在以后的 2 ～ 4h 呈线性缓慢下降；麻醉后 3 ～ 4h，核心温度稳定在某一水平，这一平台期可能是一被动平稳状态，或者可能是由于足够的低温（全身麻醉期间常在 34.5℃）触发了体温调节性的血管收缩机制，从而减少皮肤散热，保留机体内部的代谢热，重新建立正常的核心 - 外周温度梯度。

正常情况下，鼻咽能对吸入的空气进行加温和湿化，全身麻醉气管插管后，气管直接与外界空气相通，丧失了上呼吸道对吸入气体的滤过、加温和湿化作用，大量冷而干燥的气体直接进入肺部，通过呼吸带走大量热量，也可导致体温下降。

2. 区域阻滞　椎管内麻醉可抑制行为性和自主性体温调节，使核心温度降低。一方面，它使阻滞区域内的血管失去收缩调节能力，血管扩张导致大量热量经阻滞区域皮肤丢失；另一方面，区域阻滞时，椎管内局麻药或镇痛药阻断了阻滞区温度信号输入（在手术室环境下大腿皮肤温度输入是以冷信号为主导），降低体温中枢自主调节功能。血管收缩和寒战触发阈值约降低 0.6℃，辅用静脉麻醉者和老年患者降低更多。患者的寒冷防御反应在较低的温度下发生，而且阻滞区域内肌肉松弛使寒战产热减少至只有正常的一半左右。由于温度感觉主要取决于皮肤温度而非核心温度，这时核心温度的降低伴随着温暖的局部被阻滞区域，因此通常不被患者所感受到，这就造成了一个危险的临床矛盾现象：一个不感到寒冷的寒战患者。

当进行全身麻醉和区域阻滞联合麻醉时，由于两种麻醉方式导致的温度调节中枢损害相加，患者发生术中低体温的风险更大。联合麻醉期间，两种麻醉方式引起的血管收缩阈值下降相加，且每种麻醉方式都可减少血管收缩的增益和最大强度。因而，进行联合麻醉的患者在温度调节反应之前，比仅进行全身麻醉的患者体温更低。且温度调节反应激活后，联合麻醉在预防进一步低体温方面比平常效果差。

由于全身麻醉和区域阻滞可降低核心体温，在临床操作中，需要监测那些全身麻醉时间大于30min或者在区域阻滞下进行大手术的患者的体温。

（二）环境温度对体温的影响

清醒健康者在28℃环境温度下，基础产热率与散热率维持平衡。在手术室低温环境中未麻醉患者通过寒战和血管收缩等体温调节反应不会发生体温降低，而室温过高或过低对麻醉患者的体温有直接影响。在使用净化空气层流设备的手术室，室温应控制在21～25℃为宜。由于医患对室温要求有差异，室温调节不当或不及时，会使手术室内温度相对较低而影响患者体温。在深低温停循环手术期间，为使体温保持在深低温（15～20℃），在停循环或低流量灌注期间，应将室温降至15℃，使体温不致升高，避免发生手术后神经系统并发症。

1. 体表散热　手术中体表散热主要有以下几方面：①手术初期，由于身体暴露消毒、等待铺巾等操作过程中得不到充分保暖，丢失热量较多。②使用冰冷、潮湿的挥发性消毒液进行术前皮肤消毒，消毒液的蒸发要吸收和带走大量热量，使患者体温迅速下降。③手术中如反复使用大量未加温的生理盐水冲洗胸腔、腹腔，以及冲洗液浸湿部分患者身体上的覆盖巾单，液体可带走大量体热。④胸腔、腹腔大手术，体腔内脏器长时间暴露于环境温度下，通过对流、传导、蒸发及辐射的方式丢失热量，致使患者体温降低，据统计下降幅度可达0.6～1.7℃。⑤新生儿因头部不成比例的相对较大，因而通过头部散热较成人为多，成为高危因素之一。

2. 输血补液对体温的影响　当手术中输注大量温度较低的液体，特别是输入大量库血时，可明显降低患者体温。有研究报道，成人每输注1000ml室温液体或1U（200ml）的4℃库血，可使体温下降0.25℃。液体加温器可以减少这种情况导致的热量丢失，因此在静脉输注大量液体或库血时应该使用加温器。

3. 患者自身因素　①年龄因素：新生儿体表面积与产热物质之比大，增加代谢率的能力低下，皮下脂肪菲薄、能量储备低，脂肪绝缘性差，缺少寒战反应，环境温度变化容易导致体温改变。老年患者因活动减少，感觉迟钝，寒战反应降低，肌群减少，麻醉下对体温调节性血管收缩反应阈值降低及维持中心体温和外周皮肤温度间温差的能力降低，在围术期易引起体温下降。②心理因素：在创伤、麻醉应激状态下，患儿可能因紧张、焦虑和害怕等情绪波动，使血液重新分配，影响回心血量和微循环，当超过机体调节能力时易发生低体温。③恶病质、大面积烧伤、瘫痪患者、甲状腺功能减退、糖尿病、肾上腺皮质功能不全、肝硬化患者围术期体温均易下降。

4. 其他　①手术时间，当室温<24℃，手术时间超过4h，体温下降幅度增大；体温下降与手术时间延长呈负相关。②运送途中散热，术后转送至监护室过程中如未保暖，可使热量散发而导致体温降低。③术前禁食时间过长，术后不能立即进食补充热量，围术期自身产热不足，对冷刺激敏感性增强，结果导致抵抗力减弱，术中易发生体温下降。④腔镜手术，虽属微创手术，但术中的CO_2气腹可影响体温。

二、围术期低体温对机体的影响

低体温可引起寒战、心肌缺血、凝血功能障碍、伤口感染、药物作用时间延长及苏醒延迟等的影响。寒战是麻醉期间患者低体温最常见的临床症状，全身麻醉可使血管收缩和寒战的阈值下降2～3℃。在全身麻醉下，机体对于体温降低的反应一般表现不明显。待麻醉减浅至恢复期，代谢增强，交感神经功能亢进，机体代偿低体温的反应就明显表现出来，最突出的征象为寒战和血管收缩。此时VO_2明显增加，可达静息时的4～5倍，如供氧不足，易出现低氧血症，造成混合静脉血氧饱和度显著下降，还可能出现心血管功能的不稳定和酸中毒。剧烈寒战可致伤口裂开，增加出血，颅内压和眼压升高而发生意外。苏醒患者对寒冷敏感，寒战可明显引起全身不适，不少患者认为寒冷、寒战是手术后记忆最深和印象极差的回忆。新生儿寒战时因肺血管阻力的增加，致血液流经未闭的卵圆孔或动脉导管形成右向左分流。新生儿或早产儿的皮下脂肪中含熔点较高的固体脂肪酸较多，可因体温下降而并发硬肿症。

（一）心血管系统并发症

低体温也是心血管系统并发症的常见原因，低体温老年患者心血管系统并发症发生率是正常体温者的 3 倍，最常见是心肌缺血和心律失常，严重者致心室颤动。

心脏的活动随着体温的降低而逐渐减少。降温初期，由于寒冷的刺激心率可增快，随体温的下降，由于机体的代谢率下降，低温对窦房结及希氏束传导的抑制等因素，心率可逐渐减慢，20℃ 时心率减慢至正常的 20% 左右，10℃ 时心脏完全停搏，因此低温过程中心率减慢给予阿托品或迷走神经切断无明显的疗效。低体温可使血中去甲肾上腺素浓度增加 3 倍，增强心肌收缩力。

低体温时血压下降，34℃ 以下时体温每下降 1℃，平均动脉压约降低 4.8mmHg。因低温过程中血管收缩、血细胞凝集、血液黏度增加等因素使外周血管阻力明显增加，中心静脉压也升高。

当体温下降时，心脏的收缩期及等长舒张期均延长，心电图可出现 P-R 间期延长、QRS 波群增宽及 Q-T 间期延长。当窦房结发出的冲动频率慢于房壁或房室结等较低中心的频率时，可出现"游走性节律点"，游走性节律点可被房壁中较快的节律点所代替而产生心房扑动或心房颤动。低温时心肌细胞对缺血或缺氧反而敏感，降低了发生心室颤动的阈值。引起心室颤动的因素尚不完全明确，可能与低温时迷走神经比交感神经易于受到抑制、冠状动脉血流减少及酸碱平衡失调和电解质紊乱有关。在成人发生心室颤动的临界温度在 26 ～ 28℃，在儿童其敏感性比成人差，有时可降至 20℃ 而不发生心室颤动。

低温下冠状动脉血管呈扩张状态，但因心排血量的降低，冠状血管的血流量下降。体温从37℃ 下降至 32℃ 时，冠状血管的血流量减少的幅度较大，不过从 32℃ 下降至 20℃ 时冠状血管的血流量减少速度反而减慢。低温时因心脏的动静脉血氧差仍正常，所以心肌的供氧仍是充足的。

（二）低体温对呼吸系统的影响

在无麻醉药或麻醉性镇痛药的影响下，低体温使呼吸频率减慢、幅度加深。32℃ 时呼吸减至10 ～ 12 次 / 分，但此时自主呼吸的通气量和气体交换仍能满足机体的需要；当体温降至 27℃ 时，呼吸频率减慢至 6 ～ 8 次 / 分。

低温使支气管扩张，因而解剖无效腔增加，但在肺组织无水肿的情况下，肺泡内的气体弥散和气体交换功能不受影响，在应用肌松药和控制呼吸的状态下，仍能较好地维持通气。

低体温使氧解离曲线左移，主要是由于低温下血红蛋白对氧的亲和力增加，体温每降低 1℃，血红蛋白对氧的亲和力约增加 5.7%；由于低体温下 pH 值增高，导致血红蛋白对氧的亲和力进一步增加，此时体温每降低 1.0℃，血红蛋白对氧的亲和力约增加 1.7%，少量溶解于血中的氧也被血红蛋白吸附，此作用主要依赖于血氧饱和度水平，因此容易造成组织缺氧。但低温使二氧化碳在血中的溶解量增加，$PaCO_2$ 的升高及组织所产生的酸血症使氧解离曲线右移，产生代偿作用从而达到相对的平衡，因此在低温下尽量避免长时间的过度通气。

（三）低体温对神经系统的影响

低温使脑的氧耗量下降，脑血流量下降，脑的灌注压降低。体温每下降 1℃，脑血流量减少约 6.7%，脑血管压力降低 4.8%。低温下脑组织的需氧量明显减少，常温下每 100g 脑组织每分钟需氧 2.5 ～ 4.7ml，27℃ 时就只需 0.8 ～ 1ml。所以低温在一定范围内有利于降低颅内压与脑保护。低体温对脑功能有一定影响。随机体温度的降低，意识逐渐模糊至消失，在 34℃ 左右时记忆力减弱或消失。33 ～ 32℃ 时开始嗜睡，对简单的命令有反应，并能有随意运动，但表达能力减退。在32 ～ 31℃ 时开始有麻醉作用，随意运动失调。在26 ～ 25℃ 时瞳孔对光反射、深腱反射及呕吐反射全部消失。在 20 ～ 18℃ 时意识完全消失。

低温对脑电图有明显的抑制作用。当体温降至 32℃ 时，脑电波的波幅开始下降，随着体温的进一步下降，频率较慢的 δ 波逐渐取代 α 波，达25℃ 时 δ 波也逐渐减弱，至 20 ～ 18℃ 时脑电波即呈一直线。

低温可阻断感觉神经纤维的传导活动。在周围神经中，较粗大的带髓鞘的 A 类纤维较易受到低体温的抑制，所以触觉比痛觉消失的早。在 25℃ 以上的低温时，神经传导的速度减慢，但动作电位反而增强，故传入冲动能产生较强的中枢兴奋作用。25℃ 以下时周围神经的兴奋和传导均明显的抑制。

（四）低体温对凝血功能的影响

低体温下血小板减少，肝脏中血小板滞留增加，且由于血栓素 A3 释放减少，血中血小板聚集力降低，血小板活性下降，出凝血时间随温度的下降而延长，可达正常的 5～7 倍。低温损伤凝血级联中酶的功能，因而合成凝血因子的能力不足，各种凝血因子包括纤维蛋白原均减少，凝血时酶促反应减弱，凝血功能减低，出血时间延长，体温每降低 1℃ 增加出血量 280ml，围术期输血量增加 20%。

低体温时，血管的舒张与收缩变化使得毛细血管静水压升高，液体从血管内向组织间隙转移，血浆容量减少，血液浓缩，血浆蛋白浓度增高，但总含量并无改变。降温至 26～23℃ 时，血浆容量可下降 12%～35%；温度每下降 1℃，血液黏度增加 2.5%～5%。由于血液黏度增加，血流速度减慢，发生血栓的可能性增加。

（五）低体温对药物作用的影响

许多麻醉相关药物的药代动力学在低体温时会延缓。许多代谢药物的酶对于温度非常敏感。会受到低体温的影响，这些药物包括吸入麻醉药、肌松药和静脉麻醉药。低体温时吸入麻醉药 MAC 降低，体温每下降 1℃，MAC 下降 5%。吸入麻醉药组织可溶性是增加的，造成机体摄取更多，因而需要更长排出时间，如不注意易致麻醉过深。体温过低也易引起术后苏醒延迟。低体温时肝脏的血流和代谢率降低，肝脏的解毒和合成功能均降低，胆汁分泌减少，依赖于肝脏代谢、排泄的药物半衰期明显延长；肾血流及肾小球滤过率减少，依赖于血浆清除的药物神经肌肉阻滞时间延长，患者体温下降 2℃ 时维库溴铵的作用时间几乎是原来的两倍；患者体温下降 3℃ 时，阿曲库铵的作用时间将增加 60%。温度每降低 1℃，丙泊酚和芬太尼静脉给药

浓度约增加 10% 和 5%。肝脏对葡萄糖、乳酸和枸橼酸的代谢减慢。故低体温时不宜输入大量的葡萄糖，输大量库血时要注意枸橼酸的不良反应。

（六）低体温对伤口愈合的影响

低体温引起与伤口愈合欠佳相关的并发症。其发生机制：①低体温引起血管收缩。血管收缩使氧向皮下组织扩散的压力降低，这与伤口愈合直接相关。②轻度低体温损害了正常的免疫系统，尤其是 T 细胞介导而产生的抗体和中性粒细胞的氧化杀菌活性。在血管收缩和低氧区域依赖氧气而产生的氧自由基显著减少。

（七）低体温对电解质和酸碱平衡的影响

低体温时电解质和酸碱平衡的变化受到低温本身、寒战程度和通气情况等各种因素的影响。低体温时易有代谢性酸血症的趋向，尤其循环停滞时，组织发生缺氧，产生大量酸性代谢产物，更易导致代谢性酸血症。降温早期由于寒冷刺激可能产生寒战和呼吸加快加深，从而暂时形成呼吸性碱血症，可以部分代偿代谢性酸血症。但随着温度的下降，呼吸受到抑制，逐渐转为呼吸性酸血症，pH 值下降。

低温下血清中 Na^+、Mg^{2+}、Cl^- 变化不大，但低温下的心肌细胞对 Ca^{2+} 的增加十分敏感，易引起心室颤动。低温时血清中 K^+ 的变化比较明显，降温初期寒冷致呼吸深快或过度通气使 pH 值维持在较高水平时，K^+ 向细胞内转移，以肝细胞和肌肉细胞为主，血清 K^+ 减少；阻断循环时 K^+ 便滞留在组织内，当恢复循环时，血清 K^+ 仍可低于正常。当机体寒战时，糖原分解，氧耗量增加，$PaCO_2$ 升高，血清 K^+ 增多。

（八）低体温对内分泌系统的影响

垂体促肾上腺皮质激素在降温开始时分泌增加，温度继续下降则分泌进行性下降，温度低于 28℃ 时停止分泌。促甲状腺激素和抗利尿激素在低体温时分泌受到抑制。随着温度的降低肾上腺血流减少，皮质激素和儿茶酚胺类产生减少；机体对儿茶酚胺类反应进行性下降，至 20℃ 时完全消失。降温至 34℃ 时甲状腺激素分泌逐渐减少，

15℃ 时碘摄取完全抑制。

（九）低体温对血气的影响及血气的目标管理

低体温状态下血气的管理问题涉及 pH 稳态和 α 稳态。所谓 pH 稳态是认为在任何温度条件下均要保持动脉血气 pH 值为 7.40，α 稳态即只要求动脉血气 pH 值在 37℃ 时为 7.40 即可，无须做温度校正，血液中的 CO_2 水平不变，主要依靠各种蛋白质分子中组氨酸的 α 咪唑基恒定解离来维持血液中 OH^-/H^+ 的比值恒定。

按照 Henry 定律，血气分析 CO_2 和 O_2 以分压来表示，与非溶解在血液中的这些气体的浓度相关。低温增加了 CO_2 和 O_2 的溶解，因此仅降低了 CO_2 分压，增加 CO_2 的溶解降低了非溶解部分 CO_2 的浓度和分压，在血中 CO_2 含量仍然不变。在低温期，血液样本加温到 37℃ 来测定，CO_2 初步的离解将影响 CO_2 分压（PCO_2），PCO_2 将在正常温度和非正常温度范围内，如果温度是患者的自然温度，PCO_2 将降低，而动脉血 CO_2 总水平不变。另外，温度影响气体的溶解，低温降低代谢率和 CO_2 的产生，降低分钟通气量来降低 CO_2 的排出。

低温中两种目标管理各有优点。α 稳态保护了脑的自动调节功能，脑血流（CBF）随着温度下降而降低，降低了流向脑的血栓负荷、防止脑过度灌注和继发脑水肿。当应用 pH 稳态时，尽管低温降低了脑代谢率，CBF 仍然能维持正常，血和脑的温度平衡更快和更均衡，当脑没有得到适当的保护时也能给脑供应更多的 O_2，在缺血后能快速恢复细胞内 pH 值和腺苷三磷酸。目前对于低温下选择 pH 稳态或 α 稳态临床上仍有不同的看法。早期研究，α 稳态能轻度改善神经预后。Jonas 等认为，脑部降温不均匀是脑损害的重要原因，深低温造成氧解离曲线极度左移，可引起温度相对较高的局部组织缺氧。采用 pH 稳态经氧合器额外吹入 CO_2 可代偿氧解离曲线左移，使脑部降温均匀，并改善皮质下血流，所以有观点认为，深低温停循环期间 pH 稳态优于 α 稳态。但是，α 稳态目标管理仍然是低温麻醉临床常用的选择。

三、围术期低体温防治

由于大量研究表明，低体温可导致严重的并发症，维持术中体温正常已成为一项标准措施。英国国家健康保健研究所推荐麻醉期间应每隔 30min 监测一次体温，且应主动加温到患者达到目标体温 36.5℃。

（一）防治低体温方法

1. 预防热量丢失 术前根据患者的病情、年龄、手术种类、胸腔、腹腔内脏暴露的面积、手术时间、皮肤的完整性（如烧伤、皮炎、皮疹、压疮）等来评估手术期间是否有体温下降的可能及其下降的程度，并制订保温措施，记录基础体温。寒冷天气患者从病房运送到手术室，推车和被服预热保持温暖，不让患者有寒冷感觉，更不能发生寒战。手术室安装空调，手术室温度应维持在 21～25℃。手术床垫被、覆盖毯子及帽子也应预热，尽量减少体温丢失。

具体措施：①皮肤消毒液及冲洗液应加热。②气体加温及湿化后吸入，可预防经呼吸道失热。呼吸蒸发能传递高达 40～46℃ 的吸入气体，而不引起黏膜热损伤，温热气体均能减少深部温度的进一步下降。③液体和库血都应加温后再输入，最简单的方法是将输液器通过 38～40℃ 的水加热，对低流速输入有效。应用血液加温器效果较好，经血液加温器输入的液体和血只能预防因输液或输血导致的低体温，但不能改变已发生的低体温。④胸腔、腹腔冲洗液、老年前列腺电切术膀胱灌注液都应加温后应用。⑤手术室内的温度应维持在 23℃，是患者正常体温需要的最低室温。⑥隔热物品有棉毯、手术巾、塑料膜、太空被等。每一层这些隔热物品大约可以减少 30% 热量丢失。

2. 主动加温措施

（1）对流加温：充气加温是围术期最常用的方法。好的充气加温系统不会导致代谢热的丢失，而且可以通过皮肤给患者加温。即使在大手术中，充气加温通常也可以使患者保持正常体温，而且其效果比垫在患者下面的循环水加热更好。

然而，对一些特大的手术，充气加温也不能

维持患者体温正常，特别是在肝移植、非体外循环下冠状动脉搭桥术、多发性创伤、截石位腹部大手术等。

（2）红外线辐射器：应放在距患者约70cm处，对成人很少有用，因其暴露于红外线辐射范围内的体表面积相对小，而且设备庞大，造成手术人员不便。然而对小儿保温有效，目前国内常用于剖宫产新生儿的保温。

（3）传导加温：放在患者身上或周围的循环水加温垫，可以阻断热量丢失。常用54cm×15cm可流动的循环水毯，水温可调控在40℃，循环水毯一条覆盖在患者身上，另一条垫在手术台上，能产生有效的保温作用。最近研制的循环水服，通过扩展加热面积或通过易导热的材料来增加传入热量。可重复使用的耐热电热毯通过碳纤维加热，效果可以和充气加温系统相媲美。

（4）血管内加温：因为是直接向身体的中心部位传输热量，血管内加温可能是热量传输的最佳方法。血管内加温系统包括一个热量交换器，通常通过股静脉插入下腔静脉和一个控制器。可以向体内或体外传输热量的功率在400～700W，因此是给患者加温或降温效果极佳的方法。体外循环对心血管手术应用血管内加温。

（二）预保温

1. 预保温的意义　全身麻醉后第1h，核心体温可以降低1.0～1.5℃，其中约81%是由于机体温度的再分布导致，而在随后的2h体温降低过程中，再分布因素占43%。麻醉后温度再分布的程度主要取决于外周组织的温度，很少受到环境温度、皮肤保温和手术切口暴露等的影响。预防再分布性低体温的有效方法是进行预保温。预保温是指在麻醉诱导前对机体外周组织或者皮肤表面进行加温，增加外周组织热量，降低核心与外周的温度梯度，从而减少温度的再分布。此外，预保温导致麻醉前血管扩张，因此由麻醉药物引起的诱导后血管扩张将被减弱。大体上，进行预保温的患者核心体温比未进行预保温的患者的核心体温约高出0.4℃。

2. 预保温的方法　包括在麻醉前使用主动皮肤加温系统和血管扩张药物。麻醉前使用血管扩张药物是主动预保温的一项替代措施，这种方法的理论基础是使用血管扩张药物来替代麻醉诱导后的正常血管扩张。药物诱导的血管扩张导致核心到外周温度的再分布，然而未麻醉的患者机体正常的调节反应可以产生足够的热量来保持核心体温。经过这一过程后，患者处于血管扩张状态，且中心到外周温度梯度缩小，由于温度梯度的缺失，随后的麻醉诱导较少产生再分布性低体温。药物预防再分布低体温已经被早年Vassilieff等的研究证实，实验组患者在手术前12h口服20mg长效硝苯地平，且在手术开始前1.5h舌下含服10mg短效硝苯地平，结果发现，实验组患者的核心温度在麻醉后第1h降低了0.8℃，仅仅是对照组（1.7℃）的一半。由于这一方法适用范围小，且有效性和安全性缺乏大量研究支持，目前主要是通过主动皮肤加温系统进行预保温。Hynson等对6名接受全身麻醉的志愿者进行麻醉前皮肤加热，验证了麻醉前2h预保温可以有效预防麻醉后再分布性低体温的假说。随后进行的7名硬膜外麻醉的志愿者研究再次证明，麻醉前2h预保温，可以减少麻醉后温度再分布，同时发现单纯预保温并不能完全避免麻醉后体温下降。同年，Just等在对接受髋关节手术患者的研究中证明，麻醉后温度的再分布是患者低体温的重要原因，预保温是一项有效的预防措施。此后，预保温作为一项保温措施，被逐渐应用到研究及临床实践中。

预保温不仅有助于维持患者体温正常，还具有其他收益：①在手术开始之前对患者进行保温，操作方便，不会干扰外科操作及手术切口。②预保温导致的血管扩张有助于外周静脉导管的置放。③保温期间，患者清醒可以配合进行保暖，有利于提高患者热舒适度，降低保温不良事件的发生，提高患者满意度。④可能有助于缓解患者手术前焦虑状态。

第四节　低温麻醉与低温治疗

在心血管手术中，可以经常见到有计划的大幅度的体温变化。低温被用于降低心脏的温度，使心脏停止搏动，降低全身耗氧量，延长循环暂停时间来进行心脏或大血管的修补术，同时减少心、脑、肾等重要器官的缺血损害。巴比妥类药物和挥发性麻醉药所能提供的保护远不及轻度低温。但由于大多数器官对低温的代偿差，围术期非计划的或意外体温降低可能是致命的，所以体温监测是心脏外科必须的常规监测。近年来，大量的研究显示，维持围术期（即使是心脏手术）体温正常可以明显提高患者的预后。轻度低温（34～36℃）在减少氧耗、降低机体代谢率的同时可3倍增加心血管并发症和凝血障碍，增强麻醉药和神经肌肉阻滞药药效，增加外周血管阻力，引起术后寒战和增加伤口感染率。综上所述，低温仅在有麻醉医师对它有充分的认识并能妥善处理体温下降引起的生理变化时，才会是安全的。

一、低温麻醉

低温麻醉分为4类：一般低温（34～32℃）；浅低温（31～29℃）；中低温（28～25℃）；深低温（24～20℃）；超深低温（19～15℃）。近20年来，单纯低温麻醉已极少使用，一般与体外循环联合后用于心内直视手术。

（一）低温对代谢和脏器功能的影响

1. 代谢率降低　在无御寒反应的前提下，低温可显著降低代谢率，温度每降低10℃，代谢率约下降1/2，见表26-1。

表26-1　温度与代谢率

体温（℃）	代谢率（%）
36.8	100
31.8	75～80
30.0	60～70
26.8	50
20.0	25
16.8	20
15.0	15

2. 氧耗量减少　氧耗量可部分反映机体的代谢活动状况，低温使氧耗量减少，且与体温呈直接相关，一般情况下，体温每下降1℃，氧耗量约下降5%，见表26-2。

表26-2　温度与氧耗量

体温（℃）	氧耗量减少（%）
37～30	50
30～25	70
25～20	80

但温度降低到20℃以下后，氧耗量的减少已不再明显。所以中度低温最具实效性，但在此温度范围内容易发生严重的心律失常，临床上多在体外循环下采用中度低温。需要指出的是，机体各脏器氧耗量的减少程度与全身氧耗量减少的程度并不一致，其中心脏的氧耗量最大，不过在心内直视手术中常有完善的保护措施，所以很少发生心脏的缺血缺氧性损害。脑的氧耗量次之，脑的氧摄取量在31℃以上时较少改变，所以适当深度的低温对防止脑缺血尤为重要。此外脏器氧耗量降低的程度与其功能降低的程度也不完全一致，如肝脏的氧耗量在中等降低时其代谢功能已经明显下降，药物在肝脏解毒的速度也明显减慢。

应指出，低温期间的氧耗降低，只有在机体毫无肌肉战栗或紧张的条件下获得，否则氧耗反而急剧上升，最高可增达300%。因此在施行降温时，必须做到逐步进行，即必须避免体温与冰浴水温之间的温差过大，以保持17℃为准，待体温下降到33℃以下后，机体的御寒反应已基本消失。

3. 中枢神经系统的保护　低温下限定阻断循环时间，于循环恢复后中枢神经系统可完整无损。因为在循环全停期间细胞仍具有一定的糖储备，并且细胞氧利用降低，可保持神经元膜电位的正常活动，尤其持续头部冰帽降温，持续到阻断循环后15～20min才撤除者，大脑的实际温度更低，脑保护效果更好。

低温广泛应用于心血管手术。氧耗量降低可延长循环暂停时间来进行心脏或大血管的手术，不至于损害脑及其他脏器的功能。不同程度低温延长脏器的循环阻断时间各不相同（表26-3）。低温与体外循环的结合扩大了低温在心血管手术中的应用范围。由于低温使氧耗量减少，可减少灌流量，减少血液的破坏而增加安全性，更利于手术操作，许多复杂的大血管手术都能在低温麻醉下取得成功。主动脉弓、降主动脉、胸腹主动脉等处手术有时需在停循环下完成，机体温度常需要降至 15℃ 以下，以减少循环停止对脑组织的损害。低温的脑保护作用还广泛应用于低温治疗，心肺脑复苏后和严重脑外伤患者常用低温治疗。

表 26-3　不同温度下阻断循环的安全时限

体温（℃）	阻断循环时间（min）
32 ～ 30	8 ～ 9
30 ～ 28	10 ～ 15
28 ～ 18	15 ～ 45
< 18	45 ～ 60

注：30 ～ 28℃以不超过 10min 为宜。

凡是涉及胸降主动脉的手术均有造成脊髓损伤的可能，近年来报道，手术后截瘫的发生率 0 ～ 40%，患者年龄 > 70 岁、有动脉粥样硬化及急诊手术的截瘫发生率更高。Svensson 等研究发现，主动脉手术后的脊髓细胞损伤的因素主要是由脊髓缺血、再灌注损伤及无复流现象导致的微循环障碍等原因所致。小儿主动脉弓缩窄（CoA）的患儿，在非体外循环下行端端吻合术时，为保护脊髓，患儿需要行体表降温至 32℃左右。

4. 心血管系统的影响　在适度的麻醉、肌肉松弛、无御寒反应的情况下，随着体温的下降，心率、血压、心排血量均进行性下降。心脏的氧耗量较冠状动脉血流量减少更为明显，氧供需平衡始终良好。然而，体温降至 28℃以下时，由于心肌应激性增加，心室颤动发生概率明显升高，一旦出现，可能血流动力学会急骤变化。

5. 肝肾功能的保护　临床上在常温下完全阻断肝循环 20min，肝功能无明显的影响，而 35 ～ 40min 时出现损害，但仍能够完全恢复正常。在低温 32 ～ 28℃下，肝循环完全阻断的时间可延长至 60min。

低温时血压下降，肾血管的阻力增加，肾血流量减少。体温每下降 1℃ 有效肾血流量约下降 8.2%，肾小球的滤过率约减少 5.3%。低温 34 ～ 26℃ 时肾小管的酶活性直接受到抑制，同时抑制肾小管的分泌和重吸收能力，故尿量未见减

少，有时反而增加。26℃ 以下时尿量则明显减少，20℃ 以下时尿形成停止。低温时钾的排出减少，而尿中的钠、氯增加，至 26℃ 以下，尿量和钠的排出明显下降。低温可延长肾血流完全阻断的时限。由于肾脏对缺血的耐受力很强，常温下肾血管可以阻断达 1h，低温时肾血管阻断 2h 对肾脏的损害也极小，所以低温可延长阻断肾循环的时间，对肾缺血有保护作用。

降主动脉的手术阻断循环后可能对胸腹腔的重要器官造成缺血性损害。肝脏和肾脏是耐受缺血、缺氧较差的器官。在常温下一般阻断肝血流时间不得超过 20min，阻断肾血流时间不超过 40min，特别在肝、肾有严重疾病功能异常时，耐受缺血缺氧的能力更差。要延长阻断时间，则需要采用低温。全身低温操作复杂、并发症多，为满足手术需要可采用肝和肾局部降温。不同温度下重要脏器耐受循环阻断的时限不同（表 26-4）。

表 26-4　不同温度下重要脏器耐受循环阻断时间（min）

脏器	37℃	28 ～ 32℃	25℃
大脑	3	8	14 ～ 15
脊髓		30 ～ 45	
肾	30 ～ 40	60	
肝	20	60	

（二）低温麻醉的适应证及实施方法

1. 心脏大血管手术　在循环暂停期间进行心血管手术，应不损害脑及其他脏器的功能。低温与体外循环的结合扩大了低温在心血管手术中的应用范围，主要适用于需要阻断循环的复杂的心内直视手术和大血管的手术。

2. 脑外科手术　浅低温对脑组织也有保护作用，适用于可能需要暂时阻断局部循环，控制出血的患者，如颅内血运丰富的肿瘤切除、血管畸形和动脉瘤手术。

3. 低温治疗　心搏骤停后脑复苏、重度创伤、脓毒性休克及某些中毒性、代谢性疾病如甲状腺功能亢进危象、病毒性脑炎、恶性高热等疾病，可选用 33 ～ 35℃浅低温治疗。

特别在心肺脑复苏中，以低温结合脱水为主

的综合疗法为缺氧性脑组织修复的最有效的措施。低温治疗的原则：①尽早开始体表及头部冰帽降温，应在心脏复跳后立即施行；②一般维持鼻咽温度33～35℃，严防忽升忽降；③持续保持低温，直到患者听觉完全恢复后终止，一般需2～3d，有时需持续更长时间。

4. 低温麻醉的实施方法

（1）降温方法：①体表降温，如变温毯降温法＋冰帽。②体腔降温，如用冰水洗胃等。③体外循环，如血液降温法。④体外循环与体表降温相结合的方法。⑤静脉输入冷液体降温。

（2）复温方法：①体表复温。②胸腔或腹腔用40～45℃温盐水复温。③体外循环血液复温，水温与血温的差值不宜超过8～10℃。

（3）监测：①体温监测，在降温过程中，机体各部分温度下降的程度不一致，应同时监测几个部位的温度，常用的有鼻咽、食管、直肠和血液温度。②循环监测，常规监测心电图、血压（有创动脉压）和中心静脉压。③周围循环，如皮肤温度、颜色、静脉充盈等；④其他，如尿量、电解质的监测、血气分析和脑氧饱和度监测等。

（4）低温麻醉注意事项：①维持循环稳定。②防止"御寒"反应。③维持肌肉松弛和末梢血管扩张。

（5）低温的并发症：①御寒反应，低温过程中可发生严重的御寒反应，患者的耗氧量会大幅度增加。防止御寒反应发生的主要措施有适当加深麻醉、应用肌松药和适量扩血管药。②心律失常，全身降温期间，可能并发各种类型心律失常，严重的有室性心动过速，频发室性期前收缩，体温低于28℃时更易发生心室颤动，这是低温最严重的并发症。③组织损伤，体表降温时，冰袋与皮肤直接接触，可造成冻伤。④胃肠出血，长时间低温或深低温患者，术后1周可发生胃的应激性溃疡，或因低温期间血流滞缓，形成小肠动脉栓塞致内脏出血。⑤酸血症，低温时组织灌注不足、氧供减少，特别在组织温差太大时明显。应注意减慢降温速度，适当纠正酸中毒，随着体温下降，自主呼吸逐渐减慢变浅，可致轻度呼吸性酸中毒。但应忌过度通气，以免使组织摄氧进一步减少。

二、低温治疗

研究证实，低温治疗通过多种机制达到脑保护作用。降低中枢神经系统损伤应激时的代谢消耗；中度低温时抑制谷氨酸的兴奋毒性；低温也抑制神经递质（多巴胺，5-羟色胺）的释放；通过抑制基质金属蛋白酶降低了血脑屏障（blood-brain barrier，BBB）的通透性。基质金属蛋白酶是细胞内关键性酶，能干扰BBB的通透性；脑缺血后对BBB通透性的干扰、血管源性水肿、炎症细胞向血管外转移造成微血管的改变；降低脑血管的通透性是脑保护作用的重要机制。在严重脑损伤和心肺脑复苏后的昏迷患者，低温治疗是重要的治疗手段，能改善患者的神经预后和降低患者死亡率。

（一）严重创伤性脑损伤的低温治疗

严重创伤性脑损伤（traumatic brain injury，TBI）与心搏骤停、新生儿误吸导致脑缺氧缺血在脑的病理生理学上是相似的，均引起继发性神经并发症。实验证明，低温降低了缺血后神经损害。低温维持48h对神经预后有很大的益处。

在TBI后降温的时机应该是越早越好，先快速把中心温度降低到35℃，之后在创伤后4h内把温度降到33℃维持48h，超过48h患者可能因并发症而延长住院时间。45岁以上患者低温治疗并发症增多和预后差，不推荐低温治疗。低温治疗的靶温度是32～34℃，低于32℃时心律失常、感染、凝血功能障碍等并发症增多。

在院前和急诊室，初步的降温可以通过快速静脉输注4℃的等张液体，可有效地降低低温治疗的降温时间，临床上证实对改善预后有效。脑外伤患者能很好地耐受大量的冷液体的输注、并能有效降低温度。院前初步降温后，患者进入医院可更进一步的降温治疗。传统的低温方法有冰袋、冰水和冷空气降温。这些技术也是诱导和维持的好方法，但单用这些方法维持温度在32～34℃是比较困难的。应使用变温毯、凝胶粘贴垫及血管内变温系统等表面降温方法，能有效和安全地实施低温治疗，精确维持体温在靶温度范围内，而静脉内血液低温系统更能精确地维持靶温度 0.2℃ 的偏差内。冰帽降温不很适用于脑外伤。一种新的方法是咽部冷管设备，能有效地选择性脑部降温，研究证实，可以改善 TBI 患者神经预后。

低温后的复温必须缓慢进行，升温的速度 0.25～0.5℃/h。过快、过高的复温会加重脑缺血的损害。

（二）心搏骤停患者低温治疗

院外心室颤动和室性心动过速患者复苏后，应用低温 32～34℃ 治疗 12～24h，发现心搏骤停患者应用低温治疗能降低死亡率和改善神经功能。基于这些研究，推荐心搏骤停后患者应用低温治疗。

心搏骤停患者低温治疗的适应证为停复苏后昏迷和无反应。心搏骤停患者复苏后低温治疗应越快越好。降温至 33℃ 持续 12h 与低温 32～34℃ 持续 24h，两组生存率和神经改善相似，但是绝对理想的降温目标和维持时机仍然不清楚。

具体实施方法：①降温前应评估神经状态，放置鼻咽温度探头监测体温，连接体表降温设备；②设定"自动"模式目标温度设在 33℃；③每小时记录温度一次；④如患者寒战和（或）躁动、不能解释的心动过速和（或）高血压，可静脉注射咪达唑仑 2mg，必要时持续输注咪达唑仑 2～3mg/h，最大输注速度不能高于 10mg/h。如咪达唑仑镇静效果不好，加用适量的阿片类药物。寒战严重或有抽搐需应用肌松药。⑤如果患者清醒和听从指令，停止低温治疗，被动自然复温。⑥24h 或 48h 后开始复温，12h 左右复温至 37℃（0.3℃/h）。

（三）低温治疗的并发症及处理

1. 心电图变化　低温引起 P-R 间期延长、QRS 增宽、Q-T 间期延长。低温抑制心脏起搏细胞发生心动过缓，在低温治疗时如果循环稳定，不必处理。

2. 循环　在降温期常见高血压和外周阻力增高，是由于低温造成血管收缩所致。因此，必须同时监测平均动脉压和尿量来评估组织灌注。高血压时停用血管收缩药，给予镇痛和镇静治疗。

必要时可用降压药。

3. 电解质　降温引起钾、钙和磷酸向细胞内转移引起这些电解质血浆浓度降低。相反，在复温期，电解质移动至细胞外。通常 6～8h 监测一次电解质。

4. 酸碱平衡　体温的降低，CO_2 产生减少，在复苏初期，存在呼吸性酸中毒，调整机械通气纠正呼吸性酸中毒。但也应避免过度通气引起严重的呼吸性碱中毒。定期监测 $PaCO_2$，调整通气量，维持酸碱平衡。

5. 凝血功能障碍　温度 < 32℃ 可引起凝血功能障碍；尽管低温对血小板功能有抑制作用。应评估凝血功能和血小板计数。若低温时有持续活动性出血，则治疗凝血功能紊乱和保持血小板值正常。

6. 高血糖　轻度低温抑制胰岛素的释放和产生胰岛素耐受。低温常见高血糖。每小时监测血糖一次，用胰岛素治疗高血糖控制血糖在目标范围。

7. 免疫　轻度低温抑制白细胞的生成和中性粒细胞、巨噬细胞减少，特别要注意预防。床头抬高和防止机械通气相关的肺感染。每天查血常规直到复温正常。每天胸片检查有助于诊断早期肺炎。

8. 寒战　寒战是维持温度稳态的一种正常生理反应。防止和治疗寒战是低温治疗的难点。寒战使产热增加、氧耗和代谢增加和颅内压升高。在诱导低温期应用镇静药和肌松药防止发生寒战。

9. 药物清除延长　在低温治疗中，很多药物的代谢和清除延长。低温影响镇静药、肌松药、抗寒战药和镇痛药的降解。因此，低温时应该适当减少药物用药量并监测其毒性反应。

（孙　瑛　张马忠）

参 考 文 献

陈建春，石鑫，冷倩，等，2017. 择期全麻围术期低体温的多因素分析. 云南医药，38（3）：217-220

杭燕南，王祥瑞，薛张纲，等，2013. 当代麻醉学 .2 版 . 上海：上海科学技术出版社

俞卫锋，石学银，2017. 临床麻醉学（理论与实践）. 北京：人民卫生出版社

朱大年，王庭槐，罗自强，等，2013. 生理学 .8 版 . 北京：人民卫生出版社

Campos JM，Paniagua P，2008. Hypothermia during cardiac surgery. Best Pract Res Clin Anaesthesiol，22（4）：695-709

De Deyne CS，2010. Therapeutic hypothermia and traumatic brain injury. Curr Opin on Anesth，23：258-262

Dorotta T，Kimball-Jones P，Applegate R，2007. Deep hypothermia and circulatory in adults. Seminars in Cardiothoracic and Vascular Anesthe-sia，11：66-76

Kplan JA，2011. Kplan's Cardiac Anesthesia. 6th ed. Philadelphia：WB Saunders

Kupchik NL，2009. Development and implementation of a therapeutic hy-pothermia. Crit Care Med，37：S279-S284

Sessler DI，2016. Perioperative thermoregulation and heat balance. Lan-cet，387（10038）：2655-2664

第二十七章

心脏起搏、复律和除颤

心脏起搏、复律和除颤是心血管手术麻醉与围术期、ICU 和急救中常用且十分重要的治疗手段。心泵功能有赖于心房和心室节律地收缩和舒张，从而保证正常的心排血量，严重的心律失常将导致显著的血流动力学改变，影响重要脏器的供血，甚至危及生命。在药物治疗无效的情况下，紧急启动电学治疗是抢救危重病和心肺复苏患者的有效措施。电疗法（electricaltherapy）包括直流电心脏复律（cardioversion）和除颤（defibrillation）。其优点为：①随意调节和起效迅速；②精确控制心率；③无药物不良反应和避免药物相互作用；④无心肌抑制和扩血管作用；⑤新的严重心律失常发生率低。心脏复跳后才能进一步后续治疗。

第一节　心脏起搏

心脏起搏器（pacemaker，PM）是通过电击对心肌做持续与规律的刺激，维持心脏的持续搏动，以治疗某些严重的心律失常，如窦房结功能障碍、房室传导阻滞、阵发性心动过速等。起搏器的历史可追溯到 1932 年，由美国的生理学家 Albert Hyman 发明并命名为"artificial pacemaker"。1956 年，由于硅晶体管发明，使电器小型化成为可能。因此在 1958 年，美国的工程师 Earl Bakken 发明世界上第一台便携式的心脏起搏器。之后随着电池技术的逐渐进步，使得心脏起搏器的电池平均可用 10 年以上。晶体管发明数年后，1958 年以电池为电源的起搏器创新了致命性电传导异常的治疗。起搏器用于房室同步起搏并改善心搏功能障碍患者的生活质量，减少了心肌病患者心室收缩非对称现象。1980 年植入性心电复律 - 除颤器（implantable cardioverter-defibrillator，ICD）首

次用于抗快速性心律失常或休克，并于 1985 年得到美国 FDA 认可，使这项技术进一步扩展到治疗房性和室性快速性心律失常（除了原来的缓慢性心律失常外）。目前的 ICD 是起搏器技术的延伸和发展，每个植入性 ICD 除了有抗快速性心律失常治疗功能外，都兼有全面的起搏器功能。

随着人口老龄化的进程，安装起搏器或者心脏电复律 / 除颤器实施手术的患者也不断增多，因此，对该类患者安全有效的围术期管理十分重要，麻醉和 ICU 医师应熟悉起搏器原理，掌握适应证及使用方法和相应的围术期处理。

心脏起搏器是产生人工电脉冲的装置，由起搏脉冲发生器、电极导线和电极组成。起搏电极分为心外膜电极、心肌电极、胸壁电极和心内膜电极（导管电极）。发生器发放起搏脉冲，经导线电极传到心肌，引起心肌兴奋和收缩（图 27-1）。心肌对各种形式的微电流刺激可产生收缩反应是人工心脏起搏的生理基础。人工心脏起搏主要用于治疗缓慢性心律失常，也可用于治疗快速性心律失常。起搏器的基本功能包括：①起搏功能。一般设定 60～70 次 / 分；②感知功能。感知一次心电活动（P 波和 QRS 波），起搏器停止发放一次起搏脉冲，是按需起搏器的必备功能；③传导功能。无论自主或起搏后出现的心电活动，均可传到右心室引发电活动，是 DDD 起搏器的重要性功能；④变时性功能。起搏器的频率可随机体代谢需求而变化，为频率应答功能的起搏器；⑤自动调节功能。起搏器记录患者心率和心律失常资料，经归纳、分析和计算得到起搏器最佳工作参数运转；⑥诊断功能。通过诊断程储存记录，供医师分析参考。

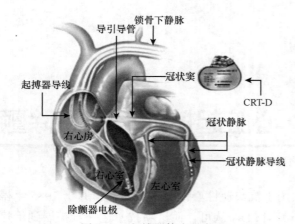

图 27-1 起搏器体内示意图

CRT-D. 兼具 CRT 和 ICD 功能的起搏器；CRT. cardiacresyn-chronization therapy，心脏再同步化治疗

一、起搏器分类

（一）按起搏器起搏位点分类

起搏器按起搏位点分为单腔、双腔、三腔起搏器。单腔起搏器通过刺激心房起搏而带动心室，但不适用于房室结传导有问题的患者。双腔起搏器有两个电极，心房和心室各有一个，弥补了单腔起搏器的不足。三腔起搏器在心房、左右心室各有一个电极，能够使心脏收缩更接近生理状态。

（二）按起搏器性能分类

（1）非同步（固定频率）型起搏器：即脉冲频率固定，不受自主心率影响，一旦心脏自主心率超过起搏频率则可发生心搏竞争现象，甚至导致严重心律失常而威胁患者生命安全。

（2）同步（非竞争）型起搏器：电极分别放在心房和心室，并分别接受冲动，使心房和心室

顺序收缩，其更合乎生理要求。

（3）可调试起搏器（体外遥控起搏器）：起搏器可根据患者需要，通过编制一定程序的体外遥控器进行调整，但此类起搏器造价较高。

（4）R波抑制型起搏器（按需起搏器）：一般以固有频率发放脉冲，一旦出现超过起搏器脉冲频率的心脏自身节律，起搏器将自动感知而不发放冲动，表现出心脏自身的节律。

（三）按心脏起搏器放置的位置分类

按心脏起搏器放置的位置分为体内起搏和体外起搏两种方式。起搏器置入人体皮下称为体内起搏，而放置于体外者称为体外起搏器。体外起搏器体积较大，但可随时更换电池及调整起搏频率，当出现快速性心律失常时，能够进行超速抑制，缺点是携带不方便，且导线入口处易感染，目前多用于临时起搏。体内起搏器体积小，便于携带，多数永久性起搏为体内放置，但在电池耗尽时需手术切开更换。

1. 体外起搏器（临时性起搏器）

（1）单腔起搏器（心室或心房起搏）：通过感知灵敏度旋钮的选择可在体外调节按需频率起搏及固定频率起搏。起搏频率范围30～180次/分，也可通过超速抑制而终止快速性心律失常。

（2）双腔起搏器（房室顺序起搏）：主要用于心脏手术引起的暂时性房室传导阻滞，能使心房和心室顺序收缩以维持心功能正常。

2. 埋藏式起搏器（永久性起搏器） 国际统一用五位字母代码命名法（表27-1）。第Ⅰ位字母描述起搏器腔室，第Ⅱ位字母描述感知腔室，第Ⅲ位字母描述起搏器在感知到心内活动后的工作方式，第Ⅳ、Ⅴ位字母描述起搏器的其他特性，如频率反应，不需要时可删除。

表 27-1 起搏器五位字母代码命名法

位置	第Ⅰ位	第Ⅱ位	第Ⅲ位	第Ⅳ位	第Ⅴ位
功能	起搏心腔	感知心腔	应答方式	程序控制	抗心动过速
代码	V（心室）	V（心室）	T（触发）	P（简单程控）	B（触发成串脉冲刺激）
	A（心房）	A（心房）	I（抑制）	M（多功能程控）	N（正常频率竞争抑制）
	D（双腔）	D（双腔）	D（T和I）	O（无程控功能）	S（频率扫描刺激转复）
		O（无感知）	O（无反应）	R（频率调整）	D（超速抑制）
			R（频率反应）		E（体外控制脉冲发放）
					O（无抗快速性心律失常功能）

（1）单腔起搏器：①非同步型起搏器（VOO、AOO）：频率固定无感知功能，现已少用。②同步型起搏器：分为心室同步型起搏器（VVT、VVI）和心房同步型起搏器（AAT、AAI）。有感知功能，可避免竞争心律发生。感知自身搏动后的反应方式有两种：触发型同步起搏器（VVT、AAT），现已少用；抑制型同步起搏器（VVI、AAI），又称按需型起搏器，是目前应用最多的一种起搏器。心搏频率低于起搏器预设的起搏频率，起搏器将按预定的起搏频率起搏心脏，并可避免竞争心律。当存在外界持续强电磁干扰时，起搏器将转为固定频率起搏以避免窦房结长时间抑制而导致的心动过缓和心搏骤停。

VVI 单纯起搏心室，失去正常房室顺序收缩，使心排血量降低。另外，对于房室传导正常的患者，可发生房室逆传，引起心房逆行充盈和排空，并消除或减弱压力感受器的反射，使外周血管阻力下降和大脑灌注不足。两者相加就可能引发"起搏器综合征"，表现为头晕、气急、心悸、低血压，甚至心力衰竭、休克、晕厥等，所以 VVI 适用于房室传导阻滞患者；AAI 由于通过自然房室传导途径激动心室，不存在发生"起搏器综合征"的可能，适用于病态窦房结综合征而房室传导正常的患者。

（2）双腔起搏器：①心房同步心室起搏器（VAT）：心房感知心室起搏，形成人工 P-R 间期，符合生理起搏，但缺乏心室感知功能，可引起心室竞争心律，已少用。②心房同步心室按需型起搏器（VDD）：与 VAT 相比，VDD 对心房和心室均有感知功能，可避免心室竞争心律，但可引起由起搏器诱发的环路性心动过速。③心室按需型房室顺序起搏器（DVI）：心房电极只有起搏功能，心室电极则兼有起搏和感知功能，心房和心室脉冲发放的统一由心室电极感知 R 波来控制，因而保证了房室顺序收缩，避免了房室逆传诱发的环路性心动过速；但可诱发室上性心动过速或偶可诱发心房颤动。④房室全能型起搏器（DDD）：具有房室双腔顺序起搏、房室双重感知及触发与抑制双重反应（即同时感知和起搏心房无室的功能），并取 DVI、AAI 和 VDD 等各种起搏器优点。DDD 起搏的主要形式见图 27-2。适用于病态窦房

结综合征伴或不伴房室传导阻滞、永久性或间歇性房室传导阻滞、双束支传导阻滞等。但 DDD 起搏也会引起起搏介导性心动过速或串活抑制现象。现已广泛应用于临床。

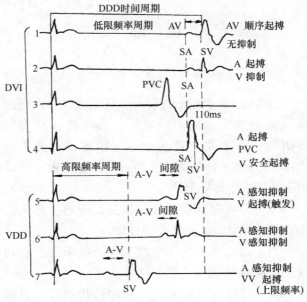

图 27-2　DDD 起搏的主要形式

（3）频率自适应起搏器：应用不同的生理生化指标，如体动、呼吸频率、心内温度和 pH 值、心内血氧饱和度、右心室收缩力及起搏引发的 Q-T 间期等作为感知参数，自动调节起搏频率，如 SSIR，DDDR。其适用于心脏变时能力不良且需要从事中至重度体力活动者，对于心率加快会诱发心绞痛，加重心力衰竭的患者不适用。

（4）抗快速性心律失常起搏器：感知和及时终止心动过速，以及在心动过速终止或超速抑制时，可按需起搏。目前多限于治疗药物引起的室上性心动过速，而治疗室性心动过速时可诱发心室颤动。

（5）植入式自动心脏转复除颤器（ICD）：由脉冲发生器和导线电极组成。临床应用的 ICD 均使用经静脉电极，胸壁埋植，能够自动检测心室颤动和室性心动过速，并行心脏起搏、转复和心内电击。其具有程控功能，即可起搏缓慢心律，也能抑制快速性心律失常，还可复律和除颤，适用于多种心律失常的治疗。

未来的 ICD 将朝着多功能方向发展，从目前单一快速室性心律失常治疗向各种心律失常，包

括快速性室性或房性心律失常、缓慢性心律失常、心力衰竭等多种治疗发展。此外，多功能治疗仪将装有药物释放系统，可预防房性或室性快速性心律失常的发生，以及辅助治疗心力衰竭。

二、适 应 证

（一）临时性起搏器

（1）急性心肌梗死起搏指征：①心率＜50次／分、阿托品治疗无效的心动过缓；②完全性房室传导阻滞；③不完全性房室传导阻滞，莫氏Ⅰ型心律＜50次／分及莫氏Ⅱ型；④急性双束支传导阻滞及三束支传导阻滞。

（2）严重电解质紊乱，如高血钾等引起的高度心肌传导阻滞或窦性心动过缓。

（3）冠心病发生完全性房室传导阻滞、心动过缓、宽 QRS 波、逸搏心律。

（4）超速起搏抑制经电复律药物治疗无效的顽固性心动过速。

（5）心脏术后心动过缓或房室传导阻滞。

（6）中毒、触电、溺水所致的严重心动过缓或心搏骤停。

（二）永久性起搏器

（1）病态窦房结综合征。

（2）完全性房室传导阻滞，阿 - 斯综合征，心率＜45次／分。

（3）双束支和三束支传导阻滞，症状明显者。

（4）手术损伤传导系统引起房室传导阻滞。

（5）异位快速性心律失常，药物治疗无效，可应用抗心动过速起搏器或自动复律除颤器（ICD）。

（6）长 QT 综合征。

（7）梗阻性肥厚型心肌病。

（三）植入式心脏复律 / 除颤器（AICD）

（1）室性心动过速和心室颤动。

（2）心肌梗死后 EF ≤ 30%（MADIT Ⅱ）。

（3）任何病因心肌病 EF ≤ 35%（SCD-HeFT）及肥厚型心肌病。

（4）等待心脏移植。

（5）长 QT 综合征。

（6）心律失常性右心室发育不良。

（7）Brugada 综合征（右束支传导阻滞，$V_1 \sim V_3$ 导联 S-T 段抬高）。

（8）原因不明晕厥，电生理检查能诱发出血流动力学严重障碍的持续性室性心动过速或心室颤动，药物治疗无效，不能耐受者。

三、起 搏 方 式

（一）静脉内起搏法（图 27-3）

1. 临时性经静脉心内膜起搏 用双电极导管经周围静脉送至右心室，电极接触心内膜，起搏器置于体外而起搏。表 27-2 是临时起搏技术的比较。

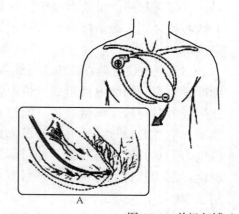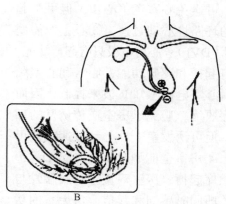

图 27-3 单极起搏（A）和双极起搏（B）

A. 单电极导管从头静脉、锁骨下静脉、颈外静脉送至右心室，接触心内膜，带有无关电极的起搏器埋藏在胸壁胸大肌前皮下组织中而起搏；B. 双电极导管经周围静脉送至右心室，电极接触心内膜，起搏器置于体外而起搏

表 27-2　临时起搏技术的比较

起搏方法	启动时间	起搏腔室	优点	缺点	用途
经皮	1～2min	右心室	简单 迅速 安全	夺获多变 胸壁活动 患者不适	心搏骤停和术中预防性 维持
经食管	数分钟	左心房	心房夺获可靠 安全 简单	起搏器特殊	预防性心房起搏 SVT 超速起搏 监测心房电活动
经静脉 半刚性	3～20min	心房和（或）心室	最安全 耐受良好	有创 需时较多 潜在并发症	心搏骤停 预防性维持
经静脉 血流导向	3～20min	右心室	简单 无须透视	有创 稳定性问题 不易使用	心搏骤停 术中预防性维持
肺动脉导管	数分钟（PAC 已置）	心房和（或）心室	心室夺获可靠 耐受良好	需特殊 PAC 需提前放置	心搏骤停 术中预防性维持
心外膜起搏导线	＜1min	心房和（或）心室	可靠 条件简单	仅在术后可用 导联易故障	心搏骤停 术中预防性维持
经胸廓	10～60s	心室	迅速 简单	较多潜在并发症	仅用于心搏骤停

2. 永久性经静脉心内膜起搏　用单电极导管从头静脉、锁骨下静脉、颈外静脉送至右心室，接触心内膜，带有无关电极的起搏器埋藏在胸壁胸大肌前皮下组织中而起搏。锂电池供电，一般可用 6～8 年。

（二）静脉外起搏法

1. 胸壁外起搏　在 ICU 的备用的除颤仪上有起搏功能，需要特殊起搏电极。将后面电极置于患者背部肩胛骨和脊柱的心脏水平位置，前面电极置于心前区位置（女性在左乳房下缘），导线连接好电极后接上起搏器，起搏器按需输出起搏脉冲。设置心率较患者自主心率快 10 次 / 分，电流 20～80mA，逐渐增加。用于永久性起搏器失效或心脏手术后心表面起搏导线脱落及阿 - 斯综合征急救时使用，一般使用 24～48h 左右。

2. 食管电极起搏　食管电极经口或鼻至食管心脏水平，连接起搏器，起搏器发出脉冲起搏心肌。根据电极的深度，分为经食管心房起搏和经食管心室起搏。食管电极起搏适用于心搏骤停的紧急起搏或超速抑制终止快速性心律失常。

3. 心外膜起搏　将作用电极固定于右心室心外膜上，无关电极置于皮肤，导线连接好电极后接上起搏器，起搏器可按需同步输出起搏脉冲。心外膜起搏适用于心脏手术患者预防和治疗心脏复跳后心律失常，如心动过缓及房室传导阻滞等。

四、注意事项

1. 掌握性能和操作方法　起搏器使用或安装前，需对安全性进行检查。永久性起搏器应注意电池能源的检测和更换。

2. 加强监测　使用过程中密切注意血压和 ECG 变化，注意起搏器诱发的新的心律失常。常用起搏器的心电图见图 27-4。术中用电灼时，应将起搏器调到非同步。

3. 调节起搏频率、电流和电压　体外临时起搏频率：成人 80～100 次 / 分，小儿 100～120 次 / 分。起搏阈值电流 3～5mA，电压 3～6V，按需调节。永久性体内起搏阈值电流 0.5～1.0mA，电压 0.5～1.0mV。如安置时电流或电压过高，可致起搏器失灵。各参数的调节意义见表 27-3。

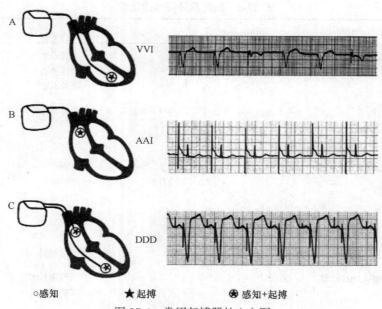

○感知　　★起搏　　⊗感知+起搏

图 27-4　常用起搏器的心电图

表 27-3　起搏器参数调节的意义

起搏器	调节	意义
频率	增加	心排血量增加
	减少	心肌氧耗减少
		判断心脏的自身频率
起搏阈值	增加	提高起搏成功率
	减少	延长电池寿命
敏感度	增加	减小敏感度的值常会引起过度敏感
	减小	增加敏感度的值
		常用于 T 波感知的过度敏感

5. 探测电流　有呼吸频率监测的 ECG 监护仪通过胸廓电阻抗的变化判断呼吸动作，监护仪心电监护电极上会释放出一个探测电流，该电流可能干扰起搏器功能，连接后可能会导致心动过速。甚至可能导致危及生命的结果。

6. 起搏功能障碍原因　①电极位置不当或导线接触不良；②血钾浓度影响；③心肌梗死及心肌电位抑制；④强电磁场或电刀干扰。

五、起搏器的并发症

（1）经静脉心内膜起搏法可引起心脏穿孔，电极脱位，膈肌、胸壁或腹肌抽动，血栓栓塞，心律失常，局部感染等。

（2）起搏器介导的心动过速为 DDD 起搏器常见的并发症，是心房电极感知了心室逆向传播而引起的心房去极波，心动过速频率与起搏器限频一致，通过程控延长不应期可以消除。

（3）起搏器综合征包括心悸、头晕、疲劳等不适症状。

六、安装起搏器患者的围术期处理

（一）术前

（1）了解患者起搏器的使用病因，初次使用起搏器的时间，确认起搏器的生产厂商和类型。请相关科室或起搏器的专家会诊，了解起搏器最后测试时间，收集起搏器事件日志，测试起搏器工作是否正常、起搏器电源是否充足、患者在短时间脱离起搏器条件下是否可以维持循环稳定，保证磁体探测可用，决定围术期是否需要程序重设。

（2）安装常规起搏器的患者并不需要特殊的检查。胸片很少显示导线的问题，不是所有的起搏器在胸片上具有特征性地表现。但对于安装双心室起搏器的患者，特别是准备放置中心静脉导管时，需要拍胸片以确认冠状窦电极导线位置，因为患者冠状窦电极导线可能出现自发性移位。

（3）与手术医师讨论手术类型和手术范围，有条件时应使起搏发生器距离手术野 25cm 以上。将一些功能（如抗心律失常等）置于关闭状态。

对具有分钟通气量（生物阻抗）感应器的任何装置应给予特殊关注，应该关闭心率增强或心率感知装置。

（4）确定有起搏系统依赖的患者可能需要将程序重设为非同步起搏模式，且起搏频率大于患者的基础心率。脐以上手术需用单极电刀时植入临时起搏装置（经过测试，可能需要程序重设）（表27-4）。

（5）重大手术为保证充分氧供，可考虑提高起搏心率下限。

表 27-4 需要重新设置起搏器程控的情况

任何具有心率反应性的装置

特殊的起搏指征（如肥厚型梗阻性心脏病、扩张型心肌病、小儿患者）

起搏器依赖患者

胸部或腹部大手术

应该关闭的频率增强功能

特殊操作或检查

碎石术（允许的情况下，不要使用心房起搏模式）

经尿道切除手术或检查

宫腔镜

电惊厥疗法

应用琥珀胆碱

MRI（某些品牌禁忌使用）*

*MRI会导致快速起搏、抑制和重设DDD起搏器而一过性转为非同步起搏，甚至无输出。必须行MRI检查时，应会同心内、放射科医师和仪器厂家商讨，将起搏器电压无脉宽调至最小OOO模式。准备体外起搏装置。检查过程严密监测，完毕后重新设置起搏功能。

（二）术中

强离子束辐射（strong ionizing beams of radiation）、磁共振和外科使用电凝器是术中常见的电磁干扰，尤其是后者可使安放永久性起搏器的患者面临巨大的危险，因电凝器可多方面干扰起搏器的正常工作：①如电凝的部位接近起搏器，后者的内部线路可能被破坏；②当电凝电流沿室腔起搏电极传入时可诱发心室颤动；③接触转搏电极前端的心肌可被灼伤，继而可致起搏无效；④电凝引起骨骼肌收缩所产生的肌电活动，可抑制起搏器起搏，出现心脏停搏；⑤电凝的脉冲辐射频率可改变起搏器的功能。

请相关专家会诊，根据患者情况开启相关术中关闭的功能。通常，大多数ICD在外科手术尤

其是计划使用单极电刀时应关闭抗快速性心律治疗功能。用程序关闭比磁体放置更可靠，磁体只能在咨询ICD专家后使用。

虽然大多数起搏器在持续电磁干扰时能自动转换成固定频率起搏，但间断或变化的电磁干扰仍可暂时抑制起搏器功能，导致心动过缓或心搏骤停。心脏和胸腔手术使用电刀危险较大，而远离心脏部位使用电刀危险相对较小。

1. 减少电磁干扰对起搏器影响的措施

（1）单极电凝与双极电凝：双极电凝的电流位于双极之间，应尽量选用，但功率较低，仅适用于小出血点电凝；若单极电凝必须使用，接地线应远离起搏器（超过15cm），使电流影响减至最小，使用时间<1s，间隔时间>10s，禁止电凝头在未接触患者组织前就启动。

（2）起搏器不能位于电凝顶端与接地线之间。

（3）心脏复律除颤时电极板放置部位见图27-5，并尽量使用最低输出功率。

（4）术中机械通气机、体外冲击波碎石和整个身体的移动等机械因素可抑制或改变起搏器的功能；各种原因诱发的肌颤、药物引起的肌抽搐运动（如氯胺酮、琥珀胆碱、依托咪酯和丙泊酚）或经皮神经刺激等，也可抑制或不慎触发起搏器发放脉冲，故应加强监测，及时发现和纠正心肌电位抑制。全身麻醉过度通气时，可能增加起搏器心率，可关闭起搏器的频率-应答功能。长QT综合征患者避免使用氟哌利多，以及七氟烷、异氟烷、地氟烷等吸入麻醉药。

（5）最好使用双极电刀和电凝，如果只能使用单极设备，电凝比电刀对起搏器影响小，同时注意电刀回路远离心脏。

（6）头颈部手术，电极片应放置在起搏器或除颤器对侧的肩部后上方。起搏器或除颤器对侧的胸壁外科手术（如乳房切除术）也采用同样的肩部位点放置电极片。

（7）对于起搏器或除颤器同侧的胸壁外科手术，电极片应放置在同侧臂部。如有必要，回路导线应在相应区域，并进行消毒或者铺巾。这样消毒导线可以很好地顺着手臂至肩部，然后固定，连接到起搏器或除颤器。

（8）不管手术部位在哪，常规都把电极片放

在患者大腿。当单极电刀在脐以上使用时，这种位置产生的电刀电流回路可能将起搏器或除颤器、电极或两者都包括在内而引发干扰，电流回路电极片应放置在防止诱发电极电流发生的位置。单极或双极电刀的电极片位置见图 27-6 和图 27-7。

（9）在搬动患者或摆体位时应注意防止临时经静脉起搏器的电极发生移位，甚或房室穿孔，这在过度屈曲、伸展肢体或头颈时偶可发生（锁骨下径路不易发生）。运送患者时应严密监测 ECG 或脉搏波形，并准备好阿托品、异丙肾上腺素或肾上腺素以便在起搏器失功情况下使用，增加逸搏心律的频率。另外最好备有经皮起搏装置以便急用。

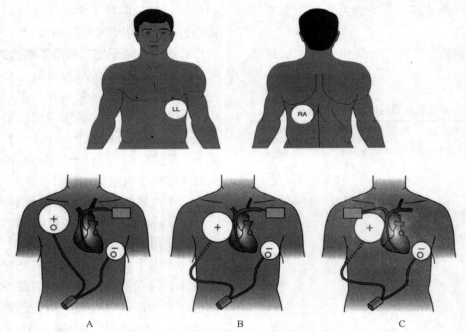

图 27-5　装起搏器患者除颤电极板放置位置

上图：一般患者除颤电极板放置位置。LL 电极在心尖部，RA 电极于左肩胛骨下

下图：为放置起搏器患者除颤电极板位置

A. 起搏器在左侧，电极板放置于右锁骨下和心尖区；B. 起搏器在左侧，电极板放置于心尖区和右肩胛骨下；C. 起搏器在右侧，电极板放置于心尖区和右肩胛骨下

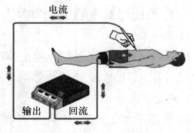

图 27-6　单极模式图

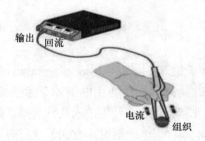

图 27-7　双极模式图

在单极模式中，用一完整的电路来切割和凝固组织，该电路由高频电刀内的高频发生器、患者极板、接连导线和电极组成。在大多数的应用中，电流通过有效导线和电极穿过患者，再由患者极板及其导线返回高频电刀的发生器。

双极电凝是通过双极镊子的两个尖端向机体组织提供高频电能，使双极镊子两端之间的血管脱水而凝固，达到止血的目的，它的作用范围只限于镊子两端之间的组织。

2. 严密监测心率和心律　将心电图监护仪的滤波功能关闭，同时心电监护必须能够识别起搏信号。患者监测必须保证起搏电活动转变为心肌机械收缩能力，具体方法可采用脉搏血氧饱和度或有创动脉波形监测心率。双心室起搏患者常依赖双心室起搏改善心排血量，所以双心室起搏的患者需要监护每搏量。应及时发现起搏器功能异常，尽量缩短电凝时间，如不能做到（如经尿道前列腺电切术）则可考虑改用非同步起搏模式（如VOO或VVI），按固定频率起搏。必要时屏蔽起搏发生器，避免直接离子束辐射；如有ECG明显变化，应立即停用电刀。

（三）术后

术后应检测装置，可以清除发生器记忆中的任何数据（如误认为心律失常或电极问题的干扰信号）。任何通过程序关闭快速性心律失常治疗功能的带ICD病例术后必须监测装置，应该成为对受到过电磁干扰患者的处理标准。对于不使用单极电刀、无输血、少量输液治疗、无重大问题发生的病例，在实际工作中也不要求术后对发生器进行检测。

带心脏发生器（起搏器和除颤器）患者围手术期指南见表27-5。

（四）起搏器失灵

起搏器失灵一般的原因是发生器故障，电极导线传导故障，夺获失败。发生起搏器失灵应及时做出相应的处理。若患者心率可满足灌注，生命体征平稳，可先观察，找出原因予以处理。若灌注不足，应按以下步骤处理，并随时准备心肺复苏。

（1）放置磁铁，观察起搏器是否转为非同步模式，磁铁将消除这些装置的感知功能。许多磁铁模式激活的自动捕获装置在放置磁铁后可使起搏波幅增加，重新夺获。

（2）经胸、经静脉或经食管开始临时起搏。体外起搏时，心电图信号可能被误读。任何体外起搏都将抑制体内起搏器的功率输出，使后者不产生心肌夺获。

（3）给予拟血管活性药物，降低心肌去极化阈值，增加心肌变时性。可用肾上腺素0.5～1μg/min或多巴胺5～20μg/（kg·min），使用异丙肾上腺素时要注意低血压，抗毒蕈碱样药物（阿托品、格隆溴铵）可能有一定作用。

（4）找出并纠正心肌缺血原因。

（5）纠正电解质酸碱紊乱。

（6）上述方法无效时，应考虑手术放置心脏表面起搏导线。

表 27-5 安装心脏发生器（起搏器和除颤器）患者围术期指南

术前要点	术中要点	术后要点
麻醉前让有资格的权威机构对起搏器或除颤器进行检测	利用指脉搏血氧饱和度仪或动脉波形监测心脏节律和外周脉搏	术后由权威机构进行装置检测，某些心率增强可以重新启动，确定最佳心率和起搏参数。ICD患者应监护至抗快速性心律治疗恢复为止
获得检测报告的复印件，确保装置在适当的安全范围	关闭ECG监测仪的"干扰过滤"作用	
当患者计划行大手术或在发生器25cm范围内手术时，接近择期更换期限时，考虑更换装置	避免单极电刀的使用如有可能，使用双极电刀；如不可能，"单纯切割"（单极电刀）比"混合"或者"电凝"好	
判断患者的自主心律/心率，决定是否需要起搏支持	电刀的电流回路应防止电流跨越发生器—心脏回路。如果电极片必须放置在前臂远端，导线用消毒铺巾覆盖	
如果有磁体模式存在，计划使用磁体时，确认磁体存在时的心率和心律		
如果有分钟通气量感知，应通过程序关闭	如果电刀导致室性过感知，起搏静止或快速心律，应限制无节律期或对心脏发生器进行程序重设	
通过程序关闭所有心率增强功能		
考虑增加起搏心率以优化大手术时的组织氧供		
如果是除颤器应关闭抗快速性心律治疗功能		

第二节 复律和除颤

心脏电复律（cardioversion）与除颤（defibrillation）是利用高能电脉冲直接或经胸壁作用于心脏来治疗异位性心律失常，严重快速性心律失常时，用外加的高能量脉冲电流通过心脏，使全部或大部分心肌细胞在瞬间同时去极，造成心脏短暂的电活动停止，然后由最高自律性的起搏点（通常为窦房结）重新主导心脏节律的治疗过程。在心室颤动时的电复律治疗也常被称为电击除颤使之转复为窦性心律的方法。

1944年，Beek等首先报道开胸除颤成功的病例，以后交流电除颤器问世，并在一段时间内起重要作用。1960年体外心脏按压术成功后，交流电除颤器被直流电除颤器代替。直流电除颤器由一个可调的高压直流电系统组成，可使储存能量的电容器充电，电容器通过一个限流电感与电极板相连，输送到患者身上的电荷可以是单向的，近年开始使用双向波，以次分档或连续调节至几千伏特，持续

3～4s。除颤仪的基本波形有两种：①衰减的半正弦波；②近似方形的菱形波，波宽 4～12ms。

一、除颤仪的结构和原理

（一）结构和原理

应用物理学强电流抑制原理，以短暂高能量的脉冲电流通过心肌，使所有心肌在瞬间同时去极，抑制心肌中各种异位兴奋灶和折返途径，从而使窦房结的正常冲动得以再次控制整个心脏的活动，恢复窦性心律。心脏复律和除颤必备条件：①窦房结功能正常；②心肌纤维一次全部去极。

除颤仪的电路结构包括电源、充电电路与放电电路，以及相应的控制电路。在电除颤时，除颤仪首先按选定的能量水平向电容器充电，形成数千伏的高电压，然后仪器再向人体心脏释放强大的瞬时电脉冲。相关公式为：能量 = 电流 × 电压 × 时间；电流 = 电压 / 阻抗。

根据电流脉冲通过心脏的方向，除颤仪分为单相波除颤仪和双相波除颤仪。单相波除颤仪释放单向电流脉冲，双相波除颤仪先后释放两个方向相反的电流脉冲。

（二）除颤仪分类

1. 普通除颤仪

（1）单相波除颤仪：又分为单相衰减正弦波形（monophasic damped sine waveform，MDS）除颤仪和单相切角指数波形（monophasic truncated exponential waveform，MTE）除颤仪。MDS 除颤仪所释放的电流脉冲强度是逐渐衰减至基线水平的，波形宛如半个正弦曲线（图 27-8）；而 MTE 则是急速下降的。目前仍在临床使用的单相波除颤仪，绝大多数属于 MDS 除颤仪。单相波除颤仪主要有两个缺点：①除颤需要的能量水平比较高，电流峰值比较大，对心肌功能可能造成一定程度的损伤；②对人体经胸阻抗的变化没有自动调节功能，特别是对高经胸阻抗者除颤效果不佳。使用 MDS 除颤仪对成人实施电除颤时，以往采用的是能量递增方案，但是近年文献推荐无论是首次还是后续电击一律采用 360 J。

（2）双相波除颤仪：又分为双相切角指数波形（biphasic truncated exponential waveform，BTE）除颤仪和双相方波形（rectilinear biphasic waveform，

RBW）除颤仪。BTE 除颤仪和 RBW 除颤仪在除颤电流波形或工作原理上有所不同。双相波除颤技术的基本机制：正相电流将心肌细胞的钠离子通道充分打开，较小的负相电流即可使心肌细胞去极（图 27-9）。

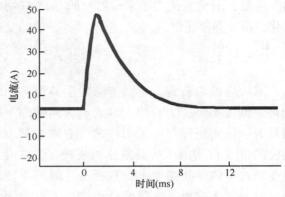

图 27-8　单相波除颤波形
（单相衰减正弦波）

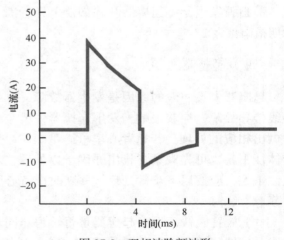

图 27-9　双相波除颤波形
（双相锯齿波）

平均电流是除颤的有效成分，平均电流越高，除颤有效率越高。能量和电流峰值是除颤所导致心肌功能损伤的主要因素。与 MDS 相比，BTE 可以维持一定的有效电流，提高了首次除颤的成功率；由于电流峰值较低，因此它对心肌功能的损害程度也是较轻的；另外，针对人体经胸阻抗的变化，它可以通过一定方式给予补偿，使高经胸阻抗者的除颤成功率得到提高。RBW 则通过所谓"数码电阻桥"技术，自动测量人体经胸阻抗，快速调节除颤仪内部的数控阻抗，以使总阻抗（机内阻抗 + 经胸阻抗）保持不变，进而维持除颤电流的恒定。总的来说，双相波除颤仪具有以下优势：

①随经胸阻抗而变化，首次电击成功率较高；②选择的能量较小，电流峰值较低或相对恒定，对心肌功能的损伤轻微。由于具有上述优势，双相波取代单相波是除颤仪与电除颤技术的发展趋势。与单相波除颤仪相比，一般来说双相波除颤仪通常选择较低的能量水平（具有首次除颤低能量150J）。BTE除颤仪首次电击能量：成人为150～200J，RBW为120J；后续电击选择相同或递增的能量水平。

目前常用的心脏除颤器为直流除颤器，由心电图示波仪、记录仪、胸内外除颤器及同步触发、电极和电源等部件组成。其必须具备：①能将数十千伏的高压直流电并贮存在大电容中，在2～4ms内向心脏放电，电功率可达360～400J；②同步除颤脉冲应落在R波的下降支上（绝对不应期），避开T波顶峰附近的易损期；③非同步除颤可在任何时间放电。除颤器的基本波形有两种：①衰减的半正弦波；②近似方形的菱形波，波宽4～12ms。

2. 自动体外除颤仪　20世纪90年代中后期以来，一种携带方便、操作简单、智能化的自动体外除颤仪（AED）开始在北美与欧洲国家推广普及。凭借微型计算机技术，AED可以自动分析与判断可除颤性心律（心室颤动或无脉性室性心动过速），并且通过语音提示和（或）屏幕显示的方式，建议操作者实施电击。鉴于双相波的优越性，现代的AED一般采用的是双相波除颤技术。AED的小型化和智能化，不仅使其非常便于在院内特别是院前急救中使用，而且也使除颤仪的使用者，由专业人员延伸至非专业人员。AED安装在机场、码头、剧院和商场等公共场所，推广普及AED由非专业人员在现场使用，对心室颤动（或无脉性室性心动过速）性心搏骤停实施电除颤。电除颤在经历了几十年的发展之后，由单相波除颤发展至单相波与双相波并存，直至以BTE和RBW为代表的双相波除颤成为技术的主流，但是，安全、迅速、准确、高效，则始终是电除颤技术追求的基本目标。

二、适应证和禁忌证

（一）电复律

1. 适应证

（1）心房颤动：包括心室率快、药物治疗无效、病程在1年以内，预激综合征合并快速心房颤动。

1）心室率快（心室率超过120次/分）：用洋地黄难以控制，或心房颤动反复诱发心力衰竭、药物治疗无效，预期电复律后症状得以改善。

2）预激综合征合并心房颤动。

3）慢性心房颤动病程在1年内，心功能1或2级，心胸比小于0.5，左心房内径＜45mm者。

4）去除基本病因（甲状腺功能亢进、心肌梗死、肺炎、肺栓塞等）后心房颤动仍持续者。

5）二尖瓣分离术或人工瓣膜置换术4～6周后仍有心房颤动者，也有学者主张3个月后仍有心房颤动者（因术后心房缩小缓慢）。

（2）心房扑动：慢性心房扑动、药物治疗效果较差，可首选，尤其是伴有心室率快、血流动力学恶化的患者，如心房扑动1：1传导。

（3）室上性心动过速：当刺激迷走神经、应用维拉帕米、升压药或洋地黄治疗无效时选用电复律治疗。

（4）室性心动过速：心室率＞150次/分，药物治疗不佳。

（5）预激综合征伴心动过速。

（6）病情危急，而心电图无法立即识别的快速性心律失常。

2. 禁忌证

（1）心房颤动：①心房颤动未用洋地黄治疗，心室率＜50～60次/分，或洋地黄中毒引起的心房颤动；②伴有高度或三度房室传导阻滞及心房颤动前有SSS者；③有外周动脉栓塞史或怀疑心房内有血栓者，是电复律的相对禁忌证，可抗凝治疗3周后再电复律；④慢性心房颤动病程超过5年，或心胸比大于0.55，左心房内径＞50mm者；⑤孤立性心房颤动；⑥估计电复律后难以维持窦律者；⑦心房颤动伴风湿活动或亚急性细菌性心内膜炎者，中毒性心肌炎急性期伴心房颤动者。

（2）室上性心律失常伴完全性房室传导阻滞者。

（3）伴有病态窦房结综合征的异位快速性心律失常者。

（4）复律后在胺碘酮的维持下又复发心房颤动或不能耐受药物维持治疗者。

（5）阵发性心动过速频繁发作者。

（6）严重水、电解质紊乱，尤其是低血钾未纠正者。

（7）心脏明显增大者，或心力衰竭未纠正，或有风湿活动，或有急性心肌炎者。

（8）拟进行心脏瓣膜置换手术者。

（二）除颤

适应证为心室颤动和室性心动过速。

三、使用方法

（一）复律

复律前先用洋地黄控制心率，改善心功能，复律前 1 ～ 2d 停用。心房颤动患者复律前行食管超声心动图检查，排除心房血栓，以免复律后引起栓塞并发症。应用抗心律失常药，目前充分肯定胺碘酮的作用，可提高复律成功率，同时防止转复后心律失常复发。

复律当天早晨禁食，术前肌内注射咪达唑仑 3 ～ 5mg。复律过程中应有 ECG 和血压监测。麻醉药首选依托咪酯 0.3mg/kg，也可用小剂量丙泊酚。

心房颤动、室上性或室性心动过速采用同步复律。体外复律先用 100 ～ 150J（心房扑动 25 ～ 50J），以后可每次增加 50 ～ 100J，最多不超过 300 ～ 400J。负极放在左肩后，正极置于胸骨中段，或负极放在心尖区，正极置于胸骨后缘第 2 肋间。安放好电极板后同步放电，重复进行时，每次间隔 3min 以上，最多 3 ～ 4 次。

（二）除颤

1. 院外 AED 随着急救知识和技能的普及，各国都注意到公共场所安置 AED 可有效提高急救成功率，所以发达国家在公共场所醒目位置安置了 AED，有些国家甚至有法规明确超过 500 人场所必须有 AED 设备。我国随着国力的提升，在越来越多的公共场所安置了 AED。

虽然目前市面上有各种规格和品牌的 AED 设备，但都具有简便易用的特点，甚至没有受过专业培训的人员，在紧急情况下按照 AED 设备上的提示 3 步或 4 步法，即可以使用。

当发现患者意识消失或心搏骤停，开始实施抢救时，可按 AED 设备标示，放置两片除颤电极，打开电源，保持人员无接触时，按下除颤键即可。图 27-10 是迈瑞公司一款 AED（BeneHeart D1）的使用方法。

三步式操作流程
紧急除颤,非专业人员也能使用的医疗设备

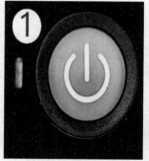 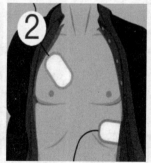 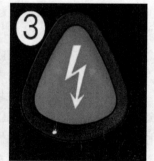

按下绿色开关键,启动设备电源,激活视听指示　　按机器指引将除颤电极片贴于患者胸部　　如果AED分析后建议电击,按下橙色电击键

图 27-10　AED（BeneHeart D1）的使用方法

2. 院内除颤器均在紧急情况下使用，故常保持电池充盈状态，胸内除颤电极板保持消毒有效期内。根据所选用除颤仪要求，有些需要使用前测试除颤器，可充电 50ms，放电后指针回到零点则说明除颤器正常；新型除颤仪使用前可不进行测试。胸外除颤时电极一个放在右前胸，另一电极放在心脏背后（图 27-11）。胸内除颤电极板紧压在心脏左右两侧。能量从小剂量开始，胸外：成人 360J，不超过 400J，小儿 2J/kg，双向波除颤 200J。胸内：成人 15 ～ 30J 或 20 ～ 40J，小儿 5 ～ 20J。

四、注意事项

注意事项包括：①复律和除颤时要加强呼吸和循环监测，密切观察 ECG 变化。②电能应从小剂量开始，避免造成心律失常及心肌损害。③复

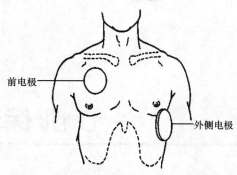

图 27-11 胸外除颤电极位置示意图

律后发生心律失常应用药物治疗。④洋地黄中毒原则上禁用电复律，若病情紧迫急需复律治疗也宜选择低电能。⑤电击对于孕妇和胎儿的影响存在一定争议，需要根据病情权衡利弊。⑥永久性起搏器患者复律应尽可能使用最低有效电能，最大电击能量≤300W；电极板距起搏器达 10cm 以上；必要时可在胸前与背后位放置电极板除颤；电击后尽快测试和调整起搏器各项功能。

五、并 发 症

并发症一般不多，也不严重。主要有皮肤灼伤、心律失常、心肌损害、栓塞、急性肺水肿和呼吸抑制等。多次除颤或加大电能量则易加重心肌损伤和（或）心律失常，一旦发生，需要积极对症处理。

（周仁龙 杭燕南）

参 考 文 献

胡灵群，刘仁玉，杭燕南，等，2010. 循证临床麻醉学.2版.北京：人民卫生出版社，78-84

黄定九，2009. 内科理论与实践.上海：科学技术出版社，764-767，791-798

杭燕南，王祥瑞，薛张纲，等，2013. 当代麻醉学.2版.上海：科学技术出版社，1141-1149

Cheng A，Yao FF，2008. Pacemakers and implantable cardioverter-defibrillators. In：Yao FF. Yao &Artusio's Anesthesiology. 6th ed. Philadelphia：Churchill Livingstone. 229-251

Crossley GH，Poole JE，Rozner MA，et al，2011. The Heart Rhythm Society（HRS）/American Society of Anesthesiologists（ASA）Expert Consensus Statement on the perioperative management of patients with implantable defibrillators，pacemakers and arrhythmia monitors：facilities and patient management：execut. Heart Rhythm the Official Journal of the Heart Rhythm Society，8（7）：1114-1154

Dononan KD，Hockings BEF，1997. Cardiac pacing. Intensive Care Manual. 4th ed，10：105-117

Ellison K，Sharma PS，Trohman R，2017. Advances in cardiac pacing and defibrillation. Expert Rev Cardiovasc Ther，15（6）：429-440

Epstein AE，DiMarco JP，Ellenbogen KA，et al，2008. ACC/AHA/HRS 2008 Guidelines for Device-Based Therapy of Cardiac Rhythm Abnormalities：a report of the American College of Cardiology/American Heart Association Task Force on Practice Guidelines（Writing Committee to Revise the ACC/AHA/NASPE 2002 Guideline Update for Implantation of Cardiac Pacemakers and AntiarrhythmiaDevices）developed in collaboration with the American Association for Thoracic Surgery and Society of Thoracic Surgeons. J Am CollCardiol，57（21）：e1-e62

International Liaison Committee on Resuscitation，2005. 2005 international consensus on cardiopulmonary resuscitation and emergency cardiovascular care science with treatment recommendations J. Circulation，112（Suppl）：17-24

Lau W，Corcoran SJ，Mond HG，2006. Pacemaker tachycardia in a minute ventilation rate-adaptive pacemaker induced by electrocardiographic monitoring. Pacing Clin Electrophysiol，29：438-440

Miller RD，Eriksson LI，Fleisher LA，et al，2009. Miller's Anesthesia. 7th ed.Philadephia：Churchill Livingstone Inc，1387-1409

Otto CW，1997. Clinical utilization of pacemakers and defibrillators for the anesthesiologist. In：Schwartz AJ. ASA refresher courses in anesthesiology. Philadelphia：Lippincott-Raven

Pili-Floury S，Farah E，Samain E，et al，2008. Perioperative outcome of pacemaker patients undergoing noncardiac surgery. Eur J Anaesthesiol，25：514-516

Rozner MA，2008. Management of implanted cardiac defibrillators during eye surgery. Anesth Analg，106：671-672

Rozner MA，Nishman RJ，2006. Electrocautery-induced pacemaker tachycardia：Why does this error continue? Anesthesiology，96：773-774

Southorn PA，Kamath GS，Vasdev GM，et al，2000. Monitoring equipment induced tachycardia in patients with minute ventilation rate-responsive pacemakers. Br J Anaesth，84：508-509

Wallden J，Gupta A，Carlsen HO，1998. Supraventricular tachycardia induced by Datex patient monitoring system. Anesth Analg，86：1339

Zaidan J R，Atlee J L，Belott P，et al，2005. Practice advisory for the perioperative management of patients with cardiac rhythm management devices：pacemakers and implantable cardioverter-defibrillators：a report by the American Society of Anesthesiologists Task Force on Perioperative Management of Patients with Cardiac Rhythm Management Devlces. Anesthesiology，103（1）：186-198

第二十八章

心肌保护

关于围术期心肌损伤，从现代心脏手术开展以来就有报道，体外循环（CPB）、冠状动脉旁路移植术（CABG）、心血管栓塞再通、心脏移植及经皮冠状动脉介入治疗（PCI）等治疗手段使得多种心脏疾病得到救治，但心肌可能会经历较长时间缺血、缺氧，导致能量障碍，继而引发一系列病理生理变化。目前主要认为心肌损伤是由于向代谢旺盛的心肌提供的代谢底物不足引起的，此外研究发现某些情况下，在心肌血流再通后，即使恢复血流与氧供，受损心肌功能不但不能得以恢复，反而发生更为严重甚至不可逆的损伤，即心肌缺血再灌注损伤（ischemia reperfusion injury，IRI）。这种损伤可以表现出包括心内膜下细胞坏死、原有心肌梗死面积的扩大、心律失常、心肌顿抑，甚至心力衰竭等严重影响患者预后的病症。因此，如何在心脏手术中提供最佳的心肌保护以保护缺血心肌，同时减轻缺血再灌注损伤变得尤为重要。

第一节　体外循环期间心肌损伤的机制

CPB 可以为心脏手术提供一个静止清晰的术野，同时能够保证机体的氧合，是现代心脏外科发展的基石，但 CPB 也会对机体造成一些不利影响，CPB 激活体内炎症系统，可以造成系统性炎症反应综合征（SIRS），从而引起多种器官功能损害，如肾、肝、肺、中枢神经系统和心血管系统的功能障碍。心肌损伤通常是由于暂时主动脉阻断导致的心肌缺血和心脏灌注恢复后再灌注损伤引起。由于炎症、溶血、高氧状态、电解质失衡等可诱导活性氧（ROS）产生，造成氧化应激，

氧化应激进一步加重 SIRS，另一方面 CPB 过程中血液与管道异物接触反应、血液稀释、手术创伤、机械压力、灌注温度、内脏缺血菌群移位、内毒素释放等因素都有可能加重炎症反应造成心肌细胞损伤和凋亡。在主动脉阻断钳释放后，心肌功能并不能马上恢复，由于 ROS 释放引起的再灌注损伤会进一步影响心肌恢复，此时冠状静脉血液中常可以检测到氧自由基产物或脂质过氧化物，这种心功能受损不仅包括兴奋收缩偶联损害还包括一氧化氮（NO）等信号系统的生物活性抑制。心肌损伤是多种机制混合作用的结果，目前比较常用的关于 CPB 期间的心肌损伤机制解释有以下几种。

一、能量代谢障碍

能量代谢障碍即心肌能量供需失衡引起的病理生理过程。心肌缺血时，心肌的能量生成匮乏且能量储备耗竭，缺血前所储备的糖原此时可用于无氧酵解生成 ATP，但同时又造成某些酸性代谢产物的堆积。加之细胞内钙超负荷，造成细胞质膜破裂，细胞内酶大量释放，最终导致细胞死亡，而心肌坏死的面积与心功能障碍程度及死亡率密切相关。心肌缺血可分为急性缺血和慢性缺血，心脏手术中主要是急性缺血。心肌缺血的病理生理学包括可逆性损害、细胞死亡、组织坏死和瘢痕修复等全部过程的发生、发展及转归。

（一）心肌缺血性损伤能量代谢障碍的两个阶段

心肌缺血导致的损伤是一个渐进过程，缺血早期由于心肌实际上没有氧的储备，而氧耗量又

极高,因此对缺氧极为敏感。已有研究证实,冠状动脉结扎后数秒钟之内缺血中心部位心肌即由收缩力减弱到停止活动,随后发生收缩时向外膨出的矛盾运动,边缘带心肌收缩微弱,而正常区域心肌则代偿性地加强收缩。1~18min的短暂缺血对组织形态结构方面的影响,表现为糖原颗粒减少,线粒体轻度水肿,但无不可逆性损害的发生。此期代谢特点是能量供/需的快速失衡。由于缺氧,使有氧代谢停止,无氧代谢启动。ATP含量下降,而ATP敏感性钾通道(K$_{ATP}$)开放。K$_{ATP}$通道开放引起动作电位的抑制(Ⅱ相缩短),钙离子内流减少,心肌收缩被抑制,氧需求量降低,能勉强维持与有限的能量匹配。如在此期间心脏恢复再灌注后,心肌代谢、收缩功能、细胞内外离子的平衡能快速恢复正常,一般不会导致严重的心肌损伤。缺血早期引起的变化具有心肌保护作用。大量研究已证实,缺血预处理能够启动同样的变化,以增强心肌对缺血的耐受。

随着缺血时间延长,可以发生线粒体功能障碍,由于线粒体是能量产生的主要细胞器,目前认为线粒体可能是心肌损伤的重要靶点。此阶段电镜下可见线粒体内出现无定形的致密颗粒,嵴排列紊乱、核染色体边聚,以至出现线粒体肿胀、破碎等不可逆的变化,从而加剧心肌能量供应的障碍,进一步可启动心肌细胞死亡程序,如细胞凋亡和自噬,导致心功能反复恶化。心肌细胞死亡的数目随着时间的推移而增加,40min时大约半数细胞死亡,50~60min之后,缺血中心区大部分细胞死亡。此期代谢特点是ATP进一步降解,大量产生腺苷并由心肌细胞内转运至细胞外,细胞内酸中毒,无氧糖酵解被抑制,钠钾泵活性抑制,心肌细胞内K$^+$丢失,Na$^+$大量进入细胞内造成超载。如在此期间进行再灌注,心肌需要更长时间恢复,可能导致心肌"顿抑"(stunning)。如缺血时间延长大于30min,在多种因素参与下,再灌注后可能导致细胞结构不可逆性改变,如心肌细胞坏死、凋亡,细胞内酶(CK-MB、cTnI)漏出。在此缺血期,氧自由基大量产生,也会损伤心肌及其细胞膜性结构。

(二)病态心肌在缺血期的能量代谢障碍

在正常成人心脏内脂肪酸是产生ATP的主要营养物质,其他心肌内大量存在的营养物质如葡萄糖、乳酸、氨基酸和酮体也可以产生ATP。这使心肌具有高度的代谢灵活性并使得心肌在缺血早期仍然能够产生一定的ATP。然而,病态心肌却失去了这种代谢灵活性,心脏手术中常会遇到一些心肌肥厚的病例,此类肥厚的心肌细胞对能量的高要求也使心肌容易处于能量缺乏的状态。代谢的类型与心力衰竭发展程度息息相关,中度心力衰竭的特点是线粒体能量代谢从脂肪氧化转化为葡萄糖氧化,产能物质由脂肪酸转变为葡萄糖是一种适应性的反应,因为葡萄糖氧化可以在少消耗12%氧气的基础上产生相同的ATP。在这种疾病状态下,脂肪酸摄取、脂肪酸氧化过程中的酶系、线粒体发生的生化标志物都减少。主动脉缩窄模型2周后可见明显的脂肪酸氧化减少,而大鼠压力超负荷模型在20周后才能见到明显的左心室功能损伤。因此,代谢和线粒体能量生成的改变似乎先于心力衰竭的发生并且在由心肌肥厚向心力衰竭的演进过程中发挥实际作用。在肥胖或糖尿病患者心脏内,产生ATP所需的底物供应超过了需要量。在这类心脏中,脂肪酸摄取和氧化都增加而葡萄糖氧化减少。这类心脏缺乏正确利用葡萄糖的能力,导致对脂肪酸氧化的依赖加重,从而降低了代谢的灵活性。更重要的是,这将会导致心脏作功效率的降低,因为线粒体解偶联和脂肪酸氧化相对较低的氧利用率会使心脏在氧耗增加的情况下ATP的产生降低,无论何种改变,在遭遇缺血再灌注时心肌的脆弱性明显增加。

而作为能量代谢中心环节细胞器的心肌线粒体随着终末期心力衰竭、肥胖和高龄导致的心肌肥厚而逐步出现结构和功能的重构。在功能重构方面,冠心病导致的心肌肥厚患者的右心房在早期就会出现复合体Ⅰ依赖的氧化呼吸功能受损。线粒体活性氧簇释放增加、特定呼吸链复合物酶活性降低、线粒体容量减少等。肥胖可导致心肌早衰,表现为线粒体功能障碍、氧化应激增加及凋亡激活。另有研究发现,线粒体功能损伤和线粒体碎片在糖尿病患者的右心房组织内可被观察到。随着年龄的增长,呼吸链功能下降,而氧化性损伤和线粒体DNA突变却增加,老年心肌细胞存在显著线粒体生成障碍。

（三）线粒体在心肌缺血再灌注损伤中的重要作用

线粒体逐渐被认为是心肌缺血再灌注损伤的重要靶点和关键调节因子。心脏细胞内存在3种线粒体亚群：肌膜下线粒体（SSM）表达于浆膜下；肌纤维间线粒体（IFM）存在于肌纤维间；核周线粒体（PNM）位于细胞核附近。心脏缺血再灌注损伤影响肌膜下线粒体和肌纤维间线粒体。缺血主要造成肌膜下线粒体破坏，再灌注损伤和心肌梗死则导致两种线粒体都被破坏。尽管缺血再灌注损伤对肌膜下线粒体的破坏要大于肌纤维间线粒体，更易于发生氧化应激和线粒体膜通透性转换孔（MPTP）的开放，但是肌膜下线粒体也可以从细胞膜穴样内陷驱动的心脏保护信号传导中获益更多，这可能与其所处的部位有关。

在氧供缺乏如低灌注的状态下，呼吸链电子传递减少而ATP产生和氧耗也减少。高效氧化磷酸化被抑制，葡萄糖水解成为产生ATP的主要途径。线粒体在这种情况下不是制造ATP，而是消耗ATP以维持线粒体内膜与线粒体膜蛋白的融合。氧化磷酸化的副产品是形成活性氧簇，心肌低灌注时增加，再灌注时进一步加剧，最终导致细胞死亡。线粒体呼吸链中复合物Ⅰ和复合物Ⅲ是活性氧簇生成的主要来源；除了呼吸链，活性氧簇还可以通过单胺氧化酶产生，可使电子从胺类化合物转移至氧而导致过氧化氢生成。单胺氧化酶位于线粒体外膜，在缺血再灌注损伤时诱导活性氧簇生成从而引发心功能障碍。另一种缺血再灌注损伤的关键因素是细胞质蛋白p66Shc。在应激条件下，它磷酸化并进入线粒体膜间隙，导致细胞色素c和过氧化氢生成。在动物模型中发现单胺氧化酶抑制或p66Shc基因敲除可以减轻缺血再灌注损伤。

MPTP是线粒体内膜中大的传导孔，在缺血再灌注损伤中具有至关重要的作用。高浓度线粒体活性氧簇会促使MPTP长时间开放，从而导致线粒体去极化、ATP耗竭、线粒体外膜肿胀破裂并导致细胞凋亡。MPTP长时间开放是有害的，使MPTP处于不断开闭状态有助于心肌保护并维持线粒体基质钙浓度的稳定。事实上，线粒体的钙调控是心肌细胞和许多其他细胞的基本特征。钙离子通过改变线粒体基质内酶的活性在调节ATP生成反应中发挥重要作用。细胞质钙离子调节功能丧失和随之而来的大量钙离子进入线粒体内部是缺血再灌注损伤引发细胞死亡的主要原因。在缺血期间，细胞质内ATP依赖的钙清除功能障碍使心肌细胞钙超载。再灌注期间，ATP供应恢复，钙离子又很快进入肌质网。一旦肌质网钙超载，又将释放钙离子导致细胞质钙离子浓度过高。这不仅会导致肌质网驱动的钙震荡、心肌细胞过度收缩、细胞膜破裂，而且由于肌质网和线粒体之间的钙转移也会导致线粒体通透性改变。

线粒体融合蛋白Mfn1/2和OPA1在缺血再灌注损伤中的作用已经在离体动物模型中得到全面深入的研究。对于经历心肌缺血的心脏，机体自身有一定的调节能力，线粒体通过线粒体融合与分裂及线粒体自噬逐步实现结构和功能重构。线粒体分裂由急性缺血再灌注损伤引发并导致心肌细胞死亡。因此，通过各种方法干扰Drp1抑制线粒体分裂可以保护动物心脏，对抗缺血再灌注损伤。研究表明，再灌注初期抑制线粒体分裂可以减少实验动物心肌梗死面积。缺血再灌注期间抑制线粒体分裂或融合也许可以作为一种新的心肌保护策略，目前已经有相关的药物进入研究阶段，期待未来有新型的治疗手段能为临床所用。

二、再灌注损伤与自噬

当心肌较长时间缺血造成一定损伤后，恢复供血不但不能够减轻或逆转损伤，反而加重了损伤程度，称为心肌缺血再灌注损伤（ischemia-reperfusion injury）。心内直视手术中，阻断钳开放后，血流重新灌注心脏，可发生再灌注损伤。再灌注是一把双刃剑，既可以重新为正常代谢提供底物，又可以为损伤性自由基提供底物。再灌注后自由基在数分钟内迅速增加，它对引发心肌损伤起到了重要作用。再灌注前给予抗氧化剂，可明显减少心肌顿抑。再灌注损伤的机制包括一些传统的发现如氧自由基损伤、钙超载、细胞内酸中毒、白细胞聚集、炎性反应等，文献中均已有大量报道。近年来又有一些新发现，包括内质网应激、微小RNA融合及前文提到的线粒体分裂、融合等，除此之外有关自噬与心肌缺血再灌注损伤的研究也逐渐得到了一些关注。所谓自噬是真核生物进化过程中一种自我保护机制，主要是通过包裹和溶酶体降解清除错误折叠的蛋白质过程，正常心脏中存在低水平的自噬活动，在极端的环境条件下，细胞启动自噬机制来清除受损的细胞器，提高细胞对恶劣环境的耐受力。Decker 等在 1980 年就发现了自噬在心肌缺血再灌注中被激活，然而自噬对于心肌是保护作用还是损害作用尚有争议，不少研究认为，心肌缺血时自噬起保护作用，包括降解长寿命的蛋白，产生脂肪酸功能，清除错误蛋白，维持内质网稳定，保持线粒体稳定等，另外自噬与缺血预处理的保护作用似乎是有关联的；另一些研究则刚好相反，认为再灌注时期自噬的大量激活加重了心肌损伤，缺血时自噬激活途径不同于再灌注阶段。总之，自噬是把双刃剑，一方面可以维持内环境稳定，另一方面过度的自噬可能加重细胞损伤，关于自噬与再灌注损伤关系的研究目前仍在进行中。此外线粒体自噬在维持线粒体稳定和再利用中可能也发挥一定作用，前文提到线粒体融合与分裂不仅介导线粒体形态的改变而且补充损坏的线粒体 DNA 并隔离受损或功能障碍的线粒体，进一步会通过线粒体自噬将其从线粒体池中清除。这种线粒体更新换代对于代谢重构和代偿活性氧簇导致的线粒体损伤至关重要。线粒体自噬是一种通过自噬作用控制的线粒体降解过程，功能障碍的线粒体聚集会导致活性氧簇产生增加和促凋亡因子释放增加。线粒体自噬可以限制缺血再灌注期间氧化应激和损伤。

三、系统性炎症反应综合征、氧自由基、NO 之间的相互作用关系

系统性炎症反应综合征（SIRS）是由 CPB 通过激活中性粒细胞、内皮细胞及炎症介质，如组织因子Ⅻ，激肽释放酶 - 激肽，纤溶系统、补体系统及细胞因子而诱导产生，血液中促炎细胞因子：肿瘤坏死因子 -α（TNF-α），白细胞介素 -6（IL-6）和 IL-8 及抗炎细胞因子 IL-10 增加。SIRS 的症状是发热，白细胞升高，呼吸功能不全，心率增快，$PaCO_2 < 32mmHg$。研究表明，SIRS 中白细胞浸润缺血心肌是心肌再灌注损伤的重要特征之一，白细胞相关的心肌损伤主要发生在主动脉开放后

的再灌注过程中，CPB 引起的白细胞活化是心肌缺血再灌注损伤过程中的"启动因子"。白细胞浸润在心肌缺血再灌注损伤过程中涉及的主要机制为，可使细胞膜受损和膜磷脂降解，具有很强趋化作用的白三烯等代谢产物增多，使更多白细胞循环浸润，对心肌细胞造成多次损伤。心肌缺血细胞生成大量的促炎介质如补体 C5a、LPS、IL-8 等，激活并诱导心肌细胞多种黏附如 ICAM-1，ICAM-2 等分子表达。膜表面的黏附分子作为受体和配体介导白细胞与内皮细胞、心肌细胞的黏附，并为炎性浸润提供物质基础。在体外循环前使用蛋白酶抑制剂、乌司他丁或在主动脉开放前使用去白细胞的温血灌注有助于减少心肌再灌注损伤，血浆中 IL-1β 及 IL-8 等炎性介质有显著下降，对于减轻心脏局部炎症反应引起的损伤起重要作用。

心肌缺血再灌注损伤过程中是多种因素相互作用的结果，包括 SIRS 氧自由基及 NO 的生物利用，图 28-1 反映了各种因素相互的关系。

心肌损伤主要的表现是心肌坏死标志物的升高，如心肌特异性的肌钙蛋白 I（cTnI）和肌酸激酶同工酶（CK-MB）。接受冠状动脉旁路移植术（CABG）的患者如果发生心肌损伤，则显示具有较高水平的 cTnI。处理心肌，放置导管并缝线和解剖心肌显露冠状血管也导致 cTnI 增高。cTnI 升高也与心肌保护的效果有关。动脉血 cTnI 超过 $15\mu g/L$，CK-MB 超过 $30\mu g/L$，提示有围术期心肌梗死（MI）发生。但是 25% 的 CABG 后患者的 CK-MB $> 35.8\mu g/L$，却没有发生任何缺血性并发症。有研究建议，将术后心肌梗死的标准定为术后 24h 血清 cTnI 浓度超过 39ng/ml，当然也有质疑心肌坏死和收缩功能之间是否存在显著的相关性。一些研究显示，心脏酶类的释放，氧化代谢的恢复和缺血时间之间存在非常密切的相关性，而另一些则不然，他们认为，心脏停搏时间的长短不是围术期心肌损害的主要因素，对于动脉粥样硬化的患者，心脏停搏液的量、输送途径及温度都可能是导致心肌损伤的主要原因。

再灌注期间，心肌顿抑可能是由氧化应激引起的。给予心脏停搏液后，产生活化中性粒细胞，外周组织灌注不良和 CPB 期间使用的高氧张力都可以导致冠状动脉和全身氧自由基的产生。此外除缺血心脏的再灌注外，在主动脉阻断时外周组

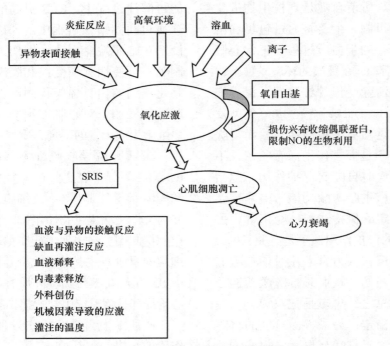

图 28-1　心肌缺血再灌注损伤机制模式图

织中氧自由基也可能持续释放。氧化应激的严重程度与术后心脏功能的恢复间的相关性也存在争议。CPB 后的心脏停搏液可能导致诱导型一氧化氮合酶（iNOS）催化的内源性 NO 产生的减少，可能诱导了的心脏的功能障碍。CPB 再灌注期间短暂的内皮细胞功能障碍也导致 NO 的缺乏。NO 水平的降低，可能诱发血管痉挛；另外在心血管损伤和血管内皮的抗炎特性中，NO 可能参与了 NF-κB 系统。低浓度生物效应的 NO 可导致与炎症相关的 NF-κB 的慢性活化。NF-κB 刺激免疫系统，特别是 B 细胞和巨噬细胞。细胞因子和氧自由基激活上述细胞，导致 NF-κB 表达增加，炎症因子易位，是 CPB 期间导致 SIRS 的重要因素。

第二节　体外循环期间的心肌保护

早在 1950 年，Bigelow 就开始了心肌保护研究。然而，直到 20 世纪 80 年代随着心肌保护研究的迅猛发展，才使得心脏的缺血时限明显延长，许多复杂的病变得以治疗，明显地降低了心脏手术的死亡率，推动了心脏外科的发展。尽管近年来心肌保护措施日趋成熟，但仍有一些高危患者在术后发生低心排血量综合征，因此有必要进一步提高保护效果，防止手术后心功能障碍，促进患者康复。

心肌保护的原则是根据缺血再灌注导致心肌损伤的病理生理改变而制订（表 28-1）。在缺血早期需要降低氧耗，增加氧供，并在缺血期启动心肌内源性保护机制，保护血管内皮细胞完整，抑制氧自由基形成，抑制细胞内钙超载，并使用抗炎措施抑制白细胞 - 内皮细胞的黏附。上述目的主要是通过心脏停搏液的合理应用来实现的。

表 28-1　心肌保护原则与措施

原则	措施
增加氧供 / 降低氧耗	增加氧供：不停搏手术、血液灌注、温血停搏、改善灌注方法、加入代谢底物（氧、葡萄糖、氨基酸）、极化液等
	降低氧耗：低温停搏、β 受体阻滞药的应用
启动内源性保护机制	进行预处理
抑制氧自由基形成	自由基清除剂、激活 NO/L- 精氨酸通路
抑制细胞内 Ca^{2+} 超载	钙通道阻滞药、K^+ 通道开放剂、Na^+-H^+、Na^+-Ca^+ 交换抑制剂等的应用
抑制炎性反应	用白细胞滤器、炎性细胞和炎性细胞因子的单克隆抗体
减轻再灌注损伤	缺血后处理、药物后处理
保护冠脉内皮细胞	抗炎、抗血小板黏附、用腺苷、激活 NO/L-精氨酸通路等措施

一、心脏停搏液的应用

近年来，随着人们对于心肌缺血再灌注损伤的深入研究，围术期心肌保护方法从最初的低温高钾晶体停搏液到后来的氧合血停搏液，从冷灌到温灌，从单一灌注方法到几种方法的联合应用，从低温心脏停搏到浅中低温心脏不停搏心内直视手术，心肌保护的方法呈现多样化并日趋成熟。随着研究不断深入，各种心肌保护方法都显示出在某一方面有各自的优势，这些手段的最终目的都在于完善心肌保护，在主动脉阻断期间最大限度地保护心肌，并减少缺血再灌注损伤。此外还应关注心脏停搏液能否使心肌的每个区域迅速停搏并良好地维持，开放阻断钳后能否及早恢复功能，以及能否在用尽量少的正性肌力药的情况下脱离CPB。组成成分、温度及灌注方式构成了心脏停搏液心肌保护的基本要素。目前认为有效的心脏停搏液应具备以下条件。

（一）化学诱导

应用化学诱导的方法使心脏在舒张期迅速停搏，并维持心肌电机械活动的停止，以减少高能磷酸盐的消耗。已知常温下心脏电机械活动所需的耗氧量占心脏总耗氧量的95%。使心脏迅速停搏是心脏停搏液的必要条件。

（二）降低心肌温度

心肌温度降低时，可降低心肌所有的电机械活动（搏动和颤动）的代谢率，减少耗氧量，增加心肌的缺氧耐受性。另外低温还可抑制炎性反应，抑制白细胞、血小板和内皮细胞的黏附因子的表达，减少激活的白细胞和血小板在内皮的释放，低温可降低自由基的反应。当然，低温对机体也有不利的一面，其优缺点的比较见表28-2。

表 28-2 低温的优缺点

优点	缺点
降低代谢率	ATP、磷酸肌酸产生减少
减少氧需要	氧解离曲线左移，氧释放障碍
延长停搏时间	增加钠内流，细胞水肿
抑制炎性介质反应	诱发心室颤动
增加缺血耐受时间	冠状动脉血流紊乱
减少 Ca^{2+}	细胞膜流动性降低，抑制内质网对 Ca^{2+} 的吸收

心脏停搏液的最佳温度，目前尚无定论。Heatse 的研究发现，60min 的高钾停搏，温度在 12～28℃ 范围内，心功能恢复率无明显差异。进一步研究发现，温度 22℃ 和 4℃ 的差别并不明显。在这一范围内，心肌保护效果并不随温度的降低而增强。因此，近年来根据所采用心肌保护方法的不同，而采取不同的温度，已不将低温当作心脏停搏液的必备条件。

（三）提供能量和缓冲物质

（1）心脏停搏液在主动脉阻断期间，要能为心肌提供能量物质或代谢底物，以满足缺血期间有氧代谢或无氧代谢的需求。

（2）能提供缓冲的物质，以中和无氧代谢的酸性产物，减轻对心肌的抑制，为 CPB 期间心肌的糖酵解创造良好的内环境。

（四）提高渗透压和辅加细胞膜稳定剂

（1）提高渗透压，以减轻心肌缺血及低温引起的细胞水肿，改善心肌冠状动脉灌注，降低心内膜下层缺血发生。

（2）辅加细胞膜稳定剂，以减轻缺血期和再灌注期间细胞膜的损害。

二、心脏停搏液的组成成分

（一）典型的心脏停搏液成分

为了满足前述的要求，典型的心脏停搏液应包含下列成分（表 28-3）。

表 28-3 典型的心脏停搏液成分

成分	浓度（mmol/L）	目的
钾	15～30	停止心肌电机械活动
钠	109	阻止心肌水肿及细胞内钙积聚
氯	114	电荷中性
钙	1	稳定细胞膜、阻止细胞内钙积聚
镁	15	稳定细胞膜电位，阻止细胞内钙积聚
重碳酸盐	27	缓冲心肌 pH 值
葡萄糖	28	能量基质，增加渗透压预防水肿
甘露醇	54	增加渗透压，预防水肿

（二）低温晶体停搏液和含血心脏停搏液

自 1973 年 Gay 成功应用冷钾晶体心脏停搏液

行术中心肌保护以来，传统的低温高钾停搏液至今仍是心肌保护的手段之一。其优点为降低心肌组织在缺血期间的代谢率和氧耗量；延长心肌缺血时间；抑制心肌细胞在缺血期间的电机械活动；减慢受损心肌细胞的死亡（包括坏死和凋亡）过程；可提供清晰的术野，便于术者操作。但低温停搏不可避免地造成心肌缺血、缺氧、再灌注损伤及低温高钾所致全身生理紊乱，术后低心排血量综合征和严重心律失常。

含血停搏液出现于 20 世纪 70 年代末，研究表明，尽管低危心脏手术患者用含血和晶体停搏液的效果相同，但血液灌注技术在高危的情况下能取得较冷晶体停搏液更好的保护效果。如在急性心肌缺血、左心室衰竭、心脏移植、心肌肥厚。临床和实验研究均证实，与晶体液比较，含血心脏停搏液在阻断期间能促进心肌的有氧代谢、减少无氧代谢引起的乳酸生成、减少 ATP 的消耗，另外血液中的红细胞可改善心肌微循环，对清除自由基等有害物质有一定作用。含血心脏停搏液能提高氧的运载能力，增加心肌氧供，有利于保护心肌的高能磷酸盐。血液比例的增加意味着心肌氧供增加，因此，含血心脏停搏液中血液与晶体液的比例由 2 : 1 变为 4 : 1 或 8 : 1。

随着含血停搏液应用的增多，含血停搏液与各种温度和灌注方式的组合成为临床上主要的选择。由于添加物的种类繁多，每种含血停搏液的组成也不同。表 28-4 列出了用于停搏液的添加物及它们相应的机制。除了电解质组成，缓冲成分（如碳酸氢盐、氨丁三醇）、渗透物质（如葡萄糖、甘露醇、钾）和代谢底物（葡萄糖、谷氨酸、天冬氨酸）的不同构成了各种成分不同的心脏停搏液。

表 28-4　心脏停搏液减少缺血损伤的方法

原则	机制	成分
减少氧需	低温	血、晶体、冰屑、灌洗
	灌注	
	局部 / 灌洗	
	心脏停搏	KCl、超极化药物
底物供应	氧	血、全氟化碳类物
	葡萄糖	血、葡萄糖、枸橼酸 - 磷酸 - 右旋糖酐
	氨基酸	谷氨酸、天冬氨酸
	缓冲酸中毒	低温与间断灌注

续表

原则	机制	成分
	缓冲对	血、氨丁三醇、组氨酸、碳酸氢盐、磷酸盐
	代谢最佳化	温诱导停搏（37℃），温血再灌注
减少钙超载	低钙	枸橼酸、钙通道阻滞药、钾通道开放剂
减少水肿	高渗	葡萄糖、KCl、甘露醇

从很多方面来看，灌注氧合血停搏液类似于心肌再灌注，因此含血停搏液的组成是参考减轻心肌顿抑的再灌注液的指标。这些指标包括：维持 Ca^{2+} 在 0.5mmol/L（将灌注液中的血 Ca^{2+} 螯合）以减少心肌细胞摄取 Ca^{2+}；pH 值在 7.6 ～ 7.8（低温下的 pH 值范围）；渗透压在 340 ～ 360mmol/L，以减轻再灌注后水肿导致的心肌功能障碍；高钾（10 ～ 25mmol/L）以安全的维持电机械停搏。

有学者主张在开放主动脉阻断钳之前灌注一次含有代谢底物（葡萄糖、谷氨酸和天冬氨酸）的温停搏液。其原理是常温可以促进心肌的有氧代谢及缺血后的恢复。还有主张在主动脉阻断期间持续灌注常温高钾停搏液，但这项技术在冠状动脉旁路移植术中并没有被广泛应用，这是因为存在血管桥也被灌注的技术难题及搭桥过程中未被灌注的（常温）心肌的缺血危险。

三、心脏停搏液的温度

既往主张心脏停搏期间的心肌温度控制在 10 ～ 15℃或更低，可由灌注冷停搏液及冰屑表面降温实现。然而，低温虽可通过抑制代谢（尤其是间断灌注停搏液）提供一些保护作用，但同时也存在一些有害作用。

（一）低温的益处

在 20 世纪 60 年代首先出现了低温停搏液。它减少了心肌代谢，这是对于缺血期心肌保护的决定因素。全身低温导致心脏低温，以及抑制心肌耗氧量。当心肌温度降低时，其代谢通常也较低。不过总体来说电机械阻滞减少 90% 的氧耗，虽然低体温可进一步降低心肌耗氧量，但是其只可获得 7% 的额外好处。

（二）低温的不良作用

尽管降低代谢活性，低体温也导致了许多有害作用，包括抑制离子泵而使心肌水肿的危险性增加，以及各种膜受体的功能受损；长时间的低温可使细胞骨架的关键结构微管解聚，影响了细胞内的有序空间结构，也势必影响到受体与离子通道的功能。此外低温时由于线粒体呼吸作用减少和心肌高能磷酸盐产生减少，心脏的代谢和功能恢复受到影响。此外，它也影响各种酶系统，如钠、钾和钙，腺嘌呤磷酸酶，改变细胞的水电解质平衡。再灌注期间高动脉氧分压（PaO_2）和低温可加剧自由基产生，加重对细胞膜的破坏，心脏降温的方法可能会引起膈肌麻痹。此外低温时血红蛋白对氧气的亲和力增加，且由于血液稀释相关的血液携氧能力下降，所以向组织输送的氧气减少，产生了显著的氧债。此外，低温导致代谢性酸中毒，血浆黏度升高，红细胞变形性降低，并随后通过微血管的血流减少。由于温度降低，脑血流量也会减少。此外，全身血管阻力（即所谓的心脏后负荷）由于低温引起的血清去甲肾上腺素浓度升高而增加。低温引起的血管痉挛也阻碍了血液供应。在停搏液灌注的初始，低温抑制了一些药物和受体的相互作用，同时还不能将心肌的代谢率降到最低。因此，标准的间断冷停搏液技术可导致心肌低温、缺血，使手术后的心肌的代谢和功能恢复延迟。Lahorra 等报道了冷停搏液联合心脏降温导致细胞内钙增加，能量消耗增加，左心室内压升高，冠脉阻力增加。炎症产生只是由于低温而延迟，但并未停止。然而，尽管炎性细胞因子水平升高，能够诱导 iNOS 活性，但低体温减少 NO 产生及生物利用，其后续作用可能持续至少到 CPB 结束后 24h。

（三）温血停搏液

1982 年 Rosenkeane 首先倡导温血停搏技术，开始应用温血停搏液停搏。此后，大量研究都集中在对常温（35～37℃）与低温停搏液灌注技术的优势比较上，这其中很多工作的目的在于寻找一个停搏液的适宜温度。随着心血管外科的发展及常温停搏液研究的深入，目前比较趋向于常温灌注时使用含血停搏液。

（四）温血停搏液的有益作用

温血间断或持续灌注可为停搏心肌提供最佳代谢环境，温血停搏可使心肌处于常温有氧状态下停搏，心肌细胞可在最小氧需下得到最大的氧供，而且温血携带和运输氧，缓冲 pH 值，提供适当的渗透压，代谢底物的功能也处于最佳状态，明显缩短了心肌的缺血期，消除了低温的有害反应，有利于心肌电生理活动、酶学及形态学的恢复，尤其有利于不成熟心肌及病变较重的心脏。另外，温血灌注可避免心肌冷挛缩。在开放前再次使用富含代谢底物的温血停搏液灌注，可促进心肌代谢的恢复，更好地保存 ATP。此外，常温下皮肤变暖，肾上腺素释放减少，从而减少后负荷，提高心脏指数，常温停搏液便于控制 PaO_2，从而可以避免高氧造成的相关并发症，减少氧自由基引起的缺血再灌注损伤，而且常温减少 CPB 相关的炎症反应。Lichtenstein 等研究了 720 例接受常温下 CABG 的患者，发现常温含血停搏液能使心肌在超过 15min 的电机械阻滞中耐受良好。常温心肌保护是在主动脉阻断期间连续灌注高钾常温含血停搏液来实现的。根据 Lichtenstein 等报道，持续的高钾含血停搏液输注可保持心脏停搏和常温心肌供氧，在整个心脏手术中提供了足够的心肌保护。主动脉阻断期间，通过间断输注高钾停搏液来实现心脏停搏，其他时间输注低钾含血停搏液来维持，后者也可用作常温心肌的持续供氧。然而，在冠状动脉吻合时，必须暂停输注含血停搏液，以便提供无血的手术野。

由于体温在手术室环境中很容易下降，复温过程中需要对机体进行连续复温以维持体温在 37℃。无论是逆行或顺行温血停搏液都可以用来实现常温状态下的心肌保护。除了 Lichtenstein 等强调了正常体温的临床益处，特别是在长时间的主动脉阻断时（6.5h）。Bert 等也报道了有关常温停搏液术后临床结局优于低温停搏液。Tavares-Murta 等比较了 10 例接受低温（29～31℃）体外循环的晶体停搏液治疗（HC 组）和 10 例接受常温（36.5～37℃）体外循环的患者（NB 组）。两组细胞因子水平均升高，但 HC 组发生更早、持续时间更长。IL-6 峰值水平显著升高，并与 IL-8 峰值水平呈显著性相关（$P < 0.01$）。同时 HC 组

NO 含量也有所下降。此外，Bical 等比较了两组患者，第一组采用温血保护，第二组采用冷血保护，两组均采用间断顺行性灌注。结果显示，第一组主动脉阻断开放时冠状静脉窦乳酸水平较高，但第二组再灌注后产生了更多的肌红蛋白，且肌钙蛋白 I 水平也较高。因此，温血停搏液胜于冷血保护。

四、心脏停搏液的灌注技术

（一）灌注压力

心脏停搏液的灌注压力要求能使停搏液均匀地分布到整个心脏，因而压力高低应适宜。一般在主动脉根部灌注时，压力为 70 ～ 150mmHg（9.3 ～ 20kPa），进行冠状窦逆行灌注时，则压力为 35 ～ 50mmHg（4.8 ～ 6.7kPa）。灌注压过低，停搏液进入心脏较慢，停搏所需时间延长，心肌耗氧量增加，同时，也不能充分冲出心肌内的酸性代谢产物。灌注过高，易引起心肌水肿，甚至心室功能障碍。

（二）灌注容量

心停搏液间断灌注时，首次灌注量为 450ml/m²（或 10 ～ 20ml/kg），成人约 1000ml，儿童约 500ml，一般在 2 ～ 3min 灌毕，心脏于 2min 内停搏，心电活动基本消失。以后可按需要间断 20 ～ 30min 重复灌注，灌注量为 300ml/m²，或首次量的 1/2，1 ～ 2min 后灌完。

（三）灌注方式

灌注方式主要有顺行灌注（如主动脉根部灌注）和逆行灌注（如冠状窦灌注）两种。前者为绝大多数心脏手术所采用，但在严重多支冠状动脉硬化患者和主动脉瓣手术的患者，目前常采用经冠状窦逆行灌注的方法。在一些严重患者也可采用两者联合灌注的方法，即先经主动脉根部顺行灌注，待心脏停搏后，再经冠状窦逆行灌注，可使心肌接受停搏更为均匀。

如果使用常温或微温停搏液，就需要通过持续逆行灌注实现。经冠状静脉窦逆行灌注或顺行灌注与逆行灌注联合应用可在升主动脉开放后减

少心肌酶的泄漏、促进 ATP 的保存和心肌代谢功能的恢复。经冠状窦逆行灌注技术还能提高梗死部位的灌注效果，尤其是心内膜下停搏液的分布。逆行灌注需要正确地放置灌注管，灌注时需要维持可以接受的灌注压，一般小于 40mmHg，以防止血管周围出血、水肿。同时，常温停搏液的逆行灌注速度需要 100ml/min 以上，以补偿生理性分流和最大限度地减少心肌乳酸生成。目前，逆行灌注技术已成功应用于冠状动脉旁路移植术和瓣膜置换患者。近期《欧洲心胸外科杂志》发表文章表明，采用顺行灌注联合逆行灌注的方法可提高灌注的效果，与单纯顺行灌注比较，这种灌注方法能明显减低心肌肥大高危患者术后并发症的发生。

五、浅中低温心脏不停搏体外循环心肌保护

尽管常温心脏停搏直视手术具有很多优点，但仍难以避免心脏停搏及复跳过程中的再灌注损伤及复跳所造成的机械或电击所致的心肌损害。因此，一些学者开始了心脏不停搏下心内直视手术的尝试。该术式突破了以往心脏手术心肌保护的传统概念。其理论基础为在体外循环术中阻断上下腔静脉，不阻断冠脉循环，适当降温，不使用心脏停搏液，使心肌得到持续的机器氧合血灌注，心脏保持有节律的空搏状态，产生最理想的心肌保护效果。心脏不停搏心内直视手术理论上为心肌提供了最接近于生理状态的有氧代谢、酸碱和电解质代谢环境，不受高 K^+、中深度低温和较大温差的影响，不遭受停搏、心室颤动、复苏的非生理性打击，无心脏按摩、电击除颤的损伤，最大程度地减轻了心肌缺血缺氧损伤，避免了再灌注损伤，有效地防止已有病变的心肌遭受进一步的损害，尤其是左心室高度肥大扩张、心功能不良者，从而有效地防止因心肌保护不良所致的术后低心排血量综合征及严重心律失常。但它还是存在如下缺点：①不能提供安静无血的术野。②吸引器使用较多，血液有形成分的机械性损伤有所增加。③复杂先天性心脏病患者侧支循环丰富，影响术野显露和心内操作。

六、不同心肌保护方式的效果

在英国，56%进行体外循环CABG手术的外科医师倾向于应用冷血停搏液，14%的医师倾向于应用温血停搏液，14%的医师倾向于使用晶体停搏液，其中21%的医师选择逆行灌注。其余16%的外科医师则不用任何类型的心脏停搏液，仅使用诱颤法+主动脉阻断。

一项荟萃分析回顾了22篇研究例数≥50例的有关不同类型停搏液的研究，Guru等荟萃分析了34项随机试验，发现含血停搏液可降低CK-MB水平，低心排血量发生率显著降低。在1440例接受顺行灌注冷血或晶体停搏液的患者中没有发现临床差异，而Martin等在对比温血与冷晶体停搏液的1001例研究中，由于前者相关的神经系统并发症的过高而终止研究。其余19项研究中的10项研究表明，从统计学意义上的临床效果来看，含血停搏液优于晶体停搏液，5项研究中证明了含血停搏液在酶释放方面的优越性。

Barra等报道冷晶体停搏液顺行性灌注与围术期心肌梗死风险呈线性相关，且升高4倍。尽管高钾晶体停搏液可能引起电机械阻滞，但仅有部分心脏保护作用。停搏液输注后的心室功能障碍可能是由术后心肌细胞凋亡引起的。含血停搏液则含有不同于晶体停搏液的成分，具有更多优越的特性。

逆行灌注停搏液也能有效地提供心肌保护。但由于冠脉血管床的解剖变异，对室间隔和右心室的保护作用还不够。另外，顺行性高钾温血停搏液灌注可使心脏在舒张期停搏，并保持高能磷酸水平。目前，高钾停搏液提供的心脏停搏和低温、低程度的氧供仍然是心肌保护的核心。

浅低温（32℃）停搏液的益处。

常温下心脏停搏的安全时限尚不清楚，但浅低温停搏液作为另一种选择，除有效促进有氧代谢外，即使在停搏期间也能保护心肌。将浅低温停搏液与温血停搏液比较，两者心肌耗氧量相似，而前者的无氧代谢产生的乳酸和酸性产物的洗出更少。此外，在浅低温的含血停搏液中，心肌虽然消耗更多的葡萄糖和氧气，但产生的乳酸少于冷停搏液。不过虽然浅低温可以产生心肌保护作用，但对大脑却有可能带来负面影响，有可能增加心脏手术相关的神经疾病的危险。

Hvass和Depoix证实在停搏液温度为37℃，患者神经功能障碍没有增加。在1994年发表在《柳叶刀》上的一项研究中，1732例患者在全身温度较低的情况下进行手术，发现心肌和神经系统疾病的发生率均无显著性差异。Martin和盖顿等比较了493例在温血停搏液和全身温度35℃以下接受CABG的患者与508例在冷停搏液（8℃）和全身温度为28℃以下手术的患者，结果显示围术期心肌梗死率、死亡率及是否需要放置主动脉内球囊反搏等相似，但常温组（4.5%）神经系统并发症发生率明显高于低温组（1.4%）。

在常温条件下，32～33℃的浅低温含血停搏液心肌损伤小，左心室功能恢复好，而且能减少神经系统并发症的风险，保持酶系统稳定，可减少心室节律紊乱，失血也较少。长时间主动脉阻断如果使用常温连续逆行灌注温血停搏液，并不增加手术死亡率和并发症。持续灌温血停搏液可以提供充足的营养物质和氧供并清除代谢产物。Engelman等比较了3组进行冠状动脉手术的患者：第一组为低温（体温20℃，含血停搏液8～10℃），第二组浅低温（体温32℃，含血停搏液32℃），第三组常温（体温37℃，含血停搏液37℃）。结果显示3组均无死亡病例。但第一组住院时间较长，术后CK-MB增高。浅低温组的神经系统并发症发生率（2%）显著低于低温组（18.9%）和常温组（9.3%）。其他研究中，CABG期间浅低温组相较低温组心肌氧供更好，乳酸水平较低。脱离CPB后，浅低温组左心室作功指数也较好，术后早期6、12、24h CK-MB水平显著低于低温组。研究显示，与冷晶体停搏液相比，温血停搏液可降低围术期心肌梗死。但30d全因死亡率，心房颤动或脑卒中总发生率无差异。

其他心肌保护添加成分的研究包括NO、催产素、心房钠肽、他汀类药物及血管紧张素受体拮抗剂等的使用。总之，CPB时各种心肌保护措施对心肌都有一定的保护作用，但也都有一定的不利影响，虽然常温CPB是心脏保护的最佳选择之一，但不适于脑保护。32～33℃的浅低温度是目前的趋势。另外必要时可补充外源NO，有助于预防炎症和减轻细胞凋亡。

应用选择性 ATP 依赖性钾通道开放剂可以使心肌细胞 K^+ 外流，达到膜电位超级化。动作电位明显缩短，减少 Ca^{2+} 内流，对于缺血心肌有明显的保护作用，即减轻心肌顿抑状态。有学者认为超级化心脏停搏液有心肌缺血预处理的作用。

随着对低温许多有害作用的认识，又出现了心脏手术中心肌持续供血、以高钾维持心脏停搏、保持全身及心肌在正常温度的常温心脏手术技术。其基本内容为，体外循环全过程维持中心温度在 $35 \sim 37℃$；升主动脉阻断同时开始灌注温氧合血心脏停搏液，并维持到升主动脉开放。常温心脏手术有着明显优越的心肌保护效果，表现为心脏自动复跳率的显著增高和低心排血量综合征发生率的明显下降，术后各类心律失常减少，手术死亡率降低等。

心脏停搏间断性灌注对心肌仍然有不同程度的缺血性损伤和恢复血流再灌注损伤。一些学者提出维持冠状动脉循环，在心脏搏动条件下进行心脏手术。目前非体外循环下冠状动脉搭桥手术，在应用心脏稳定器和"shunt"的情况下完成手术即可避免体外循环、缩短手术时间、又能减少心肌缺血的发生，获得了较好的效果。对于心内手术，也有些学者做了大胆的尝试。

七、心肌缺血预处理和缺血后处理

缺血预处理（ischemic preconditioning，IPC）是指一次或几次短暂重复的缺血再灌注，以增强心肌对随后较长时间缺血的耐受性，并产生明显的保护作用的一种适应性机制。1986 年 Murry 等在犬模型中进行了 4 个循环的 5min 缺血 5min 再灌注后发现可以减少后期经过长时间缺血再灌注损伤时的心肌梗死面积，首次提出缺血预处理概念，并在不同种属的动物（兔、猪、大鼠）和临床患者中被证实。更有趣的是，部分实验发现 IPC 后除了 $1 \sim 2h$ 的即时保护窗外，还有一个延迟的保护阶段，即持续 $2 \sim 3d$ 的预适应保护，称为延迟预处理作用。另有研究发现，在远位器官如肢体上，采用止血带反复阻断和放松肢体血流，也能产生类似于缺血预处理的效果，称为远位预处理。国内外许多学者认为 IPC 对心肌的保护是迄今发现作用最强的内源性保护措施。IPC 的确切机制目前尚不十分清楚。近来研究表明，短暂缺血再灌注产生的氧自由基、腺苷、一氧化氮、缓激肽等物质，与其相应受体结合，激活酪氨酸激酶与蛋白激酶 C（PKC），引起靶蛋白磷酸化及 K_{ATP} 的开放以达到保护作用。延迟性保护机制涉及基因转录、蛋白质的合成等，保护性蛋白，如超氧化物歧化酶（SOD）、热休克蛋白（HSP）的表达可能是参与该保护性机制的重要环节。近年来，IPC 研究关注于细胞内两种主要的信号转导途径，即引导心肌从细胞表面受体向线粒体内的汇聚的模型：①再灌注损伤挽救激酶（Risk）通路，主要通过 G 蛋白偶联受体发挥作用；②激活因子增强（SAFE）途径，主要通过肿瘤坏死因子（TNF）-α 受体信号转导子及转录激活因子（STAT）-3 发挥作用。通过抑制线粒体通透性转换孔（mPTP）的开放防止线粒体损伤。

2003 年 Zhao 等又提出了缺血后处理（ischemic post-conditioning，IPTC）的概念，这主要是源于缺血预处理的临床应用价值受限。缺血后处理即在长时期灌注前的几分钟，给予数次短暂重复心肌缺血再灌注，能提高心肌对之前发生的较长时间缺血的耐受性，有与缺血预处理相似的心肌保护作用，而且可在缺血后实施，故较缺血预处理具有更大的临床应用价值。2004 年，Galagudza 等在鼠的离体缺血再灌注模型中证实缺血后处理可降低缺血再灌注损伤引起的心室颤动，有抗心律失常作用。随后，缺血后处理的心肌保护作用在多种动物多个实验室得到证实。2005 年，法国学者研究发现，急性心肌梗死患者在冠脉成形术时施加缺血后处理的干预，可以产生心肌保护作用，率先在临床上证实了缺血后处理的心肌保护作用。该实验具有划时代的意义，它证实了作为一种再灌注早期的干预措施，后处理具有较大的临床应用价值。随后 Ma 等也证实缺血后处理可显著降低急性心肌梗死患者 CK、CK-MB 的漏出，抑制 MDA 的生成，并明显加快冠脉血流速度、改善内皮依赖性血管舒张功能，表明在临床实际工作中实施缺血后处理具有切实有效的心肌保护作用。其保护机制可能为：降低再灌注时氧自由基的堆积、抑制中性粒细胞（PMN）的活化、抑制细胞内及线粒体内钙超载、抑制再灌注性心律失常、抑制心肌细胞的凋亡。

八、药物预处理和药物后处理

尽管研究发现，缺血预处理是一项十分有效的心肌保护策略，但需要暂时阻断心脏血液供应，这在临床上进行存在伦理的困难。因此，直接将缺血预处理用于临床还受到一定限制。而借助药物或许能够避免这个问题，有些药物能模拟缺血预处理，启动保护机制中的信号通路，但不需要暂时阻断冠状动脉循环而产生效果。此外，药物后处理在实施上更具有可预测性、可控性、安全性好、操作方便等优点，所以在防治缺血再灌注损伤方面具有较好的临床应用前景。

有报道，几种膜受体参与了预处理保护现象，这些受体包括 α_1、β 受体、阿片受体和腺苷 A_1、A_2 受体。其中，腺苷预适应能明显减轻人体心室肌细胞的缺氧性损伤，而且这种保护作用依赖于蛋白激酶C（PKC）的激活。临床试验证明，腺苷能显著提高冠状动脉搭桥术患者术后心肌对缺血的耐受能力，减少 ST 段上移，加快术后心功能的恢复。此外 Liuba 等认为灌注缓激肽可保护人动脉内皮功能，防止缺血再灌注损伤。在 CABG 患者中随机分组研究显示，缓激肽组于体外循环前 7min 由小剂量开始给予缓激肽共 25μg，测定围术期肌钙蛋白 I（TnI）、CK-MB 释放及血流动力学指标。结果表明，静脉泵入缓激肽后大多数患者血压明显下降，至基础平均动脉压的 70% 左右，同时 CK-MB 较控制组明显降低。研究者认为对于低危组患者行

CABG 时，缓激肽预处理有心脏保护作用但引起血压下降。Tritapepe 等通过一组多中心 150 例患者的研究，比较了全静脉麻醉与吸入麻醉在冠状动脉旁路移植术对 TnI 等指标的影响，结果显示，吸入麻醉组术后 TnI 较静脉麻醉组显著降低，且术后血管活性药物用量下降，Q 波心肌梗死发生率下降，机械通气时间、ICU 治疗时间、住院时间均缩短。

近年来，关于挥发性麻醉药的预处理样心肌保护作用研究比较多，推荐作为冠心病患者特别是高危组患者的麻醉用药。虽然早期研究显示，异氟烷可引起冠脉窃血，但后经一系列从动物实验到人体的试验研究，均表明异氟烷可减轻心肌顿抑，降低心肌梗死面积，改善缺血心肌心功能，起到缺血预处理样心肌保护作用。Wang 等研究显示异氟烷组患者 CK-MB 虽相对较低，但与对照组差异无统计学意义，而两组 TnI 差异也无统计学意义，但术后 1h 心指数的变化差别较明显，认为 CPB 前应用异氟烷可使 CABG 患者早期血流动力学有所改善。七氟烷是另外一种常用的挥发性麻醉药，Garcia 等对其在 CABG 手术中的应用进行了一系列的研究，认为七氟烷预处理可保护 CABG 患者的心、肾功能，减少术后心脏事件的发生。这些临床的初步证据提示，吸入麻醉药诱导的预适应对人体心肌的保护作用，尽管有待大宗临床研究验证，但的确为临床预防心肌缺血再灌注损伤提供了新的方向。挥发性麻醉药物的预处理作用机制近年来已有不少研究进行了报道，针对挥发性麻醉药对细胞信号转导蛋白的影响有很多报道，表28-5 列举了一些这方面的研究结果。

表 28-5　挥发性麻醉药预处理对心肌细胞信号转导蛋白的影响

心肌细胞	蛋白质	实验模型	挥发性麻醉药
胞质 PKC	ROS 诱导 PKC-δ 激活，PKC-δ 与 PKC-ε 易位及 Src PTK 激活	大鼠离体心肌小梁	异氟烷
		大鼠在体心脏	异氟烷
	PKC-ε，ERK1/2	大鼠在体心脏	地氟烷
	PKC-δ 激活依赖于 Na^+/Ca^{2+} 交换的调节	右心室小梁离体实验	七氟烷
	PKC-ε 激活	大鼠心肌细胞	异氟烷
	PKC-α 和 PKC-ε 易位与活化	豚鼠离体心脏	七氟烷
	PKC-δ 和 PKC-α 激活，Akt 和 GSK-3β 的磷酸化，ERK 1/2 激活	人右心耳，体内预适应 3 个周期	七氟烷
ERK1/2	ERK 1/2 触发 HIF-1α 和 VEGF 上调	大鼠在体心脏	异氟烷
PI3K/Akt	PI3K/Akt 激活，抑制心肌细胞凋亡	兔在体心脏	异氟烷
5′AMPPK	5′AMP 激活蛋白激酶，ROS 诱导	大鼠在体心脏	七氟烷
环氧合酶	环氧合酶 -2；关键因子	犬在体心脏	异氟烷

续表

心肌细胞	蛋白质	实验模型	挥发性麻醉药
小窝蛋白 -3	小窝蛋白 -3 的表达，小窝蛋白是重要介质	小鼠体内心脏及心肌细胞	异氟烷
	小窝蛋白 -3 依赖于环氧化酶 -2 抑制	卡韦林 -3 基因敲除小鼠	
NO	NO 释放介导的保护	兔在体心脏	地氟烷
NOS	NOS 激活	兔在体心脏	地氟烷
ROS	电子传递链复合物Ⅲ生成 ROS	兔在体心脏	异氟烷
	ROS 介导了线粒体呼吸链复合物Ⅰ的减少	豚鼠心肌线粒体	七氟烷
	ROS 生成与 PKC-α 激活	离体大鼠右心室肌小梁	七氟烷
	ROS 生成	人心房小梁	七氟烷
	ROS 生成和 ROS 依赖的心肌保护	成年大鼠心室心肌细胞	地氟烷
	ROS 生成	hESC 心肌细胞	异氟烷
	复合物Ⅰ活性的降低与 ROS 生成	大鼠在体心脏	异氟烷
线粒体 mPTP	提高 mPTP 对 Ca^{2+} 诱导开放的抗性	兔在体心脏	地氟烷
	mK$_{ATP}$ 激活诱导 mPTP 抑制	兔在体心脏	异氟烷
	延迟 mPTP 开放	hESC 心肌细胞	异氟烷
	延迟 mPTP 开放	大鼠心肌细胞	异氟烷
	O-GlcNAc-modi 调节线粒体电压依赖性离子通道抑制 mPTP 开放	小鼠心肌细胞	异氟烷
mK$_{ATP}$	激活 mK$_{ATP}$ 通道	兔在体心脏	异氟烷
	激活人心脏 mK$_{ATP}$ 通道	脂质双分子层	异氟烷
BK$_{Ca}$	激活 BK$_{Ca}$（PKA 介导）	小鼠在体心脏	地氟烷
细胞核			七氟烷
NF-κB	IR 末期时减轻 NF-κB 激活	大鼠在体心脏	七氟烷
	NF-κB 激活，上调自噬，IR 前减少凋亡，IR 时减少 NF-κB 激活	大鼠在体心脏	七氟烷
	上调 NF-κB，抗凋亡	大鼠在体心脏	七氟烷
HIF-1α	HIF-1α 的激活	兔在体心脏	异氟烷

注：PKC. 蛋白激酶 C；ROS. 活性氧；Src PTK. 肉瘤蛋白酪氨酸激酶；ERK. 细胞外信号调节激酶；Akt. 蛋白激酶 B；GSK. 糖原合成酶激酶；HIF. 缺氧诱导因子；VEGF. 血管内皮生长因子；PI3K. 磷酸肌醇 3- 激酶；AMP. 一磷酸腺苷；NO. 一氧化氮；NOS. 一氧化氮合酶；mPTP. 线粒体通透性转换孔；mK$_{ATP}$ 通道，线粒体 ATP 敏感性钾通道；hESC. 人胚胎干细胞；O-GlcNAc. O- 连接 β-N- 乙酰氨基葡萄糖；BKCa. 大电导钙激活 K 通道；PKA. 蛋白激酶 A；NF. 核因子；IR. 心肌缺血再灌注。

　　吸入麻醉与静脉麻醉如丙泊酚对于心肌的保护作用还有一些争议，例如，有研究表明，心脏手术中的吸入麻醉药并不降低术后肌钙蛋白水平，Xia 等在验证丙泊酚的保护作用时，与单用异氟烷进行了比较，在 CPB 前 10min 到主动脉开放后 15min，使用大剂量丙泊酚 [120μg/（kg·min）]，可减少术后肌钙蛋白 I 水平，提示大剂量丙泊酚持续输注比异氟烷或低剂量丙泊酚更具有保护作用。但这些病例阻断时间大多超过 80min。而前期研究中，麻醉预处理的治疗时间在 25～40min，推测随着 CPB 和缺血时间的延长，吸入麻醉药的保护作用可能消失。

　　研究表明，缺血预处理中产生的早期保护作用，是伴随着线粒体 ATP 敏感性钾通道（终末效应器）的开放而产生线粒体的去极化，并导致线粒体内钙浓度、氧自由基水平及线粒体基质肿胀程度的改变。在动物身上应用格列苯脲（glibenclamide）或 5-HD（5-hydroxy decanoate）阻滞这些通道可以对抗缺血性预处理现象，而 ATP 敏感性钾通道开放剂，如尼可地尔、吡那地尔和贝马卡林等可以模拟缺血预处理。IONA（impact of nicorandil in angina）研究显示，尼可地尔可显著减少劳力型心绞痛患者主要心脏事件的发生，且使所有亚组的稳定型心绞痛患者的预后均有显著改善。二氮嗪（diazoxide，DZX）是一种特异性线粒体 ATP 敏感性钾通道开放剂。陈其彬等实验研究表明，二氮嗪预处理通过改善大鼠心肌线粒体呼吸功能与酶活性，阻止线粒体膜电位的下降，并抑制 PTP 的开放，从而减轻氧自由基的爆发与钙超载，保护心功能。有学者在冠状动脉旁路移植术的患者也同样观察到保护心功能及减轻心肌损害的作用。也有研究者还观察到，DZX 预处理可改善全身炎症因子的平衡使其向抗炎方向发展。

应用阿片类药激活阿片受体（δ 受体）也能够提高心肌保护效果，其保护强度与缺血预处理和腺苷预处理效果相当，有报道通过中枢侧脑室 / 鞘内注射小剂量吗啡，可产生与缺血预处理相似的心肌保护效应，提示临床有望通过椎管内注射小剂量阿片类药物，产生心肌保护的效果。但预先给予阿片受体阻滞药纳洛酮，则这种保护能被抑制，提示阿片受体激活可能也是缺血预处理对心肌保护的一种机制。将阿片受体激动药的这一心肌保护作用应用于临床还有待于进一步研究。

由缺血后处理的机制可看出，线粒体在后处理心肌保护机制中扮演着非常重要的角色，缺血再灌注损伤及内源性保护机制的激发必然将影响线粒体 DNA 的转录活性，必然会产生相应蛋白质变化，以适应细胞内环境的改变。Nari 等采用比较蛋白组学的方法研究心肌线粒体在缺血和预处理两种条件下蛋白表达的异同，并对相关蛋白进行差异分析和鉴定，筛选出心肌线粒体中的 22 种类差异蛋白，发现心脏在缺血再灌注损伤时线粒体的改变及内、外源性干扰机制下线粒体功能蛋白的表达，这也为药物后处理的研究提供了新的思路和方法。

药物后处理是指在再灌注时或再灌注前应用一些药，以提高心肌保护作用的效果。目前研究的药物有缓激肽、胰岛素、阿托伐他汀、胰高血糖素类似肽 -1、吸入性麻醉药异氟烷，腺苷及 K_{ATP} 通道开放剂吡那地尔、二氮嗪等。因药物使用方便，若能证实其与缺血后处理发挥同样的保护效应，将具有更为广泛的临床应用前景。

九、抑制炎性反应

血管内皮细胞和中性粒细胞的相互作用在心肌缺血再灌注损伤中占有重要地位，因此抑制两者的活化和相互黏附已成为心肌保护的重要手段之一。L- 选择素、P- 选择素和 CD11b/CD18 是中性粒细胞膜表面表达的主要黏附分子，细胞间黏附分子 -1 在血管内皮细胞膜表面表达，这些黏附分子均参与了血管内皮细胞和中性粒细胞的相互作用。使用 CD18 单克隆抗体，阻断 CD11b/CD18 的药理活性，或使用 L- 选择素、P- 选择素、细胞间黏附分子 -1 单克隆抗体均能减少中性粒细胞在心肌组织的聚集，减轻心肌再灌注损伤，提高保护效果。

白细胞滤器能机械性去除白细胞，可在一定程度上消除因白细胞过度聚集引发的一系列病理过程，从而减轻在此基础上的炎症反应的过度激活。研究表明，白细胞滤器在缺血再灌注的早期应用能提供良好的心肌保护，促进心肌细胞的功能恢复及减轻内皮细胞的损害，在慢性阻塞性肺疾病（COPD）患者经历体外循环心脏手术时的应用能够提供更好的氧合指数，缩短 ICU 停留时间。白细胞滤器可安装于体外循环环路中，持续使用，也可用于体外循环开始或主动脉开放时，或仅用于过滤含血停搏液，以促进心脏功能的恢复。

十、激活 NO/L- 精氨酸通路

一氧化氮（NO）由一氧化氮合酶（NOS）以 L- 精氨酸为底物合成。它是一种具有多种生理活性的内源性小分子气体物质，化学性质活泼。NO 可抑制中性粒细胞、血小板的激活，抑制多种炎症介质的产生。同时也能够舒张血管，动物实验还发现，NO 能减轻心肌缺血再灌注损伤，缺血前使用能抑制心肌细胞的凋亡。如在含血停搏液中加入 L- 精氨酸能增加 NO 的生成，促进心室功能的恢复和心肌组织 pH 值的恢复速度，提高心肌保护效果。

NO 通过活化可溶性鸟苷酸环化酶、形成环磷酸鸟苷而引起血管平滑肌舒张，导致血管扩张。此外，可以抑制内皮细胞的黏附、炎症和增殖。在进行 CPB 心脏停搏间期血液 NO 浓度减少时，及时补充外源性 NO，恢复血液 NO 浓度，对心肌保护会起到非常重要的作用。其益处包括抑制 NF-κB 易位和减少炎性细胞因子的产生等。NO 供体在整个再灌注的过程中，不仅减少心肌损伤，抑制炎症反应（较低的 IL-6、IL-8 和 TNF-α 水平）；

还可以阻止心肌细胞凋亡，保持其收缩功能。输注富含 NO 合成 L- 精氨酸底物的血液停搏液后，心肌损伤标志物的水平会降低。

临床研究也证实了 NO 能减轻心肌缺血再灌注损伤，具有心肌保护效果。冷玉芳等研究发现，L- 精氨酸在心内直视手术期间可有效提高机体清除自由基的能力、抑制脂质过氧化反应，稳定心肌细胞膜，使血清肌钙蛋白 T（TnT）从心肌细胞漏出减少。Wallace 在一次小样本的随机化试验中发现，从移植的大隐静脉灌注含有 L- 精氨酸的心肌保护液，会导致冠状动脉阻力减小，血流量增加，且这一组 CABG 患者血浆的 L- 瓜氨酸浓度增加，提示是由于 L- 精氨酸生成 NO 增多所致，成为 NO 心肌保护作用的证据。一项前瞻性的随机化试验表明，采用富含 L- 精氨酸的含血心肌保护液诱导心脏停搏的 CABG 组患者术后 TnT 释放明显低于对照组，而 TnT 是心肌损伤最为敏感的标志物，其释放程度同心肌损伤的程度呈正相关，因此证明了富含 L- 精氨酸的含血心肌保护液的临床效果。

十一、Na^+-H^+ 交换抑制剂

Na^+-H^+ 交换体的研究表明，心肌缺血时，细胞酸中毒，致细胞内 pH 值下降，激活了 Na^+-H^+ 交换体，促进 Na^+-H^+ 交换，细胞内 Na^+ 浓度升高，最终导致细胞内钙超载，造成细胞损伤。Na^+-H^+ 交换抑制剂可通过抑制 Na^+-H^+ 交换，防止细胞内钙超载及其他相关作用，对心肌缺血再灌注损伤起保护作用。目前研究的药物有阿米洛利、3- 甲磺酰 -4- 哌啶基苯甲酰胍甲磺酸盐、3- 甲磺酰苯甲酰胍 -4- 甲磺酸异丙酯（HOE-642）等，只有 HOE-642 进入临床试验阶段。Theroux 等对 11 590 例不稳定型心绞痛、非 ST 段升高心肌梗死、经皮冠状动脉介入重建血管和冠状动脉旁路移植术的患者进行了 HOE-642 的三期临床试验（GUARD-IAN TRIAL），虽然试验结果在死亡率、心肌损伤程度方面用药组与安慰剂组相比并无明显优势，但是数据分析表明，大剂量 HOE-642 组的 CABG 患者术后有着显著降低的致残率，提出 HOE-642 临床应用是安全可靠的。最近一项临床研究表明，HOE-642 可降低冠状动脉旁路移植术期间的心肌缺血再灌注损伤。

十二、中 药 制 剂

国内有关中药制剂对心肌保护作用的研究很多，其中动物实验研究主要从以下几方面入手。

1. 清除氧自由基，降低心肌脂质过氧化 有报道红花黄素、血府逐瘀汤等可使各内源性抗氧化酶活性不同程度升高，从而降低心肌组织丙二醛（MDA）含量，减少氧自由基的产生，加速其清除，改善心肌缺血再灌注损伤后心脏功能，保护心肌。

2. 减轻钙超载，维持细胞钙稳态 张红英等发现，水芹乙酸乙酯提取物能阻止钙超载，尤其防止心肌线粒体内钙超载，从而减轻心肌缺血再灌注损伤。

3. 调节 NO 合成量，减轻心肌细胞损伤 杨红梅等发现，灵芝多糖能通过抑制 NOS 活性、减少 NO 的合成，对失血性休克再灌注过程中心肌损伤起保护作用。

4. 改善心肌能量代谢 研究发现，红花总黄素可抑制心肌缺血再灌注过程中心肌组织钠钾泵活性，增加心肌环磷酸腺苷含量，改善心肌能量代谢。

5. 抑制细胞凋亡，保护心肌细胞 陈天义等报道，草红花水提物可上调 Bcl-2 蛋白表达、下调 Bax 蛋白表达，通过对细胞凋亡调控基因的调控，减轻或防止心肌缺血再灌注损伤。

6. 抑制核转录因子（NF）的活化，调节细胞因子的表达 张本静的研究表明，参附注射液能通过抑制缺血心肌核转录因子（NF-κB）活性、降低促炎症因子如肿瘤坏死因子 -α、白细胞介素 -6 的表达，起到对心肌的保护作用。

7. 调节血管内皮细胞功能 马爱玲等研究发现，芪丹通脉片可明显调节大鼠心肌缺血再灌注损伤时血管活性物质的平衡，延缓和减轻缺血缺氧对 VEC 和心肌细胞的损伤过程。目前，参附注射液已进行临床研究，并取得了满意的成果。

十三、中枢远端干预减轻心肌缺血再灌注损伤

围术期心肌缺血及伴随的再灌注损伤非常常见，是围术期发生严重并发症的重要诱因。研究

表明，心肌缺血的发生发展不仅与缺血心肌局部微环境有关，同时也涉及相应的应激反应过程，尤其中枢神经调节在其中发挥着重要作用。中枢神经调节心肌缺血再灌注损伤已成为心肌保护的新亮点。

在心肌缺血再灌注损伤发生发展的复杂病理生理过程中，由其引起的伤害性刺激可以通过支配心脏的感觉神经、交感神经和副交感神经传入脊髓和脑干，激活中枢神经、内分泌 - 免疫系统的"对话"，诱发机体产生针对心肌缺血的伤害性信号级联反应，中枢通过神经源性机制和（或）神经 - 内分泌 - 免疫机制实现心脏功能的调控。伴随着心肌缺血再灌注损伤，脊髓 P 物质表达上调且这种上调与相应脊髓节段具有交感特性的心肌缺血敏感性传入神经元的激活明显相关，这表明胸段脊髓 P 物质是交感性心肌缺血敏感性传入神经元进行伤害性信号传导的主要神经介质。

但目前 IPC 尚未在心脏外科广泛使用，其原因：①目前心肌保护可达到较好的临床效果。② IPC 通过 ATP 代谢产物腺苷发挥作用，而腺苷在自由基产生过程中具有重要作用，两者微妙的平衡难以用直观方法估计。③患者差异性大，增加这一方法的危险性。为了减少 IPC 危险性，一些学者正在研究通过给某种物质，调动心肌缺氧耐受能力，如 α- 白细胞介素 -1（α-IL-1）可诱导过氧化物歧化酶（SOD）和热休克蛋白的产生。肢体 IPC 对心肌是否有保护作用尚存争议。

第三节　体外循环前后的心肌保护

前述的心肌保护原则应贯穿在手术的全过程，即术前、术中和术后的围术期中。除了前已述的缺血期的心肌保护措施外，对缺血前及主动脉开放后再灌注期及术后心肌保护也应给予同样的重视。

一、体外循环前的心肌保护

（一）增加心肌能量储备

术前应尽可能改善心脏功能，并尽可能增加心肌糖原和能量储备，以提高对缺血的耐受性。术前合并某些疾病如糖尿病、高血压、肥胖、左心室肥厚等，可加重心肌缺血损害，并影响到体外循环后缺血心脏的心功能恢复。术前对这些合并症的恰当处理和控制，可增加心肌的能量储备，改善术中对心肌缺血的耐受性。严重营养不良者，其心肌细胞耐受缺血的能力明显降低。因此，术前和心肌缺血期前给予能量疗法，如在液体中加入辅酶 A、腺苷三磷酸等能量物质，提高心肌中腺苷三磷酸、磷酸肌酸、糖原等的储存，对于心肌抗缺血能力具有重要意义。目前主要采用极化液（GIK）治疗。对于心功能较差者，在术前 7～10d 即可开始使用。

（二）改善内环境

心功能较差的患者，其心排血量降低，肾血流量也减少，醛固酮和抗利尿激素分泌增多，导致水、钠潴留，从而加重心脏负担，术前应强心、利尿并限制水钠的摄入，纠正心律失常及电解质紊乱。利尿剂以排钾性利尿药和潴钾性利尿药交替使用为合理。注意术前纠正电解质紊乱，尤其是低钾，一般应补钾 7～10d。若患者伴有室性或室上性心动过速、心房颤动合并心室率快者，主要应用洋地黄治疗。也可考虑应用小剂量的 β 受体阻滞药，如普萘洛尔（心得安）。而频发的室性期前收缩，经静脉补钾后常可减少或消失。

（三）减少心肌氧耗，增加心肌氧供

要做好体外循环前的心肌保护，必须理解与保持心脏氧供和氧耗的平衡。在麻醉过程中，应力求注意心肌氧供和氧耗的平衡，避免心肌缺氧。这要求良好的麻醉前镇静，麻醉诱导与维持力求平稳并充分地供氧，以增加心肌氧的储备；要避免药物对心肌地抑制及血压下降引起的心肌供氧不足，因为，在麻醉过程中发生的任何心肌缺血和缺氧，都会使心肌的能量储备减少，加重心肌缺血性损害。

二、体外循环中心脏停搏前的心肌保护

（一）保证心肌的血流灌注

此阶段由于大量静脉血引流至体外，体内血

管空瘪、灌注指数低于正常心指数、平流灌注、低温及血液稀释等因素，患者很容易发生低血压。因此，此阶段维持心脏搏动和充分的冠状动脉血流对心肌保护极为重要。在体外循环开始时，应逐渐地加大静脉引流，使患者自身心脏射血向体外循环机射血过程有一渐进过渡，使血压下降不明显。如果处理不当，心脏易于发生心室颤动，心肌耗氧增加。另外，低温对机体有一定刺激作用。低温诱颤常见于高龄、心功能差、电解质紊乱的患者。

（二）心腔充分引流

心腔过度膨胀可增加心肌氧耗，严重者可破坏心肌亚结构，使心肌纤维的横桥功能障碍，造成心肌收缩无力。心脏手术中保证心脏的空虚状态是心肌保护的重要手段之一。具体方法为心腔引流。心腔引流有主动引流和被动引流。

主动引流是通过泵头的负压吸引，主要途径有：①经房间沟进左心房，再经二尖瓣至左心室。②经右肺上静脉，经二尖瓣至左心室。③经主动脉根部。④经心尖直接入右心室。被动引流不需要泵，仅靠压力差将血流引出心脏。主要切口有左心耳、肺动脉根部、主动脉根部。目前大多数采用主动引流法。

三、心脏复跳后的心肌保护

（一）冠状动脉循环恢复后的管理

升主动脉开放前，在人工心肺机内加入利多卡因（1～2mg/kg）有利于防止心室颤动及耗氧剧增，必要时可根据血气情况补充碱性药物以纠正酸中毒和电解质紊乱。开放升主动脉后，冠状动脉血流恢复，此时灌注压不宜过高，压力宜维持在60mmHg左右，否则会加重再灌注损伤，当心脏搏动接近正常后（约3min）可提高灌注压力。此时还应注意心脏内减压引流，防止心脏膨胀、氧耗增加。心脏复苏后，为"偿还氧债"，心脏应有一定的空搏时间。心脏空搏时有利于舒张期心肌供血，且其耗氧仅为正常工作时的40%。一般在心脏恢复搏动5min后补钙为适宜，否则可增加心肌细胞的钙反流，加重再灌注损伤。冠状动

脉血流恢复后，有很多因素影响心律的自动恢复，此时不要一味地电击除颤，而应分析原因具体解决。除心室肥厚严重的患者外，除颤功率不宜高于30W/s，否则易发生心肌灼伤。反复电除颤使心肌挛缩，消耗大量的ATP，更不利于心肌功能的恢复。停机前需要有一段并行循环时间（一般为阻断时间的1/4）。使心脏逐渐适应承担全身血液循环的动力血泵的功能。心肌收缩力恢复后，应尽量降低后负荷，逐渐增加前负荷。必要时应用血管扩张药如硝普钠等，以减轻缺血后心肌的负担。因此，对于心脏复跳不好的患者，应认真分析其原因，并给予适宜的处理（表28-6）。

表28-6　心脏恢复灌注后不能复跳的原因与处理

原因	诊断	处理
高钾	$K^+ > 5.5mmol/L$	利尿、$NaHCO_3$、胰岛素、超滤
温度	<30～32℃	继续复温
冠状动脉问题	冠状动脉触摸有结节感、病史、心电图	搭桥、修复冠状动脉
动脉压力	流量小，血管张力低	增加流量，给予缩血管药物
房室传导阻滞	心电图，心房搏动而心室不搏动	安装起搏器
氧合不佳	血液呈黑色	寻找缺氧原因，改善氧合状态
冠状动脉进气	冠状动脉有明显气栓	再阻断，停搏液灌注冲出气体
药物作用	如普萘洛尔（心得安）、维拉帕米（异搏定）	辅助循环

（二）心肌顿抑的原因与处理

心肌顿抑是指心肌在缺血再灌注后未造成不可逆的损伤，但灌注恢复正常或接近正常后仍有持续存在的心肌机械功能低下的总称。引起心肌顿抑的主要原因有两方面：发生于缺血时的损伤，以及发生于再灌注后的损伤。

心脏恢复灌注后，发生心肌顿抑的可能性与术前心脏基础，主动脉阻断时间，心肌保护完善程度均有密切关系。所以对可能出现术后心脏功能不全的估计应包括术前情况和缺血时间的长短。搭桥患者的心脏原已有严重缺血，加之年龄偏大，易于发生心肌顿抑。

心肌顿抑反映了细胞膜ATP酶功能失调，涉及Ca^{2+}异常分布，氧储备和利用减少，氧自由基

的损害。此外还有小血管可能存在的无灌流现象。心肌顿抑为肌丝功能的紊乱，但心肌顿抑中肌丝的改变是可以逆转的。

心肌顿抑的临床表现主要为心功能不全。

（1）左心室功能不全的标志：心脏指数 [CI < 1.8L/（min·m^2）]，平均动脉压（MAP < 60mmHg），左房压（LAP > 20mmHg），右房压（RAP）正常或低于正常。

（2）右心室功能不全的标志：CI < 1.8L/（min·m^2）、MAP < 60mmHg、RAP > 25mmHg，LAP 正常或低于正常。

（3）双心室功能不全中 LAP 及 RAP 可能都升高，临床上要慎重排除心脏压塞。

心肌顿抑的治疗较为复杂。体外循环后对于功能不全心脏前后负荷的增加无疑是有害而无益的。此外，肌丝对 Ca^{2+} 敏感性的降低，大量的正性肌力药物只能增加心肌 ATP 的耗竭，不利于 ATP 的储备，易使心肌损伤向不可逆方向发展。随着心功能不全的持续，心肌内去甲肾上腺素耗竭和合成障碍，G 蛋白发生改变，cAMP 的生成不足等，使心肌对肾上腺素的反应逐渐减弱。因此，当正性肌力药物用到一定程度如多巴胺 15μg/（kg·min）或多巴酚丁胺 15μg/（kg·min）时，应考虑采用心室辅助。

术后左心室功能不全的治疗在试用大量血管活性药或主动脉内球囊反搏（IABP）无效后应立即开胸建立左心室辅助（LVAD）。术后右心功能不全在试用扩大容量及扩张肺动脉药物及强心药物失败后应立即考虑右心室辅助（RVAD）或肺动脉内气囊反搏。一旦出现双心功能不全，应采用双心室辅助或体外膜肺氧合支持（ECMO）疗法。

总之，心肌保护这一话题还在以"问题—解决方案—新问题"的方式不断延续和推进之中，越来越多的实验研究正在通过转化医学的途径探索走向临床的道路。随着大样本多中心临床试验的逐渐开展，部分临床指南也在不断地更新升级，今天的心肌保护与 10 年之前所关注的热点已经有了很大不同，期待随着更多研究的推进，将来会有更多行之有效的临床办法解决心肌保护的问题。

（吴镜湘　徐美英）

参考文献

陈其彬，喻田，刘兴奎，等，2008. 二氮嗪预处理对大鼠心肌线粒体呼吸功能与呼吸酶活性的影响. 中国病理生理杂志，24（12）：2302-2305

龙村，2004. 体外循环学. 北京：人民军医出版社

孙大金，杭燕南，王祥瑞，等，2011. 心血管麻醉和术后处理. 2 版. 上海：上海科学技术文献出版社

Anttila V，Haapanen H，Yannopoulos F，et al，2016. Review of remote ischemic preconditioning：from laboratory studies to clinical trials. Scandi Cardiovasc J，50（5-6）：355-361

Baikoussis NG，Papakonstantinou NA，Verra C，et al，2015. Mechanisms of oxidative stress and myocardial protection during open-heart surgery. Ann Card Anaesth，18（4）：555-564

Bhakri KP，Mulholland J，Punjabi PP，2014. Understanding innovations in the evolving practice of blood and crystalloid cardioplegia. Perfusion，29（6）：505-510

De Hert S，Moerman A，2015. Myocardial injury and protection related to cardiopulmonary bypass. Best Practice & Research Clinical Anaesthesiology，29（2）：137-149

Kaplan JA，2016. 卡普兰心脏麻醉学超声时代. 第 6 版. 李立环，译. 北京：人民卫生出版社

Ma Q，Michael W，Kathrin S，et al，2006. The use of moderate hypothermia during cardiac surgery is associated with repression of tumour necrosis factor-αvia inhibition of activating protein21：an experimental study. Crit Care，10（2）：57

Niemann B，Schwarzer M，Rohrbach S，2018. Heart and mitochondria：pathophysiology and implications for cardiac surgeons. Thorac Cardiovasc Surg，66（1）：11-19

Staat P，Rioufol G，Piot C，et al，2005. Postconditioning the human heart. Circulation，112（14）：2143-2148

Stokfisz K，Ledakowicz-Polak A，Zagorski M，et al，2017. Ischaemic preconditioning -Current knowledge and potential future applications after 30 years of experience. Adv Med Sci，62（2）：307-316

Theroux P，Caitman BR，Danchin N，et al，2000. Inhibitor of the sodium-hydrogen exchanger with cariporide to prevent myocardial infarction in high-risk ischemic situations：main results of the GUARDIAN trial. Circulation，102：3032-3038

Wong SS，Irwin MG，2016. Peri-operative cardiac protection for non-cardiac surgery. Anaesthesia，71 Suppl 1：29-39

Yang L，Yu T，2010. Prolonged donor heart preservation with pinacidil：The role of mitochondria and the mitochondrial adenosine triphosphate-sensitive potassium channel - The Journal of Thoracic and Cardiovascular Surgery. J Thoracic Cardiovasc Surg，139（4）：1057-1063

Zatta AJ，Kin H，Yoshishige D，et al，2008. Evidence that cardioprotection by postconditioning involves preservation of myocardial opioid content and selective opioid receptor activation. Physiol Hear Circ Physiol，294（3）：H1444-H1451

第二十九章

血液保护

输血是临床上十分重要的治疗方法，救治了无数的患者。然而输血是一把双刃剑，各种近远期输血并发症报道越来越多。一般认为，输血的不良反应呈剂量相关，但最新的研究报道，即使只输红细胞1U，也会出现不良反应。同时我国目前"血荒"现象越发常见，主要表现为稀有和常见血型血液出现短缺，甚至供给匮乏。因此如何保护患者，节约输血成为临床上非常突出的重要的问题。

围术期血液保护是指通过围术期联合应用不同技术有目的地保存患者自身血液，减少异体血的输注，并与心肌保护、脑保护、肺保护和肾保护并列，形成心血管手术围术期的五大保护。血液保护的目的是少出血、少输血、不输血、自体输血和成分输血，科学用血，循证输血（evidence-based transfusion medicine），使输血工作从粗放型走向集约型，由开放型走向限制型，防止输血的不良反应。把血液作为一个组织系统加以保护（红色保护），是当今医务工作者包括麻醉、外科和血站工作者的重大责任。

血液保护与安全用血是一个钱币的两面，血液保护是首先要为患者做些事情（first do something），而输血则是不要做有害患者的事（first do no harm）。血液保护做好了，输血就会减少。因此血液保护是一个系统工程，包括：无偿献血/全民教育，血液检测/疾病传播，输血指征/限制性输血，容量治疗/血液稀释，自体输血/血液回收，血浆代用品/胶体液，微创外科/控制性降压，造血药/止血药，去白细胞血/血制品，血液代用品/血液消毒等十个方面。

第一节　血液保护的基本保证

一、无偿献血/全民教育

无偿献血是血液保护的基石，更是血液质量和防止血液传播性疾病的根本保证。1998年我国颁布了《中华人民共和国献血法》，使我国从有偿献血、义务献血进入无偿献血、自愿无偿献血的先进行列，实现了13亿人口大国无偿献血的世纪跨越，血液质量明显提高，用血安全有了基本保障，目前全世界有54个国家达到100%的无偿献血。我们不仅严厉打击非法采血行为，而且在人民群众中开展了风险教育。由于输血仍然具有风险，因此术前仍需签署输血同意书，告知输血可能带来的危害和并发症，从而警钟长鸣随时提高医务人员和患者的认识。过去医学教育只讲如何输血，而现在要讲如何少输和不输，讲输血的替代方法，使临床输血逐步实现科学化、成分化。

但是，由于我国器官移植和老年肿瘤手术的增多，我国心血管手术已上升至年13万例，全国用血量仍以10%～20%向上增长，年采血量由每年2000吨增至3000吨。北京市年用血量已从100吨上升至125吨，预计到2015年达到140吨。许多城市仍不时出现季节性"血荒"或个别血型的供血短缺，以及如何应对特大自然灾害和突发事件的供血，仍是较大的挑战，因此减少不必要输血，防止血资源浪费，仍任重道远。

NATA（network for advancement of transfusion alternatives）是一个国际网络，它包含麻醉、外科和血库工作者，专为献身于血液保护和输血替代方法的推广。目前我国首个血液保护分会已在广州市麻醉分会下成立，它已具备NATA的职能，并定期召开血液保护经验交流会，值得各大城市借鉴。

二、血液检测/疾病传播

血液传播的病原体已知有10种：细菌、梅毒螺旋体、疟原虫、乙肝病毒（HBV）、丙肝病毒

（HCV）、人类免疫缺陷病毒（HIV）、人类嗜淋巴病毒（HTLV）、丁肝病毒（HDV）、甲肝病毒（HAV）、巨细胞病毒（CMV）。

新发现的病原体有8种：戊肝病毒（HEV）、己肝病毒（HGV）、微小B19病毒（Parvo B19）、人类疱疹病毒（HHV）、TT病毒（TTV）、变异型克雅病（vCJD，又称疯牛病）、西尼罗河病毒（WNV）及SARS病毒等。

目前同种输血感染的危险性已明显下降，据报道HIV和HCV按每单位血的感染率已降至1∶2 000 000，但HBV的感染率为1∶200 000。HBV仍是我国输血性疾病传播的主要危险因素，因为我国是肝病大国，HBV感染率达10%，而HCV90%经输血传播。HIV在我国的感染率占采供血5.5%，是传播艾滋病的第二途径。中国有同性恋3000万人，其中女性1000万人，男性同性恋及男性双性恋感染HIV的概率是总人群的50倍，2008年我国经输血传播的3例HIV都来自男性同性恋。因此供血者HBV、HCV、HIV及梅毒仍是供者和受血者的必检项目。

由于病毒核酸试验（NAT）的开展，应用核酸扩增技术（PCR）可使HBV的窗口期从56d缩短至33d，HCV自82d缩短至20d，HIV自22d缩短至11d，但由于窗口期的存在，病毒的基因变异，献血员中无血清转化现象（无抗体产生）及实验室误差，输血安全仍不能放松警惕。不管HBV、HCV和HIV的感染率有所下降，又出现一些新的感染危险需要注意如锥虫病毒、WNV、疟疾和vCJD等。

由于悬浮红细胞，新鲜冰冻血浆和单成分浓缩血小板属于中度感染危险的血制品；多成分浓缩血小板、冷沉淀和纤维蛋白原属高度感染危险，政府应加大县以上中心血站投入，更新检测设备，采用NAT技术，严格筛查血液，同时加大血液采集、加工和储存的管理力度，防止输血传播性疾病的危害。

三、输血指南／输血技术规范

输血指南源于循证输血学，又是循证输血学的具体应用，为临床医师的输血决策提供重要依据。在发达国家，已经制订了各种血液成分的输血指南，并且不断更新。英国从2001起已制订的输血指南达10多种。2006年美国麻醉医师协会（ASA）再次修订了1996年的输血指南。2007年美国胸外科医师协会（STS）和心血管麻醉医师协会（SCA）联合发布心外科围术期输血量和血液保护指南，且于2010年发布最新一版。外科与麻醉科联合制定指南是医学界的一件大事，考虑到血液是一种带来风险和益处的稀缺资源，为了改善患者的预后应该合理分配和利用。如果这个指南被大多数的心血管中心采用，就可以减少输血量、节省血源，血液短缺的现象就会减少。据报道，约15%～20%的心脏手术患者消耗了80%的手术用血。有证据表明，患者术中输血越多，术后感染的概率就越大，肾衰竭和肺功能不全的发生率也越高。

2000年我国卫生部制订的《临床输血技术规范》，是国家献血法的跟进配套文件，也是我国第一部输血指南，它有效提高了临床合理用血的管理水平，但是在各医院和各心脏中心之间输血量有很大差别，输血率的明确差异说明输血指南在减少不必要输血方面相对无效，也缺乏约束力。其原因是：①输血适应证尚未取得一致，最佳方案尚有待确立。②特别是红细胞输血，一种规定的指征并不适合所有患者和临床情况，而在所有患者中相同的血红蛋白不一定有相同的生理学改变或病情恶化。③尽管大家对RBC输血的好处和危险有了新的认识，但许多医生仍不太理解现有的输血指南。④医生在处理危重患者和创伤急症患者时，存在较大的风险，对待输血相对比较积极，以求保全患者生命。因此要显著降低临床医师之间、医院之间输血差异，还有较长的路要走。输血指南在心血管手术围术期或重症患者中不易推广存在着主观和客观的困扰。

第二节　限制性输血与开放性输血

限制性输血（restrictive transfusion）又称保护性输血（conservative transfusion），即按照循证输血和输血指征输血。开放性输血（liberal transfusion），是凭经验的或更积极的输血，其输血指征血红蛋白较限制性输血高出20～30g/L.

输血相关性死亡最常见的原因是输血相关性急性肺损伤（TRALI），其次是溶血性反应和细菌感染。对围术期或重症患者而言，主要的考虑不是病毒感染的风险，而是输血对免疫系统的负面影响，它促进感染和癌症的复发，并增加死亡率等。限制性输血更加重视患者的输血决策和危险/利益分析，并进行了大量的观察与研究。

一、成人 ICU 的研究

1999 年 Hebert 等在《新英格兰医学杂志》上，发表了第一篇危重患者 RBC 输血的前瞻性研究，他们对 838 例采用限制性输血（Hb < 70g/L）和开放性输血（Hb < 100g/L）两种方案进行对比，结果显示，限制性输血组死亡率（8.7%）显著低于开放性输血组（16.1%），$P=0.03$。限制性输血组风险逃避率为 33%，而开放性输血组为 0（表 29-1）。

2001 年 Hebert 等又对 357 例心血管患者进行限制性输血与开放性输血比较，结果发现两组 30d 无死亡率均为 23%，但限制性输血组多器官功能衰竭评分（0.2±4.2）明显低于开放性输血组（1.3±4.4），$P < 0.05$（表 29-2）。限制性发生急性冠脉综合征（ACS）的患者生存率有下降趋势。Hebert 等认为：①限制性输血与开放性输血一样有效，甚至可能优于开放性输血。②限制性输血对多数心血管患者似乎较安全，但急性心肌梗死和不稳定型心绞痛患者除外。

表 29-1　838 例重症患者多中心、随机、对照临床输血研究

项目	限制性输血组 （n=418）	开放性输血组 （n=420）	P
输血指征 Hb（g/L）	< 70	< 100	
RBC 输血（U）	2.5±3.8	5.2±4.9	< 0.01
输血后 Hb（g/L）	84.6±7.2	10.0±7.3	< 0.01
死亡率	8.7%	16.1%	< 0.01
风险逃避率	33%	0%	< 0.01

资料来源：Hebert PC et al. 1999. N Engl J Med。

表 29-2　357 例心血管疾病患者限制性与开放性输血比较

项目	限制性输血组 （n=160）	开放性输血组 （n=197）	P
入 ICU 72h Hb（g/L）	< 90	< 90	
输血指征 Hb（g/L）	< 70	< 100	
目标 Hb（g/L）	70 ~ 90	100 ~ 120	
RBC 输血（U）	2.4±4.1	5.2±5.0	< 0.01
输血后 Hb（g/L）	85.0±6.2	103.0±6.7	< 0.01
30d 死亡率	23%	23%	
多器官功能评分	4.2±0.2	4.4±1.3	< 0.05

资料来源：Hebert PC et al. 2001. Crit Care Med。

近期 Vincent 等研究了西欧 146 个 ICU，共 3534 例危重患者的贫血与输血研究（简称 ABC 研究）。这些患者 Hb < 100g/L 者占 29%，Hb < 120g/L 占 63%。在 ICU 期间输血率达 37%。结果显示，不输血患者比输血患者器官功能不全有较大改善，输血组在 ICU 死亡率（18.5%）和总死亡率（29.0%）明显高于不输血组在 ICU 死亡率（10.1%）和总死亡率（14.9%），$P < 0.01$。按照 SOFA 评分相同的患者进行比较，输血组的死亡率（22.7%）也明显高于未输血组（17.1%），$P=0.02$。ABC 研究证明，限制性输血比开放性输血效果好。

二、小儿 ICU 的研究

一般认为患儿的输血指征应比成人高 10 ~ 20g/L，才能保证小儿氧的运输和氧供（DO_2），因而小儿 ICU 的调查发现，RBC 输血阈值的差别很大，从 Hb70.0g/L 至 130.0g/L 不等。2007 年 Lacroix 等发表了小儿 ICU 唯一的多中心、随机、对照研究。作者将住院初 7d Hb < 95g/L 且病情稳定的危重患者 637 例，随机分为限制性输血组（Hb < 70g/L）和开放性输血组（Hb < 95g/L）. 限制性的输血靶值为 85 ~ 95g/L，开放性输血的 Hb 靶值为 110 ~ 120g/L. 他们均应用去白细胞 RBC 血。

结果显示，限制性输血组有 54%（174 例）未输用 RBC，而开放性输血组仅 2%（7 例）未输血（$P < 0.0001$），限制性输血组比开放性输血组减少输血达 44%。限制性输血组有 38 例发生了多器官功能衰竭（MODS），而开放性输血组有 39 例发生了 MODS，两组发生率均为 12%。限制性输血组的绝对危险性减少 0.4%（95%CI 为 -4.6 ~ 5.4），两组均各有 14 例在 28d 内死亡，但其他不良事件和转归两组无明显差异（表 29-3）。

表 29-3　小儿限制性输血组与开放性输血组的比较

项目	限制性输血组（n=320）	开放性输血组（n=317）
输血阈值（Hb, g/L）	< 70	< 95
输血靶值（Hb, g/L）	85 ~ 95	110 ~ 120
未输血例数	174（54%）	7（2%）
MODS 发生例数	38（12%）	39（12%）
28d 内死亡	14	14
院内感染例数	65	79
ICU 停留时间（d）	9.5±7.9	9.9±7.4

资料来源：Lacroix J et al. 2007. N Engl J Med。

上述研究表明，在患儿中限制性输血与开放性输血的安全性相同，在稳定的重症患儿中输血阈值为 Hb < 7.0g/dl 是可行的。使用去白细胞 RBC，患儿发生 MODS 的危险较低，尤其是使用储存时间较短的 RBC 血。

三、限制性输血在心脏手术中的应用

限制性输血可以使心脏手术用血量明显下降，因为体外循环具有血液回收的优势，有利于自体血的回输，只要坚持相对保守的输血指征，开展胶体液为主的血液稀释，不仅可以减少不必要输血，还能降低术后感染和死亡率。

成都心血管病医院 2005 以前为开放性输血，2006 以 Hb 80g/L 为输血指征实施限制性输血，通过两年实践，使心脏手术患者人均 RBC 用血量从 2005 年的 489ml 降至 2007 年的 252ml，人均 FFP 用量由 641ml 降至 230ml，不输血率由 2005 年的 3% 上升至 2007 年的 57%（表 29-4），实现了 50% 以上心脏手术患者不再有同种血的暴露，同时又降低了死亡率、二次开胸和术后严重感染率（表 29-5）。既降低了费用，又减少了血液传播性疾病和输血不良反应的概率，受到了患者、医护人员和血站人员的欢迎。

表 29-4　2005～2007 年心脏手术患者用血量比较

项目	2005 年	2006 年	2007 年
总例数（例）	408	503	372
不输血例数（%）	13（3%）	279（55%）	213（57%）
RBC 总用量（ml）	193 300	87 000	53 600
RBC 人均量（ml）	489	388	252
FFP 总用量（ml）	253 350	58 400	48 900
FFP 人均用量（ml）	641	261	230

表 29-5　2005～2007 年心脏手术后死亡与并发症比较[例数（%）]

项目	2005 年	2006 年	2007 年
手术例数	408	503	372
死亡	20（4、90%）	14（2、78%）	9（2、4%）
二次开胸	18（4、41%）	12（2、39%）	12（3、2%）
心力衰竭	10（2、49%）	10（1、99%）	4（1、1%）
肾衰竭	5（0、12%）	7（1、4%）	2（0、5%）
严重感染	17（4、17%）	9（2、98%）	23（5、2%）
长期呼吸支持	18（4、41%）	23（5、98%）	23（5、2%）
神经并发症	0	1（0、2%）	1（0、3%）

资料来源：邓硕曾 . 2009. 临床麻醉学杂志。

四、循证医学证据

森林图常用于系统评价或荟萃分析资料的合成结果，Hill 等荟萃分析了 7 篇科研论文，结果显示 RBC 限制性输血与开放性输血组 30d 死亡率相比，限制性输血组对患者有利（图 29-1）。

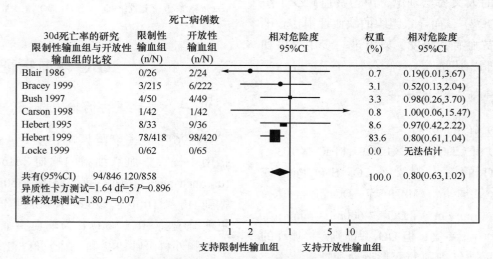

图 29-1　限制性输血组与开放性输血组患者 30d 死亡率的比较

Hill SR et al. 2002. Cochrane database of systematic reviews.

第三节　输血指南

目前研究最多、制订最多的输血指南是 RBC 输血。1942 年 Adams 和 Lundy 最早提出的 Hb/Hct 输血指南是 "10/30" 原则，即 Hb < 10g/dl，Hct < 30%，但这个指南已基本被否定，由新的指南所代替。新的 RBC 输血指南也存在着差别，如美国麻醉医师协会（ASA）指南为 Hb < 60g/L，美国国立卫生研究所（NIH）为 Hb < 70g/L，美国食品和药品监督管理局（FDA）也是 Hb < 70g/L，而美国输血学会为 Hb < 80g/L。输血指征（transfusion trigger）既有以血红蛋白为基础的输血指征，又有生理学的输血指征，因此在 RBC 输血决策时存在不同的尺度和决策空间。

一、患者耐受贫血的程度

在健康人群中有许多能耐受严重贫血的报告，急性等容血液稀释性贫血不仅在狗和狒狒动物模型是安全的，对手术患者也是安全的。根据因宗教原因（耶和华见证者）拒绝输血的资料提示：RBC 下降 Hb < 70g/L 者的死亡率为 0.5% ～ 1.5%，Hb < 50g/L 者死亡率达 40%，给我们制订输血指征有指标性意义。死亡率高主要与大出血有关，而不是 Hb 低本身，关键在容量。但这种影响对有心血管疾病的人又另当别论，因为贫血减少了组织的氧供（DO_2），而导致组织的缺血性损伤和不良转归，故贫血有其限度。以下进一步用氧供和氧耗的关系加以阐明。

（一）氧供和氧耗的计算

$$DO_2 = CO \times CaO_2$$
$$DO_2 = CO \times [(SaO_2 \times Hb \times 1.38) + (PaO_2 \times 0.03)]$$

决定 DO_2 的三大因素是 CO、SaO_2/PaO_2 或 CaO_2（动脉氧含量）和 Hb 等。DO_2 正常值为 400 ～ 600ml/（min·m²），$DO_2 \geqslant$ 600ml/（min·m²）者的危重患者存活率高，但 DO_2 只能判定体循环的氧供，不能反映红细胞的变形运动和携氧能力，也不能反映氧离曲线的改变和微循环的 DO_2，故难以完全判定组织的氧合情况。

$$VO_2 = CO \times (CaO_2 - CvO_2)$$

$$VO_2 = CI \times [Hb \times 1.38 \times (SaO_2 - SvO_2) + 0.003 \times (PaO_2 - PvO_2)]$$

VO_2 为氧耗量，CvO_2 为混合静脉氧含量，SvO_2 为混合静脉氧饱和度，PaO_2 为动脉氧分压，PvO_2 为混合静脉氧分压。VO_2 正常值为 150 ～ 220 ml/（min·m²）。

（二）氧供和氧耗的关系

VO_2 是组织缺氧的重要指标。VO_2 与 DO_2 有依赖性和非依赖性的关系，当 DO_2 充足时即使再增加 DO_2，VO_2 也不增加，VO_2 不随着 DO_2 增加而增加为 VO_2-DO_2 非依赖性，说明组织不缺氧。但当 DO_2 下降至临界点（crit）以下时，VO_2 随 DO_2 的下降而减少，此为 VO_2-DO_2 依赖性。临界的 DO_2 必须输 RBC，因为此时 Hb 已接近临界点 30 ～ 40g/L，否则患者将出现严重的并发症，甚至死亡（图 29-2）。

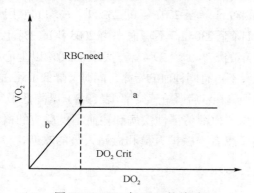

图 29-2　VO_2 与 DO_2 的关系
a. 非依赖性；b. 依赖性；VO_2. 氧耗量；DO_2. 氧供量；DO_2crit. 氧供临界点

二、RBC 输血指征

（一）血红蛋白的输血指征

1996 年美国麻醉医师协会（ASA）在输血指南中提出，血红细胞的输血（Hb-based transfusion trigger）指征一般为 Hb < 60g/L，很少放宽到 Hb < 100g/L。2006 年 ASA 再次修订指南，更明确支持 Hb < 60g/L 为输血指征。2007 年美国的胸外科医师协会和心血管麻醉医师协会联合发布心外科围术期和血液保护指南，有关体外循环患者 RBC 输血指征仍按 ASA 制定的指南（表 29-6）执行。

表 29-6　ASA 成人 RBC 输血指南

体外循环患者 Hb ≤ 60g/L 要输血

Hb ≤ 70g/L，年龄＞65 岁和长期患心血管病或肺疾病的患者应当输血

Hb 70～100g/L 病情稳定的患者输血的好处尚不清楚

急性失血＞1500ml 或失血量＞30% 的患者建议输血

快速失血未立即控制者应当输血

资料来源：STS Task Force et al. 2007. Ann Thorac Surg。

2000 年我国卫生部正式颁布《临床输血技术规范》，这是我国临床输血的第一部法规，其中手术及创伤输血指南同样可作为心血管手术输血指征（表 29-7）。

表 29-7　我国手术及创伤红细胞输血指南

Hb＞100 g/L	不必输血
Hb＜70 g/L	应考虑输入浓缩红细胞
Hb 70～100g/L	根据患者代偿能力，一般情况和病情决定
急性大出血（出血量＞自身血容量30%）可输入全血	

资料来源：卫生部《临床输血技术规范》附件三：手术及创伤输血指南。

由于患者在手术室或 ICU 处于麻醉或麻醉恢复期，有气管插管或喉罩纯氧通气，DO_2 充分，VO_2 减少，但回到病房后已完全清醒，脱离了氧气，VO_2 明显增加。因此在手术室或 ICU 对 Hb 的要求可能比病房低 10g/L 左右，回到病房后也应相应提高。但无论何种病情基于 Hb 的输血指征都不超过 100g/L（表 29-8）。

表 29-8　手术或 ICU 与病房 Hb 的输血指征

患者	手术 /ICU	病房
全部患者	60～70g/L	70～80g/L
年龄＞80 岁	70～80g/L	80～90g/L
严重冠心病	80g/L	80～90g/L
充血性心力衰竭	80g/L	80～90g/L
脑血管疾病	80g/L	80～90g/L
SaO_2＜90%	80～90g/L	90g/L

资料来源：Spahn DR. 2004. Best Pract Res Clin Anesth。

（二）生理学的输血指征

应用单一的 Hb 输血指征的主要缺陷是没有考虑到重要的生理学和外科手术对机体的影响，因而提出生理学的输血指征（physiological transfusion trigger），以使输血更加个体化（表 29-9）。

表 29-9　生理学的输血指征

相对心动过速
　心率＞120%～130% 基础值
　心率＞110～130 次 / 分

相对低血压
　平均动脉压＜70%～80% 基础值
　平均动脉压＜60（50）mmHg
　平均动脉压＜70～80mmHg（冠心病、脑血管病、高血压）

ST 段改变
　ST 段下降＞0.1mV，ST 段抬高＞0.2mV

食管超声心动图
　出现新的室壁运动异常

资料来源：Spahn DR. 2004. Best Pract Res Clin Anesth。

生理学的输血指征还包括 VO_2 下降＞10%，氧提取率（O_2ER）＞50% 及混合静脉氧分压（PvO_2）＜32mmHg 等，总之当机体内环境由于缺少氧气转为厌氧环境时，即为输血的指征。有学者建议用生理学的输血指征取代 Hb 的输血指征，但作者仍认为以 Hb 的输血指征为基准，再结合患者的生理及手术对组织氧合的影响，用生理学的输血指征进行综合判断，作出 RBC 的输血决策（图 29-3）。

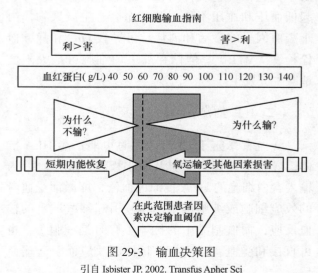

图 29-3　输血决策图
引自 Isbister JP. 2002. Transfus Apher Sci

三、去白细胞 RBC 血

白细胞是亲病毒细胞，是 HIV、CMV 和 HILV 的媒介物。1998 年英国担心克雅病（CJD，又名

疯牛病）的传播，采取了去白细胞输血的预防措施，1999 年开始在全国贯彻。但提倡输用去白细胞血（leukocyte depletion）的意义远大于此：①避免白细胞携带 HIV、CMV 和 HTLV 的传染；②有效预防非溶血性输血发热反应；③降低全身炎症反应综合征（SIRS）和多器官功能障碍综合征（MODS）的危险性；④不增加组胺、白细胞介素 -1SS（IL-1SS）和白细胞介素 -8（IL-8）的浓度；⑤预防 HLA 同种异体免疫反应；⑥防止输血相关性移植物抗宿主病（TA-GVHD）。

（一）血液储存的损伤

储存血（库血）随着储存时间的延长，质和量都会有不同程度的下降，不仅红细胞膜受损变硬，RBC 存活数减少 30%，RBC 2,3-DPG 下降，对氧的运输和释放不利，而且会产生溶血和不可逆的细胞损伤，如胆红素、乳酸脱氢酶（LDH）、血清铁升高、钾含量升高等。游离铁可引发自由基，加重病理改变。

大量输注库存血（与储血期长短有关），是 ARDS 和 MODS 的危险因素。血液储存中可发生细胞因子的积聚，导致非溶血性发热反应，出现发热、低血压、潮红，并诱发中性粒细胞增多症。由于血管活性物质（组胺、激肽）的释放，可引起低血压和血压不稳。储存血会产生微聚物，由于凝血因子的激活和消耗，可导致 DIC 和静脉血栓栓塞（VTE）。但储存前去白细胞可最大限度地减少其发生。

（二）白细胞引起的免疫反应

受血者暴露于 HLA 抗原时可能产生 HLA 抗体，导致某些输血反应及血小板输注无效。因为输入含白细胞的 HLA 抗原的血液，能激活受血者的效应细胞或细胞产生抗体，引起某些严重的输血反应，而血制品中的抗体（有时是细胞），也可直接和受血者体内相关抗原起反应而引起输血反应。

（1）非溶血性发热性输血反应（NHFTR）：常发生于有 HLA 抗体的受血者，HLA 抗体能与血制品中的白细胞起反应，但最近发现，输入血中所含的细胞因子，如 IL-1β，TNF-α，IL-6，IL-8 也可能引起 NHFTR。

（2）输血相关性急性肺损伤（TRALI）：急性肺损伤（acute lung injury，ALI）是一种综合征，其特点是低氧血症，肺僵硬和肺浸润等。其定义为急性发病，$PaO_2/FiO_2 \leq 300mmHg$，胸片有肺浸润，以及肺动脉楔压 $\leq 18mmHg$ 或无左房压升高。ARDS 是 ALI 最严重的形式，其定义是 $PaO_2/FiO_2 \leq 200mmHg$。

TRALI 是威胁生命的输血并发症，死亡率达 5% ～ 25%。例如患者在输血 6h 内或输血中，或输血后 1 ～ 2h 即出现呼吸浅快、短促、呼吸费力及发绀等。听诊双肺呼吸音低且出现中小啰音，可伴随发热和低血压。实验室检查有明显的低氧血症，$PaO_2/FiO_2 \leq 300mmHg$ 同时有中性粒细胞增多症。胸片证实有肺水肿，双侧呈弥漫性、绒毛状浸润，但心功能正常。TRALI 与 ARDS 是完全相似的。TRALI 是输血制品导致的 ALI，但它与 ARDS/ALI 的重叠和影响因素不会妨碍它的诊断。肺功能因输血而明显变坏，这种恶化代表 TRALI。

TRALI 的发病机制是供血者的血中含有白细胞抗体（如抗 HLA-1、抗 HLA-2），它们与受血者的白细胞起反应并激活补体，激发中性粒细胞的黏附和肺内聚集，导致内皮损伤和毛细血管渗漏，产生 ALI。大量输血、体外循环心脏手术和血液病因输血和化疗，都是发生 TRALI 的危险因素。但也有 5% ～ 10% 的病例是由受者白细胞抗体与供者起反应的结果。白细胞抗体属于 IgM 或 IgG 类，输入多成分混合浓缩血小板时，不同供血者之间的抗原抗体反应也可引起 TRALI。

据报道，继续使用全血的国家，TRALI 发生率高于单用红细胞，且输 FFP 的发生率也高。TRALI 不仅与输入白细胞的量有关，而且与输入速度也有一定的关系。由于危重患者常输用 FFP，更易发生 TRALI。

（三）输血相关性移植物抗宿主病

输血相关性移植物抗宿主病（TA-GVHD）是一种罕见但严重致命的反应，发生率 0.01% ～ 0.1%，病死率达 84% ～ 100%。它主要发生在免疫力低下的患者，因输了含白细胞的血液后，由于血制品中存在具有免疫活性的 T 淋巴细胞，这些细胞在受血者体内植活，并能识别受血者细胞上的 HLA 抗原，从而诱发 GVHD。

（四）抑制免疫功能增加感染机会

输入血液中的白细胞可抑制受血者的免疫功能，增加医院内感染并导致器官衰竭和死亡。新生儿免疫系统尚未成熟，更易受输入白细胞的影响。研究表明，存储前去除白细胞，能改善早产儿的临床转归。

总之，血液储存会使存活的红细胞质量下降，还可能因储存引起的"毒性作用"，使未去白细胞的红细胞在 7～10d 后发生明显改变。白细胞是血液储存损伤的主要原因，广泛应用储存前去白细胞能有效减少输血的不良反应，每单位血中白细胞阈值 $< 5 \times 10^6$，可预防潜伏的 HIV 感染、TA-GVHD、HLA 同种免疫、白细胞相关的病毒传播、血小板输注无效和输血相关的免疫抑制等。白细胞阈值 $< 5 \times 10^8$，可防止非溶血性发热反应和细菌污染性输血反应。

红细胞的储存日期近年来也引起人们的关注，由于衰老红细胞含有更多促炎介质，红细胞中的 ATP 下降，输注后存活低，存活时间短，反产生溶血，游离的 Hb 与一氧化氮（NO）结合使血管收缩。储存红细胞变性能力低，会损害微循环和氧的利用，加之红细胞衰老 2,3-DPG 下降，氧离曲线左移。红细胞的储存最好不超过 14d。

四、Hb 和 Hct 的监测

为了在手术室和 ICU 更好地执行 RBC 输血指征，减少不必要的输血，及时掌握患者的 DO_2 情况，应配备床旁 Hb/Hct 监测仪，通过检测作出 RBC 的输血决策，保证患者的安全。如麻醉和手术中麻醉与外科医生发生输血分歧时，应根据 Hb/Hct 检测结果进行讨论。麻醉医师掌控着患者的生命体征，应该是术中输血的重要决策者。

（一）Masimo Radical-7 脉搏血氧仪

此仪器能无创、连续、即刻监测到患者 Hb（SpHb）和脉搏血氧饱和度（SpO₂），迅速发现急性或慢性贫血，早期发现隐蔽出血和有效处理

RBC 输血。同时还能监测碳氧血红蛋白（SpCO）和还原血红蛋白（SpMet）。

此仪器还能通过体积描记（Pleth）波形变化，监测血流灌注指数（PI）和 Pleth 变异指数（PVI），自动评估对液体治疗的反应（图 29-4）。

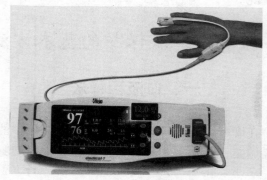

图 29-4　Masimo Radical-7 脉搏血氧仪

（二）Hemocue Hb201⁺ 监测仪

此仪器有如掌上电脑大小，可直接读出 Hb 含量，使用方便（图 29-5）。

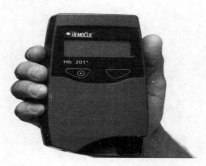

图 29-5　Hemocue Hb201⁺ 监测仪

（三）STS6100Hct 监测仪

此仪器是用离心机原理直接监测 Hct 的快速简便方法（图 29-6）。Hct 的结果如为 30%，除以 3，Hb 就是 100g/L。

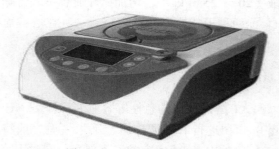

图 29-6　STS6100Hct 监测仪

（四）血气分析仪

此仪器可直接快速检测动脉血或静脉血的 Hb、Hct、PaO_2（SaO_2）或 PvO_2（SvO_2），以及乳酸盐和电解质等，全面分析患者的氧合和代谢情况。

第四节　血液保护的基本方法

一、血液稀释法

在麻醉下实施等容血液稀释是血液保护的重要措施之一。血液稀释可使血管容量中的细胞成分相对或绝对减少。20 世纪 60 年代的观点认为，失血就会引起贫血，贫血就应按生理值纠正，出血就应输全血。至 70 年代 Messmer 等提出了完全不同的观点和结论，他们认为等容血液稀释有以下几种代偿机制：①增加心排血量和心脏指数。②降低血液黏度，增加组织的灌注和氧合。③氧解离曲线右移使 Hb 与氧的亲和力下降，P_{50}（血氧饱和度为 50% 的氧分压）增加，使组织从微循环中提取更多的氧，使静脉氧饱和度（SvO_2）下降。因此在血液稀释过程中只要容量保持不变，血压和心率仍较稳定，即使 Hct 降至 20%，动脉血氧含量（CaO_2）下降，但仍会保证氧供（DO_2），其中主要是微循环的有效调节（图 29-7）。

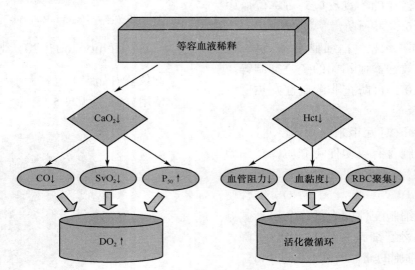

图 29-7　血液稀释对氧供的影响

血液稀释有三种形式：①急性等容血液稀释（acute normovolemic hemodilution，ANH）。②输入血浆代用品或晶体液，补偿围术期失血。③高容量血液稀释（hypervolemic hemodilution），即在麻醉后和术前 20min 输入大量血浆代用品或晶体液（20 ～ 25ml/kg），增加循环血容量同时降低 Hct。前两种形式应用比较多，后一种在心脏血管手术中应用很少。

（一）急性等容血液稀释

（1）麻醉后放血的急性等容血液稀释（ANH）：麻醉医师在进行麻醉诱导后、手术失血之前将患者的血液放出，在手术室常温下保存，同时用胶体液与晶体液（1：3）进行交换，胶晶比为 1：2。放血后患者处于血液稀释状态，当手术开始失血时，患者失的乃是"贫血"之血，术终再将放出的新鲜血全部输回。这样不仅可节约同种血 15% ～ 40%，还可以改善组织灌注。放血量可依据下列公式计算。放血的原则是使放血后的 Hct 达到 25% ～ 30%，把 Hct 的靶值定在 25% 可为术中失血量提供安全界限。

$$V=EBV \times \frac{Hct_0 - Hct_f}{Hct_{av}}$$

式中，V= 放血量，EBV= 估计血容量，Hct_0= 放血前的 Hct，Hct_f= 放血后的 Hct，Hct_{av}= $\dfrac{Hct_0 - Hct_f}{2}$

ANH 与其他血液保护技术综合应用，可使同种血的使用率从 90% 降至 20%，因此凡需输用

400～600ml 以上同种血的外科手术均可应用，尤其是心血管手术。ANH 的相对禁忌证包括：低血容量、贫血（Hb＜100g/L）、凝血异常、充血性心力衰竭或近期有过心肌梗死、严重肺疾患、微血管病及妊娠等。冠状动脉搭桥术不是 ANH 的绝对禁忌证，除非患者有不稳定型心绞痛或射血分数＜45%、左心室舒张期末压＞20mmHg 及左冠状动脉主干病变等。

由于麻醉后放血的 ANH 对心脏病患者存在一定风险，麻醉后距手术开始的时间较短，目前已让位于体外循环开始时放血的 ANH，但对于 Hct 很高及紫绀型心脏病患者和稀有血型的患者（如 Rh 阴性血）仍有一定价值。

（2）体外循环开始时放血的 ANH：在体外循环（CPB）开始时，将右心房或上下腔插管后最初引流的 500～1000ml 的肝素血放出，储备于血袋中，同时经主动脉输入等量无血预充液以补足血容量。由于使用膜肺有足够的氧合能力，只要转流中血清乳酸盐水平正常，SvO_2 大于 60%，提示周围组织 DO_2 正常，加上低温下组织 VO_2 减少，CPB 中允许将血液稀释至 Hct 20%。在主动脉拔管和肝素中和后，再将放出的血液回输给患者。据报道 CPB 结束后 Hct 一般可达 24%～27%。每次输肝素血 100ml 应追加鱼精蛋白 3～5mg，以拮抗残余肝素。

CPB 开始时放血比麻醉后放血的 ANH 更方便、安全，可减少血液污染。一旦因血液稀释引起血流动力学不稳定可立即开始转机，从而预防心脑的缺血性损伤。此法利用血液稀释原理可使 CPB 中和 CPB 后丢失的 Hb 量减少，减少了 RBC 的破坏和血红蛋白尿，而且放出的自体血未与 CPB 管道的异物表面接触，血小板未被激活，回输后可提供较好的止血效果。此法对 Hct 很高和紫绀型心脏病患者有较好的血液保护作用。

（二）血浆代用品／胶体液

血浆代用品主要指人工胶体液，是血液稀释和容量治疗的主要制品，是血液保护的第一道防线。由于其分子量大于晶体液，在血管内停留时间长，是维持血流动力学稳定，替代输血的重要方法。目前国内用于麻醉后预扩容和 CPB 预充液

的两大胶体液是羟乙基淀粉和明胶类。

1. 羟乙基淀粉　6% 羟乙基淀粉万汶（Voluven）是第三代淀粉制剂，平均分子质量为 130kDa，克分子取代级为 0.4，常用 HES130/0.4 表示。其初始扩容效力为 100%，扩容时间为 4～6h，过敏反应率为 1/20 000，远低于白蛋白的 1/10 000，最大使用量可增至 50ml/（kg·d）。由于它克服了老一代羟乙基淀粉对肾功能和凝血功能的影响，又有毛细血管堵漏作用，围术期比明胶类减少失血 15%，有望成为胶体液目标治疗和容量治疗的主要胶体液，还可用于 3 岁以下婴幼儿，2007 年已获美国 FDA 批准，用于大失血患者的抢救治疗。万汶将在血液稀释和 CPB 中发挥应有作用。

2. 明胶　3.5% 佳乐施（Gelofusine）是最常用的明胶制品，它是由小于 18 个月龄牛四肢骨提取的明胶制成，平均分子质量为 20kDa，初始扩容效力为 60%～70%，扩容时间为 2～4h。由于它对肾脏和凝血功能无影响，输用剂量无明确限制，但因其为异性蛋白，过敏反应（1/3000）高于羟乙基淀粉。

尽管羟乙基淀粉和明胶已在中国安全使用十余年，但由蜡质玉米生产的万汶与牛制品佳乐施相比，前者在扩容效能、扩容时间方面可能更具优势和安全。

二、自体输血与血液回收

自体输血包括术前自身储血、急性等容血液稀释，以及术中、术后的血液回收等。自体 RBC 输血比同种 RBC 输血风险小，开展自体输血应当比同种输血更积极。如果问你愿意输自己的血还是别人的血，你选择哪一种？自体输血是输血的最佳选择。

（一）术前自体储血

入院前或术前自体储血能有效降低同种输血量和输血患者数，尤其适用于稀有血型和 Rh（-）患者。美国麻醉医师协会建议有条件的地方开展术前储存式自体输血。据报道，自 20 世纪 80 年代中期，术前自体储血已成为许多医疗中心择期手术准备的常规之一。其优点是避免诸多输血不良反应，传染疾病且可刺激

红细胞的产生，增加血液的产生。但近年来自体储血的调查发现，自体储血费用高于库血，且大约 50% 的自体血术中不用而被废弃，加之随着库血传染性指标安全性提高，自体储血的好处就相对减少了。

又因为在 Hct 降至 30% 以前，对网织红细胞增加的刺激很少，而多数自体献血者 Hct 多在 30% 以上，所以 Hct 很难低到足以刺激明显的造血反应，而且心脏病患者担心术前会引起贫血，对心功能不利，而且自体储血同样存在工作人员差错和细菌污染问题。

此外，自愿献血者大约每 20 万例出现 1 例与献血有关的严重不良反应。而自体储血者每 16 783 例便有 1 例发生。最常见的严重反应是血管迷走神经紧张度增加引起的症状，有 12% 的患者因心绞痛需住院治疗，特别是老年人和心脏病患者。因此术前自体储血可能有潜在危险，对准备术前自体储血的患者，需进行综合评估，除稀有血型外已很少采用。

（二）血液回收

血液稀释可以增加患者的血容量（开源），那么血液回收便可减少患者血液的丢失（节流）。Tremper 认为，控制性降压和术中血液回收是血液保护的两大法宝，比麻醉后放血的急性等容血液稀释更有效。手术野的出血从切皮到缝皮都可以回收和利用，纱布上的血经清洗后也可回收。血液回收系统目前有两种可供选择。

1.简单回收系统 体外循环机不仅是人工心肺机，还是很好的血液回收机，工作方便、快捷，它利用左右心吸引可将心内、外的血液全部吸回至回流室，经过过滤即可输还患者。凡是肝素化后和鱼精蛋白拮抗之前的自体血均可回收。经体外循环机回收的血液，可经动脉插管或静脉通路输还患者，迅速补充心脏前负荷，提升血压。该血与全血的性质相当，Hb 应当在 70g/L 以上，只是在吸引回收过程中血细胞遭到部分破坏，血中可出现相当多的游离 Hb 和激活的补体，虽未见有害的临床后果，但质量上不如洗涤后 RBC，故术中负压吸引宁低勿高，一般以 -80mmHg 为宜。由于回收的全血系肝素化血，每次输 100ml 需追加 5mg 鱼精蛋白拮抗。尽管如此，回收血属于患者的，无论怎样都不应该抛弃（图 29-8、图 29-9）。

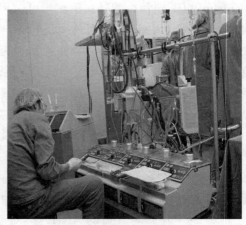

图 29-8 体外循环后灌注医师正在回收机内余血

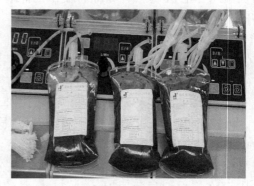

图 29-9 体外循环后收集的 3 袋自体血

2.“洗血球机”系统 此法是将手术野的失血经肝素化后全部吸回到储血室，再经生理盐水洗涤和浓缩，即可得到 Hct 30% ～ 40% 的 RBC。此法主要用于非心脏大手术、严重创伤、肝移植及非体外循环的大血管手术，包括胸主动脉瘤、腹主动脉瘤的人工血管植换术等。该血经洗涤后不仅 Hct 高，不含肝素且游离 Hb 少，但几乎丧失了全部血浆和电解质，会增加 FFP 用量（图 29-10、图 29-11）。

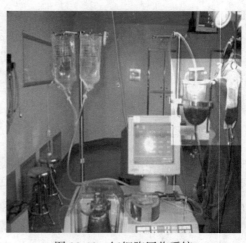

图 29-10 红细胞回收系统

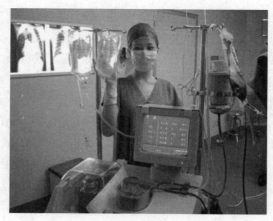

图 29-11 麻醉护士正在洗涤回收血

术中血液回收的禁忌证：感染、肠内容物、羊水、恶性肿瘤、尿液、骨碎片、凝血剂、儿茶酚胺（嗜铬细胞瘤）、脂肪、一氧化碳（电烙烟雾）、羟甲唑啉及表面使用的冲洗液等。有文献表明，在患有恶性肿瘤的患者，心脏手术且存在出血的高危因素时，可使用从手术野回收，离心的血液处理后回输。新的证据表明异体血的使用对肿瘤患者更加不利。

3.术后血液回收 术后纵隔和胸腔的引流血，使用密闭无菌的胸腔引流瓶，在无菌操作和严格过滤或洗涤后回输，每 3h 回输一次，一般不超过6h，也是自身输血的方法之一。现将自体血与同种血作一比较（表 29-10）。

表 29-10 自体血与同种血比较

项目	同种血	术前自体储血	麻醉后或体外循环前放血	回收血
传染性	+++	0	0	+
免疫抑制	++++	0	0	0
污染问题	0	0	0	0
临床差错	+	0	0	0
凝血因子缺乏	+++	+	0	+++
费用	+++	+++ 或更多	+	++

资料来源：邓硕曾．2002．中国输血杂志。

三、微创手术与控制性降压

1.微创手术（minimally invasive surgery，MIS） 不仅创伤小而且出血少。它包括腔镜手术、内镜手术、介入放射手术、定向引导手术、显微手术、基因治疗手术和未来的纳米手术等。微创心脏手术（MICS）则包括非体外循环、不停搏冠状动脉搭桥术（off-pump CABG，OPCABG），胸腔镜辅助下冠状动脉搭桥术（video-assisted CABG，VACABG），闭式体外循环冠脉搭桥术（port access CABG），不纵断胸骨的小切口手术，机器人辅助心脏手术及 PTCA 联合的杂交手术等。

2.全身麻醉 / 硬膜外麻醉 足够深度的麻醉和术中适当辅助苯二氮䓬类药、α 受体阻滞药、血管扩张药或 β_1 受体阻滞药可减少失血 30%。因此，防止浅麻醉和手术诱发的自主神经反射亢进，关键是提升麻醉品质和降低患者应激反应。围术期血压高出血多，控制性降压是术中血液保护的重要手段之一。

100 年前 Crile 就提出，预防心脏手术刺激可带来血流动力学、代谢的、营养的和凝血的良性改变。与全身麻醉相比，硬膜外麻醉具有镇痛、肌松、阻断心脏手术刺激和控制性低血压的多重优点，全身麻醉合并硬膜外麻醉可减少术中失血和输血。硬膜外麻醉加"浅"全身麻醉，比单纯全身麻醉的效果更完善，能够早期拔管并明显改善患者转归。但需防止两者对心血管系统的联合影响，尤其对老年人，需要平稳、缓慢的降压。

硬膜外麻醉可用于术后镇痛，防止疼痛引起高血压，不仅减少出血和渗血，而且可阻止交感神经的传入和传出，降低应激反应，使移植血管损坏率、深部静脉栓塞率及冠状动脉缺血发生率都远低于单纯全身麻醉。

3.尼卡地平（nicardipine） 血管扩张药除硝普钠、硝酸甘油应用普遍外，最好选用短效、可控性强的单纯动脉血管扩张药，既可小剂量静脉推注又可微量泵静脉输注。它没有毒性，对肝肾功能没有抑制作用。尼卡地平显然优于前述两药。

尼卡地平又称佩尔地平，属二氢吡啶类钙通道阻滞药的第二代。虽然它是钙通道阻滞药，但它对血管平滑肌的选择性比对心肌高 30000 倍，不像维拉帕米和地尔硫䓬那样有明显的负性肌力作用。它选择性扩张动脉血管，主要扩张椎动脉、冠状动脉和肾动脉，缓解脑血管痉挛，增加冠脉血流量，保护缺血心肌，在降压同时可以改善肾脏供血，保护心脑肾等靶器官，由于它对血管平滑肌的选择性，故已背叛了钙通道阻滞药家族，而投身到血管扩张药的行列。在麻醉中，它可显著抑制各种内源性升压物质引起的血压升高，且与用量正相关。

单次静脉注射尼卡地平 0.5mg 时收缩压降压

幅度为 17%，持续时间大于 7min，静脉注射 1.0mg 时，降压幅度可达 35%，作用时间大于 20min。在麻醉下单次静脉注射一般不要超过 0.5mg。用微量泵输注时，剂量为 0.1～0.2μg/（kg·min），对于异常高血压可达 1μg/（kg·min）。它可用于围术期高血压的急症和亚急症，减轻气管插管或主动脉插管期间的高血压反应。它与艾司洛尔合用可维持冠心病患者在术中的氧供需平衡，预防冠状动脉搭桥术中冠状动脉痉挛及体外循环下心肌的缺血再灌注损伤。

4. 氯维地平（clevidipine） 是第三代钙通道阻滞药。它同样有动脉选择性，使平均动脉压和外周血管阻力下降，从而增加心排血量和每搏量，它不影响前负荷和中心静脉压，也不增加心率。起效时间 1～2min，静脉输注 ≤ 3.2μg/（kg·min）即可使血压平稳下降，停药后迅速清除，血压一般在 10min 内恢复至基线。

四、血液麻醉

CPB 的管道系统是非内皮异物表面，为了减少 CPB 介导的出血、血栓形成和血管活性物质的产生，减少并发症，血液麻醉可选择抑制 CPB 中的血液成分，使之不被激活或处于"冬眠"状态，待 CPB 结束再恢复或"苏醒"，因其类似全身麻醉过程故称血液麻醉（blood anesthesia）。由于目前尚不能生产像内皮细胞那样的抗血栓和不激活血液成分的生物材料，血液麻醉具有较好的应用前景。

1. 凝血酶抑制剂 标准肝素能加快凝血酶反应约 1000 倍，是 CPB 必不可少的抗凝剂或"血液麻醉剂"。它主要抑制凝血酶，不足的是它也能激活血小板和中性粒细胞，且不能防止 CPB 中凝血酶的形成和活动，对 FXa 的抑制不强。小分子量肝素可同时抑制凝血酶和 FXa，且抑制 FXa 比抑制凝血酶强 3～5 倍。虽然小分子量肝素不影响血小板功能，生物利用度高（100%），皮下注射半衰期长（4～7h），但它在阻止凝血酶形成和活性方面均不如标准肝素，且不易用鱼精蛋白拮抗，故不宜用于 CPB。肝素的代用品尚有重组水蛭素、重组蜱抗凝肽、硼精氨酸、水蛭素衍生物、苯沙明复合物和氯甲烷酮等，但目前无一优于标准肝素。

为防止凝血不足，肝素剂量至少需要 400U/

kg 或 3mg/kg，使激活全血凝固时间（ACT）达到 450s 以上。由于肝素必须通过抗凝血酶 - Ⅲ（AT-Ⅲ）才能起作用，对 AT-Ⅲ 缺乏或耗竭的患者（如左心房黏液瘤）或血小板计数偏高者（血小板 > 240×10⁹/L）要提防肝素耐药（heparin resistance）。如果肝素量已达到 600U/kg，ACT 仍低于 400s，则应给予 FFP 以补充 AT-Ⅲ 或浓缩的 AT-Ⅲ。CPB 中仍要监测 ACT。CPB 后要用鱼精蛋白拮抗肝素，其比例一般为 1：1[1mg 鱼精蛋白拮抗 100U 肝素，但不超过（1.3～1.5）：1]，使 ACT 接近基础值。

2. 纤溶酶抑制剂 抑肽酶（aprotinin）能抑制多种血浆蛋白酶，包括纤溶酶原激活因子、纤溶酶胰蛋白酶、激肽释放酶、凝血酶及因子Ⅶ、Ⅸ等，对激肽、补体、凝血和纤溶都有抑制作用。抑肽酶还通过抑制纤溶酶和纤溶活性，直接或间接保护血小板，可减少失血约 50%，特别是减少二次手术、感染性心内膜炎、服用阿司匹林等心脏术后患者的失血量。然而，它存在致命缺点，易导致过敏反应和肾功能损害，甚至增加术后死亡率，因而于 2008 年退出了临床。

合成的抗纤溶药属赖氨酸同类物，可称为赖氨酸同类物抗纤溶药（lysine analog antifibrinolytics）。其抗纤溶作用的机制主要是竞争性占据纤溶酶（原）上的赖氨酸结合点，阻断了纤溶酶原与纤维蛋白上赖氨酸的结合，使纤溶酶无法形成，即使形成纤溶酶，因不能与纤维蛋白结合，阻止了对纤维蛋白的水解作用。大剂量时可直接抑制纤溶酶（图 29-12）。由于纤溶酶的抑制，使纤维蛋白降解产物（FDP）生成减少，降低了对血小板数量和功能的破坏作用，部分保护了血小板受体 GPIb 及聚集功能，从而减少 CPB 出血和输血量。

合成抗纤溶药有下述 3 种。

（1）氨基己酸（aminocaproic acid）：又名 6- 氨基己酸，ε- 氨基己酸，简称 EACA。EACA 相对分子量为 131，消除半衰期短，静脉注射 100mg/kg 后，4～6h 约 90% 经尿排除。

（2）氨甲环酸（tranexamic acid）：又名凝血酸，止血环酸，简称 TA。相对分子量为 157，消除半衰期 80min，作用强度是 EACA 的 5～10 倍。

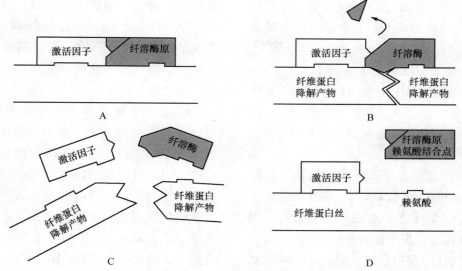

图 29-12　合成抗纤溶药作用机制

A. 纤溶酶原与纤维蛋白凝块结合；B. 激活因子（组织纤溶酶原激活物，tPA）使纤溶酶原转化为纤溶酶；C. 纤溶酶使纤维蛋白降解为纤维蛋白降解产物（FDPs）；D. 合成抗纤溶药占据纤溶酶（原）上赖氨酸结合点，阻止它与纤维蛋白上的赖氨酸结合形成纤溶酶

（3）氨甲苯酸（aminomethylbenzoic acid）：又名止血芳酸，简称 PAMBA。PAMBA 消除半衰期 60min，作用强度是 EACA 的 4～5 倍。合成抗纤溶药必须在肝素化后大剂量预防性使用，使 CPB 中保持较高的血药浓度。由于他们的最佳剂量和血浆靶浓度均不能准确而知，三种药物的剂量参见表 29-11。

表 29-11　CPB 预防性应用抗纤溶药剂量比较

项目	氨基己酸	氨甲环酸	氨甲苯酸
负荷量（mg/kg）	150	10～20	30～40
CPB 预充量	无	无	无
输注速度 [mg/(kg·h)]	10～15	1～2	2～3

3. 血小板抑制剂　有许多可逆性血小板抑制剂能使 CPB 中的血小板"麻醉"，如磷酸二酯酶抑制剂（双嘧达莫）、cAMP 催化剂（前列腺烷酸）和血小板受体 GP Ⅱb/Ⅲa 抑制剂（噻氯匹定、三禾胺衍生物）等。CPB 中静脉注射双嘧达莫可部分保护血小板，但其血浆半衰期长达 100min，而且止血效果欠佳。前列腺烷酸特别是伊洛前列腺素，在 CPB 中虽能保护血小板，但需要大剂量去氧肾上腺素来维持血压。三禾胺衍生物是蛋白质，也是过敏原。血小板 GP Ⅱb/Ⅲa 受体抑制剂在 CPB 中能有效防止血小板黏附和聚集，但均不能抑制血小板凝血酶受体，如果与前列腺烷酸合用，两药都取小剂量，则不仅有效也不会有副作用。

4. 接触系统蛋白酶抑制剂　已知有许多 FⅫa、FⅫ和激肽释放酶抑制剂，它们能有效防止 CPB 中接触系统的活化。在体外模拟 CPB 下，萘莫司他（FUT-175）能抑制 FⅫa 和激肽释放酶活性及中性粒细胞蛋白酶的释放，但不能防止补体激活。硼精氨酸抑制激肽释放酶的作用很强，而且能抑制补体激活和中性粒细胞弹性蛋白酶的释放。

5. 防寒与保暖　在手术室或 ICU 中，患者中心体温持续降低可产生多种不良后果，如出血、伤口感染、苏醒延迟及术后心肌缺血等，尤其是低温 CPB 后。低温可来自复温不足或续降，输注冷的液体或血液制品，肢体的外露或室温偏低等。

低温会影响参与止血的血管、血小板和凝血因子。低温患者常有凝血功能异常，如体温降至 18～26℃时，外周血小板计数明显减少，血小板隐退到门静脉循环中（归巢），复温时 80% 再返回循环中。低温下血栓素合成酶反应速度减慢，使血栓素 A_2 生成减少，血小板功能受损。

低温 CPB 下血小板聚集功能明显下降，CPB 后也未完全恢复，而且有大面积内皮细胞受损或被激活。低温期间血浆凝集障碍主要来自酶功能失调，而不是凝血因子的改变。低温下凝血试验显示凝块形成时间明显延长，相当于常温下凝血因子缺乏的患者。综合检验表明，APTT 和 PT 延长比 TT 延长更显著。凝血因子缺乏也常见于低温和严重创伤的患者，从而加重凝血障碍。复温后出现 DIC 的诱因可能有组织损伤、低血压和低氧血症等。

保暖防寒的方法包括下述几项。

（1）患者入室前室温应达到 24 ～ 25℃，并用被褥盖好。

（2）在输用血制品和液体时应当加温和保温，尤其是 CPB 术后。

（3）根据手术部位采用不同类型的充气升温毯（force-air warming）或变温褥垫，使患者保暖。

（4）简单的心脏手术最好在常温下进行，因为常温下出血和输血量少于低温心脏手术。

（5）低温 CPB 后期应适时复温，将鼻咽温复至 37 ～ 38℃，肛温升至 35 ～ 36℃，使患者末梢温暖，微循环改善。为防止体温续降，应同时将室温上调至 24 ～ 25℃，并用复温毯保温。

第五节　血液制品与止血药

心脏大血管手术后出血和渗血，仍然是对血液保护的严重挑战，除外科彻底止血（或二次开胸止血）外，血制品是应对出血和凝血障碍必不可少的方面军，遵循成分输血的原则，减少不必要的输血，也是麻醉科医师必须掌握的知识与技术成分输血具有制剂容量小、浓度和纯度高、节约血液资源、疗效好、不良反应小、有效减少输血传播疾病、使用安全方便以及便于保存和运输等优点。目前世界上医疗水平先进的国家，成分输血占输血治疗中的 95% 以上，世界卫生组织把成分输血比例列为衡量一个国家或地区输血技术是否先进的重要标志。

一、红　细　胞

体外循环（cardiopulmonary bypass，CPB）期间血液经由机械泵、人工肺、微栓滤器、超滤器及插管管路等组成的体外管路循环系统时，血液持续暴露于非生理性的湍流流场和高剪切力的区域，红细胞由于碾压、撞击、剪切、压差等原因会造成损伤，低温因素可增加红细胞的溶血率，负压吸引、炎症反应等都可增加红细胞的破坏。红细胞破坏产生的大量 FHb 本身对机体具有直接毒性，大量血红蛋白入血可致急性肾功能损伤，更重要的是会使血液携氧能力下降，微循环障碍，组织缺氧等一系列问题，且心脏手术的患者本身可处于贫血状态，这些都会导致患者的输血率上升，影响患者的预后。

临床经常输血多用浓缩红细胞，是指血液经处理后除去绝大部分血浆的红细胞，其 Hct 为 70% ～ 80%。与相同容量的全血相比，携氧能力更高，因而可达预期输血目标，引起循环超负荷的危险性减少，同时消除了患者产生高血钾或高血氨的危险，适用于体液容积正常的贫血患者。正常成人每输入 1U 浓缩红细胞（110 ～ 120ml）将使 Hct 增加 3% 左右，Hb 增加 10g/L 左右。浓缩红细胞根据所用保存液不同可以保存 21 ～ 35d（表 92-1）。但近年研究认为，输入保存时间较长的红细胞不利于患者恢复，输入保存 14d 以内的相对新鲜的红细胞较输入保存时间较长的红细胞患者的一年生存率要高。

二、血　小　板

心脏手术时，体外循环管道表面的生物非相容性、血气直接接触、血流切应力、肝素及鱼精蛋白的应用和低温等因素的综合作用，导致血小板损伤及活化，沉积于巨大的异物表面及内脏器官内。不仅如此，体外循环期间血小板聚集功能也下降。当血小板计数低于 $50 \times 10^9/L$ 并伴有创面广泛渗血时，应及时输注血小板。如果手术后有持续性出血倾向，又排除了外科出血的可能，此时即使血小板数量不低，但血小板功能受损，及时输注血小板会获得良好的止血效果，因为血小板在创面止血过程中起着较为重要的作用。广泛渗血的主要原因，不是由于凝血因子缺乏，凝血因子即使减少至原来的 25% ～ 30%，仍能发挥凝血功能，这时输用血小板，通过血小板栓的形成，才能修复血管内皮损伤，封闭血管创面。对复杂的大血管手术和二次心脏手术的患者，术后实施血小板的预防性输注，不仅可收到明显止血效果，减少了 RBC 和 FFP 的用量，使术后胸液量减少，也促进了患者的康复。凡开展心脏和大血管手术的医院，应容易获得血小板。对术前服用阿司匹林药物的患者，预防性输注血小板确有减少出血的疗效。

据美国 140 万份成分输血统计：RBC 输血占 49.3%，血小板占 27.5%，血浆占 11.5%，冷沉淀占 4.9%，全血占 1.4%，其他占 5.3%。血小板输注占第二位，这与我国情况完全相同。因为血小板比较贵，尤其是机采血小板，需提前一天预约，而且血小板需在常温下振荡保存。血小板应储存在透气的塑料（聚烯烃）袋中并振荡，以利其继续呼吸，若不进行呼吸，血小板会厌氧产生乳酸，乳酸不能被袋中少量的血浆缓冲，就会因酸中毒而死亡。

对复杂的心血管手术或二次手术粘连严重的患者，对术前使用氯吡格雷、阿司匹林等抗血小板药物的患者，提前申请血小板 1～2 个治疗量（10～20U）是完全必要的。有学者建议在麻醉后将患者的血小板先分离出富血小板血浆和贫血小板血浆，即血小板去除术（platelet pheresis），将取出的血小板在室温下振荡保存，等手术结束再回输给患者，对广泛渗血有很好的止血效果，但此法不建议在 CPB 心脏手术中常规使用。为了满足当天心脏大血管手术的需要，冰冻血小板可做到"零预约"，以解决血小板供求难题。

在手术室和 ICU 中决策预防性输注（保持血小板超过一定数量阈值）或治疗性输注（仅在有活动性出血或手术前即刻输注），目前尚无明确指南，其必需的剂量也没有个体化。去除血小板中的白细胞可防止输注无效和 TRALI，白细胞中的 HLA 抗体是引起血小板输注无效的主要原因。与其他冷冻储存的血制品相比，血小板输注最大的危险是细菌污染，其阳性污染率为 1 : 5000～1 : 6000，细菌污染的致死率远大于 HIV 或 HCV 的传播，对围术期或危重患者更是严重问题。

三、新鲜冰冻血浆

新鲜冰冻血浆（FFP）常用于 PT 或 APTT 延长的患者（PT/APTT > 1.5 倍对照值）。FFP 含有新鲜全血中所有凝血因子，主要用于补充凝血因子，包括纤维蛋白原低下的患者。心脏手术时患者因稀释性凝血因子缺乏引起的出血比较少见，目前尚无证据表明，心脏手术常规使用 FFP 能够减少出血和输血量，但如患者曾服用华法林或其他类似药物，又需要紧急手术，或对肝素耐药者

（AT-Ⅲ缺乏），输注 FFP 确有裨益。FFP 用量可达 5～8ml/kg 或 10～15ml/kg。

目前我国有滥用血浆的趋势，不合理输用 FFP 占用血量的 88.7%，占不合理用血的 60%，主要是盲目用血浆补充血容量和白蛋白，因为血浆便宜和医生认识上的误区，造成 FFP 的不必要输注。

FFP 未经灭活病毒处理。输血浆的风险有传染、过敏反应、溶血和循环过负荷，使用 FFP 比 RBC 的过敏反应更常见，ABO 血型不合产生的溶血也可能发生。使用 FFP 和富血浆的血小板发生 TRALI 者比 RBC 多，其危险性为 1/60 000U。TRALI 与女性供体有密切关系，因女性供体中妊娠会诱发人体白细胞或中性粒细胞抗体的产生，导致一些国家只用男性 FFP 而不用女性。

四、冷　沉　淀

冷沉淀（cryoprecipitate，CP）来自 FFP，含有高浓度纤维蛋白原（FIB），血管性血友病因子（vWF）和 FⅧ，主要用于出血和纤维蛋白原低于 80mg/dl 的患者。1U（袋）的 CP，容量为 20～30ml，每 1U CP 含 FIB 至少 140mg，FⅧ 70IU。用于止血一般需 10～20U 的 CP。用前将 CP 置于 37℃水浴中在 10min 内融化，融化后尽快输注。如果加温后仍不能完全融化，提示 FIB 已转化为纤维蛋白，则不能使用。

五、凝血酶原复合物

凝血酶原复合物（prothrombin complex）又称血浆 FⅡ、FⅦ、FⅨ、FⅩ，是从健康人血浆中提制出来并经病毒灭活处理和除去病毒膜过滤，为白色或蓝灰色疏松体，每血浆当量单位（PE），相当于 1ml 新鲜血浆中 FⅡ、FⅦ、FⅨ、FⅩ含量，每瓶冻干粉含 300PE。

FⅡ、FⅦ、FⅨ、FⅩ 这 4 个凝血因子，又称维生素 K 依赖因子，因为他们在肝脏合成过程中需要维生素 K，这样在最后酶反应中每个凝血因子才能加进一羟基（—OH），使这些维生素 K 依赖因子能经 Ca^{2+} 与磷脂表面结合，参与凝血过程。如果没有维生素 K，虽能合成这些因子，但没有羟基化，就不能与磷脂表面结合。华法林在肝细

胞上与维生素 K 竞争结合部位，抑制这些依赖因子羟基化，是瓣膜置换术后不可缺少的口服抗凝药。在 4 个依赖因子中 F Ⅶ 的半衰期最短，是用华法林最早消失的凝血因子。维生素 K 缺乏和严重肝脏疾患均可造成这 4 个因子缺乏，而任何一个因子缺乏都可导致出血。输注凝血酶原复合物能提高血液中 F Ⅱ、F Ⅶ、F Ⅸ、F Ⅹ 的浓度。

凝血酶原复合物主要用于血浆凝血酶原时间（PT）延长的患者，逆转双香豆素类抗凝剂（华法林）诱导的出血，和维生素 K 缺乏所致的出血倾向，以及由于肝脏疾患造成的 F Ⅱ、F Ⅶ、F Ⅸ、F Ⅹ 不足所致的出血。

凝血酶原复合物需新鲜配制并加温至 20 ～ 25℃，每公斤体重输注 10 ～ 20PE，但在出血量大或大手术时可酌情增加剂量。静脉注射 10 ～ 30min 达到血药浓度峰值。治疗中若出现 DIC 的临床症状，要立即中止使用，并用肝素对抗。

六、冻干人纤维蛋白原

冻干人纤维蛋白原（human fibrinogen lyophilized）又称纤维蛋白原，F Ⅰ。系自健康人血浆中分离提纯，并经病毒灭活处理，冻干而成。为白色或淡黄色固体。纤维蛋白原纯度不低于 80%。当血中纤维蛋白原浓度低于 0.68g/L 时，血液即不能正常凝固。本品进入人体后能使纤维蛋白原浓度增加，在凝血酶作用下转变为不溶性纤维蛋白而止血。

本品主要用于大型心脏血管手术，外伤或内脏出血，产后大出血，也可用于 DIC 的继发性纤溶引起的出血，预防先天性、后天性慢性低纤维蛋白原血症引起的出血，以及由于严重肝损害导致的纤维蛋白原合成不足等。

冻干人纤维蛋白原每瓶含纤维蛋白原 0.5g。输注前先将注射用水温热至 30 ～ 35℃溶解，溶解后应立即输用。输注时应当用带滤器网的输血器，速度不超过 40 ～ 60 滴 / 分，并在 2h 内输毕，每日 3 ～ 8mg。

七、重组的Ⅶ因子激活物

重组的Ⅶ因子激活物（recombinant factor Ⅶ a，rF Ⅶ a）又名 novoseven（诺七，商品名），是新型的止血药。无论心脏大血管手术或肝移植术，如发生大量微血管出血，在标准治疗或传统疗法均止血无效时，rF Ⅶ a 是有效的急救药物。自 1964 年提出凝血瀑布学说以来，一直认为由"内源性"凝血通路启动体内凝血，这个经典认识现已有改变，目前认为血液先接触血管受损部位的组织因子（TF）启动凝血。F Ⅶ 或 F Ⅶ a 与 TF 结合，形成 F Ⅶ a/TF 复合物，首先产生少量的凝血酶，凝血酶和 F Ⅶ a 再与活化血小板直接激活 F Ⅹ 产生 F Ⅹ a，产生更大的"凝血酶爆发"，使之在血管损伤局部形成稳定的纤维蛋白凝块，达到止血效果。该凝血酶的爆发过程可以不依赖 F Ⅷ 和 F Ⅸ 的作用。

（一）rF Ⅶ a 输注的前提及禁忌证

必须在其他的止血方法失败后使用。由于 rF Ⅶ a 乃启动和作用于患者自身的凝血机制，其血液成分应当满足如下指标，在大量渗血时，应立即通知血库准备好各种血液成分：①Hb 应达到 80g/L，可先给 4 ～ 6U RBC，以补充凝血所需的基本物质。②血小板计数≥ 50×10^9/L，最好在 100×10^9/L。③纤维蛋白原水平≥ 50mg/dl，最好在 100mg/dl。④纠正酸中毒（pH 值≥ 7.2）可提高 rF Ⅶ a 的治疗效果。⑤对低温患者，尽可能使体温恢复至生理水平。

rF Ⅶ a 的绝对禁忌证是经医疗组临床评价为无法挽救的患者。相对禁忌证为之前 6 个月内有血栓栓塞事件病史者，如肺栓塞、心肌梗死、脑栓塞或深静脉血栓形成等。

（二）rF Ⅶ a 的剂量

rF Ⅶ a 为冻干白色药粉，加入灭菌注射用水溶解后为澄清无色液体，无味、无肉眼可见异物、无混浊和沉淀。每瓶中活性成分含量为 60KIU，相当于每瓶 1.2mg。配成溶液后为 30 KIU/ml，相当于 0.6mg/ml。单次剂量为 3 ～ 6 KIU（60 ～ 120μg）/kg。首次剂量为 4.5 KIU（90μg）/kg，如果输注 rF Ⅶ a 15 ～ 20min 后，大量出血没有改善，需再次应用 4.5KIU（90μg）/kg 的额外剂量。

如果注用总量＞ 9KIU（180μg）/kg 后效果仍不充分，需重新评价 rF Ⅶ a 输用前提，考虑输用血小板 1 ～ 2U/10kg，FFP10 ～ 15ml/kg 和冷沉淀 1 ～ 2U/10kg，同时检测并纠正 pH 值和血钙。

只有这样处理后才能考虑给第 3 个剂量 4.5 KIU（90μg）/kg。

（三）rFⅦa 使用注意事项

（1）rFⅦa 仅能改善凝血功能异常，而非外科止血，故仅作为外科的辅助止血手段。

（2）小儿或老年患者用药应酌情减少。

（3）有过敏反应史的患者，用药时应密切观察病情。

（4）警惕动脉血栓事件如心肌缺血或梗死、脑出血病患或肠梗阻等。

（5）警惕静脉血栓事件如肺栓塞和深静脉血栓形成等。

八、蛇凝血素酶

蛇凝血素酶（hemocagulace）又称凝血霉素、血凝酶，商品名为立止血，他首先从巴西洞蝮蛇（brothrops atrox）毒液中提取的，不含毒性成分的酶性止血剂，具有类凝血剂激酶样作用。蛇凝血素酶能促进血管破裂损伤部位的血小板聚集，释放一系列凝血因子，其中包括血小板因子 3（FP3）后者能促进纤维蛋白原降解生成纤维蛋白单体，进而交联聚合成难溶性纤维蛋白，促使出血部位血栓的形成。本药还含有血小板素，能增强血小板功能，缩短出血时间，减少出血量。如果血小板低于 $10×10^9$/L 又有出血不止的现象，此时使用血凝酶（立止血）也难以达到目的。

立止血每支含有一个克氏单位（KU）的冻干粉，注射前用无菌盐水 1ml 稀释。1KU 相当于 0.3 国际单位（IU）的凝血酶，相当于 50μg 的巴曲酶。静注 1KU 立止血 5 ～ 10min 起效，药效持续 24h。急性出血时可静脉注射 2KU，或静脉与肌肉各注射 1 ～ 2KU，但每日总量不超过 8KU。立止血还可局部作用，直接用注射器喷射于创面，并用敷料压迫。

第六节 局部止血材料

一、吸收性明胶海绵

吸收性明胶海绵（gelatin sponge absorbent）为白色或类白色多孔的海绵状物，不溶于水但有吸水性。明胶海绵对创凝血物质，使纤维蛋白原转变成纤维蛋白而凝血。同时它具有支架作用，使血块附着于出血处不易脱落。本品对毛细血管及小静脉止血效果好，可用于软组织及实质腔内的创面渗血。明胶海绵为无菌片状小块，局部贴敷或填塞后不必取出，4 ～ 6h 内可完全被吸收。

二、医用生物蛋白胶

医用生物蛋白胶（fibrin glue）又名纤维蛋白胶（FG），是用猪血提取的相关成分（纤维蛋白原、凝血酶、FXⅢ），模拟人体凝血瀑布的最后通路（共同通路），使凝血酶将纤维蛋白原激活，形成纤维蛋白的凝胶物。在纤维蛋白形成过程中，需要钙的参与激活，同时也需要凝血酶激活 FXⅢ，共同催化纤维蛋白的形成。FXⅢ为纤维蛋白稳定因子。

纤维蛋白胶由 A、B 两部分组成，以 1ml 包装的主要成分为例：A 瓶为白色冻干粉，是生物胶的主体，内含纤维蛋白原 50 ～ 75mg 和 FXⅢ 10 ～ 50IU，目前用磷酸二氢钾 1ml（6.8mg）缓冲液稀释；B 瓶为白色冻干粉催化剂，内含凝血酶 400IU，用前用氯化钙 1ml（40mmol）溶液稀释。当 A、B 两瓶通过不同注射器同时向创面喷洒或喷射时主体溶液在催化剂溶液作用下，即可形成纤维蛋白凝胶（图 29-13）。

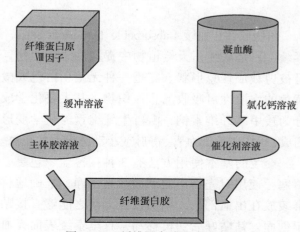

图 29-13 纤维蛋白胶形成示意图

纤维蛋白胶除 1ml 规格外，还有 1.5、2.5 和 5ml 等 3 种包装，其主要成分容量分别增加 1.5、2.5

和 5 倍，可根据出血面和手术渗血情况选用。纤维蛋白胶还可用于封闭组织创面和缺损组织，促进组织愈合，防止组织粘连等。用后 8 ～ 18d 逐渐降解被组织吸收。纤维蛋白胶主要成分为异体蛋白，过敏体质患者禁用或慎用。

三、可吸收止血粉

可吸收止血粉（absorbable hemostate，微孔多聚糖），是以纯化的植物淀粉中合成的，具有生物相容性的粉末状多微孔颗粒，具有可吸收性止血功效。它不含有任何动物源性或人源性成分，为无菌包装。这种细小、干燥的白色粉末，在 24 ～ 48h 内可以完全被人体吸收，且无任何排异反应。

该止血粉颗粒具有亲水性分子滤网的作用，通过聚集血液中的固体成分，如血小板、RBC、白蛋白、凝血酶和纤维蛋白原等血浆蛋白，在颗粒周围形成一种胶状混合物，从而加速自然凝血过程，迅速阻滞血液的流失。聚集的凝血因子和血小板加速的凝血反应，即使凝血机制较差的患者亦可形成牢固的血凝块。止血粉可帮助控制毛细血管、静脉和动脉的出血。

先将出血组织上过多的血液用无菌纱布擦去，立即将足量的止血粉直接喷洒在创面上，用力加压给药，以防止喷药器顶端堵塞。切勿将药粉注入血管内。

四、可吸收性止血绫

可吸收性止血绫（absorbable hemostatic satin，泰绫），是从纯正天然植物中提取的柔软织物，可被剪裁成任意形状。它是一种无菌、白色或微黄色的水溶性可吸收的止血织物，其主要化学成分为羧甲基纤维素钠，由再生纤维素经化学变形而成，可用于毛细血管、静脉或小动脉出血的止血。

泰绫的基本使用方法有 3 种：覆盖、包裹、填塞。使用时先将出血创面清理干净，准确地将泰绫放在出血部位，稍加按压，使之能够直接贴于创面，粘贴好后勿再移动，直至泰绫表面无血液渗出。泰绫可以吸附红细胞，黏附血小板，促进血栓形成，从而达到止血目的。

第七节 血液保护需要多学科联合行动

无血手术（bloodless surgery）是血液保护的理想追求。血液保护的基本措施：输血指征、血液稀释、血液回收及彻底止血等 4 个方面。血液保护的强化措施则：控制性降压、微创手术、血液麻醉、止血血制品和止血药的应用等 5 个方面。这样多的综合措施，不能只靠一个科室去做，应当是全方位、多层次、多学科的共同行动。

手术一开始，麻醉医师首先站在血液保护的第一线，他通过足够深度的麻醉和控制性降压减少失血，又通过血液稀释增加血容量，有 40% 的血液是经过麻醉医师之手输给患者的。外科医师、灌注医师和 ICU 医师是血液保护的主力军，因为有 60% 的血是 ICU 或病房输的，因此在血液保护方面应有共同认识、责任和知识水平。外科医师不仅要认真止血和回收血，还要开展微创手术，把失血减少至最低程度。灌注医师要减少 CPB 血液的预充，做好机血的回收和回输工作。ICU 医师要严格掌握输血指征，做好以胶体液为主的目标导向的容量治疗，减少 RBC 和 FFP 的不必要输注。血液保护还离不开输血科医师的支持，提供安全有效的血液制品，尤其是止血所需的血小板和冷沉淀。

CPB 围术期血液保护措施包括术前、术中（CPB前和 CPB 中）及 CPB 后的各种方法（表 29-12）。

表 29-12 CPB 围术期血液保护措施

术前	注用促红细胞生成素 / 补铁（Hb < 100g/L）/ 维生素 D
	储存式自体输血
	术前阿司匹林 < 7d
	术前肝素 < 24h
	检验时取最少血标本
	冠脉造影后充分压迫股动脉 30min
	做好中心静脉置管
CPB 前	提高麻醉质量，有效控制血压
	麻醉后放血（Hb > 120g/L）
	富血小板血浆去除术
	无血预充（血液稀释至 Hb 60 ～ 80g/L）
	氧合器和管道小型化
	足够偏多的肝素量，提前肝素化
	预防性应用抗纤溶药（凝血酸 / 氨甲苯酸）
	洗血球机回收创口血

续表

CPB 中	常温不停搏手术
	肝素涂层回路
	白细胞去除术
	早期充分复温
	做好血液回收
	慎用呋塞米
CPB	回输机器全部余血
	足够偏低的鱼精蛋白
	外科彻底止血
	必要时输用血小板或冷沉淀
	局部止血药
	术后镇静、镇痛，防止高血压
	呼吸末正压通气（PEEP）
	大量出血尽早二次开胸止血
	重组的 FⅦa

（崔　璀　杨立群　邓硕曾）

参 考 文 献

邓硕曾，2001. 新世纪血液保护的展望. 临床麻醉学杂志，17（6）：351

邓硕曾，2003. 围术期液体治疗的进展与评价. 临床麻醉学杂志，19（7）：439

邓硕曾，2004. 心血管手术的血液保护 // 龙村. 体外循环学. 北京：人民卫生出版社，576

邓硕曾，2005. 心血管手术血液保护的进展 // 于军，邵金霞. 体外循环热点聚焦. 北京：中国协和医科大学出版社

邓硕曾，2005. 血液制品的安全性与合理利用. 药物不良反应杂志，7（2）：111

邓硕曾，陈移云，2002. 血制品的输用标准. 临床麻醉学杂志，18（4）：197

邓硕曾，刘进，2007. 我国血液保护的世纪跨越与差距. 中华医学杂志，87（19）：1297-1298

邓硕曾，史淑华，1998. 阜外心血管病医院实施血液保护三年取得显著成效. 中国循环杂志，13（5）：315

邓硕曾，宋海波，刘进，2006. 循证输血与输血指南. 中国输血杂志，19（4）：263-264

邓硕曾，夏克何，李小兵，等，2009. 限制性输血在心脏手术中节约效益与安全的评估. 临床麻醉学杂志，25（5）：454

黄维勤，邓硕曾，2001. 血液保护的综合措施与评价. 国外医学·麻醉学与复苏分册，22（4）：200

黄维勤，邓硕曾，2002. 急性等容血液稀释用于心血管外科血液保护的效果. 中华麻醉学杂志，22（11）：657

ASA Task Force, 2006. Practice guidelines for perioperative blood transfusion and adjuvant therapies：an update report by the American Society of Anesthesiologists Task Force on perioperative blood transfusion and adjuvant therapies. Anesthesiology，105（1）：198-208

CardoneD，Klein AA, 2009. Perioperative blood conservation. Eur J Anesth，26（9）：722-729

Heddle NM, 2003. The pyramid of evidence-based transfusion medicine：definitions and concepts.Transfusion Alternative in Transfusion Medicine，5（2）：297

Lacroix J，Paul G，Hebert PC，et al, 2007. Transfusion strategies for patients in pediatric intensive care units. N Engl J Med，356（16）：1609-1619

Miller RD, 2009. Massive blood transfusions：the impact of Vietnam military data on modern civilian transfusion medicine.Anesthesiology，110（6）：14129-1416

Spahn DR, 2004. Strategies for transfusion therapy.Best Pract Res Clin Anesth，18（4）：661-673

STS Task Force，SCA Task Force, 2007. Perioperative blood transfusion and blood conservation in cardiac surgery：the STS and SCA clinical practice guideline.Ann Thorac Surgery，83（5 Suppl）：S27-S86

第三十章

体外循环

体外循环是将体内静脉血引至体外进行氧合，然后再输回体内，血液不经过心脏和肺而进行循环，心脏内因无血液流动，可使心内操作时间显著延长，为外科医师提供了切开心脏进行直视手术的条件。

1939 年，Gibbon 的第一具人工心肺机在动物实验中应用获得成功。约经 10 余年后，瑞典的 Crafoord、Bjork 和荷兰的 Jongbloed 等均先后报道了各种不同样式人工心肺机的实验研究。Warden 等在 1952 年和 1954 年先后发表了交叉循环实验。1953 年，Gibbon 成功为一女孩用体外循环法进行了房间隔缺损修补术。此后，临床应用逐渐开始而器械设计也日趋完善。经过不断改进，机械氧合器的优越性基本上已被肯定，随之交叉循环和各种生物体氧合均被淘汰。由于设计的改进，去泡剂性能完善，20 世纪 60 年代后期至 80 年代前，鼓泡式氧合器成为国际上应用最广泛的氧合器。而在美国，从 20 世纪 70 年代后期起，鼓泡式氧合器又逐步被更符合人肺生理的膜式氧合器所取代。之后，膜式氧合器在国际范围内迅速普及。目前，临床上广泛应用的是性能更加优良的膜式氧合器，而鼓泡式氧合器仅在极少的地区使用。

1957 年，Sealy、Brown 等将低温与体外循环合并应用，利用了低温的优点，同时，使一些性能较差的人工心肺机也能发挥其作用，这在体外循环的开展方面又迈进了一步。随后学者们将深低温用于体外循环，这种体外循环低温法早已广泛而且成功地应用于婴幼儿临床病例。Crech 等更以体外循环法做肿瘤的局部药物灌注。亦有学者以此作为治疗急性肺水肿和急性心力衰竭的辅助循环。由此可见，体外循环在医学领域中的应用日益广泛。1956 年，国内叶椿秀等已开始研制鼓泡式氧合器及指压血泵并进行了动物实验的研究

工作。1958 年 6 月，苏鸿熙等首次以体外循环法施行室间隔缺损修补获得成功。同年 7 月，顾恺时等应用国产鼓泡型人工心肺机施行右心流出道部分切除成功，此后体外循环法的研究工作逐步在上海、北京、天津等地开展。1960 年，石美鑫等与上海医疗器械厂合作制成静立垂屏式人工心肺机（上海 I 型）。翌年，叶椿秀等在原有基础上进一步设计了横置转盘式氧合器和转压式泵（上海 II 型人工心肺机），成为全国范围内广泛应用的唯一国产人工心肺机。1977 年，他们又制成上海 III 型人工心肺机和曲管型鼓泡氧合器。1974 年后，丁文祥等研制成上海小儿心肺机和多芯鼓泡式氧合器。广东省人民医院也设计了广东 I 型与 II 型人工心肺机。西安医科大学（现西安交通大学医学部）也有类似产品，性能均优。

第一节　人工心肺机的构造

一、人工心脏（泵）

人工心脏又称血泵。泵的研制经过了一个漫长的过程，其中滚压泵历史悠久，其操作简单，流量精确。1968 年 Rafferty 等设计出了离心泵，其靠高速旋转的叶片产生离心力将血液推进，流量大小受离心力和前方阻力而变化。它对血液破坏小，不易将空气泵入体内。

（一）滚压泵

又称转子泵、转压泵。人工心脏的构造与一般泵相同，用以替代心脏的机械功能，使血液能克服阻力，单向流动，输入体内。目前应用最广的为滚压式泵。这种泵通常称为 DeBakey 泵，目前绝大多数的人工心肺机都采用了这种泵作为人

工心脏（图 30-1）。泵体内壳呈半圆形，橡皮管或塑料管固定于其内，泵座中心装有横轴，横轴转动时，转子就滚压橡皮管。当一端转子尚未完全离开橡皮管时，另一端转子已开始压紧橡皮管，血液随之单向行进，不致回流。转子不宜挤压过度，否则将增加血细胞的破坏。Marion 等设计将转子固定于一个可调节张力的弹簧上，使转子加于橡皮管的压力每平方毫米不超过 2kg，如此血细胞破坏可减少。转子本身尚可倾斜至一定程度，以适应管壁厚度不同的橡皮管。这种类型的泵对于红细胞的破坏程度也很轻微。泵的转速、泵管直径及相应管径的流量均可在心肺机控制面板上的液晶显示屏上显示出来，由于流量与泵转速及泵管管径成正比，若泵管口径固定，则可旋转旋钮改变转速来调节流量。

有实验及部分临床资料证实了采用搏动血流进行体外循环的优点，尤其在时间较长的转流中应用搏动血流的优越性更为显著，因此，自 20 世纪 80 年代以来，各家生产人工心肺机的公司纷纷推出搏动泵使血流产生搏动，以期达到近似生理状态目的。目前，Stockert、Jostra、Sarns、Gambro 等人工心肺机都具有搏动与无搏动两种性能。搏动血流一般都是由步进马达产生，即转子做短暂步伐式转动，或在运转时做有规律的加速与减速使血流产生搏动。这种泵还可以与心脏同步，通过调节将射血相位移到自然心脏的舒张期，这种舒张期加压，使冠状血流增加，对心脏恢复搏动后的功能恢复有很大帮助。另外，亦有学者们主张在转压泵外另加用助搏器。1976 年 Ciardullo 提倡采用滚压泵的改良泵管，即部分泵管呈囊状突出（图 30-2A），每次转子挤压此凸出部分时就可产生搏动波形。Desjardins 提出另外一种方法产生搏动，即用单转子泵与正规的滚压泵相接（图 30-2B）。若泵率及管道长度合适，这种装置可以产生 30～50mmHg 的脉压。

目前常见的使用滚压泵的人工心肺机主要有 Stockert Ⅱ、Ⅲ、SC、S3、S5 型；MAQUET HL-20；TERUMO Sarns 8000、Sarns 9000；Quautum 等品牌系列。

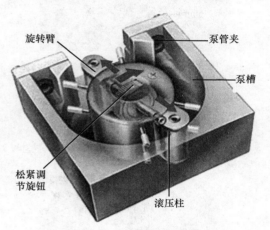

图 30-1 滚压泵头结构图

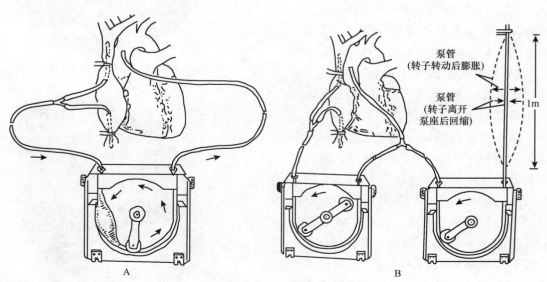

图 30-2 滚压泵
A. 部分泵管呈囊状突出；B. 单转子泵与正规的滚压泵相接

（二）离心泵

离心泵属于旋转泵（rotary pump）的一种，20世纪60年代，Saxton等已提出离心泵的构想，1964年，美国明尼苏达大学及加州大学圣地亚哥分校等对这种血泵进行研究，并由美国Medtronic公司负责生产。Golding、Unger等用以做实验及临床应用。在Golding等的动物实验中，用此泵转流时间可长达99d，在1978—1981年，用于12例心室转流病例，其中，5例获得生存。之后，由BioMedicus公司继续研究改进，遂成定型，是目前通常所用的BioMedicus离心泵。此泵由数个锥状转体组成，其外壳也呈锥形，位于泵体中心的锥体与泵外的马达做磁性耦合而旋转，自其顶部流入的血液做环形旋转而产生离心力，并经血泵下缘出口流出（图30-3）。起初认为此泵不需肝素抗凝，但经Reed等观察，每隔48～72h后，须更换泵体才可避免栓塞。此泵流量与外周阻力密切相关，在一定的转速时，阻力越大，其流量越小，直至血流停止，而泵内压增加甚少，因此，可以避免因远端意外阻塞而产生的泵管崩脱（spallation）现象，也不会意外排空泵入空气（而这在滚压泵中无法避免），对血液有形成分的破坏也轻。与滚压泵相比，离心泵对血液的生物相容性更高，术后发生渗血、感染、重要脏器功能障碍的概率明显减少，适合较长时间使用（表30-1）。使用时，须加用一个流量计以精确获知流量，在开放出血口管路上的夹闭钳之前及减流量过程中，必须维持一定的转速，即保证足够的离心力，以免患者体内血液倒流。MAQUET JOSTRA ROTAFLOW离心泵泵头是一种没有金属支撑的泵头（图30-4），其内部含有一个陀螺状的单点支撑的蓝宝石轴承，从而明显减少了摩擦引起的产热；陀螺状血流通道保证了血流平稳通畅，不会产生淤滞区域；泵头具有最小的容量和表面积，预充量只有32ml。据报道，该泵头对血液破坏更小，具有更好的稳定性和持久性，不需频繁更换泵头。此外，MAQUET JOSTRA ROTAFLOW离心泵驱动装置上直接配置了流量传感器和气泡探测器，因而，不需在泵头流出管路上另外安装流量感应接头，操作更方便（图30-5）。尽管离心泵较转子泵有更高的稳定性和生物相容性，但其价格昂贵，又是一次性使用，

操作上也以转子泵更为简单，故未能在常规手术中普遍应用。通常在预计转流时间较长、需要较高灌注流量、高危患者及急症手术中选用，其他如心室辅助、体外膜肺氧合（ECMO）等一般都选用离心泵。目前常见有Medtronic Biomedicus、Sarns Delpin Pump、MAQUET JOSTRA ROTAFLOW、CARDIOHELP等系统。

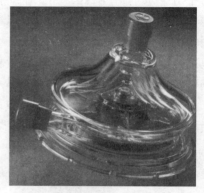

图 30-3　BioMedicus 离心泵头图

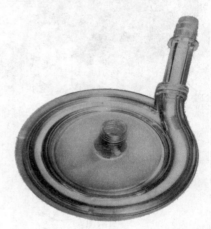

图 30-4　MAQUET JOSTRA ROTAFLOW 泵头

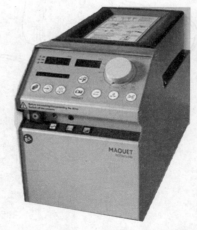

图 30-5　MAQUET JOSTRA ROTAFLOW 离心泵驱动控制装置

滚压泵与离心泵特点比较见表30-1。

表30-1 滚压泵与离心泵特点比较

项目	滚压泵	离心泵
流量	与转速呈直线相关	与转速呈曲线关系
驱动类型	闭塞、限量	开放、限压
血液破坏	有	较轻
微栓产生	有	较少
排出气体	会	不可,泵头能捕获少量气体
血液倒流	不会	会
远端阻闭	压力升高,致泵管破裂	压力升高 700～900mmHg
长期辅助	不合适	合适

(三)涡流泵

涡流泵通过旋转的涡轮产生动力推动血液前进持续血流。是近年研制的新型血泵,具有体积小、动力强、预充小的特点。MEDOS DELTA STREAM 涡流泵为其中一款(图30-6)。其核心结构为一微型叶轮内置电机,通过电缆与驱动设备连接,预充量仅 30ml,依靠电力或者磁铁耦合传动驱动泵头旋转。工作原理类似抽水机,将血液吸入并从出口泵出。转速 1000～10000r/min,流量最高可达 10L/min。轴部可持续冲刷以减少血栓形成,耐久性强,泵头旋转速度稳定,但目前尚无临床研究数据,应用尚处于探索阶段。

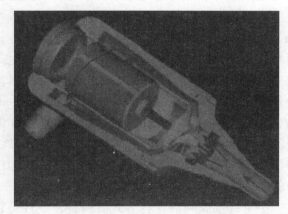

图30-6 MEDOS DELTA STREAM 涡流泵工作原理图

二、人工肺(氧合器)

氧合器的主要功能是进行气体交换,使血液氧合,同时排除二氧化碳。由于大量血液须在极短时间内氧合,因此须将血液散布成一层面积广大均匀而且极薄的膜,才能使红细胞获得充分的氧合。氧合器性能的好坏直接影响体外循环的效果,如何增加氧合、减少预充、防止渗漏、增加组织相容性、延长使用时间等一直是氧合器开发和研究的方向。氧合器的发展经历了 4 个阶段:生物肺氧合器、血膜式氧合器、鼓泡式氧合器、膜式氧合器。目前膜式氧合器的使用最为普遍。

(一)鼓泡式氧合器

氧气直接注入静脉血内,形成大量泡沫,气泡内气体与泡沫周围血液中的气体在气体分压差的驱动下,以弥散方式进行气体交换。然后再以特殊方法去除泡沫,即成动脉血。20 世纪 50 年代末期应用较广的 Dewall 氧合器即属此种类型。

1977 年,叶椿秀等与上海医疗器械研究所协作设计的曲管型鼓泡式氧合器也在国内被广泛用于临床(图30-7)。

根据流体力学而设计的新型鼓泡式氧合器,其气体交换能力明显提高,每分钟流量均可达到6000ml,氧流量与血流量比例也可达(0.6～1):1,去泡剂性能得到极大改善,使临床应用安全性明显提高,集氧合、变温、去泡、储血于一体,紧密的结构整合使成人所用的大号鼓泡式氧合器的预充量也只有几百毫升,而且操作方便,一次性使用,价格也较低廉。

随着材料工艺技术的改进,鼓泡式氧合器一般使用时限都能达到 6h。但在此氧合方式下,气体直接冲击血液,血液有形成分破坏较严重;血液可能遭受污染;随着转流时间的延长,去泡剂脱落形成栓子,以及去泡性能下降,仍有大量微气泡不能被消除,并且随着时间延长,缺陷更加明显。在欧、美等经济发达地区早已弃用鼓泡式氧合器,而在国内,限于国情,仅很少部分偏远地区在使用,在临床上,一般建议选用更符合生理的膜式氧合器。

(二)膜式氧合器(膜肺)

早在 1944 年 Kolff 等就发现可以用人工肾来进行血液氧合。膜式氧合器结构与人工肾相似,即在血液与气体之间隔一层薄膜,通过弥散进行气体交换。1956 年 Clowes 等发表膜式氧合器研究论文,正式证实通过薄膜能进行气体交换。由于当时薄膜材料质量不够理想,仪器装置庞大,费

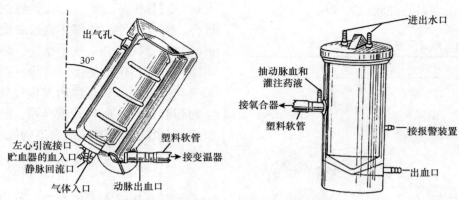

图 30-7 曲管型鼓泡式氧合器（左）与变温器（右）

用昂贵，因此未受重视。自 1961 年 Lee 等提出血液和气体直接接触能使蛋白变性而产生并发症以后，对膜肺的研究又趋活跃。膜肺确能避免血气直接接触损伤，同时又能完成气体交换任务，更近似生理现象。

膜肺的氧合性能与各种薄膜对气体的不同通透性、薄膜的面积、薄膜之间血液厚度及交换时间等各项因素有关。薄膜之间血液厚度越薄，则气体弥散距离越短，就越有利于气体交换，此层过厚，仅有靠近薄膜边缘部分的血液才能进行气体交换，这样势必影响氧合效率。翻腾及震动血液可以改善这种现象。此外，避免短路及充分利用有效面积都是使膜肺提高氧合能力的主要因素。膜式氧合器的另一个优点是对血小板的影响较小。膜肺的氧合功能也能持久。

硅胶膜是早期制做这种膜最合适的材料，因为其对气体有较高的通透率，对二氧化碳与氧气的通透率比为 5 ∶ 1，较早期其他材料更接近人肺这一参数。1965 年 Bramson 所设计的硅橡胶膜氧合器是较早应用于临床的一种氧合器。但相对于人肺（人肺对二氧化碳的通透性是氧气的 20 倍），仍嫌不足，因此，常造成二氧化碳和氧气交换不平衡现象，而且，工艺复杂、预充量大、排气困难、造价也大。微聚孔膜（microporous membrane）的发展使膜肺得以广泛应用，其对气体的通透性比硅胶膜更高，而且，对二氧化碳与氧气的通透率之比更接近人肺，气体交换性能显著改善。起初，制作这种膜的材料为聚四氟乙烯（polytetrafloroethylene），但很快被聚丙烯（polypropylene）所取代，因为后者较前者价格低，材质较硬，易于塑造血流通道的几何形状，以达到更佳通气效率。在氧合器内，微聚孔膜结构的设计通常有两种，一种是呈长信封样，另一种是中空纤维管样。目前，临床上广泛应用的就是由聚丙烯冲压而成的微聚孔中空纤维膜肺。中空纤维长 10 ～ 25cm，管径约 200μm，壁厚约150μm，管壁上有大量直径小于 1μm 的微孔，当血液接触此膜，轻微变性的血浆蛋白便迅速在其表面形成极薄的蛋白膜覆盖微孔，气体交换距离因而缩短，显著增加了气体交换效率，数小时内也不会发生气体和血浆渗漏。但这种膜肺性能仍受到使用时间的限制，使用时间过长，蛋白层增厚变性，膜对气体的通透性逐步下降，而且还会发生血浆渗漏，该种膜肺的安全使用时间一般为 6h，因此，在 ECMO 中一般不用微聚孔膜肺，而是选用无孔膜膜肺。近年，由 Jostra 公司生产的 Quadrox 膜肺是一种真正意义上的无孔型渗透性膜（图 30-8），膜材料为聚 4- 甲基 -1- 戊烯（poly-4-methyl-1-pentene），此膜肺具有低血流阻力、生物相容性高、气体交换性能优良、防渗漏、变温效率高等特点，是 ECMO 中更为理想的选择。

中空纤维膜肺内血行方式有两种，一种是管内走血管外通气型，以日本 Terumo 公司出品中空纤维膜肺为代表（图 30-9），约有万根以上的塑料空心纤维毛细管置于一圆筒内，血液通过毛细管，氧气则在毛细管外间隙通过。

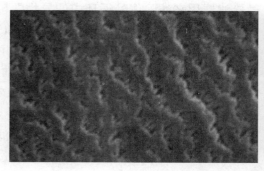

图 30-8 聚微孔纤维膜与渗透膜在电镜下的区别

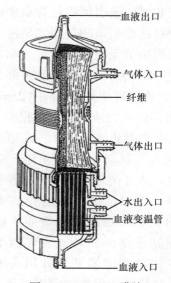

血液出口

气体入口

纤维

气体出口

水出入口

血液变温管

血液入口

图 30-9 Terumo 膜肺

此后，管外走血管内通气型（内走气外走血）中空纤维膜肺大量投入市场。在这种氧合器内，通常采用血流方向与纤维管交叉的方式，使得血流形成湍流，更多的红细胞接近管壁，缩短气体弥散距离，增加气体交换效率。此型与前者相比，对血流阻力小、血液破坏少；减少了血液在管内流动时所形成的蛋白界层（boundary layer）对通气的影响，显著提高了气体交换效率；减少了纤维管的数量，体积得以缩小，预充量也明显减少。管外走血管内通气型微聚孔中空纤维膜肺已成为目前膜肺设计中最为普遍使用的方法。国外常用的膜肺品种有 Medtronic、Sorin、Dideco、Jostra、Medos、Baxter、Terumo 等（图 30-10），近年新品 Sorin Synthesis 膜肺在其外层整合了过滤层，氧合后的血液经此过滤直接输给患者，省却了传统供血管路中的微栓过滤器，操作更方便（图 30-11），其他公司也有一些类似产品。在国内，由陕西西京医疗用品公司生产的希健牌膜肺和由广东东莞科威公司生产的西京牌膜肺，均是以聚丙烯为材料，采用管外走血管内通气的方式，制成聚微孔中空纤维膜肺，均获得满意的临床效果（图 30-12）。

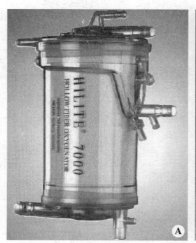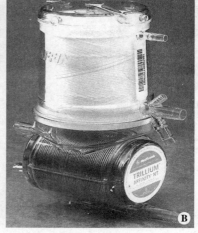

图 30-10 Medos 膜肺（A）和 Medtronic 膜肺（B）

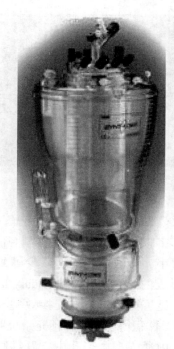

图 30-11 Sorin Synthesis 膜肺

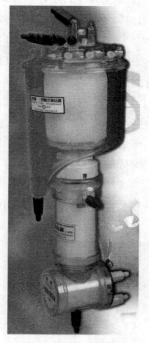

图 30-12 希健牌膜肺

三、其他附件

（一）过滤器

过滤器的作用原理主要为机械阻挡和吸附。按用途分主要有微栓过滤器、白细胞滤器和气体滤器，用来浓缩血液的超滤器，也应属于滤器范畴。

微栓滤器用来滤除体外循环中的异物颗粒、聚集的白细胞和血小板、组织碎片、微血栓和气栓等，常规用于动脉供血管路上以减少栓塞并发症，其材料大都以涤纶及其他诸如聚酯纤维（Polyester）及聚丙烯（Polypropylene）等高聚材料作为滤网，滤网网孔直径大多在 20 ～ 40μm，进出血端压差一般小于 50mmHg。微栓滤器的血液入口与器体顶部做切线相交，血液经过滤网，再自下部流出。器体顶部有排气孔，也常被用来监测泵压（图 30-13）。静脉回流血液储血器可同时接受从心腔和术野吸引回收包含众多微栓颗粒的血液，术中对这类失血的过滤尤显重要。这种储血器内的滤膜由绒毛毡和滤网包裹而成，网孔的直径一般在 60 ～ 80μm，滤膜上还可涂上硅剂起到消泡作用，血液经此滤过可消除 25μm 以上微栓达 90% 以上，但对血流的阻力却很小。此外，在预充时，也应使用晶体过滤器，以滤过存在于预充液中和从人工材料上脱落的大于 5μm 的结晶及异物颗粒。体外循环中，大量边缘池白细胞释放进入循环，被激活的白细胞释放大量蛋白水解酶和氧自由基等细胞毒性物质，造成组织细胞损伤，是造成体外循环并发症的主要机制之一，因此，白细胞滤器被设计用来术中滤除部分白细胞以减轻这种损伤，常用于氧合血进入人体前及血液停搏液过滤。超滤器的工作原理和结构不同于传统滤器，由数千根中空纤维捆束而成，纤维管壁上还有大量直径为 10 ～ 35Å 的微孔，

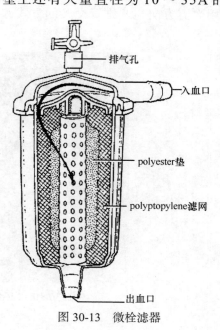

图 30-13 微栓滤器

血液经过时，在跨膜压差的作用下，水和一些分子质量小于 20 000Da 的小分子物质被滤过，体外循环中主要用来滤除过多水分，浓缩血液，也被用来降低过高血钾。使用时须注意补偿因此分流的灌注流量，并注意防止电解质的缺失和低血糖。

（二）管道

这是血液流动的主要通道。一般由聚氯乙烯（polyvinyl chloride）制成的透明软管，常用管道内径 0.6 ～ 1.2cm，壁厚约 0.2cm，管壁透明可观察有否气泡存在。管壁太薄易于扭折，内径太大势必增加预充液量，内径太小则增加血流阻力，增加血液破坏。尽可能缩短长度，有利于减少预充、血流阻力和血液破坏。长度为 1m 的不同口径管道的预充量见表 30-2。

表 30-2　长度为 1m 的不同口径管道的预充量

直径（cm）	预充量（ml）
0.6	30
1.0	65
1.2	115

（三）各种接管

通常所用一次性的硬质塑料接管一般由聚碳酸酯（polycarbonate）制成，其内面制作光滑、平整，在口径变化或角度改变处也应保持流畅的曲线，减少涡流形成造成的血液破坏。接管与塑料管道或橡皮管接连处尚须制成刃口，其外壁做锯齿状，以防脱落。如连接处过松，可用束带紧固。

（四）动静脉插管

静脉插管用于引流静脉血液，经气体交换后的血液再通过供血管路和主动脉插管输入患者动脉血管内。在插管前必须先对患者血液肝素化，待激活血液凝固时间（ACT）大于 350s 后才可插管，否则，血液与异物接触易形成血栓造成栓塞。动静脉插管选择可参照表 30-3。

表 30-3　动静脉插管口径（Fr）选择参考表

患者体重（kg）	主动脉插管	上腔静脉插管	下腔静脉插管
< 10	8 ～ 12	16 ～ 20	18 ～ 22
10 ～ 15	12 ～ 14	20 ～ 22	22 ～ 24
16 ～ 20	14 ～ 16	22 ～ 24	24 ～ 26
21 ～ 30	16 ～ 18	24 ～ 26	26 ～ 28
31 ～ 40	18 ～ 20	26 ～ 28	28 ～ 30
41 ～ 50	20 ～ 22	28 ～ 30	30 ～ 32
51 ～ 60	22 ～ 24	30 ～ 32	32 ～ 34
> 60	24	32 ～ 34	34 ～ 36

（五）左心引流管

左心引流管用以吸引手术时通过侧支循环和异常分流回入心腔的血液，保持无血的手术视野，并对心脏和肺血管床进行减压，降低心肌氧耗，避免或减轻肺水肿。Boonstra 等认为在灌注停搏液后，将"Y"形灌注针侧支开放直接连于腔静脉引流管侧孔上，利用虹吸作用也起到满意的引流减压作用。

（六）右心吸引管

右心吸引管用来吸引术野的血液，保持术野清晰，但只用来回收机体完全肝素化后的血液，在使用鱼精蛋白前，吸尽术野及漏至胸腔的积血后，即停止吸引，以免吸入的血液凝固。经此吸引的血液含有大量杂质，包括组织碎片、微凝块、受损的血液成分、脂肪颗粒、骨蜡等，以此回收的血液必须经过储血器中的过滤层过滤。研究认为，这种血液含有大量微栓，并能显著激活炎性反应。

（七）空气氧气混合器

用于调节膜肺通气中的通气量和氧气的浓度，以达到满意的血气分析结果。氧合血中的 PCO_2 通过通气量大小来调节，PO_2 可通过调节通气中氧气浓度来控制。

除上述用于体外循环中的必需附件外，还有一些其他设备装置可用来加强体外循环的监测和管理，提高体外循环的效果和安全性，如心肌保护液灌注控制装置、血氧饱和度和血细胞比容（或血红蛋白浓度）监测仪、低液平面报警停泵装置、压力和气泡报警停泵装置等，使用前应仔细阅读相关说明。

第二节　体外循环运转与手术配合

一、建立体外循环

常规体外循环插管主要有动脉插管、静脉插管、左心引流减压管和停搏液灌注插管等。无论何种插管，都要确保在外科操作时准确进入管腔，同时不导致副损伤。

转流前管理主要集中在循环回路的连接、预充液排气、抗凝及体外循环插管等准备，主要内容见表 30-4。

表 30-4　体外循环前准备内容

抗凝	辅助药物
肝素应用（首剂 3mg/kg）	肌肉松弛药
ACT 大于 480s	麻醉药、镇痛药等
动脉插管	头颈部检查
动脉供血管内没有气泡	颜色
无错位或分离的证据	对称
静脉插管	静脉回流
无上腔静脉阻塞证据	瞳孔
无下腔静脉阻塞证据	无肿胀
所有监测线路正常工作	球结膜无水肿

二、并行循环、阻断升主动脉、灌注停搏液心肌保护的配合

待手术医师妥当安置各种插管、回路建立、ACT > 480s 后，可进行体外转流，此时可按表 30-5 各项检查体外循环回路。缓慢开始转动血泵，观察泵压变化，泵压没有急剧升高，确认插管正常，再逐步开放静脉回流管使血液流出，如果开放静脉过快，大量血液进入储血器，体内血容量骤减会引起血压快速下降，这种进出不平衡导致的低血压有时难以迅速恢复，因此，应缓慢、平稳开始转流，并保持储血器中的血平面相对稳定，逐渐加大灌注流量。如果术前存在容量不足，中心静脉压较低，转流后回流的血液不能维持足够的流量和灌注压，此时应追加液体。转流后，按（0.8 ～ 1）：1 的气血比例通气，随灌注流量增加而加大通气量；使用膜肺 60% ～ 80% 的氧浓度一般都能达到满意氧合。当达到完全心肺转流后，即流量维持在 2.4L/（m^2·min）以上，或在 50ml/（kg·min）以上，且血液氧合正常（经氧合的静脉血变红），此时可完全关闭呼吸机通气，停止静脉输液。转流平稳后即可进行降温，当温度降至 34℃左右阻断升主动脉，这样可减少机体氧耗，有利于心肌保护，也有利于意外情况下脏器的保护；如果需较长时间才阻断主动脉，则应保持 34℃以上的温度，温度过低，可引起心室颤动，导致心内膜下缺血损伤。心功能不全、应激性高的患者要注意预防在左心引流管置放好之前发生心室颤动。准备阻断时，短暂降低灌注流量至全流量的 1/3 或 1/4，以降低主动脉张力，减轻机械损伤。如果是老年患者或主动脉壁有硬化钙化患者流量可以减到很低或短暂停泵，减少发生主动脉夹层的概率。在主动脉插管和停搏液灌注管之间阻断升主动脉，阻断要完全，否则血液反流会影响心肌保护效果及手术视野的清晰，并分流灌注流量。阻断钳操作动作应轻柔，避免伤及已病变的主动脉、避开主动脉壁粥样斑块形成区域，注意避免夹住主动脉插管头端或停搏液灌注管的头端，影响两者的灌注。随着温度降低，可相应减少灌注流量、降低气血比例和氧浓度。主动脉瓣关闭不全患者，主动脉根部顺行灌注停搏液时，左心回血较多，左心室胀且心脏停搏效果较差，应停止灌注，外科切开升主动脉采用经冠状动脉开口直接灌注的方式来进行心肌保护。充分、满意心脏停搏液灌注后，心肌松软、心电机械活动完全停止。此时经右心操作，便获得了无血手术视野。

表 30-5　体外循环开始循环回路检查表

动脉供血通路估测	静脉引流管评估
动脉供血方向是否正确	引流血液是否进入静脉贮血器
动脉灌注氧合是否良好	上腔静脉阻塞证据
供血管插入动脉夹层的证据	面部静脉扩张或充血
插管时动脉血回流不畅	中心静脉压升高
持续低动脉压	泵流量逐步达需要水平
供血管内压力高	停止给药和补液
泵 / 氧合器内血平面降低	停止呼吸支持
动脉供血管错位证据	
患者动脉压持续升高或降低	
供血管内血压升高	
单侧面部肿胀变化	

三、体外循环转流期间的配合

转流期间除了维持机体器官足够的氧合血液供应以外，还应加强心肌保护与抗凝管理，以增加体外循环转流的安全性。

在心内手术即将完毕前或在冠状动脉搭桥进行最后吻合口缝合时（相对于主动脉开放时间）开始升温，同时逐步增加灌注流量、气血比例和氧浓度。完成心内操作、缝合心脏切口、松开静脉插管、束紧纱带、排除空气后，或完成血管吻合并排气后，温度升至 32℃ 以上，可降低流量和灌注压，缓慢开放升主动脉阻断钳。主动脉开放后自身心律恢复前，保持稍低的流量与灌注压（50mmHg 左右）较合适，有利于心脏复跳，减轻血管内膜下肿胀，缓慢增加流量至全流量，进行辅助循环，并继续升温。

四、开放升主动脉、后并行、停机的配合

当心脏手术操作完成后，可准备开放升主动脉。开放前需要停止左心吸引，麻醉医师膨肺，充分排气后开放升主动脉，开放前患者取头低位、左心引流从主动脉根部持续吸引排气，以防止开放后冠脉进气。开放后心脏复跳，给予有效辅助，心律基本恢复后，等待心脏收缩功能较好，心律整齐，双肺恢复通气膨胀良好，直肠温达到35.5 ～ 36.5℃，复查血气正常，食管超声满意后

可逐步减低流量停机。

由于机体在体外循环中历经了心脏停搏、低温、稀释、抗凝、电解质异常、血浆内如儿茶酚胺等内源性激素变化的冲击，因此，在终止体外循环前，必须对机体的状况进行评估，并逐步调整至满意状态。对病情轻，体外循环时间较短的患者停机准备可参考表 30-6。

表 30-6　体外循环停止时准备程序

排尽心腔内空气	所有监测仪器开始正常工作
复温结束	呼吸管理
鼻咽温度达到 37 ～ 38℃	膨肺 - 消除肺不张
直肠温 / 膀胱温不小于 36℃	查有无气胸
调整麻醉	引流胸腔内残余液体
稳定心率和心律	建立人工呼吸
必要时安置心脏起搏器	恢复静脉内补液
泵流量和动脉压	正性肌力药物 / 血管收缩药 / 血管扩张药准备
泵血流量能维持混合静脉血氧饱和度不小于 70%	
动脉压恢复到常温平行循环水平	
血气和电解质参数	
动脉血、pH 值、PO_2、PCO_2 在正常范围内	
Hct：20% ～ 25%	
K^+：4.0 ～ 5.0mmol/L	
钙离子正常水平	

（一）停机前要求

1. 恢复体温　使鼻咽温达 36 ～ 37℃，直肠温度达 35.5℃ 以上。暴露的手术创面和较低的环境温度使热量大量散发，尤其对小儿影响更明显，常使这些患者在关胸及送抵监护室过程中体温下降 2 ～ 3℃。低温导致肌张力增高，氧耗增加；外周血管阻力增加；心律失常等异常，所以，应充分升温，并应用变温水毯保温。加快变温水箱流量、加大灌注流量、适当应用扩张血管药物都将加快升温速度，有条件的单位可提升手术室空调温度。对于深低温停循环手术患者更加需要保证充分复温时间，一般控制在 1℃ /3min，不快于 1℃ /2min，以避免血液气体析出气栓形成，并尽量复至较高的直肠温（36℃），防止停机后续降体温过低。

2. 满意的实验室检查结果 包括满意的动脉血气、酸碱平衡、电解质、血糖、血红蛋白浓度、血液抗凝等结果。满意的组织灌注，即使降低机器灌注流量，仍能维持混合静脉血氧饱和度（SvO_2）大于 75%（心肺功能恢复）。纠正酸中毒，维持动脉血 pH 值于正常范围，无论是呼吸性的还是代谢性的酸中毒都将抑制心肌功能、增加肺血管张力、影响药物效果。保持血钾稳定，在肾功能不全者尤需引起重视，高钾会引起房室传导阻滞，此时可用呋塞米利尿，以及糖和胰岛素、$NaHCO_3$、超滤等方法促进钾排出或向细胞内转移；低钾引起的心律失常较高钾常见，尤其在使用洋地黄类药物的患者中更为明显，应及时纠正。血液稀释、输入白蛋白及应用枸橼酸抗凝的库血等都会引起低钙，此时补充钙可增强心肌的收缩力和外周血管的张力，而且正常钙离子的存在，在体外循环终止后止血过程中也发挥重要作用。体外循环中，血糖会因应激反应、胰岛素抵抗等因素而升高，尤其在糖尿病患者中升高更明显，高血糖使血液渗透压增高，导致渗透性利尿和中枢神经系统损伤，加重脑组织的缺血、缺氧性损伤。一般术中血糖控制于 8 ～ 11mmol/L，稍高可暂不处理，但需密切监测。在高血糖时，可予正规胰岛素 5 ～ 10U，或用推注泵维持，根据血糖监测结果来调整，注意避免低血糖和低血钾。转流中，常维持血红蛋白浓度 6 ～ 8g/dl 的血液稀释，在停机前常通过利尿、血液浓缩或加入红细胞悬液来提高血红蛋白的浓度，在小儿、老年及危重患者的转流停机前，最好维持血红蛋白 10g/dl 以上，以减轻机体水负荷。在复温过程中，因肝素代谢加快，须密切监测 ACT 或血中肝素浓度，必要时添加肝素，保持 ACT > 480s。

3. 合适的麻醉深度和机械通气 在复温过程中要注意维持麻醉深度，避免患者苏醒和肌张力增高。人工鼓肺可用来估计肺的顺应性，并能减少广泛的肺不张。在开放主动脉阻断钳，心脏恢复自身心律后，是否予以少量机械通气尚存争议，但降低灌注流量时，则须增加机械通气，即潮气量 8 ～ 10ml/kg 和呼吸频率 12 ～ 16 次 / 分，而且，常需维持轻度过度通气，保持 $PaCO_2$ 在 30mmHg 左右，以防止高碳酸血症和呼吸性酸中毒导致的肺血管压力增高。

4. 维持良好的循环功能 包括稳定的心率、心律、血压和足够的心肌收缩力、血容量。一般停机前在成人保持 70 ～ 90 次 / 分的心率较适宜，在小儿先天性心脏病手术后或在左心室容积和顺应性减少的患者中则宜保持稍快的心率。应用高钾停搏液停搏的心脏在复跳后常伴有窦性心动过缓、心房颤动伴有较慢的室性心律、房室传导阻滞，一般控制血钾勿过高，短时间辅助后都能恢复。单纯窦性或交界性心动过缓，可用起搏器房性起搏；房室传导阻滞，可用房 - 室顺序起搏，尤其对于左心室肥大或左心室腔扩大者增加其心房对心室的充盈有重要意义；在使用房性或房 - 室起搏后，心室率仍较慢者，可直接应用室性起搏。心室收缩功能良好的心动过速（成人 > 120 次 / 分，小儿 > 160 次 / 分），一般在停机后都能恢复，而在心室收缩功能较差的患者常持续存在较快的心率，在排除低氧血症、高碳酸血症、贫血、麻醉变浅、药物等常见原因后，仍存在的心动过速可用 β 受体阻滞药或钙通道阻滞剂，对室上性心动过速最好的方法是用电复律，如电复律失败，则应用普萘洛尔（心得安）、维拉帕米（异搏定）、腺苷、毛花苷丙（西地兰）等药物。心室颤动的常见原因为低温、冠脉进气、酸中毒、低钙、低镁、低血压或心肌缺血等，积极纠正诱因，应用利多卡因、普鲁卡因胺等药物，并直流除颤，对反复发作者可重复除颤，应用 β 受体阻滞药如艾司洛尔可显著增强除颤效果。对期前收缩，可通过纠正低钾、起搏器超速抑制及其他抗心律失常药物治疗。在停机后，常见心电图 ST 段短暂抬高，但一般会逐步恢复，对于持续性 ST 段抬高，则需探明原因，予以处理。常见原因有气栓、血栓、桥血管吻合口狭窄或修补时缝闭、桥血管痉挛、桥血管扭折及残留心脏停搏液的作用等。通过直接观察心脏可了解心率、心律、心肌收缩力、心室充盈情况。在恢复心脏冠脉血流、充分复温和并行辅助循环后，心肌的收缩能力一般都能恢复，但在术前已有严重心功能不全、术中主动脉阻断心肌缺血时间较长、心肌保护不佳、外科矫治不满意、冠状动脉内有气栓或血栓等情况下，常见术后心肌收缩乏力，其表现在充分升温和足够心脏辅助循环后，心肌收缩幅度及收缩速率较术前仍明显降低，逐步减少泵流量并增加容量负荷，心脏逐渐充盈，但血压却不能随之上升，甚至下降。此时应使用正性肌力药物，并逐步调整其输注剂量，争取在停机时达到90～100mmHg的收缩压。如果在加大药物剂量后，仍不能维持合适的血压，则可继续全量并行辅助循环，等待心肌功能的恢复。在辅助循环后期可通过减低流量，估计维持要求目标血压时实际心功能（实际上指左心泵血功能）所不能代偿的程度，例如，当流量减至1L/min以下时血压就不能维持，则意味着需要额外人工辅助1L/min的流量。如果延长辅助时间仍不能停机，则需建立左心辅助循环来为心功能的恢复提供更长的时间。实际上，临床上更多应用主动脉内球囊反搏（IABP）技术来协助脱机，实践证明，IABP能明显增加心脏冠脉血管包括桥血管的血流，改善有微气栓或血栓的冠状血管所供应区域心肌的血供，减轻心脏的后负荷，促进心功能恢复。但所维持的血压也不能过高，以免过度增加心脏后负荷加大氧耗和增加冠脉吻合口撕裂出血的可能。通过对右心室和肺动脉的充盈程度观察和触诊，还可指导血容量的补充，也可通过监测肺动脉压、肺动脉楔压来间接了解血容量的正负情况，左房压是判断容量充足与否最直接的指标，适宜的左房压应维持在10mmHg左右，在心功能不佳的患者中，停机时的左房压偏高。在增加机体循环容量时，特别需要注意避免过多、过快容量补充引起心脏膨胀，因为心肌的过分拉伸将导致心肌的严重损伤，而且，在术后如果仍不注意减少容量负荷，则当体外循环期间渗透到组织间隙的液体再回到血液循环时，将造成心功能障碍和肺水肿。临床中，还常见心肌收缩良好，左房压也已偏高，但降低流量后血压仍不能维持，测量心排血量较高、外周血管阻力很低，说明血管床广泛扩张，这种情况最常见于常温体外循环后，此时，可用去氧肾上腺素、肾上腺素、麻黄碱、$CaCl_2$来收缩血管。满意的心血管循环功能应能使机体组织器官得到良好灌注，明显表现为肾脏有尿排出。转流中许多原因常使肾脏排尿减少，在主动脉开放后，常应用小剂量多巴胺＜5μg/（kg·min），兴奋肾脏多巴胺受体，以扩张肾脏血管，增加肾血流量、肾小球滤过率、尿钠清除率。如无尿或少尿，则应使用利尿药、超滤或血液透析来排出多余水分，减轻容量负荷。

（二）停机步骤

恢复机械通气，小剂量多巴胺、硝酸甘油等药物维持。逐步钳夹静脉回流管，同时相应减少血泵流量，适量给予容量，基本维持静脉回流与供血平衡，维持稳定的左房压和血压，减低流量后血流动力学无明显变化，再继续以同样方法逐步降低流量，反复上述过程，直至完全夹闭静脉回流管，补足容量后，停止血泵。此过程强调缓慢进行，以利于体外循环向自身心肺循环的平稳过渡，切忌从高流量突然停机。待体温、心率、心律恢复正常，心肌收缩良好，血流动力学稳定，或应用心血管活性药物维持血流动力学稳定，组织灌注良好，肾脏排尿正常，血气及电解质检查满意，即可逐步降低流量，直至停机。减流量前，注意通知麻醉医师恢复机械通气。停机后，补足容量、血压平稳、心搏正常或起搏正常，可拔除静脉插管。动脉插管在给予鱼精蛋白中和后，观察血流动力学、血液氧合无异常、无明显外科出血后拔除。动脉切口须妥善缝合。常规放置纵隔引流管和心包腔引流管，有时根据病情和手术方式，也放置胸腔引流管。确切止血后逐层关胸。

（三）停机后处理

根据动脉血压、肺动脉压、左房压、中心静脉压，或根据手术医师对心脏充盈程度的判断，通过主动脉供血管继续对患者输血，或根据尿排出速度及手术视野出血程度间断供血，一般间隔时间不超过5min，以防主动脉插管头端形成血凝块，尤其在鱼精蛋白中和后，插管留置时间不宜过久。在不供血间隙时，应钳闭供血管，维持氧合器内自身循环，防止血液成分集聚沉淀。一旦应用鱼精蛋白，则应停止使用右心吸引，以免氧合器内血液凝固，将术野出血回收至血细胞洗涤机储血罐内并同时开启肝素盐水抗凝。拔除动脉插管后，如果患者病情危重，可继续维持氧合器、微栓过滤器内循环，保持供血管及静脉回流管充盈状态，以备急需，待胸骨合拢平稳后，将残留机血回收至血细胞洗涤机内洗涤回收，如不用血细胞洗涤机，只要血液成分破坏不严重，可收集在空的无菌盐水袋内，供术后回输给患者，每回输100ml机血，需补充鱼精蛋白4～5mg以中和机血中的肝素，必要时根据 ACT 检测结果追加鱼精蛋白。

第三节 体外循环管理

一、血液稀释及预充

在体外循环前，人工管道、人工肺、微栓滤器、血液停搏液灌注装置等都需预先充满液体，并排尽气体，以便与人体循环系统连接，形成血液转流环路，此过程称为预充，所用液体称为预充液。预充液种类及预充量的改进发展是体外循环技术发展的一个重要方面。根据大量研究结果，采取晶体预充可克服全血预充的弊端，并取得良好的临床效果。如今稀释技术已得到广泛应用，稀释技术的运用在体外循环技术发展史上是一个里程碑。研究表明，当血细胞比容下降到25%时，血黏度不再降低。使用稀释技术，减少了库血用量，极大地缓解了用血矛盾，也因此减少或避免了血源性传染病的发生；减少了体外循环对血液成分的机械破坏和激活，显著降低了全血预充带来的并发症，如红细胞过多破坏所致的贫血、高血红蛋白血症，血小板和凝血因子的破坏导致的凝血功能障碍，炎性反应所导致的组织器官广泛损伤等。通过研究证明，在一定比容范围内，稀释对血液携氧能力影响不大。当血液稀释在 Hct 20% ～ 50% 时，其携氧能力变化仅 10% 左右，在正常的心功能及充足的血容量的情况下，当血液被稀释到 Hct 30% 时，其携氧能力最好，达正常

的 110%，但当血液被稀释到 Hct 在 20% 以下时，则其携氧能力明显下降。因此，在体外循环中一般都要求血液稀释后 Hct 在 20% ～ 30%。当 Hct 低于 20% 时，可导致机体氧供不足。低温可降低组织的氧耗，研究证明，温度每下降 7℃，组织代谢率随之降低 50%，因此，结合应用低温技术，可增加血液稀释的安全性。反之，低温增加了血流的黏滞性，影响了组织灌注，但血液稀释可降低血液黏滞性，改善组织的微循环，抵消了低温对组织灌注的不良影响。因此，血液稀释和低温技术构成了标准体外循环的重要基础。血液稀释程度可分为：①轻度，Hct > 30%。②中度，Hct 25% ～ 30%。③深度，Hct 20% ～ 25%。④重度，Hct 10% ～ 20%。⑤极度，Hct < 10%。也可用血红蛋白浓度表示。在体外循环中，必须注意合理运用血液稀释，血液过度稀释，血红蛋白浓度过低、携氧不足可导致组织缺氧，血小板、凝血因子浓度降低可引起凝血机制障碍，血浆胶体渗透压下降使水分向组织间隙移动而导致水肿。不同温度下可采用的血液稀释程度，Glenn 提出的方案见表 30-7。

表 30-7 不同温度下血液稀释度

温度（℃）	Hct（%）
30 ～ 37	25 ～ 30
23 ～ 30	20 ～ 25
15 ～ 22	15 ～ 20

血液稀释计算方法：

$$预计 Hct = \frac{患者血容量 \times 患者Hct + 预充血量 \times 预充血Hct}{患者血容量 + 预充液量}$$

在转流前，麻醉医师已经静脉输入部分液体，转流中，追加补液及应用含晶体的心脏停搏液也会加深血液稀释，造成实际 Hct 较此预计值低，尤其在体重小、术前贫血的患者中，应引起注意。

在术前贫血、低体重尤其是婴幼儿体外循环预充中，通常需加入库血，以达到满意的血细胞比容。所需库血量的计算公式：

$$所需预充血量（ml）= \frac{(患者血容量 + 预充量) \times 预计Hct - 患者血容量 \times 患者Hct}{库血Hct}$$

在术前血色素较高，尤其在发绀型先天性心脏病患者中，其血色素异常增高，红细胞膜较脆，极易受到转流中挤压力和血流剪切力等因素的破坏，

造成高血红蛋白血症，因此，术前常需放出一定量的自身血液，以便术中保持适当的血细胞比容，放出的自身血液于术后再输回。放血量的计算公式：

$$放血量（ml）= \frac{患者血容量(患者Hct-预计Hct)-预充量\times预计Hct}{患者Hct+预计Hct}$$

患者血容量的计算，可通过体重（kg）乘以7%（女性）或7.5%（男性）来计算（L）。小儿及体瘦者稍多，根据经验，术前心影异常增大者，其血容量相对增多，而老年及体胖者稍少。

预充液包括晶体液和胶体液。晶体液包括葡萄糖液、糖盐液、生理盐液和乳酸林格液，目前被广泛应用的是乳酸林格液，因其有多种接近生理浓度的电解质，并有一定的抗酸性，但需注意其含有少量的钙离子，在加入库血预充时，库血中的枸橼酸可与钙离子结合成枸橼酸钙而沉淀，故在加入库血前，应先在库血中加入肝素，一般按每100ml库血中加入肝素4mg。国外常用Normosol R、plasmalyte A 等晶体预冲液，均为均衡电解质盐液。在营养不良、低蛋白血症的患者，以及婴幼儿由于肾排水功能发育不全，晶体预充更易导致水肿，造成组织器官功能障碍，所以，在此类患者的预充中，更宜加入白蛋白、血浆等胶体，提高转流中的渗透压。一般要求预充液的电解质和渗透压要接近正常血浆水平，正常成人血液的胶体渗透压为 20 ～ 25mmHg，小儿稍低。在预充中，为保持转流后一定的胶体渗透压，则需注意预充成分中晶体和胶体的比例，一般认为这种晶、胶比例维持在 0.5 ～ 0.6 比较合适。其计算公式：

$$晶/胶= \frac{预充晶体液量}{体内血容量\times(1-0.03\times患者血红蛋白)+预充胶体液量+库血量\times0.6}$$

每一种氧合器及管路系统都有其最小安全预充量，即能够启动体外转流维持足够流量而又不致排空储血器中的液体产生气栓所需要的最少预充液体量。每种配置的最小安全预充量都不一样，同一种配置用于不同的患者所达到的血液稀释度也不一样。尤其对于小儿，最小安全预充量大于自身的血容量，甚至超过数倍，会造成过度稀释，因此，在小儿或术前严重贫血、低蛋白血症的患者预充时尤需注意加入红细胞和血浆或白蛋白。

出于器官保护目的，在预充液和体外循环转流过程中还加入不同的药物。常使用的药物：①肝素，一般加入 4mg/100ml 预充液，或 1mg/kg，这种剂量可能偏多，考虑到肝素对血液有不良作用，目前在预充液中肝素的用量已减少，常加入（1 ～ 2.5）mg/100ml 预充液，术中再根据 ACT 结果决定是否需要添加，维持 ACT > 480s。②抑肽酶，抑制炎症反应有量效效应，小剂量即有保护血小板功能、减少术后出血作用。在冠心病搭桥手术中，因顾虑其可能影响桥血管的通畅而不用或少量使用，一般加入 50 万 ～ 100 万 U，但也见大剂量应用（500 万 ～ 600 万 U）未增加围术期心肌梗死率的报道。③激素，一般非深低温停循环手术使用地塞米松 10 ～ 20mg，或甲泼尼龙 40 ～ 80mg。有稳定细胞膜、拮抗内毒素等作用。也有观点认为无须在预充液中常规加入激素。④20% 甘露醇，常加入 2.5ml/kg（小儿）或 5ml/kg（成人），有利尿、提升血液渗透压、抵抗氧自由基的破坏作用。使用时需注意避免在深低温时大量输注防止结晶。⑤5%NaHCO$_3$，一般加入 2.5 ～ 5ml/kg 左右。⑥ 10%KCl 和 25%MgSO$_4$，根据血气分析结果来调整。10%CaCl$_2$ 或 10% 葡萄糖酸钙，一般于主动脉开放 10min 以后给予 5 ～ 10ml。在预充库血、血浆蛋白时，应注意 Ca^{2+} 的补充。

二、体外循环中抗凝

体外循环中人工肺（氧合器）及人工心脏（血泵）暂时代替了人的心肺功能。在血液与非内皮物质（人工材料）接触后，凝血系统被激活，形成血栓阻碍血液流动，因此，在体外循环前必须对血液进行抗凝才能保持血液的流动性。1935 年，肝素开始被应用于凝血紊乱的治疗。1937 年，Chargaff 和 Olson 发现鱼精蛋白能中和肝素的抗凝作用。1953 年首例体外循环下心脏手术中，成功地应用了肝素抗凝及鱼精蛋白中和的方法。至此，体外循环中的抗凝问题得到解决。

长时期以来，虽然各种其他灌注技术不断得到发展，但利用肝素进行抗凝一直延续至今。这主要归因于肝素是体内酸性极强的大分子酸，具有足够抗凝能力且能被强碱性的鱼精蛋白迅速中和的特性。肝素能直接或间接抑制内源性凝血途径中的许多凝血因子，而对外源性凝血途径中的凝血因子没有作用，其抗凝机制主要是通过与抗凝血酶 - Ⅲ（AT-Ⅲ）的结合，加强抗凝血酶 - Ⅲ 对凝血酶（Thrombin）及凝血因子Ⅹa 的抑制作用达到抗凝作用。结合了肝素的抗凝血酶 - Ⅲ 对凝血酶（Thrombin）及凝血因子Ⅹa 的抑制强度较单纯抗凝血酶 - Ⅲ 增加 1000 倍以上。抗凝血酶 - Ⅲ 还对凝血因子Ⅹa、凝血因子Ⅸa、凝血因子Ⅺa、凝血因子Ⅻa 产生抑制作用。肝素进入血流后主要与血浆清蛋白结合而存在于血浆中，少量可弥散到血管外组织间隙，或被肺泡巨噬细胞、肝脾网状内皮细胞、甚至血管平滑肌细胞所吸收。这些组织所吸收的肝素在鱼精蛋白中和血液中的肝素后可能再次释放至血液中引起肝素反弹（heparin rebound）。血浆中肝素的清除主要通过网状内皮细胞里的肝素酶代谢灭活，代谢产物通过肾脏排泄，当血中肝素浓度高时，部分肝素以原形经肾脏排出。肝素在血中的半衰期受肝肾功能、所给予的肝素剂量及体外循环中所采用的血液稀释和低温技术的影响。肝肾功能不良时，肝素清除延迟，半衰期延长。给予肝素剂量越大，则半衰期越长，通常在体外循环前静脉给予肝素 300IU/kg 产生足够抗凝，此剂量下的肝素半衰期约为 2h。给予微量肝素无抗凝化验结果，可能是肝素与内皮细胞膜结合而被迅速清除。血液稀释和低温明显可降低肝素代谢，用来测定肝素抗凝效能的是 ACT，因肝素代谢而逐步降低的速率随温度的下降而减慢，即同样剂量的肝素在低温条件下所维持的抗凝作用时间长于常温条件下的抗凝时间，因此，在复温开始后，需注意监测 ACT，必要时需追加一定剂量的肝素。

被用来监测肝素的方法很多，这些方法可分为两大类。一类是用来监测肝素抗凝效果的生化分析方法，另一类是直接测定血中肝素浓度。前者被普遍应用于临床的是 ACT 的测定，其对肝素抗凝作用的敏感性适中，并且采取全血样本检测，简便、有效，较其他检测方法花费也少。ACT 检测方法由 Hattersley 于 1966 年设计提出，1974 年 Bull 等首次应用于体外循环下心脏手术中监测肝素抗凝，在此后 5 年时间内迅速被广泛接受，这也堪称是体外循环抗凝管理发展中的里程碑。测定 ACT 的方法可用手工测定和仪器自动测定，其基本原理都是通过加入特别的试剂（硅藻土或高岭土）激活内源性凝血途径，致使血栓形成。因仪器、试剂和方法不同，各方法测定的 ACT 会有所差异，但基线值差异不大，正常人血的 ACT 为 80 ～ 120s。此外，影响 ACT 的因素还有很多，其中，最常见、影响最大的因素是温度，低温会使试剂激活凝血的速度减慢，ACT 延长。

肝素剂量通常用两种方法表示，即毫克（mg）和国际单位（IU）。国内肝素制剂规格为每支肝素溶液 2ml，含 12 500IU，一般认为 100IU=1mg。一般在转流前常规静脉给予肝素 24mg/kg，3 ～ 5min 后测定 ACT，ACT 达 350s 后进行心血管插管，ACT ＞ 480s 时可开始转流，术中维持 ACT 于 480 ～ 600s 较为理想。如果抗凝不足，可产生血栓形成栓塞，抗凝过量又会导致术中、术后出血。常规肝素化后，如果 ACT 仍然不足，则需追加肝素，可先粗略按 0.5 ～ 1.0mg/kg 剂量追加，再根据 ACT 决定是否需要添加。转流中，一般每隔 30min 检测一次 ACT，必要时，缩短检测间隔时间。低温时肝素代谢慢，ACT 下降较慢，复温后 ACT 变化较大，须注意监测。在预充液中所加肝素，各家医院不尽相同，有按患者体重计算加入肝素 1mg/kg，有按预充液量计算，加入肝素 1 ～ 4mg/100ml。在预充中使用库血时，按 4mg/100ml 剂量添加，以防枸橼酸钙形成而沉淀。

体外循环前按常规剂量给予肝素，有时会出现 ACT 达不到预期值，在排除药效过期、确认肝素进入体内后，即使追加肝素，也难以改观，这种现象称为肝素抵抗或肝素耐药。对其界定各家有所差异，有学者认为，静脉注射肝素 300IU/kg 后，ACT ＜ 400s，即可诊断为肝素耐药。产生的主要原因有体内抗凝血酶 - Ⅲ 缺乏、血小板因子如 PF_4 等的释放或体内产生免疫抗体等。对抗凝血酶 - Ⅲ 缺乏的患者，可增加肝素剂量、补充新鲜血浆或抗凝血酶 - Ⅲ 浓聚物纠正耐药现象，对血小板增多、PF_4 竞争结合抗凝血酶 - Ⅲ 引起肝素耐药者，需增加肝素剂量。有个别术前曾接受肝素治疗的患者，在其体内可产生肝素抗体，也会产生肝素耐药现象，此情况下即使追加肝素或补充新鲜血浆也不能纠正，此类患者应停止手术，等待抗体的消失。

体外循环中使用肝素抗凝，最大的问题是破坏了正常凝血机制，导致出血并发症。术中出血可经吸引泵、心内储血器回收，术后出血则导致血液的丧失。引起术后出血的原因多半是外科因素，与抗凝有关的因素主要有鱼精蛋白中和不足和肝素反弹。如属中和不足，则追加鱼精蛋白。肝素反弹是在完全中和后，血中又出现活性肝素，表现为手术创面渗血。其原因：被网状内皮细胞等细胞或组织所吸收的肝素返回血中、鱼精蛋白-肝素结合物解离或由于鱼精蛋白较肝素代谢更快、肝素从其他内源性抑制物中解离出来，通过 ACT 或肝素浓度检测可判断，适量补充鱼精蛋白，现有仪器可根据检测结果来计算出所需补充鱼精蛋白剂量。

在体外循环结束后，用鱼精蛋白来中和血中残余肝素，逆转血液抗凝状态。鱼精蛋白在凝血方面的作用有两种，一种是对肝素的中和作用，另一种是其本身尚具有轻微抗凝作用的活性位点。实验研究，只有当鱼精蛋白用量超过中和残余肝素所需剂量的 3 倍以上时，才表现出其明显的抗凝活性。鱼精蛋白只与循环中的肝素集合，多余的鱼精蛋白可中和从组织返回循环中的肝素及从肝素-鱼精蛋白集合物解聚释放的肝素，稍微过量的鱼精蛋白尚可弥补半衰期较短的鱼精蛋白，因此，稍高剂量的鱼精蛋白可以防止肝素反弹，减少出血。鱼精蛋白剂量的计算方法有 4 种，各有利弊，一是剂量比例计算方案，按肝素剂量的 1 ~ 1.5 倍给予鱼精蛋白，此方法最简便，是临床上最常用方法，但欠准确；二是通过 Bull 的 ACT-肝素剂量反应曲线来计算，此方法较前种方法准确，常可减少鱼精蛋白用量，但烦琐，而且，体外循环中影响 ACT 的因素很多，这在一定程度上影响了其准确性；其他还可通过测定停止转流时血浆中残留肝素总量来计算或鱼精蛋白滴定法来决定所需鱼精蛋白剂量，但因方法烦琐，测定时间较长，肝素代谢速率不定，以及停机时总血容量计算困难等原因而难以用于临床。大量研究认为，鱼精蛋白给药速度不宜过快，将稀释后的鱼

精蛋白通过深静脉埋置管缓慢推注或滴注，以减少或避免鱼精蛋白的不良反应，有实验证明，给药时间在 5min 以上可明显减少低血压的发生，减少血栓素、肺动脉压、外周血管阻力的升高。

目前，普通肝素的替代药物主要是以直接凝血酶抑制剂为主，包括天然水蛭素、比伐卢定和阿曲加班，均已成功用于心外科手术。

三、灌注流量和灌注压

组织细胞的能量主要产生于有氧代谢，而乏氧代谢仅产生少量 ATP，远远不能满足生命的需要，富含氧和营养底物的血液在心脏收缩（泵）的推动下，流向各组织器官满足其氧需和能量合成的要求，同时及时运走代谢产生的废物，以保持稳定的、维持组织细胞正常结构和功能所需的生命环境，这就是血流的意义所在。机体的氧耗是决定血流量的主要因素。体外循环中影响氧耗的因素很复杂，主要因素有年龄、体重、体表面积、温度、麻醉和消耗性疾病如感染等。正常成人常温下氧耗是 4ml/（kg·min），体重或体表面积（BSA）越大，则机体总氧耗就越高，需要的血流量也就越大。实验资料证明，基础代谢率或基础氧耗与体表面积成正比，而不与体重成正比，故在体外循环中，尤其在小儿体外循环流量管理中，应用体表面积计算方法较重量计算法更合理。新生婴儿由于基础代谢率高，其氧耗明显高于成人，约 8ml/（kg·min），是成人的两倍，在婴儿 2 个月时单位重量的氧耗最高，9 ~ 10ml/（kg·min），之后就逐步降低，为满足机体基础代谢，单位体表面积所需要的血流量也随之下降。在体外循环中，患者年龄越小，则其单位体表面积或单位体重所需要流量越大。低温使代谢酶的活性降低，代谢过程减慢，氧耗减少，因而对流量的要求也降低。结合了低温的体外循环明显提高了外科手术的安全性，更拓展了心血管外科领域。实验测定，温度每降低 7℃，机体代谢下降 50%，氧耗则减少了 50%。根据手术要求，可通过低温降低氧耗、减少流量甚至短时间内停止血液循环。大量实验研究和临床应用结果表明，常温时成人的安全流量范围是 2.4 ~ 3.0L/（m²·min），婴幼儿为 2.6 ~ 3.2L/（m²·min）；中浅度低温时成人的

安全流量为 1.6 ～ 2.2L/（m^2·min），婴幼儿为 2.0 ～ 2.4L/（m^2·min）；在鼻咽温 20℃时，安全流量为 1.2L/（m^2·min），甚至更低。手术中维持足够深度的麻醉，保持肌松和镇静，也能降低机体代谢和氧耗，有利于体外转流的安全。转流中应维持合理的灌注流量，流量不足可导致机体缺氧，流量过高又会增加血液破坏、增加侧支循环回心血液而影响手术视野的清晰及血液过多进入血管外导致组织水肿等。此外还应考虑到血流的分布和局部组织的自身调节作用。体外循环中有许多因素可引起灌注量的分流，导致灌注流量不足，应注意调整或增加血泵流量。这些因素包括：主动脉阻断不完全，部分血液流向冠状动脉，也可通过关闭不良的主动脉瓣流向左心室；膜式氧合器自身内循环开放导致分流；术中应用并行超滤、含血停搏液心肌灌注导致分流；在一些先天性心脏病患者中，存在异常丰富的侧支循环，可导致灌注流量的大量分流。临床上通过动脉血压的变化、动静脉血气检查、尿量的变化及降、升温速度来判断灌注流量是否足够。满意的组织灌注应维持混合静脉血氧饱和度（SvO_2）≥ 70%，尿量 ≥ 2ml/（kg·h）。当灌注流量不足时，动脉血压偏低，pH 值降低，碱缺失加大，血乳酸水平增加，混合静脉血的氧饱和度下降，无尿或少尿，降温或升温的速度缓慢。

泵入机体的血液在血管内产生一定的压力，即灌注压。决定灌注压的因素为泵流量和外周血管阻力，三者的关系公式为：灌注压 = 流量 × 血流阻力。流量加大，则灌注压升高，在 0.5 ～ 1.0L/（m^2·min）的流量范围内，两者呈线性正比关系，高于此流量范围时，再增加流量，则灌注压的升高比不上流量增加的程度。增加血流阻力可使灌注压上升，血流阻力受血管长度、口径的大小、血液黏度的影响，其与影响因素之间的关系可用公式表达：

$$R = \frac{8\eta L}{\pi r^4}$$

式中，R 为血流阻力；η 为血液黏滞系数；L 为血管长度；r 为血管半径。

由上述公式可见，影响血流阻力的主要是血管口径的变化。血液黏度也影响着血流阻力，黏度的影响因素则有血细胞比容（Hct）、血浆蛋白水平、温度等。体外循环开始后血压下降，主要与血液稀释降低了血液黏度有关，而在低温转流时血压逐步升高，也部分与低温增加血液黏度有关。在转流中，合理的灌注压对组织的灌注也非常重要，过低则使组织灌注不足，尤其是长时间低于脑自身血流调节阈值，将可能导致缺血缺氧而产生术后神经系统并发症；灌注压过高，因存在自身调节机制使微血管收缩，也会导致灌注不足，此时，如果通过减低流量、过度静脉引流来降低灌注压，则更加使得组织缺血。在未阻断升主动脉或在主动脉开放后，过高的灌注压还会增加心脏的后负荷，增加心肌作功和耗氧。灌注压过低，可控制静脉回流，保持机体血管床内足够的血容量，同时适当加大灌注流量，如果无明显效果，则可用血管收缩剂增加血流阻力来提高灌注压，但应认识到过度血管收缩也会影响组织器官的血流灌注。灌注压较高，在保证混合静脉血氧饱和度 > 60% 的前提下，可适当减小流量来降低灌注压，但作用有限。灌注压升高的主要原因是麻醉变浅及各种原因引起的血管收缩，因此，可通过加深麻醉、药物扩张血管来降低灌注压。

体外循环中，在保证足够流量的同时，一般认为需维持 50 ～ 80mmHg 的灌注压，小儿可稍低（30mmHg 以上），老年人、长期伴有高血压、动脉硬化、糖尿病的患者则应维持稍高水平（60mmHg 以上）。但研究表明，采用此控制灌注压策略不减少术后神经系统并发症的发生。脑组织重量占全身体重的 2% ～ 3%，但脑血流量却占心排血量的 1/5，大脑存在能调节本身血流的自动调节机制，即在一定压力范围内的灌注压力波动，脑血流量基本保持不变。低温时，脑氧需减少，可使此阈值略微下调，但低于 22℃时，这种自动调节功能丧失，此时，增加泵流量和（或）提高灌注压均能增加脑的血流量。

需注意应与灌注压区别的是泵压。泵压是指转流中在泵后供血管路中形成的压力，影响因素有灌注压（即对供血的阻力）、插管的口径和插管的位置、连接管道长度和内径、氧合器和微栓滤器跨膜压差、泵流量等，其主要被用来监测插管的位置正确与否。在缓慢开始转流后，如果在成人此压超过 250mmHg 或在小儿大于 350mmHg 时，应注意检查供血管路、患者的血压、泵流量，必要时调整插管位置。在停机时，还可通过此压力装置监测主动脉压力的变化。

四、内环境调控

血气管理是体外循环管理中重要环节之一，主要包括通气指标、水电解质、酸碱平衡指标。通气指标包括反映人工肺（氧合器）和反映机体气体交换情况的各气体成分参数，主要有氧分压（PO_2）和二氧化碳分压（PCO_2）及氧饱和度（SO_2）。采自氧合器出血端（动脉端）血样本的检测值所反映的是氧合器气体交换的情况；自患者动脉血管采取的血样本参数值反映的是患者动脉血真实的血气情况，以 PaO_2、$PaCO_2$、SaO_2 表示。自静脉引流管近储血器端（静脉端）抽血（混合静脉血）测得的参数值可粗略反映机体组织气体交换的状态，以 PvO_2、$PvCO_2$、SvO_2 表示。此外，还有动静脉血氧含量（O_2CT），其差能直接反映机体氧耗情况。酸碱平衡指标主要有 pH 值、PCO_2、TCO_2（二氧化碳含量）、SB（标准碳酸氢盐）和 AB（实际碳酸氢盐）、BB（缓冲碱）、BE（碱剩余）等，通过这些指标，可判断代谢性还是呼吸性酸碱平衡情况。在体外循环中，由于广泛结合了低温技术，从而产生了在低温条件下 pH 稳态和 α- 稳态两种血气管理方法。两种稳态对于心脏影响的研究结果表明，α- 稳态对心功能的保存作用优于 pH 稳态，α- 稳态能增加心肌供血，保持心肌代谢酶的活性，有利于心肌代谢，减少乳酸积聚，较 pH 稳态更好地保存了心肌收缩力和乳头肌功能；维持心电稳定，提高自动复跳率，减少心室颤动的发生；有利于维持 Cl^- 离子细胞内外转运的 Donnan 平衡，保持心肌细胞形态结构的稳定。基于大量的研究结果和理论上的说服力，在中、浅度低温时，临床上普遍应用 α- 稳态的管理方法。

在体外循环中，低温也对 PO_2 和 SO_2 造成影响，至于是否也需要对 PO_2 和 SO_2 进行温度校正以合理满足组织的氧供，目前尚无明确的实验或临床研究定论，一般要求维持 PaO_2 于 $100 \sim 250mmHg$，$SaO_2 > 98\%$，$SvO_2 > 70\%$。

过高的氧分压可能导致氧中毒和氧气栓，过低的氧分压又可能引起组织缺氧。SvO_2 是粗略反映整个机体氧供 / 耗状况的指标，此值偏低说明机体氧供不足和（或）氧耗增加，可通过增加灌注流量、提高血液 Hct、降低体温，减少氧耗的方法来纠正。

转流中的酸碱平衡可通过 pH 值、PCO_2、TCO_2、SB、AB、BB、BE 来判断。其中 PCO_2 为反映呼吸性酸碱平衡的指标，SB、BB、BE 是反映代谢性酸碱平衡的指标，TCO_2 和 AB 则同时受呼吸和代谢因素影响，SB 和 AB 的差值也能反映呼吸因素对酸碱平衡的影响。对于呼吸性酸碱平衡紊乱，可通过改变通气量（膜肺）来调整。由于氧合器气体交换性能差导致的严重呼吸性酸中毒需更换氧合器，严重呼吸性碱中毒则可向氧合器中吹入 CO_2 或更换氧合器。对于体外循环手术中发生的代谢性酸碱平衡紊乱，因素众多，主要包括预充液的种类、血液稀释、灌注流量和血中氧含量的维持、肾功能、药物的应用（如碳酸氢钠、呋塞米）、术中血电解质水平、术中输血、麻醉及患者原有疾病等，应针对不同原因做相应处理。引起代谢性酸中毒最常见的原因是转流灌注不足或血液氧含量过低，包括氧合不足或血液过度稀释，导致组织缺血缺氧，乏氧代谢致使乳酸积聚，产生酸中毒，此时应增加灌注流量和（或）提高血红蛋白浓度及增加通气中的氧浓度，减少或避免乏氧性酸中毒。在预充时一般不用 NaCl 盐液作预充液，用此类液体预充可产生高氯性酸中毒，也不用糖液或氨基酸等酸性液体，预充时要求预充液中的离子成分接近正常血浆水平，常用乳酸林格液作为主要晶体成分。对于糖尿病患者，术中注意控制血糖水平，防止酮症酸中毒，一般要求控制血糖在 12mmol/L 以下。异常增高者，可分次给予短效胰岛素，必要时也可通过超滤降低血糖，但应注意胰岛素起效、维持时间，避免短时间内重叠给药引起血糖过低，或滤失过多血糖，导致血糖迅速下降，低血糖较高血糖对机体造成的危害更大。对于有肾疾病的患者，注意尿量维持，必要时使用髓袢利尿药（如呋塞米）或进行超滤。转流中的代谢性酸中毒，多能通过加大灌注流量、改善氧合等对因处理得到纠正，必要时还可补充 $NaHCO_3$，但值得一提的是，补充 $NaHCO_3$ 仅仅是缓冲了血液的酸中毒，而组织细胞内的酸中毒并未得到根本性纠正，而且，补充的 HCO_3^- 与 H^+ 结合，在灌注流量不足时可加重组织中的 CO_2 积聚。在体外循环中补充 $NaHCO_3$ 的目标值是使 $BE=0$，补充剂量公式为 $5\%NaHCO_3$（ml）$= 0.5 \times$ 体重（kg）$\times BE$。

先给予计算值的一半，其余再根据血气分析情况缓慢给予，注意防止药物性碱中毒，并在给予 $NaHCO_3$ 后，应加大流量，增加 CO_2 的排出。对于转流中的代谢性碱中毒，常见原因还有低氯低钾性碱中毒，或者给予大量 $NaHCO_3$，过多输入由枸橼酸或乙酸保存的血制品，由于枸橼酸和乙酸在体内代谢可产生 HCO_3^- 也可导致代谢性碱中毒。在体外循环中，除纠正低氯、低钾，减少或避免使用由枸橼酸或乙酸保存的血制品，注意防止过多补充 $NaHCO_3$ 外，一般不予处理。如属严重代谢性碱中毒，可用盐酸精氨酸来缓冲。

五、水、电解质管理与超滤技术

组织水肿是体外循环术后最常见的并发症，影响器官组织功能的恢复，因此，应注意加强转流中水的管理，尤其对于自身水调节功能有限的小儿更为重要。组织液在组织内积聚，不能及时吸收转移即可导致水肿。影响组织液动态平衡的因素有血液经过组织小血管时的有效滤过压，即（毛细血管血压＋组织液胶体渗透压）－（血浆胶体渗透压＋组织液静水压），淋巴液回流，以及血管壁的通透性。体外循环是一种非生理状态，

从各个方面影响机体的水平衡。腔静脉引流管引流不畅可导致静脉压增高，使血管内液体向组织间转移。常见的腔静脉回流管引流不畅的机械性原因：插管位置不正确，上腔管插管过深插至一侧颈内静脉，上半身静脉回流障碍，引起头面部肿胀，眼结膜水肿，颜面发绀；下腔静脉管过深至肝静脉，下半身因回流障碍而水肿，主要表现在腹腔内脏器水肿，严重时可产生腹水，尤其在小儿表现尤为明显。此外，静脉管扭折、灌注医师在控制回流时部分夹管操作不当等原因都可引起腔静脉管回流不畅。回流不畅时，储血器中血平面降低，过低有导致储血器打空产生气栓的危险。此时应降低流量保持一定的液平，检查回流管路并及时通知手术医师调整插管位置，不要着急追加液体，以免增加血液稀释，加重循环的水负荷。如经调整排除引流不畅可能，仍不能保持正常流量下的液平时，提示循环容量不足，这可能与经较长时间转流后，部分容量液体进入组织间隙，或出血经心外吸引至吸引瓶、纱布吸收过多或出血积聚在胸腔内有关，如剥取乳内动脉时左侧胸膜破裂，血液逐步积聚在胸腔而引起循环血量不足，此时需回收失血并补充液体。

血液中的胶体渗透压对维持水在血管内外的平衡非常重要，血液的胶体渗透压主要决定于血中蛋白含量尤其是白蛋白的含量，在预充时要求加入一定比例的胶体以提高预充液的胶体渗透压。目前常用的胶体为血浆、白蛋白、血定安、中分子羟乙基淀粉（贺斯）等。一般要求加入胶体后维持晶胶比于 $0.5 \sim 0.6$，其计算公式：

$$晶/胶 = \frac{预充晶体量}{血容量 \times (1 - 0.03 \times 术前Hb) + 预充胶体量 + 库血量 \times 0.6}$$

计算时应考虑到麻醉医师给予的补液、晶体心脏保护液等用量，避免实际值过低。正常人体血浆的胶体渗透压为 25mmHg 左右，转流时，由于稀释、异物表面黏附、机械破坏、血管通透性增加渗入组织间隙，导致血浆蛋白浓度降低，胶体渗透压下降。体外循环中一般要求维持血液胶体渗透压大于 16mmHg，血浆蛋白总量大于 4.5g/dl。另外，体外循环中常存在组织灌注不良，组织代谢废物产生增加并因血流不足导致其在组织内积

聚，渗透压增高，促使血管内水向组织间隙转移，所以维持转流中充足的灌流量有利于减轻组织水肿。搏动性血流较非搏动性血流明显改善微循环灌注，因此，理论上应用搏动性血流也有利于减轻水肿的产生。体外循环中易于产生水肿的另一个重要原因是炎性反应和能量合成不足导致血管和细胞膜的通透性增加。由于血液与大面积人工材料的接触等原因，广泛激活血液系统，产生程度不同的炎性反应，导致血管内皮、基膜损伤，

血管通透性异常增加,大量水分进入组织间隙造成水肿。组织灌注不足,细胞缺血缺氧,乏氧代谢产生的能量不足以满足细胞膜上依赖 ATP 的钠钾泵的正常需要,灌注不足产生的酸中毒及低温技术等都可抑制能量代谢酶的活性,离子泵的主动运输功能下降,使得大量 Na^+ 进入细胞内,并且大量的代谢废物在细胞内积聚,细胞内渗透压增高,水分向细胞内移动,导致细胞水肿,这种水肿导致组织器官的功能障碍。

体外循环中应根据导致水肿的各种因素,采取相应措施,减轻水肿的产生:①避免毛细血管静水压过高。注意保持腔静脉引流通畅,发现异常及时处理。加强心肌保护,改善术后心肌收缩功能,有利于减轻或消除水肿。②合理预充,选用与患者体重匹配的体外材料,包括氧合器、管道和滤器等,减少血液稀释。维持循环时血细胞比容于 20%～30%,高龄、危重、小儿则要求相对较高,最好维持在 25% 以上,维持晶胶比于 0.5～0.6,血浆总蛋白在 4.5g/dl 以上。③减轻和抑制炎性反应,减轻血管通透性的增加。选用生物相容性较高的体外材料,有利于减轻炎性反应。抑肽酶等蛋白酶抑制剂、炎性介质抗体、白细胞滤器等都能在一定程度上抑制炎性反应。在保证组织灌注的情况下减低流量,以及减少负压吸引也有利于减轻对血液的损伤和炎性介质的释放。④合理组织灌注,避免或减轻酸中毒。所谓合理灌注即所维持的灌注流量和灌注压既不能过低也不能太高,过低会导致组织灌注不足,缺血缺氧,不利于维持细胞膜的稳定性,导致细胞内水肿,过高也会导致组织奢灌而水肿。目前在中低温体外循环下,成人流量一般维持在 2～2.4L/(m^2·min),小儿一般维持在 2.6～3.2L/(m^2·min),成人灌注压一般维持在 50～80mmHg,老年人、糖尿病、有长期高血压史动脉硬化的患者,一般维持高于 60mmHg 以上,而在小儿一般维持在 30～70mmHg。⑤加强水排出。体外循环中用以排水的方法有 3 种,加强肾脏利尿、超滤、自身血液洗涤后回收。肾是体外循环中水电解质平衡重要的调节器官。体外循环开始后,由于血液稀释,使血液中儿茶酚胺类物质浓度下降,体循环平均动脉压下降,肾灌注压与灌注量下降,通过肾素-血管紧张素-醛固酮系统加强肾的水钠潴留;体外转流使心房压力降低,从而通过压力感受器反射性引

起垂体抗利尿激素分泌增加;非搏动性血流又可使大量毛细血管关闭,短路开放,肾滤过减少;低温降低肾皮质血流,降低肾滤过率,明显降低肾小管重吸收浓缩功能。这些因素使得体外循环初期和低温期间尿液减少,但这些改变一般都是可逆的,可不予处理。升温后,尤其是主动脉开放心脏复跳恢复搏动性血流后,肾血流灌注明显改善恢复,尿液开始增多。

体外循环中促进肾排尿的因素和措施:①稀释性利尿,降低血液黏度,减低外周阻力,组织微循环得以改善,肾滤尿增加。一般维持血细胞比容在 22%～30%,过深的稀释则超过肾调节能力,加重组织细胞水肿。②保持一定的灌注压和灌注流量,当体循环平均灌注压长时间较低,而且增加流量也不能提升灌注压时,应考虑适度使用去氧肾上腺素(新福林)等血管收缩剂,适度收缩过度松弛的外周血管,提高灌注压。当灌注压过高时,常用酚妥拉明、尼卡地平(佩尔地平)等小动脉扩张剂,也可增加肾血流量而增加尿液排出。③利尿药的应用,常用的为呋塞米和甘露醇,甘露醇还有扩容、减少脑水肿、抗氧自由基等作用。甘露醇的一般用量为小儿 0.5g/kg,成人 1g/kg,可在预充时加入,也可在复温后、主动脉开放前加入。低温时,由于前述原因少尿,一般不用利尿药,但在时间较长的手术中,则要求维持尿量＞1ml/(kg·h)。少尿或无尿,须给予呋塞米利尿,一般每次给予 20mg,幼儿酌减。体外循环中,有时因主泵过紧、吸引负压过大过多、用泵进行含血心肌保养液灌注或超滤、转流时间较长等原因,增加血红蛋白机械破坏,导致血中游离血红蛋白增高,出现血红蛋白尿,过多的游离血红蛋白堵塞肾小管,将损害肾功能。如发现血红蛋白尿,也应给予利尿药加强利尿,并给予 5% 碳酸氢钠以碱化尿液,保护肾功能。利尿药最好选用甘露醇,因为甘露醇不易透过血管和肾小管进入组织,有提高管内渗透压作用,为渗透性利尿,有利于肾组织水肿的减轻。呋塞米是通过抑制髓袢升支粗段对 Cl^- 的重吸收而抑制 Na^+ 的重吸收,降低髓质渗透压,使水分吸收减少,尿液增加;同时它还能加强远曲小管的 Na^+-K^+ 交换,使得尿液排钾增加,因此,在高血钾时可通过呋塞米利尿以降低血钾水平,在使用排钾性利尿药时,须注意血钾水平的变化。

体外循环中 K^+ 浓度最易受到各种因素的影

响而变化，而且，由于 K^+ 在细胞功能，尤其是在心肌细胞电机械活动中的重要作用，使得在体外循环中注意监测其浓度变化并维持其血中正常浓度显得极为重要，转流中一般维持血 K^+ 浓度于 $3.5 \sim 5.5 mmol/L$。当血 $K^+ < 3.5 mmol/L$ 时为低钾血症。引起低钾的主要原因：①稀释，预充或在转流中加入液体但未补充钾，造成稀释性低钾。②低温，低温时 K^+ 向细胞内移动。③碱中毒，通气过大造成呼吸性碱中毒或输入碳酸氢钠过多造成代谢性碱中毒，均能促使 K^+ 移入细胞造成低钾。④体外循环下，机体激素的变化，也促使 K^+ 进入细胞或被肾脏过多排泄，如儿茶酚胺、醛固酮等。术中血糖异常增高的患者，在用人工合成胰岛素降血糖时也会使 K^+ 向细胞内移动。⑤排尿过多或大量血液被吸出体外造成钾丢失过多。⑥其他技术的应用，如术中并行超滤，大量 K^+ 被滤出引起低钾。低钾对机体的负面作用很多，其对心肌细胞的影响，主要表现在低钾时心肌细胞兴奋性增加，异位起搏点兴奋性增加，造成主动脉开放后严重心律失常，所以，在主动脉开放前应常规检测血钾水平。如存在低钾血症，尤其是在酸中毒时仍然存在低钾，则应及时补钾，可用 10%KCl 分次给予，一次最好不超过 0.5g，单次补钾过多会引起高血钾影响心肌收缩。需注意如果补钾效果不明显，则还可能同时存在缺镁的可能。

当血 K^+ 水平 $> 5.5 mmol/L$ 时为高钾血症。高钾血症对手术中的心脏的最大危害在于抑制心肌细胞兴奋性的产生和传导，使得心脏在主动脉开放后不能顺利复跳，并影响术后心肌的收缩能力。产生高血钾的原因主要有：①补充过多或（和）肾排出过少，如循环中纳入过多的含钾停搏液、过多地输入库血、使用含钾晶体液预充等，如果各种原因使得肾排尿减少，则过多的 K^+ 滞留在体内造成高钾血症。②酸中毒，细胞内 K^+ 外移。③血液破坏，外循环各种因素对血细胞造成破坏，大量细胞内钾释放至血液中。需要注意的是，用含有钾的注射器抽取血样本或在灌注停搏液后即刻采取血样及血样搁置太久，这些情况下测得的血钾高于实际血钾水平，即假性高钾，应注意避免。转流中如发现高钾，尤其是在主动脉开放前检测时发现高钾，应及时处理。处理措施包括：①加强排出，如用呋塞米等排钾性利尿药，高钾

血症也是使用超滤技术指征之一。②促使 K^+ 向细胞内移动，改善组织灌注，减轻代谢性酸中毒；增加通气量，缓解呼吸性酸中毒。加入碳酸氢钠既有助于 K^+ 向细胞内移动，又促使肾排钾增加，而且，Na^+ 还可拮抗 K^+ 对心肌的毒性作用。按 1∶1 或 1∶2 比例使用葡萄糖和短效胰岛素，也能促进 K^+ 向细胞的转移。③拮抗高钾对心肌细胞的毒性作用。Ca^{2+}、Na^+ 能部分拮抗高钾对心肌细胞的抑制作用。需注意降血钾避免矫枉过正引起低钾。

用来预充的液体中都含有 Na^+、Cl^-，因此一般不会发生低钠或低氯血症，但 Ca^{2+}、Mg^{2+} 在血中的浓度可由于稀释作用而降低，Ca^{2+} 在肌细胞兴奋收缩耦联中及在凝血机制中发挥着重要作用，除了稀释使其在血浆浓度降低外，库血中的枸橼酸及血浆中过多带负电荷的血浆蛋白，也能与之结合使其血中浓度降低，碱中毒时使血浆蛋白带负电荷，促进了蛋白与 Ca^{2+} 的结合，因此，碱中毒也是低钙的原因之一。在主动脉阻断期间，一般不对循环中的低钙水平予以纠正，而在主动脉开放、心脏复跳 10 min 以后适量补充钙盐。之所以如此，一方面是因为血浆蛋白对 Ca^{2+} 的强大缓冲作用；另一方面是因为研究发现，Ca^{2+} 在心肌缺血灌注损伤的重要作用，尤其是在主动脉开放后的前 10min 内，大量积聚在心肌细胞内的 Ca^{2+}，在再灌注损伤中扮演了重要角色。Mg^{2+} 在机体生理活动中也发挥着重要作用，它是机体内许多代谢酶反应中必需的成分，缺镁会严重影响低钾时补钾的效果。近年来，有关 Mg^{2+} 作用的研究，尤其是在老年心肌保护中作用的研究结果受到广泛关注。研究证明，含 K^+/Mg^{2+}（分别为 20mmol/L）的心脏停搏液可延缓缺血再灌注损伤中磷酸肌酸的消耗，并明显增加对核苷三磷酸的保护作用，改善细胞内的钙积聚现象，有利于缺血心肌在术后的功能恢复。Faulk 等应用 Langendorff 灌注模型证实，含 Mg^{2+}（20mmol/L）的高钾停搏液可明显改善老年心肌在常温缺血后细胞内的钙积聚现象，并能增加细胞色素氧化酶Ⅰ mRNA 的表达水平。此外，提高细胞外 Mg^{2+} 的浓度可限制细胞内 K^+ 的外流，在一定程度上防止了心律失常；同时还减少了细胞内 Na^+ 的活力，限制了由 Na^+-Ca^{2+} 交换引起的 Ca^{2+} 的内流，并因而减轻了由钙超载所致的再灌注损伤。临床应用结果也证实，在高钾含

血停搏液中加入硫酸镁，使 Mg^{2+} 浓度达 20mmol/L，将这种含 Mg^{2+} 的停搏液应用于老年患者术中的心肌保护，具有提高自动复跳率、改善术后心功能的作用。

自 20 世纪 70 年代末 80 年代初，由于在肾功能不全的患者中，成功应用超滤器滤除过多水分，使得超滤技术迅速被广泛应用于体外循环的手术中。超滤器也称血液浓缩器，由半透膜构成，平板式因预充量大、操作不便、滤过效率低而遭摒弃，现所用超滤器由数千根中空纤维捆束而成。制作材料有聚丙烯腈（polyacrylonitrile）、聚砜（polysulphone）、醋酸纤维（cellulose acetate）、铜纺（cuprophan）等，每根纤维管的直径约为 200μm，其管壁上有大量直径为 10～35Å 的微孔，血液经过纤维管时，在一定的压力下，允许水和一些分子质量小于 20 000Da 的小分子物质通过这些微孔而被滤过，除水外，分子质量小于 10 000Da 的物质如 K^+、Na^+、Cl^-、Ca^{2+}、Mg^{2+} 和尿素、肌酐、葡萄糖分子等能自由滤过，即它们能以其在血浆中的浓度随水滤出，而血液中的大分子物质如白蛋白（分子质量为 69 000Da）、血红蛋白（分子质量为 68 000Da）、纤维蛋白原（分子质量为 341 000Da），以及红细胞、白细胞、血小板均不能被滤过。被用来抗凝的肝素平均分子质量为 12 000Da，部分也能被滤过，因此，术中须加强抗凝的监测。然而在临床上，经超滤血液的 ACT 变化并不大，有研究发现，虽经大量超滤后，但并不需要额外补充肝素，分析认为这可能是因为超滤的同时也使血液中的肝素得到浓缩，从而维持血液一定的抗凝程度。每一种滤器滤除液体的能力均有差异，这种差异主要决定于其本身的结构特性，包括微孔的直径、微孔的数目和中空纤维管壁的厚度。这种差异可用滤过系数（Uc）来表示，滤过系数与该滤器的滤过能力成正比。此外，

影响超滤效率的因素还有：①跨膜压差，即血液经过滤器时纤维管内静水压与管外压之差。公式表示为

$$TMP=（P_i+P_o）/2+P_s$$

式中，TMP 表示跨膜压差，P_i 表示滤器进血端压力，P_o 表示滤器出血端压力，P_s 表示人为赋予滤膜外侧的负压。跨膜压差越大，则越有利于液体滤过。因此，可通过加大滤器进血端的压力、部分钳夹滤器出血端管路以增加出血端的压力、滤膜外侧加用负压来增加超滤速率。但当 TMP 超过 500mmHg 时，滤过速度将不随 TMP 加大而增加，而且，过大的压差将导致血液有形成分的破坏和中空纤维的破裂。目前所用的滤器都要求跨膜压差不超过 500mmHg，只要保持 TMP 在 100～500mmHg，即使不用负压也能达到满意的滤过效果。②血液胶体渗透压（Ip），胶体渗透压升高，则滤水速率下降。Uc、TMP、Ip 与滤过效率（Q_F）的关系可用公式表示为 $Q_F=Uc×（TMP–Ip）$。③血流量，增加血流量除能加大滤器进血端压力（P_i）外，还因高流量使血流切速增加而降低了血流黏度，使滤过增加。由于滤器本身对血流的阻力，过高增加流量也将破坏血液成分，故超滤时一般要求控制流量在 500ml/min 以下。④温度，低温时滤过速率降低是因为低温增加了血液黏度。⑤血细胞比容，血细胞比容越高，血液黏度也就越高，滤过减慢。滤过速率与血细胞比容成反比。

在体外循环中超滤器的连接方法很多，一般用血泵来驱动血流，也有在改良超滤中直接利用患者本身的动静脉压差来驱动血流而不再另加用血泵。转流中同时应用超滤的方法称为并行超滤（CUF）或常规超滤，经超滤的血液回到静脉储血罐里。转流停止后超滤后的血液经过腔静脉直接回输给患者所进行的超滤称为改良超滤（MUF）。两种常用连接方法见图 30-14 和图 30-15。

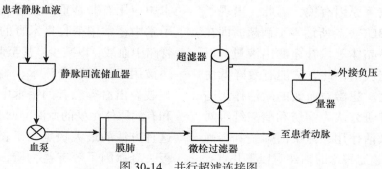

图 30-14 并行超滤连接图

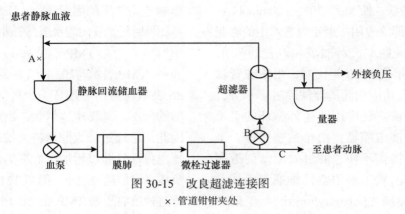

图 30-15 改良超滤连接图

×. 管道钳钳夹处

行改良超滤时，常通过串联在滤器前的血泵驱动血流（图示 B 处），一般维持流量于 100～150ml/min。钳夹近储血器侧静脉回流管道（图示 A 处）及动脉供血管远段（图示 C 处），残留于静脉储血器、膜肺及泵管等连接管道内的机血经滤器浓缩后由静脉引流管回输给患者。当需要滤除患者体内过多水分时，也可开放 C 处夹管钳，直接自患者动脉分流血液，经超滤后再由静脉回输，但务必注意对患者心功能和血流动力学的影响。滤除体内过多水分是进行超滤的主要目的，尤其在术前存在肾功能不全、尿毒症的患者中，大量储留在体内的水分、钾、钠、钙、尿素、肌酐、吲哚、苯酚、胍等均可被滤除，有效减少了水的潴留和毒素的积聚。大量的研究证明，在非肾功能障碍的患者中应用超滤技术能明显浓缩血液、减轻术后水肿、改善组织器官功能，有效保存血小板和血浆凝血因子、显著减少术后异体输血用量，而血液中的游离血红蛋白并没有显著升高，从而促进术后恢复过程。超滤能滤出炎性介质，有利于减轻炎性作用的损伤，但许多研究显示，超滤后血中炎性介质的浓度并未下降，甚至反而增加，推测与血液浓缩、炎性介质黏附于血管内物质不能被滤出及血液与滤器人工材料接触促使炎性介质释放等原因有关，因此，出现了零平衡超滤技术（ZBUF）。所谓零平衡超滤即在转流中超滤时以等渗晶体等量补充滤出液量，以滤除炎性介质。研究表明，此方法能有效降低血液中炎性介质的浓度。滤器对血液的激活作用与其制作材料有关，有研究认为铜纺和醋酸纤维对免疫系统有一定的激活作用，但聚丙烯腈和聚砜无这种作用。在应用超滤技术时需注意以下几点：①在并行超滤时，由于大量分流，会引起储血罐液平下降和患者灌注不足，因此，在进行超滤时，应注意加大流量保证患者的灌注，同时注意维持储血罐中的最低安全液平，避免造成气体进入患者体内的严重后果，必要时追加液体或库血。②注意控制血泵流量在 500ml/min 以下，外加负压时不宜过大，以免造成血液和滤器纤维的破坏。③电解质离子和糖等物质可自由通过滤膜被滤过，因此，要注意经超滤患者血浆中电解质、血糖、ACT 的变化。④转流中可根据需要临时加用滤器，可不必预充，但在术前决定应用改良超滤时，应常规对滤器进行预充排气，在转流中也可并行超滤，不用时，应夹闭血流管道和出水管路。

对体外循环后残留在体外管路中的稀释血液除了经改良超滤浓缩回输外，还可通过血细胞洗涤机（Cell Saver）来处理。其主要原理是将术野和体外管路中残留的血液同时抗凝回收，利用离心作用将不同质量的血液成分分层，完整的红细胞质量最重而被离心分布在离心杯的最外层，吸除其内层物质包括血小板、白细胞、血浆蛋白组织碎片等，再以生理盐水冲洗后，自动收集在储血袋内，以备回输，通过这种方法收集的血细胞比容最高可达 70%。研究证明，此方法的应用可以减少围术期的用血量，尤其在出血量较多的手术中应用有非常重要的意义。在体外循环心血管手术中，常用来收集术野的出血和最后留在体外管路中血液，以减少、甚至避免异体输血。此外，还被用于门静脉分流术、髋关节置换术、异位妊娠破裂出血等患者的手术中，但不用于肿瘤手术和有病原体污染的血液的回收。与超滤技术相比，这种方法的最大缺点在于丧失了血浆蛋白、血小板、凝血因子等有益物质，所以，在大量出血的患者回输以这种方法收集的红细胞的同时，应注意补充血浆、血小板、凝血因子等。回收时使用肝素抗凝，其浓度是每 500ml 的生理盐水中加入肝素 100mg，一般维持 1 滴 / 秒的速度，出血较多时应适当加快滴速。经过洗涤的红细胞液中含有肝素甚微，不足以影响患者正常的凝血机制。

六、特殊形式体外循环

某些特殊类型的心脏手术，如再次手术、降主动脉手术及各类微创心脏手术时，手术切口可能与常规的胸部正中切口不同，也要求体外循环的建立不同。另外，一些心脏手术可在部分体外循环或心脏不停搏并行循环辅助下完成。

（一）心脏不停搏并行辅助

心脏不停搏并行辅助常用于房间隔缺损、三尖瓣成型、冠状动静脉瘘修补、危重症冠心病的冠脉搭桥术及复杂先天性心脏病的右心旁路手术等。并行时，需要注意保持合适的流量，维持心脏一定的充盈度，必要时限制部分引流，保持灌注压较高水平，保温，并加强 ACT 抗凝检测。

（二）部分转流

部分转流常用于降主动脉手术。手术期间患者自身心脏泵血供应上半身组织器官。部分转流期间需要维持患者上下半身循环流量处于平衡状态。

（三）上下半身分别灌注

上下半身分别灌注用于复杂手术，预计需要长时间阻断主动脉的胸主动脉手术。注意流量分配：一般为上半身 1/3 ～ 1/2，下半身 1/2 ～ 2/3。

（四）左心转流

左心转流常用转流路径：左心房—储血罐—血泵—变温器—动脉微栓过滤器—动脉。其也可简单闭合管路：左心房—血泵—动脉。与部分转流一样，需注意上下半身血流量分配，维持平衡。

左心体外循环是切除弓降部胸主动脉瘤的理想方法。用这种方法切除主动脉瘤的优点：①阻断主动脉的时间可以较长，脊髓、肝、肾等重要器官可保证不致缺血、缺氧，不像单纯低温下切除时有一定的时间限制。②解决了阻断主动脉后所产生的循环负荷过重和大脑过度充血问题。这提高了伴有主动脉瓣或冠状动脉病变患者的手术安全性，不致因心脏负担增加而产生心力衰竭。③采用开放转流时，万一术中意外失血，可进行快速动脉输血。

（五）微创体外循环心脏手术

微创手术时通常选择周围血管插管部位（股动脉、股静脉、颈内静脉等），静脉引流通常较细，可采用静脉辅助负压引流装置来改善静脉回流。循环期间可能出现外周插管所致泵压较高现象，积极与外科医师沟通微调插管位置，仍不能缓解时可适当使用血管扩张药物，降温减低流量。

第四节　体外循环并发症

一、炎　性　反　应

（一）炎性反应的产生

体外循环时以人工材料制成特定的装置代替及部分代替循环、呼吸系统的重要功能，如氧合器代替肺的气体交换功能、人工泵代替心脏的动力功能、人工管道起到临时血道功能、预充液体部分代替了血液的功能等。但体外循环技术毕竟使机体处于一种非正常生理状态，机体的免疫防御系统必将针对这种非生理状态产生反应即炎性反应，以保护机体免受损害。这种炎性反应同时也会对机体造成诸多不良影响，产生所谓"灌注后综合征"，包括水肿，出血，溶血，感染，发热，心、肺、脑、肾等组织器官功能障碍，严重时甚至导致死亡。术后并发症的发生率及严重程度与这种炎性反应的剧烈程度和机体的耐受能力密切相关。随着对体外循环下的这种炎性反应的不断研究和探索，逐步认识到炎性反应的产生，主要是由于血液系统暴露于体外循环系统中的异物表面，即非自然内皮表面，引起血液成分的相继激活，产生众多炎性介质，相互作用，最终使血管平滑肌收缩或舒张、内皮细胞损伤、血管通透性增加，被激活的白细胞着边与内皮细胞黏附，并游出血管进入组织，脱颗粒释放各种蛋白酶、自由基等毒性物质破坏正常组织细胞的结构和功能。体外循环中其他具有这种激活作用的因素还有组织损伤、气血接触、转子泵的挤压破坏、负压吸引、血流的剪切力损伤、涡流或湍流对血液的激活损伤、血流压差对血液的损伤、血液稀释及预充成分的影响及低温和缺血缺氧的作用等。以转子泵进行灌注产生的非搏动性血流即平流方式，也对这种炎性反应的发生与发展产生促进作用。在平流灌注时，被激活的白细胞变形能力减弱，不易通过直径较细的毛细血管，而且，此时的毛细血管广泛萎陷，血流减慢，有利于白细胞有更长时间与内皮接触，产生破坏作用。目前认为，血液中参与炎性激活反应的主要有凝血系统、激肽系统、纤溶系统、补体系统、血小板和白细胞、内皮细胞等。体外循环时，这些系统和成分相继激活并相互激活，产生大量炎性介质。所谓炎性介质即指参与炎症反应并具有致炎作用的物质。已知的炎性介质大致可分为体液性炎性介质和细胞炎性介质两大类。体液性炎性介质又分为由四大系统激活产生的因子$XII a$、凝血酶、激肽产物、纤溶产物、补体产物，以及由单核巨噬细胞激活产生的细胞因子：肿瘤坏死因子（TNF）、白细胞介素（IL）、白三烯（LT）等。细胞性炎性介质包括中性粒细胞和内皮细胞。

体外循环开始后，一旦血液与人工材料非血管内皮表面接触，则立即激活凝血因子XII成$XII a$，从而启动内源性凝血途径，并相继激活其他系统。尽管有肝素抗凝，但肝素对许多其他凝血因子尤其是外源性凝血因子几乎没有作用，因而，凝血酶仍能不断产生和存在，并激活其他炎性介质的产生。检测发现体外循环中的凝血酶片段F_{1+2}凝血酶-抗凝血酶复合物进行性增高证明了即使在抗凝情况下仍有凝血系统的激活。因子$XII a$激活激肽释放酶原成激肽释放酶，激肽释放酶不但正反馈作用于XII向$XII a$的转化，而且还能促使激肽酶原转化成缓激肽，以及凝血酶原向凝血酶的转化等。缓激肽有强烈的舒张血管平滑肌增加毛细血管通透性的作用，使得血管内液体和炎性介质更容易地进入血管外引起组织水肿和损害，对其他平滑肌缓激肽则有收缩作用。正常体内其经过肺循环时迅速被血管紧张素转化酶所代谢，使得其生存

时限很短，但在体外循环时，肺循环停止使其能得以长时间作用于机体。凝血酶能刺激内皮细胞产生组织型纤溶酶原激活物（tPA），凝血途径激活后产生的因子$XII a$、激肽释放酶、缓激肽等也均能激活 tPA，促使纤溶酶原转化成纤溶酶，从而激活纤溶系统。此外，许多外源性激活因子如链激酶（SK，一种自 β 溶血性链球菌中提取的抗原蛋白）、尿激酶（UK，一种自人的尿液中提纯的非抗原性溶蛋白酶）等也能激活纤溶反应。通过这些激活作用将纤溶酶原裂解成具有活性的纤溶酶，纤溶酶逐步降解纤维蛋白原和纤维蛋白，形成的多种多肽碎片被统称为纤维蛋白（原）降解产物（FDP）。

大量资料证明，体外循环中补体系统的激活也参与了炎性反应。近年来，革兰氏阴性菌产生的内毒素对旁路的激活作用也受到广泛重视。体外循环中，灌注不足、微循环血流的改变导致内毒素自肠道大量吸收，脾脏解毒功能减弱，以及输液、输血、循环系统与外界开放直接接触更增加了内毒素吸收的可能。体外循环中，血液暴露于巨大的异物表面及机械性损伤和药物的应用等，使得血小板被激活破坏，导致血小板数目减少，功能异常，并释放出大量因子，包括血小板因子4（PF4）、α-微巨体、β-凝血球蛋白、血栓素 A_2 等，参与广泛的炎性反应。通过异物表面接触、大量炎性介质的释放和内毒素等因子的作用，中性粒细胞和血管内皮细胞最终被激活，两者表达多种黏附分子于各自细胞膜上，通过黏附分子间相互配位式结合，使中性粒细胞与内皮细胞黏附，激活的中性粒细胞脱颗粒、分泌弹性蛋白酶、乳铁蛋白、氧自由基等损伤内皮细胞及基底组织，中性粒细胞游出血管外，释放毒性物质继续破坏组织结构。弹性蛋白酶直接水解破坏胶原和弹性纤维，乳铁蛋白中含有氧自由基产生所需的铁离子，其存在促进了氧自由基的产生，氧自由基中的 OH 还能直接激活 C_5，C_{5a} 然后再激活白细胞形成恶性循环，氧自由基对内皮细胞和纤维细胞的损伤作用最明显。LTB_4 能趋化、激活中性粒细胞，被激活的中性粒细胞也能产生 LTB_4、LTC_4、LTD_4 等，他们都具有很强的血管收缩和增加血管通透性作用。不同细胞膜上的磷脂经磷脂酶 A2 的作用可生成不同的花生四烯酸代谢产物。中性粒细胞和单核细胞可生成 PGE_2，内皮细胞生成 PGI_2，血小板

生成血栓素 A_2（TXA_2）。PGE_2 是强烈的血管扩张因子，在炎症中与组胺、激肽等介质协同作用，导致血管壁通透性增高，协同趋化因子激活吸引白细胞黏附、游走、脱颗粒；PGI_2 则扩张小血管、减少血小板聚集、抑制中性粒细胞活化；TXA_2 的作用则与前列环素相反。他们都参与了体外循环下的炎性反应。

（二）炎性反应的防治

随着对体外循环中炎性反应研究的广泛深入，人们不断探索能减轻这种炎性损伤的方法。目前临床上主要方法有下述几种。

1. 人工材料选材和工艺的改进，提高体外系统的生物相容性　体外循环中引起血液炎性反应最主要原因来自于血液与人工材料的巨大异物面积接触激活。目前认为亲水性材料较其他材料有更高的生物相容性，可减轻血液的接触激活，如聚丙烯被广泛用作膜式氧合器交换膜的材料。体外循环中，炎性激活主要发生在氧合器氧合过程中气血直接接触，或血液与气体交换膜广泛接触时，研究证明，膜式氧合器较鼓泡式氧合器减少 C_{3a} 等炎性因子的激活，减少了内皮细胞黏附分子的表达和中性粒细胞毒性物质的释放，减少了术后组织器官功能障碍、出血等并发症发生率和死亡率，尤其在时间较长的手术中更能体现出膜式氧合器的优越性，这与膜肺的氧合方式更接近生物肺生理、生物相容性提高有关。肝素涂层材料的应用已被证明能明显减少血液凝血系统、纤溶系统、补体系统、血小板、白细胞等激活，并减少黏附因子的表达和中性粒细胞毒性物质的释放，明显减少了体外循环术后并发症的发生。此外还有多种制剂涂层体外系统被用来试图减轻炎性反应，如 Gunaytment 等观察了用 2-methoxyethylac-rylate 涂层的材料对体外循环中血液的影响，发现能减少血小板的黏附和积聚、减少蛋白的吸附，使术后血小板、白蛋白和纤维蛋白原得到良好保存。离心泵与转子泵相比有更高的生物相容性。

2. 搏动血流的应用　搏动血流的应用更符合生理血流动力学，微循环保持良好灌注，有利于减轻炎性反应。Ozatik 等前瞻性比较了两种血流方式中 S100β 蛋白、C_{3a}、白细胞计数等指标，发现在搏动性血流主动脉开放后血浆中的 S100β 蛋白（脑组织细胞损伤的一种标志物）、C_{3a} 尽管也升高了，但仍明显低于非搏动性血流组；在术后 1h，搏动灌注组血浆中的 C_{3a} 和中性粒细胞的绝对计数显著低于非搏动组。体外循环中搏动性血流灌注能减轻炎性反应。但目前对于搏动与非搏动血流在临床上的应用仍存在不同观点，且各有临床和实验结果支持，因此，尚需日后做更深入的研究后才能结论。

3. 滤器的应用　包括体外循环管路中微栓过滤器、预充液过滤器、储血器中的滤膜、白细胞滤器及超滤器等。其中最重要的是动脉管路上的微栓过滤器，它是血液进入人体前的最后安全闸门，阻挡微血栓等杂质和较大的血气泡进入机体造成危害，包括炎性反应。鉴于白细胞在炎性反应中的关键性作用，术中可用白细胞滤器阻挡、吸附白细胞，减轻炎症损伤，这已被大量实验和临床所证实。超滤器不但滤出了体内多余的水分、浓缩血液，同时它还滤出了大量炎性介质，减轻了炎性反应，改善了术后组织器官功能，减少了术后出血等并发症的发生，尤其在小儿和严重心力衰竭高危患者中应用效果明显。

4. 药物的应用　目前临床上应用较广泛的有蛋白酶抑制剂和皮质激素。蛋白酶抑制剂的代表药物是抑肽酶，这是一种自牛肺中提取的多肽蛋白酶抑制剂，大量研究表明，它能通过抑制多种炎症介质的产生和激活，减轻体外循环中炎性作用的损伤，改善组织器官的功能，减少术后并发症的发生或减轻其严重程度，而且，这种抗炎作用存在量效关系，即剂量越大，其抗炎作用越明显。研究和临床应用中还发现抑肽酶有血小板保护作用，有减少术后出血的功能，即使超小剂量（在成人中使用 50 万 U）也表现出这种作用。皮质激素能减轻体外循环的炎症损伤，常用者有甲泼尼龙和地塞米松，但过量、过久使用会导致低钾、骨质疏松、抗感染能力下降等并发症的风险。其他还有纤溶抑制剂、前列腺素 E 等也被用来减轻体外循环中的炎性反应。细胞因子或黏附因子的单克隆抗体，如抗 CD18 单克隆抗体等，能可逆性地与相应成分结合，抑制炎症反应过程的发展，减轻组织器官的损伤，这又为抗炎治疗提供了新的手段。

二、肺损伤

所有经历体外循环心脏手术的患者都存在程度不同的肺损伤，这与外科机械损伤，尤其是体外循环中血液-异物接触激活密切相关，术前肺本身已存在的病理改变，也促进了这种损伤的进程。术后呼吸功能的临床表现，因肺功能保存程度大小而有所不同，肺功能保存良好时可没有气体交换异常表现，损害严重时可表现为低氧血症、呼吸急促，甚至发展成呼吸窘迫综合征，导致死亡。与体外循环有关的肺部并发症主要有下述几种。

（一）肺不张

肺不张是体外循环术后最多见的肺部并发症，发病率约70%，甚至更高，术前、术中各种原因可引起不同程度的肺不张。术前因素包括大量吸烟、支气管炎导致纤毛柱状细胞变形，黏液分泌增加，纤毛清除黏液和异物能力减弱，同时伴有表面活性物质减少；肥胖导致功能残气腔减少；术前存在心源性肺水肿。术中因素包括膈肌麻痹向胸腔偏移；单一方式机械通气；肺缺血、肺膨胀导致表面活性物质减少；渗漏血浆抑制表面活性物质活性；术中补体激活导致肺水增加；停搏心脏压迫导致左肺下叶不张也多见；气管插管和吸引分泌物时损伤气管黏膜，因解剖原因更易损伤右侧气管黏膜；胸膜腔破裂，血液等液体积聚压迫肺组织。

肺不张导致肺顺应性和残气腔下降，气道阻力增加，呼吸作功增加，动静脉分流增加，肺泡-动脉氧分压差增加。其临床表现主要为低氧血症，$PaO_2 < 90mmHg$，$SpO_2 < 98\%$，严重时呼吸困难。临床症状通常低估肺不张实际程度，必须摄胸片检查。有学者尝试转流中保持持续或间断肺膨胀，以期保存肺的顺应性，但大量研究结果否定了这一设想，大量的证据表明，避免胸膜破裂可在很大程度上防止体外循环引起的肺顺应性下降。临床上，一般在停机前即给予"叹息"样呼吸，保持25～30cmH$_2$O的气道峰压，可逆转肺不张和改善肺的顺应性。停机后，保持呼气末正压通气（PEEP）是逆转残气腔下降和肺不张最有效的方法。一般维持8～12ml/L的潮气量，5～8mmHg的

PEEP，约25cmH$_2$O的气道峰压，以及足够时间的机械呼吸支持。

（二）肺水肿

体外循环导致的严重急性肺水肿也称"泵肺"或"灌注肺"，发生率不足1%，但一旦发生，其死亡率却高达30%～50%。这种漏出性水肿与心源性肺水肿有着本质的区别，心源性肺水肿是以水渗出为主，左房压或肺动脉楔压异常增高，采用改善心功能、加强利尿等措施多能较快恢复；而在灌注肺的病理中，可见肺血管内大量白细胞堵塞，内皮及细胞质、线粒体、内质网状结构严重水肿，大量血液成分包括血浆蛋白甚至红细胞漏出，进入肺间质及肺泡内。临床表现似成人呼吸窘迫综合征，进行性低氧血症且难以纠正，胸片可见两肺弥漫性渗出改变，大量的含蛋白液体自气管导管内涌出，左房压或肺动脉楔压正常或降低，预后差。随着对体外循环损伤病理进程认识的加深、人工材料工艺的提高、新型设备的不断出现及转流技术的改进，目前这种并发症已很少见，治愈率也在提高。这种肺水肿的发生，固然与血液稀释、血浆渗透压降低、水分移向血管外及转流中肺缺血缺氧损伤有关，但血液与体外系统巨大异物表面接触而被激活，尤其是补体系统的激活介导作用在肺损伤中发挥了主导作用。补体系统激活有两种途径，即经典途径和旁路途径。Collett等通过测定Ba（一种被认为在体外激活旁路途径中出现的聚合物）证明，体外循环中主要是激活了补体的旁路途径。其实，补体激活反应只是体外循环中炎性反应中的一部分，血液与异物表面接触，激活了另一系列由蛋白水解酶尤其是丝氨酸蛋白酶介导的、并能相互激活加强的反应，也产生大量炎性介质如C_{3a}、C_{5a}、缓激肽、纤维蛋白降解产物、血小板激活因子、血栓素A_2、前列腺素、白三烯B_4、肿瘤坏死因子、白细胞介素等，这些介质一方面使肺小血管平滑肌收缩、血管通透性增加；另一方面激活、趋化粒白细胞，使其边集黏附，释放弹性蛋白酶、氧自由基等，破坏内皮连接和基膜，游出血管外继续损伤间质组织及肺泡上皮细胞。促进肺水肿的另一个重要原因是左心引流不畅，导致肺血管床压

力升高，肺血管内压力升高，促使液体进入血管外，尤其是已被稀释、胶体渗透压降低的血液，导致或加重肺间质水肿。

体外转流中，存在于体外循环中的各种栓子如组织碎片、受损的白细胞和血小板的聚集、血栓、脂肪颗粒等非心源性因素，也参与了对肺组织的损伤。早期以全血预充、血膜式或鼓泡式氧合的体外循环后产生大量严重的并发症，包括"灌注肺"的发生。Swank 在 1961 年引进了涤纶羊毛微栓过滤器，研究与实践证明，应用这种过滤器能去除血小板-粒细胞聚集物，减轻肺损伤的严重程度。应用了微栓过滤器后仍有这种并发症的发生，说明栓子栓塞也只是发生"灌注肺"的原因之一。术后使用鱼精蛋白中和肝素及输血或新鲜冷冻血浆，也常引起这种非心源性肺水肿，研究推测，可能与免疫介导损伤有关。治疗这种并发症时要注意容量的补充，因为大量渗出会导致容量不足，必要时，输入胶体以维持一定的胶体渗透压，在保证足够容量的基础上，控制入量；心血管活性药物维持稳定的心血管功能，有利于肺功能的恢复；呼气末正压通气；镇静、肌松等措施降低机体代谢；必要时建立体外膜肺氧合支持（ECMO）；大剂量的类固醇激素能抑制 LT-B4 和 tPA，但不能抑制 C_{3a} 和粒细胞弹性蛋白酶的释放，临床应用也没发现能减少这种并发症的发生或减轻严重程度。

转流中预防措施包括：常规在动脉管路上使用微栓过滤器；使用白细胞滤器在理论上也有利于肺的保护；提倡使用膜肺；通过肺动脉、左心房、主动脉根部或右上肺静脉，对肺血管床充分减压；血液稀释有利于保护肺泡表面活性物质，但要合理稀释，尽量避免术中输血。体外循环中，一些药物也被用来保护肺功能：前列腺素能抑制肺血管内粒细胞的聚集、激活和氧自由基的产生，但有引起低血压的副作用；抑肽酶是一种丝氨酸蛋白酶抑制剂，其对肺的保护作用已被大量研究证明。

（三）急性支气管痉挛

这是一种极少见的肺部并发症，主要表现为呼气性困难，在体外循环结束恢复机械通气时，可闻呼气时哮鸣音，肺持续膨胀而不能回缩，气道压力剧增，严重时可发生低氧血症，纤维支气管镜检查可有少量黏液、黏膜水肿。其原因可能有：补体激活导致 C_{5a} 的激活，急性心源性肺水肿，体外循环加重了术前存在的支气管痉挛性疾病，β受体阻滞药的诱发，对抗生素、鱼精蛋白等药物的过敏反应等。一旦发生支气管痉挛，则首先以纯氧手动维持呼吸，延长呼气时间，排出肺内过多的气体。如尚未停止转流，可继续维持体外循环，直到痉挛缓解。检查气道，排除机械性梗阻，纤维支气管镜将有益于诊断。胸片检查可排除气胸的可能。可从气管直接给予支气管扩张药如肾上腺素受体尤其是 β_2 受体激动剂、氨茶碱等，但氨茶碱可引起心动过速，特别是在酸中毒、低氧血症时有更高的毒性作用。甲泼尼龙可在给药 4～5h 后起效。挥发性麻醉药如氟烷、异氟烷也有很强的扩张支气管作用，但有增加心脏对儿茶酚胺敏感性的副作用。

三、脑部并发症

脑组织重量约占患者体重的 2%～3%，但其血流却占心排血量的 20%。脑细胞代谢活动所需能量主要来源于血液中的葡萄糖有氧代谢，常温下脑血流停止 2min 就会导致能量耗尽，血流停止约 4min 就会导致脑细胞开始死亡，因此，脑组织极易遭受缺血缺氧性损伤。小儿的组织代谢十分旺盛，其单位体重的氧耗要达到成人的 2 倍，脑氧耗占其全身氧耗的一半左右，脑细胞对缺血缺氧更敏感。正常情况下，脑存在自身血流调节机制，当血压维持在 50～150mmHg 时，通过这种自身调节机制保持脑血流量不变，脑血流量始终保持与脑氧耗匹配。研究显示，长期高血压、动脉硬化、糖尿病等可导致这种调节阈值上移；小儿的阈值偏低，30～130mmHg；中度低温采用 α 稳态血气管理方法仍保持着这种自身调节，而采用 pH 稳态血气管理方法则不利于这种调节功能的保持；在小于 22℃ 的深低温时，脑血管麻痹，这种自身调节作用消失，此时的脑血流受灌注流量、灌注压、PCO_2 影响；PCO_2 和 PO_2 可在一定程度上影响脑血流灌注，高 CO_2 能使脑血管扩张而增加脑血量，PCO_2 过低导致脑血管痉挛，脑血流降低；低氧时可增加脑血流约 35%，而过高 PO_2 也会使脑血流减少约 15%。

体外循环手术后常伴有神经、精神脑损伤症状，主要表现为术后延迟清醒、昏迷、清醒后再昏迷、躁动、兴奋、抑郁、认知障碍、记忆丧失、注意力难以集中、情感异常、痴呆、定向力减退、偏瘫、步态改变、知觉减退或丧失、失语、偏盲、眼球运动异常、正常生理反射丧失、出现病理反射等，脑水肿或颅内出血致颅内压增高出现头痛、呕吐等。

（一）脑损伤的原因

（1）非搏动血流方式使脑血管直径缩小，毛细血管床关闭，脑细胞缺乏血液灌注而缺氧受损。

（2）灌注流量不足或存在异常分流导致脑灌注不足。其产生原因：泵流量维持过低；泵槽内泵管挤压过松，实际流量低于显示流量；体外管路存在分流，如微栓过滤器顶端排气端口未关闭、超滤、含血心肌保养液灌注、氧合器上采集血样的多岐管等途径分流，或患者体内存在异常分流，如未闭动脉导管、残存左上腔静脉、紫绀型患者广泛侧支循环，或主动脉阻断不完全部分血流进入左心被吸出体外。

（3）血液稀释较深，血液携氧不足。

（4）在小儿体外循环中应维持比成人更高的灌注流量，如仍维持成人流量将导致脑缺氧性损伤。而在老年人、长期高血压、糖尿病等有血管硬化的患者中，术中维持的血压低于已上调的阈值，也将导致脑血流减少。

（5）深低温停循环时间超安全时限。

（6）插管过细、过深或存在异常粗大的左上腔静脉等原因导致上腔静脉引流不畅，造成脑部血流淤滞，脑组织水肿和缺氧。

（7）体外循环中产生的大量栓子包括各种组织栓子、气体栓子和异物栓子随血流进入并堵塞脑血管，导致脑组织缺血缺氧损伤，这也是产生脑部并发症的主要原因。手术时间长、灌注流量过高、升降温时血液与水温差超过 10℃、过高 PO_2、不合理或过多的外科操作等都会增加栓子形成导致栓塞的概率。

（8）转流中，酸碱平衡维持不当。

（9）预充时使用葡萄糖溶液或转流中加入葡萄糖溶液可加重脑缺氧性损伤。

（10）患者本身脑血管畸形、术中抗凝不当或凝血机制紊乱等原因导致脑血管破裂出血。

（二）预防措施

脑部并发症后果严重，但缺乏疗效确切的治疗方法，主要以预防为主，预防措施主要包括下述几项。

（1）保证足够的灌注流量和灌注压。

（2）尽可能缩短转流时间。

（3）在动脉供血管路常规应用微栓过滤器，预充液体或血制品提倡应用滤器。

（4）应用膜肺。有条件者，可选用生物相容性更高的肝素涂层的膜肺和管道。

（5）使用低温技术，在深低温停循环时，应注意温度 - 停循环时间的匹配，务必控制在安全时限内（表 30-8）。头戴冰帽有助于脑的降温保护。

表 30-8　脑在不同温度下停循环的安全时限

温度（℃）	氧耗（%）	安全停循环时间（min）
37	100	4～5
29	50	8～10
22	25	16～20
16	12	32～40
10	6	64～80

（6）在需要停循环的手术中，可通过无名动脉进行选择性脑灌注或通过上腔静脉逆行灌注来保护脑组织。

（7）转流合理管理血气并纠正水和电解质紊乱。

（8）避免过度稀释，保持适当的红细胞比容和胶体渗透压。预充及转流中，一般不加入葡萄糖溶液。

（9）保持上腔静脉引流通畅，避免脑组织水肿。

（10）减少或避免外科性因素，如术前胸片检查发现主动脉钙化，则术中减少对主动脉的扪诊；采用冠状静脉窦逆行灌注心脏停搏液；冠状动脉搭桥手术中，在主动脉开放前完成近端吻合口的吻合较合适，避免使用侧壁钳，也可采用乳内动脉和胃网膜右动脉；钙化广泛而严重时，可采用股动脉插管；主动脉开放前，仔细、充分冲洗心腔（心内手术）并充分排气。

（11）合理抗凝，保持转流中的 ACT > 480s。

（12）药物的应用包括皮质激素稳定细胞膜，抑制炎性反应；尼莫地平等钙通道阻滞剂能扩张脑血管，改善脑缺血缺氧，减轻脑细胞酸中毒；巴比妥类用于深低温停循环术中的脑保护；甘露醇减轻脑组织水肿等。

四、贫血和出血

体外循环术后，患者常表现为不同程度的贫血，这主要与术中失血、红细胞破坏和血液稀释、术后出血有关。再次手术的患者因需分离广泛粘连而增加出血；游离乳内动脉时，也常见一定量的血液积于胸腔内。这些未经肝素抗凝的血液被吸入负压吸引瓶内而丢失，使用血细胞洗涤机时（Cell Saver），可将这部分失血回收。患者经肝素化后的出血，可通过吸引泵吸出，并经过滤后再回到循环中，此过程中，红细胞直接丢失较少。体外循环对红细胞的破坏及血液稀释是导致贫血的主要原因。体外循环中损伤红细胞的因素很多，包括转子泵的碾压、负压吸引、气血混合撞击、血流方向和流速改变时形成的湍流或涡流等，导致红细胞的机械损伤；血液稀释直接导致血细胞比容下降，而且，降低的血浆胶体渗透压使红细胞肿胀；此外，低温、酸碱平衡失调、电解质浓度的改变等，也将导致细胞膜固有的理化结构发生改变（如细胞膜上的电荷变化，细胞膜的张力改变，离子通道的通透性异常改变等）。这些损伤因素，可以导致红细胞即刻破坏溶血，也可以使红细胞膜的脆性增加，降低了红细胞的生存期，产生延迟性溶血，延迟性溶血较即刻溶血量更大，导致术后数天内进行性贫血。贫血时的血液携氧不足，影响组织器官的代谢和功能恢复。溶血产生的游离血红蛋白，经网状内皮系统清理，但当血中游离血红蛋白达 100mg/dl 时，出现血红蛋白尿，当超过 300mg/dl 时，对肾功能产生损害。溶血后产生的 ADP 还可激活血小板产生聚集。

缩短转流时间是减少上述损伤的关键。体外循环中，还可通过选用离心泵、选用口径相对较粗的泵管、泵头松紧调节合适以减少泵转子对泵管过度挤压、转流中避免过高流量等来减少挤压破坏；选用膜式氧合器避免气血直接接触损伤；良好的静脉引流和合适的低灌注流量，将减少手术视野的出血，从而减少过度吸引破坏；术前放血、术中适当加深稀释，但保持一定的晶、胶体比例，有利于减少机械破坏，在转流后期，通过利尿或超滤排出较多的水分，则可浓缩血液，有利于降低稀释的不良作用，血细胞洗涤机也可起到保存功能良好、浓缩血液的作用；合理应用低温，维持稳定的酸碱平衡，以及正常的电解质浓度，也可减轻体外循环对红细胞的影响。

术后出血加重术后贫血，严重的出血常需要再次开胸止血。引起术后严重出血的原因主要为术中止血不够严密和凝血异常，并且以前者多见，后者会加重前者引起的出血。导致凝血异常的因素主要有体外循环中凝血因子和血小板的破坏导致数量减少和功能破坏，血液稀释使其浓度下降，鱼精蛋白中和不足或肝素反跳，术前持续应用抗凝药物如阿司匹林等。术后应注意监测患者的血流动力学，维持足够的血容量包括红细胞、血浆蛋白浓度，补充血小板和凝血因子，必要时可应用止血药物，但须注意过量止血药物有导致血栓形成的危险。术后保持引流管通畅，密切观察出血速度。如果引流量尚可，但引流管内有血凝块，血压降低，静脉压升高，胸片见到纵隔增宽，提示引流不畅致心脏压塞，也应果断手术探查。无论何种原因引起的贫血，保持血细胞比容（Hct）在 30% 以上，将有利于术后机体功能的恢复，而严重贫血和过多输血与术后脏器功能障碍密切相关。

五、肾 衰 竭

体外循环术后不同程度肾功能不全的发生率各家报道不一，Utley 报道 1.2% ～ 13%。在小儿体外循环心脏术后因肾衰竭而需要血液透析的发生率 4% ～ 7%，约一半可以得到恢复，但其死亡率却高达 58% ～ 72%。在体外循环术后需要血液透析的成人患者中，死亡率可达 25% ～ 100%。导致围术期肾衰竭的体外循环因素有下述几项。

（1）体外转流时间：大量研究证明了肾功能障碍与转流时间的相关性，即转流时间越长，肾衰竭的发生率越高。这是因为长时间的非搏动转流系非生理性，对肾血管的灌注显然不足。与灌注压和灌注流量的相关性一直存在争议，但目前认为，维持术中一定的灌注压和流量及使用搏动灌注模式有利于肾脏的保护。

（2）预充与稀释：血液稀释，红细胞比容和血浆胶体压下降，血液黏度降低，肾小球滤过率增加，自由水清除率增加，肌酐、钠、钾等排出均增加，有助于肾的保护。预充时加入白蛋白，以期涂抹异物表面减少对血液的激活作用和提高血浆胶体渗透压减少组织间隙水积聚。

（3）低温：低温可降低肾皮质血流和肾小管功能。血液稀释可抵消低温对肾脏的有害作用。

（4）溶血：体外循环中各种原因可引起红细胞破坏，造成血中游离血红蛋白增加，大部分游离血红蛋白被网状内皮系统所清除，部分也可通过肾小球滤过，并在近端肾小管被重吸收降解。当滤过超过重吸收，则出现血红蛋白尿。因为尿液形成过程中 H^+ 分泌和 HCO_3^- 重吸收，尿液 pH 值变化而引起血红蛋白正负电荷的变化，当正负电荷的血红蛋白结合时，则形成血红蛋白管型堵塞肾小管造成肾衰竭。碱化尿液和利尿有利于缓解这种不良作用。

（5）微栓：微栓颗粒在血流中央随血流流动，即以轴流方式流动。体外循环中产生的大量微栓颗粒，以这种方式被冲至肾皮质外层，堵塞血管导致肾皮质外层血流减少。

（6）血液与异物接触而被激活，产生炎性损伤。许多研究显示，肾功能损伤与 C_{3a} 的相关性。

导致术后肾衰竭的主要原因是低心排血量综合征，其他脏器功能衰竭、严重感染、大量输血、主动脉内球囊反搏（IABP）、再次手术等也会造成或加重肾功能损害。术中选用生物相容性高的人工材料如膜式氧合器可以减轻炎性损伤，减少微栓的产生；维持足够流量和灌注压有利于肾脏灌注；合理血液稀释增加肾滤过；应用呋塞米、甘露醇等利尿药，避免少尿、无尿；加强心功能和血管扩张剂，改善肾灌注，促进肾功能恢复。研究显示，呋塞米可增加肾皮质的血流。甘露醇有扩容、渗透性利尿、减少缺氧性损伤等作用。低剂量多巴胺 $2 \sim 5\mu g/(kg \cdot min)$ 可作用于多巴胺受体扩张肾动脉增加肾灌注，增加肌酐、水、钠滤过，增加尿排出，此外，还能降低肾素的活性。低剂量多巴胺与呋塞米合用有协同保护肾功能作

用。维拉帕米（异搏定）的应用也能降低肾衰竭的发生和严重程度。及时发现和及早处理对体外循环后肾衰竭极为重要。有研究证明，及早腹膜透析或血液透析能明显降低肾衰竭的死亡率，血液超滤也可用于此目的，但对肌酐、尿素等毒性物质的清除效果不如血液透析。

六、消化系统并发症

体外循环术后消化系统并发症的发生率较低，一般为 0.3% ～ 3%，但一旦发生后果多较为严重，大多数报告死亡率超过 60%。By Hahn 等在 2001 年报道了 1116 例行体外循环下心脏手术病例，消化道并发症发生率为 2.1%（23 例），43.5%（10 例）的患者需要随后腹部手术，此类患者中死亡率达 87%（20 例）。

（一）消化系统损伤的原因

1. 组织缺血、缺氧 导致组织血流灌注不足的原因有：泵流量、灌注压过低；应激反应、低血压、非搏动性血流促使机体血流重新分布，使内脏器官血管床收缩，其血流减少，以保证心、脑等重要器官的血流灌注；静脉引流不畅使消化系统淤血，增加组织水肿，代谢废物堆积影响内环境稳定造成组织细胞损伤；血液稀释固然降低了血液黏度，有利于微循环的血流灌注，但也因此使血压下降，而且血浆胶体渗透压降低，导致水分在组织间隙的积聚，形成水肿；体外循环过程的中、后期，随着儿茶酚胺、肾素 - 血管紧张素 - 醛固酮等系统的兴奋，血管阻力增加，消化系统组织灌注因而减少；体外循环中产生的大量栓子包括微气泡、消泡剂、组织碎片、微血栓及预充液或血制品中微栓颗粒等均可堵塞微血管影响消化系统血供，常造成严重后果，如肠缺血性坏死。

2. 炎性损伤 血液激活产生广泛炎性反应，使血管通透性异常改变，一方面造成组织水肿；另一方面产生的大量炎性介质，趋化、介导粒白细胞游出血管外释放溶酶体酶、氧自由基等毒性物质对组织造成损伤。此过程中的许多炎性介质可直接作用于组织细胞，产生有害作用。如组胺促进胃酸大量分泌，加重胃黏膜屏障破坏，诱发产生或加重消化性溃疡的发展，严重者发生溃疡

出血，乃至穿孔；激肽则可抑制消化道环状括约肌，导致消化道运动障碍，重者可以产生肠梗阻等。

3. 术中用药和输血 术中为维持理想血压应用血管收缩剂，使内脏血管收缩，导致缺血性损伤。麻醉维持中所用的甲氧氟烷对肝脏有损害作用。术中输注库血，其中抗凝剂枸橼酸的代谢可以加重肝脏负担，而漏检带有肝炎病毒的库血不慎输入对肝细胞的危害更严重。

（二）临床症状、诊断和处理

各种原因引起消化系统损害，如肝细胞损伤可使血中胆红素和谷丙转氨酶（SGPT）升高，肝脏合成凝血因子减少加重了术后出血，包括消化性溃疡的出血。消化道黏膜损伤导致黏膜黏液及HCO_3^-分泌减少，黏膜保护作用因而减退而易遭各种因素如H^+、胰腺消化酶、胆盐的侵蚀破坏；黏膜屏障功能减退还可使近年来备受重视的肠道内毒素吸收增加，促进了体外循环对机体的不良作用。体外循环对胰腺的作用及机制因相对缺乏有效的监测手段，尚不能清楚阐明。胰腺细胞遭受缺血缺氧和炎性破坏，释放细胞内消化酶可引起胰腺炎，但较少见。临床上常见的是体外循环中血糖异常升高，而且，增高的血糖常超出血中胰岛素水平的预期降糖效果，因此，研究较多的也主要集中于对这种现象机制的探索。目前认为体外循环引起这种血糖异常升高与其本身引起的强大应激反应和机体产生的胰岛素抵抗有关。应激反应产生的儿茶酚胺、皮质激素、生长激素、胰高血糖素能直接抑制胰岛素的分泌，促进糖原分解，使术中血糖升高。所谓胰岛素抵抗是指机体组织对胰岛素敏感性下降，在促进组织细胞摄取和利用葡萄糖时，需用超常剂量的胰岛素才能达到正常量反应的一种状态。体外循环中产生胰岛素抵抗有关的因素：含糖和乳酸盐液的预充、血液稀释、低温、转流时间较长、某些麻醉药物的使用。产生这种现象的机制除了与应激反应有关外，还可能与胰岛素受体缺陷、糖代谢异常有关。此外，还有许多其他增加这类并发症风险的因素，术前因素：高龄、糖尿病、慢性高血压动脉硬化、吸烟嗜酒、术前存在消化道疾病、术前心功能较差导致腹内脏器淤血、术前应用某些药物（如激素、阿司匹林等）、急诊手术等；术后因素：心

指数 < 2.0L/（min·m²）、心律失常、瓣膜置换手术、应用血管收缩剂、IABP、其他脏器功能不全、以及外科原因所致的再次手术等。

消化系统并发症一般发生于术后 1～10d。临床方面常见的并发症有肝功能异常、消化性溃疡出血、麻痹性肠梗阻、胃炎、胆囊炎、胰腺炎、肠缺血等。体外循环术后常见肝功能异常，曾有报道发病率高达 94%，主要表现为恶心、纳差、发热、黄疸、GPT 和血浆胆红素升高等，一般在术后能自行恢复，但由输血引起的输入性肝炎则预后不良。消化道出血主要表现为便血，一般可经药物、内镜保守治疗取得疗效，必要时手术治疗。麻痹性肠梗阻一般由于低钾、感染造成，肠壁血运不良、肠壁水肿也可促发麻痹性肠梗阻，主要表现为腹部胀痛、肠鸣音消失、肠腔内广泛积气积液等，腹部摄片及血生化检查能明确诊断，用保守治疗可以缓解。胃炎表现为腹痛、恶心、反酸等，采用制酸等保护胃黏膜药物对症治疗有效。胆囊炎的发病率约占消化道并发症中的 10%～15%，主要表现为右上腹绞痛或胀痛、发热、墨菲征阳性、白细胞增高等，可经抗感染、解痉、胃肠减压等保守治疗缓解，不能缓解加重者需手术治疗。体外循环术后无症状的高淀粉酶血症的发病率约 70%，胰腺炎的发病率不足 1%，其主要表现为腹痛、腹胀、发热、黄疸、呕吐、白细胞和血、尿淀粉酶升高，严重者可有腹膜刺激症状，出血坏死性胰腺炎需外科手术清创引流。肠缺血发生较少见，但死亡率却很高，其中主要累及结肠，统计认为女性患者、长时间转流、除搭桥外的其他心脏手术、肾衰竭均为肠缺血高发因素，因而建议对存在上述风险的病例，一旦临床怀疑诊断，应及早行结肠内镜检查，明确诊断，果断手术。

（王维俊　沈　立）

参 考 文 献

陈良万，2001.体外循环灌注新技术.北京：中国医药科技出版社

杭燕南，俞卫锋，于布为，等，2016.当代麻醉手册.3版.上海：世界图书出版公司

姜大升，1996.实用胸心外科治疗.济南：山东科学技术出版社

兰锡纯，冯卓荣，2002.心脏血管外科学.2版.北京：人民卫生出版社

龙村，2004.体外循环学.北京：人民军医出版社

龙村，侯晓彤，赵举，2016.ECMO：体外膜肺氧合.2版.北京：人民

卫生出版社

龙村，李欣，于坤，2017. 现代体外循环学. 北京：人民卫生出版社

Chang JC，Miyamoto Y，Nakano S，et al，1991. Experimental evaluation of a new type of heparin-bonded polyurethane. ASAIO Trans，37（3）：M201-M202

Dignan RJ，Law DW，Seah PW，et al，2001. Ultra-low dose aprotinin decreases transfusion requirements and is cost effevtive in coronary operations. Ann Thorac Surg，71：158-164

Edmunds Jr LH，2002. The evolution of cardiopulmonary bypass：lessons to be learned. Perfusion，17：243-251

Fujita M，Ishihara M，Ono K，et al，2002. Adsorption of inflammatory cytokines using a heparin-coated extracorporeal circuit. Artificial Organs，26（12）：1020-1025

Haworth WS，2003. The development of the modern oxygenator. Ann Thorac Surg，76：S2216-S2219

Horton S，Thuys C，Bennett M，et al，2004. Experience with the Jostra Rotaflow and QuadroxD oxygenator for ECMO. Perfusion，19：17-23

Ito Y，Imanishi Y，Sisido M，1988. In vitro platelet adhesion and *in vivo* antithrombogenicity of heparinized polyetherurethaneureas. Biomaterials，9（3）：235-240

Leonard RJ，2003. The transition from the bubble oxygenator to the microporous membrane oxygenator. Perfusion，8：179-183

Mukherji J，Hood RR，Edelstein SB，2014. Overcoming challenges in the management of critical events during cardiopulmonary bypass. Semin Cardiothorac Vasc Anesth，28：190-207

Murphy GS，Hessel EA，Groom RC，2009. Optimal perfusion during cardiopulmonary bypass：an evidence-based approach. Anesth Analg，108（5）：1394-1417

Wang JH，2008. Application of CFD in the designing of，a membrane oxygenator. J Mech Med Biol，1（01）：11-16

Zwischenberger JB，Alpard SK，2002. Artificial lungs：a new inspiration. Perfusion，17（4）：253-268

第三十一章

体外膜肺氧合技术

体外膜肺氧合（extracorporeal membrane oxygenation，ECMO）是一种将静脉血从体内引流到体外，再经氧合器（人工肺）氧合后由驱动泵（人工心）将血液泵入体内的中短期心肺支持技术，通过对循环呼吸功能较长时间的有效辅助，为心功能和肺功能的恢复赢得时间。危重患者的救治日益成为麻醉学和危重医学临床工作的重点和难点，许多疾病需要在人工器官的辅助支持下才能度过危险期。近年来，心肺辅助技术发展迅速，其中 ECMO 技术安全可靠，疗效显著，已成为这类技术的代表。

第一节　ECMO 介绍

一、ECMO 的历史和现状

从 1953 年 Gibbon 在体外循环支持下成功完成世界首例心内直视手术至今，体外循环技术得到了巨大的发展。早期的氧合器效果差，有效使用时间较短。直到膜式氧合器的问世，才使氧合器长时间安全使用成为可能。随后发明了以硅橡胶作为气体交换薄膜的膜式氧合器，其优异的氧合性能更为 ECMO 在临床的应用提供了保证。1972 年 Hill 首先报道了一例成人患者多脏器损伤合并衰竭 ECMO 支持的成功经验（图 31-1），Bartlett 等 1976 年第一次成功地将 ECMO 应用于新生儿呼吸衰竭的治疗。随着 ECMO 的不断发展，ECMO 的支持时间由最初的几个小时到能支持几天甚至几个星期。应用范围也从最初的对心脏手术后停止体外循环困难的支持，发展到对急性呼吸功能衰竭的治疗。

有效的呼吸支持是各种病因所致呼吸衰竭的重要救治措施。呼吸支持疗法可分为机械通气支持疗法（如间歇正压通气、负压通气和高频通气等）和肺外气体交换疗法（ECMO，体外 CO_2 去除技术和静脉内氧合技术等），所有方法的最终目的都是为了维持有效的气体交换。机械通气易发生机械通气相关性肺损伤（VALI），为减少这种肺损伤的发生，目前常采用"肺保护策略"，由于该策略严格限制了通气水平，常会造成 CO_2 潴留和氧供不满意。针对这些治疗中的矛盾，目前肺外气体交换技术正在得到重视，其目的是通过呼吸和循环支持为患者提供必要的氧合和排出 CO_2，让患者的肺充分休息，减轻或消除 VALI，为受损肺组织提供修复愈合的条件。在各种肺外气体交换技术中，ECMO 技术最为成熟，疗效最为肯定。ECMO 目前已成为对机械通气和药物治疗无效的新生儿呼吸衰竭的有效治疗方法。有研究对 5000 例 ECMO 治疗的呼吸衰竭患儿调查表明，其生存率为 82%，而常规治疗死亡率为 80%，认为 ECMO 对儿童特别是新生儿有很好的疗效。ECMO 治疗儿童呼吸衰竭的效果也显著提高，平均生存率由早期的 10% 提高到目前的 39% ～ 66%，与常规机械通气相比有显著性差异。

ECMO 是一种新兴的治疗方法，对心肺功能衰竭有较好的治疗效果，目前全球已有数百所医院成立了 ECMO 中心。ECMO 支持时间较长，涉及方面多，尚有很多问题有待进一步探讨。ECMO 未来有赖于 ECMO 技术和设备朝着创伤更小、操作简便、安全有效、并发症少的方向发展。随着体外循环设备的完善及对 ECMO 各种问题的深入理解，其疗效将会不断提高。目前包括生物相容性更好的涂抹技术、层流氧合器、安全简便的驱动泵等新技术的研制将推动 ECMO 在临床广泛应用。ECMO 已成为体外循环扩展应用的一个重要方向。进行 ECMO 除了花费较高外，开展的单位还需拥有完备的医疗设施和由专业技术人员组成的团队。近来，我国的 ECMO 技术也有了很大的进步，已有 30 余家医院开展了这项技术，每年 ECMO 支持病例已突破 200 例，中国体外循环学会已开办了三期 ECMO 学习班，并与国际同步建立了中国的 ECMO 病例注册数据库。随着我国医疗卫生条件的改善，经济水平的提高，ECMO 将会成为危重症救治的重要技术。

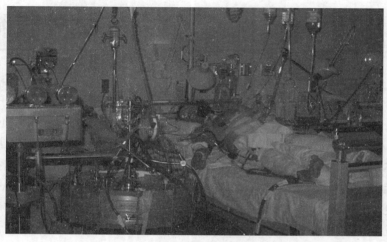

图 31-1　首例多脏器损伤合并衰竭 ECMO 支持治疗成功病例

二、ECMO 的治疗优点

ECMO 治疗期间，膜式氧合器可提供有效的血液氧合和二氧化碳排除，泵可驱动血液到达全身使组织器官得到充分灌注。此时心脏和肺得到充分的休息，而全身氧供和血流动力学处在相对稳定状态。

ECMO 对呼吸和循环支持的优越性表现在：①膜式氧合器能将静脉血氧合为动脉血，有效地改善低氧血症。在呼吸衰竭急性期，出现气体弥散障碍和肺小动静脉分流时，ECMO 可满足机体组织器官的氧需，并排出二氧化碳。② ECMO 可提供有效的循环支持，部分代替心脏的泵血功能。ECMO 通过调节静脉回流，降低心脏前负荷。ECMO 期间适当应用扩血管药可改善微循环灌注并降低心脏后负荷。前、后负荷的改善可使心肌得到充分休息，增加心脏的能量储备。③用 ECMO 可避免长期吸入高浓度氧所致的氧中毒。膜式氧合器可根据血气分析结果分别调节氧气浓度和通气量，以达到最佳的气体交换。④ ECMO 可保证充分氧供，避免了机械通气所致的气道损伤，同时进行的机械通气只是为了避免肺泡萎缩，呼吸机参数不需要设置的很高。⑤ ECMO 治疗中还可用超滤器对水、电解质进行控制性调节，其安全度高，效果显著。⑥长期辅助支持为心肺功能恢复赢得时间，通过对血流动力学和内环境的调整，为顺利脱离 ECMO 做好准备。

三、ECMO 的类型和作用

按照 ECMO 支持的方式和目的，可分为静脉 - 动脉 ECMO（veno-arterial extracorporeal membrane oxygenation，V-A ECMO）（图 31-2）和静脉 - 静脉 ECMO（veno-venous extracorporeal membrane oxygenation，V-V ECMO）（图 31-3）两种。V-A ECMO 适用于同时支持患者循环呼吸功能，V-V ECMO 适用于支持患者呼吸功能。另外还有一些特殊形式的 ECMO，如 A-V ECMO，体外二氧化碳排除技术（extracorporeal carbon dioxide removal，$ECCO_2R$）等。

（一）静脉 - 动脉 ECMO

静脉 - 动脉 ECMO（V-A ECMO）可同时支持呼吸和循环功能，维持较高的 PaO_2，为患者提供足够的氧供和有效的循环支持。插管位置为股静脉 - 股动脉或右颈内静脉 - 右颈动脉。

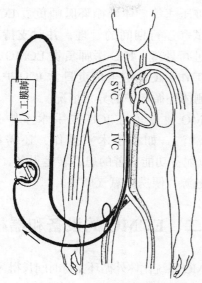

图 31-2　静脉 - 动脉 ECMO

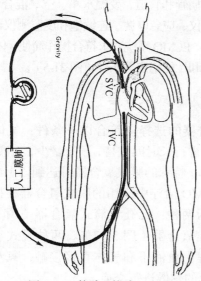

图 31-3　静脉 - 静脉 ECMO

1. 股静脉 - 股动脉 ECMO　将静脉插管从股静脉置入，插管向上延伸至右心房，引出的静脉血在氧合器中氧合，经泵驱动从股动脉注入体内，降低肺动脉压和心脏前负荷（图 31-2）。该方法在临床较为常用，但也存在上半身冠状动脉和脑组织灌注不充分的缺点。另外肺循环血流骤然减少，使肺的血液淤滞，增加了肺部炎症和血栓形成的危险性。目前认为在 ECMO 治疗中维持一定的肺血流和肺动脉压力，有利于肺功能和结构的恢复。

2. 颈内静脉 - 颈动脉 ECMO　是目前婴幼儿 ECMO 最常用的方法。由于右颈部血管对插管有很强的耐受力，一般通过颈内静脉插管，经右心房将血液引流至氧合器，氧合血通过颈动脉插管

至主动脉弓输入体内。优点是可降低肺动脉压力，依赖人工呼吸的成分少，适用于严重的呼吸衰竭者。不足之处为非搏动灌注成分较多，血流动力学不易保持稳定，插管拔管操作复杂。

（二）静脉 - 静脉 ECMO

静脉 - 静脉 ECMO（V-V ECMO）适用于存在肺部病变，仅需要呼吸功能支持的患者。V-V ECMO 支持的目的在于代替肺功能，为低氧的血液提供氧合，同时把呼吸机参数设置为可接受的最低范围，以最大限度地减少呼吸机所致肺损伤。插管位置一般采用左股静脉 - 右股静脉或右颈内静脉 - 右股静脉（图 31-3）。

（三）体外二氧化碳排除技术

体外二氧化碳排除技术（ECCO$_2$R）适用于严重上或下呼吸道梗阻需体外生命支持的患者。在 ECCO$_2$R 期间，患者在给予低频率、小潮气量情况下即可有效排除动脉 CO$_2$，防止过度通气和气压伤。经典的 ECCO$_2$R 为 V-V ECMO，多数经颈 - 股静脉插管，需要自身心脏来实现血泵驱动；而 AVCO$_2$R 为无泵驱动型，一般经股动静脉插管（图 31-4）。

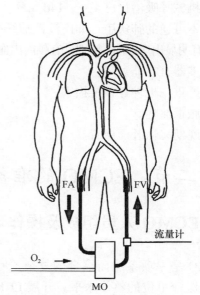

图 31-4　体外二氧化碳排除技术

四、ECMO 的适应证和禁忌证

ECMO 是暂时性的心肺辅助系统，通过心脏的充分休息改善全身循环灌注而最终撤机，或为

转成长期心室辅助装置或过渡到心脏移植赢得时间。ECMO 可对患者心肺进行有效支持，但对不可逆的心肺损伤无效。

（一）ECMO 的适应证

（1）心脏手术后因心肌顿抑导致的心功能衰竭，停机困难。

（2）心脏术后出现肺水肿或合并可逆性的肺动脉高压。

（3）心肌炎、肺栓塞和冠状动脉痉挛等所致急性心力衰竭。

（4）心脏移植前 ECMO 循环支持，为等待供体进行过渡。

（5）心、肺移植术后心肺功能不全或肺动脉高压危象。

（6）各种原因引起的严重急性肺损伤。

（7）药物或呼吸机治疗无效的新生儿顽固性肺动脉高压。

（8）应用于气管手术和神经外科等手术。

（二）ECMO 的禁忌证

（1）体重低于 2kg，胎龄不足 32 周的新生儿。

（2）机械呼吸治疗已 10～14d。

（3）不可逆的肺疾患，如广泛性肺纤维化。

（4）有明显出血倾向，特别是有颅内出血的患者。

（5）多器官功能衰竭。

（6）严重中枢神经系统损害。

（7）脓毒血症。

（8）晚期恶性肿瘤患者。

第二节　ECMO 的准备

一、ECMO 人员组成及操作环境

ECMO 是一项系统而综合的复杂治疗技术，反映一个医疗单位的整体水平。开展 ECMO 工作必须组建一支包括 ECMO 治疗涉及的所有相关专业技术人员在内的团队，治疗小组能否默契配合，是否认真履行各自的职责是治疗成功的关键。ECMO 小组一般由体外循环医师、外科医师、ICU 医师和 ICU 护士组成。外科医师负责建立和撤除 ECMO、适应证的选择、处理辅助期间的活动性出血、心脏压塞等。体外循环医师负责 ECMO 前期系统调试和运行期间的管理，并对支持期间的紧急情况进行处理。ICU 医师负责 ECMO 期间的常规治疗工作，ICU 护士负责日常 ICU 护理工作，协助监测体外循环中的异常情况。

ECMO 建立可在 ICU 或手术室中进行，要求环境清洁。如在手术室操作，还需将患者送 ICU，应配备功能完善的患者转运设备，其中包括不间断电源，便携式氧气瓶等。

二、ECMO 的设备和器材

ECMO 系统比体外循环支持时间长得多，因此对其基本设施的性能要求更高，这些设施包括氧合器、驱动泵、插管和管道、变温水箱、空氧混合调节器、温度测定仪、应急电源、连续饱和度监测仪器及 ACT 测定仪等。ECMO 系统要求符合操作简便、体积小巧、转运方便和性能稳定等条件（图 31-5）。

（一）膜式氧合器

氧合器的选择应符合以下条件：气体交换性能好，能进行长时间支持，预充量少，血液破坏轻，操作简单。特殊的膜式氧合器可达到以上的要求，目前 ECMO 治疗中应用的膜式氧合器根据膜的结构可分为两种：无孔卷筒式氧合器（图 31-6）和中空纤维氧合器（图 31-7）。两种膜式氧合器在氧合过程中血液不和气体直接接触，氧和二氧化碳通过膜的弥散进行交换。

无孔卷筒式氧合器属硅胶膜式氧合器，目前，此种气体交换装置因其过高的跨膜压差可能导致的血液破坏和血栓形成，其临床使用越来越少。近年来，中空纤维氧合器获得较大发展，其整体性能大幅提升：中空纤维外走血的设计使氧合性能明显提高；表面无孔中空纤维的发明，增强了膜肺抗血浆渗透的能力，使气体交换持续的时间显著延长；膜肺的变温和氧合室集合在一起，减少了预充量，提高了变温效率；而计算机仿真技术的应用则最大限度地减少了剪切应力对血液的破坏。再者，中空纤维的表面涂层技术增加了膜肺的生物相容性，减轻了血液与人工材料表面接触而引起的机体炎症反应和蛋白反应。此外，中空纤维氧合器正向着小型集成化的方向发展，MAQUET

生产的集成中空纤维氧合器将氧合器和离心泵、流量探头、温度探头、血氧饱和度探头、压力探头等 集合为一体，减少ECMO的管道长度和血液预充量，使ECMO操作更加安全简便（图31-8）。

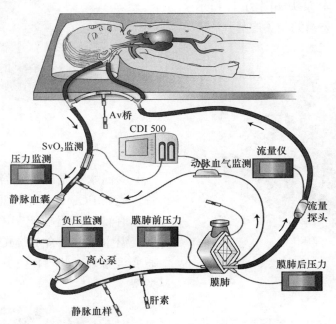

图 31-5　ECMO 系统

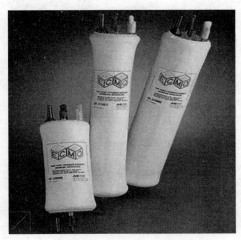

图 31-6　无孔卷筒式氧合器

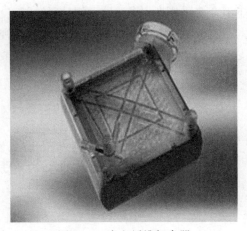

图 31-7　中空纤维氧合器

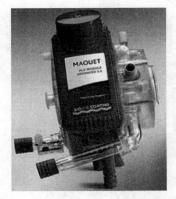

图 31-8　MAQUET 集成中空纤维氧合器

（二）驱动泵

血泵主要有滚压泵（图31-9）和离心泵（图31-10）。由于目前使用的滚压泵是通过泵头不断挤压泵管将血液泵入体内，在长时间体外循环中血液破坏严重，容易产生微栓，但其可精确地向体内泵血，且流量不受患者血压的影响，因而可在儿童及新生儿输入流量较低的患者选用。离心泵是通过高速旋转产生离心力，将血液泵入体内，在ECMO密闭循环中离心泵可根据静脉回流量及动脉阻力自动调节灌注量，保证循环的稳定，避免产生气栓，减少血液破坏。离心泵适合成人长时间ECMO选用，但离心泵使用时间过长其泵轴中心也有形成血栓的可能。最近，一些新型的离心泵泵头使用无轴的磁悬浮结构，很好地避免了这一问题。常见的离心泵头如图 31-11 所示，分别为 Medtronic 和 Jostra 公司的相关产品。

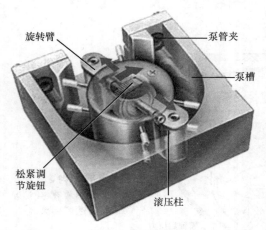

图 31-9　滚压泵

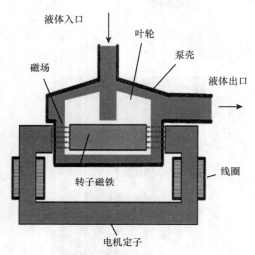

图 31-10　离心泵

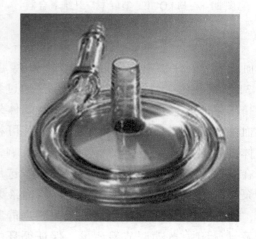

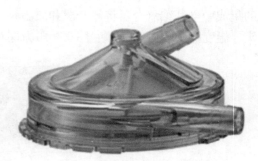

图 31-11　离心泵头

（三）变温水箱

变温水箱是膜式氧合器中的变温器的配套设备，能在 ECMO 中维持患者正常的体温，变温水箱应有自动恒温功能。体型小巧，操作简便的小型变温水箱更适合 ECMO 使用。目前常用的有普通变温水箱（图 31-12）和全自动变温水箱两种类型。

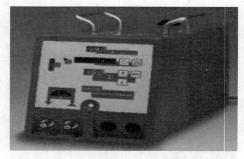

图 31-12　HICO-HYPOTHERM 680 变温水箱

（四）插管

ECMO 的插管主要有两大类：心脏大血管（右心房、主动脉、上下腔静脉）插管和深动静脉（股动静脉和颈内静脉）插管。心脏手术后的 ECMO 可继续采用主动脉、右心房或上下腔静脉插管，呼吸功能不全多采用股动静脉或颈内静脉插管，前者需开胸在直视下切开插管，后者采用切开直视插管或经皮穿刺技术，专用的肝素涂抹股动静脉或经颈部插管，组织相容性更好，可使用更长时间。

（五）管道系统

ECMO 系统是由管道连接形成的一个整体。根据插管的规格和膜式氧合器的型号选择合适的转流管道和接头，常用的管道内径为 3/8in

（1in=0.025m）和1/4in，应仔细保留合适的管道长度，管道过短虽可以减少预充量，但会对患者转运和操作造成不利。肝素表面涂抹的管道可减少血液和异物接触时产生的炎性反应，其生物相容性更好，适合于长时间的ECMO，对保护血液，减少肝素用量有重要的意义。加上使用涂抹技术的插管和膜式氧合器，整个ECMO系统的肝素可一定程度减少用量。此外，非肝素涂层技术也被广泛应用。

（六）监测系统

ECMO实施过程中应具备必要和准确的各种监测，以确保ECMO的安全。基本指标包括MAP监测、CVP监测、ECG监测、ACT监测、血气、电解质监测、尿量监测、动脉和静脉饱和度监测、游离血红蛋白监测、血液胶体渗透压监测、氧合器跨膜压差、静脉管路负压。

三、ECMO 的建立

全面掌握患者病情后，应尽快确定ECMO的方案，充分准备支持中必要的物品和仪器设备后建立ECMO。

（一）全面掌握患者资料

（1）仔细了解患者发生心肺功能衰竭的原因和过程。

（2）全面评估心、肺、肝、脑、肾等重要器官的功能状况，注意体温、血压、脉搏、呼吸及血、尿、便、水电解质、酸碱平衡、出凝血时间等常规检查结果。

（3）各种检查：影像学、心电图、心动超声、血常规、肝功能、肾功能、凝血机制、生化及电解质等。

（二）制订 ECMO 方案

需要进行ECMO支持的患者，一般病情都非常危重。但ECMO支持有其自身的适用范围，适应证选择不当，常会造成巨大的人力物力浪费。因此组织相关科室进行病情讨论，全面了解患者病情非常重要。充分讨论病情后，确认患者存在ECMO支持适应证后，应尽快制订ECMO方案。明确ECMO支持的方式及途径，是V-A方式，还是V-V方式，以及具体的插管部位和方法；拟选择的膜式氧合器、插管和管道的类型和型号；预充液的种类及用量。

（三）仪器设备及消耗品准备

（1）驱动泵、变温水箱、ACT测定仪、饱和度监测仪、温度测定仪、空氧混合器、便携式氧气瓶、转运车、不间断电源等仪器设备（图31-13）。

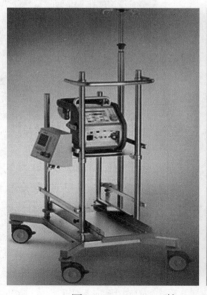
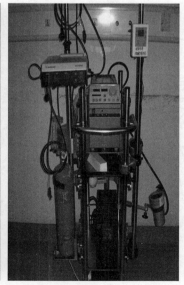

图 31-13　Maquet 的 ECMO 转运车及附属设备

（2）肝素涂抹的膜式氧合器、离心泵头、循环管道、动静脉插管及超滤器、ACT试管、饱和度传感接头等一次性消耗品。

（3）全血、红细胞悬液或血浆、白蛋白、

乳酸林格液、代血浆、抑肽酶、甲泼尼龙、甘露醇、抗生素、5%NaHCO₃、5%CaCl₂、10%KCl、25%MgSO₄、血管活性药物、血管扩张药物、利尿药等液体和药物。

（四）ECMO 建立流程

麻醉医师插管前应用肌松药，静脉给予吗啡，局部给予利多卡因以达到镇痛效果。先将 ECMO 管道系统无菌连接好，并加入乳酸林格液进行循环排气，排气完成后进行预充。ECMO 预充包括晶体预充、蛋白附着和血液预充。预充血液时应在肝素化的同时补充钙剂，避免 ECMO 开始后因低血钙而影响心功能。当血小板 < 50×10⁹/L 时应预充血小板。ECMO 中血小板维持在 > 50×10⁹/L，低于该水平应及时补充血小板和新鲜血浆。

首次肝素剂量 100U/kg 体内注射后，进行动静脉插管。可据实际情况选用经皮穿刺或切开直视动静脉插管，插管不可太粗。在时间允许的情况下，尽可能切开直视插管。插管不能过深，应倾斜一些，避免垂直插管压力过高出现崩脱、喷血，插管位置可通过 X 线确认，插管缝合好后，再固定管道。若静脉引流不充分，可考虑通过增加其他如股静脉、脐静脉等插管来缓解。ECMO 期间，灌注流量直接受静脉回流量的影响，为保证有充分的静脉回流量，应选择合适的静脉插管（图 31-14）。

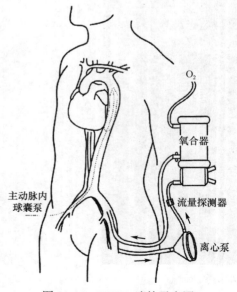

图 31-14　ECMO 连接示意图

第三节　ECMO 的管理

一、ECMO 管理原则

ECMO 的管理包括从心肺支持启动到撤除的整个过程，大致可分为开始、支持和终止 3 个阶段。ECMO 建立后，前期通过较高流量的支持使心脏或肺脏得到充分休息，辅助数日后视心肺功能恢复的情况，逐渐降低灌注流量直至脱离 ECMO。ECMO 期间应使用必要的镇静、镇痛及肌松药，保证患者安静地接受治疗，避免患者躁动将管道意外拔出，减少对患者的精神刺激。

ECMO 的整个辅助循环通路建立完成，设备运行状态检查无误后，即可开始支持。ECMO 开始后应逐渐提升流量，并注意观察整个系统运行情况。ECMO 开始阶段，在允许的情况下尽可能维持高流量辅助，使机体尽快改善缺氧状况。此后根据心率、血压、中心静脉压等调整到适当的流量，并根据血气分析结果调整酸碱电解质平衡。ECMO 流量可达心排血量的 80%，当血流动力学和内环境相对稳定后即进入 ECMO 支持阶段（图 31-15）。

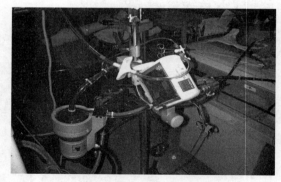

图 31-15　ECMO 支持

经过 ECMO 开始阶段的高流量辅助，机体缺氧状况常会得到显著改善。此后在维持血流动力学平稳和内环境稳定的情况下，逐步减少正性肌力药物和血管活性药物的用量。根据心率、血压、中心静脉压等调整到适当的流量，并根据血气分析结果调整酸碱电解质平衡。当血流动力学和内环境相对稳定后即进入 ECMO 支持阶段。ECMO 的目的是通过长时间的循环呼吸支持，使心肺得到充分地休息，进而为心肺功能的恢复赢得时间。因此支持阶段应充分发挥 ECMO 的心肺辅助作用，尽量少用正性肌力药物和血管活性药，减少心脏作功。ECMO 提供的是部分心肺功能支持，因此仍然需要使用呼吸机，通过提高肺泡氧分压，降低肺血管阻力，维持低压低频呼吸治疗使肺得到休息。ECMO 期间氧供和氧耗的平衡是维持这一阶段内环境稳定的关键环节。

随着 ECMO 支持时间的延长，经过 ECMO 期间的有效支持，患者心肺功能逐渐恢复。通过对患者影像学、血流动力学、血气、水电解质和肝肾功能的综合评估，判断心肺功能及脱离 ECMO 支持的可能性。如患者血流动力学稳定，影像学改善明显，血管活性药用量不大，血气和水电解质正常，即可制订 ECMO 撤机计划。按照撤机计划，缓慢稳妥的逐步减低支持流量，直至安全撤除 ECMO。

二、ECMO 管理内容

（一）平均动脉压

ECMO 初期血压可偏低，血压低是由多方面原因所致，如血液稀释、外周血管麻痹、平流灌注、炎症介质释放等。由于严重的内环境紊乱尚未纠正，血流动力学波动较大，血压很难维持在理想状态。ECMO 中平均动脉压不宜太高，维持在 50～60mmHg 即可。这一阶段不应过快地减低正性肌力药物和血管活性药物的用量，在血流动力学参数趋于正常后，才可逐步减低药物用量，进入以 ECMO 辅助为主的支持阶段。支持阶段患者的代谢性酸中毒常已纠正，正性肌力药物和血管活性药物的用量已经降至较低水平。血流动力学可比较容易地维持在正常状态，此时 ECMO 辅助的主要作用是使心肺充分休息，为 ECMO 撤除做准备。ECMO 支持阶段平均动脉压维持在 60～80mmHg 即可，组织灌注的情况主要根据静脉血气、末梢脉搏血氧饱和度来估计。

（二）静脉管路负压

静脉管路的负压监测反映引流是否通畅，要注意及时监测。ECMO 期间，静脉管路的负压应小于 -30mmHg，如超过 -30mmHg 则提示静脉引流不充分，需查找原因。另外应注意对静脉管路负压的监测不应过于绝对，还应结合中心静脉压和静脉管路是否存在摆动或摆动幅度来综合判断静脉管路的引流状况。

（三）灌注流量

ECMO 开始后应逐渐提升流量，并注意观察整个系统运行情况。ECMO 开始阶段，在允许的情况下尽可能维持高流量辅助，使机体尽快改善缺氧状况。此后根据心率、血压、中心静脉压等调整到适当的流量，并根据血气结果调整酸碱电解质平衡，ECMO 流量可达心排血量的 80%。

（四）ECMO 系统监测

需监测氧合器前、后压力，当跨膜压差显著增高时，应怀疑其血栓形成的可能。离心泵长时间使用底座会发热易出现血栓，当转数与流量不相符、出现血红蛋白尿等情况时，提示可能有血栓产生，此时可用听诊器听到泵的异常声音。氧合器发生血浆渗漏可导致氧合功能下降，血浆渗漏量大时，可造成低蛋白血症而增加肺水肿的可能。股动脉插管常不同程度的影响下肢血流，应定期检查下肢的脉搏，测量下肢的周径，观察下肢皮肤温度和颜色。当 ECMO 期间出现特殊情况（如需更换氧合器和管道等），需停止循环紧急处理。此时，首先应钳夹动、静脉管路，开放管路桥；接着将呼吸机参数调至正常呼吸支持模式；排除或更换故障部位；快速评估是否需要重新开始 ECMO 支持。更换膜式氧合器和管道的操作流程应事先设计好方案，循环管道上预留有排气的循环通路，以便在最短的时间内安全完成氧合器的更换。

（五）呼吸机控制

通过 ECMO 呼吸支持可使肺脏得到休息，避免机械通气损伤或气压伤；减少氧中毒的危险，但 ECMO 提供的是部分心肺功能支持，因此仍然需要使用呼吸机，通过提高肺泡氧分压，降低肺血管阻力，维持低压低频呼吸治疗使肺得到休息。在 ECMO 不同阶段，患者机械通气的程度不同。ECMO 建立前为高机械通气状态，机械

通气最初可设 FiO_2 为 1.0，气道峰压 30cmH$_2$O，PEEP10cmH$_2$O，呼吸频率 20 ～ 30 次 / 分。一旦 ECMO 开始，机械通气参数设置应降低。

常采用通气频率 5 ～ 10 次 / 分，通气量 7 ～ 10ml/kg，氧浓度 < 50%，峰值压力 20 ～ 25cmH$_2$O。如采用低频正压通气，PEEP 20cmH$_2$O，气道峰压 20 ～ 30cmH$_2$O，平均气道压（24±4）cmH$_2$O，呼吸频率 4 ～ 6 次 / 分，潮气量 100 ～ 200ml（或大于 500ml），定期膨肺，以防止发生肺不张或肺炎。

1. V-A ECMO FiO_2 0.21，气道压力 20cmH$_2$O，通气频率 5 ～ 10 次 / 分。

2. V-V ECMO FiO_2 0.4，气道压力 30cmH$_2$O，PEEP 至少 8cmH$_2$O，但应视实际情况进行调整。

（六）血气和电解质

维持酸碱平衡的正常，保持水、电解质的平衡，维持内环境的稳定是 ECMO 管理的关键工作。维持正常的酸碱平衡和血气有利于保持机体内环境的相对稳定，提供良好的组织氧供。ECMO 期间要注意监测水、电解质，尽量保持其正常范围。进行 ECMO 支持的患者一般开始辅助时血气结果通常很差，常表现严重的代谢性酸中毒和水、电解质紊乱。此时应尽量避免使用碳酸氢钠纠正酸中毒，大量碳酸氢钠的使用并不能从根本上缓解酸中毒，却会使机体产生高钠血症。内环境紊乱严重，纠正不可能立竿见影，需要一个较长期的过程才能逐步改善。一般情况下，血流动力学的改善常先于内环境的改善。

血气管理应通过调节气体流量和氧气浓度，保持氧合后 PaO_2 ≤ 200mmHg，SaO_2 ≥ 99%，维持 $PaCO_2$ 35 ～ 50mmHg，SvO_2 70% 左右，氧气浓度一般不应低于 50%，与 ICU 医师协商调整 FiO_2 及呼吸次数等呼吸机参数。对于 V-V ECMO，由于再循环的原因，维持 SaO_2 85% ～ 95%，PaO_2 60 ～ 80mmHg 即可。ECMO 开始的 8h 内每小时进行一次动脉血气监测，一旦病情稳定，可以适当延长。

ECMO 期间应定期采血样监测水与电解质的变化，并及时调整使之维持在正常范围。一般新生儿及儿童血液稀释度应维持 Hct 35% ～ 40%，成人维持 Hct 30% ～ 35%，不足时应及时输血补充。条件具备时还应注意监测胶体渗透压，维持胶体渗透压在 18mmHg 以上。ECMO 期间过多的水分应尽量由肾排除，用呋塞米、依他尼酸（利尿酸）、丁脲胺等促进肾脏排水，也可用超滤器滤水。尿量可作为全身灌注是否足够的一个参考指标，辅助时尿量一般应在 1ml/（kg·h）以上。另一方面 ECMO 治疗中的水丢失也不可忽视，37℃时通过硅胶膜膜肺损失的水量为 5 ～ 10ml/（m^3·h），可据中心静脉压、皮肤弹性等综合判断，适当地补充水分。

（七）抗凝管理

ECMO 期间抗凝不足，ECMO 系统有血栓形成的风险；而抗凝过度又常引起致命的出血并发症，因此维持机体合适的抗凝状态尤显重要。ECMO 期间需全身肝素化，通过持续输注肝素维持其血药浓度。ECMO 过程中一般维持 ACT 160s 左右，但 ACT 仪的稳定性和患者对抗凝的个体差异常使不同患者 ACT 安全范围变化较大。临床实际工作中应密切观察，定时监测 ACT。如抗凝不足时，肝素追加量应视 ACT 监测结果而决定，追加应先从小量开始，不断监测 ACT，直至达到要求。支持期间适当使用有血液保护作用的药物，以减轻血液的异物接触反应；并达到良好的血小板保护作用；减少术后出血及输血量，防止血栓形成。ECMO 期间血小板消耗较为严重，辅助时间过长时，注意补充新鲜血浆、凝血因子及血小板，血小板应维持在大于 50×10^9/L，低于该水平应及时补充。

（八）温度调控

ECMO 期间温度过高，机体氧耗增加，不利于内环境紊乱的纠正；温度太低，又容易发生凝血机制和血流动力学的紊乱，应根据患者具体病情维持合适的温度，一般保持体温在 35 ～ 37℃。ECMO 支持早期可温度稍低，以利于偿还氧债，缩短纠正内环境紊乱的时间。为防止 ECMO 期间体温下降，可在病床放置变温毯，也可利用膜式氧合器中的血液变温装置保持体温。

（九）肝、肾功能及血糖

ECMO 支持期间，由于存在严重的代谢性酸中毒及大量血管活性药物的应用，肝、肾等脏器也存在一定程度的缺血和功能不全的状况。应注意肝肾功能变化的监测，出现异常时，应采取有效措施积极处理，避免多器官功能衰竭的发生。还应注意对血糖的监测，ECMO 支持的患者一般多存在强烈的应激反应，机体常存在严重的胰岛素抵抗，糖异生增强，糖利用减少，血糖常显著升高。过高的血糖可使血液渗透压增加，引起细胞脱水，增加神经系统及其他脏器并发症的发生，胰岛素泵入是降低血糖最为有效的方法之一。

（十）营养支持

ECMO 期间，由于该患者处于高分解代谢状态，热量消耗极度增加，因此营养支持必不可少。营养包括蛋白质、脂肪、糖类、维生素、电解质、微量元素和水，它们对补充患者物质消耗，增强机体对疾病的抵抗力起着重要的作用。ECMO 中患者营养管理方式同大多数危重患者，应重视能量的补充，早期阶段尽量通过肠外营养进行营养支持。可通过 CO_2 的产生量计算出能量的消耗，通过计算总氮的丢失计算出补充蛋白质的量，及时补充每天所需的热量，在 ECMO 期间，应维持正氮平衡。进入 ECMO 支持阶段，患者除肠外营养以外，还应依据患者的具体情况同时给予肠内营养。

1. 肠外营养

（1）白蛋白：提供大量的氨基酸储备，同时还可增加循环血容量和维持胶体渗透压，防止肺水肿与组织水肿。

（2）葡萄糖与胰岛素：葡萄糖是肠外营养时主要的非蛋白质能源之一，成人每天需要量为 $4 \sim 5g/kg$。葡萄糖的代谢依赖于胰岛素，对胰岛素抵抗严重的患者必须补充外源性胰岛素。

（3）维生素：包括脂溶性与水溶性维生素，脂溶性维生素在体内有一定的储备，短期不致缺乏，而水溶性维生素在体内无储备，且在应激状态下，人体对部分水溶性维生素需要量增加。

（4）微量元素：可使用多种微量元素注射液（Ⅱ）等，其含有多种微量元素，这些元素均参与三大营养物质的代谢过程。

（5）葡萄糖酸钙、$MgSO_4$ 与 $NaCl$：补充各种离子，防止水、电解质失衡。

2. 肠内营养

（1）可给予肠内营养乳剂 TPF（瑞先）、肠内营养混悬液 SP（百普力）等肠内营养制剂鼻饲：瑞先为含膳食纤维的大分子聚合物肠内营养制剂；百普力不含膳食纤维的大分子营养素，含有部分消化的预消化肠内营养剂。其中氮以氨基酸和短肽型形式存在，糖类为部分水解的淀粉，更利于患者吸收。

（2）患者拔除气管导管后，清醒的患者可给予肠内营养粉剂（TP）与蛋白粉等混合冲服。安素属于大分子聚合物，以全蛋白质、脂肪和糖等大分子为主要成分的营养制剂，含有完整的蛋白、多聚糖、长链和（或）中链脂肪酸。

（十一）护理

ECMO 要求 ICU 或手术室有清洁的环境，空气流通，定时空气消毒，并常规使用强效抗生素预防感染。良好的护理配合对进行 ECMO 治疗的患者非常重要。长期的肝素化、气管插管易使口腔、鼻腔出血，要经常对上述部位进行清洗。注意伤口无菌操作，及时更换敷料，防止感染并发症。另外，患者长期仰卧，应经常适度翻身，避免压疮的发生。

（十二）心理支持

ECMO 期间，各种抢救操作的刺激和镇静镇痛不足，通常可造成患者焦虑，发热感染也可加重焦虑和抑郁。患者对突然发生的疾病和采取的治疗措施缺乏心理准备，会对自身疾病的恢复产生怀疑。部分患者要由 ECMO 过渡至心脏移植，这更增加了患者的紧张、恐惧、焦虑。ECMO 小组成员应采取各种的干预措施，减轻患者的心理压力。对于 ECMO 的患者，气管插管时要充分镇静、镇痛，血管插管部位尽量避免渗血，以免对患者造成不良刺激。适当向患者交代病情，增强患者的自信心。治疗环境可播放背景音乐缓解患者的心理压力，重度焦虑和抑郁的患者可考虑给予安定类药物。病情稳定后家属可探视患者或交流，以增加患者和家属的治疗信心。

（十三）其他检测

条件具备时，应常规每日进行超声心动图、X 线、游离血红蛋白和胶体渗透压等监测，为了解病情、调整治疗方案和并发症防治提供依据。

1. 超声心动图 每日定时进行床旁超声心动图监测，可了解心脏畸形矫正情况和心脏功能恢复情况，为下一步的治疗提供依据。

2. X 线 对心、肺脏病变的恢复情况做出判断。ECMO 初期是炎性反应最强烈的阶段，再加上呼吸道压力骤降、肺渗出增加。此时患者呼吸功能常较差，X 线胸片阴影较重，肺听诊有明显的湿啰音。这期间患者完全依赖 ECMO，需要较高流量进行支持。随着 ECMO 支持的延长，患者肺功能逐渐恢复。

3. 游离血红蛋白 一般情况下溶血并不严重，但随着支持时间的延长，血液破坏的危险性明显增加，应注意每日监测。如果溶血较严重，游离血红蛋白升高，出现血红蛋白尿，应适当碱化尿液，促进游离血红蛋白的排除，保护肾功能。如采取以上措施效果仍不明显，则可考虑使用血浆置换。

4. 胶体渗透压 应注意监测胶体渗透压，维持胶体渗透压在 18mmHg 以上。

三、ECMO 撤除

（一）ECMO 停机指征

经过一段时间的 ECMO 支持后，患者：①心电图正常。②动脉和混合静脉氧饱和度恢复正常。③血流动力学参数恢复正常。④气道峰压下降，肺顺应性改善。⑤胸部 X 线片改善。⑥血气和水电解质正常。同时，机械通气达到 $FiO_2 < 50\%$，$PIP < 30cmH_2O$，$PEEP < 8cmH_2O$，并稳定一段时间后逐渐将膜式氧合器的吸入氧浓度降至 21%，转流量逐渐降低，当循环流量降至患者正常血流量的 10%～25% 后，仍能维持血流动力学稳定或正常代谢时，可考虑停止 ECMO。此外，在 ECMO 期间出现不可逆的脑或肺的损伤、其他重要器官功能的衰竭或顽固性出血，应终止 ECMO。

（二）ECMO 撤除的步骤

（1）ECMO 流量逐渐降低至患者正常血流量的 10%～25%。

（2）调整机械通气参数和血管活性药用量，使血流动力学和血气保持稳定。

（3）稳定肺脏和心脏功能，此时大部分气体交换由患者的肺脏完成。

（4）体内适量追加肝素，维持一定的抗凝状态。

（5）如果情况稳定，可停止 ECMO。

（6）终止 ECMO 1～3h 后需继续观察患者恢复情况，如病情稳定才可拔除插管，机器撤离。

（7）应对插管部位认真清创，缝合血管易产生气栓，需仔细修复。婴幼儿颈部、脑部血管对闭合一侧颈血管有强大的代偿力，所以对血管进行修复时大多将右颈总动脉和颈内静脉结扎。

第四节　ECMO 并发症

ECMO 支持时间长，涉及方面多，ECMO 并发症常是导致治疗失败的重要原因，因此通过对其发生原因的不断深入了解，寻找有效的防治方法是提高 ECMO 救治成功率的关键。ECMO 并发症包括机械相关并发症和与患者相关的并发症两大部分。机械并发症包括血泵并发症（电源脱落或停电、电池故障、机械故障、泵头泄露等），膜式氧合器故障（血浆渗漏、血栓形成、气栓形成等），变温器故障和环路问题。与患者相关的并发症有出血、低心排血量综合征、肾功能不全、感染、神经功能不全、血栓形成、溶血等。ECMO 的并发症中以出血最为多见，尤以脑出血最为严重，出血是 ECMO 晚期最常见的并发症。ECMO 的死亡原因包括多器官功能不全、肺循环衰竭和低心排血量等。

一、出　血

ECMO 治疗中由于血液在体外与大量非生理性的异物表面接触，因此必须采用全身肝素化的方法避免血液的凝固，但长期的肝素化使出血倾向难以避免，严重出血将危及患者生命，手术创面及插管处是易发生出血的部位。目前对于出血仍缺乏有效预防措施。

全身肝素化是出血最主要的原因，应用碳酸氢钠、乳酸钠等纠正酸血症药物时，有促进肝素的抗凝作用，增加了出血的危险。ECMO 期间，血小板激活并黏附于管道、在肺、肝脏和脾脏内扣押或灭活、血液稀释、组织缺氧抑制造血器官的活性从而导致血小板生成减少等原因，均可造成血小板减少。另外，还有 2%～6% 的患者可能发生肝素诱导性血小板减少症（heparin-induced thrombocytopenia，HIT），但是对于行 ECMO 支持治疗的患者，一旦发生血小板减少综合征，将会导致患者持续出血，成人通常比新生儿更为常见。其他导致出血的原因还有：插管及手术部位止血不彻底，插管脱出血管外，对 ECMO 支持患者行胸腔引流，耻骨上膀胱引流，腰椎穿刺等各种有创操作。

插管部位及手术切口可出现明显的渗血。另外，当患者出现血红蛋白持续下降、心动过速、低血压等症状或体征，提示患者体内存在急性出血的可能。ECMO 期间，出血并发症可发生在颅内、胃肠道、腹腔内和腹膜后。因此，患者出现癫痫发作、瞳孔散大、脉压减小、腹部膨隆、血便、鼻饲管吸出血液等症状时，应立即进行超声和（或）CT 检查，以确定出血部位。

ECMO 使用肝素涂层管道和插管可减少肝素用量，减少血小板、白细胞、补体和激肽系统的激活，从而降低出血并发症的发生率。手术部位仔细止血、分离出血管后再进行全身肝素化、插管后局部应用止血剂彻底止血等措施可减少插管部位出血并发症的发生。ECMO 期间应用氨基己酸（amicar）可降低颅内和其他部位出血并发症的发生，但其临床效果尚不确定，报道的使用方法为首剂量 100mg/kg，然后 30mg/（kg·h）维持。

二、感　　染

感染是 ECMO 支持期间另一种发生率较高的并发症。O'Neill 等对 ECMO 期间感染进行研究，26% 的患者在 ECMO 期间发生感染，其中细菌感染占 54%，真菌感染占 27%，混合型占 14%，病毒感染占 5%。血液感染占 35%，泌尿系统感染占 24%，混合感染占 22%，创口感染占 14%，肺部感染占 5%。78% 的感染发生在心脏术后需要 ECMO 支持的患者，ECMO 期间感染发生率较高主要与手术创伤过大及插管时间过长有关。

ECMO 治疗过程中有很多插管，如股动脉、静脉插管、静脉留置导管（尤其是中心静脉置管）。护理不慎、留置时间过长或插管部位血肿形成，很容易成为病原菌侵入血液的途径。ECMO 使肠

黏膜屏障功能受损或衰竭，肠黏膜通透性增加，致使肠内致病菌和内毒素经肠道移位而导致肠源性感染。ECMO 期间由于血液与大量人工材料表面接触，导致全身炎症反应综合征，补体激活、过度消耗、调理作用降低，单核 - 吞噬细胞系统、中性粒细胞的吞噬及杀菌能力明显降低；同时，IL-2 产生减少，使 B 细胞转化为浆细胞的能力下降，免疫球蛋白产生减少，最终导致患者的免疫功能抑制。此外，糖尿病、营养状态欠佳、长期应用激素及免疫抑制剂、ECMO 前存在肺部及其他部位的感染等也是导致患者 ECMO 期间感染的重要原因。

ECMO 期间，患者需持续药物镇静，呼吸机辅助通气，热交换器调节体温，血管活性药物维持循环，因此，感染的症状和体征不明显。当实验室检查 $12×10^9 < WBC < 4×10^9$；痰液、伤口分泌物、血液、深静脉导管尖端培养出致病菌，可明确感染的存在。超声和 X 线等影像学检查也可帮助确定感染的存在。

进行插管及各种有创操作时，应严格遵守无菌原则；插管及中心静脉置管部位每日消毒、更换敷料；深静脉置管超过 5d 应拔出或更换；严密止血，防止插管及手术部位血肿形成。加强肺部护理，定时吸痰，防止痰液淤积和肺不张。必要时行纤维支气管镜检查，清除气道内痰痂及凝血块。操作时注意遵守无菌原则，预防性应用抗生素。保护感染部位不受挤压损伤，以免感染范围扩展；尽早查明感染病菌，根据病原菌种类及细菌药物敏感试验结果，按照药物的抗菌作用特点及其体内过程特点选用抗生素。在抗菌药物治疗的同时，还应积极改善全身状态，维持体液平衡和营养代谢，以免脱水、电解质紊乱、能量不足和体内蛋白消耗过多。纠正贫血、低蛋白血症或白细胞减少，适当输血、白蛋白或补充血液成分。

三、神经系统异常

统计显示，ECMO 支持的患者，有 11.9% 出现神经功能不全，尤以婴幼儿发生率较高。颅内出血仍然是小儿 ECMO 支持致命的并发症。

造成神经系统并发症的原因：缺血缺氧、高碳酸血症、酸中毒、脓毒症、癫痫、出生时创伤、

晶体液或高渗液输注速度过快。胎龄小于 37 周的未成熟婴儿是导致 ECMO 期间颅内出血的高危因素。ECMO 期间血液与大量的人工材料表面接触，导致血小板减少综合征、血小板功能改变、补体和白细胞激活，这是造成颅内出血或出血程度加重的另一潜在危险因素。小儿采用颈部插管，右颈内动脉结扎破坏了正常的灌注方式，右颈内静脉插管过粗，影响了脑静脉血液的回流，致使脑静脉压力升高。新生儿评分较低、围生期心脏停搏和严重低氧血症。

患者停用镇静药后出现意识障碍；瞳孔散大、固定、对光反射消失或双侧瞳孔不等大；呼吸、循环改变，心律失常，生命体征异常；颅内压升高，视盘水肿；CT、脑诱发电位、脑部超声检查也对确定受损部位、判断病情严重程度和预后有帮助。

ECMO 期间积极防止组织缺氧和高碳酸血症，纠正酸中毒；调整肝素输注速度，防止过度抗凝；维持循环的稳定，避免血压过高，一旦出现立即调整；ECMO 前对患者进行脑部超声检查，以鉴别术前是否存在颅内出血；胎龄小于 34 周的未成熟婴儿禁用 ECMO。处理的方法包括调整肝素用量，维持 ACT 在较低的水平（180～220s）、Plt > 125×10^9/L；如出现新的出血或原有出血范围扩大，则终止 ECMO。使用氨基己酸等血液保护药物治疗。

四、肾功能不全

ECMO 期间，肾功能不全的发生率也较高，其发生原因尚不明了。主要病变是急性肾小管坏死，其病理变化为肾小管上皮细胞肿胀、变形或坏死，基膜断裂，管型形成，阻塞管腔。肾功能不全的原因可能与 ECMO 期间溶血、非搏动灌注、儿茶酚胺分泌增加、栓子形成栓塞、全身炎性反应等因素有关。此外应用庆大霉素、卡那霉素等氨基糖苷类抗生素，造成肾毒性损伤，以及血液破坏、溶血、游离血红蛋白增多堵塞肾小管有关。常见的临床表现有少尿、氮质血症、水电解质紊乱和酸碱平衡失常。超声检查排除肾解剖异常造成的肾功能不全。

ECMO 期间肾功能不全的处理原则包括：维持循环稳定，防止肾灌注不足；保持尿流畅，必

要时碱化尿液；尿少和无尿时积极进行超滤或透析；注意避免肾脏毒性药物的应用，如需要应用，应根据情况适当减少用量。ECMO 期间发生的肾衰竭即为多器官功能衰竭的一部分，一般死亡率很高，ECMO 联合 CRRT 是一种有效的支持方式，可等待脏器功能恢复或过渡到器官移植。但使用血滤需要考虑抗凝和血流路径的问题，而且还有发生出血和栓塞并发症的危险。腹膜透析的安装应选择在患者虽然尿少，但血流动力学平稳，一般情况下肾衰竭可以逆转，如果无法逆转，腹膜透析可延续使用到进行肾移植。

五、栓　　塞

对 ECMO 期间血小板功能研究显示，血小板数量和聚集功能显著下降，血小板释放的腺苷三磷酸也明显减少，输入血小板不能完全改善血小板聚集功能，ECMO 结束 8h 后血小板的聚集功能和数目才能逐步恢复。应用保护血液的药物如氨基己酸、抑肽酶可减少血栓的形成。ECMO 中持续应用肝素，血液和异物表面接触，血小板活性物质释放，凝血因子消耗等因素使凝血功能发生很大变化。虽然使用了组织相容性很好的人工材料，但长时间 ECMO 支持导致大量血液成分破坏仍难以避免，再加上抗凝不充分等因素均可导致血栓形成，造成栓塞。尽管 ECMO 期间维持一般认为安全的 ACT，但循环管道中光镜检查仍可发现栓子，肾、肺、脑、冠状动脉内均可能出现血栓，栓塞和各种 ECMO 并发症的发生有密切关系。

研究显示，ECMO 期间发生 HIT 通常发生在使用肝素后 5d 左右。HIT 会造成血栓形成，导致栓塞并发症发生。阿加曲班（argatroban）替代肝素为抗凝剂，可预防肝素引起的血小板减少症患者的血栓形成。水蛭素是强效的凝血酶抑制剂，还有很强的抗血栓作用。研究表明，ECMO 期间发生 HIT 时，重组水蛭素（lepirudin）是另一种优秀的肝素替代品。输入大量血制品和流量减低时，应调整抗凝参数，避免凝血的发生。

六、溶　　血

溶血也是较为常见的 ECMO 并发症，发生率

5.1%。造成溶血的原因：滚压泵泵头调节过紧；离心泵内血栓形成；静脉引流负压过大；ECMO支持长时间高流量；循环管路扭折、血栓形成；心脏术后畸形矫正不彻底，如瓣周漏、房间隔和室间隔修补术后存在残余分流等。

当患者发生溶血时，血红蛋白浓度进行性下降；肉眼可见血红蛋白尿；实验室检查游离血红蛋白＞100mg/dl（正常范围10～40mg/dl）。对于溶血的预防处理可采取定期检查循环管路有无血栓、扭折、变温水箱或膜前压力等有无异常；更换管路和离心泵头；碱化尿液或维持尿量3ml/（kg·h），防止肾小管堵塞（呋塞米，甘露醇等）；严重溶血可行血浆置换。

（黑飞龙　陈书弘）

参 考 文 献

龙村，2007. ECMO 手册. 北京：人民卫生出版社

龙村，2009. 体外循环灌注技术. 北京：人民卫生出版社

Aissaoui N, Caudron J, Leprince P, et al, 2017. Right-left ventricular interdependence: a promising predictor of successful extracorporeal membrane oxygenation (ECMO) weaning after assistance for refractory cardiogenic shock. Intensive Care Medicine, 43 (4): 1-3

Aziz F, Brehm CE, El-Banyosy A, et al, 2017. Arterial complications in patients undergoing extracorporeal membrane oxygenation via femoral cannulation. Annals of Vascular Surgery, 28 (1): 178-183

Cho HJ, Kim DW, Kim GS, et al, 2017. Anticoagulation therapy during extracorporeal membrane oxygenator support in pediatric patients. Chonnam Medical Journal, 53 (2): 110

Deniau B, Ricard JD, Messika J, et al, 2016. Use of extracorporeal carbon dioxide removal (ECCO2R) in 239 intensive care units: results from a French national survey. Intensive Care Medicine, 42 (4): 624-625

Greathouse KC, Sakellaris KT, Tumin D, et al, 2018. Impact of early initiation of enteral nutrition on survival during pediatric extracorporeal membrane oxygenation. Journal of Parenteral & Enteral Nutrition, 42 (1): 205-211

Hayes D Jr, McConnell PI, Tobias JD, et al, 2015.Survival in children on extracorporeal membrane oxygenation at the time of lung transplantation.Pediatr Transplant, 19 (1): 87-93

Jayaraman AL, Cormican D, Shah P, et al, 2017. Cannulation strategies in adult veno-arterial and veno-venous extracorporeal membrane oxygenation: Techniques, limitations, and special considerations. Ann Card Anaesth, 20: S11-S18

Maslach-Hubbard A, Bratton SL, 2013. Extracorporeal membrane oxygenation for pediatric respiratory failure: history, development and current status.World J Crit Care Med, 2 (4): 29-39

Miana L A, Canêo LF, Tanamati C, et al, 2015. Post-cardiotomy ECMO in pediatric and congenital heart surgery: impact of team training and equipment in the results. Rev Bras Cir Cardiovasc, 30 (4): 409-416

Morelli A, Del SL, Pesenti A, et al, 2017. Extracorporeal carbon dioxide removal (ECCO2R) in patients with acute respiratory failure. Intensive Care Medicine, 43 (4): 1-12

Raffini L, 2017. Anticoagulation with VADs and ECMO: walking the tightrope. Hematology American Society of Hematology Education Program, (1): 674

von Bahr V, Hultman J, Eksborg S, et al, 2017. Long-term survival in adults treated with extracorporeal membrane oxygenation for respiratory failure and sepsis. Crit Care Med, 45 (2): 164-170

Xie A, Lo P, Yan TD, et al, 2017. Neurologic complications of extracorporeal membrane oxygenation: a review. J Cardiothorac Vasc Anesth, 31 (5): 1836-1846

Yeo HJ, Kim D, Jeon D, et al, 2017. Extracorporeal membrane oxygenation for life-threatening asthma refractory to mechanical ventilation: analysis of the Extracorporeal Life Support Organization registry. Critical Care, 21 (1): 297

辅助循环技术可以部分甚至暂时完全替代心脏的泵功能，逐渐成为挽救严重心力衰竭患者的必要手段。本章简要介绍其中几类常见技术的临床应用。体外膜肺氧合 ECMO 相关技术在本书对应章节介绍。

第一节　主动脉内球囊反搏术

主动脉内球囊反搏术（intra aortic balloon pump，IABP）是通过有气囊装置管道置入主动脉，在心脏舒张期球囊充气、主动脉舒张压升高、冠状动脉压升高，使心肌供血供氧增加；心脏收缩前，气囊排气、主动脉压力下降、心脏后负荷下降、心脏射血阻力减小、心肌耗氧量下降。IABP能有效地增加心肌血供和减少耗氧量，使冠心病患者受益最大。1968 年，Rantrowitr 首先在临床应用 IABP 成功。近年经过 Bregmen 的精心研究，使 IABP 使用领域不断扩大，效果也有明显提高。IABP 为治疗低心排血量综合征的有效手段，是首选的心脏机械辅助方法之一。对衰竭心脏的疗效优于任何药物。有学者对 IABP 在冠状动脉粥样硬化性心脏病（冠心病）术后、风湿性心脏病术后、先天性心脏病（先心病）术后应用做了统计，结果是 IABP 对冠心病患者治疗效果最佳。

一、装置构成

（一）驱动和控制装置

驱动装置包括气体压缩机和真空泵。工作时与导管球囊构成密闭系统，交替充气和放气（氦气），驱动球囊膨胀和收缩。氦气可以减轻球囊的重量、避免管道内积水。

控制装置包括：①触发系统，有心电触发、压力触发、起搏信号触发和内触发模式供选择，常用前两种模式；②球囊充气和放气时相调节装置；③反搏频率调节装置；④球囊内充盈压力调控装置，患者心率（律）、血压及反搏压力、选用导管球囊尺寸、气瓶残气量等参数均可反映在监控屏上，并有完善的报警系统监控装置的工作状态（图 32-1）。

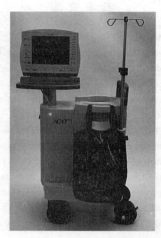

图 32-1　驱动和控制装置

（二）球囊导管

此为一次性使用材料，导管尾端为一长纺锤状聚氨酯气囊（图 32-2），球囊远端有一不透 X 线标记，以便导管置入后通过摄片确认位置。置入时应置于左锁骨下动脉以远 1 ～ 2cm 处为妥，也即主动脉结上方、左第 4 后肋间。球囊长度应介于左锁骨下动脉与肾动脉之间，充气后，球囊应能阻塞主动脉管 90% ～ 95%，过大会损害血细胞和血管壁，应根据患者体型大小选择合适型号球囊导管。成人身高在 162cm 以下者选用 30ml 的球囊，182cm 以上者选用 50ml，中间者选用 40ml。小儿有 4 ～ 15ml 多种型号球囊导管供选。此外，还应注意导管置入后对下肢血流的影响，成人导管有 7F、7.5F、8F、9F 等，导管直径越细，下肢缺血并发症就越少。目前导管都呈双腔设计，其中心管腔用来监测主动脉内压力和波形。

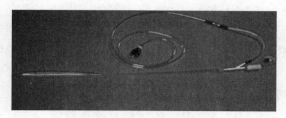

图 32-2　球囊导管

工作原理：置于左锁骨下动脉与肾动脉之间的气囊于左心室开始舒张瞬间快速充气膨胀，阻挡血流进入降主动脉，使大部分血流逆流而上，增加冠状动脉的血流，从而改善心肌血供与氧供，大脑灌注也同时受益（图 32-3）；在左心室等容收缩期末、主动脉瓣开放瞬间，气囊突然被放气萎瘪，产生空穴降低主动脉内压力，减轻左心室后负荷，减少其作功和耗氧，同时也增加心排血量，增加外周灌注（图 32-4）。IABP 就是通过增加心肌氧供、降低心肌氧耗来改善病变心肌氧的供需平衡，以期病变心肌获得恢复。

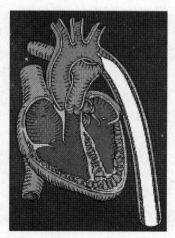

图 32-3　球囊充气

二、适应证、禁忌证及指征

（一）适应证

（1）各种原因引起的急性心力衰竭：如急性心肌梗死后并发心源性休克、重症病毒性心肌炎、中毒性休克、心脏手术后不能脱离体外循环或发生严重低心排血量综合征等。

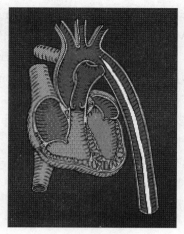

图 32-4　球囊放气

（2）顽固性心绞痛：常规药物不能缓解或进展性心肌梗死者。

（3）恶性心律失常：药物难以纠治的严重室性心律失常。

（4）心功能不全患者的安全支持：在对心功能不全患者行冠状动脉造影或冠状动脉成形术，或其他可能影响患者血流动力学诊治时，可予 IABP 辅助支持以利安全。

（5）其他机械性心脏辅助方法前后或心脏移植前后的过渡性支持。

（6）在体外循环中应用产生搏动性血流。

（二）禁忌证

（1）主动脉瓣病变：主动脉瓣关闭不全或主动脉窦瘤破裂者，球囊反搏时过多的血液反流入左心室，增加左心室壁张力和作功，加重心功能损害。

（2）主动脉病变：主动脉瘤或夹层动脉瘤患者在球囊反搏时容易破裂大出血。严重的股、髂、降主动脉钙化会破坏球囊，故是经股动脉植入 IABP 的禁忌证。

（3）严重的凝血功能障碍：IABP 植入后需轻度抗凝，反搏时对血细胞尤其是对血小板有轻度损伤，可加重凝血功能障碍。

（4）心脏畸形矫正不满意、终末期心脏病、多脏器功能不可逆性损害、恶性肿瘤晚期等。

（三）心功能不全患者应用 IABP 指征

（1）心脏指数 CI < 2.0L/（m^2·min）。

（2）动脉收缩压（SAP）＜ 80mmHg；平均动脉压（MAP）＜ 50 mmHg；左房压（LAP）＞ 18mmHg；中心静脉压（CVP）＞ 15cmH$_2$O；外周循环阻力（SVR）＞ 1800dyn·s^{-1}·cm^{-5}。

（3）尿量＜ 1ml/（kg·h）。

（4）多巴胺用量＞ 15μg/（kg·min），或联合使用两种以上升压药物效果仍不理想。

（5）心脏术后不能脱离 CPB。

（6）严重心肌缺血药物不能改善者。

（7）恶性心律失常药物难以纠治者。

三、IABP 操作

（一）开机准备（HEART）

（1）检查氦气量（Helium）。

（2）连接心电监护（ECG）。

（3）安装好压力换能器（AP）。

（4）设置球囊气量和反搏比率（Reset，Ratio）。

（5）选好触发模式（Trigger）和初步调整好球囊充、放气时相（Timing）。

选择心电触发模式，常用心电图 R 波作为触发信号，故开机后应选择 R 波高尖、T 波低平的心电波形显示，以利于 R 波触发，避免 T 波误触发。球囊充气点调在心电图 T 波下降支，放气点调在下一个 P 波之后 R 波之前。如心电图 R 波不能作为触发信号或触发不满意，可在连接好主动脉内压力监测后使用压力触发模式，准确调整充气和放气时相应通过血压波形监测进行（见后文）。

（二）导管置入方法

导管置入方法主要有经皮经股动脉穿刺法、股动脉切开法和经胸升主动脉插管法。第一种方法最为简便、安全、常用，介绍如下。

（1）选取股动脉搏动明显侧腹股沟区，消毒、铺巾。

（2）在腹股沟韧带下方 2 ～ 3cm 处局部麻醉后，将穿刺针穿入股动脉。

（3）经穿刺针送入引导钢丝，拔出穿刺针，注意在送入钢丝遇阻力时勿强行送入，可退出再试或换对侧重新穿刺。

（4）在引导钢丝入皮肤处，用尖刀稍许挑开皮肤入口，再先后以小号及大号血管扩张器扩大血管入口。

（5）以针筒抽尽球囊内气体，用盐水浸湿球囊导管，用肝素水冲洗导管中心测压管腔，测量穿刺点至胸骨角距离估计导管置入深度。

（6）取出大号扩张器，沿引导钢丝送入球囊导管至预计深度，体外固定导管。

（7）将导管中气体管路及测压管路与主机连接开始反搏，压力换能器应置于心脏水平位置校零后固定。

（三）调整

（1）球囊导管植入固定后可行床边摄片检查导管位置，球囊顶端不透 X 线标记应距左锁骨下动脉 1 ～ 2cm 处，位置不当可调整后重新固定。

（2）检查心电触发效果，选用 R 波高尖、T 波低平的导联，如触发不满意可改用压力触发模式。

（3）调整球囊充、放气时相，一般选择 1 ∶ 2 比例，反搏时进行调整，经调整后应使球囊在相当于动脉重搏波切迹处充气，使反搏压高于自身收缩压，在收缩前放气，使舒张期末压降低。正常反搏时的压力波形特点：①反搏压力波起于动脉压力波下降支上的重波切迹，反搏辅助的动脉舒张末压波较未辅助的动脉舒张期末压波深、陡；②舒张期反搏压力峰值高于收缩压峰值；③辅助的动脉舒张末压低于未辅助的动脉舒张末压；④辅助的收缩压低于未辅助的收缩压（图 32-5）。

（四）球囊充、放气时相异常时波形特点及生理效应

1. 囊充气过早 在主动脉瓣关闭之前充气。

压力波形特点：球囊于重搏波切迹前充气，舒张期反搏波叠加在收缩期压力波形上（图 32-6）。

生理效应：可产生主动脉反流，导致主动脉瓣提前关闭，左心室舒张期末容量及压力增加，左心室后负荷增加，增加心肌氧耗。

2. 球囊充气过晚 球囊在主动脉瓣关闭后充气。

压力波形特点：反搏波出现在动脉压重搏波切迹之后，舒张期反搏波增高不明显（图 32-7）。

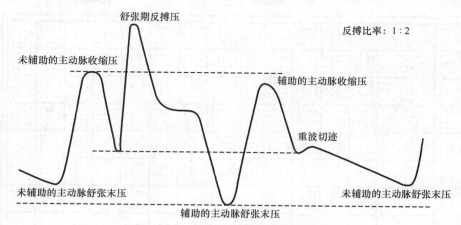

图 32-5 1:2 球囊反搏时的血压波形

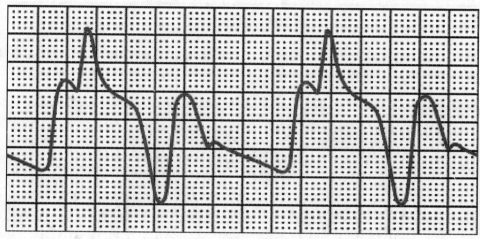

图 32-6 球囊充气过早

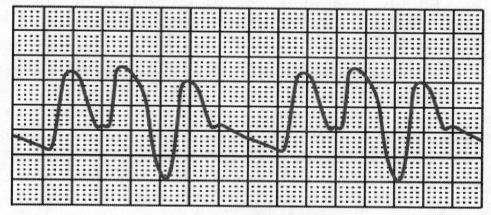

图 32-7 球囊充气过晚

生理效应：冠状动脉灌注增加不明显。

3. 球囊放气过早 球囊在舒张期就放气。

压力波形特点：舒张期反搏波后出现陡直下降的波形，舒张期反搏波增高不理想，辅助的主动脉舒张期末压下降不足，辅助的主动脉收缩压可能上升（图 32-8）。

生理效应：主动脉根部压力重新平衡，冠状动脉灌注增加不理想，并可使冠状动脉及颈动脉内血流反流，降低左心室后负荷、减少心肌氧耗不明显。

4. 球囊放气过晚 球囊未在主动脉瓣开放前瞬间放气。

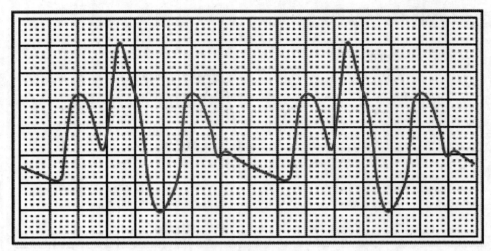

图 32-8　球囊放气过早

压力波形特点：辅助的主动脉舒张末压未明显降低，甚至高于或等于未辅助的主动脉舒张期末压，辅助后的收缩压波形上升支相对缓慢、较低，舒张期反搏增大时相延长（图 32-9）。

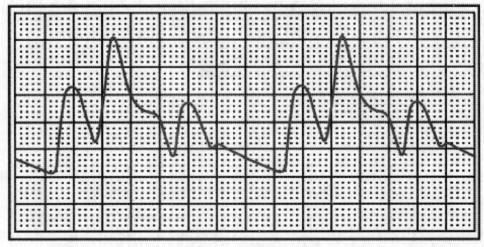

图 32-9　球囊放气过晚

生理效应：左心室射血受阻，后负荷增加，氧耗增加。

（五）其他注意事项

（1）ECG 触发时，应选择 R 波向上的最佳导联，防止由于电极脱落或接触不佳而影响反搏效果。

（2）严密观察反搏效果，并监测患者心率、心律的变化，因心动过缓、心动过速及心律失常均会影响反搏效果，心率＞140 次/分时，选用 1∶2 反搏。

（3）检查置管侧下肢动脉搏动，皮肤颜色、温度，并与对侧比较，避免下肢缺血并发症。

（4）检查伤口处有否渗血、血肿，或被污染，应及时处理。

（5）体位＜45°（指躯干与置管下肢的角度），避免屈膝，屈髋，以防球囊打折。

（6）如球囊管内有血液流出并伴顽固低搏压，则极可能是球囊破裂，必须立即停机拔除。

（7）心电图触发不满意时，可改用压力触发。

（8）每小时 1 次以低浓度肝素盐水冲洗导管内压力传导管腔。肝素盐水配方：500ml 生理盐水加入肝素 6250U。

（9）报警处理：首先按 RESET 键解除报警音，之后按报警原因提示做相应处理。

四、IABP 撤离指征

具体 IABP 撤离指征：①多巴胺用量＜ 5μg/（kg·min），且依赖性小；②CI ＞ 2.5L/（m² · min）；③SAP ＞ 90mmHg，LAP/RAP 恢复正常；④尿量＞ 1ml/（kg · h）；⑤手足暖，末梢循环好；⑥撤除呼吸机且血气正常；⑦减慢反搏频率和（或）反搏幅度后血流动力学及内环境稳定。

五、并发症及防治

（一）下肢缺血

1. 原因　导管或鞘直径相对股动脉较粗，远端血流受阻；血栓形成或粥样斑块脱落阻塞；血管痉挛或粥样硬化管腔狭窄导致远端供血不足；低血容量、低血压造成远端肢体缺血。女性、糖尿病患者及外周血管病变者该并发症的发生率更高。

2. 临床表现　患侧下肢疼痛或肌肉痉挛，颜色苍白，皮温凉，足背动脉搏动消失，严重者下肢坏死。

3. 防治　选择搏动较好侧股动脉置入导管；选择球囊容积合适、直径较细的导管；应持续反搏，适当抗凝，尤其在准备撤离前较慢比例反搏时，应加强抗凝；拔除导管时应让血液冲出少许以防可能形成的血栓栓塞下肢；反搏期间及撤离后，都应注意观察下肢肤色、温度、足背动脉及肢围，注意保暖。如发生血栓形成，应立即行取栓术；如栓子不能取出，则应行血管旁路移植术；如下肢肿胀，可抬高患肢，但不要超过 30° 角，如严重肿胀不缓解，可行筋膜切开减压术；如心功能允许，可拔除导管，如不能撤机，可于对侧股动脉或经胸主动脉等处置入导管；如肢体坏死，则必须及时截肢。

（二）出血

1. 原因　穿刺误伤血管；拔除后压迫不足；切开置入时，人造血管缝合不严密或止血不彻底；体外循环后，凝血机制异常会加重渗血或出血。

2. 临床表现　伤口局部渗血或血肿形成；股动脉或腹主动脉穿破可致严重出血，出现出血性休克症状。

3. 防治　选择股动脉搏动明显侧置管，操作轻柔，切忌粗暴用力，置管困难时，可换对侧股动脉或其他大动脉置管；拔除后应局部加压压迫半小时以上；人造血管需严密缝合，彻底止血；腹腔内严重出血者应及时外科处理并补充血容量。

（三）导管插入动脉夹层

1. 原因　动脉扭曲畸形；动脉内膜病变不平；置入导管时盲目用力。

2. 临床表现　如球囊进入夹层，但未有血液进一步进入夹层，且球囊充气不受影响，则临床上常难以被发现；如血液不断进入夹层形成夹层动脉瘤，则患者有剧痛感，如累及重要脏器供应血管，则表现相应脏器功能障碍；如球囊充气受限，则表现为球囊充气不足。

3. 防治　确认导管置入血管腔内；切忌粗暴用力，置管困难时，可换对侧股动脉或其他大动脉置管；如经造影证实插入夹层，则应立即停止反搏并撤出导管，累及重要脏器的夹层动脉瘤应立即予以外科处理。

（四）球囊破裂

1. 原因　球囊于置入前不慎被锐器划破；反搏时被动脉腔内硬化、钙化斑块戳破；球囊未完全退出管鞘；球囊在动脉内扭折。

2. 临床表现　体外导管内见血；反搏波形消失。

3. 防治　体外勿以锐器接触导管；导管置入后，应将管鞘退出少许，体内保留 12cm，球囊送至适当位置后才能充气；球囊一旦破裂，应保持患者头低位，立即拔出导管，否则，球囊内血液凝固后导致拔管困难，需行动脉切开拔除。

（五）感染

1. 原因　物品消毒不彻底；无菌操作不严格；患者抵抗力弱等。

2. 临床表现　局部感染表现为红、肿、热、痛，分泌物或呈脓性；全身感染者则有发热、血白细胞升高等表现。

3. 防治　物品彻底消毒、严格无菌操作；伤口每天换药，如经久不愈，需取出异物行清创术；使用抗生素。

第二节　左心室辅助装置

现代机械性循环支持始于 1953 年，Gibbon 用其设计的人工心肺机首次进行了体外循环下心脏的矫形手术，随后在越来越多的实践中发现，许多术后不能脱机的患者经延长辅助后能得以获救，从而使人们相信机械辅助在严重心功能受损患者恢复中的重要意义。但早期的体外循环装置对组织器官功能及血液细胞成分造成明显损伤，支持时间明显受到限制。1965 年，Spencer 对 4 例心脏术后心力衰竭的患者，通过股 - 股转流成功救活一例。1966 年，DeBakey 将其自行研制的带有两个球形瓣膜的气体驱动式隔膜血泵连接于左心房和右腋动脉之间，对一例双瓣置换术后发生心力衰竭的患者进行了 10d 的左心辅助后，患者康复出院，首次将左心辅助装置（left ventricular assist device，LVAD）成功应用于临床。1967 年，Christian Barnard 成功地进行了世界上首例心脏移植手术，给许多终末期心脏病患者带来了希望，但由于受移植技术和供心严重短缺的限制，大多数患者因得不到及时有效的治疗或在等待供心的过程中死亡，这促使人们更加重视机械辅助装置

的研发应用。1972 年，得克萨斯心脏中心的心血管外科研究实验室的成立推动了人工心脏的发展。1978 年，一例 23 岁的患者在心脏双瓣置换术后遭受不可逆损伤发生"石头心"。Norman 首次采用左心室辅助装置辅助并满意地过渡到心脏移植。1984 年，Oyer 首次在患者体内安装了植入型永久辅助装置（Novacor LVAD）。20 世纪 80 年代初，更永久性 LVAD 被美国 FDA 批准作为向心脏移植前的过渡桥梁。1991 年，这种过渡性装置的进一步发展，患者可携带 LVAD（移动式 HeartMate VE）出院回到他的工作岗位等待供心。近年来随着新型平流心室辅助装置在临床上取得了巨大成功，导致大多数搏动血流装置的淡出。Thoratec HeartMate Ⅱ 心室辅助装置首次植入为 2000 年，其优越性和耐久性均获得肯定，2010 年 FDA 批准其用作心脏移植过渡治疗，已救治数千例的患者（图 32-10）。2007 年 CircuLite Synergy device 植入，代表微型 VADs 出现（图 32-11）。近年来更多的 LVAD 采用了磁悬浮或者液压轴承或兼用的离心泵设计以减少旋转叶轮的磨损。经过不断地改进和发展，目前 LVAD 的辅助效果已越来越接近当初人们的预期目标。临床、实验室和工程方面均取得了长足的进步。

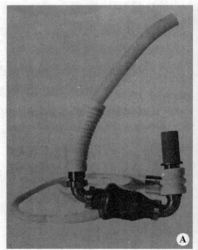
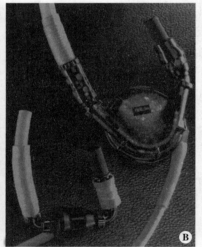

图 32-10　HeartMate Ⅱ（A 和 B 左下），HeartMate XVE（B）

一、左心辅助装置原理与分类

（一）原理

用以帮助左心室作功的机械装置皆为 LVAD。IABP 对严重左心衰竭患者辅助效果有限，其原理

及临床应用已在本章第一节描述。ECMO 于外周插管建立转流，实为全心辅助，左心衰竭患者也可应用支持，但只能起到部分辅助作用，必须尚存一定的左心功能，并发症多见，管理也较复杂，在本书 ECMO 一章详述。此外还有心脏表面挤压

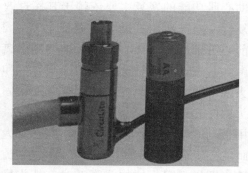

图 32-11 CircuLite Synergy device 便携式袖珍泵

装置，其不与血液接触，避免了血液损伤、严重出血、血栓等发生，植入较迅速，因而也得到深入研究，但其存在心肌损伤、诱发频繁心律失常及冠状动脉损伤心肌缺血等缺陷，仍有待进一步攻克完善。本节仅介绍左心转流的辅助装置。

目前 LVAD 装置尽管在外形、材料、结构、驱动原理、性能、安装方法等有所相同，但其基本原理相同，即将左心房或左心室内血液引出，通过装置将血液注入大动脉或肺动脉，部分或完全替代左心室泵血功能，以维持机体有效灌注和生理代谢；在进行有效生命支持的同时，减轻心脏负荷和耗氧，增加心脏自身血供，使心脏获得充分休息，以期遭受可逆损伤的心脏功能恢复，最后脱离辅助装置，此即为恢复桥梁；如果心肌功能不能恢复，且有心脏移植条件，可作为移植前维持生命的过渡桥梁，即移植桥梁；无移植条件者，可作为安装其他永久性辅助装置前的过渡桥梁，或其本身即作为永久性辅助装置以维持患者生命。

（二）分类

1. 按血泵驱动血流原理将 LVAD 分类

（1）转子泵（滚轴泵）：以两滚轴交替挤压泵管，驱动血液单向流动，产生非搏动血流。易得、价廉，但对血液损伤较大，宜作短期辅助。

（2）离心泵：由泵壳内中央叶轮或锥体高速旋转对血液产生的离心力驱动血流，产生非搏动单向血流，价格稍贵，血液破坏较轻，常作短期辅助。

（3）心室泵：泵体由刚性外壳和内部柔性血囊（聚氨酯）组成，有气动和电动（或电磁）两种驱动方式。气动者，泵壳与血囊之间构成密闭

气腔，外部控制装置瞬间向气腔内供气（氦气），挤压血囊泵出血流，突然放气产生负压及血囊本身弹性回缩吸入血流。电动者，血囊附于推板上，机械凸轮或电磁吸引推动推板挤压血囊泵出血流，动力消失后，推板依靠弹簧回缩带动舒张血囊吸入血流。血囊进、出端各装有瓣膜，保证血流呈单向流动。此类血泵包括体外型和体内植入型，产生搏动血流，符合自然生理。一般体外型用于短期辅助，而植入型用于长期辅助。

（4）轴流泵：由泵内叶轮高速旋转驱动血流单向流动，叶轮由电机驱动。早期轴流泵内叶轮通过传动轴由泵外电机驱动，如 Hemopump 等。新型轴流泵应用无刷直流电机，通过电磁耦合驱动泵内叶轮，如此，体积更小，植入操作更方便。

2. 按血泵安置部位分类

（1）体外型辅助装置：如离心泵、Abiomed BVS 5000、Thoratec system、Berlin Heart Excor 等，多用气体驱动，安全、有效，能提供符合生理的搏动性血流。其最大缺点是患者的活动受到限制，大多用于心脏术后心力衰竭的短期支持，也可用于心脏移植前或安装长期辅助装置前的过渡。

（2）体内植入型辅助装置：如 Novacor LVAS、HeartMate VE、Lionheart-2000 LVAD、HeartMate Ⅱ、HVAD 等，最大优点是可行长期辅助，患者可携带装置出院等待心脏移植，或作为最终治疗永久性植入。Impella Recover 主要用于急性心力衰竭的临时血流动力学辅助治疗，由轴流血泵和导管两部分组成（图 32-12）。Impella 2.5 型可经外周动脉植入。

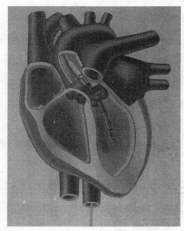

图 32-12 Impella 2.5 泵和插管的位置
泵和血流出口位于升主动脉，插管跨主动脉瓣尖端于左心室内

二、左心辅助适应证、指征、禁忌证

（一）适应证

（1）心脏术后严重心力衰竭不能脱离体外循环机者。

（2）终末期心力衰竭患者，作为心脏移植前过渡支持或作为永久性支持维持生命。

（3）心脏移植后，供心力衰竭患者的辅助支持。

（4）心肌梗死合并严重心源性休克。

（5）高危手术患者术中支持。

（二）指征

严重心力衰竭患者在适当的容量负荷、最大剂量药物支持、积极纠正代谢性酸中毒及使用 IABP 情况下，仍呈下列状况者。

（1）心脏术后不能脱机者。

（2）主动脉收缩压（ASP）＜80mmHg，或平均动脉压（MAP）＜60mmHg。

（3）心脏指数（CI）＜2.0L/（m^2·min）。

（4）左房压（LAP）＞20mmHg。

（5）外周血管阻力（SVR）＞2100dyn/（s·cm^5）。

（6）尿量＜20ml/h。

（7）右房压（RAP）＜15mmHg。

（三）禁忌证

（1）严重脑损伤。

（2）凝血功能异常，难以控制出血者。

（3）恶性肿瘤者。

（4）脓毒血症等严重感染者。

（5）右心衰竭或肺血管阻力异常升高（＞8Wood 单位）且固定不变者。

（6）难以控制的严重心律失常者。

（7）肾衰竭患者。

（8）肝功能严重障碍者。

（9）其他条件限制或患者家属不同意者。

三、左心辅助装置的应用

（一）体外型

1.离心泵 由于经济、易得、操作相对较简便，与转子泵相比，其对血液损伤也较轻，而且，被辅助心肌功能的恢复主要依赖于其病理改变的可恢复性，而与所用辅助装置类型无关，因此，在目前心脏辅助中，离心泵最常被使用。离心泵主要由含有磁性驱动马达的驱动控制装置和一次性泵头两部分组成，泵头底部有圆形磁铁固定连接泵头内叶轮或圆锥，马达转动时，通过磁性耦合作用带动叶轮或圆锥驱动血流。离心泵为非阻闭性血泵，其流体力学的主要特点为压力-流量自动调节，即供血阻力增加或降低时，其流量自动降低或增加。辅助中，患者血压的升高或降低，泵流量会自动随之降低或增加；此外，离心泵与阻闭式血泵相区别的另一安全性特点是其不会将大量意外进入泵头内的气体泵入患者体内，避免了气栓的发生。

离心泵机械辅助（centrifugal mechanical assist，CMA）可用于左心辅助、右心辅助及双心辅助（图32-13），多用于心脏术后或心脏移植前过渡的短期辅助。术后行左心转流者，供血管多应用原有升主动脉插管，也可经锁骨下动脉或一侧髂、股动脉供血；引流管采用有金属丝内衬的插管以防扭折，成人使用32～36F插管可满意引流，自右上肺静脉与左心房交界处、上下肺静脉之间的左心房、左心房顶部或左心耳、左心尖部插入插管，或经升主动脉插管至左心室引流。插管处使用双荷包缝线，内层用于固定插管，外层用于拔管后扎闭切口，确切止血，必要时可增加荷包缝线。为避免呼吸运动或牵开伤口导致插管移动出血，插管多不经肋间引出体外，升主动脉插管经胸骨上缘引出，而左心引流管经右肋弓下缘引出。为避免插管及肺膨胀对心脏的挤压，一般不关闭胸骨伤口，仅缝闭皮肤，或以硅胶膜及聚维酮碘（碘伏）纱布暂时封闭伤口。此时，胸骨游离缘出血多明显，可以骨蜡封闭。

一旦完成连接，即可缓慢开始转流，避免瞬间快速转流导致右心膨胀而受损。抗凝要求一般需维持 ACT180～220s，肝素涂层系统对抗凝要求可低。体外循环术后24～48h，患者的凝血机制紊乱，多有严重出血倾向，故多主张先以鱼精蛋白中和，待部分凝血活酶时间恢复到60s以下时开始滴注肝素，转流中维持部分凝血活酶时间40～60s，降低流量或尝试停机时应加强抗凝。

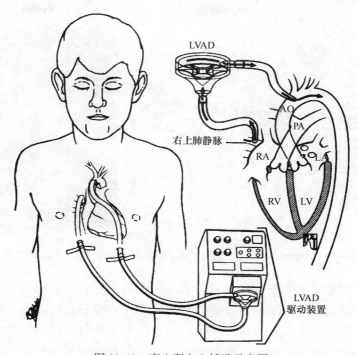

图 32-13　离心泵左心辅助示意图

AO. 主动脉；PA. 肺动脉；RA. 右心房；LA. 左心房；RV. 右心室；LV. 左心室

CMA 中，应通过监测中心静脉压保持足够血容量，引流管颤抖、流量突然降低，很可能是容量不足，也可能是软组织萎瘪堵住引流管引流孔或心脏压塞阻碍引流，此时，应降低流量，补足容量，或解除压塞。注意监测系统运行状态，固定管路，设定流量报警范围，防止供血管扭折流量降低或停止，还可预防意外停泵导致血液倒流。注意保持患者内环境稳定，预防感染，加强营养。肾衰竭和肺水肿是 CMA 中常见的并发症，可于系统中加接超滤器来控制水的平衡。

CMA 的成功主要取决于受损心肌的可恢复性，因此，应尽早建立有效辅助。心肌功能恢复充分与否常难以判断，成功的 CMA 通常超过 24h。同等条件下，血流动力学改善、末梢血氧饱和度升高、血压波形中搏动波形增大、内环境易于纠正或不需要纠正、有尿排出等都说明心功能的改善，心脏超声也有助于判断心脏收缩能力的恢复情况。随着心功能的稳定恢复，可逐步降低辅助流量，当流量减至 500 ~ 1000ml/min 时尚能稳定维持，可尝试间歇性停机，停机 8 ~ 12h 仍能稳定，可撤机。停机期间可以应用少量血管活性药物辅助，注意加强抗凝，维持系统内转流，防止血栓形成。

2. Abiomed BVS 5000　是第一个被 FDA 批准用于心脏短期辅助的装置。它由 3 个部分组成：经胸插管、可弃式血泵、微机控制的气动控制屏。

引流管为金属丝加强的聚氯乙烯管，所有型号的管道内径都一样，只是管壁厚度不同。供血管与引流管不同之处在于其头端熔接了一段涤纶人造血管，便于与大血管吻合。两者在出皮肤处都裹有一层涤纶丝绒，以促进组织向内生长，使管道与皮肤密封固定，防止上行感染。

血泵由两个表面光滑的聚氨酯囊腔组成，每个囊腔的容量约 100ml，上面的囊腔发挥类似于心房的储血作用，血液靠重力引流，避免了负压吸引可能导致的心房塌瘪、引流管吸入空气及溶血；下侧囊腔的作用类似于心室，两个聚氨酯三叶瓣膜将心室囊腔与其他部分隔开，并保证了单向血流。两个囊腔均置于硬质聚碳酸酯盒内，气体导管连接于血泵下侧的心室腔和体外的控制屏，当压缩气体挤压心室囊腔时，血液被泵入患者体内，每个血泵辅助一侧心室（图 32-14）。心房腔以满-空的模式工作，其充盈依赖于重力引流，故血容量、泵位置的高低将影响泵的心房腔的充盈速度，从而影响泵的血流，因此，在使用该泵之初，应视心房腔的充盈情况调整泵的高度，一般置于低于患者心房 25cm 处，尤其在双室辅助时，必须调节两个血泵的高度，使之血流达到平衡，防止右侧辅助泵的血流过多，导致肺水肿。

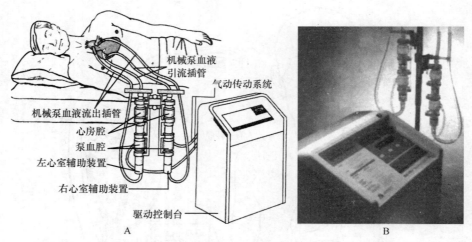

图 32-14　Abiomed BVS 5000 血泵（A）和驱动控制台（B）双心辅助示意图

Abiomed BVS 5000 控制台由微机控制，采用与患者自身心律非同步模式，产生搏动性驱动方式，它可根据前、后负荷的变化自动调节搏动频率及充、放气时间，其每搏量大约 80ml，最大搏出量可达 6L/min，并能显示搏动频率、每搏量及流量，当泵腔充满血液时，被微机感知，自动驱动血泵泵出血液。

此泵的优点是安全、有效，能提供符合生理的搏动性血流，多被用于心脏术后遭受可逆性损伤心脏的短期支持，以期获得心功能的恢复。此泵也被用于心脏移植前过渡、心脏移植后供心衰竭、植入左心辅助装置后右心衰竭、急性心肌梗死及心肌病患者的辅助。多用于双心辅助，其次是单纯左心辅助，少数用于单纯右心辅助。心肌炎虽然是全心疾病，但由于患者大都年轻，而且，肺血管正常，因此，此类患者中，单用左心辅助也能取得满意的效果。该泵操作简单、安全，并不需要专业人员管理，使用交流电，配有备用电池，还可通过脚踏进行完全人工操作。根据前、后负荷自动调节参数，产生符合生理的搏动性血流，降低心肌张力，满足重要组织器官的灌注，临床使用经验证明，不会产生明显的溶血。大多数并发症主要与患者本身病情有关，尤其与心脏手术患者的体外循环时间有关。

该泵最大缺点是患者的活动受到限制，流量也受到限制，不能满足大体重患者的需要，使用装置及拆除时都需要外科创伤性手术，此外，还需要完全的抗凝，抗凝不足，可产生血栓，血栓大都在本身心脏的左心室形成，这是由于左心房插管后，左心室的血液淤滞，容易形成血栓，心尖部左心室插管可有利于防止血栓的形成。总的生存率主要与心肌的损伤程度有关；单纯左心辅助的生存率较双心辅助高；建立时机越早，心肌恢复的可能性就越大，生存率也就越高；操作者的经验也是影响成功率的关键因素。

3. Thoratec system（图 32-15）　于 1996 年获得美国 FDA 市场准入，是第一个被批准用于心脏移植前过渡性治疗的机械辅助装置。此泵包括驱动装置、引流管、供血管和血泵 4 个部分，富有弹性的血囊置于硬质泵盒内组成血泵，驱动装置通过气体管道与血泵连接，产生正压和负压气体挤压和扩张血囊，驱动血液流动，引流管和供血管内安置了机械瓣膜，保证单向血流。血泵置于体外前腹壁，这样便于观察血泵里是否有血栓形成，如有血栓形成，可以很方便地立即进行更换。插管从肋缘下穿入皮肤，经过横膈进入纵隔，与大血管和心脏连接，由于只有插管置于体内，故可方便地行双心辅助，而且，可用于更小的患者，适用患者的体表面积范围为 0.73 ～ 2.5m²，引流管可插入心房或心室，这主要取决于心脏本身状况及外科医师的习惯。如对准备心脏移植的患者及心室里存在血栓的患者可行心室插管，因为心室插管较心房插管能提供更大的血泵流量，更适合做长期辅助，如有血栓，可在插管时去除；而对心功能经过辅助后可能恢复或已经人工瓣膜置换术的患者应行心房插管，可方便将来装置的拆除，同时保存部分血流通过瓣膜，有利于防止血栓的形成。泵的工作方式有 3 种：定容型或满 - 空型、固定频率型及心电图同步触发型，一般建议使用第一种方式，便于根据患者情况进行调整，后两种方式大多应用于排气程序或者在拆除装置前使用。Thoratec system 可用于多种原因所致的进行性心力衰竭，可用于短期辅助以期心功能的恢复，也可用于长期辅助，作为心脏移植前的过渡。其最大的缺点在于患者的活动受限，这主要是由于拥有体积较大的驱动控制台。其他缺陷包括：经皮管道增加了感染的风险；对于婴幼儿不适用；需要持续抗凝；文献报道在较长时间辅助后，心房插管后产生的神经并发症较心室插管更多见。

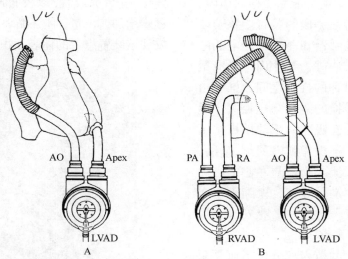

图 32-15 Thoratec system 左心辅助（A）及双心辅助（B）示意图
AO. 主动脉；Apex. 左心尖；LVAD. 左心室辅助装置；PA. 肺动脉；RA. 右心房；RVAD. 右心室辅助装置

（二）体内植入型

1. Thermo Cardiosystems 心室辅助装置（Heart-Mate） 主要包括气动型（IP）和电动型（VE）两种，均为搏动性血泵。气动型血泵（implantable pneumatic，IP）的泵房由钛制成，泵房内有一块硬质推板，在推板表面覆盖一层弹性的、质地粗糙的聚氨酯膜，体外的气动装置通过驱气导管驱动推板推动血液流动。电动型（vented electric，VE）内的推板由一个低速扭矩马达驱动与其镶嵌的螺旋式凸轮来推动，电源线经皮与体外的可携式电池包连接，同时伴有一根通气管，作为马达腔的通气口，使马达腔内的压力接近大气压。为防止感染，在管道进出皮肤处均包以聚酯丝绒。在涤纶进出插管内均装有猪心瓣膜，以保证血液单向流动。两种血泵均可产生最大每搏（输出）量85ml，最大（心）输出量11L/min，有自动和固定频率两种工作模式，前种模式更符合生理，由前负荷自动触发，只要泵内充盈达90%，就可开始下一个搏动周期，这样能使泵出量符合循环需求。泵工作时必须保持70～80ml的搏出量，低于此值，尤其是低于30ml时，可有血栓形成。一般以与心脏非同步方式进行，只有在心功能恢复后，逐步拆离装置的过程中使用同步方式。HeartMate 装置最具独特的设计在于钛房内层熔结了钛质微球，富有弹性的聚氨酯膜覆盖在表面，使其与血液接触的表面粗糙不平。来自于循环血液中的胶原和细胞成分在其表面形成假膜，构成了完全相容的生物表面，有利于防止血栓的形成，即使只用阿司匹林，其血栓发生率也只有2%～4%。对可携式装置，还配有安全备用装置，如果装置发生马达障碍，还可用随身携带的手动气泵继续驱动。血泵置于腹膜前，取代早期置于腹腔内的方法，这样有利于避免腹腔内热量和液体的丧失，防止腹内脏器的侵蚀，避免了肠梗阻、腹内脏器粘连，也更容易处理泵周组织的感染。驱动线一般埋于右下腹皮下隧道内，皮下隧道应尽可能长，更多的丝绒包裹和组织生长覆盖，有利于减少逆行性感染发生的风险。根据临床研究结果和统计的临床应用数据，65%应用 HeartMate 装置的患者取得成功结果（过渡到心脏移植或心功能足够恢复），而且，经辅助的患者在心脏移植后1年的生存率也较未经辅助的患者高；并发症的发病率低，只有 25% 的并发症发生率与装置有关，尤其是其特征性的低血栓发生率，证明其有效性和安全性。

2. Novacor 左心室辅助装置系统 Novacor 左心室辅助装置由 Portner 于 1970 年设计，是第一个用脉冲式电磁变化来驱动血流的左心辅助系统，其最初设计目标是制成一个最终能完全植入体内、用作终末期心脏病最后治疗手段的装置。整套装置主要包括血泵、体外控制器和一个可充电的电池包。血泵大小类似于人心脏，泵体内，光滑聚氨酯泵囊被固定于两片对称的推板之间，推板由一高效、脉冲电磁能量转换的线性马达控制，通电时，两对称的螺线圈相互吸引，带动推板挤压泵囊泵出血液，断电时，推板靠弹簧回缩分开，泵囊随之复位充盈。血泵流入管道与左心室心尖部相连，流出管道与升主动脉连接，聚酯管道内的猪心瓣膜保证单向血流。此泵每搏量 70ml，最大（心）输出量 8L/min，泵重 3.3kg。

完全植入型（N120）的植入部分包括血泵驱动部分、皮下带状能量传感器、电池控制装置和容量补偿器。各个部件已成功通过美国卫生及公共服务部的各项测试（DRT），包括动物实验，但未正式用于临床。如今应用于临床的是部分植入型 Novacor LVAS（N100P，N100PC），其工作原理同完全植入型，但通过皮下隧道内的电缆与体外的电源及控制系统相连，设计目的是用来进行短期支持、评估植入型装置的临床可行性。1984 年于斯坦福医学中心首次成功用作心脏移植前桥梁（N100P），1993 年，为方便患者活动、提高生活质量，以背带式控制器和电池包取代了原先床旁笨重的监测与控制系统，并对泵体及血液进出管道做了材料和工艺上的改进，增加了性能的稳定性，减少了泵相关并发症，即 N100PC（图 32-16）。工作模式有固定频率、心电触发、全额触发（full rate trigger）和满-空（fill-to-empty）工作模式，除了固定频率模式外，其他模式都能适应患者心搏和循环需求的变化。便携式电池组能连续工作 7h，家用电源可直接供电或为电池充电。

植入时，采用体外循环，胸骨正中切口，并将皮肤切口延长至脐下，游离右侧腹直肌后方 4～5cm 用于埋置流出管道；于左侧腹直肌与其后鞘之间分别向左肋弓下缘和左髂嵴上下游离，

左外侧达腹内斜肌与腹外斜肌间隙，制作可容纳血泵的囊袋，容积大于 400ml。剪裁人造血管保持合适长度，左心室心尖部插管连接流入管道，升主动脉插管连接流出管道，生理盐水预充，流出道排气针穿刺排气。与泵相连的电缆经腹外斜肌后下方自右髂前上棘上方皮肤切口引出。安装、连接、排气完成后，以较低固定频率模式启动血泵，逐步增加搏出量，体外循环流量随之降低至停止。安装该装置患者的体表面积要求不低于 1.5m²。

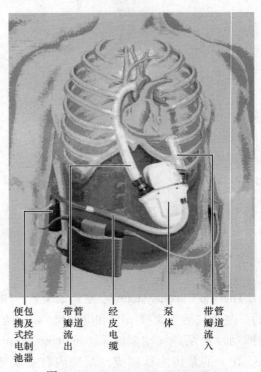

便携式及控制电池器　带管瓣道流出　经皮电缆　泵体　带管瓣道流入

图 32-16　Novacor LVAS N100PC

Novacor LVAS 已在美国、欧洲、日本、澳大利亚等获得临床准入，主要用于心脏移植前的辅助过渡，最长辅助时间 4.8 年，成功率约 60%；也可作为不能进行移植患者的终末替代治疗。临床结果表明，该装置植入手术安全、性能稳定可靠，与 HeartMate 装置一样，患者也可携带装置回家生活，但神经系统并发症相对较高。

3. 轴流泵 与上述囊式搏动型血泵不同，轴流泵通过高速旋转叶轮驱动产生持续非搏动血流，叶轮由电机驱动。基于大量病例报道指出，这种新型的装置可安全用于长期辅助，且与搏动装置相比，这种轴流泵或离心泵的 LVAD 装置体积小而耐用。植入平流的 LVAD 已广泛应用。

4. Hemopump 导管泵 早期轴流泵内叶轮通

过传动轴由泵外电机驱动，如 Hemopump 导管泵，血泵植于升主动脉内，其前端导管跨瓣置于左心室内，传动轴穿出体外与电机相连，工作时，血泵将左心室内血流泵入升主动脉（图 32-17），转速高达 17 000 ～ 26 000r/min，辅助流量 3.5 ～ 4.5L/min，主要用于急性心源性休克的短期辅助、不停搏冠状动脉旁路移植术中的支持等。新型轴流泵应用直流无刷电机，将其转子直接设计成叶轮，使血泵和电机合为一体，通过电磁耦合带动叶轮驱动血流。叶轮是血泵内唯一运动部件，不需要顺应室，进、出管道内没有人造瓣膜，植入时不需要体外循环，泵体置于左胸腔或膈下腹部，流入管道与左心室心尖部相连，流出道与升主动脉或降主动脉相连。与其他装置相比，轴流泵的这一设计和改进明显减小其体积，减少了与血液接触面积，更便于植入和撤除，消除了噪声，减少感染的发生，而且价格更便宜，持续血流不仅减轻心脏负荷，而且减少了血栓形成机会。

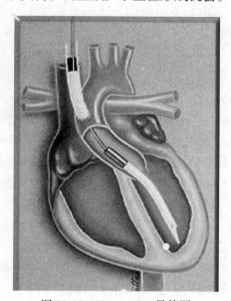

图 32-17　Hemopump 导管泵

Jarvik-2000（Jarvik Research，Inc，New York）于 2000 年始试用于临床，由钛合金制成的泵体具有超光滑表面，叶轮由浸泡于血液中的陶瓷轴承支撑固定，其最大直径 2.5cm，长 5.5cm，重 8.5 g，植入容积需 5ml。婴儿型为目前最小轴流泵，大小只及前者五分之一，重 18g，植入容积仅需 5ml。通过左胸腔植入，流出管道连接于降主动脉，电源及控制电缆自腹壁穿出与体外控制器和电池相接，转速 8000 ～ 12 000r/min，流量范围

2 ～ 7L/min。通过控制器的改进还可根据患者心率自动调节流量，以适应需长期辅助患者的生理需要，经皮能量传导系统（transcutaneous energy transmission system，TETS）的研制使其得以完全植入（图 32-18）。

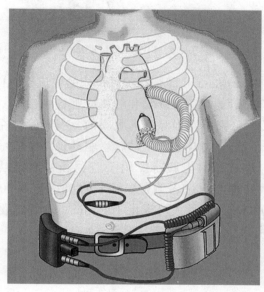

图 32-18　Jarvik-2000

MicroMed DeBakey 轴流泵作为长期辅助装置第一个于 1998 年进入临床，主要用于心脏移植前过渡辅助。体内植入部分包括钛合金的引流管和植入心尖部的管环、血泵及流出管道 Vascutec gelweave 人造血管。血泵应用无刷直流电机，泵体内转子由宝石轴承支撑，在电磁力驱动下高速旋转，转子前端上的叶轮推动血流，转子尾端缓冲装置的设计，使得经叶轮推动形成的涡流变成轴流，转子及其上的叶轮是血泵内唯一的运动部件（图 32-19）。泵体直径 3cm，长 7.5cm，植入容积 15ml。植入时需要体外循环，胸骨正中切口至剑突下，流入管道插入左心室心尖部引流，流出管连接于升主动脉，泵体置于腹壁预先制作的囊袋里。血泵转速 7500 ～ 12 500r/min，最大流量可达 10L/min，在 100mmHg 后负荷、转速 10 000r/min 下，其辅助流量可达 5 ～ 6L/min。流出管道上放置超声流量探头以监测流量。超声流量监测、血泵供电及控制电缆经皮下隧道自右侧髂嵴上方穿出皮肤与控制监测仪相连。该泵耗能低，在转速 10 000r/min 时仅需能量不足 10W。2002 年，对该装置血液接触面进行 Carmeda 涂层，增加其生物相容性，减少了血栓形成的风险。

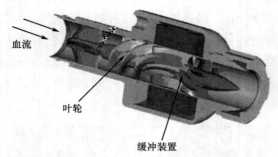

血流

叶轮

缓冲装置

图 32-19　MicroMed DeBakey

HeartMate Ⅱ 即是一种可植入的轴流 LVAD，用于长期支持心力衰竭和等待心脏移植治疗。植入后，泵置于左半膈下的腹膜前，引流管在左心室上流出管吻合于升主动脉。驱动管路经皮由泵引出连接至右上腹部。用于监测和控制泵功能的微处理器由患者佩戴。该装置泵速为 6000 ～ 15 000r/min，最大可提供 10L/min 的心排血量，应用广泛。

四、并 发 症

（一）出血

出血是应用左心辅助装置中最常见的并发症之一，也是影响辅助成功率和患者生存率的关键因素之一，其发生率为 15% ～ 35%。

1. 原因　出血原因复杂，多与患者本身情况、所使用的装置及植入过程有关，主要包括下述几项。

（1）术前长期或间歇性进行抗凝。

（2）肝功能障碍导致凝血因子合成不足。

（3）体外循环术后凝血机制紊乱。

（4）LVAD 植入过程中的创伤，外科止血不彻底。

（5）辅助装置内非内膜性血液接触表面激活凝血系统、纤溶系统等。

（6）术后管理不当。

2. 处理

（1）体外循环术后 24 ～ 48h 内患者凝血机制紊乱，可不用抗凝，出血明显者，可予鱼精蛋白拮抗，待 PTT < 60s 后才开始抗凝。术前及术后早期补充凝血因子和血小板。重组Ⅶ因子已被证明在安装辅助装置患者中应用能明显减少出血和输血，抑肽酶具有抗纤溶和保护血小板作用，止血作用明确。

（2）避免血液稀释和容量过负荷，必要时，

进行持续的静脉 - 静脉血液滤过（continous veno-venous hemofiltration，CVVH）。及时准确评估右心功能，必要时同时进行右心辅助，大多数学者认为在 LVAD 后再加用 RVAD 的结果明显差于一开始就进行双心辅助的患者，其生存率明显降低。

（3）合理选择 LVAD，妥当安置血泵等体内部件，严密外科止血。缝合时使用垫片，选用胶原预凝的人造血管或用其包裹插管以减少出血；氩气电凝刀、蛋白胶的使用有助于减少出血；多数研究表明，胸骨闭合有利于减少出血；血液接触面肝素涂层技术有利于减少抗凝药物的应用。选用有技术优势的新型 LVAD 装置。

（4）尽可能自体输血，需要异体输血时，宜加用白细胞滤器。大量异体输血可激活炎症反应、改变免疫细胞环境、造成肺损伤、诱发或加重右心衰竭、导致巨细胞病毒状态、升高反应性抗体、增加细菌或病毒感染机会。

（5）术后注意纠正酸中毒，酸中毒可导致急性右心衰竭和出血倾向；注意避免低温对凝血功能的影响。

（二）右心衰竭

LVAD 植入后右心衰竭的发生率为 20% ～ 30%，多发生于 LVAD 植入后 12h 内。主要表现为静脉系统淤血肿胀，右心房、右心室扩张及压力增高，肺动脉压力增高，心脏收缩时室间隔左移，血泵逐步充盈不足，辅助效果降低，动脉灌注下降。这是由于右心功能不能适应左心辅助对右心的影响所致。正常情况下，心脏收缩时右心室的射血主要靠左心室压力推动室间隔右移传递，其作用约占 63.5%；左、右心进出血量基本保持动态平衡。在左心辅助后，左心室压力降低，右心排血完全依赖自身的心肌收缩；同时，随着动脉系统灌注的增加，回心血量也随之增加，右心前负荷增加；如果存在肺血管床器质性病变，则回心血量的增多进一步增加了肺动脉压，从而增加了右心后负荷。当这种影响超过右心的代偿能力时，遂诱发右心衰竭，如果已存在右心功能不全，则更易诱发。

左心辅助后发生的右心衰竭预后较差，故预防十分重要，包括患者的选择和手术时机、血清蛋白酶抑制剂、白细胞过滤、右心加压等保护技术、平均灌注压的维持、减少异体血的使用等。右心

衰竭的治疗包括：增强心肌收缩（洋地黄类药物、儿茶酚胺类药物、磷酸二酯酶抑制剂）、减轻容量负荷（利尿、CVVH等）、房室顺序起搏、降低肺动脉高压（NO、异丙肾上腺素、磷酸二酯酶抑制剂、高通气量通气避免高二氧化碳血症），如果上述治疗效果不满意，可行右向左静动脉分流手术，以减轻右心负荷；或行右心辅助，包括肺动脉内球囊反搏术、ECMO、RVAD。

（三）血栓形成与栓塞

尽管充分考虑抗凝，但血栓形成和栓塞仍是左心辅助后常见并发症。形成原因有：①装置的结构与材料。不同装置有其特定的血栓形成部位，如离心泵中圆锥、流入和流出管道瓣膜处、心尖插管处等。血液接触面生物涂层有利于减少血栓形成。②血液淤滞或较低流量时都易发生血栓形成。③感染导致高凝状态。④抗凝不足。⑤辅助时间较长，超过30d者，血栓形成、栓塞和感染的发生率明显增加，显示三者之间特定的关联。脱落的血栓最易栓塞于脑部，但发生不可逆的神经损伤较少见，而TIA较多，肾、眼、肺及心脏血管的栓塞也见报道。

目前尚无统一抗凝方案，美国比较经典方案是：术后第1天静脉给予低分子右旋糖酐25ml/h，至出血停止，双嘧达莫每6h 100mg；出血停止后，以持续静脉给予肝素代替低分子右旋糖酐，维持PTT 50～60s；如果不能使用肝素或估计辅助时间较长，可以华法林代替，维持凝血酶原时间（PT）为正常值的1.5～2倍（17～18s）；如果有血栓形成迹象或有短暂脑缺血发作（TIA），则以阿司匹林每天65～325mg口服或胃管注入。

（四）感染

感染是心脏辅助装置患者最常见并发症之一，分为装置相关性感染和患者相关性感染两类。患者相关性感染（如肺炎、尿路感染等）主要与患者营养状况、免疫力、安装辅助装置前情况（如手术、气管插管、留置导尿管、大量输血、长期卧床和有创监测等）有关。装置相关性感染包括电源及控制线缆穿越皮肤处感染、血泵囊袋感染、纵隔炎、败血症等，发病率15%～33%。除外患者易感因素，装置中植入部分作为异物也易导致感染。其发生主要与辅助时间、装置类型、安装技术和监护、宿主与装置接触表面反应程度有关。表皮葡萄球菌、假单胞菌、肠球菌和念珠菌为常见病原菌。

装置相关性感染的防治包括下列方面。

（1）术前：纠正营养不良，增强机体恢复能力和免疫力，避免使用免疫抑制（如类固醇类激素），更换留置导管（如导尿管、有创监测导管等），特别是留置时间超过5～7d者，全身预防性应用抗生素，已有感染者，只要时间允许，应通过培养及药物敏感试验，于术前明确控制感染。伴随高排低阻型感染性休克的严重心力衰竭患者应用辅助装置效果并非理想，而出现SIRS的循环衰竭患者应积极进行机械辅助，因为SIRS通常是极度循环衰竭的表现。

（2）术中：除手术房间、手术人员及患者严格消毒外，皮肤切口一般止于脐上，注意皮肤切缘无菌巾覆盖保护。植入部件仅在置入前拆封并以浸湿抗菌溶液纱布包裹。制作血泵囊袋时，可用模拟血泵保证大小合适，避免过紧或过大造成积液，容易导致感染，保证血泵一次性植入。电源和（或）控制线缆应于右腹直肌下建立隧道并自腹直肌旁穿出皮肤，线缆穿出皮肤处应妥善固定，避免过紧或过松，可以丝绒包裹伤口处管道，有利于此处管道固定和伤口密闭，防止逆行感染。彻底止血，囊袋、纵隔、心包腔或胸腔充分引流，伤口以消毒敷料覆盖。

（3）术后：继续预防性使用抗生素；尽早拔除引流管，早期引流显著者需要再次手术止血；中心静脉导管等需每日灭菌护理，至少每7d更换；线缆引出皮肤处需定期细菌培养以指导治疗，伤口愈合不佳者，需加强营养，尤其是肠内营养；糖尿病患者需稳定控制血糖；在线缆、管道固定确切下，加强翻身防治压疮；注意真菌感染迹象（如鹅口疮、阴道炎等），如有不明原因发热或患者虚弱康复困难者，应反复进行血培养检查是否存在真菌感染。

（4）装置的设计：完全植入型血泵可避免线缆经皮处的感染；轴流泵和体外式血泵没有囊袋感染的可能，轴流泵和离心泵没有瓣膜也减少了感染的风险；植入型血泵的体积越小，其囊袋感染的可能性就越小，细菌可能滞留繁殖的血泵表面积也小。

（五）溶血

装置血流通道内高切应力破坏血细胞可造成溶血，是评估血泵性能的重要指标之一。溶血后贫血过多输血，可增加患者对组织抗原的敏感性，组织相容性降低，减少患者心脏移植机会。慢性溶血还与肾衰竭关系密切。机械辅助中，应将其设定在能满足机体灌注所需的最低参数，以减少溶血的发生。除非血细胞比容明显降低（＜20%），一般不予输血，必要时，尽可能给予储存时间少于1周的新鲜血液，最好同时使用白细胞滤器。每日检查血浆游离血红蛋白，维持浓度低于60mg/dl。如若异常升高，特别是伴有血泵异常声响或颤动时，说明发生机械故障，应及时更换泵头，乃至整个系统，这在短期辅助装置（如离心泵）中较为方便；同时利尿、碱化尿液保护肾功能。

（六）多脏器功能衰竭

多脏器功能衰竭的主要原因：①术前心源性休克已造成组织脏器不同程度的损伤或衰竭，如果辅助不足，继续加重缺血性损伤。②大量输血与肾、肺等功能衰竭存在密切关系。③持续大剂量血管活性药物应用，微循环未得到有效改善。④严重感染。多脏器功能衰竭一旦发生，病死率很高，涉及脏器越多，病死率越高。防治重点在于预防，合理选择患者和装置，及早建立有效辅助，密切观察，及时有效处理并发症。

（沈 立 王维俊）

参 考 文 献

龙村，2004. 体外循环学. 北京：人民军医出版社

龙村，李欣，于坤，2017. 现代体外循环学. 北京：人民卫生出版社

肖学钧，罗征祥，张镜方，2006. 心脏辅助循环. 北京：人民卫生出版社，53-59

Kormos RL，Miller LW，2013. 机械循环支持：Braunwald 心脏病学. 姊妹卷. 黑飞龙，于坤，译. 北京：北京大学医学出版社

Curtis JJ，Walls JT，Schmaltz R，et al，1992. Experiece with the Sarns centrifugal pump in postcardiotomy ventricular failure. J Thorac Cardiovasc Surg，104：554-560

Curtis JJ，Walls JT，Schmaltz R，et al，1996. Use of centrifugal pumps for postcardiotomy ventricular failure：technique and anticoagulation. Ann Thorac Surg，61：296-300

Fukamachi K，Saeed D，Massiello AL，et al，2008. Development of DexAide right ventricular assist device：update Ⅱ.ASAIO J，54：589-593

Goldstein DJ，Beauford RB，2003. Left ventricular assist devices and bleeding：adding insult to injury. Ann Thorac Surg，75：S42-S47

Goldstein DJ，Oz MC，2000. Cardiac Assist Devices. New York：Futura Publishing Company

Holman WL，Rayburn BK，Mcgiffin DC，et al，2003. Infection in ventricular assist devices：prevention and treatmemt. Ann Thorac Surg，75：S48-S57

Kormos RL，Teuteberg JJ，Pagani FD，et al，2010. Right ventricular failure in patients with the HeartMate II continuous flow left ventricular assist device：incidence，risk factors，and impact on outcomes. J Thorac Cardiovasc Surg，139：1316-1324

Long JW，2001. Advanced mechanical circulatory support with the heartmate left ventricular assist device in the Year 2000. Ann Thorac Surg，71：S176-S182

Miller CA，Pae WE Jr，Pierce WS，1990. Combined registry for the clinical use of mechanical ventricular assist devices. Trans Am Soc Artif Intern Organs，36：43-46

Pae WE Jr，Miller CA，Matthews Y，et al，1992. Ventricular assist devices for post cardiotomy cardiogenic shock：a combined registry experience. J Thorac Cardiovasc Surg，104：541-543

Pennington DG，Smedira NG，Samuels LE，et al，2001. Mechanical circulatory support for acute heart failure. Ann Thorac Surg，71：S56-S59

Rose DM，Colvin SB，Culliford AT，et al，1982. Long-term survival with partial left heart bypass following perioperative myocardial infarction and shock. J Thorac Cardiovasc Surg，83：483-492

Samuels LE，Kaufman MS，Thomas MP，et al，1999. Pharmacological criteria for ventricular assist device insertion following postcardiotomy shock：experience with the Abiomed BVS system. J Card Surg，14（4）：288-293

第五篇

心血管手术围术期处理

第三十三章

心脏病患者围术期液体治疗

心脏病患者施行心脏手术或非心脏手术时，围术期容量管理和血流动力学优化是维持患者生命体征平稳的一项重要措施。整个围术期液体治疗均应围绕血流动力学稳定和氧供需平衡展开，但是实际操作的难度较高，易发生容量负荷过多或不足，从而导致心血管功能、组织血流灌注或氧供需平衡的变化。因此，正确制订心脏病患者围术期液体治疗策略十分重要。

第一节 心脏病患者围术期容量变化的特点

一、神经内分泌变化

心脏病患者，尤其是重症心脏病患者或心力衰竭患者，交感神经兴奋，神经内分泌系统为了代偿已减弱的心脏功能，分泌过多的儿茶酚胺和醛固酮。儿茶酚胺增多使周围血管收缩，肾小球滤过率降低，尿量减少，从而使血容量增加；醛固酮增多，引起潴水、保钠、排钾，导致外周肢体水肿，循环血容量增多。同时，由于肾血管收缩，肾缺血，通过血管紧张素Ⅱ-肾素轴，进一步加重体循环水钠潴留，形成恶性循环，肺循环充血，心脏负担进一步加重。

心脏病患者术前常伴有肺动脉高压、肺循环被动充血、继发性或反应性肺血管收缩，以及左心室功能受损等，其特征为肺血管阻力（PVR）增加，肺动脉楔压（PAWP）显著升高。肺动脉高压患者术后易发生低氧血症和肺水肿。

二、慢性心功能不全

慢性心功能不全可以由许多因素产生，如原

发性心肌受损（心肌梗死，心肌炎症、变性或坏死，心肌缺氧或纤维化等）；心室压力升高，后负荷过重（肺或全身动脉高压、心室流出道狭窄、主动脉或肺动脉瓣狭窄）；心室容量增多，前负荷过重（瓣膜关闭不全、心内或大血管左向右分流等）；高动力循环状态（贫血、体循环动静脉瘘、甲状腺功能亢进、脚气性心脏病等）；心室前负荷不足（二尖瓣狭窄、心脏压塞、限制性心肌病等）。无论是哪一种因素引起的慢性心功能不全，术前均需考虑麻醉和手术对上述病理改变的影响。

三、体外循环的影响

目前心脏直视手术中主要应用体外循环（CPB），部分冠状动脉搭桥术采取非CPB技术（Off-pump）。CPB使用过程中，由于血液稀释使胶体渗透压下降，组胺、溶菌酶的释放增加了毛细血管通透性，因此组织间隙有较多液体进入而引起水钠潴留，出现不同程度的组织水肿。目前超滤技术的应用及体外转流结束时给予利尿药使CPB后水肿明显减轻，但是不少患者术后仍有水钠潴留。

CPB过程中白细胞在肺毛细血管内形成微栓，红细胞由于泵的挤压、管道阻力机械因素和负压吸引等的破坏作用，致红细胞破裂，释放出游离血红蛋白，脂蛋白变性后，游离脂肪球析出。这些微栓的形成同时伴有血液损害，触发多个级联扩大系统如补体、凝血、纤溶及激肽系统等，可导致微循环障碍和有效血容量降低等变化。

CPB期间，神经内分泌系统也发生明显变化。CPB开始时，急骤的血液稀释使循环中儿茶酚胺浓度下降，并使周围血管阻力下降致一过性低血压，随后儿茶酚胺浓度增加，引起周围血管收缩及器官内血流转移，儿茶酚胺浓度持续升高至 CPB 后数小时。CPB 的应激反应可使血浆中肾素及醛固酮升高，肾素在转流中达高峰，并持续至转流后；醛固酮于术后明显升高。这种变化受病种的影响，冠心病及动脉病变患者变化明显，而二尖瓣病变则变化较少。Off-pump 可以降低术后血管紧张素 Ⅱ 和醛固酮水平，但不能消除应激反应。所以 CPB 后液体治疗不能忽视神经内分泌系统变化的影响。

随着医疗技术的提高，非 CPB 技术已经用于多支冠状动脉搭桥术及心功能很差的患者。非体外循环冠状动脉搭桥术，虽然操作较 CPB 复杂，但随着手术器械的完善，临床应用越来越多。非 CPB 技术可以避免 CPB 引起的一些危险因素，减少围术期失血量及血制品的输注，实现早期拔管，减少正性肌力药物的使用，使围术期心肌梗死与肾衰竭发生率和死亡率降低。

第二节　心脏病患者围术期的液体治疗的监测

心脏病患者围术期液体治疗时，常规监测项目包括心电图（ECG）、无创血压（NIBP）、中心静脉压（CVP）和尿量，重症心脏病患者和大手术时应用有创动脉压（IBP）、肺动脉楔压（PAWP）或左房压（LAP）等，有条件的医院应用食管超声心动图（TEE）、脉搏指示连续心排血量（PICCO）技术、外周动脉心排血量监测（APCO）、胶体渗透压、肺水监测等，同时需要进行其他的相关检查，如血气分析、电解质和凝血功能等。

一、心　电　图

ECG 监测是直接的有效的监测手段。ECG 除监测心率与节律外，要重视心肌缺血表现即 ST 段改变，特别是术前已存在左心室肥厚伴劳损患者，一般最好同时监测 Ⅱ 与 V_5 导联，若监测仪具有 ST 段分析功能则更理想。

二、动　脉　血　压

动脉血压与心排血量和外周血管阻力有直接关系，反映心脏后负荷、心肌耗氧和作功及周围组织和器官灌流。收缩压 < 90mmHg 为低血压；收缩压 < 70mmHg 肾小球滤过率减少，出现少尿；收缩压 < 50mmHg 引起心肌和脑缺血，甚至心搏骤停。但动脉血压不是判断循环功能的唯一指标，组织灌注压不但取决于血压，还与周围血管阻力有关。若周围血管收缩，阻力增高，虽血压不低，但组织血流灌注不足。因此不宜单纯追求较高血压。

机械通气时，呼吸周期中最高和最低收缩压差 SPV 为 8 ～ 10mmHg。SPV 可分为二段，高段（Δup）是收缩压最大值与呼气末血压之差；低段（Δdown）是呼气末血压与收缩压最小值之差。Δup 可测定呼气时左心室排血量，而 Δdown 测定由于机械通气引起的静脉回流减少。正常情况下呼吸周期中收缩压升降相等。Δup 和 Δdown 的相对值对诊断不同的临床状态有重要意义：①反映心脏前负荷。低血容量时，机械通气使前负荷明显降低，出现较大的 SPV 和 Δdown，这与潮气量增多及呼气期胸腔内压升高有关，特别于气道阻塞、高 PEEP、肺顺应性降低、肺内压升高、血容量和心排血量减少时尤为显著。SPV 主要由 Δdown 组成，是低血容量的主要征象。②充血性心力衰竭时，Δdown 段完全消失，Δup 相对明显，SPV 减小；机械通气使静脉回流减少，前负荷下降对左心衰竭患者有利，左心室排血量不降低，借此可与低血容量时较大的 Δdown 作鉴别。

动脉血压变异率（PPV）、脉搏波幅变异率（PWV）或脉搏波幅变异指数（PVI）用于预测液体反应性，PPV 的计算公式如下：

$$PPV（\%）=100×（PPmax-PPmin）/[（PPmax+PPmin）/2]$$

PWV、PVI 用于预测液体反应性：临床上脉搏波形的高低可以反映每搏量，PVI 作为无创性监测有其优势，但也有其局限性。探头移动（包括体动）、影响血管张力的因素——交感神经兴奋性（体温、伤害刺激的传入等）、血管活性药的使用、不同测定部位、静脉脉搏波的干扰等均可以影响其准确性。脉率 - 血氧饱和度仪观察是否有满意的血管容积波，主要反映外周的末梢灌注状况，可间接反映出容量是否充足，组织氧供是否充足。

三、中心静脉压

尽管有许多新的血容量监测方法，但中心静脉压（CVP）仍是最常用、最方便和有参考价值的指标，从术前到术后连续监测临床意义更大。CVP < 2.5cmH$_2$O 表示心腔充盈欠佳或血容量不足，CVP > 10 ~ 20cmH$_2$O 提示右心功能不全，但 CVP 不能反映左心功能，CVP 与 LAP 相关性较差。CVP 与每搏指数（SVI）相关性差。临床上要注意是否有缺氧和肺血管收缩、气管插管和切开、患者挣扎的骚动、应用升压药、机械通气及胸腔内压增加的情况，CVP 升高，应结合心率、血压、PAWP、CO 及全身情况综合分析。表 33-1 是基于 HR、BP 和 CVP 对患者液体容量的判断，除了一般患者，也适用于心脏病患者，可以为医师提供一个大概的患者液体状态的概念。

表 33-1　简明容量判断方法

HR	BP	CVP	原因	处理
↑	↓	↓	血容量不足	补充血容量
↑或不变	正常	↓	心功能良好，血容量轻度不足	适当补充血容量
↑	↓	↑	心功能差，心排血量减少	强心，供氧，利尿，纠酸，适当控制补液，谨慎使用血管扩张药
↑或不变	正常	↑	容量血管过度收缩，肺血管阻力增高	控制补液，使用血管扩张药
↑	↓	正常	心排血功能减低，容量血管过度收缩，血容量不足或已足	强心，补液试验，容量不足时适当补液

四、左　房　压

左房压（LAP）是左心室前负荷指标，反映血容量和左心功能的变化，当结合中心静脉压与动脉压监测，就可较正确地监测左右心室前负荷，从而指导容量负荷治疗。LAP 平均值为 7.5mmHg，LAP > 15mmHg，可引起肺充血；在 18 ~ 20mmHg，可能引起肺间质水肿；LAP > 22mmHg 可能引起肺泡水肿。心血管疾病和心脏手术后心脏功能减低，为了使心室充盈维持足够的心排血量，根据具体情况和个体差异，尤其是瓣膜置换术后早期一般维持较高的 LAP，在 15 ~ 20mmHg 左右。LAP 监测通常只有在心内直视术期间监测，目前已很少留置左心房管作术后监测之用。

五、肺动脉楔压

肺动脉楔压（PAWP）用于监测左心室前负荷较中心静脉压更为直接和可靠，但在瓣膜患者左心室舒张期末压、左房压和肺动脉楔压之间的一致性常有差异；肺动脉高压和肺血管硬化也会使监测结果失真，同时由于必须置入漂浮导管，有一定创伤和费用，临床应用受到限制。在监测 PAWP 正常值为 5 ~ 15mmHg，主要反映 LAP 与左心室舒张期末压（LVEDP）的变化。留置漂浮导管有严格的适应证，通常患者有明确、显著的心脏疾患及血流动力学急剧变化，需动态评估心功能、心脏前后负荷，不能仅根据已测量值推定容量。

六、心排血量、每搏指数与每搏心排量变异

温度稀释法是有创测定心排血量（CO）的传统方法，其准确性可有 7% ~ 13% 的误差。但仍是目前临床上 CO 测定的金标准，但随着仪器的发展，越来越多的无创 CO 测定问世，有阻抗法、超声多普勒技术、基于动脉脉搏波形法连续心排血量测定的 FloTrac/Vigileo 系统，在不同的患者条件下，准确性各异，但与温度稀释法相比，由于其无创、连续、操作方便等优点，临床的使用日渐增多。

每搏指数（SVI）= 每搏量 / 体表面积，正常值为 41 ~ 51ml/m^2。每搏心排量变异（SVV）通过脉搏波形变化的分析进行监测。SVV 用于预测液体反应性。SVV 的计算公式如下：

$$SVV = \frac{SV_{max} - SV_{min}}{SV_{mean}} \times 100\%$$

对于没有心律失常的机械通气患者，SVV 反映了心脏对因机械通气导致的心脏前负荷周期性变化的敏感性，可以用于预测扩容治疗是否会使

每搏量增加。文献报道，SVI 与 SVV 的变化与容量负荷的变化有明显的相关性，能准确反映左心室功能的改变，是很好的监测左心前负荷的指标，SVV < 13% 提示容量充足；SVV > 13% 提示容量不足，可正确指导液体治疗。

PICCO 技术结合经肺热稀释方法和动脉脉搏轮廓分析法、对血流动力学和容量进行监护管理。由于其实时、指标明确、侵入性较小、很少受机械通气等外部压力变化等影响的优点逐渐在重症患者中广泛应用。APCO 是一种动脉压 CO 测定技术，实施方法较 PICCO 更为简便，只需经外周动脉置管，输入患者的年龄、性别、身高和体重等相关信息，系统可自动校准患者特定的血管顺应性，经外周动脉压力波形分析和计算，即可测得患者的连续心排血量（CCO）、每搏量（SV）和 SVV 等重要且有临床使用的参数。相关研究证实，APCO 与 CCO 相关性好，同时可测定肺水肿，技术更微创、安全和快捷。但是 APCO 技术也存在一定局限性，如患者存在心律失常、自主呼吸或小潮气量时，可能导致测量结果不准确而不能从中受益。

七、血浆渗透压与肺水肿

液体治疗时监测血浆渗透压有重要的意义，根据渗透浓度监测结果，对输液的量、种类、速度加以选择。人体正常的血浆胶体渗透压为 25mmHg，直接测定胶体渗透压（COP）及 PAWP 并计算其差值，可将肺水肿分为三类：①心源性肺水肿：特点是 PAWP 增高，COP 正常。②胶体渗透压降低性肺水肿：PAWP 接近正常，但 COP 明显降低。③肺毛细血管通透性增强及（或）肺淋巴管引流障碍性肺水肿：PAWP 和 COP 均大致正常。上述分类有助于对肺水肿采取针对性治疗，如为胶体渗透压降低性肺水肿，则可指导输注白蛋白或血浆等制剂。有条件的医院，围术期可以检测肺水肿，特别是其动态变化的情况，可以预防和早期发现处理肺水肿。

心脏外科围术期 COP 的变化受到越来越多的重视，常用来评价心脏术后血流动力学及呼吸功能恢复的效果，阻止体外循环期间晶体液的摄入及 COP 的减低可以避免相关的心肺功能损害。大多数学者认为在体外循环转流中应维持适当的血细胞比容和胶体渗透压，以避免出现严重的肺水肿导致肺功能损伤，研究发现，在体外循环期间，COP < 16mmHg 时不利于肺功能的恢复，维持合理的 COP 有助于保护肺功能。体外循环心脏外科手术后肺损伤是普遍现象，通过控制 COP 急性肺损伤的发病率显著降低，患者的呼吸机支持时间显著缩短。

八、经食管超声多普勒

经食管超声多普勒（ODM）是一种无创、安全、经济、准确性高、监测血流动力学参数的技术，现已广泛应用于大手术的输液指导，其主要用于监测急性血流动力学的改变，如左心室收缩舒张功能，心脏前后负荷等，具有连续、快速、操作简单等优点，还可连续测量单位时间降主动脉内的血液流量与心排血量。超声测量下腔静脉直径指导液体治疗具有重要价值。正常情况下，下腔静脉血管的粗细随呼吸具有典型的变异性。自主呼吸的患者吸气时胸腔内压为负压，下腔静脉的直径减小；而正压通气与之相反，在吸气时下腔静脉扩张。下腔静脉超声检查推荐从剑突下心脏声窗在右心房交界点显示下腔静脉长轴，探头标记指向患者头部，在离下腔静脉和右心房交界点大约 2cm 的位置，测量与下腔静脉长轴垂直的直径。

下腔静脉超声评估液体反应性要充分考虑患者的通气状态：①自主呼吸，下腔静脉最大直径 Dmax > 2cm 提示右房压高或循环容量充分，IVC 塌陷率（IVCc）=（Dmax-Dmin）/Dmax，大于 50% 表示有容量反应性。②机械通气，与自主呼吸不同，完全正压控制通气下患者吸气时下腔静脉扩张，IVC 扩张率（IVCd）=（Dmax-Dmin）/Dmin，大于 18% 提示有容量反应性，或者 IVC 呼吸变异率 =2（Dmax-Dmin）/（Dmax+Dmin），大于 12% 提示有容量反应性。

在以下临床情况，IVC 的大小及其随呼吸变化并不完全依赖患者的容量状态，因而不能准确预测液体反应性。机械通气参数设置高 PEEP 可使右房压、下腔静脉压升高，导致下腔静脉内径变大且不易改变，同时静脉回流减少；低潮气量（小于 8ml/kg）时，胸腔内压力和容量变化较小，导致 IVCd 较小而不能很好地反映容量状态，FR 可能为假阴性。患者吸气用力时在未完全控制通气的情况下，患者存在自主呼吸活动，使 IVC 变化不可预测，FR 可能出现假阳性或假阴性；自主呼吸时的用力呼吸可使横膈运动幅度增大，IVCc 越明显，FR 可出现假阳性，相反表浅呼吸时 FR 可出现假阴性。肺过度充气如哮喘 /AECOPD 患者，肺过度充气及内源性 PEEP 可同时减少静脉回流导致 IVC 扩张，FR 可能为假阴性；而当患者用力呼气时（伴随腹内压的增高）可能导致 IVC 呼气塌陷，而不是吸气塌陷，FR 出现假阳性。阻碍静脉回流的心脏疾病如慢性右心功能障碍和严重三尖瓣反流可致慢性 IVC 增宽和 IVC 吸气塌陷减少；右心室心肌梗死可致右心室扩张，体循环淤血（IVC 宽大）；心脏压塞可致显著静脉回流障碍，下腔静脉宽大、固定。以上情况下预测 FR 可出现假阴性结果。腹内压升高时腹内压增加降低了 IVC 大小而与患者容量状态无关。此时下腔静脉大小及其呼吸变异率与跨壁压相关，受腹部与胸腔内压梯度影响，腹腔高压有可能影响 IVC 预测 FR 指标的可靠性。其他因素如肿瘤压迫 / 侵占血管使下腔静脉受限、受压（FR 假阳性），血栓形成（FR 假阴性），静脉滤器植入、ECMO 通道建立（FR 假阴性）等局部机械因素均可能影响下腔静脉大小及其变异率，使预测液体反应性不准确。另外，一些患者在吸气期间，有显著的下腔静脉侧移即横向运动，可出现 IVC 减小的假象，可能过高评估了 IVCc，FR 出现假阳性。

九、尿 量

尿量可间接反映液体平衡情况及肾功能状态。当尿量达每小时 1ml/kg，反映肾功能良好及液体平衡适当。只要肾功能良好，不使用利尿药的条件下，多余的水分可以在转流后 2 ～ 3d 内逐渐排出体外。

十、相关实验室检测指标

（一）电解质

体液量与电解质紧密相关，正常人电解质浓度会随着液体量的改变，通过各种调节机制以维持在正常水平，但心脏病患者通常体质较弱、脏器调节能力下降，阻滞对于电解质紊乱的耐受性较差，加之部分心脏病患者长期服用利尿药物，更易造成术前电解质，尤其是钾离子的紊乱，需要在诱导前予以纠正。围术期大量库血使用，也会使血钾升高。有时围术期进出量差异较大时，也会发生浓缩性或稀释性电解质紊乱。因而，在整个围术期都需要严密监测电解质水平，及时纠正可能的异常情况。

（二）动脉血气

pH 值对于维持细胞生存的内环境稳定具有重要意义，在循环血容量和组织灌注不足时需及时进行动脉血气监测。pH 值即活性氢离子浓度的负对数值，对于维持细胞生存的内环境稳定具有重要意义。二氧化碳分压（PCO_2）即血浆中溶解的 CO_2 所产生的张力，是反映呼吸性酸碱平衡的重要指标。二氧化碳结合力是指血浆中以化学及物理形式存在的 CO_2 总量。标准碳酸氢盐（SB）和实际碳酸氢盐（AB）是反映代谢性酸碱平衡的指标，两者的差值可反映呼吸对 $[HCO_3]$ 的影响程度，如 SB ＞ AB，表示 CO_2 排出增加；AB ＞ SB，表示 CO_2 潴留。碱剩余（BE）是反映代谢性酸碱平衡的指标。血乳酸监测是评估全身及内脏组织灌注的有效指标，对麻醉手术患者的液体治疗具有重要的指导作用。

（三）血红蛋白和红细胞比容

围术期尤其大手术应常规测定血红蛋白（Hb）和红细胞比容（Hct），以了解机体的氧供情况。

（四）凝血功能

大量输血输液及术野广泛渗血时，均应及时监测凝血功能。凝血功能监测包括血小板计数、凝血酶原时间（PT）、活化部分凝血活酶时间（APTT）、国际标准化比值（INR）、血栓弹力描记图（TEG）、Sonoclot 凝血和血小板功能分析。

（五）肾功能

肾功能损害程度评估见表 33-2。

表 33-2 肾功能损害程度

指标	损害程度			正常值
	轻度	中度	重度	
肌酐（μmol/L）	176	353	707	53～140
尿素氮（mmol/L）	7.5～14.3	14.3～25	25～35.7	2.5～7.5

第三节 心脏病患者围术期液体选择

液体的选择对于血浆蛋白的水平、酸碱平衡状态、肾脏功能、组织水肿和血流动力学的稳定均有重要的意义。液体种类包括：①晶体液，如生理盐水（NS）和电解质平衡液[乳酸林格液（RL），醋酸林格液等]。②胶体液，如白蛋白、人造血浆（含88%白蛋白和12%球蛋白）、明胶（血定安或佳乐施）、羟乙基淀粉（万汶）等。③全血及血液制品。

一、晶 体 液

晶体液用以补充胸壁切口、开胸后胸腔、心脏表面的组织渗液、渗血及水分由血管转移至细胞内液，输注RL，必须严格控制输液量，根据各监测指标确定输液速度。

大量NS会引起高氯酸中毒，在离体肾模型中高氯血症可以降低肾的血流量和肾小球的滤过率，这也提示了大量NS的输注可能对肾功能产生影响。文献报道在200例心脏手术患者进行的双盲试验中，NS相对于RL，术后尿量、血浆肌酐、肌酐清除率均有明显下降，其中6例需进行透析治疗，这一结果提示心脏病患者有肾功能危险因素时禁用NS。对于存在酸中毒或肾功能受损患者可以考虑使用醋酸林格液。

Skhirtladze研究了240例心脏手术患者分别使用白蛋白、HES130/0.4和RL作为围术期主要补液，每日最大量小于50ml时术后出血量无差异，但与RL相比这两种胶体对凝血功能都有影响、血液稀释程度大，以致需要输注更多血制品。Protsyk等研究了欧洲众多心脏中心的CPB预充液发现平衡晶体液是最常用的液体，约占51.5%，其次是晶体和人工胶体混合占31%。

二、胶 体 液

（一）白蛋白

CPB停止后，血浆总蛋白可降至术前的65%，使血浆渗透压下降，大量液体转移至细胞间隙，使用人工胶体和白蛋白或人工血浆可以提高胶体渗透压。白蛋白还能通过增加肾小管与管旁小血管中的渗透压而引起一过性的肾脏水钠排泄减少。Hosseinzadeh等研究显示，用于冠状动脉搭桥术体外循环预充液时白蛋白与6%HES130/0.4相比，术后24、48、72h肾小球滤过率（GFR）下降，血小板计数和出血减少。对白蛋白浓度低于40g/L的患者，术前给予20%白蛋白可能会减少心脏手术相关的AKI发生，心脏手术等具有AKI风险的患者来说，用白蛋白溶液进行液体复苏具有良好的耐受性。

（二）琥珀明胶（血定安和佳乐施）

血定安主要成分为4%灭菌琥珀明胶，是一种等张性血浆代用品。血定安的最大优点是不会对凝血系统产生非稀释性损害，不会影响正常的凝血酶原时间、血浆部分凝血激酶时间及血小板功能，也不会降低纤维蛋白原、凝血因子V和Von Willebrandt因子的活性，即使输入量较多也不会干扰纤维蛋白溶解系统，而这样高的输入量是右旋糖酐或羟乙基淀粉所禁忌的，但在大剂量输入时应适当监测，确保维持足够红细胞比容，并注意稀释效应对血凝的影响。血定安由肾排出，不存在像右旋糖酐或羟乙基淀粉那样的器官蓄积问题。但有学者发现，血定安能使中性粒细胞及单核细胞吞噬功能减弱。

血定安的优点是不影响血液凝结、无剂量限制、不在网状内皮系统储存、不影响纤维结合蛋白，易于维持酸碱平衡，但可发生过敏反应，应引起重视。需大量输注胶体溶液，患者凝血功能或肾功能障碍时应选用血定安。Protsyk等发现近几年欧洲心脏手术CPB预充液中血定安的用量（48%）明显高于羟乙基淀粉（24%）和白蛋白（4%～5%为18%，20%～25%为10%）。Ghijselings发表的一项最新荟萃分析也认为血定安用于CPB预充液是安全的。

（三）羟乙基淀粉（万汶，HES130/0.4）

万汶（Voluven）是新一代的羟乙基淀粉，平均分子质量 13 万 Da，取代级 0.4，C_2/C_6 约为 9：1。相对于以前使用的羟乙基淀粉，结构上能快速排泄的小分子和较大的分子更少，体内平均分子量恰好在肾阈值之上。正因如此，万汶具有一定的临床使用优势：可快速起到扩容效力，扩容效力平台期可维持 4～6h，经肾脏快速清除，组织蓄积更少，反复使用无血浆蓄积。每天使用量可达 50ml/kg，小儿患者也可使用。

Vives 在一项多中心 1058 例患者入选的心脏手术研究中发现输注 6%HES130/0.4 没有增加术后急性肾功能不全和透析。Moerman 的研究显示，在心脏手术中，与血定安相比，6%HES130/0.4 对微血管有更短的再灌注时间和更高的再灌注率，表明 6%HES130/0.4 有更好的微血管反应。Öztürk 研究发现，冠状动脉搭桥术中实施等容血液稀释时，与使用血定安相比，HES130/0.4 减少促炎反应、增加抗炎反应，CD4（+）：CD8（+）比值下降少提示免疫抑制程度轻。

三、输血及血液制品

（一）全血和浓缩红细胞

心脏病患者围术期出血大于 1000ml，一般认为是输血的指征，5426 例心脏手术病例分析，29% 发生纵隔引流大于 1000ml。急性大量出血应以输注新鲜血为主，可避免乳酸中毒、高钾血症、枸橼酸中毒及稀释性血小板减少，还可提供凝血因子，特别是因子 V 及因子Ⅷ。

但目前各医院通常不储备全血，而是以成分血供应。最常用的浓缩红细胞与相同单位的全血相比，携氧能力增加，引起循环超负荷危险性减少，同时消除了过敏的患者产生高血钾或高血氨的危险，但使用的同时也需要注意补充红细胞以外的血液成分。当大量输血时，需要严密监测电解质，特别是钾离子浓度，血钾过高时根据情况可给予氯化钙。体外循环前和循环停止后，所用浓缩红细胞和冰冻血浆最好通过加温器后给予患者，以防止引起患者体温降低。

围术期输血相关的循环超负荷与延长的医院病程和死亡率增加有关。减少输血相关循环系统超负荷发生率的努力应着重于明确使用术中输血和非血液流体治疗，特别是慢性肾疾病患者，左心室功能障碍，慢性 β 受体阻滞药治疗和需要紧急手术的患者。

（二）新鲜冰冻血浆、血小板、冷沉淀物或纤维蛋白原制剂

心脏病患者术前淤血性肝大、肝功能减退的患者可影响凝血酶原等凝血因子的形成。CPB 能引起凝血系统的变化，包括凝血酶原减少，因子 V、因子Ⅶ、因子Ⅷ、因子Ⅸ和因子 X、血小板和纤维蛋白原等减少。肝素化及鱼精蛋白拮抗时，血小板下降，术毕血小板可降至正常的 20%～25%。一般库血不能解决这类患者的需要，必须输注新鲜冰冻血浆、血小板、冷沉淀物或纤维蛋白原制剂。

第四节　心脏病患者围术期液体治疗策略

要实现心脏病患者围术期合理的液体治疗，首先需要对患者进行综合分析，全面解读患者心率、动脉压、CVP 或 PAWP 等监测指标，结合全身情况正确判断血容量，尤其对复杂患者更应仔细观察和充分重视。

一、正确计算失血量和出入量

损失量包括术前禁食禁饮的失水量和正常需要量。但对术前心脏病患者的容量估计十分困难，而且心脏病患者对液体负荷十分敏感，麻醉前血容量不足，麻醉诱导和硬膜外阻滞后易发生低血压，但心功能差的患者输液过多过快，可加重心脏负担或致肺水肿和心力衰竭。

婴幼儿禁饮食时间过长容易引起脱水和代谢性酸中毒。2017 年 ASA 禁食指南建议对于不同类型的液体、固体食物，手术麻醉前建议禁食时间如下（表 33-3）。

表 33-3　手术麻醉前建议禁食时间

食物种类	最短禁食时间
清饮料	2h
母乳	4h
婴儿配方奶粉	6h
牛奶等液体乳制品	6h
淀粉类固体食物	6h
油炸、脂肪及肉类食物	可能需更长时间，一般应≥ 8h

清饮料包括清水、糖水、无渣果汁、碳酸类饮料、清茶及黑咖啡（不加奶），但不包括含乙醇类饮品。

合理补充葡萄糖和胰岛素可改善能量代谢，减轻负氮平衡，改善预后。临床上常用的是葡萄糖 - 胰岛素 - 氯化钾（GIK）溶液（10% 葡萄糖溶液 250ml+ 胰岛素 4 ～ 6U+10% 氯化钾 10ml）。对于婴幼儿，禁饮后更易发生低血糖，推荐补充含糖液体。

麻醉药物引起的血管扩张会使血容量相对不足，使用硝酸酯类、钙通道阻滞药、血管紧张素转换酶抑制剂等药物的患者可能并存血容量不足，可引起低血压，应充分重视。补充术中术后失血量、尿量、引流量等。

二、调整前负荷

无论是心脏手术还是非心脏手术患者，要维持循环功能稳定，首先是调整前负荷。某些情况下，较难确定血容量缺少或过多时，应加强监测，如果综合分析 HR、BP、CVP、PAWP、尿量和全身情况有矛盾或困难时，文献报道监测 SVI 比 CVP 或 PAWP 更有参考价值，同时也可输注 100 ～ 200ml 液体后观察各项监测指标的变化再作定论。

（一）术前

准确评估患者容量状态，若有容量不足，应根据监测指标补充充足的液体，以减少麻醉诱导时可能引起的血流动力学变化。特别对于小儿患者和体弱患者，常由于禁水禁食引起脱水和低血糖，所以禁水禁食时间要合理，根据年龄调整。

（二）术中

非心脏手术患者应改变"尽量少补"的观念，

充足的液体对于血流动力学平稳，血管活性药物的使用，以及麻醉药物的代谢均有影响。

（三）体外循环

1. CPB 前　主要根据 HR、IBP、CVP 和失血量调节输液量，如失血较多，腔静脉供血管已插好，则可由人工心肺机快速输液。

2. CPB 中　血容量由灌注医师根据血压和尿量等调整，如停转流前估计容量多而尿量少，可用超滤。

3. CPB 后　应根据 LAP、PAWP、CVP、尿量和失血量进行输血补液，一般根据 HR、IBP 确定，通常 LAP、PAWP 或 CVP 需调整在正常较高水平，才能维持血流动力学稳定。

CPB 后的患者，因缺血再灌注损伤导致心脏功能降低，心肌顺应性下降，对容量负荷变化的耐受性差，易引发心力衰竭。心脏手术患者停体外循环，评估液体水平后，调整患者液体量，应注意的是法洛四联症及瓣膜置换患者 CVP 可能高于一般的正常水平，需结合其他指标以进行综合评估。

升温期间，若红细胞比容小于 21% 或术前合并心肾功能不全的患者，可行超滤进行血液浓缩，防止全身和肺组织水肿。超滤可快速排除体内多余的晶体和炎症介质，在现代体外循环技术中受到越来越多的重视。许多情况下，将血液从主动脉插管引出、回输到右心房的改良超滤法可以在停体外循环后进行，改良超滤结束前，不可使用鱼精蛋白。静脉 - 静脉的改良超滤法已经被证明可以改善术后肺的顺应性，但并不能缩短拔管时间。

（四）术后

术后 1 ～ 2d 内应适当控制液体输入，并应用正性肌力药、利尿、扩血管等药物，增强心肌收缩力，减轻心室前负荷。

三、正确选择液体

（一）合理的晶胶体比例

适当应用晶体和胶体可以将组织间隙中的液体转移至血管中，减轻组织水肿，如肺水肿等。

在心脏手术由于 CPB 引起的机体炎症反应而增加的血管通透性升高时，胶体可能有较好减轻水肿的作用。

紫绀型心脏病患者长期低氧引起红细胞增多症，血细胞比容常较高，甚至超过 60%，导致血液淤滞，禁食禁饮时，脱水会使血液黏性进一步增加，内脏栓塞和卒中的危险增加，这种情况下宜适当输注晶体液。

（二）适当选择人工胶体、血浆、白蛋白的比例

白蛋白与血浆的稀释作用弱于人工胶体，在患者血浆蛋白水平未降至较低水平前，人工胶体所占的比例可稍大一些，否则应给予白蛋白和血浆。另外，HES 中含有较多的氯离子（154mmol/L），能使碱剩余明显下降，而 5% 白蛋白仅含氯离子 93mmol/L。

（三）维持 Hb 在 100g/L 及 Hct 在 30% 以上，确保红细胞的携氧能力

心脏病患者术前若有贫血，应将 Hb 提高至 90g/L 较为安全。CPB 时，因为膜肺有足够的运氧能力，允许将血液稀释至 Hct 20%。CPB 后应把 Hb 调节到 100g/L 及 Hct 30% 以上。

（四）尽量选择对凝血功能影响小的液体

任何的液体大量地输注时因为其血液稀释作用而均会影响到机体的凝血功能，如大量的 RBC 和晶体液的联合应用，由于血小板和凝血物质的稀释就可能引起一过性的血液低凝状态。

四、体外循环预充液

羟乙基淀粉与明胶均可用于体外循环手术，能提高转流期间的胶体渗透压，减少外周组织水肿，改善脏器功能，稳定血流动力学。羟乙基淀粉升高 CO、CI，降低 SVR、SVRI、PAWP 较明胶明显。预充人工胶体 500ml，保持胶体渗透压＞10mmHg。

儿童与成人不同之处为：体外循环通路的预充液对血红蛋白和凝血因子的稀释程度更大，可降至原浓度的 50%。因此，婴幼儿体外循环预充液中需要加入浓缩红细胞和白蛋白，以维持血细胞比容和胶体渗透压。

有研究指出，羟乙基淀粉预充体外循环机会影响凝血功能，并且可能与术后肾功能障碍相关。但荟萃分析发现，羟乙基淀粉不会引起肾功能不全，且在术后并发症，二次手术及死亡率上也没有统计学差异。一项包含 49 篇临床试验 3439 例患者的荟萃分析也得出相同结论，该分析指出，并没有明显的证据表明，羟乙基淀粉会增加出血和出血导致的二次手术及血制品的使用。

五、注意输液方法

心脏病患者输液方法的注意事项：①心脏病患者应有中心静脉输液途径，一般情况下需要建立两条或两条以上的通路，以保证紧急情况下能快速补液，某些时候可避免理化性质矛盾的药物从不同通路输入。②适当控制输液速度，最好使用输液泵。③注意液体温度，最好使用加温器。④加强监测，主要是 HR、MAP、CVP 及尿量，必要时再用特殊监测。

六、使用药物或仪器辅助

心脏病患者围术期易并发心力衰竭、心律失常、呼吸衰竭、急性肾衰竭、凝血功能障碍及神经系统障碍，应合理使用强心、利尿、扩血管、止血及脑保护药物，对于功能衰竭的心脏，若具有指征应尽早使用主动脉球囊反搏（IABP）等措施，配合正确的液体治疗，使患者取得良好的治疗效果。

七、不同心脏病患者液体治疗特点

（一）先天性心脏病

1. 左向右分流型 左向右分流的动脉导管未闭、房间隔或室间隔缺损患者，如果心功能良好，无严重肺动脉高压，麻醉处理和液体治疗无特殊。若患者左向右分流已经导致肺动脉高压，此时 CVP 常偏高，由于右心室后负荷增加，应采取降低肺血管阻力和支持右心功能的措施，并在密切监测下补充液体，避免液体负荷过重。

2. 右向左分流型 右向左分流的先天性心脏

病患者，若有肺血管阻力增加或外周阻力降低等情况，都会加重右向左分流量，加剧发绀，因此围术期应降低肺循环阻力、升高体循环阻力、增加血管内容量；血管内容量增加对于降低发绀患者的血黏度、改善组织灌注也有帮助。

3. 阻塞型 阻塞型先天性心脏病（如主动脉缩窄、主动脉瓣狭窄等），依赖心室充盈和变力的心脏射血能力受到抑制。这些患者如果发生明显的低血压、心动过速或心动过缓都是危险的。由于心室壁代偿性肥厚，通常需要较高的前负荷，低血容量尤应避免。

（二）瓣膜性心脏病

1. 二尖瓣狭窄 由于通过瓣口的血流阻力增加，左房压升高，肺静脉及肺毛细血管淤血，肺静脉压升高，随着二尖瓣狭窄加重及长时间的血流动力学障碍，常产生反射性肺小动脉痉挛，血管内膜增生及中层增厚、血管壁硬化，进入阻塞性肺动脉高压阶段，产生右心室肥厚，可引起右心衰竭及体循环淤血。重度狭窄患者围术期要维持较慢的心率、良好的心肌收缩力和足够的前负荷。麻醉诱导时血容量不足会发生严重的低血压，但液体的输入速度不宜过快，否则很容易发生急性肺水肿。

2. 二尖瓣关闭不全 由于收缩期左心室血液反流进入左心房，使左心房扩张，肺毛细血管扩张，肺静脉淤血；在舒张期，左心室充盈量增多，前负荷增加，致左心室扩张。如果是由于瓣膜穿孔或乳头肌功能失调导致的急性二尖瓣关闭不全，由于左房压的急剧升高及左心室前负荷的明显增加，可很快发生肺水肿和左心衰竭。维持和增加前负荷对确保足够的前向血流有益，但也要因人而异，对最佳前负荷的估计，应以患者对液体负荷的临床反应为基础。已有肺水肿的患者，应严格限制液体入量，并积极利尿、扩血管。

3. 主动脉瓣狭窄 正常主动脉瓣口面积为 $3cm^2$，当瓣口面积 $< 1cm^2$ 时，左心室排血受阻，左心室压力增加，左心室肥厚，顺应性减低。当心功能不全出现后，心排血量减少，左心室舒张期末压增高，肺淤血。由于心排血量减低及左心室肥厚，心肌氧供需失衡，活动后可有心肌缺血、心绞痛及各种心律失常。此类患者麻醉应该力求

维持足够的前负荷、偏慢的心率、窦性节律、正常的心肌收缩力和全身血管阻力。与正常心室相比，肥厚的左心室需要更高的充盈压（LVEDP $20 \sim 30mmHg$）以维持正常的每搏量，血容量不足对此类患者非常有害。

4. 主动脉瓣关闭不全 舒张期由于主动脉瓣关闭不全，左心室同时接受左心房和主动脉反流的血液，使左心室充盈过度，引起左心室代偿性扩张。当心率加快时，舒张期缩短，可减少反流。由于舒张期反流使主动脉舒张压减低，可导致冠状动脉灌注不足，发生心绞痛。此类患者应该保证足够的前负荷、稍快的心率、良好的心肌收缩力和低水平全身血管阻力，以利于前向血流。

（三）缺血性心脏病

此类患者应该维持心肌氧供需平衡。心肌氧供需求由室壁张力、收缩力和心率决定。前负荷、后负荷和室壁厚度是评估室壁张力的内在因素。前负荷不足会使心率加快，前负荷过高又会使室壁张力增加，两者均会使心肌氧耗增加、氧供减少，影响心肌氧的供需平衡。有研究表明，在非体外循环冠状动脉旁路移植术麻醉诱导期行急性超容量液体填充，安全有效，使用 HES130/0.4 比乳酸平衡液能更好地维持麻醉诱导期间的血流动力学稳定，并能减少术中儿茶酚胺类及其他血管活性药物的用量。

同时维持血流动力学稳定，控制血压和心率波动于基础值 ±20% 范围之内。当外科医师翻动或压迫心脏时，为避免低血压，可在必要时补充液体增加前负荷。

八、目标导向血流动力学管理策略

目标导向液体治疗（GDFT）是指根据患者的性别、年龄、体重、疾病种类、术前全身状况、容量状态及并发症等采取的个体化补液方案。基于心排血量和（或）氧供优化的个体化目标导向血流动力学管理策略已被证实能促进患者术后的转归。多数 GDFT 以每搏量（SV）最大化为目标，采用功能性血流动力学监测技术将目标设置为每搏量输出变异度（SVV）$\leq 13\%$，也能满意地预测患者对液体负荷的反应。

肺动脉导管（Swan-Ganz 导管）虽然可以直

接测定，但是创伤大、难度风险大、造价高且易受干扰。脉搏指数连接心排血量测定法（PICCO），采用 PICCO 心肺容量监护仪，需留置颈内静脉或锁骨下静脉及股静脉导管，经深静脉推注冰盐水，由 PICCO 动脉导管测量动脉血管内温度的变化测得 SV。此方法也属有创，心律失常时由于动脉波形不规则可导致其测定值的不准确，操作相对复杂，造价也较高。经食管超声心动图测定降主动脉单位时间的血流量即心排血量，但只有全麻的患者才能应用，还需专业超声人员或经专业培训人员配合，仍有一定难度。有研究报道，经食管超声心动图与 Swan-Ganz 导管测定的 CO 有良好的相关性（$r=0.81$），而与 PICCO 测定的 CO 相关系数高达 0.92。另外，还有间接测定法如通过容量负荷使机械通气周期动脉脉压变化最小化，也可达到 SV 的最大化；或经外周动脉心排血量/血氧定量监护仪监测 SVV，SVV 是由于机械通气使胸膜腔内压发生变化导致 SV 出现波动而产生，目前被认为是预测容量的一个敏感指标，可用来预测容量状态和对液体治疗的反应，灵敏于 CVP 和 PAWP，而且只需麻醉医师建立一个动脉通路即可完成，具有可实现围术期全程监测，但动脉压力波形变化较大时，心排血量数据的可靠性受到质疑同时费用较昂贵。目前临床研究中液体治疗以食管超声测定 SV 最为广泛。

临床研究发现，体外循环下行 CABG 患者实施 GPFT 时气管导管留置时间、ICU 停留时间和术后总住院时间显著缩短，早期预后优于传统容量管理策略。GPFT 指导下进行液体治疗，一方面避免了传统容量管理策略可能带来的容量过载；另一方面多巴胺和肾上腺素等缩血管药物用量和使用率显著减少，组织器官的微循环显著改善。系统性炎性反应减轻，降低了炎性反应对组织器官结构和功能的损伤作用，患者肺功能显著改善。目标导向容量治疗可减轻体外循环下冠状动脉旁路移植术患者围术期的全身炎性反应，加速患者的早期康复。

（黄贞玲　王珊娟）

参 考 文 献

陈燃，刘学胜，鲁显福，等，2012. 全麻诱导期急性超容量液体填充对

非体外循环冠状动脉旁路移植术患者血液动力学的影响. 国际麻醉学与复苏杂志，33（10）：664-667

Apostolakis E, Filos KS, Koletsis E, et al, 2010. Lung dysfunction following cardiopulmonary bypass. J Card Surg, 25（1）: 47-55

Aya HD, Cecconi M, Hamilton M, et al, 2013. Goal-directed therapy in cardiac surgery: a systematic review and meta-analysis. Br J Anaesth, 110（4）: 510-517

Choi YS, Shim JK, Hong SW, et al, 2010. Comparing the effects of 5% albumin and 6% hydroxyethl starch 130/0.4 on coagulation and inflammatory response when used a spriming solutions for cardiopulmonary bypass. Minerva Anestesiol, 76（8）: 584

Clifford L, Jia Q, Subramanian A, et al, 2017. Risk factors and clinical outcomes associated with perioperative transfusion-associated circulatory overload. Anesthesiology, 126（3）: 409-418

Ghijselings I, Himpe D, Rex S, 2017. Safety of gelatin solutions for the priming of cardiopulmonary bypass in cardiac surgery: a systematic review and meta-analysis. Perfusion, 32（5）: 350-362

Goepfert MSG, Reuter DA, Akyol D, et al, 2007. Goal-directed fluid management Reduces vasopressor and catecholamine use in cardiac surgery patients. Intensive Care Med, 33（1）: 96-103

Hosseinzadeh Maleki M, Derakhshan P, Rahmanian Sharifabad A, 2016. Comparing the effects of 5% albumin and 6% hydroxyethyl starch 130/0.4（Voluven）on renal function as priming solutions for cardiopulmonary bypass: a randomized double blind clinical trial. Nesth Pain Med, 6（1）: 30326

Jacob M, Fellahi JL, Chappell D, et al, 2014. The impact of hydroxyethyl starches in cardiac surgery: a meta-analysis. Crit Care, 18（6）: 656

Mårtensson J, Bellomo R, 2016. Does fluid management affect the occurrence of acute kidney injury? Opin Anesthesiol, 30（1）: 84-91

Moerman A, Van Eeckhout C, Vanderstraeten K, et al, 2016. The effect of hydroxyethyl starch 6% 130/0.4 compared with gelatin on microvascular reactivity. Anaesthesia, 71（7）: 798-805

Öztürk T, Onur E, Cerrahoğlu M, et al, 2015. Immune and inflammatory role of hydroxyethyl starch 130/0.4 and fluid gelatin in patients undergoing coronary surgery. Cytokine, 74（1）: 69-75

Protsyk V, Rasmussen BS, Guarracino F, et al, 2017. Fluid management in cardiac surgery: results of a survey in European Cardiac Anesthesia Departments. J Cardiothorac Vasc Anesth, 31（5）: 1624-1629

Schramko A, Suojaranta-Ylinen R, Kuitunen A, et al, 2010. Hydroxyethyl starch and gelation solutions impair blood coagulation after cardiac surgery: a prospective randomized trial. Br J Anaesth, 104（6）: 691-697

Shi XY, Zou Z, He XY, et al, 2011. Hydroxyethyl starch for cardiovascular sugery: a systematic review of randomized controlled trials. Eur J Clin Pharmacol, 67（8）: 767-782

Skhirtladze K, Base EM, Lassnigg A, et al, 2014. Comparison of the effects of albumin 5%, hydroxyethyl starch 130/0.4 6%, and Ringer's lactate on blood loss and coagulation after cardiac surgery. Br J Anaesth, 112（2）: 255-264

Vives M, Callejas R, Duque P, et al, 2016. Modern hydroxyethyl starch and acute kidney injury after cardiac surgery: a prospective multicentre cohort. Br J Anaesth, 117（4）: 458-463

第三十四章

围术期心律失常

心脏病患者在麻醉和手术期间及术后早期由于疾病、麻醉和手术等各种原因都可诱发或引起心律失常。据统计，麻醉和围术期心脏和非心脏手术心律失常的发生率为15%～85%，心胸、大血管等手术更高，而造成不良后果者占20%，威胁生命者占1%左右。因此，麻醉和围术期应密切监测和迅速识别心电图的变化，可及时发现心律失常，同时寻找引起心律失常的原因，了解其严重性，对严重影响血流动力学的心律失常，应采取积极有效的治疗措施，合理应用抗心律失常药，降低心脏病患者心脏手术围术期心律失常的发生率和死亡率。

第一节　心律失常的病理生理

心律失常（cardiac arrhythmia）指心律起源的部位、心搏频率与节律及冲动传导等任一项异常。正常心律起源于窦房结，成人频率为60～100次/分。窦房结冲动经正常房室传导系统顺序激动心房和心室，传导时间恒定（成人0.12～1.21s）；冲动经束支及其分支和浦肯野纤维到达心室肌的传导时间也恒定（小于0.10s）。

一、心律失常有关的心脏解剖和生理

（一）心脏起搏传导系统

小部分特殊分化的心肌纤维组成心脏的起搏传导系统，心脏的起搏传导系统包括窦房结、结间束、房室结、房室束（希氏束）、左右束支及其分支、浦肯野纤维网。窦房结位于右心房上腔静脉入口处，是控制心脏正常活动的起搏点。房室结位于房间隔底部、卵圆窝下方、三尖瓣内瓣叶与冠状窦开口之间，向前延续成房室束。房室

束又称希氏束，近端为主干或穿入部分，穿过中心纤维体，沿室间隔膜向前直至隔的肌顶部分（分支部分）。先分出左束支后分支，再分出左束支前分支，本身延续成右束支，构成三支系统。穿入部分经过中心纤维体时，位于二尖瓣与三尖瓣环之间，分支部分则至室间隔膜部、肌肉部和主动脉瓣邻近。左束支后分支粗短、较早呈扇形分支；左束支前分支和右束支细长，分支晚，两侧束支于心内膜下走向心尖分支再分支，细支相互吻合成网，称为浦肯野纤维网，深入心室肌。

窦房结与房室结间有边界不清的前、中、后三条结间束连接。结间束终末连接房室结的部分，与房室结、房室束主干合称房室交接处（也称房室交界或房室连接处）。心房肌与心室肌之间有纤维环，心房兴奋不能经心肌传至心室，房室结与房室束为正常房室间传导的唯一通路。

心脏传导系统的血供：窦房结、房室结和房室束主干大多由右冠状动脉供血，房室束分支部分、左束支前分支和右束支血供来自左冠状动脉前降支，而左束支后分支则由左冠状动脉回旋支和右冠状动脉供血。窦房结和房室结有丰富的副交感神经分布。前者来自右侧迷走神经，后者来自左侧迷走神经（图34-1）。

（二）心肌的电生理特性

心肌细胞有自律性、兴奋性、传导性和收缩性，前三者和心律失常关系密切。

1. 自律性　部分心肌细胞能有规律地反复自动除极（由极化状态转为去极化状态），导致整个心脏的电-机械活动，称为自律性，具有这种性能的心肌细胞称为自律细胞。窦房结、结间束、房室交接处、束支和浦肯野纤维网均有自律性；腔静脉和肺静脉的入口、冠状窦邻近的心肌及房间隔和二尖

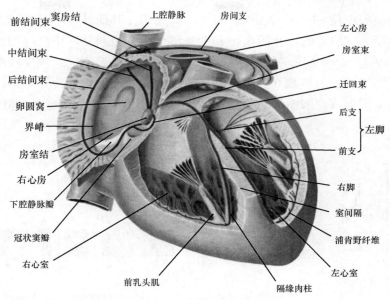

图 34-1　心脏的起搏传导系统

瓣环也具有自律性，而心房肌、房室结的房 - 结区和结区及心室肌则无自律性。自律性的产生原理复杂，现观点认为是由于自律细胞舒张期细胞膜有钠离子和（或）钙离子内流、钾离子外流，钠和（或）钙离子内流超过钾离子外流时，膜内负电位渐减，达到阈电位，产生自动去极，而形成动作电位。

心肌细胞的自律性受下列因素影响：①最大舒张期膜电位；②阈电位；③自动去极的坡度。当最大舒张期膜电位减小、自动去极坡度变陡、阈电位接近静止膜电位时，自律性增高；反之，自律性低下。三者中以自动去极坡度影响最大。正常心脏以窦房结的自律性最高，其他具有自律性的心肌舒张期自动去极未达到阈电位前，已被窦房结下传的冲动所激动，分别被称为最高起搏点和潜在起搏点。

2. 兴奋性（即应激性）　心肌细胞受内部或外来适当强度刺激时，能进行去极和复极，产生动作电位，这种性能称为兴奋性或应激性。不足以引起动作电位的刺激称为阈下刺激，能引起动作电位的最低强度的刺激称为阈刺激。心肌细胞的兴奋性高低以阈刺激强度衡量，刺激必须强于阈值才能引起动作电位的提示心肌细胞兴奋性降低，弱于阈值的刺激即能引起动作电位的提示心肌细胞兴奋性增高。

动作电位及其产生原理（图 34-2）：心肌细胞静止时细胞膜内呈负电位，相对稳定。这是由

于细胞内钾离子浓度高于细胞外 20 ～ 30 倍，钾离子外流，带出正电荷，而同时不易通过细胞膜的分子较大的阴离子则留在细胞内，阻止带正电荷的钾离子外移。阈值刺激促使心肌细胞兴奋，产生动作电位。首先细胞膜上的快钠通道开放，由于细胞外钠离子浓度高于细胞内 10 ～ 20 倍，膜内电位又负于膜外，钠离子快速大量涌入细胞内，使膜内负电位迅速转为 +30 ～ +40mV，形成动作电位的位相 0（去极）；随后，钠通道部分关闭，钠离子快速内流中止，钾离子外流，膜电位开始下降（位相 1，起始快速复极）；继而钙离子和钠离子缓慢内流及钾离子缓慢外流，膜电位改变小（位相 2，缓慢复极）；然后钾离子外流加速，膜电位快速下降至静止膜电位水平（位相 3，终末快速复极），而舒张期静止膜电位即称为位相 4。自律细胞位相 4 钠离子内流（浦肯野细胞）和（或）钾离子外流衰减（窦房结细胞），使膜电位渐减，达到阈电位时即形成自动去极。非自律细胞的位相 4 膜电位恒定。自位相 0 起始至位相 3 结束所需时限称为动作电位时限。近年来，随着心肌细胞电生理研究的深入，电压钳和斑片钳技术的应用，对心肌细胞膜的离子通道及其离子流情况又提出了一些新概念。

窦房结和房室结的动作电位曲线与其他部位不同，具有以下特点：位相 0 去极缓慢、振幅低，无位相 1 和位相 2，位相 4 去极坡度陡，静止膜电

位和阈电位均低（静止膜电位 -40 ～ -70mV，阈电位 -30 ～ -40mV，而心室肌等的静止膜电位和阈电位则分别为 -90mV 与 -60mV），动作电位时限短。近年来，已证实这两处的位相 0 去极是钙离子和钠离子缓慢内流所形成，因而被称为慢反

应细胞。其他部位心肌细胞去极由钠离子快速内流形成，因而又称快反应细胞。两种细胞的电生理特性有显著不同：慢反应细胞自律性较高、传导性能差，易发生传导障碍；而快反应细胞则传导性能可靠。心肌细胞的兴奋性受下列因素影响。

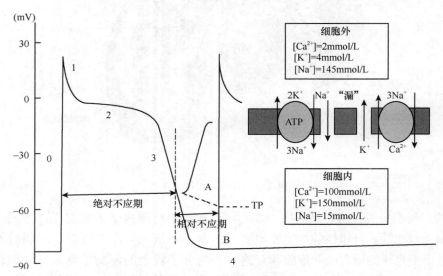

图 34-2　心肌动作电位

（1）膜电位：低于 -55mV 时，任何强度的刺激均不能使心肌细胞兴奋（或应激），膜电位 -55 ～ -80mV 时，强于阈值的刺激才能引起细胞部分或完全去极，其中 -55 ～ -60mV 时，细胞部分去极产生的兴奋不能传布至邻近细胞，而 -60 ～ -80mV 时，细胞去极产生的兴奋虽可传布，但与正常相比，位相 0 去极慢、振幅低，且动作电位时限短，因而应激性低，传导速度慢。心肌细胞去极后，其兴奋性随复极程度而改变，膜电位恢复至 -55mV 前为绝对不应期，膜电位恢复至 -60mV 前为有效不应期，-55 ～ -80mV 为相对不应期。相对不应期开始前有一个短暂的易惹期（或称易损期），在此期间外来刺激易形成折返和异位心律（图 34-3）。

慢反应细胞的不应期可延续至复极完毕之后。动作电位时限延长时，不应期相应地延长。心率缓慢、低钾和奎尼丁类药物作用使动作电位时限延长，也使不应期相应延长。

（2）膜反应性：不同膜电位时心肌细胞的去极反应，称为膜反应性，可用膜反应曲线表示。在同一膜电位，心肌细胞位相 0 去极速度快且振幅高的，膜反应性强，兴奋性高，其膜反应曲线

左移；反之，则膜反应性弱，兴奋性低，膜反应曲线右移。

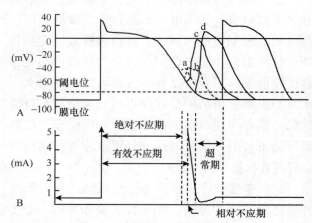

图 34-3　心肌细胞的动作电位与不应期
a、b. 不能传播的局部反应；c. 第一个能传播的反应；d. 第一个正常反应

（3）静止膜电位与阈电位间差距：心肌细胞静止膜电位接近阈电位时，兴奋性高；反之，则兴奋性低。

3. 传导性　心肌细胞有将冲动传布到邻近细胞的性能，称为传导性。影响传导的因素：①被传冲动的有效程度（动作电位位相 0 去极化的速度与振幅）；②接受冲动的心肌细胞的应激性；

③心肌纤维的物理性能，如对冲动传布的阻力，后者受纤维直径、纤维走向与结构的一致性及细胞间闰盘大小与分布等因素影响。若冲动本身的有效程度高，接受冲动的心肌细胞应激性也高，或心肌纤维直径大且走向和结构一致，闰盘阻力小，则传导速度快；反之，传导缓慢。房室结细胞位相0去极速度慢、振幅低，结内心肌纤维走向与结构不一致，因而冲动传导缓慢。

二、心律失常的发生机制

（一）自律性增高、异常自律性与触发活动致冲动形成的异常

具有自律性的心肌细胞由于自主神经系统兴奋改变或其内在的病变使其自律性增高，导致不适当的冲动发放（图34-4）。此外，原来无自律性的心肌细胞如心房、心室肌细胞由于心肌缺血、药物、电解质紊乱、儿茶酚胺增多等均可导致异常自律性的形成。触发活动（triggered activity）是由一次正常的动作电位所触发的后去极并触发一次新的动作电位而产生持续性快速性心律失常（图34-5）。

（二）折返激动、传导障碍致冲动传导异常

当激动从某处一条径路传出后，又从另外一条径路返回原处，使该处再次发生激动的现象称

为折返激动（图34-6），是所有快速心律失常最常见的发生机制。冲动在折返环节内反复循环，产生持续而快速的心律失常（图34-7）。冲动传导至某处心肌，如适逢生理性不应期，也可形成生理性阻滞或干扰现象。传导障碍并非由于生理性不应期所致者称为病理性传导阻滞。

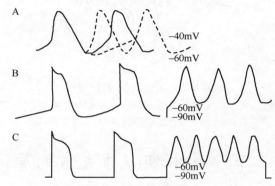

图34-4　冲动发生异常

A.正常自律性：窦房结第4相去极、加速或减慢；B左.浦肯野纤维4相去极；B右.异常自律性：浦肯野纤维膜电位下降至−60mV，自律性增强；C左.正常心房或心室肌无自律性；C右.当膜电位下降至−60mV，出现异常自律性

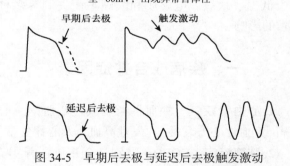

图34-5　早期后去极与延迟后去极触发激动

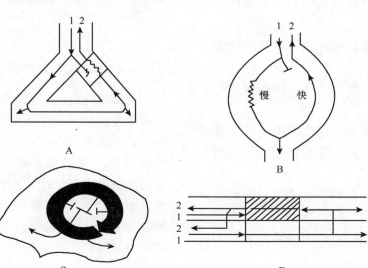

图34-6　单向阻滞与折返

A.浦肯野纤维分支与心室肌间折返；B.房室结内纵行电生理性能分离所致折返；C.心室肌内电生理性能分离形成局部折返；
D.心肌束内邻近纤维电生理性能分离所致折返

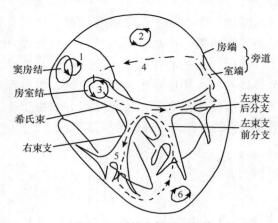

图 34-7 可能为折返环部位

1.右房内，窦房结 - 心房交界；2.左房内；3.房室结内；4.经旁道房室折返；5.经希氏浦肯野系统束支折返；6.心室肌内

第二节 围术期心律失常的原因

心脏手术围术期心律失常，不仅与患者术前原有心血管疾病有关，而且受麻醉方法、麻醉药物、手术的操作、体外循环、自主神经功能失调及麻醉中低温、缺氧、电解质和酸碱平衡失调等多种因素的影响。

一、疾病或合并症因素

1.心血管疾病 缺血性及瓣膜性心脏病、心肌病、充血性心力衰竭、原发性高血压及心律失常。

2.肺部疾病 COPD，特别是合并肺心病，哮喘和呼吸道梗阻，因呼吸衰竭引起的缺氧或高碳酸血症。

3.内分泌疾病 嗜铬细胞瘤、甲状腺功能亢进等。

4.神经系统疾病 颅内高压、脑血管意外、脊髓损伤等。

5.术前药物治疗 亦易诱发术中心律失常的发生，如术前洋地黄治疗，洋地黄中毒可引起各种心律失常。

6.应用拟交感神经药物 可增加儿茶酚胺释放，交感神经活性增强。

7.术前应用利尿药 可引起电解质紊乱，也可诱发心律失常发生。

二、全身麻醉药与心肌应激性

大多数麻醉药对心肌有直接抑制作用，并可通过自主神经系统间接影响心脏。另外，如麻醉药物过量、缺氧、酸中毒等，以及药物之间共同作用，都可能在麻醉中诱发心律失常。吸入麻醉药大多通过自主神经或对心脏的直接作用而诱发心律失常。

（一）恩氟烷和异氟烷

恩氟烷诱发心律失常时其肾上腺素的浓度较氟烷高 5 倍，异氟烷比恩氟烷略小，麻醉中二者对心律的影响较小，合用肾上腺素时也较少发生室性心律失常，二者也可使 Q-T 间期延长（图 34-8）。如果辅以良好的肌松药，心脏病患者都能耐受手术。

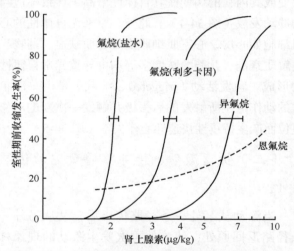

图 34-8 恩氟烷、异氟烷、氟烷与肾上腺素相互作用比较

（二）七氟烷和地氟烷

地氟烷麻醉时，患者的血流动力学稳定，随吸入浓度的增大，尽管血压呈剂量依赖性下降，但无心律失常的发生；七氟烷术中的心律失常发生率为 5%，显著低于氟烷（61%）；动物实验中发现，诱发七氟烷产生室性心律失常的肾上腺素剂量 19.0g/kg，与异氟烷相同（19.0g/kg），但是氟烷的 11 倍（1.66g/kg）。所以，一般认为地氟烷和七氟烷都比较安全，不易诱发心律失常。

（三）静脉麻醉药

丙泊酚对心率和心律无明显影响。硫喷妥钠可使血压下降而引起反射性心动过速；氯胺酮刺激交感神经，使交感神经兴奋和副交感神经抑制而致心动过速；羟基丁酸钠可使副交感神经活动亢进，导致心率减慢；依托咪酯和丙泊酚对心率和心律的影响较小。氟哌利多可引起 Q-T 间期延长，但小剂量时无明显影响。麻醉期间，麻醉药使心肌敏感性增高，β 受体阻滞药可消除或预防心律失常的发生。

三、局部麻醉药的心脏毒性

局部麻醉药（局麻药）对心肌的自律性和传导性均有抑制，其程度与血中局麻药浓度成正比，可降低心肌的应激性，所以局麻药有异位及快速型抗心律失常作用。然而局麻药过量可致心血管抑制，发生心动过缓、房室传导阻滞，其作用机制是由于抑制了神经传导和兴奋；罗哌卡因和左旋布比卡因的心肌毒性最弱，布比卡因和依替卡因的心脏毒性较强，对钠通道特别有亲和力，与剂量有关，在没有缺氧、低血压和酸中毒等因素存在时，可在亚惊厥剂量或惊厥剂量同时致心血管虚脱；意外注入血管内更可引起严重的心脏毒性反应，表现 P-R 和 Q-T 间期延长，QRS 波增宽，房室传导阻滞，结性心律失常，严重的室性心律失常，甚至心搏骤停。

四、肌肉松弛药

琥珀胆碱可刺激自主神经胆碱受体，在自主神经节上的烟碱受体，以及窦房结、房室结和房室交界处组织内的毒蕈碱受体，若重复注射琥珀胆碱，易引起心动过缓，唯在高钾情况下易发生心律失常；长期应用洋地黄治疗，缺氧和二氧化碳潴留，喉镜刺激时，琥珀胆碱易致室性心律失常；烧伤、大面积肌肉损伤、某些神经肌肉疾病及颅脑闭合伤和肾功能不全患者静脉注射琥珀胆碱后，细胞内钾释放过多，可发生威胁生命的心律失常，甚至心搏骤停。此外，非去极化肌松药中的泮库溴铵可抑制窦房结的迷走神经，交感神经活动增强，因而心率增快；大剂量阿曲库铵也可使心率增快。

五、电解质紊乱与心律失常

低钾可诱发房性或室性期前收缩及房室传导异常。特别在洋地黄中毒时，低钾也可增强迷走神经兴奋作用。文献报道，未用洋地黄的患者血钾低于 3.1mmol/L，室性期前收缩发生率为 22%，传导异常为 12%。另一报道室性期前收缩发生率为 24%。高血压患者血钾低于 3.6mmol/L 时，心律失常发生率为 30%；而血钾 3.0～3.5mmol/L 时，高血压和心肌缺血患者心肌电活动不稳定；严重低血钾（$[K^+]$ < 2mmol/L），心律失常发生率更高。在尿毒症、严重酸中毒等情况下可出现高钾血症，高血钾可引起窦房传导阻滞或窦性停顿、房室传导阻滞，甚至心室颤动及心脏停搏。

镁在细胞内含量仅次于钾，在术前低钾患者中，有低镁者可达 38%～42%，临床上低血镁可引起各种心律失常，其中以室性心律失常最常见。低血钙可导致 Q-T 间期延长和 S-T 段抬高，通常不易发生心律失常。

六、缺氧和二氧化碳潴留

缺氧时通过颈动脉体化学感受器，使脑干血管收缩中枢兴奋，交感神经传出纤维的活性增强，内源性儿茶酚胺分泌增多，发生心动过速，严重缺氧时心动过缓，并可发展为室性心律失常和心室颤动；二氧化碳除可直接作用于血管运动中枢外，同时自主神经系统平衡失调，心肌的应激性增加，易致心律失常。

七、体 温 降 低

体温低于 34℃，室性心律失常发生率增加，低于 30℃，心室颤动阈值降低。低温麻醉中，体温逐渐下降，心率可逐渐变慢，P-R 间期、S-T 间期、Q-T 间期均可逐渐延长，QRS 波增宽。降温过程中，心电图变化的一般规律如下所述。

（一）低温抑制自律性

由常温降至 29℃时心率呈线性下降，在 29℃以下则变化较小，29～23℃的深低温范围内逐渐减慢。

（二）低温抑制传导性

随体温下降，P-R 间期及 Q-T 间期的延长，较心房内或心室内传导时间的延长（P 波及 QRS 波的增宽）明显。

（三）低温影响心脏复极

T 波改变的一般规律为随体温下降由直立转为低平、平坦及倒置。但 S-T 段无明显改变。

（四）低温增加异位兴奋性和降低心室颤动阈值

降温过程中心律的改变，最常见的为期前收缩（69.3%），其中尤以室性为最多见。频发室性期前收缩可以作为心室颤动的预兆。心房颤动的发生率也较高（53.9%），多发生在 32 ～ 22℃ 时。心室颤动的发生率为 15.4%，可发生在 26 ～ 23.5℃（心率 40 ～ 50 次 / 分）时，且多发生在开胸手术时。在 29℃ 以上的低温状态下很少出现心室颤动。

八、麻醉和手术操作刺激

（一）麻醉因素

由于麻醉和监测操作，如气管插管、气管拔管和气管内吸引、中心静脉穿刺或插入肺动脉导管等均可引起心律失常，常见心动过速和室性期前收缩。

（二）手术操作

手术过程中，特别是心脏手术，手术器械接触心肌，如心脏扩大患者锯胸骨时碰到心脏，以及手术者压迫心脏或托起心脏时，可引起室性期前收缩等多种心律失常。严重时同时发生低血压，甚至心搏骤停。心内手术，如损伤心脏传导系统（如瓣膜手术经房间隔切口，以及房间隔缺损或室间隔缺损修补术），常可引起各种传导阻滞，另外也可能发生心房或心室颤动。

九、体外循环与心脏复跳

体外循环和低温心脏停搏导致机体内环境明显改变，包括容量改变、心肌缺血、电解质紊乱（如心肌保养液含高浓度钾或血液大量稀释导致低钾）和酸碱失衡、空气栓塞等，可发生心脏复跳困难，传导阻滞、心动过缓，甚至顽固性心室颤动，由于反复多次或高电能除颤，增加复跳后及术后心律失常的发生。

十、再灌注心律失常

再灌注心律失常指冠状动脉再通后出现的心律失常，常由于冠状动脉溶栓和冠状动脉搭桥术及心脏手术中心肌保护不佳等原因，导致心肌再灌注损害。再灌注心律失常，一般多出现在再灌注后即刻至 12h，多表现为快速性自主心律及舒张期室性期前收缩，多呈良性经过，无明显症状时无需特殊治疗，室性心动过速及心室颤动的发生率为 10% 左右，可引起猝死。

第三节　围术期心律失常的诊断和治疗

心律失常可分为快速型和缓慢型，快速型心律失常又可分为：① QRS 综合波狭小型，如窦性和房性心动过速、心房颤动、心房扑动、多源性房性心动过速、结性心动过速伴有期前收缩或折返性房性心动过速。② QRS 综合波增宽型（间期 > 120ms），如可威胁生命安全的心律失常，包括单源性及多源性室性心动过速。本节重点讨论严重并伴血流动力学影响的心律失常的治疗。

一、窦性心律失常

窦性心律的正常心率为 60 ～ 100 次 / 分，心电图显示 P 波在 Ⅰ、Ⅱ、aVF 导联直立，而在 aVR 导联倒置。P-R 间期为 0.12 ～ 0.20s。

（一）窦性心动过速

窦性心动过速是指窦性频率大于 100 次 / 分，而 P-QRS-T 波完全正常。窦性心动过速多见于麻醉深度不够、疼痛或手术刺激、精神紧张、发热、败血症、贫血、心力衰竭、甲状腺功能亢进、药物所致（阿托品、乙烷、氯胺酮、儿茶酚胺等）、缺氧、低血容量、电解质紊乱等。

心率不超过 130 次 / 分，血压尚在正常范围，可暂不处理，查明可能原因，如经相应处理仍不好转，可使用 β 受体阻滞药（哮喘患者避免使用，甲状腺功能亢进心脏病患者需要较大剂量），如艾司洛尔 0.5mg/kg 静脉注射，50～200μg/（kg·min）静脉滴注，或用普罗帕酮 35～70mg 缓慢静脉注射，也可用维拉帕米 2mg 稀释后缓慢静脉注射，20～40μg/（kg·min）静脉滴注等，但应注意上述药物注射速度过快或剂量太大均可引起心动过缓及低血压。伴有心功能不全者，则静脉注射洋地黄治疗。

（二）窦性心动过缓

窦性心动过缓是指窦性频率小于 60 次 / 分，见于剧烈疼痛、胃肠道反射等引起的迷走神经张力增高，窦房结区组织损伤、缺血、电解质紊乱、酸碱失衡、心肌梗死、低温，以及药物所致（麻醉药、镇静药、洋地黄类、钙通道阻滞药和 β 受体阻滞药、抗胆碱酯酶药物等）。

窦性心动过缓持续时间长，可引起血流动力学变化，可应用阿托品 0.5～1.0mg 静脉注射，效果不明显则可重复追加一次，必要时可用异丙肾上腺素 2～8μg/min 静脉滴注（如使用 β 受体阻滞药者，则阿托品效果差）；如反应欠佳者，可考虑应用心脏起搏器。对于健康的年轻人，心动过缓无须纠正，除非心率＜ 45～50 次 / 分，和（或）有血流动力学改变。

（三）窦性停搏

窦性停搏是指窦性心律时出现长间歇的 P-P 间期与基础窦性 P-P 间期无倍数关系（图 34-9）。窦性停搏常见于颈动脉窦过敏、急性心肌梗死、心肌炎及药物中毒等，短暂出现无临床意义，如心室停搏时间过长，可引起晕厥，甚至阿 - 斯综合征。窦性停搏处理同窦性心动过缓，必要时可用较大剂量阿托品。

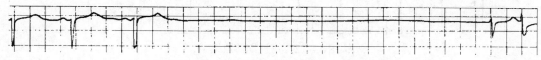

图 34-9　窦性停搏

（四）窦房传导阻滞

窦房传导阻滞是指窦性激动传出受阻或被延迟。心电图特点：一度窦房传导阻滞患者体表心电图无法记录。二度Ⅰ型窦房传导阻滞患者表现为 P-P 间期逐一缩短，直至突然出现一个长 P-P 间期（文氏现象）。二度Ⅱ型窦房传导阻滞患者表现为突然出现一个 P-P 长间期，长间期是基本心率间期的倍数。三度窦房传导阻滞患者心电图上不能与窦性静止相区分（图 34-10、图 34-11）。

窦房传导阻滞发病原因及处理同窦性心动过缓。

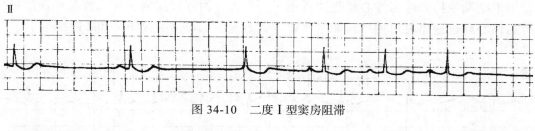

图 34-10　二度Ⅰ型窦房阻滞

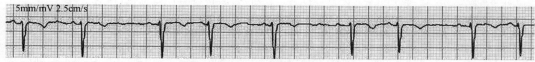

图 34-11　二度Ⅱ型窦房阻滞

（五）病态窦房结综合征

病态窦房结综合征是由于窦房结或其周围组织的器质性病变导致了窦房结的冲动形成障碍或窦房冲动传导障碍，出现持久和显著的窦性心动过缓、窦性停搏、窦房传导阻滞，还可出现心动过缓 - 心动过速综合征。病态窦房结综合征在非围术期病例常见于冠心病、心肌病或窦房结区退行性病变，以及甲状腺功能减退及药物中毒等。

病态窦房结综合征治疗原则：病情较重者需安装永久心脏起搏器，并应用双心腔型起搏器，目前可接受的人工心脏起搏器治疗的指征是窦性频率＜ 30 次 / 分或窦性停顿＞ 3s；患者若并发心动过速，还需加用抗快速心律失常药物，但可能加重窦房结功能不全。

二、房性心律失常

（一）房性期前收缩

房性期前收缩是指窦房结以外的心房起搏点提前自发性去极引起的心律失常。心电图显示：①提前出现的 P 波，与窦性 P 波不同；② P-R 间期大于 0.12s；③一般房性 P 波后可有一个正常的 QRS 波（图 34-12）。房性期前收缩多见于心肌炎、心肌缺血及手术在心房中操作时，亦可见于麻醉手术前精神情绪紧张患者。

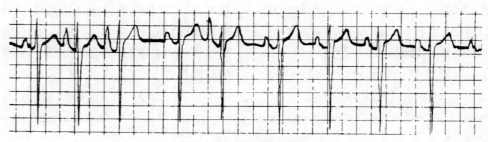

图 34-12　房性期前收缩

一般房性期前收缩无须治疗，有症状的患者首先去除诱因。房性期前收缩有可能触发持续性心动过速，药物治疗首选 β 受体阻滞剂。Ia 类、Ic 类和Ⅲ类药物用于控制频发的房性期前收缩。

（二）房性心动过速

1. 房内折返性心动过速　常发生于器质性心脏病患者，围术期发生持久性房性心动过速者很少。房内折返性心动过速患者可用维拉帕米、普罗帕酮终止其发作，如药物治疗无效，可电击复律（图 34-13）。

2. 自律性房性心动过速　常见于洋地黄中毒或严重心脏病患者，是由异位自律性增高所致（图 34-14）。

3. 紊乱多源性房性心动过速（图 34-15）多见于慢性阻塞性肺疾病和充血性心力衰竭的老年人，治疗原发病，补充钾盐和镁盐可抑制心动过速，也可用维拉帕米和胺碘酮等治疗。

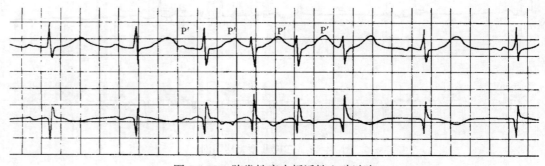

图 34-13　阵发性房内折返性心动过速

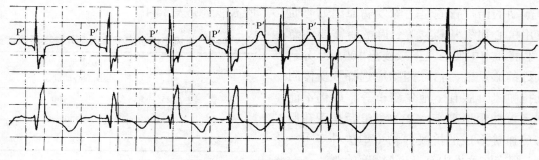

图 34-14　自律性房性心动过速

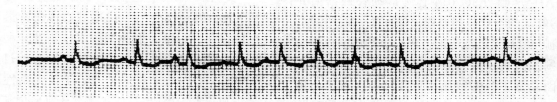

图 34-15　紊乱性房性心动过速

（三）心房扑动

心房扑动是指心率为 250 ～ 350 次 / 分，快速而规则，常呈连续的锯齿状波形，QRS 波形及时限多正常，但室律不齐（图 34-16）。其常见于风湿性心脏病、冠心病、肺源性心脏病和心肌病患者，偶见于无心脏病者。治疗可立即用洋地黄 0.4mg 于葡萄糖溶液稀释后静脉注射，必要时重复使用。维拉帕米 20 ～ 40μg/（kg·min）静脉滴注，艾司洛尔 0.5mg/kg 静脉注射，50 ～ 200μg/（kg·min）静脉滴注，药物治疗无效时可使用直流电复律和心房超速起搏。

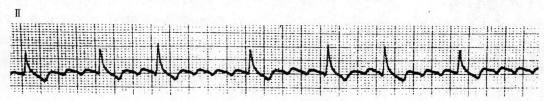

图 34-16　心房扑动

（四）心房颤动

心房颤动是指心房肌纤维出现 350 ～ 600 次 / 分的不协调、不规则乱颤。心电图特点：窦性 P 波消失，取而代之是不规则的、混乱的心房电活动所形成的心房颤动波（f 波），f 波不断地改变其形状、时间、振幅和方向（图 34-17）。心房颤动是手术患者最常见的心律失常类型，尤其多见于老年患者，并常合并心力衰竭。风湿性心脏病、心肌病、二尖瓣病变、冠心病伴心力衰竭、预激综合征及心脏手术等是主因。心房颤动的非心源性因素有甲状腺功能亢进、酒精中毒、COPD、阻塞型睡眠呼吸暂停综合征及肺栓塞。围术期高血压、低血容量、中心静脉导管刺激、心脏附近手术如食管及肺手术等都是心房颤动的诱发因素。心房颤动易形成附壁血栓，可并发脑卒中。

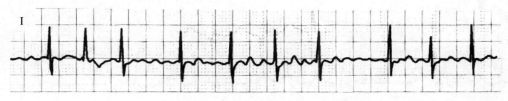

图 34-17　心房颤动

心房颤动的治疗首先是去除发病原因如心肌缺血，应用抗心律失常药物等。麻醉时需要注意两点：①术前和术中使心室率减慢至 100 次 / 分，以保持较好的心功能，治疗药物应选择 β 受体阻滞药、维拉帕米、腺苷、地尔硫䓬等。如仍不能有效控制者可加用地高辛。②注意患者是否在服用预防心房血栓形成的抗凝药物（华法林等），如未服用，则应注意术中有发生栓塞的危险。

据 AHA/ACC/ESC2014 心房颤动管理指南介绍，心房颤动的治疗包括血栓栓塞预防、节律控制、心率控制和复律，以及特定患者心房颤动治疗等。血栓栓塞预防对于大多数心房颤动患者来说最为重要，因其是主要的致死、致残原因。对于心房颤动患者应该首选节律控制还是心室率控制目前仍无定论，而心室率的控制治疗可以在一定程度上改善心功能，预防心动过速性心肌病。具体治疗推荐在指南中分别进行了详细介绍。

在 ICU 中新发生的快心室率的心房颤动，可伴有明显的血流动力学功能紊乱，其首要治疗目的是恢复和维持窦性心律。心房颤动 48h 以内可用直流电复律，心房颤动 48h 以上则必须先抗凝治疗至少 3 周或药物复律。

药物复律常用胺碘酮、普罗帕酮或索他洛尔；胺碘酮对术后预防心房颤动的效果较好。对于基本病因无法纠正、已有心房颤动的患者，治疗的目标是适当控制心室率和减少体循环栓塞的危险性。药物治疗可选用洋地黄，主要是增加迷走神经张力和抑制交感神经张力；另外可选用钙通道阻滞药，能直接作用于心脏，对运动诱发心室率加快的控制作用优于洋地黄；还可选用 β 受体阻滞药，但在心房颤动伴心功能失常的患者中，β 受体阻断药较钙通道阻滞药更易引起心力衰竭。

同步复律除了用于治疗心房颤动以外，还能治疗心房扑动、阵发性室上性心动过速、预激综合征伴心动过速及病情危急、心电图无法识别的快速型心律失常。直流电同步电复律时胸外除颤所需能量见表 34-1。

表 34-1　直流电同步电复律时胸外除颤所需能量（J）

次数	心房扑动	心房颤动合并室上性心动过速	室性心动过速
第一次	25 ～ 50	75 ～ 100	50
第二次	100	200	100
第三次	200	360	200

此外，射频消融治疗心房颤动也能得到显著疗效。射频消融治疗快速型心律失常最早报道于 1987 年，目前，射频消融术根治快速型心律失常（房室结折返性心动过速、房性心动过速、心房颤动、室性心动过速）的效果及安全性已被公认，并广泛应用于临床。射频属于高频电流，其频率为 100kHz ～ 1.5MHz。用于消融治疗的一般为 350 ～ 750kHz。经导管射频消融主要机制是通过内源性热效应而起作用。射频消融适用于药物反应效果差，发作时临床情况不稳定者，以及不能坚持服药的患者。阵发性室上性心动过速不论其机制，都是可考虑治疗的对象。年龄过高、心功能不全患者则降低了治疗过程的安全性。射频消融治疗用于儿童还需考虑心律失常的自然病程及导管操作和放射线对儿童可能造成的损害。年龄过小者（年龄＜4 岁）应尽量避免射频消融治疗。射频消融治疗中，患者会有不适感觉，且 2 ～ 3h 平卧不动，有时需要予以镇静，可用小剂量的咪达唑仑和芬太尼。

三、房室交界性心律失常

（一）房室交界性期前收缩

在窦性冲动之前，由房室交界区自律性增高发放提前冲动而引起的期前收缩（图 34-18）。心电图特点：提早的 P-QRS-T 波群，P 波通常在 Ⅱ、Ⅲ、aVF 导联中倒置。P 波可以在 QRS 波前、波中和波后。无症状患者无须治疗。可选用 β 受体阻滞药和钙通道阻滞药。

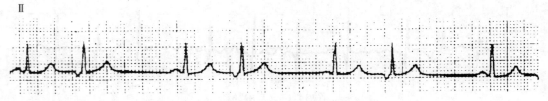

图 34-18　房室交界性期前收缩心电图

（二）房室交界性逸搏及逸搏心律

房室交界性逸搏是指在一个较窦性周期更长的心室间歇之后出现 1 或 2 个逸搏（图 34-19），而逸搏心律是指出现连续多个逸搏。其多见于血钾过高、洋地黄或奎尼丁中毒，是因窦房结或心房损伤及病变所致。其处理主要为病因治疗，如心率过慢，需用异丙肾上腺素静脉滴注以提高窦性心率，改善房室传导，必要时可安装心脏起搏器。

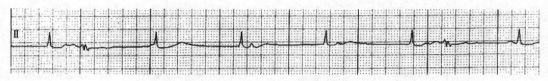

图 34-19　房室交界性逸搏

（三）房室交界性折返性心动过速

房室交界性折返性心动过速（AVNRT）是室上性心动过速中最常见的类型。心电图特点：发作时心率达 150～230 次／分，节律规则；P 波在 QRS 波前、QRS 波中或 QRS 波后，除伴有心室内差异传导或束支传导阻滞以外，QRS 波形态正常（图 34-20）。其常见于洋地黄中毒、心肌炎及急性下壁心肌梗死。

室上性心动过速（SVT）发作时，如有意识障碍，收缩压＜ 80mmHg，为了预防不可逆并发症（如卒中、心肌缺血和心肌梗死）的发生，须紧急用同步直流电复律。常用的药物治疗包括：维拉帕米（0.05mg/kg，静脉注射 3min 以上，无效时隔 20min 追加剂量为 0.1mg/kg）、胺碘酮（1～1.5mg/kg 静脉注射，1mg/min 静脉滴注，一次注射无效可追加 12mg）、艾司洛尔 [0.5mg/kg 静脉注射，50～200μg/（kg·min）静脉滴注]、普罗帕酮 [50～100mg 缓慢静脉注射，1～2mg/（kg·min）静脉输注]，也可用地高辛和毛花苷丙 0.4mg 于葡萄糖溶液稀释后静脉注射，必要时重复，通过迷走神经作用可减慢心率，但起效时间较长，需在上述药物之后补充使用。

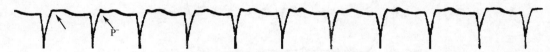

图 34-20　房室结折返性心动过速心电图

四、室性心律失常

（一）室性期前收缩

室性期前收缩是由希氏束分支以下异位起搏点提前产生的心室激动。心电图特点：①提早出现的 QRS-T 波群，其前没有与其有关的异位 P 波。②QRS 波形态畸形，间期大于 0.12s。③代偿间期完全（图 34-21），室性期前收缩危险性分级见表 34-2。

期前收缩可见于正常人，因机械、电和化学刺激或感染所诱发，精神情绪紧张、烟茶过量而触发；各种器质性心脏病，尤其是病情变化及手术时常有室性期前收缩发生。

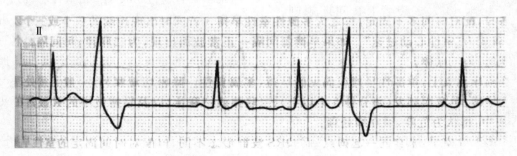

图 34-21　室性期前收缩

表 34-2　室性心律失常的危险性分级

频发程度的等级	发生形式的等级
0 级：无	A 级：形态单一，单源
2 级：偶见 异位心动＜ 1 次 / 分	B 级：形态多变，多源
3 级：不常见 异位心动 1 ～ 9 次 / 分	C 级：反复性室性期前收缩连发， 短阵发作（连续 3 ～ 5 次心动）
4 级：中等 异位心动 10 ～ 29 次 / 分	D 级：非持续性室性心动过速（连 续 6 次心动至 29s）
5 级：频发 异位心动≥ 30 次 / 小时	E 级：持续性室性心动过速（持续＞ 30s）

许多患者的室性期前收缩无须治疗，主要为消除症状和诱因。如麻醉不当尤其是诱导过程中，可发生室性期前收缩，甚至二联律，因交感神经活性增加或低氧导致浦肯野细胞自律性增强，可给予利多卡因、降低交感神经活性、加深麻醉及改善通气、增加迷走神经张力（如挤压呼吸囊保持气道压力的方法）以缓解；如有器质性心脏病，且室性期前收缩性质复杂，应积极控制室性期前收缩，并治疗原发病；如出现室性期前收缩二联律、三联律、多源性室性期前收缩、R-on-T 现象，都

是疾病严重的信号。

药物治疗首选利多卡因。主要药理作用有降低自律性，影响传导速度，以及缩短不应期（具体机制及用法详见本章第四节抗心律失常药物）。

利多卡因仅用于室性心律失常，特别适用于危急病例。治疗急性心肌梗死及强心苷所致的室性期前收缩、室性心动过速及心室颤动有效，也可用于心肌梗死急性期以防止心室颤动的发生。因利多卡因不影响心房的不应期和心房的传导速度，故对室上性心律失常无效。若室上性心律失常是起因于洋地黄中毒，则应用利多卡因治疗有效，其机制可能与该药能使 K^+ 外流增加有关。由于利多卡因抑制房室旁路的传导及延长旁路的有效不应期，因此对预激综合征患者的室上性心动过速可能有效。

（二）室性逸搏

室性逸搏是指室率缓慢，常小于 40 次 / 分（图 34-22）。室性逸搏多发生在窦房结、心房、交界区起搏点自律性降低，或有房室传导阻滞等情况下。应及时给予阿托品或异丙肾上腺素治疗，严重者需植入心脏起搏器。

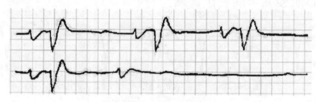

图 34-22　室性逸搏

（三）室性心动过速

室性心动过速是一种严重的心律失常，其基本心电图特征：①连续出现 3 个或 3 个以上的室性期前收缩，QRS 波宽大畸形，时限大于 0.12s，其前无 P 波。②频率大于 100 次 / 分，一般为 100 ～ 280 次 / 分。③大多患者 R-R 间期规则。④大多患者的窦性 P 波与 QRS 波之间无固定关系，呈房室分离。⑤部分可出现房室逆行传导，有时可见心室夺获和室性融合波（图 34-23）。

室性心动过速多见于急性心肌梗死，慢性缺血性心脏病、心肌病、风湿性心脏病、洋地黄中毒及体外循环心脏手术复跳出现室性心动过速时，

尽可能分析其发生原因，纠正诱发因素，如缺氧、低血压、酸中毒、电解质紊乱（如镁、钾），对治疗和预防复发至关重要。

（1）利多卡因：一般首次用量为 1 ～ 2mg/kg，稀释后静脉注射，隔 5min 可重复 1 次，但 20min 内总量不宜超过 5mg/kg。当室性心动过速消失后，应以 1 ～ 4mg/min 的速度静脉滴注，巩固疗效。对心力衰竭、肝功能严重障碍或休克等患者用量宜酌减。苯妥英钠、氯化钾可用于洋地黄中毒所致室性心动过速，前者剂量 100mg/（5 ～ 10min）静脉注射，一般用量以 150 ～ 250mg 为宜，而后者以 1 ～ 2g 静脉滴注为宜。

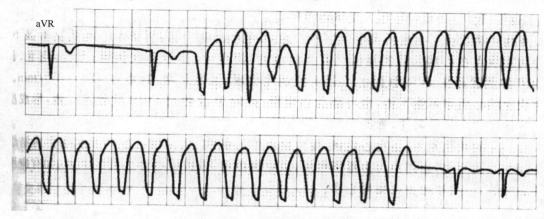

图 34-23　室性心动过速

（2）胺碘酮：用于治疗和预防血流动力学不稳定、其他治疗无效的室性心动过速患者。主要药理作用为对浦肯野纤维的自律性影响小，但能降低窦房结起搏细胞的自律性。对浦肯野纤维和房室结的传导速度则有抑制作用（具体机制及用法详见本章第四节抗心律失常药物）。

室性心动过速如出现严重的血流动力学改变，可迅速给予直流电复律。复律前患者清醒时，给予地西泮或咪达唑仑镇静。

（四）尖端扭转型室性心动过速

尖端扭转型室性心动过速（torsade de pointes，TdP）是指室性心动过速发作时，QRS 波主波方向围绕基线扭转，并伴有频率和振幅周期性改变（图34-24），可致阿 - 斯综合征发作，甚至导致猝死。其多发生于儿童和青少年，情绪激动和运动易诱发。防治主要是避免情绪激动，去除发病原因如心肌缺血、抗心律失常药物等，发作时用同步恒流电除颤，

有明确低血钾者可静脉补钾。给予 β 受体阻滞药治疗，也可给予利多卡因和硫酸镁（2.0 ～ 3.0g 稀释至 20 ～ 40ml 缓慢静脉注射，或 2.5g 加入 500ml 葡萄糖溶液静脉注射）、异丙肾上腺素（0.5mg 加入葡萄糖溶液静脉注射，2 ～ 8μg/min）、阿托品（1mg 静脉注射）、安装临时起搏器、胺碘酮（1 ～ 1.5mg/kg 缓慢静脉注射，之后 300mg 静脉滴注）等治疗。禁用 I A、 I C 及Ⅲ类抗心律失常药物，可试用 I B 类抗心律失常药物及Ⅱ类 β 受体阻滞药。

（五）心室扑动和心室颤动

心室扑动和心室颤动是致命性心律失常，心室扑动的心电图特点为规则、快速、大正弦图形，QRS 波和 T 波分辨不清，频率为 150 ～ 250 次 / 分，持续时间较短暂，易转为心室颤动（图34-25）；心室颤动为 QRS 波及 T 波完全消失，代之以形态不一、大小不同、极不规则的颤动样波形，频率为 250 ～ 500 次 / 分（图34-26）。

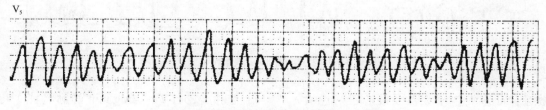

图 34-24　尖端扭转型室性心动过速心电图

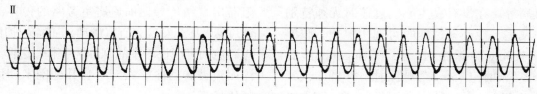

图 34-25　心室扑动

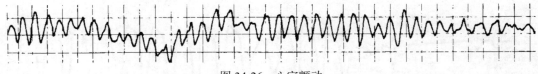

图 34-26　心室颤动

心室颤动和心室扑动多发生于抗心律失常药物中毒；体外循环心内直视手术后严重心肌缺氧、缺血、低温、电解质紊乱、酸血症、低灌注后、心脏引流不畅、主动脉内空气；电击伤；预激综合征伴快速室率的心房颤动及各种疾病患者的临终前。发作后患者立即意识丧失、抽搐、呼吸停止甚至死亡，应迅速电击除颤及进行心肺复苏等抢救。

电除颤为首选治疗方法，相对细颤而言，粗颤的电转复更为有效，细颤可使用肾上腺素 0.3 ～ 0.5mg 使之转为粗颤。除颤主要用于治疗心室颤动和心室扑动。使用时应注意：①胸外除颤时电极应安放在正确位置。②能量的选择：成人胸外 200 ～ 360J，小儿胸外 2J/kg，成人胸内 15 ～ 30J 或 20 ～ 40J，小儿胸内 5 ～ 20J。能量太大，可引起心律失常及心肌损伤。但若心脏肥大，应适当加大能量，有时可高至 50 ～ 60J。③可与药物一起配合应用。

药物治疗首选利多卡因 1 ～ 2mg/kg 静脉注射，1 ～ 4mg/min 静脉滴注。胺碘酮可以用于治疗和预防反复发生的心室颤动。

五、预激综合征

预激综合征是指心房通过附加旁道提前激动心室，或心室激动反向提前激动心房。典型的心电图特点：① P-R 间期缩短，小于 0.12s，一般在 0.06 ～ 0.10s。② QRS 波增宽，大于 0.10s。③出现预激波（QRS 波起始部粗钝，又称 δ 波）。④ P-J 间期恒定（约为 0.27s）。⑤ ST-T 呈继发性改变，与预激波方向相反（图 34-27）。

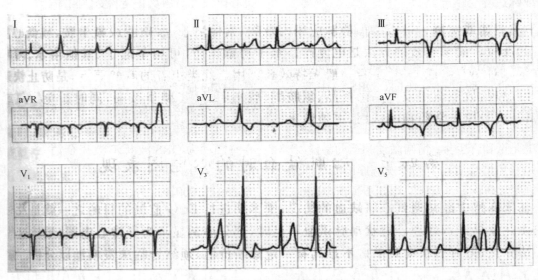

图 34-27　间歇性预激综合征

预激综合征多发生于无器质性心脏病患者，少数可发生于三尖瓣下移畸形、三尖瓣脱垂及扩张型心肌病等。在没有发生心动过速时无须特别处理。并发室上性心动过速时可选用腺苷、胺碘酮（50 ～ 100mg 静脉注射，0.5 ～ 1mg/min 静脉滴注）、普罗帕酮（75mg 静脉注射，每 8h 1 次，总量不超过 210mg）、利多卡因（1 ～ 2mg/kg 静脉注射，之后 2 ～ 4mg/min 静脉滴注）等药物治疗。钙通道阻滞药，β 受体阻滞药及地高辛由于能阻滞房室结传导，加速房室旁路的传导，加重心动过速，甚至发展为心室颤动，应避免使用。另外，应避免用可增快心率的麻醉药（硫贲妥钠、氯胺酮、泮库溴铵和阿曲库铵等）和其他围术期用药（如阿托品等）。

六、房室传导阻滞

房室传导阻滞是指因房室交界区不应期延长所引起的房室间传导延迟或阻断。阻滞部位可发生在房室结、希氏束及束支等不同水平。一度房室传导阻滞心电图诊断要点：①心律规则。②每个 P 波均伴有正常波形的 QRS 波。③ P-R 间期大于 0.20s，一般在 0.24～0.40s（图 34-28）。二度 I 型房室传导阻滞心电图诊断要点：①心房率不受影响，心房律规则；心室律不规则，心室率少于心房率。② QRS 波正常。③ P-R 间期进行性延长终至 QRS 波群脱落，以后周而复始。④ QRS 波群脱落前后的 R-R 间期小于 2 倍前周期（图 34-29）。二度 II 型心电图诊断要点：①带有多于一个的连续 QRS

波群脱落，而脱落前的 P-R 间期可不延长或略有延长，但保持固定。②通常一侧束支完全阻滞而对侧呈间断性传导中断，因此 QRS 波增宽，若阻滞部位在希氏束，QRS 正常（图 34-30）。三度房室传导阻滞如发生在房室结，交界逸搏起搏点将启动心室去极，频率 40～60 次／分，QRS 波形态正常；如发生在结下水平，则频率低于 40 次／分，QRS 波增宽，形态变异，此外可出现室性停搏（图 34-31、图 34-32）。

房室传导阻滞常见于急性下壁心肌梗死、病毒性心肌炎、急性风湿热、心肌病；严重低氧血症和酸中毒；低血钾和高血钾；传导系统退行性变，以及心脏手术损伤等。

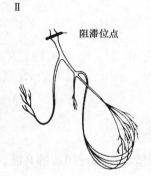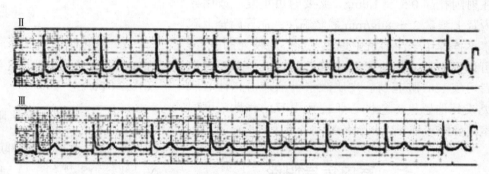

图 34-28　一度房室传导阻滞

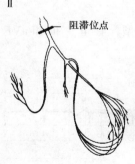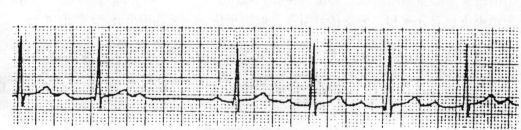

图 34-29　二度 I 型房室传导阻滞

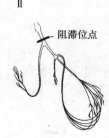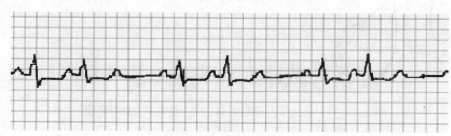

图 34-30　二度 II 型房室传导阻滞

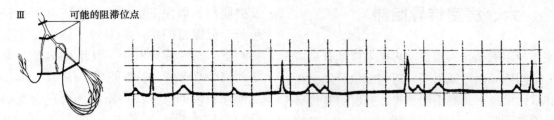

图 34-31　三度房室传导阻滞心电图（逸搏心律起源于房室交界区）

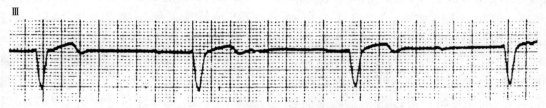

图 34-32　三度房室传导阻滞心电图（逸搏心律起源于心室）

患者若心室率不慢，无须治疗；若心室率过慢，或伴有血流动力学障碍，应积极治疗，静脉注射阿托品 0.5 ~ 1.0mg，必要时可重复，或用异丙肾上腺素 2 ~ 8μg/min 静脉滴注，而异丙肾上腺素不推荐用于洋地黄中毒或急性心肌梗死的患者，可诱发室性心律失常和加重心肌缺血。必要时患者可安装心脏起搏。皮质激素可治疗由急性心肌炎或其他感染、急性心肌梗死引起的急性三度房室传导阻滞患者，减轻传导系统的炎症。

七、室内传导阻滞

室内传导阻滞是指束支传导阻滞，在心电图上的改变是心室激动延缓。心室内传导阻滞可分为单束支、双分支和三分支传导阻滞，取决于传导系统病变的范围。心室内传导阻滞可以是一过性或永久性阻滞。

（一）右束支传导阻滞

V_1 导联呈 R、rSR′ 或 qR 型，R 波粗钝，V_5 和 V_6 导联有粗钝的 S 波，aVR 导联 r 波增宽（图 34-33）。

（二）左束支传导阻滞

V_5、V_6、I 和 aVR 导联呈增宽的有切迹的 R 波，V_1 导联呈 rS 型（图 34-34）。

（三）左前分支传导阻滞

I 和 aVL 导联中呈 qR 型，在 II、III 和 aVF 导联中呈 rS 型（图 34-35）。

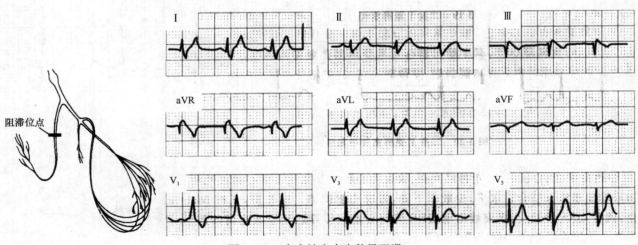

图 34-33　完全性右束支传导阻滞

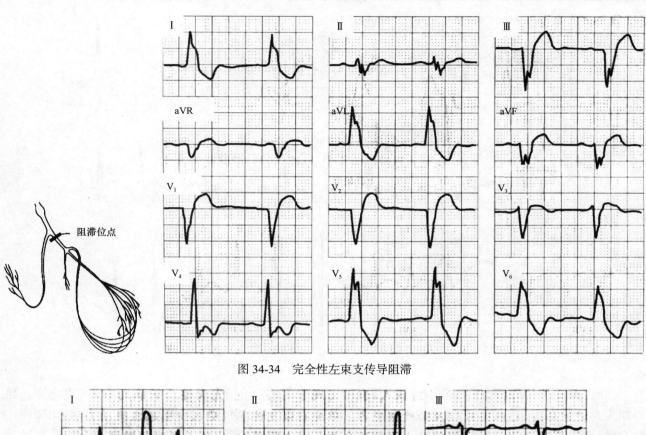

图 34-34 完全性左束支传导阻滞

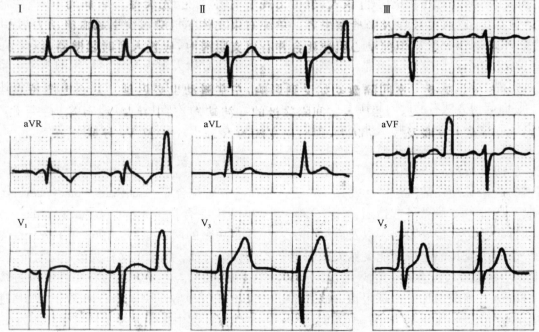

图 34-35 左前分支传导阻滞

（四）左后分支传导阻滞

Ⅱ、Ⅲ 和 aVF 导联中呈 qR 型，Ⅰ 和 aVL 导联中呈 rS 型。在诊断左后分支传导阻滞前应排除右心室肥大的可能（图 34-36）。

右束支传导阻滞多见于风湿性、先天性或肺源性心脏病。不完全性右束支传导阻滞（QRS 波

时限＜ 0.12s）也可见于健康人。左束支传导阻滞多见于冠心病或高血压性心脏病。

一般无需药物治疗。治疗是针对引起心室内传导阻滞的基础心脏病变。双分支和三分支传导阻滞发生完全性房室传导阻滞危险性高，若有指征行人工起搏治疗。

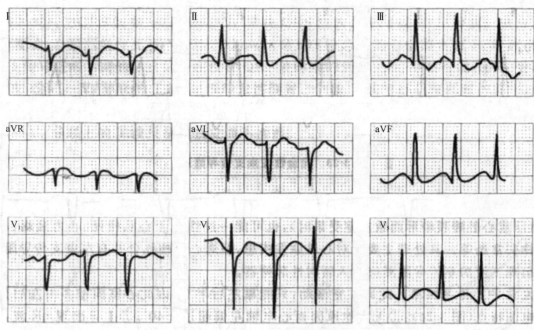

图 34-36　左后分支传导阻滞

临时起搏主要治疗对药物反应较差的缓慢型心律失常，包括：①冠心病患者心肌梗死后引起的心动过缓，心率小于 50 次 / 分，阿托品治疗无效。②不完全和完全性房室传导阻滞。③高血钾引起的心脏阻滞。④心脏手术后心动过缓或房室传导阻滞。临时起搏方法有静脉内起搏（心内）、心脏表面电极起搏（心外）及胸壁外临时起搏和经食管临时起搏。胸壁外临时起搏必须有特殊的起搏电极，起搏器按需同步输出起搏脉冲。低电压和低阈值的起搏脉冲在清醒患者容易耐受，连续起搏一般不超过 8h。胸壁外起搏通常用于心肺复苏后心动过缓及房室传导阻滞，以及麻醉和手术时的保护性应用或其他起搏功能突然失效时急用，一般起搏心率设置较患者原有值快 10 次 / 分，电流 20 ～ 80mA，逐渐增加。文献报道，成人平均为（63±14）mA，不管电极大小，所需能量平均为（0.12±0.01）J。但胸壁外起搏对有些患者效果不好，而且是非生理性的，但如创伤性起搏没有应用，非创伤性经皮胸壁外起搏应尽早应用。文献报道，食管内心脏起搏效果较好。

八、病态窦房结综合征

病态窦房结综合征（sick sinus syndrome, SSS），简称病窦，指窦房结及其邻近组织发生病变，导致窦房结的冲动形成障碍和（或）冲动传出障碍，从而引起一系列心律失常，其临床表现是以缓慢性窦性心律失常为基础而产生的头晕、晕厥等症状，同时也可在此基础上表现出多种快速性心律失常，如阵发性房性心动过速（房速）、心房扑动（房扑）、心房颤动（房颤）等。

（一）快慢综合征的概念

快慢综合征（tachycardia- bradycardia syndrome）和慢快综合征（bradycardia-tachycardia syndrome）均是病窦的两个亚型。1968 年 Ferrer 首先提出了慢快综合征，临床上又称为缓速综合征（slow-fast syndrome），主要表现为在窦性心动过缓的基础上出现各种房性快速性心律失常，如房速、房扑和房颤，其中多数为阵发性房颤。随后在 1973 年 Kaplan 等首次提出了快慢综合征这一概念，认为是所谓的病窦的一种类型。具体表现为在快速性心律失常（主要是房颤）突然终止后在恢复窦性心律出现之前有一段长间歇，即窦性停搏，患者可以出现头昏、胸闷、黑矇甚至晕厥症状。"慢快型"与"快慢型"主要区别在于，前者存在严重和持续性的窦性心动过缓和窦房传导阻滞等，房颤、房扑或房速发作前为窦性心动过缓、窦性停搏或窦房传导阻滞，即快速性心律失常为被动性；而后者在无房颤发作时表现为正常窦性心律，房颤、房扑或房速发生在正常窦性心律基础上，即快速性心律失常为主动性。

近年来，随着对房颤触发机制的认知和射频导管消融治疗的飞跃发展，在临床上逐渐认识到，快慢综合征中的房颤等快速房性心律失常也可能是由肺静脉和（或）腔静脉内肌袖的电活动驱动和触发心房活动所引起，可由导管射频消融隔离大静脉与心房间的电连接而获得根治，然而治疗后随着房颤的终止，其后出现的长时间窦性停搏和严重窦缓也随之消失，这个结果对阵发性房颤伴长间歇这种快慢综合征的潜在机制进行了重新思考，为进一步治疗提供重要的新启示。

1. 快慢综合征心电图和动态心电图特征　主要表现：①无房颤时，窦性心律正常，或有间歇性无症状性窦性心动过缓，有的病例表现为未下传的房性期前收缩二联律所致的心动过缓。②稳定窦律期间显示，窦房结变时功能正常，即运动后心率可大于 100 次 / 分。③平时有各种房性心律失常，均在正常窦律时出现，而不是严重窦性心动过缓或窦性停搏后发生，房颤表现为短阵或阵发性。④窦性停搏均出现在房颤等房性心律失常发作终止后（图 34-37）。⑤对抗心律失常药物敏感，低剂量即出现严重窦缓和（或）使房颤终止后的窦性停搏加重。⑥心电生理标测证实房颤等房性心律失常多与起源于肺静脉或上腔静脉等触发或驱动的电活动有关。⑦导管消融对触发灶起源的大静脉电隔离后房颤能有效控制，窦性停搏现象可随之消失。

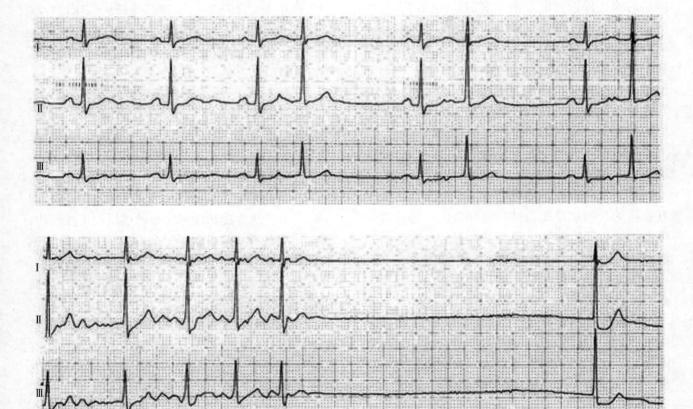

图 34-37　房颤等房性心律失常发作终止后出现窦性停搏

虽然窦性停搏均发生于房颤等快速房性心律失常终止之后，房颤终止后的长间歇可以表现为以下 4 种情况：①窦性停搏＞3s，记录到的资料中最长停搏时间为 14.5s，随之恢复稳定窦性心律。②房颤终止后只出现一过性严重窦性心动过缓。③房颤终止后出现窦性停搏伴交界性逸搏心律。④窦性停搏恢复一个或数个窦律或逸搏心律后立即复发。

2. 快慢综合征的潜在电生理机制 阵发性房颤伴快慢综合征的发生机制仍不清楚，普遍认为房颤发作时快速的心房率对窦房结细胞的自律性有直接的抑制作用。快速的心房率会引起心房肌局部释放乙酰胆碱增多并在局部蓄积，增加窦房结起搏细胞的 K^+ 的外流，细胞外 K^+ 浓度增加，舒张期电位负值增大，动作电位 4 期坡度降低，窦房结细胞自律性下降。另外，快速的心室率会导致窦房结动脉的供血不足，也会影响窦房结的自律性。

实验研究显示，长期快速心房起搏也可导致窦房结功能下降，所以很可能心房的电重构同时延伸到窦房结，影响窦房结功能。也有研究显示，阵发性房颤或慢性房扑终止后可以出现窦房结功能重构，且这个过程是可逆的。因此，阵发性房颤后的窦性停搏可能是由于窦房结功能的一过性抑制所引起，可随着房颤发作的消除或明显减少而恢复。这部分患者的治疗可首先考虑房颤的导管消融，从而使其避免植入永久性心脏起搏器。但是，虽然病窦与房颤之间有一定的关系，但阵发性房颤终止后出现的长间歇是否由于病态窦房结功能器质性异常引起，还是与功能性窦房结功能低下有关，或者房颤只是病态窦房结综合征的前期临床表现，还有待进一步深入研究。

3. 快慢综合征的治疗新策略 阵发性房颤伴有症状的长间歇是窦房结功能异常的一种特殊的情况，采用导管射频电隔离肺静脉和（或）上腔静脉后，随访中 80% 的患者房颤不再发作，也不再发生窦性停搏及相关症状，窦房结功能评价结果是正常的。

早在 2003 年，报道了阵发性房颤伴有房颤终止后出现窦性停搏的病例进行肺静脉电隔离和线性左心房消融术，结果显示，消融后无房颤复发，同时反映窦房结功能的各项参数显著改善，无须植入起搏器。近年来，病态窦房结综合征伴阵发性房颤患者进行消融治疗，房颤终止时有 > 3s 的窦性停搏，平均时间（6.8 ± 2.7）s。消融结果显示，患者症状消失，动态心电图复查无窦性停搏发生。目前研究结果表明，80% 的快慢综合征在房颤治愈后不再需要起搏器治疗，针对阵发性房颤伴有快慢综合征的患者应该首先选择进行大静脉肌袖电隔离术治疗，必要时增加左、右房峡

部及左心房内其他部位的线性消融，然后根据随访中的自然心率情况评价永久性心脏起搏的必要性。因此，快慢综合征的治疗选择要个体化，对符合下述特点的病例，应该首先进行大静脉电隔离术治疗控制房颤发作，然后根据随访中的自身心率情况评估永久性心脏起搏的必要性。①无房颤发作时，无病窦证据；②房颤均在正常窦性心律时由 P 在 T 上房性期前收缩触发；③严重窦缓、窦性停搏和交界性心律等均出现在房颤终止后；④阵发性房颤患者不能耐受抗心律失常药物治疗等。对于植入了心脏起搏器的快慢综合征患者，如果药物不能控制房颤的发作，也可以考虑大静脉电隔离术。

（二）对病态窦房结综合征的再认识

近年来对于病窦的分型，建议从临床治疗学选择的角度考虑，将病窦分为基本型、慢快型、快慢型、混合型四种类型，目的是细化其治疗策略以选择最优方案。

1. 基本型 符合病窦的基本诊断标准，直接表现就是原发性的窦房结起搏或传导功能障碍导致的缓慢性心律失常，即主要表现为症状性窦性心动过缓、窦房传导阻滞或原发性窦性停搏，主要症状为头昏、胸闷、乏力或黑矇，较少出现晕厥症状。

2. 慢快型 符合病窦的基本型诊断标准，即平时主要表现为症状性窦性心动过缓和窦性停搏，同时伴有各种房性快速性心律失常，但房性快速性心律失常均发生在缓慢性心律失常的基础上，可以定义为原发性窦房结功能障碍伴继发性房性快速性心律失常。

3. 快慢型 缺乏病窦的基本诊断标准，即平时不伴有症状性窦性心动过缓和窦性停搏，但有各种主动性的房性快速性心律失常，主要是频发房早、短阵房扑和阵发性房颤，心律失常发生前为正常窦性心律，但在各种房性快速性心律失常终止后出现一过性的窦房结功能的明显抑制，表现为较长时间的窦性停搏，从而出现头昏、胸闷、黑矇，甚至出现晕厥症状。可以定义为原发性房性快速性心律失常和继发性窦房结功能障碍。

4. 混合型 这一类型理论上应该存在，即在不同的阶段和时间表现为以上不同类型，但多见于药物影响和病程较长之后。

此分型的主要意义在于更便于指导临床治疗。对于基本型患者，应植入以心房起搏为基础的永久心脏起搏器治疗。对于慢快型患者，建议植入以心房起搏为基础的永久心脏起搏器，结合抗心律失常药物治疗，也可以选择植入心脏起搏器后进行导管消融治疗。对于快慢型患者，应首选导管消融治疗，如能成功消融房颤，进一步评价窦房结功能，可以长期随诊，在必要时再植入心脏起搏器。对于混合型，选择植入心房起搏为基础的永久心脏起搏器，结合抗心律失常药治疗，或在有心脏起搏器状态下进行导管消融治疗。

九、电解质紊乱引起的心律失常

电解质紊乱以血钙和血钾浓度的改变对心电图的影响最明显，影响的程度通常与多种因素有关。

（一）高钾血症

血钾浓度 5.5mmol/L 时，T 波高尖，QTc 缩短；血钾浓度 6.5mmol/L 时，QRS 波开始增宽；血钾浓度 7mmol/L 时，P 波变宽，PR 延长，QRS 波变宽；血钾浓度 8.5mmol/L 时，P 波消失，QRS 波明显增宽，S-T 段向下偏移，近似心肌损伤图形；血钾浓度达 12mmol/L 时，可出现室性停搏及心室颤动（图 34-38）。

（二）低钾血症

心电图诊断要点：① ST 段压低 0.5mm 或更多；② U 波高于 1mm 以上；③同一导联中，U 波高于 T 波（图 34-39）。

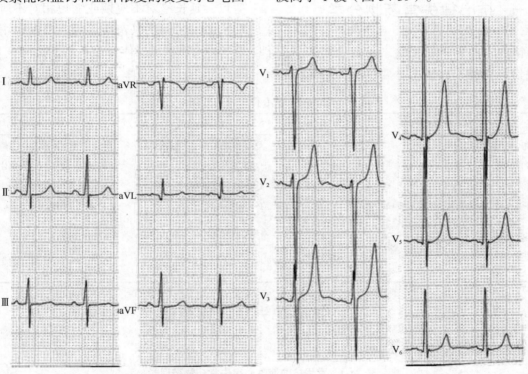

图 34-38　血钾浓度升高的心电图，血钾浓度 7.3mmol/L，P 波降低，T 波异常升高，尖耸，以 V$_4$ ～ V$_6$ 明显

（三）高钙血症或低钙血症

高钙血症时，心电图主要表现为 Q-T 间期缩短；低钙血症时，心电图主要表现为 S-T 段平坦和 Q-T 间期延长。

（四）低镁血症

早期 T 波高尖，Q-T 间期正常，后期 P-R 间期延长，QRS 综合波增宽，S-T 段压低和 T 波低平。纠正低镁血症，可静脉补充硫酸镁、氯化镁、门冬氨酸钾镁，或口服氯化镁、门冬氨酸钾镁。

第四节　抗心律失常药物

围术期各种心律失常发生率较高，尤其是在心血管和颅脑手术中更高，其中严重心律失常需用药物或电学治疗。

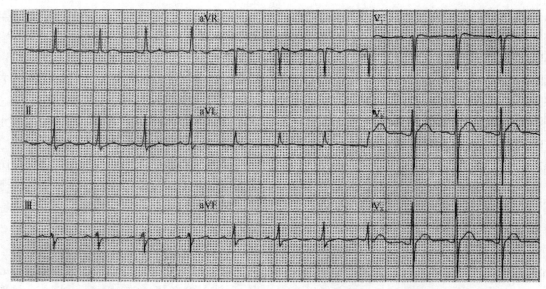

图 34-39　低钾血症，血钾浓度 2.2mmol/L，Q-T 间期明显延长，V₃ 导联 T-U 波呈驼峰状

一、抗心律失常药物分类

抗心律失常药物主要作用于心脏的离子通道或肾上腺素能受体，其作用主要包括抑制异位起搏点、延长绝对不应期或缩短相对不应期、降低期前激动、阻断兴奋折返等。根据作用的离子通道和肾上腺素能受体分为 4 类（表 34-3）。

表 34-3　抗心律失常药分类

分类	作用	作用靶位	EGG 变化	药物
I A	降低 0 期去极化速率	Na⁺ 和 K⁺ 通道	QRS 波增宽和 Q-T 间期延长	普鲁卡因胺、奎尼丁、胺碘酮
I B	降低 0 期去极化速率	Na⁺ 通道	QRS 波不变或缩窄	利多卡因、苯妥英、美西律
I C	降低 0 期去极化速率	Na⁺ 通道（强）	QRS 波轻度增宽	普罗帕酮
II	抑制 4 期自动去极化，间接阻滞 Ca^{2+} 通道	β 受体	P-R 间期延长	艾司洛尔、胺碘酮
III	阻止 K⁺ 外流	K⁺ 通道	QRS 波增宽和 Q-T 间期延长	胺碘酮、溴苄胺
IV	抑制 Ca^{2+} 内流	Ca^{2+} 通道	P-R 间期延长	维拉帕米、地尔硫草、胺碘酮、腺苷、腺苷三磷酸

二、抗心律失常药物药理

抗心律失常药物药理见表 34-4、表 34-5。

表 34-4　常用抗快速性心律失常药物药理学

药物	药理作用	药动学	适应证	禁忌证	剂量和用法
利多卡因（I B 类）	①降低浦肯野纤维自律性；②缩短动作电位时程；③ 4 期去极化速率下降，减慢传导；④降低后去极电位幅度	静脉注射 5min 血药浓度达高峰，维持 15 ～ 30min，有效血药浓度为 3 ～ 5μg/ml。半衰期为 90 ～ 120min，72% 经肝代谢，小于 10% 经肾排出	①用于室性心律失常；②尤其适用于急性心肌缺血或心肌梗死引起的心律失常		静脉注射 1 ～ 2mg/kg，之后以 2 ～ 4mg/min 维持，总量 < 1500mg/24h
美西律（I B 类）	抑制去极化速率而不改变静息电位或动作电位时程，其他作用与利多卡因类似	静脉注射 1 ～ 2min 见效，有效血药浓度为 0.5 ～ 2.0μg/ml，半衰期为 10 ～ 11h，主要经肝代谢，10% 经肾排出	①有症状的室性心律失常；②难治性心律失常；③强心苷中毒的心律失常	①房室传导阻滞；②未经洋地黄化的心房颤动或心房扑动	静脉注射 250mg，之后 500mg，1 次 /6h

续表

药物	药理作用	药动学	适应证	禁忌证	剂量和用法
苯妥因 （ⅠB类）	①降低窦房结和浦肯野纤维自律性；②缩短不应期；③抑制和降低心肌应激性	口服 8～12h 血药浓度达高峰，半衰期为 22～24h。有效血药浓度 10～12μg/ml，主要经肝代谢	特别适用于强心苷毒所致的各种心律失常	低血压，心动过缓，房室传导阻滞，严重心脏、肝、肾衰竭及孕妇	缓慢静脉注射 50～100mg，每隔 15min 可重复 1 次，最大量为 10～15mg/kg
普罗帕酮 （心律平） （ⅠC类）	①降低 0 期最大上升速率，减慢传导；②轻度延长动作电位时程和有效不应期；③中度 β 受体和钙离子拮抗作用	静脉注射 2～3min 起效，有效血药浓度 0.2～3.0μg/ml，半衰期为 8h，主要经肝代谢	①室上性或室性心动过速或异位搏动；②预激综合征；③复律后心室颤动	①心力衰竭、严重低血压和心动过缓、心内传导阻滞及病窦；②严重 POCD	静脉注射 1～2mg/kg，或 70mg 稀释于葡萄糖液 20ml 中，5～10min 注射完毕
艾司洛尔 （Ⅱ类）	降低窦房结自律性和房室结传导性	静脉注射利用率高，消除半衰期为 9～10min，主要由红细胞水解消除，并经肾排出	①室上性快速性心律失常；②急性心肌梗死和不稳定型心绞痛；③高血压	严重心动过缓和房室传导阻滞、心力衰竭、POCD	静脉注射 0.5～1mg/kg，之后以 50～200μg/（kg·min）维持
胺碘酮 （乙胺碘呋酮） （Ⅲ类）	①降低窦房结自律性，抑制浦肯野纤维和房室结传导；②延长动作电位和有效不应期；③非竞争性 α 和 β 受体阻滞作用	静脉注射 5～10min 起效，有效血药浓度为 1.0～2.5μg/ml，半衰期为 10～11h，主要经肝代谢	最有效的抗心律失常药物之一，可治疗难治性的房性或室性心律失常	①窦房、房室或室内传导阻滞；②碘过敏、妊娠期或哺乳期妇女	静脉注射 2～3mg/kg，20min 内注完，然后静脉持续输注 24h 可用至 900～1200mg
溴苄胺 （Ⅲ类）	①延长动作电位和有效不应期，阻止折返；②降低损伤区和正常组织间膜电位差别，提高传导速度和室颤阈值	静脉注射 15min 起效，4h 作用最强，有效血药浓度为 0.5～1.5μg/ml，半衰期为 5～10h，主要以原形经肾排出	室性心动过速、心室颤动，尤其是经历除颤和心外按压的患者		静脉注射 5～10mg/kg，总量 20～30mg/kg；维持 5mg/kg，1 次 /6h 或 1～2mg/kg 静脉滴注
维拉帕米 （异搏定） （Ⅳ类）	①降低窦房结自律性；②抑制房室结传导；③抑制延迟后去极	静脉注射 1～3min 起效，有效血药浓度为 80～100μg/ml，半衰期为 3～5h，主要经肝代谢	①室上性心律失常；②心绞痛和高血压	①房室传导阻滞、心房颤动并预激综合征、心源性休克或哮喘；②已用 β 受体阻滞剂	静脉注射 5μg/（kg·min），或 2mg 稀释至 20ml 缓慢静脉注射
腺苷 （Ⅳ类）	开放钾通道，去极细胞膜，取消钙离子通道开放所需膜极性，抑制窦房结的自律性和房室传导		①室上性心律失常及房室折返性心动过速；②儿童阵发性室上性心动过速	①二度或三度房室传导阻滞及病窦；②药物过敏者	腺苷 6mg，2s 内注射完，如需可再次给药 6～12mg；腺苷三磷酸（ATP）10～20mg 缓慢静脉注射
去乙酰毛花苷（西地兰 D）	降低窦房结自律性和房室结传导，降低心房肌应激性小	静脉注射 10～30min 起效，血药浓度 1～3h 达高峰，3～6d 药效消失	①室上性快速心律失常；②快速心房颤动或心房扑动；③中、重度收缩性心力衰竭	①洋地黄中毒；②肥厚型梗阻性心肌病伴心力衰竭；③房室传导阻滞	0.2～0.4mg 稀释至 20ml 缓慢静脉注射，必要时重复，总量 1.0～1.2mg
硫酸镁	①纠正低镁，降低自律性和传导，阻止折返；②降低兴奋性		①室上性心动过速；②洋地黄中毒、低钾性心律失常；③室性心动过速或尖端扭转室性心动过速		1.0～2.5g 稀释至 20～40ml 缓慢静脉注射，或 2.5g 加入 500ml 葡萄糖溶液静脉滴注

表 34-5　常用抗缓慢性心律失常药物药理学

药物	适应证	剂量和用法	主要不良反应
异丙肾上腺素	高度或完全房室传导阻滞、病态窦房结综合征、尖端扭转型室性心动过速	静脉注射 2～8μg，加入 5% 葡萄糖溶液静脉输注 2～8μg/min	头痛、眩晕、震颤、皮肤潮红、恶心、心绞痛加重、快速性心律失常

续表

药物	适应证	剂量和用法	主要不良反应
麻黄碱	高度或完全房室传导阻滞	静脉注射，每次 5～30mg	神经过敏、眩晕、失眠、快速性心律失常、高血压
肾上腺素	高度或完全房室传导阻滞、心脏停搏	静脉注射 2～8μg，加入 5% 葡萄糖溶液静脉输注 2～8μg/min	神经过敏、面色苍白、震颤、高血压、快速性心律失常
阿托品	病态窦房结综合征、房室传导阻滞	0.5～1mg 肌内注射或静脉注射	口干、眩晕、尿潴留、青光眼加重、快速性心律失常
克分子乳酸钠	酸中毒或高血钾引起的房室传导阻滞、心脏停搏	快速静脉滴入 25～50ml，继而 5～7ml/kg，在数小时内滴完	心力衰竭、碱中毒、低血钾、快速性心律失常

三、常用药物的药理

（一）利多卡因

利多卡因对心脏的直接作用是抑制 Na^+ 内流，促进 K^+ 外流，对 $I_{K(ATP)}$ 通道也有明显抑制作用。

1. 主要药理作用

（1）降低自律性：治疗浓度（2～5μg/ml）可降低浦肯野纤维的自律性，对窦房结没有影响。由于 4 相去极化速率下降而提高阈电位，降低心肌自律性，又能减少复极的不均一性，故能提高致颤阈。

（2）传导速度：血液趋于酸性时，将增强减慢传导的作用。心肌缺血部位细胞外 K^+ 浓度升高且血液偏于酸性，所以利多卡因对此有明显的减慢传导作用。这可能是其防止急性心肌梗死后心室颤动的原因之一。对血 K^+ 浓度降低或部分（牵张）去极者，则因促 K^+ 外流使浦肯野纤维超极化而加速传导。高浓度（10μg/ml）的利多卡因则明显抑制 0 期上升速率而减慢传导。

（3）缩短不应期：利多卡因缩短浦肯野纤维及心室肌的动作电位时程（APD）、有效不应期（ERP），以缩短 APD 更为显著，故为相对延长 ERP。这些作用是阻止 2 期小量 Na^+ 内流的结果。

2. 体内过程 利多卡因静脉注射给药作用迅速，仅维持 20min 左右。血浆蛋白结合率约 70%，在体内分布广泛迅速，心肌中水平为血药浓度的 3 倍。表观分布容积为 1L/kg。有效血药浓度为 1～5μg/ml。利多卡因几乎全部在肝中经脱乙基而代谢。仅 10% 以原形经肾排泄，$t_{1/2\beta}$ 约 2h，作用时间较短，常用静脉滴注以维持疗效。

3. 适应范围 利多卡因仅用于室性心律失常，特别适用于治疗急性心肌梗死及强心苷所致的室性期前收缩、室性心动过速及心室颤动，而对室上性心律失常无效。由于利多卡因抑制房室旁路的传导及延长旁路的有效不应期，因而对预激综合征患者的室上性心动过速可能有效。治疗剂量利多卡因可促进复极化而不延长 Q-T 间期，因而可用于低血压或脑血管意外所致伴有巨大 U 波的延迟复极性心律失常的治疗。

4. 剂量与用法 静脉注射起始剂量为 1～2mg/kg，20～40min 后可重复 1 次，剂量为首次的一半。总负荷量 ≤ 400mg，继以 1～4mg/min 的速度持续静脉输注，对心功能不全的患者，利多卡因总负荷量降低，其后的静脉输注速度也应减慢；应测定血药浓度，调整剂量以确保血药浓度在治疗窗范围内（1.5～5μg/ml），并可最大限度地减少毒性。

5. 不良反应及注意事项 常见不良反应为与剂量相关的中枢神经系统毒性：嗜睡、眩晕，大剂量引起语言障碍、惊厥，甚至呼吸抑制，偶见窦性心动过缓、房室传导阻滞等心脏毒性。此外，可取消心室自发性起搏点的活性，故慎用或禁用于病态窦房结综合征、二度 Ⅱ 型和三度房室传导阻滞患者。

（二）β 受体阻滞药——艾司洛尔

1. 药理作用 艾司洛尔（esmolol）为超短效 β 受体阻滞药，主要作用于心肌的 $β_1$ 受体，大剂量时对气管和血管平滑肌的 $β_2$ 受体也有阻滞作用。艾司洛尔的 β 受体阻滞作用特点：①作用迅速、持续时间短。分布半衰期约 2min，消除半衰期约 9min。经适当的负荷量（0.5mg/kg），继以 0.05～0.3mg/（kg·min）的速率静脉滴注，5min

内即可达到稳态血药浓度。②选择性地阻断 β_1 受体,艾司洛尔心脏选择性指数为 42.7,普萘洛尔心脏选择性指数仅为 0.85。③作用强度弱。④无内源性拟交感活性。⑤无 α 受体阻滞作用。

2. 临床应用 艾司洛尔在围术期应用较其他 β 受体阻滞药有更多的优点,主要用于室上性心动过速、心绞痛、心肌梗死和高血压等的治疗。适用范围:①减少气管插管的心血管反应,气管插管前后心率和血压均无显著性变化。与芬太尼相比,艾司洛尔不仅可降低心率增快反应,而且可保持心肌灌注压。静脉输注艾司洛尔可降低吸入麻醉药的 MAC。②治疗室上性心动过速,艾司洛尔和地高辛合用会提高治疗心房颤动的有效率。③控制心房颤动、心房扑动和心室率,成人先静脉注射负荷量 0.5mg/kg,约 1min,随后静脉维持量,自 0.05mg/(kg·min)开始,4min 后若疗效尚可则继续维持,若疗效不佳可重复给予负荷量并将维持量以 0.05mg/(kg·min)的幅度递增。维持量最大可加至 0.3mg/(kg·min)。

3. 禁忌证 支气管哮喘或有支气管哮喘病史;严重慢性阻塞性肺疾病;窦性心动过缓;二度和三度房室传导阻滞;难治性心功能不全;心源性休克;过敏者。

4. 不良反应 ①低血压最常见于术后、心房颤动及老年患者。②出现头昏、嗜睡、头痛、精神错乱和激动。③可出现恶心,少数可出现呕吐。④可引起支气管痉挛、肺水肿、喘息、呼吸困难、干啰音和鼻充血,可引起哮喘患者或慢性气管炎患者哮喘发作。

5. 药物相互作用 ①与交感神经节阻断剂合用,有协同作用,应防止发生低血压、心动过缓、晕厥。②与地高辛合用时,地高辛血药浓度可升高 10%～20%。③与吗啡合用时,稳态血药浓度会升高 46%。④与琥珀胆碱合用,可延长琥珀胆碱的神经肌肉阻滞作用 5～8min。⑤与维拉帕米合用于心功能不良患者,可导致心动过缓和心脏停搏。

(三)胺碘酮

1. 药理作用 胺碘酮抗心律失常作用通过多种机制,有 Ⅰ、Ⅱ、Ⅳ类抗心律失常药物的作用,其代谢产物乙基胺碘酮具有较强抗心律失常药的作用,作用出现稍晚。胺碘酮既有 β 受体阻滞作用,又有钙拮抗效应。①自律性:能降低窦房结起搏细胞的自律性。②传导速度:一般对心肌的传导速度并无影响,给药数周后,略有减慢,对浦肯野纤维和房室结的传导速度则有抑制作用。③不应期:用药数周后,心房肌、心室肌及浦肯野纤维的 APD、ERP 都明显延长,并且能延长 WPW 综合征患者的附加通路的不应期,这一作用比其他抗心律失常药物更为明显。上述三方面电生理效应与其阻滞钠、钾、钙等通道的作用有关。④血管平滑肌:胺碘酮静脉给药能降低外周阻力,增加冠脉血流量,降低血压,减少心肌氧耗量,这是松弛血管平滑肌的作用所致。这可能与其 α 受体阻滞和钙拮抗效应有关。有时对治疗有利,个别情况需停药。

2. 临床应用 胺碘酮是广谱抗心律失常药物,适用于各种室上性和室性心律失常,如心房颤动、心房扑动、心动过速及伴预激综合征的快速性心律失常,长期给药治疗反复发作的室性心动过速有良好效果,对房性或室性期前收缩疗效较差。临床应用时小剂量胺碘酮(100～200mg/d)对阵发性心房颤动有效,并能有效地维持窦性心律,且不良反应低,患者易耐受。对室性心律失常,如室性期前收缩、室性心动过速疗效可达 80% 左右,对预激综合征合并心房颤动或室性心动过速者,其疗效可达 90% 以上。房室传导阻滞及心动过缓患者忌用。

3. 剂量与用法 胺碘酮可静脉滴注。负荷量 1.5～3mg/kg,静脉滴注时间大于 10min,然后 1～1.5mg/min 维持,6h 后减至 0.5～1mg/min,每日总量小于 1200mg。以后逐渐减量,静脉滴注胺碘酮最好不超过 3～4d。射血分数降低的患者静脉滴注胺碘酮时需密切注意有无低血压。

4. 不良反应及注意事项

(1)心脏毒性:窦房结或房室结原有病变患者,胺碘酮可引起症状性心动过缓或心搏骤停,也可诱发和加重心力衰竭。由于静脉用药疗程短(一般仅用药几天),故较口服用药(易蓄积)不良反应少,但常导致低血压和心动过缓。

(2)心脏外毒性:①长期应用可造成有潜在生命危险的肺纤维化。其毒性反应多寡和程度大小与药物蓄积程度有关,必要时限制其应用(特别是用量大时,如每日剂量接近或超过 400mg

时）。②胺碘酮可浓集于组织中，但全身分布广泛，用药数周，即可在角膜形成黄棕色沉积 - 微小结晶。这种沉积物一般不影响视力，但有时，特别是夜间也会出现视物模糊。一旦出现视力减退，应停药或减量；皮肤沉积 25% 患者引起光敏性皮炎，故用药者应避免日光下曝晒；近 5% 患者皮肤发生褪色反应，局部呈灰蓝色。③感觉异常、震颤、共济失调和头痛等神经系统不良反应也常见。④约 5% 患者出现甲状腺功能低下或亢进，用药前和用药过程中应注意检查甲状腺功能，并测定 T_3、T_4 及 rT_3 的血药浓度。⑤胺碘酮也可引起胃肠道反应，20% 患者出现便秘，部分患者可出现肝细胞坏死，也可能出现肺炎或肺纤维化。其中肺纤维化发生率为 5% ～ 15%，甚至个别有生命危险。⑥胺碘酮与其他药物合用也可互相影响，胺碘酮可降低华法林、茶碱、奎尼丁、普鲁卡因胺、氟卡尼等药的清除率。

第五节 心脏手术心律失常特点、防治原则和注意事项

由于围术期心脏病患者的病情不稳定，且有一些特定的原因及诱因易促使心律失常的发生，心脏手术后心律失常频发，以室上性最常见，其中心房颤动的发生最多。术后心律失常是增加死亡率、延长重症监护室时间及延长住院天数的因素，应引起重视，并及时和正确治疗。其治疗原则除与一般心律失常相同外，尚有特殊性，由于口服给药不便，且口服给药难以迅速起效，因而抗心律失常药物多选用静脉给药。其措施可分为预防和治疗两方面。

一、术前心律失常的治疗

尽可能控制术前存在的心律失常，如冠心病室性期前收缩超过 5 次，风湿性心脏病的心房颤动，心率 > 100 次 / 分，先天性心脏病室上性心动过速。但需避免应用能诱发心律失常的药物，正确选择抗心律失常药物，掌握药物的适应证和禁忌证，以及药物的相互作用；洋地黄、拟交感神经药术前应尽可能停药；利尿药引起电解质紊乱者术前

应予以纠正。

二、麻醉注意事项

（一）麻醉前镇静

麻醉前患者清醒和精神紧张，未给术前用药或剂量不足，常见室上性心动过速，也有快速心房颤动。应消除紧张情绪，除了做好解释工作之外，在麻醉前可静脉注射咪达唑仑 1 ～ 2mg，如心律失常持续存在，则可用抗心律失常药物，必要时面罩供氧，并即刻行麻醉诱导和气管插管。

（二）麻醉诱导

麻醉诱导过程易并发心律失常，应避免麻醉过浅或过深，麻醉药注药速度过快或剂量太大，可导致低血压，或缺氧和二氧化碳潴留，诱发心律失常，也可引起或加重心肌缺血。因此，麻醉诱导时应密切监测心电图变化，避免发生和及时处理低血压，预防发生或加重心律失常。

（三）麻醉和术中特别要注意

注意调控麻醉深度，缺氧、二氧化碳蓄积、手术刺激、电解质紊乱、低体温、机械性刺激、酸碱失衡、大量失血致血流动力学不稳定等因素均可导致心律失常；手术机械性刺激见于非体外循环冠状动脉旁路移植术及体外循环前上下腔静脉插管。翻动和压迫心脏时可发生低血压和心动过缓，甚至心搏骤停。连续、动态心电图监测十分重要，迅速准确作出诊断，了解引起心律失常的病因和诱因，迅速处理，防止发生严重低血压和心搏骤停。

（四）其他注意事项

（1）复跳和停体外循环应充分给氧，监测血电解质水平、血气分析，并及时纠正失衡；去除影响复跳及减弱心肌收缩力的因素，阻断循环时间较长，则心肌缺血和再灌注损伤较重，应积极防治。

（2）心功能差，出血多的患者伴有复跳后低心排血量综合征和低血压，须补充血容量，合理调整前后负荷，应用药物支持循环功能，防治心

律失常。

（3）在搬运和转送患者过程中，必须加强监测，保证供氧，平稳有效人工辅助通气，维持静脉输液通畅，避免低血压，备好药物，发现心律失常可及时处理。

（五）SICU 中发生心律失常

SICU 中需要观察心律失常对血流动力学有何影响，是否需要治疗？如有严重血流动力学改变，应做循环功能支持；特殊心律失常应特殊处理，如出现阵发性室上性心动过速、严重心动过缓、心房扑动或心室颤动时，心室率在 100 次 / 分以上及二度以上房室传导阻滞等均需药物治疗。一旦出现多源性室性期前收缩、室性期前收缩出现在 T 波上升支或波峰（R-on-T）、室性心动过速、尖端扭转型室性心动过速，均应紧急处理。SICU 中必须保持除颤复律仪器的良好功能，以供急用。另外，心脏外科手术患者如伴有支气管哮喘，β 受体阻滞药相对禁忌，应换用其他抗心律失常药物。术后心律失常主要发生在术后第 1 ～ 3d，且通常在 6d 内减轻或消失。在积极终止心律失常发作的同时，可逐步由静脉改为口服，努力预防心律失常的复发。

（皋 源 杭燕南）

参 考 文 献

方全，2004. 射频消融治疗快速心律失常 . 中国全科医学，7（10）：685-686

杭燕南，邓小明，王祥瑞，2008. 围术期心血管治疗药 . 上海：世界图书出版公司

卢才义，1993. 临床心律失常学 . 北京：中国医药科技出版社

孙亚青，于晓鹏，张进，2006. 射频消融术治疗快速型心律失常的现状和进展 . 现代医药卫生，22（18）：2813-2814

王吉耀，2001. 内科学 . 北京：人民卫生出版社

王士雷，曹云飞，2006. 麻醉危象急救和并发症治疗 . 北京：人民军医出版社

王祥瑞，杭燕南，2005. 循环功能监测学 . 北京：人民军医出版社

Little AG，2005. 心胸外科并发症的预防与处理 . 易定华，主译 . 西安：第四军医大学出版社

Apfelbaum JL，Belott P，2011. Practice advisory for the perioperative management of patients with cardiac implantable electronic devices：pacemarkers and implantable cardioverter-defibrillators. Anesthesiology，114：247-261

Atlee JL，1997. Perioperative cardiac dysrththmias. Anesthesiology，86：1397-1424

Balser JR，2008. New concepts in antiarrhythmic therapy. 59th Annual Refresher Course Lectures. American Society of Anesthesiologists，133：1-5

Burris JM，Subramanian A，Sansgiry S，et al，2010. Perioperative atrial arrhythmias in noncardiothoracic patients：a review of risk factors and treatment strategies in the veteran population. Am J Surg，200：601-605

Crossley GH，Poole JE，Rozner MA，et al，2011. The Heart Rhythm Society（HRS）/American Society of Anesthesiologists（ASA）expert consensus statement on the perioperative management of patients with implantable defibrillators，pacemakers and arrhythmia monitors：facilities and patient management. Heart Rhythm，8（7）：114-1154

Evers AS，2011. Anesthetic pharmacology（Basic priciole and clinical practice.）. Cambridge：Cambridge University Press

Feeley TW，1997. Management of perioperative arrhythmias. J Cardiothorac Vasc Anesth，11：10-15

Fuster V，Ryden LE，Cannon DS，et al，2006. ACC/AHAESC 2006 guideline for the management of patients with atrial fibrillation. Circulation，114：700-775

Hikasa Y，Okaba C，Takasa K，et al，1996. Ventricular arrhythmogenic dose of adrenaline during sevoflurane，isoflurane，and halothane anaesthesia either with or without ketamine or thiopentone in cats. Res Vet Sci，60：134-137

Hogue CW，2007. Management of cardiac arrhythmias. Review Course Lectures，IARS，38-42

Johanneson GP，Floren M，Lindahl SG，1995. Sevoflurane for ENT-surgery in children. A comparison with halothane. Acta Anaesthesio Scand，39：546-550

Kaplan JA，Reich DL，Lake CL，et al，2006. Kaplan's Cardiac Anesthesia. 5th ed. Philadelphia：Saunders

Mclean RM，1994. Magnesium and its therapeutic uses：a review. American Journal of Medicine，96：63-76

Naguib K，Osman H，Shams A，et al，1997. The safety and efficacy of desflurane. Middle East J Anesthesiol，14：33-44

Neumar RW，Otto CW，Callaway CW，et al，2010. Part 8：adult advanced cardiovascular life support：2010 American Heart Association Guidelines for Cardiopulmonary Resuscitation and Emergency Cardiovascular Care. Circulation，122：S729-S767

Stone ME，Apinis A，2009. Current perioperative management of the patient with a cardiac rhythm management device. Semin Cardiothorac Vasc Anesth，13：31-43

Wann LS，Curtis AB，Ellenbogen KA，et al，2011. 2011 ACCF/AHA/HRS focused update on the management of patients with atrial fibrillation（update on dabigatran）：a report of the American College of Cardiology/American Heart Association Task Force on Practice Guideline. Circulation，123：144-150

第三十五章

围术期心功能不全的处理

心功能不全不是一种临床诊断，而是由于多种原因造成的心肌收缩功能下降，使心脏前向性排血减少，造成血液淤滞在体循环或肺循环而产生的一系列症状。目前，随着对心功能不全基础和临床研究的深入，逐渐发现在多种神经体液因子的参与作用下，心功能不全已不再被认为是单纯的血流动力学障碍，而被认为是一种持续发展的临床综合征。新概念认为心功能不全可分为无症状和有症状两个阶段，前者有心室功能障碍的客观证据（如左心室射血分数降低），但无典型的临床症状，心功能尚属纽约心脏病学会（NY-HA）分级的 I 级，属于有症状心力衰竭的前期，如不进行有效干预治疗，随着病理生理的改变，将会发展成有症状心功能不全，发展至终末期，常称为心力衰竭。

在心血管手术围术期预计有超过 20% 的患者发生心力衰竭，其临床表现可包括心源性休克、肺水肿、充血性心力衰竭，甚至有时伴有高血压及高心排血量表现。引起心血管手术围术期心力衰竭的病因很多，主要为围术期心肌损害及心脏工作负荷（压力负荷/容量负荷）过度。"强心、利尿、扩血管"被认为是心力衰竭的经典治疗方案，现今在这基础上已有新的治疗策略。其包括以神经内分泌拮抗剂为主的三大类或四大类药物的联合应用，即利尿药、血管紧张素转换酶抑制剂（ACEI）、血管紧张素 II 受体拮抗剂（ARB）及 β 受体阻滞药的联合应用，必要时加用地高辛。围术期药物的使用应建立在充分了解心力衰竭发生的病理生理的基础上，针对患者病理生理变化采取相应的干预措施。

第一节 心力衰竭的病理生理

心力衰竭是由于任何原因所致的初始心肌损伤（如心肌缺血、心肌病、血流动力学负荷过重、炎症等），引起心肌结构和功能的变化，从而导致心室泵血和充盈功能低下而造成的一系列临床表现。在初始的心肌损伤发生后，通过 Frank-Starling 机制、交感神经系统及肾素-血管紧张素-醛固酮系统（RAAS）的激活并共同作用使得心脏发生适应性反应，从生理上适应受损的功能及负荷情况的改变。Frank-Starling 机制可以在心脏前负荷或舒张期末容量负荷增加的情况下维持心脏功能；交感神经系统激活可以增加心肌收缩力及心脏收缩的频率，交感神经系统也可以促进 RAAS 的激活，从而恢复循环容量（在循环容量下降时），维持血压（如果血压下降），通过血管紧张素 II 的生理效应可维持重要器官的血流灌注。这些机制在心力衰竭早期可起到适应性作用，使得心脏射血分数有所下降时仍然可以维持循环系统的稳定及心排血量；但是，随着心脏功能的进一步恶化，这些机制转为失适应性并加重心力衰竭的病理过程。

一、Frank-Starling 机制

Frank-Starling 机制是指心肌收缩力和心搏量在一定范围内随心肌纤维粗、细肌丝相互重叠的状况而定的，当肌节长度在最适长度以内时，随着肌节长度增加，收缩力逐渐增大，即在生理范围内，增加心脏的前负荷，使回心血量增多，心室舒张期末容积增加，可以增加心排血量及提高心脏作功量。当肌节长度超过最适长度时，心肌收缩力反而下降，心排血量减少。这种心脏收缩性随心肌长度变化而改变的特性在机体处于应激状态下显得尤为重要。心力衰竭时 Frank-Starling 机制反应迟缓，心室舒张期末容量增加使心肌纤维任何程度的拉伸都难以显著增强心肌的收缩状

态；另外，由于衰竭心脏内去甲肾上腺素储备下降及 β_1 受体密度下降，使受损心脏收缩功能难以上升到正常范围，最终表现为心脏应对容量负荷变化的能力减弱，心脏功能的储备降低。

二、交感神经系统

交感神经系统在心力衰竭的早期被激活，使去甲肾上腺素释放增多，兴奋 α 受体导致外周血管收缩，使外周阻力增高及回心血量增多，加重心脏负荷；同时兴奋 β 受体，使心率加快，心肌耗氧量增加；舒张期缩短，心肌灌注减少导致心肌缺血；加重心肌病变，使心功能进一步恶化。血浆去甲肾上腺素水平升高是提示预后不良的重要标志物。实验表明，高浓度的儿茶酚胺可能通过激活 cAMP 系统，使细胞内钙超载，氧自由基产生增多，导致心肌毒性作用并促进心肌坏死，诱发心律失常和猝死。心力衰竭交感神经激活的机制尚不清楚。心脏局部突触的去甲肾上腺素水平升高提高了心肌收缩力和心率，给早期衰竭的心脏提供支持，但这也是心律失常的原因。衰竭心脏的 β 受体密度降低且对激动剂的反应能力下降，因此使得心脏对交感神经的刺激反应降低，心肌对正性肌力刺激的反应储备减少。交感神经系统还可通过肾脏的 β 受体激活 RAAS，进一步促进外周血管阻力增加、水钠潴留和左心室重构。总之，心力衰竭早期交感神经系统的激活具有积极作用，可增加心率、收缩力及血管阻力以改善心脏功能，但最终过度的交感神经系统活动对心脏有直接毒性作用，导致心力衰竭进一步恶化。

三、肾素 - 血管紧张素 - 醛固酮系统

心力衰竭时心排血量下降、组织器官灌注减少及容量改变均可激活循环和组织中的肾素 - 血管紧张素 - 醛固酮系统，这个系统与交感神经系统在心力衰竭的病理形成过程中起关键的作用。心力衰竭时，肾血流量减少，入球小动脉压力下降，对小动脉壁的牵张刺激减弱，可使肾素释放量增加；同时，由于入球小动脉压力降低和血流量减少，肾小球滤过率下降，滤过的 Na^+ 量减少，到达致密斑的 Na^+ 量也减少，激活致密斑感受器，

也可使肾素释放。肾素含量和活性的增加，刺激血管紧张素 I（Ang I）生成增加。Ang I 可作用于血管平滑肌细胞上 A1 受体使毛细血管前小动脉收缩，增加外周血管阻力，并可增加肾上腺素活性，使肾素进一步释放。在细胞水平上，Ang I 通过作用于 A1 受体使心肌细胞和成纤维细胞的多种基因上调产生心肌肥厚和纤维化，这是心力衰竭的重要病理基础。Ang I 也可通过血管紧张素转化酶转变成血管紧张素 II（Ang II），Ang II 有一系列强大的生物学活性，包括使血管收缩；促进去甲肾上腺素释放；刺激醛固酮释放；扩张容量；促炎症活性；过量时直接心肌细胞毒性等。另外，过量的醛固酮可作用于血管平滑肌和心肌，促使其增殖，肥厚重构；并且导致排钾过多，影响心肌细胞的钾平衡，发生心律失常甚至猝死。

心血管手术体外循环期间血压下降、肾脏灌注不足，血液稀释、血钠浓度下降，均可刺激肾脏、肾上腺及脑垂体，激活 RAAS，使血中醛固酮和 Ang II 浓度升高，导致术后早期外周血管阻力增加，心脏后负荷过重，降低心排血量，最终可发生严重心力衰竭。

第二节　围术期心功能不全的临床特点

心血管手术围术期心力衰竭可以表现为术前及术后心功能恶化，需使用正性肌力药物治疗或主动脉球囊反搏（IABP）支持循环；术中脱离体外循环困难或失败。虽然在不同临床阶段发生的心力衰竭的表现及治疗不尽相同，但是围术期心力衰竭主要包括两方面的临床原因：①术前即存在慢性心功能不全，在围术期各种原因导致心肌收缩力下降和（或）心脏前后负荷变化时发生急性失代偿性心力衰竭。②心血管手术时体外循环、心肌顿抑和缺血再灌注损伤及 β 受体下调等导致心肌收缩严重抑制，发生急性低心排血量综合征。无论何种病因导致慢性充血性心力衰竭失代偿或急性心功能抑制，出现心源性休克，是最严重的临床状况，预后恶劣。

欧洲多中心研究（EHFS II 及 EFICA）调查入住 ICU 的心血管手术患者发现，其术后心力衰竭诊治复杂，缺乏典型症状且监测结果受到治疗

措施影响而导致结果不一致，欧洲心脏病学会及美国 ACC 和 AHA 对心力衰竭的分类并不适用于心血管手术围术期急性心力衰竭的诊治。流行病学调查显示超过 20% 的心血管手术患者会发生围术期急性心力衰竭，可表现为心源性休克、肺水肿和充血性心力衰竭等，且伴随较高的临床病死率。成人心血管手术患者术后心源性休克的发生率为 2% ～ 6%，病死率高；25% 的冠状动脉搭桥术（CABG）患者术后需早期应用正性肌力药物支持受损的心肌收缩功能；然而，需注意有部分患者术后循环衰竭是体循环阻力极度下降导致的血管舒张性休克，临床医师要谨慎评估患者心血管状态及治疗措施是否合适。

血浆脑钠肽（BNP）测定有助于心力衰竭诊断和预后判断。BNP 是心室壁张力升高时，由心肌细胞释放的一种缓和的血管扩张剂，并可利尿及排钠。循环中 BNP 浓度与心力衰竭的严重程度相关。血浆 BNP 可用于鉴别心源性和肺源性呼吸困难，BNP 正常的呼吸困难，基本可除外心源性因素。血浆高水平 BNP 预示严重心血管事件，包括死亡的发生。心力衰竭经治疗，血浆 BNP 水平下降提示预后改善。大多数心力衰竭呼吸困难的患者 BNP 水平在 400pg/ml 以上。BNP 水平小于 100pg/ml 时不支持心力衰竭的诊断；BNP 水平 100 ～ 400pg/ml 时还应考虑其他原因，如肺栓塞、慢性阻塞性肺疾病、心力衰竭代偿期等。开胸心血管手术患者术前 BNP 水平 > 375pg/ml 是术后需用主动脉球囊反搏支持循环的独立预测因素；主动脉置换术患者 BNP 水平 > 312pg/ml 是患者死亡的独立预测因素。

NT-proBNP 是 BNP 激素原分裂后没有活性的 N- 末端片段，与 BNP 相比，NT-proBNP 的半衰期更长，更稳定，其浓度可反映短暂时间内新合成的而不是贮存的 BNP 释放，因此更能反映 BNP 通路的激活情况。在左心室功能障碍时，血浆 NT-proBNP 的水平超过 BNP 水平可达 4 倍，其水平也随心力衰竭程度加重而升高。50 岁以下的患者血浆 NT-proBNP 浓度为 450pg/ml，诊断急性心力衰竭的敏感度和特异度分别为 93% 和 95%；50 岁以上患者血浆 NT-proBNP 浓度为 900pg/ml，诊断心力衰竭的敏感度和特异度分别为 91% 和 80%。血浆 NT-proBNP 浓度 < 300pg/ml 为正常，可排除心力衰竭。心力衰竭治疗后血浆 NT-proBNP 浓度 < 200pg/ml 时，提示预后良好。NT-proBNP 预测心血管手术后并发症（包括心力衰竭）及患者预后，较术前左心室射血分数更为准确，其结果与欧洲心血管手术危险评估系统（Euro SCORE）类似。

第三节　围术期慢性心功能不全的治疗

心血管手术患者术前存在的疾病包括冠状动脉粥样硬化性心脏病（冠心病）、心脏瓣膜疾病、心肌病、高血压等均可导致出现慢性心功能不全。随着医学进步、手术适应证扩大，围术期慢性心功能不全患者增多，正确认识及治疗慢性心功能不全，可减少围术期并发症，提高心血管手术患者预后。

一、慢性心功能不全的分期

根据心力衰竭发生发展的过程，从心力衰竭的高发危险人群进展成器质性心脏病，出现心力衰竭症状直至难治性终末期心力衰竭，可分成 A、B、C、D 阶段，这 4 个阶段不同于纽约心脏学会（NYHA）的心功能分级，是两种不同的概念。

（一）阶段 A

阶段 A 为"前心衰阶段"，包括心力衰竭的高危人群，但目前尚无心脏的结构或功能异常，也无心力衰竭的症状和（或）体征，这一阶段应强调心力衰竭是可以预防的。治疗应针对控制危险因素和积极治疗高危人群原发病，有多重危险因素者可应用血管紧张素转换酶抑制剂（ACEI）及血管紧张素受体阻滞剂（ARB）。

（二）阶段 B

阶段 B 为"前临床心衰阶段"，患者已发展成器质性、结构性心脏病，如左心室肥厚、无症状瓣膜性心脏病、以往有心肌梗死病史等。这一阶段患者治疗的关键是阻断或延缓心肌重构。

（三）阶段 C

阶段 C 为"临床心衰阶段"，患者已有基础的结构性心脏病，以往或目前有心力衰竭的症状和（或）体征；或目前虽无心力衰竭的症状和（或）体征，但以往曾因此治疗过。这一阶段的治疗包括常规应用利尿药、ACEI、β受体阻滞药，为改善症状可加用地高辛。

（四）阶段 D

阶段 D 为"难治性终末期心衰阶段"，患者有进行性结构性心脏病，虽经积极的内科治疗，休息时仍有症状，且需要特殊干预，如因心力衰竭须反复住院，且不能安全出院者；等待心脏移植者；应用心脏机械辅助装置者等。控制液体潴留是治疗成功的关键，并可应用心脏移植、左心室辅助装置、静脉滴注正性肌力药以缓解症状。

二、慢性心功能不全的围术期药物治疗

心力衰竭的常规治疗包括联合使用三大类药物，即利尿药、ACEI（或 ARB）和 β 受体阻滞药。为进一步改善症状、控制心率等，地高辛应是第 4 种联用的药物。醛固酮受体拮抗剂则可应用于重度心力衰竭患者。

（一）ACEI

ACEI 是证实能降低心力衰竭患者死亡率的第一类药物，也是循证医学证据积累最多的药物，一直被公认是治疗心力衰竭的基石和首选药物。ACEI 可抑制 RAAS，降低循环和组织的 Ang Ⅱ 水平，还能阻断 Ang Ⅰ～ Ang Ⅶ 的降解，使其水平增加，进一步起到扩张血管及抗增生作用；还可抑制缓激肽的降解，提高缓激肽水平，通过缓激肽 - 前列腺素 -NO 通路而发挥有益作用。

临床应用：所有左心室收缩功能不全的患者，均可应用 ACEI，除非有禁忌证或不能耐受；伴有液体潴留者应与利尿药合用；适用于慢性心力衰竭患者的长期治疗，不能用于抢救急性心力衰竭或难治性心力衰竭正在静脉用药者。对 ACEI 曾有致命性不良反应的患者，如曾有血管神经性水肿、无尿性肾衰竭或妊娠期妇女绝对禁用 ACEI。

液体潴留可减弱 ACEI 的疗效，而容量不足又可加剧其不良反应，所以在应用之前应确保利尿药已维持在最合适的剂量。ACEI 应用的基本原则是从很小剂量开始，逐渐递增，直至达到目标剂量，剂量调整的快慢取决于每例患者的临床状况。应避免突然撤除 ACEI，否则有可能导致临床状况恶化。

应用 ACEI 可能发生以下并发症：低血压、肾功能恶化、高钾血症、咳嗽、血管水肿等。这些不良反应常发生在老年患者，已经存在肾脏灌注不足、糖尿病或贫血的情况下，醛固酮受体拮抗剂与其他 RAAS 拮抗剂同时使用会增加高血钾的风险，在肾功能恶化、补钾、使用保钾利尿药、并发糖尿病的情况下，尤易发生高钾血症，严重者可引起心脏传导阻滞。存在这些情况特别是输注红细胞时，手术期间血钾浓度应进行监测并谨慎处理。

围术期麻醉药、手术操作、患者的体位及失血等均会影响 RAAS 和交感神经系统。长期使用 ACEI 的患者围术期是否需要停药还无定论。使用 ACEI 的患者在麻醉诱导和维持过程中常有低血压倾向，可能由于血容量不足和 Ang Ⅱ 的产生受到抑制而无法对抗麻醉对交感神经系统的影响。长期服用 ACEI 的患者不论是否存在左心功能不全，麻醉诱导后血压和心率不稳的情况非常相似。冠状动脉搭桥的患者术前给予 ACEI 在体外循环期间能更好地维持肾血流灌注和肾小球滤过率；在腹主动脉手术患者中麻醉诱导前给予单剂量依那普利，阻断主动脉时对心排血量和肾小球滤过率影响较小；但 ACEI 的器官保护作用是否能使其在高危患者中预防性使用还有待研究。虽然长期使用 ACEI 的患者在麻醉诱导时存在低血压的可能，还是建议术前继续使用 ACEI，可以通过加强麻醉诱导药物的管理，以及选择对血压影响较小的麻醉药物来预防由此造成的低血压。有时在非心血管手术或心血管手术体外循环结束时严重低血压可通过适当使用交感神经兴奋药物（麻黄碱）或肾上腺素受体激动剂（去氧肾上腺素）并谨慎补充血容量来处理，如效果欠佳，可应用多次小剂量注射精氨酸升压素（每次 1 ～ 2U）或持续注射精氨酸升压素（4 ～ 6U/h）缓解。

（二）Ang Ⅱ 受体拮抗剂

ACEI 一直是治疗心力衰竭的首选药物，近年来，随着 Ang Ⅱ 受体拮抗剂（ARB）临床观察资料的积累，尤其是 CHARM 等试验的结果，提高了 ARB 类药物在心力衰竭治疗中的地位。ARB 在理论上可阻断所有经 ACE 途径或非 ACE 途径生成的 Ang Ⅱ 与 AT1（Ang Ⅱ 的 1 型受体）结合，从而阻断或改善因 AT1 过度兴奋导致的诸多不良作用，如血管收缩、水钠潴留、组织增生、胶原沉积、促进细胞坏死和凋亡等，而这些都是在心力衰竭发生发展中起作用的因素，能降低死亡率，延缓疾病的发展。

ARB 应从小剂量开始应用，在患者耐受的基础上逐步将剂量增至推荐剂量或可耐受的最大剂量。不良反应与 ACEI 相似，如可能引起低血压、肾功能不全和高血钾等；在开始应用 ARB 及改变剂量的 1 ~ 2 周内，应监测血压（包括体位性血压）、肾功能和血钾。

长期服用 ARB 的患者在麻醉诱导时更容易发生低血压。在体外循环期间和体外循环后，长期服用 ARB 的患者与服用其他抗高血压药物甚至是服用 ACEI 的患者相比更需血管收缩剂，且对传统血管升压药如麻黄碱和去氧肾上腺素不敏感，其部分原因可能是肾上腺素受体浓度下降，对这类患者发生对传统药物不敏感的难治性低血压可考虑应用血管升压素和其衍生物。长期服用 ARB 的老年患者麻醉诱导期间尤其是使用了迷走神经兴奋剂如舒芬太尼，发生低血压常伴随着心动过缓，宜积极使用抗迷走神经药物如格隆溴胺来预防。ARB 作用持续时间较长，手术当天停用不增加心血管稳定性，停药至少 24h 以上可减少麻醉手术期间低血压的发生。

（三）β 受体阻滞药

目前 β 受体阻滞药是极其重要的治疗慢性心功能不全的药物，对各种原因的心功能不全均有效，可改善生存率、降低心肌缺血及心脏猝死事件发生率。β 受体阻滞药阻断心脏 β₁ 受体，延缓心房和房室结的传导，使心率减慢，心肌收缩力减弱，心排血量减少，心肌耗氧量下降，减少心脏作功，使心肌缺血改善。

β 受体阻滞药治疗心力衰竭的剂量并非按患者的治疗反应来确定，而是要达到事先设定的目标剂量。国际指南认为，应尽量达到临床试验推荐的目标剂量，剂量滴定应以心率为准：清晨静息心率 55 ~ 60 次/分，不低于 55 次/分，即为达到目标剂量或最大耐受量的表现。对于未经系统治疗的患者术前推荐使用琥珀酸美托洛尔、比索洛尔或卡维地洛等，必须从极低剂量开始，如琥珀酸美托洛尔 12.5 ~ 25mg 每日 1 次，酒石酸美托洛尔片 6.25mg 每日 3 次，比索洛尔 1.25mg 每日 1 次，或卡维地洛尔 3.125mg 每日 2 次，每隔 2 ~ 4 周将剂量加倍。临床试验的最大剂量为琥珀酸美托洛尔 200mg 每日 1 次，酒石酸美托洛尔平片 50mg 每日 3 次，比索洛尔 10mg 每日 1 次，卡维地洛尔 25mg 每日 2 次。β 受体阻滞药应用时需注意监测低血压、液体潴留、心力衰竭恶化及心动过缓和房室传导阻滞。

心肌缺血、心律失常、高血压及有这些病史的高危心脏病患者和在围术期体检中发现心肌缺血的非心脏手术患者（特别是血管手术）术前应给予 β 受体阻滞药。另外，β 受体阻滞药也被推荐用于治疗围术期高血压、心肌缺血和围术期发生及未经治疗的心律失常。围术期应用 β 受体阻滞药应持续至手术当天，术中选择短效静脉制剂（如艾司洛尔），术后尽早恢复术前用药；对于伴有体液潴留的患者须充分利尿后使用以免导致心力衰竭恶化。长期使用 β 受体阻滞药患者在麻醉诱导和维持过程中可能发生低血压，可通过应用麻黄碱和去氧肾上腺素来处理。

（四）利尿药

利尿药通过抑制肾小管特定部位钠或氯的重吸收，遏制心力衰竭时的钠潴留，减少静脉回流和降低前负荷，从而减轻肺淤血，提高运动耐量。对有液体潴留的心力衰竭患者，利尿药是唯一能充分控制心力衰竭患者液体潴留的药物。合理使用利尿药是其他治疗心力衰竭药物取得成功的关键因素之一。如利尿药用量不足造成液体潴留，会降低对 ACEI 的反应，增加使用 β 受体阻滞药的风险。另一方面，不恰当的大剂量使用利尿药则会导致血容量不足，增加 ACEI 和血管扩张剂有发生低血压的危险，以及增加 ACEI 和 ARB 有出现肾功能不全的风险。

常用的利尿药有袢利尿药和噻嗪类。袢利尿药如呋塞米或托拉塞米是多数心力衰竭患者的首选药物，特别适用于有明显液体潴留或伴有肾功能受损的患者。上述药物通常从小剂量开始，如呋塞米每日 20mg，或托拉塞米每日 10mg 并逐渐增加剂量；噻嗪类仅适用于有轻度液体潴留伴有高血压而肾功能正常的心力衰竭患者。氢氯噻嗪通常每日 25mg，100mg/d 已达最大效应，再增量也无效。长期或过量应用利尿药可降低血压，损伤肾功能，引起低钾、低镁血症，而诱发心律失常，激活内源性神经内分泌系统，特别是 RAAS，可能导致麻醉期间的低血压和心律失常，然而长期使用利尿药与急诊手术患者围术期心血管源性的死亡无关。

（五）地高辛

洋地黄通过抑制衰竭心肌细胞膜钠钾泵，使细胞内 Na^+ 水平升高，促进 Na^+-Ca^{2+} 交换，提高细胞内 Ca^{2+} 水平，从而发挥正性肌力作用。洋地黄还可抑制副交感传入神经的钠钾泵，提高压力感受器敏感性，抑制性传入冲动增加，进而使中枢神经系统下达的交感神经兴奋性减弱；此外还可抑制肾脏的钠钾泵，可减少肾小管对钠的重吸收，增加钠向远曲小管的转移，导致肾脏分泌肾素减少。

地高辛适用于已在应用 ACEI 或 ARB、β 受体阻滞药和利尿药治疗，而仍持续有症状的慢性心力衰竭患者。由于地高辛对心力衰竭死亡率的下降没有作用，故不主张早期应用。急性心力衰竭并非地高辛的应用指征，除非合并有快速心室率的心房颤动。

洋地黄制剂的治疗指数狭窄，并发症可能致命且难以诊断和治疗，但围术期是否停用洋地黄治疗还存在争议，考虑到有其他半衰期更短、毒性更小的药物可用，以达到控制心率和心律及正性肌力作用，倾向于让老年患者术前停用洋地黄制剂。

（六）其他药物

2016 年 5 月，美国心脏病学会（ACC）、美国心脏协会（AHA）、美国心衰协会（HFSA）对 2013 版心力衰竭管理指南进行了更新，将血管紧张素受体 - 脑啡肽酶抑制剂（ARNI）及心力衰竭治疗药物伊伐布雷定纳入治疗推荐。

新的指南提出，对于射血分数降低的慢性心力衰竭患者（HFrEF），推荐使用肾素血管紧张素系统抑制剂（ACEI）、ARB 或者 ARNI 联合循证医学指导的 β 受体阻滞药和醛固酮拮抗剂，以减少发病率与病死率。随机对照试验已证明，ARNI 类药物对心力衰竭治疗有效。在临床研究中，轻中度心力衰竭患者使用依那普利及 ARNI（沙库巴曲 / 缬沙坦，200mg，每日 2 次）的住院时间及病死率均较单用依那普利的患者明显降低。最近 ARNI 被批准用于症状性 HFrEF 患者的治疗，并有取代 ACEI 或 ARB 的趋势。随着临床实践的增加也将为最佳剂量、耐受性、心力衰竭合用药物的调整等方面提供更多信息。

另外需注意，ARNI 不应与 ACEI 同时使用，或者在 ACEI 服用至少 36h 后使用。ARNI 也不应用于有血管性水肿病史的患者。

伊伐布雷定为一种新型可选择性阻断窦房结 If 电流的药物，可降低心率。对于经常规治疗的 NYHA Ⅱ 或 Ⅲ 级且 LVEF ≤ 35% 的有症状慢性 HFrEF 患者，在应用最大耐受剂量的 β 受体阻滞药后静息窦性心率 ≥ 70 次 / 分，推荐应用伊伐布雷定以降低其心力衰竭住院风险。一项随机对照试验证明，伊伐布雷定可有效减少心血管死亡事件及住院治疗时间，但目前伊伐布雷定的最佳剂量也需要更多研究。

第四节　围术期急性心功能不全的治疗

急性心功能不全是由于心排血量下降、组织低灌注、肺动脉楔压升高，组织淤血而产生的一系列临床表现。心血管手术患者围术期发生急性心功能不全主要是围术期慢性心功能不全急性失代偿及急性低心排血量综合征 [LCOS，CI < 2 ~ 2.5L/（min·m²）]，容易迅速进展为心力衰竭。急性心力衰竭的初始治疗目标是纠正缺氧、增加心排血量、增加肾脏灌注和促进排钠排尿；治疗的实施应当结合临床情况和监测血流动力学指标，根据其特点及动态变化，选择合适的正性肌力药和扩血管药治疗以增强心肌收缩力并减轻心脏负荷，必要时可应用主动脉球囊反搏辅助循环。

一、围术期急性心力衰竭的病因和诱因

（一）心力衰竭的病因

1. 原发性心肌舒缩功能障碍

（1）原发性弥漫性心肌病变：病毒性心肌炎、心肌病、心肌梗死等，由于心肌结构的完整性遭到破坏，心肌的收缩性减弱。心力衰竭是否出现，关键取决于心肌病变的程度、速度和范围，当病变重、范围广、发展迅速时，可导致急性心力衰竭。

（2）能量代谢障碍：冠状动脉粥样硬化、重度贫血及心肌肥大时，心肌因长期供血绝对减少或相对不足而缺氧，心肌能量生成障碍，从而导致心肌收缩性逐渐减弱，以致最后引起心力衰竭。维生素 B_1 是丙酮酸脱羧酶的辅酶，当体内含量不足时，ATP 生成减少，同时伴有能量利用障碍，则易发生心力衰竭。

2. 心脏负荷过度

（1）压力负荷过度：左心压力负荷过度时，主动脉压增高，见于高血压、主动脉缩窄、主动脉瓣狭窄等；右心压力负荷过度时，肺动脉压升高，见于肺动脉高压、肺动脉狭窄等。压力负荷过度的心脏，经历代偿肥大阶段，最后转向心力衰竭。

（2）容量负荷过度：见于二尖瓣或主动脉瓣关闭不全时引起的左心室容量负荷过度；三尖瓣或肺动脉瓣关闭不全时引起的右心室容量负荷过度。与压力负荷过度相比，心脏对容量负荷过度的适应代偿能力大，故发生心力衰竭的时间较晚。

（二）诱因

约有 90% 的心力衰竭患者伴有诱因。这些诱因通常是增加耗氧和（或）减少氧供，或者降低心排血量或抑制心肌收缩力。

1. 感染

感染加重心脏负荷，易诱发心力衰竭。主要机制：①发热时，交感神经系统兴奋，代谢增加，加重心脏负荷；②交感神经兴奋，心率加快，既加剧心肌耗氧，又通过缩短舒张期降低冠脉血液灌流量而减少心肌供血供氧；③内毒素直接损伤心肌细胞；④若发生肺部感染，则进一步减少心肌供氧。

2. 妊娠与分娩

妊娠期血容量可增加 20% 以上，加之心率加快、心排血量增多，心脏负荷加重；分娩时，精神紧张等因素兴奋交感 - 肾上腺髓质系统，除增加静脉回流血量、加剧心脏前负荷，尚可通过收缩外周阻力血管、加剧心脏的后负荷，心率加快导致耗氧增多及冠脉血流不足，从而引发心力衰竭。

3. 心律失常

心房颤动、室性心动过速、心室颤动等快速性心律失常也是心力衰竭的常见诱因。其诱发心力衰竭的机制主要为：①房室协调性紊乱，导致心室充盈不足，射血功能障碍；②舒张期缩短，冠脉血流不足，心肌缺血缺氧；③心率加快，耗氧量增加，加剧缺氧。心律失常既是心力衰竭的基本病因，也可使心功能不全患者从代偿期转向失代偿，发生心力衰竭。

4. 其他

手术过程中输液过多、过快，可以引起急性肺水肿；电解质紊乱诱发和加重心力衰竭，常见于低血钠、低血钾和低血镁。

二、围术期急性心力衰竭的药物治疗

心血管治疗药物具有高度的选择性和特异性，种类多，药理机制复杂且个体差异较大，易产生不良反应和并发症。因此必须根据药代动力学和药效动力学的原则，正确掌握适应证、禁忌证和使用方法，注意药物间相互作用，在严密监测下谨慎用药，科学和合理用药，精确调节药物剂量，最大程度地减少不良反应，使药物发挥更为积极的作用。

（一）正性肌力药

目前心血管麻醉常用的正性肌力药包括儿茶酚胺类药和磷酸二酯酶抑制剂（表 35-1）。

表 35-1　正性肌力药的血流动力学效应

药物	HR	CI	MAP	SVR	PVR	−dp/dt
多巴胺	↑↑	↑↑	↑	↑	↓	↑
多巴酚丁胺	−或↑	↑↑	↓	↓	↓↓	↑
肾上腺素	↑	↑↑↑	↑↑	↓或↑↑	−	↓或−
去甲肾上腺素	↓	−	↑↑	↑↑↑	↑	↓
去氧肾上腺素	↓	↓	↑↑	↑↑	↑	−
异丙肾上腺素	↑↑↑	↑↑	↓	↓↓	↓↓	↑或−
米力农	−	↑↑	↓	↓↓	↓↓	↑↑

1. 儿茶酚胺类药物　临床常用药物包括多巴胺、多巴酚丁胺、肾上腺素、去甲肾上腺素、去氧肾上腺素、异丙肾上腺素及多培沙明。这类药物主要作用于心肌细胞膜上的 α、β 受体，有些还作用于多巴胺受体，在最初应用时可产生预期的生物学效应，但持续应用则使受体反复被刺激而使其效用下降，影响临床治疗效果。

（1）多巴胺：心血管手术后治疗心功能不全最常应用多巴胺。多巴胺可作用于 α 和 β 受体，也可作用于多巴胺受体 DA_1 及 DA_2。多巴胺作用于 $β_1$ 受体可增强心肌收缩力，间接促使交感神经末梢释放去甲肾上腺素；作用于 DA_1 受体可扩张冠状动脉、肾脏和肠系膜血管。多巴胺随剂量不同而作用于不同受体，$1 \sim 3μg/（kg·min）$ 主要作用于多巴胺受体，$3 \sim 10μg/（kg·min）$ 主要作用于 β 受体，剂量超过 $20μg/（kg·min）$ 主要激活 α 受体。临床上多应用小剂量 [$2 \sim 10μg/（kg·min）$] 静脉滴注兴奋 $β_1$ 受体和多巴胺受体，增加心肌收缩力及扩张肾血管，对肺血管也有轻度扩张作用，降低右心室后负荷。剂量 > $10μg/（kg·min）$ 时，主要兴奋 α 受体，导致血管收缩为主，可使肺血管收缩增加，肺循环阻力增加。临床上小剂量多巴胺不显效时不应加大多巴胺剂量，而以加用其他正性肌力药为宜，因为这种缩血管作用将显著削弱其正性肌力效应。

（2）多巴酚丁胺：能增强心肌收缩力，提高每搏量（SV）及心排血量（CO），降低中心静脉压（CVP）和左右房压。多巴酚丁胺可作用于 $β_1$、$β_2$ 和 α 受体，其 $β_1$ 效应强于 $β_2$，增加正性肌力作用强于多巴胺，同时不伴心率增快。多巴酚丁胺因无多巴胺受体兴奋及酪胺样效应，故升压效应较差，小剂量利尿效应也较差。围术期应用多巴酚丁胺、多巴胺及肾上腺素均增加心肌氧耗，但多巴酚丁胺可同时增加冠脉血流量。

多巴酚丁胺适应证尚未明确界定，一般用在心肌抑制患者，用药剂量同多巴胺，初始剂量 $1 \sim 2μg/（kg·min）$，逐步增加至 $2 \sim 10μg/（kg·min）$，通常小于 $20μg/（kg·min）$，$1 \sim 2min$ 起效；注意剂量过大可能加速心率并产生心律失常。与肾上腺素和米力农相比，多巴酚丁胺更易发生心律失常，因此，不应常规使用多巴酚丁胺。

（3）肾上腺素：具有兴奋 β 受体和 α 受体的双重作用。其不同剂量或浓度对心血管受体产生不同效应，$0.5 \sim 2μg/min$ 主要兴奋 $β_1$ 和 $β_2$ 受体。增加心肌收缩力和 CO，扩张周围血管；$2 \sim 10μg/min$ 可兴奋 $α_1$ 和 β 受体，并以 $α_1$ 受体为主；$10 \sim 20μg/min$ 主要兴奋 $α_1$ 受体，其强烈收缩血管作用可掩盖 $β_1$ 受体的心脏效应。目前心血管手术后出现 LCOS 时广泛采用小剂量肾上腺素 [$0.03 \sim 0.1μg/（kg·min）$] 作为增强心肌功能的首选药物，且其正性肌力效应远较强心苷及其他多巴胺类药物显著，与扩血管药合用可减轻对内脏和肾血流的不良影响。应用肾上腺素的主要并发症为 ST 段压低和心律失常发生率增加，还应注意可能导致高乳酸血症及高血糖。

（4）去甲肾上腺素：主要作用于 α 受体，激动血管 $α_1$ 受体，使血管收缩，外周阻力增高，血压上升，冠脉血流增加；同时具有较弱的兴奋心脏 $β_1$ 受体作用，使心肌收缩性加强，心率加快，传导加速，心排血量增加；剂量过大时，心脏自动节律性增加，也会出现心律失常，但较肾上腺素少见。去甲肾上腺素对慢性肺动脉高压患者的肺循环血流动力学影响轻微，而对急性肺动脉高压患者可使平均肺动脉压增加，与平均动脉压的比值下降。

去甲肾上腺素适用于外周血管阻力（SVR）明显下降导致的严重低血压及心血管手术后由于心肌缺血再灌注导致的心源性休克，常用剂量为 $0.01 \sim 0.1μg/（kg·min）$。以往认为去甲肾上腺素可使内脏血管收缩、肾血流量下降，影响患者肾功能，限制其临床应用。目前大量的研究显示，在大剂量多巴胺和多巴酚丁胺治疗无效的脓毒性休克患者，去甲肾上腺素可使 SVR 升高，增加平均动脉压并代偿性降低心率；并且心律失常、肾功能不全等不良事件较多巴胺少，去甲肾上腺素使用剂量可从 $0.01μg/（kg·min）$ 开始，根据血流动力学效应调整剂量，可高达 $0.7μg/（kg·min）$。

（5）去氧肾上腺素：主要激动 α 受体，引起血管收缩，外周阻力增加，升高收缩压及舒张压，可使肾、内脏、皮肤及肢体血流减少，由于去氧肾上腺素为非选择性 $α_1$ 受体激动剂，所以对冠状动脉也有收缩作用，故应用于冠心病患者时应慎重。去氧肾上腺素作用与去甲肾上腺素相似，但相比之下，去氧肾上腺素作用较弱而持久，对心肌无兴奋作用。随血压升高可激发迷走神经反射，使心率减慢，由此可治疗室上性心动过速。研究显示，应用去氧肾上腺素 $0.5 \sim 8\mu g/(kg \cdot min)$ 可提高心排血量和平均动脉压，改善血乳酸水平和尿量并使氧供增加约15%。然而去氧肾上腺素可导致肺血管收缩，平均肺动脉压升高，影响右心室的血流动力学。

（6）异丙肾上腺素：是常用肾上腺素能药物中唯一的纯β受体兴奋剂，使肠系膜血管扩张，增加肾血流，引起明显的外周血管阻力下降。作用于 β_1 受体异丙肾上腺素可直接兴奋窦房结，纠正心动过缓，在不具备心脏起搏器的情况下，可用来增快心率。异丙肾上腺素还可明显降低肺循环阻力（PVR），在右心衰竭时，可用它作为一种辅助性正性肌力药和肺血管扩张剂。异丙肾上腺素可扩张体血管，引起低血压、心动过速和心律失常，减少右心室冠脉血流而造成心肌缺血。应用异丙肾上腺素必须严格控制其剂量范围，初始低剂量 $0.01\mu g/(kg \cdot min)$，同时用血浆扩容剂维持充盈压；此后可增加用量至 $0.03 \sim 0.06\mu g/(kg \cdot min)$。当心率 > 120 次/分时，常可诱发室性心律失常，应予减量或停用。

2. 磷酸二酯酶抑制剂 通过阻滞心肌细胞内 cAMP 代谢，提高细胞内 cAMP 浓度，促进 Ca^{2+} 内流和释放，从而增强心肌收缩力；还可作用于血管平滑肌细胞导致血管扩张，降低 SVR 及 PVR。磷酸二酯酶抑制剂主要包括氨力农、米力农及依诺昔酮，由于它们对血流动力学的效用类似，而米力农正性肌力作用更强且不良反应少，目前在心血管手术围术期更为常用。心脏术后的 LCOS 多因心肌收缩力欠佳及后负荷增加所致。既往用 β_1 受体激动剂和血管扩张剂治疗，目前认为使用磷酸二酯酶抑制剂，尤其是米力农可以取代或联用 β_1 受体激动剂，作为改善心肌收缩力和扩张血管的第一线药物。

（1）米力农：为二吡啶衍生物，选择性抑制磷酸二酯酶Ⅲ（PDEⅢ），使心肌细胞内 cAMP 水平升高，加快 Ca^{2+} 内流，同时增加肌丝对 Ca^{2+} 敏感性，从而增强心肌收缩性，CO 增加；扩张循环血管，降低 SVR 和 PVR；还可降低左心室壁张力，增强心肌收缩力同时不加重心肌耗氧量（MVO_2），从而避免发生手术后心肌缺血事件。米力农在血浆浓度范围内能基本保持心率不变，LVEF 提高14%，SVR 降低10%，PVR 下降36%，适用于体外循环心血管手术后低心排血量综合征和心力衰竭、心脏瓣膜病变伴肺动脉高压和瓣膜手术后右心衰竭、舒张性心力衰竭。

米力农负荷剂量为 $25 \sim 75\mu g/kg$，维持剂量为 $0.375 \sim 0.5\mu g/(kg \cdot min)$。在患者有低血压、心动过速、严重主动脉瓣或肺动脉瓣疾病时慎用米力农。

（2）左西孟旦：是强效 Ca^{2+} 增敏剂，兼有抑制 PDEⅢ作用。左西孟旦能增加心肌收缩蛋白对 Ca^{2+} 的敏感性，但不改变心肌细胞内 Ca^{2+} 浓度，使心肌收缩力增强而不增加心肌耗氧量，对心律没有影响；还能通过激活 ATP 依赖性 K^+ 通道而产生血管扩张作用，降低心脏的前后负荷。左西孟旦仅促进收缩期 Ca^{2+} 与肌钙蛋白结合，而对舒张期 Ca^{2+} 与肌钙蛋白结合没有影响，增加心肌收缩力的同时不影响心脏舒张功能。

左西孟旦可适用于急性失代偿心力衰竭、心血管手术后低心排血量综合征及右心衰竭患者。推荐剂量为静脉注射 $6 \sim 24\mu g/kg$ 后，以 $0.05 \sim 0.2\mu g/(kg \cdot min)$ 维持，超过推荐剂量可致心动过速。临床应用左西孟旦与多巴酚丁胺比较，可缩短血管手术后拔管时间，降低术后心房颤动、心肌梗死、室性心律失常及肾衰竭发生率，减少 ICU 停留时间。研究表明，主动脉瓣膜置换术后应用左西孟旦可促进心脏舒张而不增加 MVO_2。

3. 正性肌力药的联合应用 正性肌力药物可以单独使用，也可联合应用以更好地改善心肌收缩功能抑制。临床常用的联合方案包括：去甲肾上腺素 + 多巴酚丁胺、去甲肾上腺素 +PDEⅢ抑制剂、多巴酚丁胺 + 左西孟旦。PDEⅢ抑制剂 + 儿茶酚胺类药有协同或互补作用，疗效增加，正性肌力作用强于二者单独应用。β受体下调的慢性心力衰竭患者，联合用药可促进β受体反应性的恢复。PDEⅢ单独应用可致 MAP 下降和反射性 HR 增快，需用儿茶酚胺类药物预防或纠正。然而这些正性肌力药物的联合应用治疗心脏术后低心排血量患者，是否能改善患者预后，需大型多中心研究进一步证实。

（二）血管扩张药

血管扩张药可降低心脏前后负荷、减轻肺淤

血，减少 MVO_2，与正性肌力药物合用可明显增加心排血量，改善心功能不全患者的临床症状。心血管手术围术期急性心力衰竭时可用的血管扩张药包括硝酸甘油、硝普钠及奈西立肽。

1. 硝酸甘油　是治疗急性心力衰竭的常用血管扩张药，主要作用于静脉容量血管，可引起外周血管的扩张，减少右心房的静脉血液回流。硝酸甘油也可以轻度扩张动脉血管平滑肌，从而降低全身血管阻力。低剂量硝酸甘油是以扩张静脉为主，使心室容积变小，末期舒张压降低，而对血管阻力影响很小，动脉压可能稍降，心率不变或稍有反射性加快，肺血管阻力和心排血量稍降。高剂量硝酸甘油可同时扩张动脉，降低小动脉阻力，并使静脉回流进一步减少，使血压及心排血量降低。硝酸甘油也可扩张冠状动脉血管，尤其是心外膜血管，从而减少心肌缺血的可能。硝酸甘油也可作用于肺血管，降低肺动脉楔压（PAWP）、肺动脉压（PAP）和右房压（RAP）改善肺淤血。有证据表明，硝酸甘油对肺血管的扩张作用要大于硝普钠。

硝酸甘油起始推荐剂量为 5～10μg/min 并逐渐增加剂量以达到理想的血流动力学参数。硝酸甘油半衰期为 3min，但在 24h 内连续使用可因硫氰化物消耗产生快速耐药。其他可能的不良反应包括头痛、低血压和高铁血红蛋白血症。

2. 硝普钠　为一种速效和短时作用的血管扩张药，可直接松弛小动脉和静脉平滑肌而扩张血管。硝普钠由肝脏代谢为 NO 和氰化物，NO 激活位于血管平滑肌细胞和内皮细胞的鸟苷酸环化酶，增加细胞内 cGMP 浓度导致血管平滑肌松弛和血管扩张，故对动脉和静脉平滑肌均有直接扩张作用，使心脏前、后负荷均减低，心排血量改善。硝普钠可使心力衰竭患者的 CO、SV 明显增加，同时降低 PAWP、PAP、RAP、SVR 和 PVR。

硝普钠可用于外科麻醉期间进行控制性降压，以及高血压急症、急性心力衰竭包括急性肺水肿的治疗；也可用于急性心肌梗死、二尖瓣或主动脉瓣关闭不全时的急性心力衰竭治疗。血流动力学研究表明，硝普钠与多巴胺联合治疗急性左心衰竭，可使 PAWP 降低 22%，射血分数增加 71%，PAP 下降 25%，SVR 降低 42%，较单用硝普钠或多巴胺为佳。

硝普钠推荐剂量为 0.3～10μg/（kg·min）持续静脉滴注，起效时间 2～5min，半衰期为 3min。

低血压是硝普钠常见的不良反应，故需密切监测血压；快速停用硝普钠会出现血流动力学反弹现象；硝普钠可导致冠状动脉窃血综合征，故在急性冠脉综合征时不宜使用；硝普钠还可削弱低氧性肺血管收缩机制，导致肺内分流增加和低氧血症。

3. 奈西立肽　是注射用重组脑钠肽（BNP），于 2001 年 8 月经 FDA 批准在美国上市，并用于急性失代偿性心力衰竭患者的临床治疗。奈西立肽主要与血管平滑肌和内皮细胞细胞膜上的脑钠肽受体结合，激活鸟苷酸环化酶，增加细胞内第二信使 cGMP 的浓度而发挥扩张动脉和静脉、利尿排钠、抗交感神经系统、降低血浆醛固酮和内皮素的作用，其没有强心作用，不抑制磷酸二酯酶，不依赖 β 受体。

多项前瞻性临床试验证明了重组脑钠肽对住院急性失代偿性心力衰竭患者治疗的有效性和安全性。目前一些临床试验将奈西立肽运用到慢性充血性心力衰竭和围术期心力衰竭患者中也收到了很好的效果。NSGEF 试验发现，与安慰剂组相比，奈西立肽组 PAWP、SVR 显著降低，CI 明显升高，慢性心力衰竭患者的症状和体征明显改善。PRECEDENT 试验发现，与多巴酚丁胺组比较，奈西立肽组心律失常发生率明显降低，心率减慢，心肌耗氧量减少，6 个月生存率明显升高。VMAC 试验显示，在标准治疗的基础上加用奈西立肽，与安慰剂和硝酸甘油比较，奈西立肽可明显降低 PAWP，但在改善呼吸困难和整体临床状况等方面无明显差异，因此奈西立肽能否取代硝酸甘油成为一线抗心力衰竭药物还有待于进一步的临床试验评价。NAPA tril 研究表明，左心功能不全行 CABG 手术，术中给予奈西立肽的患者血肌酐升高峰值低、肾小球滤过率及尿量早期增加、ICU 停留时间短及住院时间短、30d 及 6 个月死亡率低。这为围术期心力衰竭患者的治疗提供了新的选择。

奈西立肽建议依据 VMAC 试验剂量使用 2μg/kg 静脉注射后，继以 0.01μg/（kg·min）静脉滴注维持；推荐使用 24h，不主张超过 48h。奈西立肽起效时间 15min，半衰期 18min。与其他血管扩张剂比较，它能更好地控制急性心力衰竭。奈西立肽的主要副作用为呈剂量依赖性的低血压。目前认为奈西立肽致低血压的发生率极低，如在使用中出现低血压，大多症状轻，减药或停药后可自行缓解或经补充适量液体而得到纠正。

三、围术期急性心力衰竭的非药物治疗

对于难治性急性心力衰竭需要进一步支持治疗，包括主动脉内球囊反搏（IABP）、机械通气或心室辅助装置作为心力衰竭恢复前或心脏移植的过渡。IABP 可辅助维持全身和心肌的血液循环，增加心肌灌注、提高 CO 和 MAP，并且能降低 PAWP、LAP 和 LVEDP，适用于左心室衰竭及无法脱离体外循环时作为短时间内使用的辅助脱机方法。心室辅助装置适用于重度心室衰竭经药物及 IABP 治疗仍难控制但有希望恢复的患者，以及作为心脏移植前的过渡准备。对于继发于心肌梗死后的心力衰竭，治疗原则是尽快建立和维持栓塞血管的开通，需行急诊冠状动脉旁路手术和经皮介入冠脉血管成形术。

（刘　苏　张晓庆）

参 考 文 献

Abraham WT，Krum H，2007. Heart Failure：A Practical Approach to Treatment. New York：The McGraw-Hill Companies

Alexandre M，Antonis AP，Alain R，et al，2010. Clinical review：Practical recommendations on the management of perioperative heart failure in cardiac surgery. Critical Care，14：201

Hines RL，Leung JM，2004. Cardiac and Vascular Anesthesia：The Requisites in Anesthesiology. Singapore：Elsevier Pte Ltd

John GT，Hynek R，2009. Recent progress in heart failure treatment and heart transplantation. J Cardiothoracic Vasc Anesth，23：738-748

Rimmerman CM，Topol EJ，2007. The Cleveland Clinic Cardiology Board review. Philadelphia：Lippincott Williams & Wilkins

第三十六章

围术期心肌缺血

围术期心肌缺血是手术患者经常遇到的问题，总体发病率为 20% ～ 63%，但在普通人群中和冠状动脉粥样硬化性心脏病（冠心病）患者中发病率不等。研究表明，冠状动脉搭桥手术、大血管和外周血管手术患者围术期心肌缺血发生率高，术后易发生心脏事件，发生的时间也不尽相同，术后心肌缺血发生率最高，术中心肌缺血发生率最低。围麻醉期，67% 的心肌缺血患者发生于手术结束和麻醉苏醒期及随后的 2h 之内。

与非手术患者相比，围术期心肌缺血有其特点：①ST 段改变以水平型或下移型压低为主要表现，且围术期心肌梗死呈非 Q 波型。②心肌缺血绝大多数是无症状的。术中麻醉药、镇痛药物的使用，手术切口疼痛竞争性掩盖作用，糖尿病或其他原因导致疼痛和感觉的改变或缺失，可能干扰了对心肌缺血症状的识别。③心肌缺血的累积效应。目前认为，间隙、短暂的心肌缺血具有累积效应，可引起心肌坏死。④心肌缺血的可逆性。大多数研究表明，ST 段压低型心肌缺血实质上是心内膜下心肌缺血受损，并且是一个可逆的过程。

围术期心肌缺血对患者的影响不一，一过性轻微的心肌缺血患者可无症状，严重的心肌缺血如心绞痛、心肌梗死可明显干扰心脏功能，甚至引发后续的严重不良心脏事件。围术期心肌缺血使早期心血管事件（如心肌梗死、不稳定型心绞痛和充血性心力衰竭）发生的危险提高 9 ～ 21 倍，显著增加了长期心脏不良事件的发生（如不稳定型心绞痛、非致死性心肌梗死、心源性死亡等）。心肌缺血大多数是"安静的"，即患者无相关的临床症状，如胸闷胸痛，心电图监测大部分表现为一过性 ST 段压低，并且最终能够恢复至基线水平。基于心肌缺血以上的特点，在缺少连续 ECG 监测的情况下，围术期心肌缺血常容易被忽视。

心肌缺血持续时间越长，心脏意外事件的发生率越高。心肌缺血可影响心脏的收缩功能及舒张功能。心肌缺血对心室顺应性的影响取决于其发病原因，如冠状动脉供血减少则起初伴有顺应性增加，若为心肌氧耗增加引起则即时伴有顺应性的降低，心室需较高的充盈压来维持每搏量，有时甚至会导致心室僵硬。当冠状动脉血流量减少到 80% ～ 90% 时，心脏功能将发生严重障碍，心室舒张期末压明显上升，将导致左心衰竭、肺水肿。对急性心肌缺血，在短暂的严重缺血后，心脏的收缩功能可能逐渐恢复；严重的慢性心肌缺血则导致收缩功能的减弱，可出现相应的室壁活动异常和心脏射血分数的显著下降。

近年来，对围术期心肌缺血的诊断及预防，已经有了更多的共识及进展。经食管超声心动图（TEE）下室壁运动的监测和心肌肌钙蛋白的研究进展为加强心肌缺血的监控和围术期心肌保护提供了更好的依据。

第一节　冠状动脉血流的特点及调节

一、冠状动脉血流的特点

冠脉循环的主要特点有以下三方面：①血压高、流速快、血流量大、摄氧率高。左、右冠状动脉起始于主动脉根部，故冠脉循环血压高、流速快、血流量大。人在安静时的冠状动脉血流量占心排血量的 4% ～ 5%，剧烈运动时还能增加 4 ～ 5 倍。人体处于安静状态时，每百克心肌的耗氧量为 7 ～ 9ml/min。血流流经心脏后，其中 65% ～ 75% 的氧被心肌摄取。在肌肉运动、精神紧张等情况下，心肌代谢活动增加，耗氧量也随之增加。当人体活动增强时，主要依靠冠状动脉扩张，增加血流量来供给心肌所需氧量。②心肌节律性舒缩活动对冠状动脉血流量影响很大。由于冠状动脉分支以垂直于心表面的方向穿入心肌，心肌节律性舒缩活动对冠状动脉血流量产生很大影响。在每一心动周期中，当心室处于等容收缩期时，心室肌小血管强烈受压，冠状动脉血流量急剧减少；进入射血期后，主动脉压升高，使冠状动脉血流量增加，至缓慢射血期时，冠状动脉血流量又有减少；心室舒张，对冠状动脉血管的压迫明显减轻，血流阻力明显减小，故冠状动脉血流量显著增多，此后随主动脉舒张压降低，冠状动脉血流量也逐渐减少。由于心动周期的心舒期长于心缩期，故心脏舒张期冠状动脉血流量明显超过心脏收缩期。动脉舒张压的高低及心脏舒张期的长短是影响冠状动脉血流量的重要因素，舒张压下降、心率过快等情况下，冠状动脉血流显著下降。③左右冠状动脉的有效灌注随心动周期而不同。冠状动脉只有当主动脉根部压力超过心内膜和心外膜下的压力时才能达到有效灌注，冠状动脉灌注压（coronary perfusion pressure，CPP）是反映冠状动脉有效灌注心肌的重要因素。临床上用肺动脉楔压（pulmonary artery wedge pressure，PAWP）估测左心室舒张期末压力（left ventricular end-diastolic pressure，LVEDP）；而用中心静脉压或右房压来估测右心室舒张期末压力。在排除冠状动脉内阻塞的情况下，左心室的CPP是血流灌注心肌的驱动因素，生理情况下左心室CPP=主动脉根部舒张期血压-PAWP。CPP在心脏的收缩期和舒张期呈周期性变化。由于左心室收缩期压力≥主动脉根部压力，绝大多数情况下左心室冠状动脉血流只能在左心室舒张期才能得到有效灌注。而一般情况下右心室收缩期和舒张期压力均低于主动脉根部压力，冠状动脉血流灌注在舒张期与收缩期呈现一种相对平衡的分布。

二、冠状动脉血流的调节

对冠状动脉血流量进行调节的各种因素中，最重要的是心肌本身的代谢水平。交感和副交感神经也支配冠状动脉血管平滑肌，但它们的调节作用是次要的。

（一）冠状动脉的自身调节

心肌收缩的能量来源几乎是唯一地依靠有氧代谢。心肌因连续不断地进行舒缩，故耗氧量较大，人体处于安静状态时，每百克心肌的耗氧量为 $7 \sim 9ml/min$，在肌肉运动、精神紧张等情况下，心肌代谢活动增加，耗氧量也随之增加。此时，机体主要通过冠脉血管舒张，即增加冠状动脉血流量来满足心肌对氧的需求。冠状动脉血流量是和心肌代谢水平是成正比的。在没有神经支配和循环激素作用的情况下，这种关系仍旧存在。目前认为，心肌代谢增强引起冠脉血管舒张的原因并非低氧本身，而是由于某些心肌代谢产物的增加。在各种代谢产物中，腺苷可能起着最重要的作用。当心肌代谢增强而使局部组织中氧分压降低时，心肌细胞中的ATP分解为ADP和AMP。在冠脉血管周围的间质细胞中有 5'- 核苷酸酶，后者可使AMP分解产生腺苷。腺苷具有强烈的舒张小动脉的作用。腺苷生成后，在几秒钟内即被破坏，因此不会引起其他器官的血管舒张。心肌的其他代谢产物如 H^+、CO_2、乳酸等，虽也能使冠脉舒张，但作用较弱。此外，缓激肽和前列腺素 E 等体液因素也能使冠脉血管舒张。因此，随着心肌氧耗量的改变，冠脉循环会通过改变自身血管阻力而调节其血流的变化。冠脉血管的这种自身调节作用是心肌维持血流灌注稳定的一种固有能力。在灌注压 $60 \sim 140mmHg$ 时，冠脉血流可因自身调节作用而处于稳定状态，而过高或过低的灌注压则使心肌血流灌注呈现压力依赖性改变，即心肌血流与灌注压呈线性关系。

（二）神经调节

迷走神经的兴奋对冠脉血管的直接作用是舒张。但迷走神经兴奋时又使心率减慢，心肌代谢降低，抵消了迷走神经对冠脉的直接舒张作用。心交感神经兴奋时，可激活冠脉平滑肌的 α 受体，使血管收缩，同时，又激活心肌的 β 受体，使心率加快，心肌收缩力增强，耗氧量增多，从而使冠脉舒张。在整体条件下，神经因素对冠脉的影响在很短时间内就被心肌代谢改变所引起的血流变化所掩盖。

（三）激素调节

肾上腺素和去甲肾上腺素可通过增强心肌的代谢活动和耗氧量使冠状动脉血流量增加，也可直接作用于冠脉血管的 α 或 β 受体，引起血管收缩或舒张。甲状腺素增多时，心肌代谢增强，使冠脉舒张，血流量增加。大剂量血管升压素，使冠脉收缩，血流量减少。血管紧张素 II 也能使冠脉收缩，血流量减少。

三、冠状动脉侧支循环

人心肌的毛细血管密度很高，约为 2500 根 /mm^2，相当于每个心肌细胞伴随一根毛细血管，有利于心肌细胞摄取氧和进行物质交换。冠状动脉虽小，但血流量很大，占心排血量的 5%，这就保证了心脏有足够的营养，维持它有力地昼夜不停地搏动。如果冠状动脉突然阻塞，不能很快建立侧支循环，常导致心肌梗死。但若冠状动脉阻塞是缓慢形成的，则侧支可逐渐扩张，并可建立新的侧支循环，起代偿的作用。在冠状动脉及其分支之间存在着许多侧支或吻合支，它是一种潜在的管道，平时在冠状动脉供血良好的生理情况下，这些侧支或吻合支并不参与冠脉循环，只有当冠脉主干发生狭窄或阻塞，而侧支血管两端出现压力差时，或某些足够强的刺激出现时（如严重缺氧），它们才开放并得以发展。血液便可通过这些侧支绕过阻塞部位将血液输送到远侧的区域。这些吻合支逐渐变粗，血流量逐渐增大，便可取代阻塞的冠状动脉以维持对心脏的供血。影响侧支循环形成的因素有以下几点。

1. 冠状动脉阻塞发展的速度　病理生理学最新研究证实，冠状动脉粥样硬化始于儿童及青少年，并随着年龄的增长逐渐加重，局部缺血也日趋明显，从而使吻合支的血管发生扩张，血流量增加，补偿缺血心肌的血液供应，这就建立了该部位的侧支循环。如果冠状动脉突然闭塞，侧支循环就不能形成，从而导致心肌梗死。

2. 冠状动脉闭塞的部位　若冠状动脉闭塞的部位是其开口处或是近端，则主要血流中断，远端的侧支则无法形成。

3. 相邻动脉是否发生了闭塞　如果相邻动脉也发生了闭塞，就失去了形成侧支循环的条件。

值得一提的是，侧支循环主要根据压力梯度的变化而扩展，但血流方向和级别仍然是压力依赖性的。所以如果灌注压下降，通往狭窄部位的侧支血流量也下降。

第二节　心肌氧供与氧耗的平衡

正常情况下心肌的氧供与氧耗处于平衡状态，并且有一定的自我调节储备能力。当心肌的氧耗大于氧供时即可导致心肌缺血。围术期合理地应用一些药物可使心肌的氧供与氧耗关系发生改变从而达到预防心肌缺血的目的，为此首先需要了解影响心肌氧供与氧耗平衡的因素。

一、心肌氧耗增加的原因

造成心肌氧耗增加的原因主要有室壁张力、心肌收缩力和心率三方面。

（一）室壁张力

心肌室壁张力由心室半径（r）、心室压力（P）、心室壁厚度（h）决定。根据拉普拉斯定律：$T=Pr/h$，室壁张力随着心动周期不断变化。例如，在等容收缩期，心室压力和心室壁厚度增加而心室半径不变；在心室射血期，心室压力保持相对稳定而心室半径缩小，室壁张力增加。根据室壁张力可以衍生出前负荷、后负荷及心肌肥厚等参数来分析。心室舒张期末容积（EDV，前负荷）增加会增加心室半径，如果心室明显膨胀的话还会降低室壁厚度，这种改变会增加室壁张力。心室射血阻抗（后负荷）增加会增加心室压力和室壁张力；心室向心性肥厚会增加心室壁厚度而降低室壁张力。心脏前、后负荷增加时对心肌氧耗的提高有显著不同，心脏等容收缩期能量消耗非常大，心室射血阻抗（后负荷）的增加使得心脏射血时需要更高的压力，从而明显增加等容收缩期的作功。心室射血期是一个能效较高的过程，前负荷增加可以提高每搏输出量和心脏作功。因此，在相同心脏作功的前提下，前负荷增加比后负荷增加耗氧量更低（两者是容量作功与压力作功的关系）。

（二）心肌收缩力

心肌收缩力是指不依赖前负荷和后负荷的心肌工作能力。心肌收缩力的增加会增加心肌氧耗。但某些特定条件下，心肌收缩力的增加可能并不增加心肌氧耗。例如，心室扩张（心室半径增加）时，为维持足够的心排血量，室壁张力和氧耗量可能会比较高，此时使用正性肌力药物强心可以减少心室半径，维持心排血量，心室半径减少降低的心肌氧耗可以补偿心肌收缩力提高所增加的心肌氧耗。

（三）心率

心率可以直接影响到心肌的氧供需平衡，心动过速增加心肌氧需且降低心脏舒张期心肌灌注的时间。但心率增快并不一定就发生心肌缺血，只有心脏每搏所需的氧供不足以匹配心肌氧耗时才发生心肌缺血。心动过速时通过心肌刺激效应（鲍迪奇效应，Bowditch effect）提高心肌收缩力从而增加心肌氧耗；然而心率增加可以降低心室舒张期末容积，从而降低前负荷，前负荷降低又使得室壁张力和心肌氧耗降低，这两部分可以互相抵消。心率增快所致的心肌氧耗增加有时并不显著。

二、心肌氧供降低可能的原因

心肌要保证充足的氧供必须依赖于充分氧合的冠状动脉血流，造成心肌氧供降低的原因主要是 CPP 下降。

（一）CPP 下降

舒张压下降或左心室舒张期末压力增高都会导致左心室 CPP 的下降，另一个比较容易忽视的原因是心动过缓，心动过缓增大脉压使舒张压下降，而且为维持心排血量需要增加每搏量，这需要较高的左心室舒张期末容积和压力，导致 CPP 进一步下降。

（二）冠状动脉灌注时间减少

左心室的灌注主要来自于舒张期，当心率增快时，主要是舒张期缩短而收缩期相对不变，由于心动过速导致的心肌耗氧增加非常小，所以心

动过速的主要不利因素不是增加心肌耗氧而是舒张期灌注的时间缩短，导致心肌氧供降低。

（三）血流阻塞

冠状动脉粥样硬化可造成冠状动脉血流阻塞，血流阻塞会导致狭窄前后血管内明显的压力下降，由于血流通过狭窄部位时速度较快，必然将一部分势能转化为动能。阻塞远端将形成湍流，这部分湍流难以再将动能逆向转化为势能，所以形成明显的压力下降。压力下降的程度与通过阻塞部位的血流由动能转化为湍流消散的那一部分能量成正比，由于这种压力下降的存在，该部位的心肌血流供氧效率下降，使心脏难以适应诸如运动后的氧需增加。冠状动脉阻塞处的远端可以代偿性扩张，但随着病变发展，会逐渐失代偿，常见于狭窄 90% 以上的病例。由于血管自身调节能力丧失，狭窄远端的冠脉血流下降与血压的下降成正比，有可能造成远端血管供应区的心内膜下缺血，此时维持动脉舒张压非常重要。

三、影响心肌氧供需平衡的因素

围术期心肌缺血防治的核心问题是维持心肌的氧供需平衡，为阐明这一问题，必须从心脏灌注的调节，以及可能影响心肌氧供需平衡的各个因素加以分析（图 36-1），才能制订出正确的治疗方案。

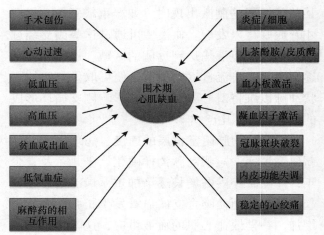

图 36-1 影响心肌氧供需平衡的因素

第三节　心肌缺血的诊断

围术期发生心肌缺血有时并无明显的血流动

力学改变及临床症状，所以围术期心肌缺血的监测显得尤为重要。心肌缺血的监测方法包括最基础的连续心电图（ECG）监测、心肌酶谱监测、冠状动脉造影、经食管超声心动图（TEE）监测、心肌肌钙蛋白监测等。

一、连续心电图监测

ECG 对 ST-T 段的监测常作为心肌缺血的重要指标，J 点后 ST-T 段水平压低 ≥ 1mV 或 J 点后 ST 段抬高 15mV，维持时间超过 1min 即可诊断为心肌缺血。心肌缺血的心电图其他表现有 T 波倒置，Q-T 间期延长、QRS 波增宽、新出现的心律失常或传导异常等。有研究显示，时程较长的 ST 段压低型的术后心肌缺血可以预测术后心肌梗死及术后不良事件围术期连续 ECG 监测可以早期检测到无症状的心肌缺血。研究显示，12 导联 ECG 监测在进行外周血管手术的高风险患者，检测出 1/3 的患者术后存在心肌缺血；肢体导联联合 V_4、V_5 胸前导联监测心肌缺血的敏感度可达 97.2%，而且在检测心肌缺血时，无论是在心肌缺血早期还是高峰期，V_4 导联比 V_5 导联都更敏感且更有优势。尽管 12 导联 ECG 监测敏感度高，但在围术期的使用还是受到了一定的限制，尤其是术中无法使用，只能使用监护仪的模拟导联。围术期影响 ECG 的因素较多：①手术过程中使用电刀造成干扰；②ECG 改变表现较为迟缓，当有明显心肌缺血情况发生时，才会表现出 ST 段的改变；③不能及时反映心排血量及血流动力学改变；④患者体位及手术操作导致心脏电轴和基线的改变，影响监护仪获取真实 ECG；⑤患者既往的饮食习惯及药物史都可以影响 ST-T 段形态，同时内分泌因素也可造成 ST-T 段的改变。

二、肺动脉楔压监测

通过肺动脉导管监测肺动脉楔压（pulmonary artery wedge pressure，PAWP）可以帮助诊断早期左心室缺血。左心室缺血早期由于舒张功能障碍，左心室顺应性下降，左心室舒张期末压力（LVEDP）上升，为维持左心室舒张期充盈压，左房压（LAP）相应升高，其波形的变化有一定的诊断价值，例如，

左心房膨胀使得左心房收缩增强而使 A 波增大，A 波的峰值可反映左心室舒张期末压力的大小。左心室缺血时，心室扩大、乳头肌功能障碍可导致二尖瓣反流而产生显著的 V 波。如果是右心室缺血，则相应的表现出现在 CVP 波形中。PAWP 反映 LAP 的变化，不过由于经过肺血管系统的传导，波形有所衰减，所以 PAWP 波形实际上是 LAP 波形的阻尼版，特别是左心房的 A 波正常情况下很难看到，动态观察时一旦明显增高则提示心肌缺血。另外，平均 PAWP 间接反映平均 LVEDP，在缺血时可能低估 LVEDP。

PAWP 及其波形的监测在特定情况下诊断心肌缺血的准确性和敏感性都降低，其原因为：PAWP 并不直接反映 LVEDP。当左心室壁仅有小的局部缺血时，可能左心功能整体上只有很小改变，在 PAWP 上不足以观察到显著变化。在没有心肌缺血的情况下后负荷急性增高，PAWP 也会有明显增高，可导致假阳性。总之，并非所有的心肌缺血都能造成 PAWP 的改变，PAWP 也不能单纯用来作为心肌缺血的诊断，而是需要结合 ECG 与经食管超声检查综合判断。

三、经食管超声心动图监测

TEE 是将探头置于食管或胃底部，紧邻心脏，采用高频率进行检查，图像分辨率较经胸超声明显提高。目前 TEE 用于反映心肌血供的主要指标是二维超声心动图所显示的区域性室壁运动异常（regional wall motion abnormality，RWMA），其可能是心肌缺血最敏感的指标，并提示可能预后不良的概率增加。冠脉血流量下降 25% 就可引起 RWMA，而无 ECG 的变化；冠脉血流量下降 50% 才导致心肌缺血性变化。根据 RWMA 的定位和范围推测心肌梗死相关冠状血管准确率较高。有报道表明，RWMA 诊断冠心病的敏感度 27% ～ 85%，由于其采取半定量分析，RWMA 反映心肌缺血的敏感度明显高于 ECG、心肌酶谱及肺动脉楔压。TEE 作为检测心肌缺血的高敏感性指标而备受推崇。

RWMA 的评定标准多采用遵照美国超声学会采取的对左心室室壁进行 17 个节段的分段法，因为冠状动脉在不同节段的分布相对固定。对各种

室壁运动异常形式给予一个整数评分，在对 17 个节段分别评分之后，即可算出左心室整体的室壁运动评分。对每个节段分别评分，总分 5 分，分值越高则节段性运动不良越严重。

心肌缺血时舒张功能障碍为首要的表现，接着发生 RWMA；因此，心肌缺血时心肌血流量的减少应出现在 RWMA 之前，即出现 RWMA 之前心肌的氧供需已经失衡。有研究发现，冠状动脉血流下降几秒后便可引起室壁运动异常（包括 RWMA、室壁运动消失或减弱及反常运动等），如果能够监测心肌血流量，则有可能先于 RWMA 发现心肌氧供需失衡，从而及早预防心肌缺血的发生。由于冠状动脉的左前降支在左心室前壁和室间隔的供血区相对独立，且此区域为心肌缺血最常发生的部位，因此通过 TEE 监测左前降支的血流量可以更早发现心肌血液供应障碍。根据多普勒超声原理，通过 TEE 测量舒张期左前降支冠状动脉直径、时间速度微积分和心率，计算出血容量便可得知冠状动脉血流的改变。由于使用 TEE 测量冠状动脉血流有一定的难度，因此手术麻醉过程中经 TEE 监测冠状动脉血流并不常见。

四、心肌酶谱和肌钙蛋白监测

磷酸肌酸激酶（CK）、磷酸肌酸激酶同工酶（CK-MB）及肌钙蛋白（cTn）在检测围术期心肌缺血及心肌梗死方面具有较高的灵敏度；血清 CK、CK-MB 浓度峰值在心肌受损后 3 ～ 4h 即会升高，36 ～ 48h 恢复至正常水平，而血清 cTn 浓度峰值出现较晚（cTnI 于心肌梗死后 1d，cTnT 于心肌梗死后 2 ～ 4d），并且心肌梗死后 3 ～ 14d 仍保持升高的水平。虽然 CK 和 CK-MB 具有较高的灵敏度，但 CK、CK-MB 广泛存在于骨骼肌，并且在肾功能不全的患者中也会出现升高，所以其特异性低；cTnT 是比 cTnI 和 CK-MB 更好的生化指标，并且 cTnT 比心电图预测术后心肌缺血更有意义。而当肾功能受损时 cTnT 水平会升高，此时宜使用 cTnI。

美国心脏协会 / 美国心脏病协会（AHA/ACC）最新的指南中，在围术期出现 ECG 改变的可疑心肌缺血或典型胸痛患者，强烈推荐围术期进行 cTn 监测（证据等级 I 级）。最近研究表明，围术期 cTn 的增高发生较普遍，与术后短期及长期死亡显著相关。超过 80% 的患者可检测出 cTn 释放增加，但患者无胸痛、胸闷症状和心电图的改变。在血管外科手术患者，术后 cTn 水平的增加与术后 30d 死亡率显著相关（OR 值为 5.03，95% 置信区间为 2.88 ～ 8.79）；在非心脏外科手术患者，cTnT 的增高也可预测术后 1 年的死亡率（OR 值为 6.7，95% 置信区间在 4.1 ～ 10.9）。当 cTnT > 0.3μg/L，术后 30d 死亡率高达 16.9%。综上所述，cTn 水平是心肌损伤的高度特异性标志物，是目前围术期检测心肌缺血的金标准。

五、血流储备分数 CT 成像

目前临床广泛应用的冠状动脉 CT 血管造影（coronary computed tomography angiography，CCTA）被认为是无创评估冠状动脉病变的金标准之一，对于心肌缺血患者可提供三维的冠状动脉解剖学狭窄数据。既往大量研究证实，冠状动脉的狭窄程度与心肌缺血和血流储备功能并不完全匹配，因此需要结合解剖狭窄和血流储备功能指标数据才能对病变缺血程度全面准确评价进一步作出合理的临床决策。

近年来，基于 CCTA 技术发展的血流储备分数 CT 成像（CT-FFR）为冠状动脉狭窄的无创功能学评价提供有效方法。CT-FFR 是以静息 CTA 数据为基础，采用计算流体力学（CFD）方法模拟冠状动脉内血流与压力，再经过包括图像分割和冠状动脉树提取，微循环阻力估算，通过 Navier-Stokes 方程及计算流体力学评价，获取冠状动脉树任意一点的 FFR 值。CT-FFR 不需要额外应用腺苷等药物，也不用冠状动脉 FFR 导丝介入操作，可以在不增加射线量的前提下提供无创"一站式"的解剖和功能评价。CT-FFR 对冠状动脉狭窄病变预测的准确度（84.5% vs 58.5%）、阳性预测值（73.9% vs 46.5%）及阴性预测值（92.2% vs 88.9%），均明显高于 CCTA 的诊断效果。

第四节　围术期心肌缺血的防治策略

围术期心肌缺血的防治包括术前、术中和术后3个环节，β受体阻滞药、降低心室后负荷的药物、他汀类降脂药、抗血小板药物的应用在围术期心肌缺血的防治中发挥了重要作用。然而药物治疗只是一个方面，更重要的是医护人员与患者的共同配合，在某些情况下患者的自我调控也很重要，如饮食调整、戒烟、血糖控制、适度运动等都有助于提高机体对围术期心肌缺血的耐受能力。围术期心肌缺血治疗包括病因治疗和对症处理两方面，病因处理是首要的问题。以下介绍心肌缺血常见的诱发因素。

一、心 动 过 速

心动过速对心肌的血供（舒张期灌注时间缩短）和心肌的氧耗（每分钟作功增加）均产生不利的影响。在心肌缺血的动物模型中，心率增快可使心肌缺血加重，而减慢心率可使心肌缺血症状减轻。在麻醉过程中要维持足够的麻醉深度，避免浅麻醉导致的心动过速，需要维持充足的前负荷，尤其是对那些心室顺应性下降的患者，需要较高的 LVEDP 才能维持心室舒张期末容积。当排除浅麻醉和容量的问题之后，需要使用 β 受体阻滞药治疗，虽然部分患者术前已经在服用 β 受体阻滞药，但需要注意的是其血药浓度可能并不能达到预防外科手术应激的效果，此时需要增加剂量，对于没有明显左心室收缩功能不全的患者来说，可采用选择性的 β_1 受体阻滞药美托洛尔，增加剂量 2.5 ~ 5mg，总量 0.5mg/kg。对于 PAWP 增高的患者，为防止 CPP 降低，可以使用硝酸甘油 0.5 ~ 1.0μg/（kg·min），但需要密切观察，调整用量，以防发生低血压。某些患者可能需要超短效的 β 受体阻滞药艾司洛尔，其清除半衰期仅 9min，被红细胞酯酶代谢，使用时初始剂量 0.5mg/kg，缓慢注射，随后持续输注 50μg/（kg·min），必要时可逐步滴定增加至 300μg/（kg·min）。对于心室功能较差或有支气管痉挛史的患者如果需要使用 β 受体阻滞药治疗，也首选艾司洛尔，该药最大的优点是半衰期短，易于控制，而不必担心药物作用会持续到准备脱离体外循环时。

二、低 血 压

虽然低血压可以降低心脏的后负荷，使心肌氧耗减少，但当主动脉灌注压的下降达到一定程度时会影响到冠状动脉灌注，同时低血压造成反射性的心动过速，也会明显缩短心肌的灌注时间，所以低血压应当迅速予以纠正，首先需要明确低血压的原因，根据心排血量和体循环阻力来判断和指导治疗。如果低血压由心排血量下降引起，需要适当提高心率和前负荷，如果无效，需要考虑使用正性肌力药物同时适度降低吸入麻醉药物的浓度（防止其过度的负性肌力作用）。体循环阻力降低的可以使用 α 受体激动药如去氧肾上腺素 40 ~ 100μg 静脉注射，但必须注意的是 α 受体激动药可以使冠状动脉收缩，使用时应从小剂量开始试用。此外如果 PAWP 增高会降低 CPP，可以使用硝酸甘油 0.5 ~ 1.0μg/（kg·min）治疗。

三、高 血 压

高血压与心动过速都是造成心肌缺血的原因，急性高血压同时影响心肌的氧供和氧耗。系统性高血压，其心室收缩峰压增高，心室壁张力增大，心肌氧耗增加。围术期高血压可加重或引起心肌缺血。围术期如发生高血压可首先加深麻醉，在排除浅麻醉的因素以后，可以使用血管扩张药物，硝酸甘油主要的作用是扩张静脉血管床，高剂量时可以扩张动脉，在扩张大的冠状血管同时不增加冠脉窃血的风险，相对安全，其他可选的药物如乌拉地尔、α 受体阻滞药、β 受体阻滞药、钙通道阻滞药等在使用时应注意从小剂量开始滴定，避免血压降低引起心动过速。

四、其 他

其他因素包括贫血的纠正、低温的纠治、血糖的控制对于预防围术期心肌缺血也很重要。动物实验表明，在没有冠状动脉狭窄的情况下，

Hct ＜ 15% 可以导致麻醉犬的心内膜下心肌缺血；在同一动物模型中，如提高心脏后负荷使 MVO_2 增加，当 Hct ＜ 30% 时就有心内膜下心肌缺血的风险。关于围术期尤其是冠心病患者的适宜 Hct 问题仍存在大量的争议，最近的研究调查表明，Hct 在 33% 以上的患者预后较好，合理的 Hct 水平需要采用个体化的原则，一般推荐冠心病患者 Hct 应当维持在 30% 以上。而围术期严格的血糖控制也有利于改善预后，预防心肌缺血造成的损伤，一般认为血糖不应高于 11.1mmol/L，主张血糖高于 8.3mmol/L 时开始输注胰岛素，但需要密切监测血糖。在降糖的同时要注意平稳降糖，避免血糖的剧烈波动和低血糖，糖尿病患者发生低血糖造成心肌缺血的风险更大。

五、急性心肌梗死后心脏手术的适宜时间

急性心肌梗死后行血管重建术的适宜时限目前还没有统一的认识，与心绞痛发作时急诊手术"越快越好"的原则相比，部分学者认为心肌梗死后宜尽可能推迟手术，因为无论是否手术，这类患者都有极大的风险，急性心肌梗死 1 个月内为高危期。在过去的 30 年里，人们对于确定手术干预最佳时限的问题进行了大量尝试。1974 年，Cooley 等记录了急性心肌梗死后冠状动脉搭桥术患者的住院死亡率，发现心肌梗死后 7d 内手术的患者，死亡率 38%，心肌梗死后 31 ～ 60d 手术的患者，死亡率降至 6%。20 世纪 80 ～ 90 年代，由于溶栓治疗、血小板抑制剂、冠状动脉支架及主动脉内囊反搏泵等技术的发展，大量研究人员又重新对手术时限进行了评估，但这些研究中很少有随机、对照的试验，而且结果也不统一，有几项大样本回顾性分析表明，急性心肌梗死后等待 7d 以上再行手术有助于改善预后。另有研究表明，非透壁心肌梗死（无病理性 Q 波）的患者无论手术早晚相对都比较安全，而透壁心肌梗死则至少需推迟 48 ～ 72h。目前虽然还没有确切的结论，但一般认为心肌梗死后 3 ～ 7d 手术施行 CABG 术比较合适。

第五节　围术期心肌缺血的药物治疗

一、β 受体阻滞药

β 受体阻滞药是迄今为止唯一被证实能预防心肌缺血的有效药物，并可降低冠心病患者在围术期的发病率和死亡率。术后心肌缺血常和血流动力学改变尤其是心率增快相关，β 受体阻滞药的使用有利于减少围术期心肌缺血的发生。β 受体阻滞药能延长冠状血管在心脏舒张期的充盈时间，减少心肌应激，纠正心肌氧供与氧耗失调，还可预防心肌梗死的发生。β 受体阻滞药还有重要的抗心律失常作用。围术期 β 受体阻滞药的使用可降低高危患者住院期间的死亡率。如果患者不存在心动过缓或低血压，一般术前不建议停药；如果患者存在缺血性心脏病或具有围术期心肌梗死的风险，应建议服用 β 受体阻滞药。围术期控制心率时，一般推荐至少在手术前 7d 开始服用，使心率减慢至 60 次 / 分左右，应用至手术当日。术中应用常以短效的艾司洛尔为首选。

二、他汀类药物

他汀类药物作为降脂药被证明是非常有前景的围术期心脏保护药物，可减少围术期心脏不良事件的发生。在对一系列随机对照研究进行的系统性综述中，他汀类药物可以降低血管外科手术患者围术期 53% 的死亡率，并能减少心肌梗死、卒中的发生。基于目前已有的研究结果，目前推荐对于术前服用他汀类药物的患者，围术期应继续服用，对于具有心肌缺血、血管外科手术等高风险手术的患者，术前可以开始服用他汀类药物。

三、α₂ 受体激动药

α_2 受体激动药如可乐定、右美托咪啶、米伐折醇（mivazerol）等能降低中枢交感神经系统活性产生心血管保护效应，可预防术中、术后发生的心动过速、高血压和交感神经紧张度的增强，

然而这些药物降低心率的程度难以预测，且伴随支配动脉血管的交感神经活性降低的同时可能引起冠状动脉灌注压的降低。右美托咪定为高效、高选择性的α_2受体激动剂，有镇静、镇痛、抗焦虑、抗交感神经兴奋作用。通过降低血液儿茶酚胺水平，降低心脏负荷，减少心肌耗氧量，通过延长舒张期而增加左心室冠脉血流，使心肌氧供和氧需趋于平衡，具有显著的抗心肌缺血作用，尤其适用于冠心病患者的麻醉诱导及维持。

右美托咪定在冠心病患者行麻醉诱导前10min给予$0.5\mu g/kg$的负荷剂量后，可以降低插管操作引起的应激反应，从而使CO、CI和冠脉血流变化幅度较小。这对于老年患者围术期的心脏保护有积极的作用，这一保护作用更适用于可能存在血流动力学波动较大的患者，可以减少围术期发生心肌缺血和心肌梗死等心血管不良事件的发生。

四、硝酸盐及钙通道阻滞药

硝酸盐是治疗心肌缺血的主要药物，硝酸甘油通过降低左心室前负荷和舒张期末压可降低心肌氧耗，能扩张心外膜下大的冠状动脉和并行血管，增加冠脉的灌注。硝酸甘油是NO的供体，而后者可能具有直接的心血管保护作用。然而，预防性地应用硝酸甘油能否降低冠心病患者术中心肌缺血的发生率，目前尚难确定；相反，如果使用该药后冠脉灌注压降低，则反而可产生不利影响，尤其是对相对低血容量的患者。因此，该类药物也许应该局限于治疗正在发生的心肌缺血，而在预防术中心肌缺血上作用不大。目前该类药物具有多种心血管效应，如尼莫地平和尼卡地平主要影响外周动脉的紧张度，通过压力反射可能使心率增加，反而增加心肌氧耗量；相反，地尔硫草能降低心率，也可用于治疗术中发生的心肌缺血，但尚需大量的临床实验证实。虽然钙通道阻滞药可以逆转冠脉痉挛所致的缺血，但其在预防术中心肌缺血方面尚需大量的临床实验证实。

第六节 术后心肌缺血的防治和心肌保护

术后心肌保护的重点在于合理调整心脏前后负荷，促进心脏顺应性的恢复，为心脏复苏提供良好的条件，防止心肌再灌注损伤。此时心肌保护归纳如下，①维持循环动力学的稳定：术后必须连续监测动脉压、中心静脉压、肺动脉压、PAWP，从而对心脏前负荷、后负荷和心肌收缩力作较为客观的评定，为补充血容量、合理使用正性肌力药、升压药、扩血管药提供依据。②术后的呼吸支持是保证手术疗效的重要措施：术后常规呼吸支持6～12h，以维护良好通气和氧合。③加强血液酸碱、血钾等监测，以维持内环境的稳定。④由各种因素引起传导障碍者，应及早安置临时起搏器。⑤对于心功能较差，有潜在心肌供血不足风险的患者，及时安装主动脉内球囊反搏泵，降低心脏后负荷，改善冠状动脉灌注。

总之，心肌保护的概念不再单纯局限于从心脏停搏到再灌注这一阶段，应贯穿到手术前、中、后的全部过程，全面提高心血管系统对手术的耐受能力，同时将心肌保护的概念从心脏扩展到血管系统的保护，如血管内皮功能的保护，包括对一氧化氮及其前体L-精氨酸的研究等；探索更精确的从代谢、功能、组织等多方面进行综合检测的方法和指标，提高对心肌保护效果评价的准确性；进一步探讨和运用新的理念和方法，如心肌缺血预处理、心脏超极化停搏等，以不断提高临床应用的心肌保护基本方法的效果。

（邱郁薇 徐美英）

参 考 文 献

马国平，田玉科，2008.围术期心肌缺血的监测与防治.实用医学杂志，24（15）：2725-2727

秦晨光，翁浩，高鸿，2015.围术期冠状动脉监测的临床应用及研究进展.国际麻醉学与复苏杂志，36（6）：523-525

曲歌，于春华，黄宇光，2013.非心脏手术围术期心肌缺血和心肌梗死.协和医学杂志，4（1）：43-47

项红兵，梅伟，田玉科，2016.心肌保护新亮点：中枢远端干预减轻心肌缺血再灌注损伤.中华麻醉学杂志，36（7）：769-770

赵小祺，王春光，李国利，等，2014.高龄隐匿性冠心病患者围术期心血管功能异常研究.中国应用生理学杂志，30（2）：127-131

Antoniou GA, Hajibandeh S, Hajibandeh S, et al, 2015. Meta-analysis of the effects of statins on perioperative outcomes in vascular and endovascular surgery. J Vasc Surg, 2015：519-532

Biccard BM, 2014.Detection and management of perioperative myocardial ischemia.Curr Opin Anaesthesiol, 27：336-343

Chung JH, Lee KE, Nam CW, et al, 2017. Diagnostic performance of a novel method for fractional flow reserve computed from noninvasive computed tomography angiography（NOVEL-FLOW Study）. Am J

Cardiol，120：362-368

Devereaux PJ，Biccard BM，Sigamani A，et al，2017. Association of postoperative high-sensitivity troponin levels with myocardial injury and 30-Day mortality among patients undergoing noncardiac surgery. JAMA，317：1642-1651

Flu WJ，van Kuijk JP，Chonchol M，et al，2010. Timing of preoperative Beta-blocker treatment in vascular surgery patients：influence on post-operative outcome. J Am Coll Cardiol，56：1922-1929

Gillmann HJ，Meinders A，Grohennig A，et al，2014. Perioperative levels and changes of high-sensitivity troponin T are associated with cardiovascular events in vascular surgery patients. Crit Care Med，42：1498-1506

Hofland J，Ouattara A，Fellahi JL，et al，2017. Effect of xenon anesthesia compared to sevoflurane and total intravenous anesthesia for coronary artery bypass graft surgery on postoperative cardiac troponin release：an international，multicenter，phase 3，single-blinded，randomized noninferiority trial. Anesthesiology，127：918-933

Kohsaka S，Miyata H，Motomura N，et al，2016. Effects of preoperative β-blocker use on clinical outcomes after coronary artery bypass grafting：a report from the Japanese cardiovascular surgery database. Anesthesiology，124：45-55

Mauermann E，Bolliger D，Fassl J，et al，2017. Postoperative high-sensitivity troponin and its association with 30-Day and 12-Month，all-cause mortality in patients undergoing on-pump cardiac surgery. Anesth Analg，125：1110-1117

O'Neal JB，Billings FT，Liu X，et al，2017. Effect of preoperative beta-blocker use on outcomes following cardiac surgery. Am J Cardiol，120：1293-1297

Oberweis BS，Smilowitz NR，Nukala S，et al，2015. Relation of perioperative elevation of troponin to long-term mortality after orthopedic surgery. Am J Cardiol，115：1643-1648

Ollila A，Virolainen J，Vanhatalo J，et al，2017. Postoperative cardiac ischemia detection by continuous 12-lead electrocardiographic monitoring in vascular surgery patients：a prospective，observational study. J CardiothoracVasc Anesth，31：950-956

Royo MB，Fleisher LA，2016. Chasing myocardial outcomes：perioperative myocardial infarction and cardiac troponin. Can J Anaesth，63：227-232

Schneider GS，Rockman CB，Berger JS，2014. Platelet activation increases in patients undergoing vascular surgery. Thromb Res，134：952-956

Schouten O，Boersma E，Hoeks SE，et al，2009. Dutch echocardiographic cardiac risk evaluation applying stress echocardiography study group. Fluvastatin and perioperative events in patients undergoing vascular surgery. N Engl J Med，361：980-989

Secchi F，Ali M，Faggiano E，et al，2016. Fractional flow reserve based on computed tomography：an overview. Eur Heart J Suppl，18（Suppl E）E49-E56

Smilowitz NR，Berger JS，2016.Perioperative management to reduce cardiovascular events. Circulation，133：1125-1130

Sutzko DC，Andraska EA，Obi AT，et al，2017.Risk factors associated with perioperative myocardial infarction in major open vascular surgery. Ann Vasc Surg，47

Yang H，Fayad A，Chaput A，et al，2017. Postoperative real-time electrocardiography monitoring detects myocardial ischemia：a case report. Can J Anaesth，64：411-415

第三十七章

心血管手术后呼吸功能不全

呼吸功能不全是心血管手术后常见的并发症之一。心血管手术通常比较复杂，时间长，常需要在低温和体外循环下完成，可引起肺组织血流灌注减少，体外循环引起的全身炎症反应都增加急性肺损伤的发生率，程度轻重不等，大部分患者经过合理的围术期肺保护治疗可以获得治愈，但仍有相当部分患者出现呼吸功能不全后死亡。其主要原因是，术前已经存在的肺血管充血或淤血，导致通气血流比例失调。此外，术前合并肺部疾患，如慢性支气管炎、肺炎、哮喘、咳嗽、咯血等，同时，麻醉、体外循环和心脏手术将不同程度地影响呼吸功能。心血管术后出现呼吸功能不全，不仅会延长 ICU 停留时间和住院时间，而且增加医疗费用，甚至威胁患者生命。

随着手术和麻醉技术的不断进步，围术期肺保护策略和疼痛治疗的应用，手术后呼吸系统的并发症逐渐减少，但是呼吸系统并发症的危害性仍需引起重视并应积极防治。

第一节　心脏手术与麻醉对呼吸功能的影响

一、麻醉药、肌松药和镇痛药对呼吸功能的影响

全身麻醉药、镇静药、肌松药和麻醉性镇痛药会减弱呼吸功能，抑制上呼吸道保护性反射。全身麻醉下患者取仰卧位时，横膈上抬使 FRC 下降 15% ～ 30%，肺顺应性降低和吸气阻力增加，肺容量减少。通气血流比例下降和肺内分流增加，临床麻醉中，患者经常会发生轻度低氧血症、高碳酸血症、通气不足和肺不张，直到回到 PACU

或 ICU 接受治疗才逐渐恢复。如果麻醉和呼吸管理欠佳，则易发生严重低氧血症，甚至呼吸功能不全。

二、手术对呼吸功能的影响

心脏手术的胸骨正中切口及胸内操作使肺活量降低 50% ～ 75%，牵拉和置管等可直接损害肺组织和胸膜，造成肺不张。胸骨正中切口并用体外循环的心脏手术患者 FRC、FEV_1、PEFV、VC、MMV 均减少 50% 以上，而且术后影响时间较长。用乳内动脉搭桥较单纯用大隐静脉搭桥对患者呼吸功能影响更明显。心脏瓣膜置换手术对呼吸功能影响大致相似。然而胸骨正中切口并用体外循环或不用体外循环对患者术后呼吸功能的影响无差异，并用体外循环的患者仅有因支气管收缩所致的气道阻力升高。再次手术术后需机械通气 72h 以上的患者增加了 11.9% ～ 17.4%。为减轻术后疼痛及对呼吸功能影响，应用小胸骨正中切口，FVC 和 FEV_1 较经典胸骨正中切口降低较少，术后疼痛较轻，尤其是心脏瓣膜置换手术后呼吸功能恢复至正常的时间较短。其他如膈神经损伤使横膈运动减弱及胸骨切口感染和纵隔炎症等也影响呼吸功能。

三、体外循环对呼吸功能的影响

体外循环期间，肺部几乎无血流，肺顺应性降低，气体交换欠佳，使 V/Q 值发生改变，心脏手术后 $P_{A-a}DO_2$，Qs/Qt 增加，因而发生低氧血症。此外，由于体外循环后引起细胞炎性因子（TNF、IL-6）释放，肺毛细血管通透性增加，同时因血液稀释，血浆蛋白及胶体渗透压降低，血管外肺水

大量增多，因而造成肺水肿。文献报道，尽管非体外循环与体外循环下冠状动脉搭桥术相比较，由于输液较多和心脏翻动向右旋转的原因，使肺顺应性降低，但术后 OPCABG 患者的机械通气时间较短，气管拔管较早，呼吸功能恢复较快。

第二节　心脏手术后呼吸功能不全的原因和病理生理

一、术后呼吸不全的危险因素

心脏手术后并发呼吸功能不全的危险因素见表 37-1。

表 37-1　心脏手术后并发呼吸功能不全的危险因素

年龄	脑血管疾病
婴儿、高龄（≥ 70 岁）	吸烟、慢性肺部疾病
肥胖	全体外循环时间 ≥ 140min
体重指数（BMI）≥ 30kg/m²	平均动脉压 ≥ 90mmHg
平均肺动脉压 ≥ 20mmHg	血细胞比容 ≥ 30%
心排血指数 ≤ 30ml/m²	肌酐升高
低蛋白血症	
急诊心脏手术	

二、术后呼吸功能不全的原因

（一）肺不张

心脏手术后肺不张和（或）胸膜渗出发生率高达 63%，多数位于左下叶，GABG 手术中使用乳内动脉或大隐静脉搭桥的患者，分别为 73% 和 54%。心脏手术中引起肺不张的原因包括托起心脏时压迫左肺下叶、下腔静脉置管和分离乳内动脉时压迫右肺及 CPB 时肺无血流和通气。术后引起肺不张的原因有因疼痛而不能有效咳嗽及深呼吸等。

（二）胸腔积液

冠状动脉搭桥术后胸腔积液发生率为 40% ～ 50%，以左胸为主。用乳内动脉的 GABG 在术后第 2d 左侧胸腔积液为 67%，而右侧胸腔积液为 57%。引起胸腔积液的原因有胸腔内出血、肺不张、肺部感染、心源性和非心源性肺水肿及部分胸膜

切除。胸膜切开后纵隔液体也可漏入胸腔，另外由于乳内动脉搭桥还影响淋巴引流。大量胸腔积液、血胸和气胸使扩张受限，影响呼吸功能。

（三）肺部感染

文献报道，心脏手术后肺炎的发生率为 2% ～ 22%，其差异较大的原因是受围术期诸多因素的影响。例如，术前吸烟或存在 COPD，术中或术后发生肺不张、心力衰竭、误吸、神经系统并发症和术后认知功能障碍等。长期机械通气的患者易并发机械通气相关性肺损伤，在呼吸衰竭中占 9% ～ 21%，死亡率高达 75%。

（四）心脏手术后急性肺损伤

体外循环心脏手术后急性呼吸窘迫综合征（ARDS）的发病率为 2%，病情轻重不等，重度 ARDS 易发展为多脏器功能衰竭，死亡率可高达 80%。体外循环后急性肺损伤，发病率为 12%。由于使用膜肺氧合器及浅低温（32℃），ARDS 发生率较用鼓泡式氧合器低。主要为肺顺应性降低和低氧血症。CPB 可产生炎性反应，细胞因子释放和补体激活，细胞内黏附分子增多，导致肺毛细血管通透性增加，造成肺间质水肿。除 CBP 外，术后肺部并发症也是发生 ARDS 的主要原因，还有长时间 CPB、低温和使用鱼精蛋白等。ARDS 的危险因素有休克、急症手术、再次心脏手术、低射血分数等。

第三节　心脏手术后呼吸功能不全的防治

一、预　　防

（一）加强术前准备和呼吸治疗

加强术前准备和呼吸治疗包括术前评估肺功能，确认和治疗危险因素，避免已经存在的疾患进展成为器官功能不全。术前停止吸烟可明显降低肺部并发症。文献报道，GABG 手术前停止吸烟 2 个月以上，肺部并发症从 57.1% 降至 14.5%，如停止吸烟 6 个月以上，可降至 11%，几乎与不吸烟者相似。

（二）预防围术期误吸

误吸可引起吸入性肺炎，甚至发展为 ARDS，无论择期手术还是急诊患者，甚至在心血管手术前超长时间禁食也会可能发生。误吸的预防主要是加强气道保护，特别是老年患者气道保护性反射减弱或消失时。术后进食、水不可太早，胃胀气时应插胃管降低胃内压。一旦发生必须应用少量生理盐水进行支气管冲洗等积极治疗措施。

（三）ICU 的主要治疗措施

ICU 的主要治疗措施包括鼓励患者深呼吸和用力咳嗽，应用物理治疗有针对性地进行雾化吸入、扩张支气管、祛痰及抗生素治疗等，同时积极治疗原发病和预防其他器官的合并症。

（四）心脏手术后镇痛

术后镇痛有益于呼吸功能恢复，但在实施过程必须根据具体情况正确选用。硬膜外镇痛特别应注意适当的麻醉性镇痛药剂量，有文献报道其可用于心脏手术后镇痛，但因抗凝药可能并发硬膜外血肿的问题尚有争议。

二、治　疗

（一）呼吸功能不全的治疗

1. 病因治疗　术前尽可能改善原有肺部疾病状态，纠正原发心脏疾病对全身的影响，如控制感染、纠正低心排血量，同时保证营养，加强支持，改善内环境和重要器官的功能。

2. 物理理疗　加强胸部物理治疗，采取体位引流、拍背、吸痰、咳嗽等措施清除呼吸道分泌物，必要时使用纤维支气管镜，以清除下气道的分泌物，促进肺部膨胀。通过鼓励深呼吸、叹息通气和呼吸肌功能锻炼，可以明显降低高危患者的呼吸并发症。

3. 氧疗　是呼吸功能不全的基础治疗。通常气管拔管后需要面罩吸入高浓度的氧气，逐渐过渡到呼吸空气，若不能顺利通过，需要重新气管插管进行机械通气，必要时及早气管切开，对急性呼吸功能不全，需积极抢救，氧浓度可暂时不加限制，需要长时间吸氧则尽量使用较低浓度氧，

以警惕氧中毒。

（二）ARDS 的治疗

1. 肺保护性通气策略　呼吸支持和机械通气是治疗 ARDS 的主要手段，可挽救许多危重患者的生命。但由于机械通气本身是非生理性的，常规应用可能引起患者肺损伤或使原有的肺损伤加重，导致所谓的"机械通气相关性肺损伤"（VALI），并已为大量的动物实验和临床研究所证实。呼吸机相关性肺损伤包括气压 - 容积伤、萎陷伤、剪切伤及生物伤。肺保护性通气是指应用小潮气量及适当的 PEEP 改善氧合及通气的同时避免 VALI 的发生，这是目前唯一被证实可改善 ARDS 预后的通气策略。为此，近年来提出了"肺保护性通气策略"的概念，其内容包括：①限制潮气量和气道压，即用小潮气量进行机械通气，限制气道压（平台压小于 $30cmH_2O$）。②在吸气时加用足够的压力使萎陷的肺泡复张（肺复张策略），呼气时用适当的 PEEP 保持肺泡开放，即"肺开放"策略（Open the lung，keep the lung open）。

2. 小潮气量　应用小潮气量同时限制吸气压进行机械通气的目的是为了避免大潮气量或高气道压通气引起肺泡过度扩张，从而导致 VALI。2000 年 ARDS Network 的 ARMA 研究结果提示，对于 ARDS 患者，相比于 12ml/kg 的潮气量，6ml/kg 可显著降低病死率及全身炎症反应，因此提出 ARDS 的小潮气量通气策略。但 Deans 等指出，对于肺顺应性较差的患者，随着潮气量的增加，气压伤发生概率增加，病死率呈上升趋势（分别为 29% 和 42%），而对于肺顺应性较好的患者，病死率随潮气量的增加而下降（分别为 37% 和 21%），因此 6ml/kg 的小潮气量并不适用于所有 ARDS 患者。临床中应通过衡量患者肺病变程度、性别、年龄、身高、体重、种族、肺病变程度等，个体化选择潮气量。2006 年中华医学会重症医学分会在《急性肺损伤 / 急性呼吸窘迫综合征诊断和治疗指南》中建议"对 ARDS 患者实施机械通气时应采用肺保护性通气策略，气道平台压不超过 $30 \sim 35cmH_2O$"。2012 年 ESICM 会议推荐将小潮气量通气用于所有分层水平的 ARDS 患者。

肺保护性通气策略的实质是避免肺损伤，而引起肺损伤最重要的机制为跨肺压，即肺泡内压（Palv）与胸腔内压（Ppl）的差值。食管压的监测可反映胸腔内压的大小，但目前食管压的测定并非常规，而临床上常用的潮气量或平台压均不能有效地反映跨肺压，因此 6ml/kg 的小潮气量并不适用于所有患者，对于病情较轻的患者，其FRC 较大，6ml/kg 潮气量产生的跨肺压可能不足以造成肺损伤；而对于病情较重的患者，其 FRC很低，6ml/kg 潮气量产生的跨肺压很高，对于此类患者可能需要更低的潮气量以避免肺损伤。

但是小潮气量通气将引起 $PaCO_2$ 的增高，造成高碳酸血症。高碳酸血症可引起肺动脉压的升高，影响心肌收缩性，发生心律失常及颅内压升高等诸多不良影响，如果 $PaCO_2$ 的上升速度较缓慢，许多患者可以耐受 100mmHg 以内的 $PaCO_2$。须注意避免引起 $PaCO_2$ 的突然升高或降低，这对患者都是极为有害的。小潮气量通气的方法源自于允许性高碳酸血症（permissive hypercapnia，PHC）。PHC 于 1990 年首次作为一种机械通气策略被介绍应用于临床 ARDS 患者，目的也是希望通过限制潮气量和气道压以避免造成肺损伤。近年来研究发现，高碳酸性酸中毒可对缺血再灌注损伤起到保护作用，而呼吸性碱中毒则可加重损伤。Laffey 等学者提出了"治疗性高碳酸血症"的观点，将麻醉的鼠分为对照组和处理组，在处理组中吸入 CO_2 以维持 $PaCO_2$ 约 105mmHg，pH 值7.05，其余处理两组相同，而后通过轮流钳闭左右肺门 75min 再开放的方法诱导产生缺血再灌注损伤，经过 90min 后进行评估，发现处理组的肺水肿程度较轻、顺应性较好，肿瘤坏死因子（TNF-α、TNF-γ）等浓度也低。因此，他们认为在肺保护性通气策略中高碳酸性酸中毒起了相当重要的作用。由于急性高碳酸血症可引起很复杂的生理学改变，可能影响到全身几乎所有的细胞和器官系统的功能，且在"治疗性高碳酸血症"的研究中，仍有许多重要的关键问题有待解决，"治疗性高碳酸血症"目前只能停留在动物实验阶段。

3. 肺复张术（recruitment maneuver，RM） 是指使具有复张潜力的肺组织开放的一系列手段。由于 ALI/ARDS 病变的不均一性，低垂受压部位的肺组织容易发生塌陷。充分复张 ARDS 塌陷肺泡是纠正低氧血症和保证 PEEP 效应的重要手段。

目前临床常用的肺复张术包括控制性肺膨胀法（sustained inflation，SI）、压力控制通气（PCV）及 PEEP 递增法。其中控制性肺膨胀法较为常用，该方法采用持续气道内正压通气（CPAP）方式，推荐吸气压为 30 ～ 45cmH_2O，持续时间为30 ～ 40s。

4. PEEP 的选择 在充分复张塌陷肺泡后，应选择适当水平的 PEEP 以防止呼气末肺泡塌陷而预防 VALI。但目前对于 ARDS 患者适宜 PEEP（即能维持组织最佳氧合状态而副作用最小的PEEP）的选择目前仍存在争议。以往有研究建议，参照肺静态压力 - 容积（P-V）曲线低位转折点压力 +2cmH_2O 来选择 PEEP。目前多数研究认同，施行肺复张术并随后逐步降低 PEEP 而调定达到 PEEP 的适宜水平的方法，一般使用的 PEEP在 5 ～ 15cmH_2O，合理选择 PEEP 的目标是尽可能防止肺泡萎陷并将 PEEP 对机体的不良影响降到最低。2012 年 ESICM 会议推荐轻或中度 ARDS患者使用低水平 PEEP，中 - 重度患者使用高水平PEEP。目前临床上使用最简便实用的方法是参考FiO_2-PEEP 递增法（表 37-2）。

表 37-2　FiO_2-PEEP 递增法

FiO_2	0.3	0.4	0.4	0.5	0.5	0.6	0.7	0.7	0.7	0.8	0.9	0.9	0.9	1.0
PEEP（cmH_2O）	5	5	8	8	10	10	10	12	14	14	14	16	18	18-24

5. 其他机械通气及呼吸支持策略

（1）无创正压通气（non-invasive positive pressure ventilation，NIPPV）：可避免气管插管和气管切开引起的并发症，近年来受到了广泛的重视。2012年 ESICM 会议推荐将 NIPPV 用于轻症 ARDS 患者 [即氧合指数（PaO_2/FiO_2）200 ～ 300mmHg 的患者]。

应用 NIPPV 治疗 ARDS 时应严密监测患者的生命体征及治疗反应。若 NIPPV 治疗 1 ～ 2h后，低氧血症和全身情况得到改善，可继续应用

NIPPV；若低氧血症不能改善或全身情况恶化，应及时改为有创机械通气。

ARDS 患者在以下情况时不适宜应用 NIPPV：①意识不清；②血流动力学不稳定；③气道分泌物明显增加，而且气道自洁能力不足；④因脸部畸形、创伤或手术等不能佩戴鼻面罩；⑤上消化道出血、剧烈呕吐、肠梗阻和近期食管及上腹部手术；⑥危及生命的低氧血症。

（2）俯卧位通气：由于 ARDS 肺组织中肺水肿和肺不张在肺内呈现"不均一"性分布，即在重力依赖区（仰卧位时靠近肺部的肺区）以肺水肿和肺不张为主，通气功能极差，而在非重力依赖区（仰卧位时靠近前胸壁的肺区）的肺泡通气功能基本正常。俯卧位通气通过降低胸腔内压力梯度、促进分泌物引流和促进肺内液体移动，而明显改善氧合。2012 年 ESICM 会议推荐重症 ARDS 患者（即氧合指数＜ 100mmHg 的患者）可考虑采用俯卧位通气。但关于实施俯卧位通气的持续时间及治疗间隔时间尚未达成共识。目前的研究表明，俯卧位通气能显著改善重症 ARDS 患者的氧合情况，但是尚不能改善患者预后。

实施俯卧位通气时必须使用深度镇静和肌松药以减少人机对抗，改善患者舒适程度，同时需注意预防体位改变过程中可能发生如气管插管及中心静脉导管意外脱落等并发症的发生。

（3）高频振荡通气（high frequency oscillatory ventilation，HFOV）：是在平均气道压基础上建立的高频率（180 ～ 900 次 / 分）和小潮气量（1 ～ 2.5ml/kg）通气，从而产生一定水平的驱动压以保持肺泡持续处于膨胀状态，避免肺泡反复塌陷复张导致的肺损伤，也避免了由于部分肺泡塌陷所致的肺内分流，有助于改善 ARDS 患者的氧合。目前 HFOV 尚不能作为 ARDS 患者的常规通气模式，2012 年 ESICM 会议推荐重症 ARDS 患者可考虑采用 HFOV。

（4）体外膜肺氧合技术（extracorporeal membrane oxygenator，ECMO）：主要通过体外膜氧合代替或部分代替心肺功能，纠正低氧血症，避免机械通气可能造成的 VALI，降低肺动脉压力，减轻右心后负荷，有利于心肺功能的恢复。有研究表明，与常规的机械通气技术相比，ECMO 可以使严重的 ARDS 患者住院病死率由 80% 下降至

21%。2012 年 ESICM 会议推荐将 ECMO 技术用于常规治疗手段无效的部分重症 ARDS 患者

6. 有关药物的应用　近期文献报道，多中心研究指出应用小剂量激素可以降低 ARDS 的病死率。另有多中心研究认为，早期机械通气治疗 ARDS 时，短期使用肌松药可以改善预后。

对于早期或是晚期的 ARDS 患者，皮质类固醇药物的使用仍存有争议。早期的研究发现早期 ARDS 患者使用皮质类固醇药物病情没有改善。近期更多的随机双盲对照研究表明，使用甲泼尼龙的患者辅助通气时间减少，ICU 入住时间及 ICU 病死率降低。皮质类固醇药物可能抑制促炎性反应因子和促纤维化细胞因子的释放，减少损伤的肺组织胶原沉积成纤维化。Meduri 等近期研究了 8 例无明显感染迹象的 ARDS 患者。起先予以甲泼尼龙 2mg/kg 作为负荷剂量，随后以每日 2 ～ 3mg/kg 分成每 6h 间断输注。其中 6 例患者存活出院并且肺损伤程度降低。继而也有一项小的研究表明甾类药物的应用能改善生存率。ARDS 临床网络也对持续存在的 ARDS 患者应用甲泼尼龙的疗效进行评估。自 ARDS 发病开始 7 ～ 28d 内使用甾类药物，虽然肺的顺应性、血压及脱机所需时间有所改善，但对于总体的病死率没有影响。事实上与对照组比较，使用甾类药物的病例组 60d 和 180d 的死亡率升高。若患者存在感染性休克和肾上腺功能减退患者，甾类药物的确对病情有所改善，同样的 ARDS 患者出现相关的脓毒症和肾上腺功能减退也同样有效。总之，ARDS 患者皮质类固醇治疗有益与否仍无定论。

镇静药、镇痛药及肌松药是 ICU 中机械通气时常用的药物。但确定是否在危重患者中使用肌松药的问题有一定的难度。因为以往肌松药的使用主要凭个人经验而不是按循证医学的指导标准。在 20 世纪 80 ～ 90 年代，美国的 ICU 约有 30% 的危重患者需进行较长时间的机械通气，其中 50% 左右的患者使用肌松药。由于使用肌松药后，机械通气相对容易管理，导致临床上出现使用肌松药过多，甚至有乱用现象。因此在 1995 年美国危重病医学（SCCM）发布了肌松药在 ICU 中应用的实践指南，并在 2002 年进行了重新评估，强调肌松药一般应在其他措施（包括镇静药、镇痛药，以及呼吸模式和呼吸参数的调整）无效的状况下

选择的最后手段。由于危重病患者自身的特殊性，使得肌松药的药效动力学和药代动力学发生改变，患者对肌松药的敏感性增强，故危重患者使用肌松药后，不良反应增多，如各项肌病综合征、机械通气时间延长及撤机困难等。对肌松药的严重不良反应的认识已使其在ICU中的应用更趋保守。近年来，有研究证实，ARDS患者早期使用肌松药物有助于提高90d生存率并且能缩短呼吸机脱机时间。多项研究均给肌松药物的应用提出了新的课题。

目前在ICU中常用的肌松药为顺阿曲库铵，也可用罗库溴铵，琥珀胆碱仅用于快速气管插管。顺阿曲库铵几乎不引起组胺释放。ICU患者对顺阿曲库铵的血浆清除率略高于健康人群。上述结果说明顺阿曲库铵较适合于在ICU中使用。罗库溴铵是起效快的中时效甾类非去极化肌松药。罗库溴铵基本不释放组胺，消除主要依靠肝脏，其次是肾脏。肾衰竭虽然血浆清除减少但并不明显影响其时效与药代动力学，而肝功能障碍可延长时效达2～3倍。罗库溴铵有特效的拮抗药舒更葡糖钠（sugammadex），商品名布瑞亭（Bridion），是新型氨基甾类肌松药特异性拮抗剂，能与罗库溴铵以1：1的比例形成化学螯合，从而拮抗肌松药的作用，而且还能拮抗深度肌松作用。ICU中危重患者应用罗库溴铵可以间断静注或连续输注。

（三）心脏手术后机械通气

1. 机械通气对循环功能的影响 机械通气时，由于肺内压和胸腔内压的升高，产生跨肺压，传递至肺血管和心腔，可引起复杂而与自主呼吸完全不同的心血管功能变化。当肺部有病变（肺水肿、肺炎等）时，肺顺应性降低，肺不易扩张，肺泡压升高，跨肺压也升高，因此，正压通气对心血管功能的影响取决于气道压高低。

（1）右心功能的变化

1）右心室前负荷：CMV和PEEP使气道内压升高，胸腔内压也随之升高，外周血管回流至右心房的血流受阻。平均胸腔内压增加，引起回心血量减少。

2）右心室后负荷：CPAP使肺容量增加，肺动脉、静脉的主要分支扩张，血流阻力下降，但因肺泡内毛细血管拉长变窄，肺血管阻力（PVR）升高。如ARDS患者，发生缺氧性肺血管收缩，渗透性增加，肺顺应性降低，右心室后负荷升高更多。

3）右心室收缩性：多数接受CMV和PEEP的患者，右心室的收缩力不受影响，但缺血性心脏病患者，可能影响右心室功能。

（2）左心功能的变化

1）左心室前负荷：CMV和PEEP可使左心室前负荷增加。机械通气时，胸膜腔内压增加，挤压肺部血管，导致流向左心的容量增加。

2）左心室后负荷：胸膜腔内压升高，大血管外压力也升高，所以，左心室壁张力减小，左心室后负荷降低。

3）左心室收缩性：动物实验和临床试验均证实，CMV和PEEP对左心室收缩性无影响。

（3）对肺水肿的影响：CMV和PEEP可增加肺泡和间质的压力，减小静水压阶差，使萎陷肺泡再扩张，但其机制不是减少肺水，而主要是增加通气，改善气体交换。此外，在考虑机械通气对心血管功能影响同时，也要注意全身氧输送（DO_2）的变化，按公式$DO_2=CaO_2\times CI\times 10$，氧输送受CO和$CaO_2$的影响，机械通气后虽有$CaO_2$增加，如CO降低，氧输送仍不增加，甚至可减少。所以最佳PEEP水平，应达到最大的氧输送，既能改善氧合，又要避免心血管功能明显抑制，才能达到预期的治疗目的。

2. 常规心脏手术后机械通气 一般情况下心脏手术后机械通气约24h左右，使患者呼吸恢复和循环稳定后拔管。但近年多中心研究显示，4400例心脏手术后机械通气时间为4～6h，拔管时间为8～12h，并提出快通道（fast-tracking）概念。如果患者呼吸气体交换良好，血流动力学稳定，没有术后出血和心功能不全则可以早期拔管，可以降低呼吸系统并发症的发生。另有一组570例快通道心脏手术，平均拔管时间为术后190min，仅1例因并发心力衰竭后再插管和机械通气。近年来，也有研究报道，OPGABG与体外循环GABG比较，患者在手术室内复苏拔管时间分别为3.4h和8.3h。另有研究报道在160例OPGABG患者在手术室内拔管，仅5例需再气管插管。

3. 无创正压通气在心脏手术后的应用 肺不

张是术后呼吸功能衰竭的常见原因，而使用无创正压通气对术后有发展为急性呼吸衰竭的高危患者有一定的预防作用。多项研究表明，预防性地使用无创正压通气可以减少肺不张的发生，降低患者呼吸作功并改善气体交换，可以减少再次插管的发生率、ICU 停留时间、住院时间及患者再次进入 ICU 的发生率。

无创呼吸辅助使呼吸衰竭患者的 RVEF 增加，无创通气可通过减轻左心室后负荷、增加左心室前负荷而使心排血量增加。由于心脏手术患者术前即有心功能损害，而术后早期患者的通气血流比例失调和肺内分流增加，会导致气体交换能力下降，氧合异常。而且老年患者常伴有慢性支气管炎等慢性肺部疾病，术后易出现呼吸功能不全。在胸主动脉、腹主动脉手术后预防性应用无创通气辅助后氧输送增加，肺炎、肺不张等并发症明显减少，再插管比例也减少。Hoffmann 等对 30 例稳定的拔管后心脏术后患者使用无创通气辅助观察到心率、血压、CI 和混合静脉血氧饱和度明显升高，尿量增加。对于心脏手术后出现呼吸功能不全的患者，使用无创通气辅助纠正低氧血症的效果确切。无创正压通气通过对肺微血管的直接加压作用和减轻肺水肿、改善氧合的综合作用使肺动脉压和肺循环阻力明显降低。同时，辅助通气减少了呼吸肌做功，呼吸肌氧耗量减少，减轻了心脏的负担，也有利于心功能的改善

4. 长期机械通气　美国心胸协会 1997 ～ 1999 年统计 503478 例 GABA 术后有 5.96% 患者机械通气时间超过 48h，ICU 滞留时间和住院时间延长，其中死亡率高达 11.3%。长期机械通气原因包括心功能不全和低心排血量综合征，心源性或非心源性肺水肿或肺炎，心房颤动患者气管插管率较高。其他原因有出血、神经系统并发症、急性肾衰竭和肝功能不全等。极少患者发生脓毒症或 ARDS 需长期机械通气治疗。

（邢顺鹏　皋　源）

参 考 文 献

杭燕南，王祥瑞，薛张纲，等，2013. 当代麻醉学. 2 版. 上海：上海科学技术出版社

邱海波，管向东，2014. 重症医学高级教程. 北京：人民军医出版社，224-232

孙衍庆，宋鸿钊，邱蔚六，等，2003. 现代手术并发症学. 西安：世界图书出版公司，126-148

于凯江，管向东，严静，2016. 中国重症医学专科资质培训教材 .2 版. 北京：人民卫生出版社，136-145

Apostolakis EE, Keletsis EN, Siminelakis SN, et al, 2000. Strategies to prevent intraoperative lung injury during cardiopulmonary bypass. Journal of Cardiothoracic Surgery，5：1-9

Cabrini L, Plumari VP, Nobile L, et al, 2013. Non-invasive ventilation in cardiac surgery: a concise review. Heart Lung Vessel，5（3）：137-141

Calvin SH, Wan S, Anthony PC, et al, 2002. Pulmonary dysfunction after cardiac surgery. Chest，121：1269-1277

Diaz JV, Brower R, Calfee CS, et al, 2010. Therapeutic strategies for severe acute lung injury. Crit Care Med，38（8）：1644-1650

Guérin C1, Reignier J, Richard JC, et al, 2013. Prone positioning in severe acute respiratory distress syndrome. N Engl J Med，368（23）：2159-2168

Hodgson C, Goligher EC, Young ME, et al, 2016. Recruitment manoeuvres for adults with acute respiratory distress syndrome receiving mechanical ventilation. Cochrane Database Syst Rev，11：CD006667

Hoffmann B, Jepsen M, Hachenberg T, et al, 2003. Cardiopulmonary effects of non-invasive positive pressure ventilation（NPPV）—a controlled, prospective study. Thorac Cardiovasc Surg，51（3）：142-146

Hulzebos EH, Helders PJ, Favié NJ, et al, 2006. Preoperative intensive inspiratory muscle training to prevent postoperative pulmonary complications in high-risk patients undergoing CABG surgery: a randomized clinical trial. JAMA，296（15）：1851-1857

Montes FR, Maldonado JD, Paez S, et al, 2004. Off-pump versus on-pump coronary artery bypass surgery and postoperative pulmonary dysfunction. Journal of Cardiothoracic Anesthesia，18：698-703

Ng J, Ferguson ND, 2017. High-frequency oscillatory ventilation: still a role? Curr Opin Crit Care，23（2）：175-179

Oba Y, Salzman GA, 2000. Ventilation with lower tidal volumes as compared with traditional tidal volumes for acute lung injury. N Engl J Med，343（11）：813

Papazian L, Forel JM, Gacoun A, et al, 2010. Neuromuscular blockers in early acute respiratory distress syndrome. N Engl J Med，363：1107-1116

Slutsky AS, Ranieri VM, 2013. Ventilator-induced lung injury. N Engl J Med，369（22）：2126-2136

Staton GW, Williams WH, Mahoney EM, et al, 2005. Pulmonary outcome of off-pump VS on-pump coronary artery bypass surgery in a randomized trial. Chest，127：892-901

Weissman C, 2004. Pulmonary complication after cardiac surgery. Siminars in cardiothoracic and vascular Anesthesia，8（3）：185-211

第三十八章

心血管手术后肾功能不全的防治

尽管心血管手术及围术期管理已有长足的进步，但随着可手术患者病情越来越严重与复杂，心血管手术后肾功能不全比例并无显著下降。文献报道，心血管手术后急性肾损伤（acute kidney injury，AKI）的发生率高达 30%，增加了患者的死亡率，导致住院时间延长和医疗资源消耗，早期诊断和治疗 AKI 有助于改善患者预后。一直以来，AKI 的诊断依赖于功能性生物指标的改变——血肌酐（SCr）和尿量。在过去的 10 年里，损伤性生物指标的可检测化使得早期诊断 CSA-AKI 成为现实。

了解引起术后 AKI 的影响因素并作出早期诊断、早期干预显得尤为重要。高龄、术前心功能不全、术前肾功能损害、CPB 时间长和围术期低血压时间长是术后急性肾损伤主要相关危险因素。

心血管手术后患者发生 AKI，轻、中度 AKI 通过药物治疗较易恢复，重症 AKI 通常存在内毒素血症、低心排血量综合征、水和电解质紊乱、酸碱平衡失调、血流动力学不稳定，需要大量静脉营养药物、辅助循环、机械通气支持治疗及连续性肾脏替代疗法和血液透析等治疗。近年来，心脏大血管手术后发生 AKI 有增加趋势，一旦发生预后十分严重，死亡率高达 30% ～ 85%。因此，早期及时诊断和预防治疗 AKI，对心血管手术患者预后有着十分重要的意义。

第一节　心血管手术后急性肾衰竭的病理生理学特征

一、病因及分类

心血管手术后引起 AKI 的病因多而复杂，很少是单一因素。常见原因：①术前已存在慢性肾功能不全，目前有许多需要进行心脏手术的患者，都合并有终末期肾病，手术、麻醉、药物等很容易促进慢性肾功能不全变成急性肾衰竭。②麻醉及手术过程使用了损害肾功能的药物。③围术期严重、长时间低血压，低血容量。④深低温低流量或停循环时间过长。⑤术中血液破坏太严重尤其是经历长时间 CPB 及大量输注库血。无论哪种疾病或因素导致的 AKI，在临床上一般根据病因学的主要发生部位可分为肾前性、肾性及肾后性三大类，或根据尿量可分为少尿型 AKI 和非少尿型 AKI 两大类。

二、病理生理机制

产生 AKI 的临床背景或病因是错综复杂的，多为复合因素。应从不同的角度合理解释或阐述了临床背景或病因所致 AKI 机制，采用合理防治措施，减少发生率和病死率。

（一）肾小管反漏

因近端肾小管上皮损伤，使肾小管壁的通透性异常增高，加上远端小管的阻塞，使肾小球滤过产生的小管液通过损伤的近端小管壁反漏进入小管外间质而导致 AKI 时的少尿和肾间质水肿。反流至间质的液体引起间质水肿，并压迫肾小管和肾小管周围的毛细血管，使肾小管受压，阻塞加重，毛细血管受压，血流进一步减少，肾损害加重形成恶性循环。

（二）肾小管阻塞

脱落于肾小管的活细胞是导致肾小管阻塞的主要原因。具有活力的细胞剥离，不仅影响肾小管上皮细胞骨架的构型，而且使细胞间紧密连接的功能也受到影响。之后随肾小管细胞构型的部分结构剥离，甚至细胞脱落后形成管型，阻塞管腔。

（三）肾小管损伤

肾小管损伤包含了肾小管反漏和肾小管阻塞：① 肾缺血和肾毒性物质刺激使近端肾小管上皮细胞变性、坏死、脱落，管壁通透性异常增高。② 坏死脱落进入肾小管腔内的细胞及细胞碎片，与髓袢升支粗段分泌到小管液中的 T-H 糖蛋白结合，在远端小管形成管型，使远端小管阻塞，阻塞上方的肾小管腔内压升高。③ 肾小管腔内压增高，一方面使小管液通过病变的近端小管返漏进入管外间质导致间质水肿；另一方面可使肾小球滤过压降低导致滤过减少和少尿。

（四）肾血流动力学调节异常

由于肾缺血或肾毒性物质的分泌释放异常，导致肾血流灌注量减少、GFR 急剧下降，引起 AKI。心血管手术中，常用 CPB 必然伴随有血流动力学的明显变化，此时心血管功能的稳定性需要调节 CPB 机械装置及患者自身的因素如全身血管阻力、静脉顺应性、不同血管床的自身调节能力等来维持，其最终目标在于保证局部血液灌注，使细胞和器官保持其正常功能。因此，CPB 过程中任何引起肾脏灌注减少的因素，根据其程度和持续时间，都可能导致显著的细胞损伤。

（五）肾缺血再灌注损伤

肾组织在急性缺血、缺氧后恢复血供，如心血管大手术出现休克纠正后、胸外伤大出血输血后、CPB 或心脏复苏恢复后、肾脏移植血液循环恢复后，产生大量氧自由基，肾组织细胞膜富含脂类物质，如多价不饱和脂肪酸，后者与自由基有高度亲和作用，产生多种脂质过氧化物。后者可使细胞膜上多价不饱和脂肪酸与蛋白质比例失调，致使细胞膜上多价不饱和脂肪酸与蛋白质比例失调，致使细胞膜液体流动性和通透性发生改变，从而使功能障碍，各种酶活性降低，毛细血管通透性明显增加，渗出增多导致细胞和间质水肿等。自由基等损伤细胞膜又使大量细胞外钙离子进入细胞内，使细胞内钙离子增多，细胞死亡。

心血管术中常发生的心排血量下降及低血容量引起的低灌注，使肾脏发生缺血再灌注损伤增加，促使血管紧张素 I 和肾素释放增加，进一步使肾血流和灌注减少。从而引发急性肾损伤或加重已有的肾脏损伤程度。

（六）全身炎性反应

CPB 引起炎性细胞的激活和炎性细胞因子的释放，均参与肾损伤过程。在肾功能障碍的患者可检测到 TNF-α 和 IL-1 明显升高，尤其在局部肾组织更为明显，提示两者可能是引起肾损伤的重要介质。白细胞尤其是中性粒细胞活化后在组织局部浸润，释放出蛋白酶，也可造成组织损伤。此外，TNF-α 还可作用于血管上的受体，破坏血管内皮细胞，导致微循环障碍，从而加重肾损伤。损伤后细胞正常结构破坏，表现为细胞内线粒体、内质网及溶酶体等细胞器肿胀、变性及破坏，细胞骨架失去正常排列，细胞管腔侧的微绒毛结构消失，最终细胞凋亡或坏死，从肾小管基膜脱落而进入肾小管管腔，造成肾小管阻塞，引起 AKI。

（七）微栓栓塞

CPB 过程中有大量微栓产生，如预充液中的微栓、脱落的硅胶油栓、组织碎片、微血栓、微气栓等。进入循环系统的微栓在血流的中心部分运动，轴流部位带着较大的颗粒，因此，含颗粒少的主要流到肾皮质内层，而含颗粒较多的主要流到肾皮质外层的末梢动脉内，引起肾皮质外层血流减少。

三、危险因素

研究发现，AKI 的发生有一些危险因素存在，特定类型的手术非常重要，既往心脏瓣膜手术发生 AKI 的危险性较高，近年冠状动脉旁路移植术后 AKI 增多，原因是 CABG 人群合并症多、术前肾功能不全比例高等。术后 AKI 的危险因素主要分为以下三类。

（一）术前的危险因素

术前危险因素主要涉及患者自身的生理状况、

是否并存其他疾病等，这些因素可使肾脏处在隐匿性的缺血状态，或引起肾功能储备的下降。大多数文献比较公认的术前危险因素包括：①术前存在肾功能不全，尤其是老年患者；②伴随慢性肾衰竭的全身疾病，如糖尿病，高血压，颈动脉和外周血管的疾病，冠状动脉的疾病；③高龄；④体重超重；⑤遗传基因；⑥接触肾毒性的药物等。

（二）术中相关的危险因素

术中的危险因素在 AKI 中的作用尚未定论，其中任何单独一项在 AKI 的作用均不突出。但几项危险因素综合考虑，则他们的作用就显得同样重要并有可能有相互作用，具体包括下述几项。

1. CPB 的应用 CPB 手术中，血流动力学发生显著变化，先天性和获得性免疫反应均被激活，启动或加重肾脏损伤。持续时间的延长与肾功能损伤的增加密切相关，CPB 血流搏动并不能对先前肾功能正常的患者进行有效地预防。CPB 期间非搏动性血流和低血压可造成肾血流减少。CPB 及其诱发的全身性炎症反应综合征可导致全身血管的扩张，尤其静脉容量血管的扩张和毛细血管通透性增高可造成低血压。低血压可导致肾血流降低。CPB 时形成的剪切力可造成红细胞的破坏、血管内溶血和血红蛋白尿，进而诱发高钾血症及肾衰竭。

2. 术中血糖的控制 糖尿病，高血糖都能增加急性肾功能损伤的发生率。由于钠 / 糖转运的高度活动，肾脏对糖的滤过使氧耗增加。

3. 心内直视手术 这些手术一般需要长时间的CPB，潜在地增加了空气和组织栓塞的发生。

（三）术后阻碍肾功能恢复的因素

心血管术后影响肾功能的因素与一般监护室的常见原因比较相似，包括下述几项。

1. 低心排血量及血流动力学不稳定状况 低肾血流量的结果是造成永久的肾损伤。心血管手术后凝血功能不全、止血不彻底导致出血多，一是没有及时发现，二是未能及时纠正，三是过度依赖心血管活性药等导致低血容量、低心排血量，重要脏器血液灌注不足，易致 AKI。

2. 败血症 血管舒张状态可减少有效血管内容量。

3. 应用血管活性药 近 10 余年 α 受体激动药去甲肾上腺素在心血管手术后应用增多，应用不当易引起肾血管收缩和肾脏缺血，最终导致 AKI。

4. 肾毒性药物的应用 围术期用药越来越多，肾毒性风险陡增。许多常用药物具有肾毒性，尤其在心功能不全、低血容量患者引起肾功能障碍风险增加。如抑肽酶和类赖氨酸抗纤溶剂（如氨甲环酸和氨基己酸）可能存在肾毒性。围术期许多抗生素也存在一定肾毒性，宜密切关注，及时调整用药。

（四）其他

心脏修复材料如心内补片过大、人造瓣膜过小、跨膜压差大、机械瓣和生物瓣出现功能障碍及瓣周漏，这些因素可以造成血液以涡流形式通过或受到大的剪切力而导致溶血，产生血红蛋白而导致 AKI。

第二节 术后急性肾衰竭的临床表现及诊断

一、临 床 表 现

AKI 的临床表现主要是水和电解质紊乱及酸碱平衡失调，以及氮质代谢废物和各种毒素潴留导致的全身各系统中毒而出现一系列尿毒症症状。临床病程分为下述三期。

（一）起始期

在典型的肾前性氮质血症和已确立的 AKI 之间，可有起始期（初发期）这个中间阶段。此阶段的临床特征为尿渗透压 300 ～ 500mmol/kg、滤过钠排泄分数降低、尿素氮和肌酐清除率减少等。此期患者常遭受一些已知急性肾小管坏死的病因，如低血压、缺血、脓毒症和肾毒素。但尚未发生明显肾实质损伤。在此阶段 AKI 可预防，及时给予合适的治疗，在 1 ～ 3d 多数病例肾功能损害可逆转，即使不能逆转，病情也可缓解。但如随着肾小管上皮发生明显损伤，GFR 突然下降，临床上 AKI 综合征的表现变得明显，则进入维持期。

（二）维持期

典型的为 7～14d，但也可低至几天，长至 4～6 周。GFR 保持在低水平，许多患者出现少尿，但也有些患者可无少尿症，尿量 400～500ml/d 以上。非少尿性 AKI 的病理生理基础目前并不清楚，但无论尿量是否减少，随着肾功能减退，临床上出现一系列尿毒症表现。

1. AKI 的全身并发症　消化系统症状，如食欲减退、恶心、呕吐、腹泻等，严重者可发生消化道出血；呼吸系统除容量过多和感染的症状外，尚可出现呼吸困难、咳嗽、憋气、胸痛等尿毒症肺炎症状；循环系统多因尿少及体液过荷、出现高血压及心力衰竭、肺水肿表现，因毒素滞留、电解质紊乱、贫血及酸中毒引起各种心律失常及心肌病变这对于心血管术后的恢复造成了困难；神经系统受累出现意识障碍、躁动、谵妄、抽搐、昏迷等尿毒症脑病症状；血液系统受累可有出血倾向及轻度贫血现象。感染是 AKI 另一常见而严重的并发症。在 AKI 同时或在疾病发展过程中还可合并多个脏器衰竭，死亡率高。

2. 水和电解质紊乱及酸碱平衡失调　表现为水过多、代谢性酸中毒、高钾血症、低钠血症、低钙血症、高磷血症等。

（三）恢复期

肾小管细胞再生，修复，肾小管的完整性恢复。GFR 逐渐恢复正常或接近正常范围。少尿型患者开始出现利尿，有多尿表现，继而再恢复正常。与 GFR 相比肾小管上皮细胞功能（溶质和水的重吸收）的恢复相对延迟，常需数月后才能恢复。部分患者最终遗留不同程度的肾脏结构和功能损害。

二、实验室检查

肾脏的基本生理功能是排泄代谢产物，调节水、电解质和酸碱平衡，以及分泌一些内分泌激素，维持机体新陈代谢正常运行。临床中由于肾脏具有较强的储备能力，部分 AKI 可无任何临床表现，到出现临床症状时，肾功能不全已达严重程度。因此，肾功能的检查和评价对于判断肾功能损害程度与发展速度、制订方案和判断预后具有十分重要的意义。其检查指标包括肾小球滤过功能、肾小管功能和肾血流量及尿液的一般检查等。

（一）肾小球滤过功能检查指标

1. 血清肌酐浓度测定　血清肌酐（serum creatinine，SCr）浓度是反映肾小球滤过功能的常用指标。SCr 的正常值 88.4～176.8μmol/L（1～2mg/dl）。在外源性肌酐摄入量稳定的情况下，SCr 浓度取决于肾小球的滤过能力。虽然 SCr 与 GFR 关系密切，可能成为反映 GFR 功能的理想指标。但是必须记住两个重要的限制，其一是肾功能不全的晚期指征，因只有当 GFR 降低到正常的 75% 时才会超过正常值；其次，受许多非肾性因素的影响，如性别、肌肉容积均在一定程度上影响血肌酐数值。

2. 血清尿素氮水平测定　血清尿素氮（blood urea nitrogen，BUN）水平也是反映肾小球滤过功能的常用指标。一般情况下，GFR 降至正常的 1/2 以上时，BUN 水平才会升高，故血清 BUN 水平的测定也不是反映肾小球滤过功能的敏感指标。血清 BUN 水平的正常值为 3.2～7.1mmol/L（8～20mg/dl），若超过 8.9mmol/L（25mg/dl）即可诊断为氮质血症。影响血尿素氮水平的因素很多，如感染、高热、脱水、消化道出血、进食高蛋白饮食等均可使血 BUN 水平升高，因此术后必须认真分析、鉴别导致血 BUN 水平升高的原因。

3. 尿素氮／肌酐比值　尿素氮／肌酐比值是评估急性肾小管坏死的方法。肾功能正常时尿素氮／肌酐比值通常为 10，发生氮质血症时，若尿素氮／肌酐比值增高，说明此氮质血症是由肾前性因素引起（即由于各种原因引起的肾血流量的下降），当患者的尿素氮／肌酐比值从低于 10 上升到超过 10，就不再有无法控制的电解质和水丧失的危险；若尿素氮／肌酐比值下降，多为肾脏的实质性疾病所致。因此这一比值有助于鉴别氮质血症的原因。尿素氮／肌酐比值用于诊断急性肾小管坏死和肾前性氮质血症的敏感度和特异度并不可靠，Miller 等提出，此比值只在特殊的情况下有用。

4. GFR　单位时间内（分）经肾小球滤过的血浆量称为 GFR。当某种存在于血中的溶质只能从肾小球滤过，而在肾小管中不被重吸收，也不被排泌时，该溶质的血浆清除率即 GFR。GFR 是反映肾小球滤过功能的客观指标，包括菊粉清除率、肌酐清除率、尿素清除率，以及近年来研究得较多的新方法有血 β_2 微球蛋白、胱氨素 A、胱氨素 C 等测定。

5. 放射性核素肾功能检查　近年来，血管内注射放射性标志物化合物来确定 GFR 的方法，与上述方法相比更为简单和精确，因为该方法探测放射性衰变，不用计时尿收集。但是这些化合物中没有一种优于菊粉在肾内的处理过程，而且测定要求更加注重细节和质量控制，并有连续性的放射性辐射（尽管很少）的危险性。心血管术后在肾衰竭的患者使用放射性核素监测肾功能时，应充分权衡利弊，切记对肾脏功能带来更大的损害。

（二）肾小管功能检查指标

1. 酚红排泌试验　酚红又名酚磺肽（phenolsulfonphthalein，PSP），是一种对人体无害的染料，经静脉注射后，大部分与血浆白蛋白结合，主要由肾脏排出（80%），余经胆道排出。尿液中 PSP 排泌量，可作为判断近端小管排泌功能的指标，但在很大程度上受肾血流量的影响，如休克、心力衰竭、水肿等都可使排泌量降低。

2. 尿比重与尿浓缩稀释试验　正常人尿比重为 1.015～1.025，最高与最低尿比重之差应＞0.009，且至少有一次尿比重应＞1.020。如果尿比重持续在 1.010 左右，称为尿比重固定。尿比重的测定方法极为简单易行，是反映肾小管功能的常用指标。但也有许多物质和条件能改变尿比重，所以尿比重不可靠。因为这些急性肾小管坏死的肾生理学提示小管破坏的多相性，所以尿比重作为评估指标取决于破坏程度，只有证实肾小管破坏时，尿比重检测才相对可靠。

3. 尿渗透压和渗透溶质清除率测定　尿渗透压，也称尿渗量（uosm），是反映肾脏浓缩与稀释功能的另一常用指标，指单位容积尿液中溶质分子的总颗粒数，以 mmol/L 为单位。在肾前性少尿时，尿渗透压一般不超过 400mmol/L。当尿渗透压＞500mmol/L 时，诊断为肾前性氮质血症的阳性率为 60%～100%；尿渗透压＜350mmol/L 时，诊断为急性肾小管坏死的阳性率是 69%～95%。在 AKI 时，因浓缩功能受损，尿渗透压 285～300mmol/L。

4. 尿钠及钠排泄分数　传统观念认为，尿钠水平＜20mmol/L 提示肾前因素，而尿钠水平＞40mmol/L 则提示肾脏失去浓缩功能。因为肾前性少尿状态，肾脏具有重吸收和尿浓缩的功能，远端肾小管对钠的重吸收，使尿钠浓度降至＜20mmol/L。但 AKI 时，肾小管重吸收钠的功能受损，使尿钠浓度＞40mmol/L。

（三）肾血流量的监测

肾血流量或肾血浆流量是指单位时间内流经肾脏的血量或血浆量。监测肾血流量有助于了解肾脏的灌注情况，但由于测定程序繁杂或需要侵入性操作，临床应用受到一定限制。有报道，缺血导致的 AKI，肾脏各部分的损伤并不相同，这可能也反映了肾血流分布的不同；由于肾毒性物质而导致的 AKI，则坏死的近端小管细胞管型样物质阻塞小管腔，且肾脏各部分损伤相对均匀，肾毒性和肾低灌注的协同作用可增加 AKI 的危险。故对肾血流量的监测显得很重要，可以通过分析肾小球、肾小管与肾血流量间的关系，进行联合判定肾功能。目前肾血流量的监测方法有染料稀释法、热稀释法、超声多普勒法、肾动脉造影和对氨基马尿酸清除率（CPAH）测定等，但临床上很少正常应用。

（四）尿液的一般检查

尿液是血液经肾小球滤过、肾小管和集合管重吸收与排泄而产生的终末代谢产物，其组成和性状特别是蛋白质、尿沉渣及显微镜检查对肾脏疾病的诊断具有不可替代的重要作用。尿液的变化可为肾脏疾病提供重要线索，也可对肾脏疾病的性质及发病部位进行初步筛选，包括尿量的检查，术后尿量的动态监测是评估肾功能最快捷和最有效的手段。但没有文献支持少尿是评判肾功能不全的可靠指标，需要鉴别少尿的原因，正确区别是肾衰竭还是肾前性原因。尿液的颜色、透明度、酸碱反应，尿液的蛋白质、氨基酸、葡萄糖和酮体，以及尿液中的细胞成分和管型的检测。

（五）损伤性指标

功能性生物指标仅代表 GFR 降低，而在大多数患者 GFR 降低是肾损伤的结果；代表肾损伤的生物指标能帮助更早发现和治疗 AKI。在重症患者中，功能性指标容易低估肾损伤的严重程度。15%～20%的患者虽然处于亚临床AKI（不能满足KDIGO关于AKI的诊断标准），但是伴有损伤性生物指标的增高。近年来，经证实可用于临床的损伤性生物指标包括：炎性指标——中性粒细胞明胶酶相关脂质运载蛋白（neutrophil gelatinase-associated lipocalin，NGAL），细胞周期停止指标——尿金属蛋白酶-2组织抑制剂（tissue inhibitor of metalloproteinases 2，TIMP-2）和胰岛素样生长因子结合蛋白7（insulin-like factor-binding protein 7，IGFBP7）。

（六）其他

血流动力学监测虽不能获得肾脏状态的直接参数，但提供的数据可协助评价及处理肾衰竭。而血气分析在预测、分析和处理肾功能不全时具有不可替代的地位。故尤其在心血管术后应及时监测血流动力学指标和血气分析，以预防肾功能不全的发生。但是也需注意，在进行上述所及的肾功能评价时，应注意术后避免各种药物对肾功能的影响。

三、诊断和鉴别诊断程序

（一）诊断要点

（1）存在引起AKI的病因，如血容量减少、肾毒性药物使用、重症感染。

（2）尿量显著减少：突发性少尿或无尿及水肿、血压升高、血尿等临床表现。个别尿量不减少者为非少尿型AKI。但是目前大多数体外循环使用了甘露醇，所以不以术后尿量来判断肾功能和心脏手术患者的液体状态，预冲使用甘露醇，利尿效应可持续至术后12h。此外体外循环造成的低体温也会影响到包括肾脏的所有器官，肾脏对低温的反应十分迅速，并依不同低温级别表现不同。首先，外用血管收缩导致相对中心血容量增加，表现为尿量增加，这种反应被称为"冷利尿"，甚至可见于轻到中度低体温。所以在心脏手术尤其使用体外循环后用尿量来评价肾功能应持谨慎的态度。

（3）尿液检查可有蛋白尿、血尿及尿比重降低。

（4）氮质血症：Scr＞176 μmol/L，BUN＞15mmol/L，或每天Scr增加＞44.2～88.4μmol/L，或BUN增加＞3.57～7.5mmol/L，测GFR、BUN、Scr进行性升高，通常每天BUN可升高3.6～10.7mmol/L，Scr可增加88.4～176.8μmol/L。常有酸中毒、水和电解质紊乱等表现。

（5）B超提示双肾多弥漫性肿大或正常。而根据一些研究AKI诊断的标准为术后Scr水平超过基础水平1mg/dl或术后Scr超过基础水平的50%以上。

（二）AKI诊断的确立

AKI的基本特征是GFR的急剧降低及突发性氮质血症，但突发性少尿和氮质血症本身并不能确诊为AKI。在许多情况下，如消化道大出血、败血症和术后高分解状态，可发生进行性氮质血症而无AKI；而少尿可见于肾功能正常者，如脱水的尿量可减少到400～500ml，尿渗透浓度高达1200mmol/L以上。因此，要确立AKI的诊断，首先就要肯定GFR急剧降低。除了发生挤压伤及横纹肌溶解症以外，Scr浓度突然升高，24h超过133～178μmol/L（1.5～2.0mg/dl），多可反映肾小球的急剧减少。一般认为，以下三者满足其一即可诊断为AKI：①48h内SCr值上升≥0.3mg/dl；②7d内SCr上升≥1.5倍基础值；③尿量＜0.5ml/（kg·h），持续6h。

（三）与CRF的鉴别

CRF有如下特点：①有慢性肾脏疾病既往史，平时有多尿或夜尿增多现象。②患者呈慢性病容，贫血严重（血红蛋白常低于60g/L以下），有尿毒症性心血管系统并发症、骨病或神经病变等。③B型超声波检查显示双肾缩小，结构紊乱。

（四）肾前性、肾后性和肾实质AKI的鉴别

根据临床表现在诊断肾衰竭时，在确定GFR降低并排除CRF的情况后，应立即查明GFR降低的原因，鉴别肾前性、肾后性和肾实质急性损害。肾前性AKI是由于肾血流灌注不足引起GFR下降所致，多可在术后立即判断并找到原因。肾

后性 AKI 以输尿管梗阻引起者最为常见，在心血管术后这类肾衰竭的发生率相对较小。肾实质性 AKI 诊断确立并排除了肾前性和肾后性病因后，即应进一步辨别肾损害的类型和解剖学部位。这是 AKI 诊断中最具难度而十分必要的工作。不同类型肾损害所致的 AKI 的鉴别诊断，通常通过尿诊断指标（尤其是尿液沉渣分析及尿钠排泄分数）检查，加上患者既往病史和临床背景，即可初步诊断。但对于一些无明显临床特征的复杂病例术后所致的 AKI，应借助于肾活检及其他相应诊断手段来进一步确诊。

（五）AKI 的分级诊断

改善全球肾脏疾病预后组织（Kidney Disease: Improving Global Outcomes，KDIGO）专家小组于 2012 年更新了 AKI 的定义及分级，新的定义以 SCr 和尿量为衡量指标，并根据 SCr 和尿量把 AKI 分为三个等级（表 38-1）。

表 38-1　KDIGO 急性肾损伤分级

分级	SCr	尿量
1	SCr ≥ 1.5 ~ 1.9 倍基础值，或绝对值 ≥ 0.3mg/dl	尿量 < 0.5ml/（kg·h），持续 6 ~ 12h
2	SCr ≥ 2 ~ 2.9 倍基础值	尿量 < 0.5ml/（kg·h），持续 ≥ 12h
3	SCr ≥ 3 倍基础值，或绝对值 ≥ 4mg/dl，或肾脏替代治疗，或年龄 < 18 岁，估计的 GFR < 35ml/（min·1.73m²）	尿量 < 0.3ml/（kg·h），持续 ≥ 24h 或无尿 ≥ 12h

KDIGO 的定义及分级简单而明确，但在实施过程中也存在一些问题。第一，SCr 超过基础值 1.5 倍，这里的基础值是指发生 AKI 前 7d 内稳定的 SCr。择期手术患者会有术前检查，但是急诊患者或者术前注射过造影剂的患者，SCr 基础值就很难界定。对于此类患者需要追溯术前 3 个月内的 SCr 值。如果 3 个月内数值也缺失，那就要参考 1 年内的 SCr 值。第二，48h 是一个窗口期，在这个时间段的血样要及时送检。第三，尿量 < 0.5ml/（kg·h），持续 6h，那么 6h 内每个小时的尿量都需要单独精确的计量，需要护士大量的工作。

第三节　术后急性肾衰竭的防治

一、AKI 的预防

AKI 的治疗比较困难且死亡率高（平均为 30% ~ 60%）。死亡率最高者为手术后或创伤后合并败血症的 AKI，约占 50% ~ 70%。因此在围术期采取有效的预防措施对于术后 AKI 十分重要。

（一）注意高危因素

心脏、大血管手术后 AKI 的发生率为 1% ~ 30%。发生心脏术后 AKI 相关的因素主要有术前基础肾功能、手术后低血压或低心排量、CPB 时间延长或应用肾毒性药物。

（二）积极纠正水和电解质紊乱及酸碱平衡失调

由于围术期 AKI 的发生大部分与血容量不足有关，因此积极纠正水和电解质紊乱及酸碱平衡失调，防止有效循环血容量不足，显得尤为重要。

由于体外循环会造成低体温，对于低体温患者不要使用尿量作为容量状态的指标。低体温最终会影响到包括肾脏的所有器官，肾脏对低温的反应十分迅速，并依不同低温级别表现不同。首先，外用血管收缩导致相对中心血容量增加，表现为尿量增加，这种反应被称为"冷利尿"，甚至可见于轻到中度低体温。这种现象的发病机制是多因素的，并可由于体温导致的血管容量改变导致心排血量和肾血流增加，其他重要因素还包括下丘脑对抗利尿激素（ADH）释放抑制和继发的肾小管重吸收减少。这些反应在体温接近 35℃ 时即开始出现，到中度低温时更加明显，肾血流下降和肾小球滤过率下降（在 27 ~ 30℃ 时下降 50%）可能会导致肾衰竭。即使患者使用大量利尿药，通常产生稀释的尿（渗透压 300mmol/L，尿比重 < 1.003），由于肾小管功能异常，肾脏也无法排除含氮废物。这时有可能发生高钠血症、高氯血症、高钾血症等电解质紊乱。但并不常见，随着低温持续时间

延长和（或）严重程度加重则更容易出现。"冷利尿"会明显增加尿量并导致低血容量，随着复温中心温度上升后周围血管张力改变可进一步加重低血容量。如果忽视或低估这种现象，则会因为低血压进一步加重电解质紊乱，使肾前性负荷增加。要严密监测血容量变化，以避免这种"生理上不正常的"肾脏反应带来的并发症。首先，应假设患者处于严重脱水状态。反复测量电解质和红细胞比容有助于指导液体治疗和纠正电解质紊乱，并有助于脱水状态的监测。其次就要加强血流动力学监测。

（三）改善心血管功能，维持肾有效灌注

对于术后可能发生 AKI 的患者，围术期及时纠正心功能不全是重中之重。合理使用强心药增加心肌收缩力，同时不致肾血管收缩，以增加 GFR 和肾血浆流量。手术中应维持血流动力学的稳定和正常的动脉灌注压，避免长时间的低血压，使肾脏免于遭受缺血性损害。

（四）合理使用利尿药

呋塞米和甘露醇在临床上广泛应用于 AKI 的预防性治疗，但是呋塞米和甘露醇能否预防 AKI 的发生仍存有争议。甘露醇在少尿早期用于预防性 AKI。但国内外有大量报道甘露醇能够引起 AKI，目前临床很少使用。发病机制可能是单位时间内浓度过高导致肾小管上皮细胞肿胀、广泛空泡变性，致使肾小管损害；使用预防呋塞米术后 AKI 发生的作用也不肯定。多数文献认为利尿药不能预防 AKI。有学者发现，连续性注射呋塞米反而使肾功能不全的发生率增加。呋塞米一方面扩张肾皮质血管，使肾髓质血流灌注减少，另一方面不恰当应用呋塞米可引起水、电解质紊乱，导致肾血流量降低和循环障碍，反而诱发 AKI。

（五）尽量减少肾毒性物质的暴露

氨基糖苷类，两性霉素和造影剂是造成术后患者 AKI 的常见肾毒性物质。

1. 氨基糖苷类药物　经肾脏排泄后被近端肾小管细胞摄取造成 AKI，这种摄取可达饱和。研究显示，氨基糖苷杀菌作用依赖血浆峰浓度，分次给予日剂量后血浆浓度持续升高增加肾毒性，

然而单次给予大剂量时，药物并不会在肾小管细胞内蓄积造成损伤。

2. 两性霉素 B　使用传统两性霉素 B 制剂 AKI 发生率为 25%～30%，与累积使用量呈正相关。其用量小于 0.5mg/（kg·d）或累积剂量小于 600mg 时发生肾衰竭的风险相对较小。过去研究还表明，两性霉素 B 脂质体同传统制剂在控制感染方面作用相似，而肾毒性显著降低。因此建议两性霉素 B 脂质体用于肾功能不全或肾衰竭的患者。

3. 造影剂　其种类和用量影响肾毒性。非离子型造影剂，无论是低渗还是等渗都会降低 AKI 的发生率。最近一项关于等渗造影剂碘克沙醇的荟萃分析（包括 16 项双盲对照研究）显示，其肾毒性低于低渗造影剂（1.4% vs 3.5%，$P < 0.01$）。另外研究还显示低渗、低密度的碘帕醇和等渗、高密度的碘克沙醇比较，肾毒性发生无显著性差异，这间接反映造影剂密度与 AKI 的发生也可能具有相关性。总之，现有的证据显示，对于高危患者，应选用等渗非离子造影剂，并静脉输注等渗液。

二、AKI 的治疗

临床治疗急性肾功能不全的患者主要治疗目标是保护肾功能，防止肾衰竭的并发症，降低死亡率及尽量减少对透析治疗的依赖。包括非药物治疗和药物治疗。

（一）非药物治疗

1. 病因治疗　首先是尽可能明确引起 AKI 的病因，采取特殊措施消除或逆转。如抗休克，纠正血容量不足，解除肾小管的阻塞，尽快清除肾的毒物。

2. 维持水、电解质和酸碱平衡

（1）液体治疗：血容量的丢失是 AKI 的危险因素之一，而补液途径、液体种类及渗透压可能对防治 AKI 有影响。液体治疗的基本原则是"量入为出，宁少勿多"。少尿期时每天的计算量公式大约为前 1 天液体排出量再加 500ml（开始透析治疗后，液体入量可适当放宽）。水钠平衡、液体控制良好的指标为：体重每日减轻 0.2～0.3kg，血钠 140～145mmol/L，且中心静脉压正常。进入多尿期后，补液量应少于尿量，一般补充尿量

的 1/2 ～ 2/3 即可。过多补液可使多尿期延长。对于水化和液体治疗也应强调个体化的原则进行个体化治疗，否则可能适得其反。

（2）纠正高钾血症和低钾血症：高钾血症是导致少尿期患者死亡的最主要原因。除了严格控制钾的摄取外，应减少导致高血钾的其他各种因素，对于术后高钾血症的治疗，首要的是维持正常的血容量和满意的肾灌注，以防止肾脏的进一步损害。当血钾超过 6mmol/L 或心电图出现 T 波改变时，必须马上给予治疗。暂时性的治疗措施包括静脉注射钙剂以稳定心肌细胞膜，给予碳酸氢钠、胰岛素和 β 受体激动剂促进钾离子向细胞内转移。

（3）纠正低钠血症和高钠血症：AKI 患者不能一味强调严格限盐，否则容易导致低钠血症。若为轻度的低钠血症，仅需限制入水量。若出现水中枢神经系统症状，可用高渗盐水或进行透析治疗。对于高钠血症患者，一是限制盐的摄入，二是使用大剂量袢利尿药。必要时采用透析治疗。

（4）纠正高镁血症：高镁血症的治疗与高钾血症的治疗相同。危急时使用葡萄糖酸钙或氯化钙，以对抗镁对心脏和肌肉的影响。

（5）纠正酸中毒：心血管手术后要及时纠正酸中毒。当血浆 HCO_3^- 低于 15mmol/L 或 pH 值 ＜ 7.25 时应及时应用碱性药物治疗。维持动脉血 pH 值在 7.40、PaO_2 在 100 ～ 200mmHg 和静脉血氧分压 25 ～ 38mmHg。注意以碳酸氢钠纠正酸中毒所用的液量可能导致血容量过多，影响血流动力学的稳定。血液滤过是治疗酸中毒的最佳方法。

3. 营养支持　AKI 患者常伴有蛋白质的高分解代谢，加上食入量的限制，常导致营养不良。肠道功能基本正常的 AKI 患者，应尽早开始胃肠营养支持；而对于无法利用肠道的患者，应立即给予肠外营养支持。肠内营养支持应使用要素营养液，如爱伦多、能全力、安素等，能量密度为 1kcal/ml。对于危重患者，可肠道内补充特殊的氨基酸 - 谷氨酰胺，以促进和改善肠道黏膜绒毛的功能。

4. 适当血液稀释　使用血液稀释代替全血预充，可明显降低血液黏度，改善血流动力学，增加肾脏特别是肾皮质的血流量。由于血流量的增加，使肾小管的滤过功能增加，降低了肾小囊和肾小管内液体的黏度，加快了液体的流速，可以

预防肾小管的管腔阻塞和萎缩坏死，同时增加尿量，加速毒性物质的排泄，减轻其对肾实质的损害。肾功能不全的患者在 CPB 结束前后，可适用人工肾进行超滤，将血容量调节至生理水平，以减轻肾脏负担。

（二）药物治疗

1. 袢利尿药　如呋塞米，是 AKI 治疗中最常用的利尿药。近年来认为，呋塞米在 AKI 治疗中主要具有以下作用：①降低髓袢升支粗段的代谢，使之氧耗降低，避免上皮细胞损伤加重。②冲刷肾小管，消除管型和结晶等肾小管腔内阻塞物，保持肾小管通畅。③降低肾小管中血红蛋白、肌红蛋白的浓度，防止蛋白阻塞肾小管。④促进少尿型肾衰竭转变为多尿型肾衰竭。CPB 后早期使用呋塞米可改善肾脏血流动力学，降低血浆炎性介质浓度及其他毒性物质浓度而预防术后肾功能障碍。但也有研究表明，CPB 中持续输注呋塞米 0.5μg/（kg·min）只能增加尿液流速，而不能增加肌酐清除，相反，持续输注呋塞米会增加 SCr 水平。因此，目前认为不宜在预充液中常规加入呋塞米或持续静脉泵注呋塞米，只能在少尿的情况下单次静脉推注。

2. 心房利钠肽（ANP）　ANP 是近年来治疗 AKI 有一定疗效的药物，主要作用包括：①扩张入球小动脉、收缩出球小动脉，使肾小球滤过率增加。②抑制肾小管对钠的重吸收，总的效应表现为尿量增加。ANP 具体使用方法是 0.2μg/（kg·min）持续静脉泵入，至少连续使用 24h，并根据疗效进行调整。

3. 小剂量多巴胺（LDD）　LDD 主要通过兴奋肾血管上的多巴胺（DA）-1 受体来产生肾血管扩张作用。它通过抑制近端肾小管、髓袢升支及皮质集合管处的钠钾泵活性而产生利尿作用。此外它通过刺激可拮抗抗利尿激素作用的前列腺素 E_2（PGE_2）产生增多也产生利尿作用。

但近年来关于 LDD 在治疗急性肾功能不全中的作用有争议。有资料证明，LDD 直接扩张皮质血管，间接扩张髓质内层血管。这使髓质外层的血流被重新分配，而髓质外层正是含有能量依赖的钠钾泵通道的髓质升支所在处。而且，LDD 的利尿钠作用可引起远端肾小管细胞溶质溶解增加，

进一步引起氧耗增加从而增加缺血的发生。因此，尽管 LDD 可以引起肾脏血流的增加，但这是以损失有代谢活性的外层髓质的血流为代价的，导致局部缺血的易感性增加，最终导致急性肾衰竭。LDD 可增加健康志愿者的肾血流和肾小球滤过率，但在早期肾衰竭的患者确未发现同样的结果。即使有，也是因为 LDD 对心脏的作用导致肾脏的作用。

4. 抑制炎症反应药物　CPB 中的炎症反应在 AKI 的发病机制中起到非常重要的作用，因此抑制炎症反应是具有前景的治疗途径。但目前进行的临床试验大多数均为阴性结果。

5. 生长因子　实验研究证实，表皮生长因子、胰岛素样生长因子、肝细胞生长因子等可以促进肾小管上皮细胞的再生。健康人体注射胰岛素样生长因子 1 后，可增加肾血流量和 GFR。在 AKI 时，特别是在恢复期时，尿中这些生长因子的排泄量明显增加，提示其在肾小管上皮细胞的修复过程中可能具有一定作用。

6. 胰岛素　2005 年 Gandhi 等的一项有意义的研究显示，心脏外科手术中高血糖与术后发生肾衰竭（定义为肌酐升高 1 倍，血肌酐浓度 > 2mg/dl，或新发透析需求）有显著相关性，在重症监护病房内使用强化胰岛素治疗可减少透析要求，而且糖尿病是已知的发生肾衰的危险因素，结合这些研究结果提示术中胰岛素治疗可能存在肾脏保护作用。

（三）血液净化治疗

血液净化是把患者血液引至体外并通过一种净化装置，除去其中某些致病物质净化血液达到治疗疾病的目的。它主要包括血液透析、血液滤过、血液透析滤过、血液灌流、血浆置换、免疫吸附、腹膜透析等。目前血液净化疗法已不单纯用于治疗急、慢性肾衰竭患者，在心血管手术后 AKI 等急危重症患者的抢救治疗中已得到了广泛应用。心血管手术后肾衰竭通常应用连续肾脏替代疗法（continuous renal replacement therapy，CRRT），又名 CBP（continue blood purification）；床旁血液滤过。是采用每天 24h 或接近 24h 的一种长时间，连续的体外血液净化疗法以替代受损的肾功能。CRRT 临床应用目标是清除体内过多水分，清除体内代谢废物、毒物，纠正水和电解质紊乱，确保营养支持，促进肾功能恢复及清除各种细胞

因子、炎症介质。可用于各种心血管功能不稳定的、高分解代谢的或伴脑水肿的急慢性肾衰竭，以及多脏器功能障碍综合征，急性呼吸窘迫综合征，挤压综合征，急性坏死性胰腺炎，慢性心力衰竭，肝性脑病，药物及毒物中毒等的救治。

血液滤过原理是模仿肾小球滤过和肾小管重吸收及排泄的功能，以对流方式清除血液中的中、小分子毒素及水分。首先将患者的动脉血流引入到具有良好通透性并肾小球滤过面积相当的半透膜血滤器中，并用血泵将半透膜血液侧加上一定的正压，而透析液侧加上一定的负压，使得血液在通过血滤器时，血浆中除了蛋白质及细胞等有形成分外，水和中小分子物质均被滤除到透析液侧，从而达到清除血中潴留的水分和溶质以替代肾小球的滤过功能。同时，为了补偿被滤过的液体和电解质，在血滤器后或前补回相应的液量和电解质，以替代肾小管的重吸收功能。血液滤过已被临床证实在控制性顽固性高血压、纠正术后心功能不全、清除过多的液体、清除中分子物质、改变尿毒症引起的神经症状等方面均优于血液透析技术，且治疗期间的不良反应也较少。

早期、多次获连续性进行血液净化治疗，可有效地纠正尿毒症引起的一系列病理生理改变，不仅有利于预防某些危险的并发症的发生，而且也有利于原发病的治疗和肾功能的恢复。

（谢红　陈杰）

参 考 文 献

万彩红，2007. 体外循环与肾脏 // 董培青 . 体外循环损伤与保护 . 北京：人民卫生出版社

夏熊芳，2008. 体外循环与急性肾衰竭 . 中国血液净化，7（1）：42-45

谢红，2011. 心血管手术后肾功能不全的防治 // 孙大金，杭燕南，王祥瑞，等 . 心血管麻醉和术后处理 . 北京：科学出版社，808-822

心脏手术麻醉 . 上海：2017 年第 68 届 ASA 年会知识更新精粹 .

熊利泽，苏斌虓，皋源，2016. 多器官衰竭综合征 // 俞卫锋，石学银，姚尚龙，临床麻醉学理论与实践 . 北京：科学出版社，1189-1207

Miller RD，2011. 米勒麻醉学 . 7 版 . 邓小明，曾因明，译 . 北京：北京大学医学出版社

Elhmidi Y，Bleiziffer S，Piazza N，2011. Incidence and predictors of acute kidney injury in patients undergoing transcatheter aortic valve implantation. Am Heart J，161：735-739

Haase-Fielitz A，Bellomo R，Devarajan P，et al，2009. Novel and conventional serum biomarkers predicting acute kidney injury in adult cardiac surgery—a prospective cohort study. Crit Care Med，37（2）：553-560

Heise D，Sundermann D，Braeuer A，et al，2010. Validation of a clinical score to determine the risk of acute renal failure after cardiac surgery. Eur J Cardiothorac Surg，37（3）：710-716

Jones DR，Lee HT，2008. Perioperative renal protection. Best Pract Res Clin Anaesthesiol，22（1）：193-208

Kappetein AP，Head SJ，Genereux P，et al，2012. Updated standardized endpoint definitions for transcatheter aortic valve implantation：the Valve Academic Research Consortium-2 consensus document. Eur Heart J，33：2403-2418

Leon MB，Smith CR，Mack M，et al，2010. Transcatheter aortic-valve implantation for aortic stenosis in patients who cannot undergo surgery. N Engl J Med，363：1597-1607

Seiffert M，Conradi L，Baldus S，et al，2013. evere intraprocedural complications after transcatheter aortic valve implantation：calling for a heart team approach. Eur J Cardiothorac Surg，44：478-484

Seiffert M，Schnabel R，Conradi L，et al，2013. Predictors and outcomes after transcatheter aortic valve implantation using different approaches according to the Valve Academic Research Consortium definitions. Catheter Cardiovasc Interv，82：640-652

Uchino S，Kellum JA，Bellomo R，et al，2005. Acute renal failure in critically ill patients：a multinational，multicenter study. JAMA，294（7）：813-818

Vandenberghe W，De Loor J，Hoste EA，2017. Diagnosis of cardiac surgery-associated acute kidney injury from functional to damage biomarkers. Curr Opin Anesthesiol，30：66-75

第三十九章

心脏手术术后神经系统并发症

心脏手术术后神经系统并发症是指心脏和大血管手术后不同程度神经系统损害所致的神经病症、精神错乱及神经官能症等，包括脑卒中、谵妄和认知功能下降等。尽管近年来随着心脏外科手术技术、心脏手术麻醉、灌注技术和监测技术的提高使得患者术后死亡率不断下降，但其术后神经系统并发症的发生率却无明显改变。同时随着老年患者及合并其他疾病患者行心脏手术的人数不断增加，这使与整个预后相关的神经系统并发症的问题越来越突出。CPB后的中枢神经系统功能障碍损伤范围从认知功能障碍到确切卒中，前者的发生率为25%～80%，后者为1%～5%。不同的研究结果中，中枢神经系统（CNS）并发症的发病率有显著差别，其可能原因在于，不同研究中对认知功能障碍的定义及实验方法不同。心脏手术术后神经系统并发症可使患者术后死亡率升高、住院时间延长、住院费用增加等。其中术后认知功能障碍对患者的生活质量、健康状况及工作效率的下降有着长期的影响。

第一节 病因及发病机制

目前认为心脏手术术后神经系统并发症的发病机制主要有脑栓塞和（或）脑血流灌注不足，手术引起的炎症反应和器官缺血再灌注损伤可能导致脑损伤进一步加重；患者并存的血管疾病和大脑自身调节功能的改变使脑更易于受损害。其他病因还包括颅内出血、代谢紊乱等，手术创伤、疼痛、焦虑、恐惧、术中知晓、监护室环境对患者精神的不良影响均是常见的诱发因素。不断有研究提示，围术期神经损伤可能有遗传基础。研究发现，术后认知功能障碍和脑卒中与载脂蛋白 E 等位基因和炎性基因的多态现象有关联。

一、脑 栓 塞

在心脏手术期间形成的栓子主要由气体物质或固体物质构成。栓子的来源很多，主要包括心腔、主动脉、手术野或心肺转流装置的气栓及血栓、脂肪栓、钙质、纤维素或去泡剂。

其中空气栓塞最常见。心内直视术后开放主动脉钳夹之前，若未将左心房、左心室或升主动脉根部的气体彻底去除，则在心搏恢复之后随时可将残留空气泵入脑循环。此外置管、注药、氧合器去泡性能欠佳均可形成气栓进入体循环。在体外循环降温过程中，如体外血温和体内血温相差较大，溶于冷血中的氧可在温度较高的体内释放，形成气栓。气栓不仅阻塞微循环，还可引起内皮细胞肿胀和损伤，即使气体较快吸收，其造成的损伤仍可持续 90min 以上。脑内气栓可导致细胞完整性丧失和内皮细胞水肿，内皮损伤引起血管完整性破坏。脑内气栓还可导致血液成分改变，气泡周围蛋白质荚膜形成、血小板聚集及内皮细胞损伤。

血栓主要来源于二尖瓣疾患伴左心房或心耳血栓，在心内手术操作时及术后血栓脱落进入脑循环。人造瓣膜上也可形成血栓，其中机械瓣高于生物瓣，二尖瓣略高于主动脉瓣。另外，左心房切口缝合处也可有血栓形成，脱落可引起脑栓塞。

脂肪栓子来自胸骨及纵隔脂肪组织。钙栓是病变瓣膜上的钙沉积或钙化结节。鼓泡氧合器内浸涂的去泡剂硅油，在较长时间的体外循环中不断被冲洗出，在血液循环中形成微粒，引起脑血管广泛性硅油栓塞。缝线和补片碎屑、手术中脱落的动脉粥样斑块及组织碎片等均可引起颗粒栓塞，导致脑部毛细血管床灌注不足。因此，在术中应尽量发现和避免接触粥样硬化的主动脉。

上述栓子按体积和造成损伤的程度还可分为两类：大栓子及微栓子。脑内的大栓子包括切除瓣膜组织或在粥样硬化的主动脉操作时所产生的钙化斑块和粥样硬化碎屑，其形成的脑损伤主要为Ⅰ型脑损伤如严重的脑卒中等。而Ⅱ型脑损伤如术后认知功能障碍则通常由微栓如微气栓、微颗粒物质等导致。不论是何种脑损伤，脑栓塞引起的炎症反应通常使损伤的程度进一步恶化。

二、脑低灌注

脑细胞最不能耐受缺血缺氧，当血液循环在常温下停止 3min 或中度低温停止 8min 以上，即可产生脑损害。CPB 期间脑血流降低是缺血性脑损伤的主要原因，尤其是患有脑血管疾病史的患者。磁共振成像显示，高达 50% 的心脏手术患者发生无症状性脑梗死。这些脑梗死增加了脑损伤的风险，因为它们常与脑低灌注协同作用，从而加重了术后神经系统并发症。脑低灌注主要是由于低血压、低心排血量综合征、颈动脉狭窄、严重的贫血、体外循环灌注流量过低或停止灌注等造成。体外循环为非生理性循环，尤其是非搏动性灌注，灌注流量过低，对脑部微循环常造成一定程度的影响。术中 $PaCO_2$ 过低、人工肺氧合能力不足、静脉引流不畅、复温时脑温过高（> 38℃）而血液仍处于过分稀释状态等均可导致脑缺血及缺氧，脑细胞受损而造成脑损害，甚至发生脑水肿。

心脏手术术中平均动脉压（MAP）过低与其术后神经系统并发症密切相关，早期积极发现和纠正脑低灌注及术中抗心律失常治疗可明显改善其预后。健康人的中枢神经系统可以耐受短暂的低血压发作，因为脑血流在较宽的 MAP 范围内（即脑自动调节）可以保持不变；而在脑自动调节阈值向右移动的患者中，如颅内或颅外血管狭窄或术前慢性高血压，MAP 的降低可能导致脑分水岭区灌注不足的风险显著增加。

常温情况下的脑灌注下降常引发脑缺血改变，而低温 CPB 期间的低动脉压并不引起脑缺血，主要因为此时其脑氧代谢率明显降低，脑血流自主调节功能可维持脑灌注压。故在患者由自主循环向 CPB 过渡阶段常呈脑低灌注状态，此时脑氧代谢率无明显改变，而最初灌注脑的是无血预充液，

此时脑低灌注常引发脑缺血改变。另外，在 CPB 期间，由于上腔静脉引流梗阻及搬动心脏使脑静脉压升高可导致脑水肿及相对脑灌注压下降，若未及时发现处理，可引起脑缺血改变。另外，体外循环过程中复温不宜过高过快，否则可引起脑缺血缺氧而致脑损伤。

颈动脉狭窄也可引起脑灌注减少，是脑损伤的强预测因子，高达 22% 的心脏手术患者存在颈动脉狭窄。在进行 CABG 治疗的患者中，术前应进行颈动脉检查，严重（> 75%）的双侧无症状狭窄或有症状的单侧狭窄，应在 CABG 之前进行相应的治疗。

值得注意的是，过度灌注也不可取，过度灌注可增加栓子进入脑循环的机会，从而增加术后神经系统并发症的发生。因此，在体外循环过程中防止脑低灌注的同时，也应防止脑血流过度灌注。

另外，栓塞不仅仅是一个手术期间发生的问题，高达 40% 的心脏病患者手术后第 1d 发生心房颤动，与心脏节律正常的患者相比，这些患者脑卒中的发生率升高。

三、炎症反应和代谢紊乱

尽管使用了更具生物相容性的体外循环回路，但在接受 CPB 的患者中，仍可观察到全身炎症反应综合征（SIRS），也称为"灌注后综合征"。其主要表现为血管活性和细胞毒性物质（如细胞因子）、微栓（如血块、细胞和蛋白的凝集物）的产生增加，这些均可导致器官功能障碍。SIRS 可通过改变各种代谢物质的稳态而加重脑损伤。其中，高糖血症与高热加重缺血性脑损伤的机制相似，如血脑屏障的破坏、神经递质级联放大释放、活性氧产生增加及能量代谢恢复受损等。高糖血症与心脏手术后脑卒中和神经认知功能障碍相关。术中复温阶段及手术结束时的高温能够增加脑损伤的风险。

四、颅内出血

体外循环后出现意识障碍一般是由脑栓塞引起的，但也有部分患者是由于颅内出血所致，应引起注意，包括硬膜外血肿、硬膜下血肿和脑内

出血。颅内出血虽不常见，但危险性较大。常见于术前有脑部外伤史、有出血倾向、术后抗凝等患者。在体外转流过程中，如上腔静脉引流不畅或阻塞，静脉压异常增高，可引起毛细血管破裂出血和脑水肿。脑灌注压过高也可引起颅内小血管破裂出血。术中不恰当地应用大量高渗溶液和利尿药，使脑细胞脱水和萎缩，脑血管易破裂出血，可致硬膜下或硬膜外血肿。

五、其他原因

深低温有可能引起红细胞凝聚，造成脑缺血损害；围术期高温也可能导致脑损伤。代谢紊乱如低血钙、高血糖、电解质严重失衡及 pH 值过低等均可引起神经系统改变。有研究显示，麻醉性药物如异氟烷可导致认知功能发生改变。血脑屏障的破坏可能引起脑内炎症和脑水肿。

第二节　神经系统并发症的危险因素

包括麻醉在内的许多因素均可影响心脏手术患者术后神经系统并发症的发生。

Ⅰ型脑损伤的危险因素主要与脑栓塞现象有关，另外还有高龄、术中间断阻断主动脉、既往神经系统疾病史、主动脉内球囊反搏（IABP）的应用、糖尿病、高血压、不稳定型心绞痛、围术期低血压及心室引流的应用；而Ⅱ型脑损伤的危险因素主要有近端主动脉粥样硬化、术前心内膜炎病史、酗酒、围术期心律失常、高血压和 CPB 后发生低心排血量综合征状态；与术后认知功能障碍有关的危险因素主要包括高龄、脑血管疾病、心血管疾病的严重程度，以及各种术中因素包括栓塞、脑低灌注或缺氧、炎症反应、主动脉阻断时间及 CPB 时间等。

一、患者因素

（一）年龄

研究显示，高龄与心脏手术患者神经系统并发症的发生之间存在密切的相关性。年龄越大，其术后神经并发症发生概率越高。由于药物及其他非手术疗法如 PCI 的发展，推迟了手术治疗的时机，使接受冠状动脉旁路术的高龄患者逐年增加。高龄患者常合并有脑血管病、糖尿病、高血压、周围血管病、主动脉粥样硬化，这使其术后神经系统并发症的发生概率显著提高。同时，高龄还是脑卒中的主要危险因素。

（二）主动脉粥样硬化

许多研究证实，升主动脉和主动脉弓的粥样硬化斑块产生的栓塞被认为是心脏手术后脑卒中的重要危险因素，而主动脉粥样硬化的发生率随年龄增加而升高。心脏手术患者存在升主动脉粥样硬化是Ⅰ型脑损伤的独立危险因素。尽管可通过术中肉眼检查及手法触摸主动脉，但其诊断主动脉粥样硬化的敏感度很低，大部分升主动脉粥样硬化会在外科医师术中触摸时漏诊，且这一操作显著增加了患者脑卒中的发生概率，因此目前诊断升主动脉粥样硬化的较为有效的工具为经食管超声心动图（TEE）和经主动脉表面扫描（EAS）。因来自右主支气管和气管的气体-组织界面形成的强声反射限制了 TEE 对上段升主动脉的评估，而上段升主动脉恰是通常插管的位置，故术中 EAS 是诊断升主动脉粥样硬化的首选方法。严重的胸主动脉斑块的定义为主动脉内膜存在大于 5mm 的局部高回声区和（或）管腔不规则伴有不稳定结构或溃疡。术中对粥样硬化主动脉的操作可引起粥样硬化栓子的脱落，导致脑卒中，如主动脉夹的夹紧和释放均可引起主动脉弓动脉粥样硬化碎片脱落。因此，一旦诊断主动脉粥样硬化应改变、减少或避免进行主动脉操作，如在深低温停循环下行升主动脉置换、主动脉阻断、应用不停搏心脏手术技术等。

主动脉粥样硬化与Ⅱ型脑损伤如术后认知功能障碍等缺乏明显相关性。

（三）原有神经系统疾病及颈动脉狭窄

既往脑卒中病史是心脏手术患者术后新发脑卒中最重要的危险因素。其原因可能是这类患者有较严重的脑血管硬化，局部血流灌注减少，因此在缺血缺氧情况下变得更为敏感，男性比女性更为显著。一般认为脑卒中患者 6 个月之内不宜接受手术,以免发生再次梗死。

颈动脉狭窄可增加心脏手术脑卒中的发生概率,而无症状性颈动脉杂音是围术期发生脑卒中的危险因素。目前尚不清楚颈动脉内膜剥脱术是否能降低这种风险。目前对于无症状性颈动脉杂音或狭窄的患者,均采用保守疗法,对严重无症状性颈动脉狭窄(> 90%)及有症状性颈动脉狭窄的患者可考虑分期或同时进行颈动脉内膜剥脱术。

(四)糖尿病和高血糖

术前合并糖尿病是心脏手术患者并发症及死亡率增加的一个重要相关因素。糖尿病发病率随着年龄的增加而增高,并加速动脉粥样硬化所导致的损伤。研究表明,糖尿病是心脏手术患者术后脑卒中及脑病的独立危险因素。即使轻度的血糖升高(如血糖浓度 > 140mg/dl)经多种机制也会恶化神经学预后。避免高血糖可降低手术感染,但是否能改善心脏术后神经学预后尚不确定。目前国际上对于心脏手术术中血糖维持水平还没有统一的意见,据目前临床研究表明,围术期血糖浓度 < 200mg/dl 有利于改善神经系统预后。

(五)其他

较高的受教育水平具有保护认知功能免于下降的作用。其可能原因为较高的教育水平反映了较高的智力,因而有较好的能力来代偿围术期的应激反应。

另外,研究表明,术前存在认知损害的患者,其术后更易出现新的损害。而需行 CABG 的心脏病患者可能因血管病变而本身存在明显的术前认知功能障碍。

二、体外循环

(一)时间

体外循环时间越长,术后并发症的发生概率越高,也是术后神经系统障碍的重要因素之一。长时间体外循环是指转流时间超过 120min,也有学者定义为 108min 以上。长时间转流将显著增加神经系统并发症,因为体外循环时间越长,发生栓塞的机会越多,脑灌注不足的可能性越大。

(二)氧合方式

膜式氧合器或动脉滤网的使用可减少栓塞形成的可能性。

(三)肝素化

体外循环肝素化后患者可表现凝血功能障碍,若此时转流期间平均动脉压 > 100mmHg,则颅内出血的发生率明显增加。若患者有外伤史,术后可并发颅内出血或血肿形成。

(四)复温速度

常温时脑组织对局灶性缺血损伤极其敏感,脑温下降可减低脑代谢率,明显减少大脑对局灶性缺血损伤的敏感性,其机制可能与低温通过优先抑制用于维持细胞完整的能量消耗从而保护大脑不受损害有关。CPB 快速复温发生脑高温可使复温前已经存在的脑损伤进一步恶化,并且脑高温本身对脑也是有害的。高温对脑的氧供和神经系统预后影响很大。脑高温时谷氨酸水平增高并最终导致细胞死亡。快速复温会降低颈内静脉血氧饱和度,致使脑氧耗和氧供失衡。研究表明,术后最高体温是患者术后 6 周认知功能障碍的独立危险因素。可见,缓慢的复温速度和 CPB 期间较低的峰值温度可能是预防患者术后认知功能下降的重要因素。另外,避免术后高热有利于降低心脏手术患者术后神经系统并发症的发生。

三、手 术 因 素

心脏手术的术后神经系统并发症的发生率随着手术类型和复杂程度的不同而有所不同。复杂手术、联合手术、心内直视术等会增加神经系统并发症的发生风险。瓣膜置换术患者心内微栓的发生概率及严重性均高于冠状动脉旁路移植术的患者,但两者神经系统并发症预后却无差异,这说明心内微栓可能并不是神经系统并发症的决定因素。

四、血流动力学不稳定

术前、术中、术后的血流动力学不稳定会增

加心脏手术患者脑损伤，如紧急手术、术前心源性休克、术后心律失常、术后心房颤动均与术后脑部并发症有关，这可能与血流动力波动引起脑组织低灌注有关。

第三节　神经系统并发症的临床表现和诊疗

由于神经损伤的部位和程度不同，临床表现也不尽相同，包括谵妄、认知功能下降、抑郁等神经心理改变和脑卒中，轻者可有苏醒延迟，重者出现偏瘫、失语、痴呆和昏迷等。Roach等将CABG术后不良神经学表现分为两种：Ⅰ型脑损伤和Ⅱ型脑损伤。

一、Ⅰ型脑损伤

Ⅰ型脑损伤即一种局灶性脑损伤，主要包括脑卒中、觉醒障碍或短暂性脑缺血发作（TIA）。

（一）脑卒中

脑卒中是一种急性脑血管病，由各种血管性病因（包括出血和缺血）引起的急性或局灶性脑功能障碍，持续时间超过24h，其包括脑出血、脑梗死、蛛网膜下腔出血等。脑卒中可仅由临床表现，或通过MRI、CT确诊。脑卒中分为缺血性脑卒中及出血性脑卒中，可表现为偏瘫、截瘫、单瘫、偏身感觉障碍、偏盲、象限盲、皮质盲等局灶性中枢神经功能缺损。缺血性脑卒中又称脑梗死，是各种原因导致脑动脉血流中断，局部脑组织发生缺血缺氧性坏死，而出现相应神经功能缺损。心脏手术患者术后的脑损伤多为缺血性脑卒中，年龄增加是心脏手术术后脑卒中发生的主要危险因素，可能与老年患者严重的主动脉粥样硬化有关。来自升主动脉或主动脉弓的钙化或粥样硬化斑块栓子是导致心脏手术患者术后发生脑卒中的主要原因。最新研究表明，CABG术后脑卒中的发生率要高于PCI，而搏动性与非搏动性CABG术后脑卒中的发生率则无差异。

CT扫描有助于定性、定位，最常见的表现有局灶性梗死、出血或完全正常，前者见于临床上有局灶性体征者如Ⅰ型脑损伤，而后者见于Ⅱ型脑损伤。但CT扫描正常并不能排除发生卒中的可能，因为新的缺血区域在数小时甚至数天内可以正常，需结合临床体征作出正确判断。

发病后极早恢复血流通畅和脑灌注是治疗脑栓塞的关键。维持呼吸功能、调整血压、控制血糖、控制体温、营养支持对减轻缺血缺氧性脑损伤有重要作用。起病后早期溶栓治疗是恢复梗死区血流的主要方法。另外可进行降纤治疗、抗凝治疗、扩血管治疗、脑保护治疗、中医中药治疗及外科手术等，昏迷患者可接受脱水、冬眠、低温、激素及溶栓治疗等。气栓患者，若呼吸循环情况允许，应尽早行高压氧舱治疗，以取得满意疗效。转流中遇到大量气体由动脉插管输入，应立即头低位，由主动脉插管口排气。减少手术过程中栓子的产生对预防脑卒中具有重要意义。在动脉管道滤网及膜式氧合器使用之前，纤维蛋白、血小板聚集物等非脂肪栓子形成的脑栓塞非常常见，而在动脉端应用滤网后，这些栓子几乎都可被滤过。另外，减小滤网孔径的大小、缩短CPB时间、过滤心内吸引回流液也可明显减少术后神经系统并发症的发生。

（二）意识障碍

意识障碍是指患者对周围环境及其自身状态的识别和觉察能力出现障碍，严重者表现为昏迷。根据严重程度和表现形式不同将意识障碍分为以下几种类型。

1. 嗜睡　最轻的一种意识障碍，患者在麻醉清醒2～4d后出现的一种病理性倦睡，表现为持续的、延长的睡眠状态。患者能被痛觉及其他刺激（如呼唤）唤醒，并有一定的言语和运动反应，能够执行简单的命令而与检查者合作，但通常因患者昏昏欲睡、反应迟钝而不能达到令人满意的程度，而且当外界刺激消失后又复入睡。

2. 昏睡　是一种比嗜睡深但比昏迷浅的意识障碍，患者呈深度睡眠状态，对一般刺激如呼喊或移动患者肢体不能引起觉醒反应，只有在大声呼唤或用针刺患者皮肤等重度刺激时出现觉醒、睁眼、呻吟、躲避，且觉醒反应不完全，反应迟钝，仅能进行简短、模糊而不完全的答话，反应时间维持很短。患者自主运动消失，周围及自我定向力全部受损，可见运动性震颤、肌肉粗大抽动、不安或刻板动作。

3. 昏迷 是一种觉醒状态、意识内容及躯体运动均完全丧失的极严重的意识障碍，患者处于一种意识持续中断或完全丧失的状态，即使用强烈的疼痛刺激仍无反应。按刺激反应及反射活动还可具体分为：浅昏迷、中昏迷和深昏迷。

精神紊乱均可在数天内自然缓解，可服用镇静药物以保证患者安静。对精神症状较重的患者要给予精神安慰，避免恶性刺激。必要时请精神病科医生协助诊治。

（三）短暂性脑缺血发作

短暂性脑缺血发作（TIA）是指脑动脉发生短暂性血液供应不足，引起局灶性脑缺血而导致突发的、短暂性、可逆性神经功能障碍。发作持续数分钟，通常在 30min 内完全恢复，超过 2h 常遗留轻微神经功能缺损表现，或 CT 及 MRI 显示脑组织缺血征象。未治疗的 TIA 约 1/3 最终发展为脑梗死，有 TIA 病史者脑出血发生的危险性是正常患者的 4 ～ 5 倍。因此，TIA 是各类型脑卒中的重要危险因素，早期诊断和治疗本病对预防术后脑卒中发生有重要意义。

二、Ⅱ型脑损伤

Ⅱ型脑损伤主要包括谵妄、术后认知功能障碍、智力下降、记忆力减退等。

（一）谵妄

目前认为谵妄是一种急性可逆性器质性脑综合征，通常发生在手术后最初 24 ～ 72h 内，典型特征是昼轻夜重，表现为意识障碍（对环境意识清晰度降低），认知功能改变（包括记忆力减退、定向力障碍、语言障碍），病情在短期内（通常几小时到几日）起伏变化大，可以在一天之中迅速严重恶化。另外，谵妄还可以出现睡眠障碍（包括睡眠觉醒周期的改变）、精神运动性变化，可伴性格、情绪和行为改变，甚至出现妄想和幻觉（通常为幻视）。谵妄的临床表现有两个明显的特征：①起病急；②病程波动：症状常在 24h 内出现、消失或加重、减轻，常有中间清醒期。发生术后

谵妄的患者其术后呼吸功能不全及再次气管插管的发生概率显著增加，同时也延长了患者的 ICU 入住时间并且增加了死亡率。若谵妄状态持续一周以上，可发展成为永久性认知减退，是麻醉手术后令人生畏的并发症之一。

术后谵妄可分为 3 种类型，即躁动型、安静型和混合型。其中躁动型约占 25%，患者有明显行为躁动，烦躁不安，易激惹，突发攻击，幻觉和胡言乱语等症状，一般易为护士或家属关注。安静型谵妄约占 50%，患者主要症状为嗜睡，沉默不语，安静不动和认知分离，常被临床忽视。混合型谵妄约占 25% 左右，具有运动过多型和运动减少型谵妄的一些临床特点。

目前认为谵妄的发生是易感人群在促发因素诱导下出现的结果。了解这些因素有助于识别术后谵妄的高危人群，以便采取相应的预防措施。其中易感因素：老年、合并有基础疾病（认知功能受损、多器官系统受累、代谢紊乱等）、药物及遗传因素（ApoE δ-4 等位基因）；常见的促发因素有药物（苯二氮䓬类药物和抗胆碱能药物）、手术种类（心血管和矫形外科手术）、ICU 环境和术后并发症。

（二）术后认知功能障碍

术后认知功能障碍（POCD）是麻醉和手术后出现的一种中枢神经系统并发症，表现为记忆力、精神注意力、语言理解力等多方面认知功能受损，严重者还会出现人格和社会行为能力下降。常持续数天或数周，少数可发展为不可逆的认知障碍。大量的调查结果显示：心脏手术 POCD 的发病率较其他非心脏手术高，且老年是 POCD 的独立危险因素。Newman 等研究证明，在行冠状动脉搭桥术的患者，POCD 术后 1 周的发病率高达 53%，术后 6 个月发病率为 24%，术后 5 年发病率仍有 42%。以往认为术后认知功能障碍具有一过性发生的特征，然而越来越多的证据表明，仍有部分表现为患者永久性的神经系统损伤。心脏手术患者早期的认知功能恶化是术后远期认知功能下降的重要预测因素。另外，即使是轻微的神经认知异常，患者也可能表现为持续的认知能力下降。

其临床表现轻度仅有认知异常；中度为较严重的记忆缺损或健忘综合征；重度则出现严重记

忆损害的痴呆，丧失判断和语言概括能力及人格改变等。依据认知障碍不同程度可分为轻度神经认知异常、健忘和痴呆3级。轻者持续时间短且可自愈，仅带来生活和工作烦恼；而较严重的认知障碍则可导致患者降低或丧失社会能力、工作及生活自理能力。年龄增加、教育水平低、麻醉持续时间延长、二次手术、术后感染、呼吸系统并发症等均使POCD的发生概率增加。

目前对心脏手术术后认知功能评估的常用量表为：迷你精神状态量表（MMSE）、韦氏成人智力量表、韦氏记忆量表、Grooved Pegboard Test及Halstead Reitan Trail Making测试、Rey听觉语言学习测验等。

POCD的发病机制尚未明确，越来越多的证据证明与手术因素相关，因此目前还没有有效的防治方法，保持术中血流动力学平稳，避免缺氧，避免CO_2过低是目前临床麻醉中可以采用的防治方法。对于智力损害者要加强术后智能训练，并辅以改善脑代谢的药物。

三、脊髓及周围神经损伤

大多数损伤神经为颈8～胸1神经根。大血管手术术后，脊髓供血如受到手术影响，将因不同供血区出现不同临床表现，如下肢瘫痪、无力、急性尿潴留、痛觉减退、体温下降、出现病理反射等。心内直视术后周围神经系统并发症较为常见，其临床症状更为多样化。如臂神经丛损伤最多见，患者手运动无力，感觉异常，肱三头肌反射减弱；尺神经受损可有手无力，手掌的尺侧、小指全部、环指尺侧感觉消失；腓总神经受损有足下垂等。其他周围神经损伤包括：喉返神经麻痹、膈神经损伤、霍纳综合征等。部分患者可表现眼科方面的异常，25%的冠状动脉旁路术患者可有眼部的症状，但很少是永久性的。脊髓与周围神经损伤可能与下列因素有关：①直接损伤，如颈内静脉穿刺损伤臂神经丛，手术操作直接损伤膈神经。②牵拉及压迫。③过度低温。④由梗死所致的缺血。大多数心脏手术术后的周围神经损伤都是暂时的，不会引起长期功能障碍。术后应根据病变部位、采用的手术方法，仔细观察及时检查，早期发现异常，尽快治疗。周围神经疾病一般预后较好，为了帮助康复，可进行功能锻炼和各种理疗。

第四节　神经系统并发症的预防

一、心肺转流设备的改进

以往采用鼓泡式氧合器进行CPB的患者微栓数很多，而今采用膜式氧合器和管道过滤网后神经系统并发症的发生率显著降低。微栓在CPB过程中持续产生，设备的改良可减少这些微栓的生成，然而这些设备却不能完全消除微栓。任何大于7μm的微栓都会阻塞脑毛细血管，目前应用的20～33μm的过滤技术仍然是不够的。但孔径过小，将会引起流速过低，造成过多的溶血或不能发挥正常功能。另外动态气泡捕捉器能去除气体微栓；应用白细胞清除滤器使炎症介质减少，减弱机体对CPB的炎症反应。为了减少手术野的微栓，应用洗血细胞机来处理心内吸引血，而后将血回输至CPB管道以去除更多的吸引血内脂肪。避免回输未经处理的回收血，应用血液回收机。CPB期间运用主动脉滤网可有效滤过术中产生的颗粒物质包括粥样硬化斑块。应用表明改良的和减少表面积的CPB回路。

二、合适的手术操作及"无接触技术"

对有心房颤动和左心耳血栓形成可能的患者施行闭式二尖瓣扩张术时，宜采用右侧途径，手指从房间沟进入左心房而不经已有血栓形成的左心耳，以避免血栓的散落。心内直视手术，摘除黏附在左心耳左心房的血栓时，需小心从事，谨防血块碎片掉落进入心腔，同样，在处理病变的心瓣膜时，必须提防碎屑或颗粒的散落，且需彻底冲洗心腔。

各种手术操作特别是对粥样硬化的主动脉进行机械操作是形成脑微栓的独立危险因素，此时常形成大的颗粒或气栓而非氧合器产生的微栓。避免在有病变的主动脉上进行操作可减少脑栓塞和脑损伤的发生。对升主动脉进行器械操作前常规进行主动脉外扫描是探测未知主动脉粥样硬化的一个敏感而特异的技术。粥样硬化主动脉处理策略包括：采用不用体外循环的手术、更改体外循环插管部位、采用单次主动脉阻断技术避免吻合旁路近端时部分阻断主动脉、选择心室颤动停搏避免阻断主动脉、采用动脉桥避免近端吻合、在停循环的情况下行升主动脉置换。

三、加强神经生理功能监测

术中应用神经生理监测可能有助于减少术后神经系统并发症的发生。应用无创近红外分光光度测量技术（NIRS）的脑血氧定量计是一种有效的监测方法，可显著减少神经系统不良事件的发生。术中经颅多普勒超声（TCD）可用于实时监测脑栓塞事件，有利于改善脑灌注和手术技术。

四、充分的术前心理准备

术前需向患者做好解释工作，清除思想负担，稳定情绪。这对减少术后精神紊乱具有重要意义。

五、彻底排除空气

切开左心的手术，在完全缝合心壁切口时，采用生理盐水灌满心腔和行加压辅助呼吸，可促使肺静脉血回流，心室腔充盈，但并不能完全排除空气。因为心腔内壁面凹凸不平，小梁肉柱和瓣膜装置构形窝壁，可以隐藏气泡。在开放主动脉钳之前，可于左心室尖部、房间沟或右肺静脉入口和升主动脉根部插入侧壁带槽的大号注射针，引出心内血，同时震荡整个心脏，并将左心耳尖内翻数次，以彻底排除积留空气，如左心已放置引流管，可在心脏复跳后，持续引流数分钟，有利于进一步排除残留的空气和小血块、钙颗粒等碎片异物，防止栓塞发生。

六、控制体外循环时间

体外循环时间过长是心内直视术后发生神经系统并发症的主要原因之一。因此，要求心胸外科医师具备熟练的手术操作技术，手术、麻醉和人工心肺转流医护人员等密切配合，以尽量缩短体外循环时间。

七、低温

低温不仅可使全身氧需下降，脑氧需也明显下降。当脑氧供轻度下降时，即使氧摄取率不发生改变，也能确保氧供需平衡。中度低温可有效地减轻短暂性脑缺血对中枢神经系统的影响，深低温可有效地减少神经系统永久性损害。除通过代谢抑制而降低机体及脑的氧需求外，低温还可调节脑缺血损害后的反应，主要通过抑制兴奋性神经递质、缺血后水肿、白三烯形成及减少异常离子流等。尽管如此，中度低温下循环停止时间应限制在 $6 \sim 9min$，深低温下循环停止时间也不宜超过 $30 \sim 45min$。麻醉后尽早体表尤其头部降温。

降温和复温是低温体外循环过程中的两个特殊过程。复温时温度增加不宜过快过高，应保证充分的脑氧供以满足急剧增加的脑氧代谢率。在中低温体外循环时应尽量应用 α 稳态 pH 处理。

八、低灌流和无血流

深低温停体循环易发生脑氧供需失衡。因此，目前临床上提倡尽量避免停体外循环，可考虑使用深低温低流量体外循环。但到目前为止，还没有一个标准以确保低流量体外循环的安全。临床上要根据体温的变化来确定合适的转流量。

九、搏动泵和非搏动泵

非搏动性泵可引起微循环障碍，而使用搏动性泵时，微循环功能维持较好，对脑循环的影响也是如此。使用非搏动性泵可导致毛细血管塌陷，血流淤滞，动静脉分流增加；而使用搏动性泵时，脑微循环功能维持较好，脑血管阻力较低。与非搏动性泵相比尽管脑氧代谢率无明显差别，但使用搏动性泵时脑动静脉血氧分压差值较大，说明搏动血流可减少体外循环过程中动静脉分流。由此可见，使用搏动性泵时对维持脑氧供需平衡更为有益，在长时间低流量体外循环过程中尤为如此。

十、维持合适的脑灌注压及平均动脉压

脑灌注压等于平均动脉压减去颅内压或中心静脉压。在体外循环过程中，假定中心静脉压为0，颅内压正常且维持恒定，则平均动脉压大体上可反映脑灌注压。由于存在压力-血流自动调节机制，体外循环过程中只要这一机制保持完整，平均动脉压在一定的变化范围内就不会影响脑血流。应维持脑灌注压大于60mmHg。

在深低温体外循环、慢性高血压、胰岛素依赖型糖尿病及严重脑血管疾病的患者，由于脑血管自动调节功能受影响，维持合适的平均动脉压相当重要，灌注压一旦不足，就可能导致或进一步加重神经损害。

十一、血液稀释

体外循环过程中常用血液稀释以补偿低温所引起的血黏度增加，使血流加快，以增加氧供应。血液黏度和血细胞比容呈曲线相关，中度血液稀释可降低血液黏度，增加组织血流。即使动脉氧含量下降，由于单位时间内进入组织的血液量增加，因而氧供增加。体外循环患者通过血液稀释降低血黏度可增加低灌流组织，尤其是脑缺血区域的灌注，从而预防神经并发症，改善神经并发症预后。血液稀释可保护神经功能，因为当血细胞比容下降至临界范围，脑血流的增加足以代偿动脉氧含量的下降，实际上脑的氧供是增加的。但也要谨防严重血液稀释、破坏和血浆渗透压急剧改变。

十二、控 制 血 糖

当发生灌注不足或栓塞时，脑的氧供应不足以满足其氧需，无氧代谢增加，葡萄糖生成的丙酮酸不能进入三羧酸循环转而在细胞质内生成乳酸，致使ATP的生成受限制，因此需要更多的糖进入这一过程，以生成足够的ATP，与此同时乳酸的生成明显增加。高血糖具有神经损伤作用。这可能与高血糖导致的糖的无氧酵解，产生乳酸导致细胞内酸中毒有关。根据目前临床研究，围术期血糖浓度低于200mg/dl有利于改善神经系统预后。

十三、$PaCO_2$

CO_2是强有力的血管扩张剂，CO_2不仅可增加脑血流，且可抑制脑代谢。因此，$PaCO_2$增加对维持脑氧供需平衡有利，但$PaCO_2$过高可致呼吸性酸中毒，过低可致脑血流严重下降。因此，体外循环过程中维持合适的$PaCO_2$对维持脑氧供需平衡、降低中枢神经系统并发症至关重要。但体外循环过程中维持何种水平的$PaCO_2$对中枢神经系统有利目前仍不清楚，对此仍需进一步的研究。

十四、合适的麻醉药及麻醉深度

几乎所有的麻醉药对脑血流、脑代谢均有影响。由于体外循环可改变麻醉药的药代动力学，因而体外循环中麻醉药对脑血流、脑代谢的影响可能与一般患者并不相同。体外循环过程中，要维持合适的麻醉水平较为困难，低温不仅影响麻醉药的代谢和排泄，且其本身也有麻醉作用。在降温及稳定低温过程中，由于低温本身即有麻醉及代谢抑制作用，因此这阶段发生麻醉过浅及脑氧供需失衡的机会不大。但在复温及复温后，由于各脏器代谢功能逐渐恢复，甚至超过术前水平，麻醉药代谢排泄增快，有发生麻醉过浅及脑氧代谢失衡的可能。在复温过程中宜辅助用一些静脉麻醉药如咪达唑仑等，以加深麻醉，防止术中清醒的发生，抑制脑代谢率。

十五、颅内出血的预防

避免头部外伤、剧烈扭动头部，避免血压过高，避免上腔静脉阻塞。抗凝不宜过度，使用高渗溶液和脱水剂应谨慎，避免产生细胞外渗透压过高。

十六、精神紊乱的预防

术前需要向患者做好解释工作，消除思想负担，稳定情绪，选择合适的术前用药，充分镇静。

杜绝术中知晓的发生。病房内应保持周围环境安静舒适，减少不良刺激，充分镇静镇痛，保证充足睡眠。

（苏殿三　闻大翔）

参 考 文 献

刘俊杰，赵俊，1997. 现代麻醉学. 2版. 北京：人民卫生出版社，673-680

刘仁玉，孙大金，1994. 心脏手术麻醉后中枢神经系统并发症 // 杭燕南. 当代麻醉与复苏. 上海：上海科学技术出版社，245-251

孙大金，徐守春，盛卓人，等，1999. 心血管麻醉与术后处理. 上海：上海科学技术文献出版社，241-247

朱文忠，杜健儿，邓小明，2008. 心脏手术中的脑保护. 第七次华东六省一市麻醉学学术会议暨浙江省麻醉学术年会

Kaplan JA，2008. 体外循环术后中枢神经系统功能障碍 // 岳云，于布为，姚尚龙，主译. 卡普兰心脏麻醉学. 北京：人民卫生出版社，911-992

Brown RW，1993. Continuous monitoring of cerebral hemoglobin oxygen saturation. Clinic Aneasth，31（3）：141-158

Culley DJ，Baxter MG，Yukhananov R，et al，2004. Long-term impairment of acquisition of a spatial memory task following isoflurane-nitrous oxide anesthesia in rats. Anesthesiology，100：309-314

Djaiani G，Fedorko L，Borger M，et al，2004. Mild to moderate atheromatous disease of the thoracic aorta and new ischemic brain lesions after conventional coronary artery bypass graft surgery. Stroke，35（9）：e356-e358

Gaynor JW，Gerdes M，Zackai EH，et al，2003. Apolipoprotein E genotype and neurodevelopmental sequelae of infant cardiac surgery. The Journal of Thoracic and Cardiovascular Surgery，126（6）：1736-1745

Grocott HP，Mackensen GB，Grigore AM，et al，2002. Postoperative hyperthermia is associated with cognitive dysfunction after coronary artery bypass graft surgery. Stroke，33（2）：537-541

Martin JF，Melo RO，Sousa LP，2008. Postoperative cognitive dysfunction after cardiac surgery. Revista Brasileira de Cirurgia Cardiovascular：Orgao Oficial da Sociedade Brasileira de Cirurgia Cardiovascular，23（2）：245-255

Miller RD，1986. Anesthesia. 2nd ed. New York：Churchill Livingstone Inc

Monk TG，Weldon BC，Garvan CW，et al，2008. Predictors of cognitive dysfunction after major noncardiac surgery. Anesthesiology，108（1）：18-30

Moody DM，Brown WR，Challa VR，et al，1995. Brain microemboli associated with cardiopulmonary bypass：a histologic and magnetic resonance imaging study. Ann Thorac Surg，59（5）：1304-1307

Newman MF，Mathew JP，Grocott HP，et al，2006. Central nervous system injury associated with cardiac surgery. Lancet，368（9536）：694

Nussmeier NA，1994. Neuropsychiatric complications of cardiac surgery. J Cardiothor Vasc An，8（1 Suppl）：13-18

Rubens FD，Boodhwani M，Mesana T，et al，2007. The cardiotomy trial：a randomized，double-blind study to assess the effect of processing of shed blood during cardiopulmonary bypass on transfusion and neurocognitive function. Circulation，116（11 Suppl）：189-197

Scolletta S，Taccone FS，Donadello K，2015. Brain injury after cardiac surgery. Minerva Anestesiol，81（6）：662-677

第四十章

心血管手术后镇静和镇痛

心血管手术患者疼痛非常常见，女性较男性更明显，疼痛与手术、咳嗽、呼吸锻炼、康复活动有关。心血管手术患者疼痛常未得到有效处理，定期评估镇静和疼痛，并给予治疗可改善患者预后。尤其老年人心血管手术后易发生谵妄，部分患者心脏术后几年仍有认知障碍等精神问题，可能与术后疼痛有关。

2012年美国重症医学指南强调，合理镇静的前提是足够的镇痛。在镇痛和镇静治疗之前，应尽量明确引起患者疼痛及焦虑躁动等症状的原因，尽可能采用各种非药物手段（包括环境、心理、物理疗法）减轻一切可能的因素。心血管手术患者镇静镇痛的目的和意义包括：①消除或减轻患者的疼痛及躯体的不适感。②帮助和改善患者睡眠，诱导遗忘，减少或消除患者对其在重症监护病房（ICU）治疗期间病痛的记忆。③减轻或消除患者焦虑、躁动甚至谵妄，保护患者的生命安全。④降低患者的代谢速率，减少其氧耗，减轻各器官的代谢负担。这些措施可以降低患者的死亡率，改善拔管时间。然而从根本上，心脏重症患者镇静镇痛的核心目标为减轻心脏氧耗，赢得时间，让心功能得以恢复。

第一节 心血管手术后镇静

一、心血管手术后镇静的目标人群

现代医学进步，导致各单病种病情趋于更加复杂化，研究领域更加精深，心血管手术患者原发心脏病可能严重到影响生命的心功能不全，或同时合并其他脏器的功能障碍。心血管手术后实时的监护系统、心脏支持系统和其他脏器支持手段共同构成了现代心血管手术患者术后支持的基础。心血管手术患者大多心功能不同程度受损，各种镇静镇痛策略可以降低患者心脏与全身氧耗，利于心脏功能恢复，但部分镇静镇痛药物产生心动过缓、心肌抑制、低血压等不良反应，也必须予以重视并权衡利弊。

二、心血管手术后镇静的目标分层和评估方法

（一）目标分层

1. 最小化镇静 患者可行指令性动作，认知与合作可能下降，呼吸功能与循环未受影响。

2. 清醒镇静（中度镇静镇痛） 患者可完成指令性动作及对轻微触碰有反应。保护性通气功能存留，循环功能稳定。

3. 深镇静 患者不能轻易被唤醒，对伤害性刺激有反应。自主呼吸不完全可能需要建立气道通气，循环功能通常保持稳定。

4. 麻醉 各种刺激均不能唤醒患者，需建立机械通气，循环功能可受到影响。

（二）评估方法

研究表明，35%～55%的ICU护士不能准确评估患者的疼痛，64%的患者在出现疼痛之前和过程中没有接受任何药物的干预。心血管手术患者镇静镇痛评分工具的应用对镇静治疗的精确性有积极的影响，能够改善合理镇静的水平，降低过度镇静的比例，减少镇静镇痛药物的使用，缩短机械通气的时间，减少血管活性药物的使用，甚至降低院内感染的发生率。

镇静评估：定时评估镇静程度有利于调整镇静药物及其剂量以达到预期目标。理想的镇静评

分系统应使各参数易于计算和记录，有助于镇静程度的准确判断并能指导治疗。①镇静和躁动评分（SAS）、Richmond 躁动镇静（RASS）评分，SAS 与 RASS 评分系统一致性好，可靠性、有效性好，共分 10 级，是心脏重症常用评分方法。心脏重症患者的理想镇静水平是既能保证患者安静入睡，又容易被唤醒。应在镇静治疗开始就明确所需的镇静水平，定时、系统地进行评估和记录，并随时调整镇静用药以达到并维持所需镇静水平。②镇静的客观评估：客观性评估是镇静评估的重要组成部分，但现有的客观性镇静评估方法的临床可靠性尚有待进一步验证。目前报道的方法有脑电双频谱指数（BIS）、心率变异系数及食管下段收缩性等。③谵妄评估：谵妄的诊断主要依据临床检查及病史。目前推荐使用 ICU 谵妄诊断的意识状态评估法（CAM-ICU）。CAM-ICU 主要包含以下几个方面：患者出现突然的意识状态改变或波动；注意力不集中；思维紊乱和意识清晰度下降。

三、目标导向的镇静镇痛策略

心血管手术患者的镇静人群包括下述几类。①心脏外科术后：常规短期镇静及心脏外科术后延迟机械通气患者。②各种危及患者生命的心功能不全：循环性休克、心脏停搏后亚低温联合镇静协同治疗、严重心功能不全机械辅助支持。但是镇静、镇痛不当可能产生不良反应，导致心肌缺血与心脏负荷加重，增加心肌耗氧及心律失常的发生。镇静、镇痛得当则可预防心功能不全加重。合理应用大部分镇静镇痛药，可以减少手术的应激及血流动力学相关并发症。

（一）心脏外科术后镇静、镇痛

1. 常规短期镇静 镇静镇痛治疗是心脏术后患者早期重要的治疗措施之一，心脏病患者心脏功能储备降低，部分患者合并高血压、糖尿病等，常伴有呼吸功能不全、肝肾功能减退，且术后创伤大、介入操作多，体外循环又可导致血液稀释、组织水肿、缺血再灌注损伤等，以及患者术前精神压力大，术后容易发生焦虑躁动，循环功能不稳定时易发生意外。适当镇静治疗对减轻患者应

激反应，降低机体氧耗，维持血流动力学稳定很重要。术后早期可以提供充足的镇静和镇痛治疗，一般不会引发呼吸抑制，且可促进早期拔管。

心脏术后镇静治疗的目标是使患者达到"安静、能唤醒且服从指令"的状态，SAS 评分 3～4 分或 RAAS 评分 0～-2 分。目标镇静治疗不仅可以使患者达到理想的镇静状态，而且可以避免镇静过度导致的机械通气及监护时间延长。术后充分镇痛可避免或减轻患者焦虑躁动，与镇静药物联合应用可增加疗效，减少用量及不良反应，通常目标为疼痛分数 < 2 分或 CPOT ≤ 3 分。应用镇痛药物需要注意患者循环、呼吸及肝肾功能，掌握镇痛药物的代谢特点，以免诱发或者加重血流动力学不稳定延时镇静。

有研究报道，比较了三种心脏外科术后镇静流程，评估药物组合的优劣性，并按照心外科危险分层（低危 ≤ 5 分，中危 6～9 分，高危 ≥ 10 分）进行分组。结果显示，低危患者采用丙泊酚 + 吗啡镇静拔管时间更短，高危患者采用何种镇静镇痛药物则无区别，且三组血流动力学、呼吸指标表现无明显差异，因此，各个医院镇静镇痛策略可能有所不同，但达到目标即可。谵妄治疗方面，有研究比较了右美托咪定、丙泊酚和咪达唑仑三种镇静方案，右美托咪定组谵妄的发生率最低，持续时间短。心脏外科术后短期拔管镇静镇痛推荐流程见图 40-1。

2. 心脏外科术后延迟机械通气患者 心脏外科术后很多情况需要延长呼吸机辅助时间，期间需要镇静的支持。高危患者包括术前危险因素（心源性休克、肺水肿、严重慢性阻塞性肺疾病、肥胖、周围血管疾病、肾功能不全、右心功能不全、急诊手术、需要植入人工动脉球囊反搏维持血流动力学稳定），术后出现的严重情况需要延迟呼吸机辅助通气时间（血流动力学不稳定、需多种药物或主动脉球囊反搏支持，低心排血量综合征、精神状态异常、出血、肾衰竭引起的尿少，特别是氧合差或者呼吸功能差）。此时镇静的目的为治疗基本疾病并对心脏进行保护与调整，预计辅助呼吸时间长，可以采用长程镇静治疗。所有措施以治疗基础疾病为主，同时给予心脏保护与调整一定的时间，可使用半衰期长、对循环影响小的镇静镇痛药物组合。

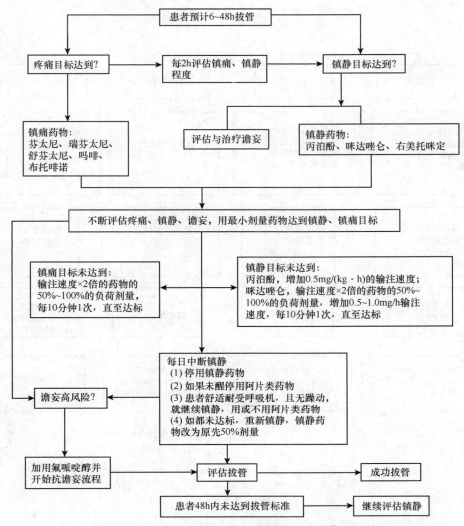

图 40-1　心脏外科术后短期拔管镇静镇痛推荐流程图

心脏外科术后很多情况需要延长呼吸机辅助时间，期间需要镇静的支持，长程镇静患者推荐使用半衰期长，对循环影响小的镇静药物组合。

（二）各种危及生命的心脏功能不全

1. 循环性休克　是休克的一种类型，其血流动力学支持的目标为心排血量、氧输送与外周氧需求的平衡。目前将循环性休克分为 4 个阶段：①抢救阶段。治疗目标为抢救生命，镇静目标为抗过度应激器官保护。②优化阶段。提供充足的氧利用度、优化心排血量、混合静脉血氧饱和度、乳酸；优化阶段的镇静目标为降低氧耗。镇静药物应选择较强的镇静强度、循环系统影响较小、可以降低应激和炎症反应药物。咪达唑仑

能显著降低应激反应，血浆白细胞介素 -8 和肿瘤坏死因子 -α 水平显著降低，对心率、心排血量和体循环阻力的影响相对较小，可推荐使用。③稳定阶段：目标是预防器官功能障碍，保证器官支持。④恢复阶段：目标是使患者脱离血管活性药物，尽量实现液体平衡。稳定阶段和恢复阶段镇静的目标是促进存活心脏功能恢复、舒适安全和早期拔管。镇静药物应选择能够快速起效，对循环系统影响较小的药物并减少躁动等发生。短期镇静药包括咪达唑仑、丙泊酚、右美托咪定，急性躁动患者单次推注咪达唑仑获得快速镇静。力求维持循环和呼吸平稳，必要时应给予血管活性药物等。具体 4 个阶段的流程图如图 40-2 所示。后期，镇静药物撤离方法采用自发觉醒试验与自主呼吸试验。

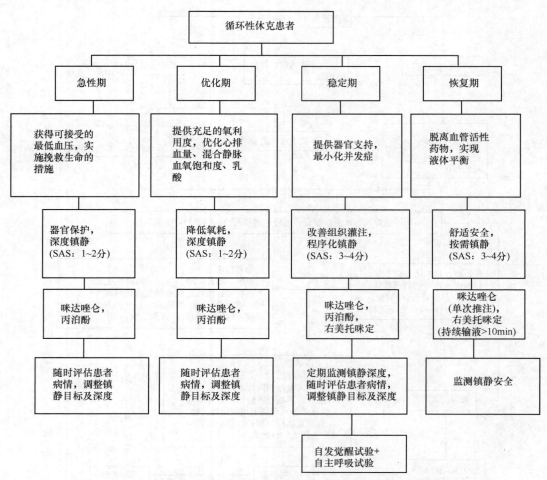

图 40-2　循环性休克患者 4 个阶段的镇静流程

SAS：躁动评分

2. 心脏停搏后亚低温联合镇静协同治疗　心脏停搏后亚低温（目标温度 32 ～ 36℃）治疗可以改善昏迷患者神经系统结局，应尽早实施。降温的过程中通常需要镇静，早期使用镇静药物可以更快达到靶目标温度，即使无法实施亚低温的患者，单独短期的镇静（初期 24 ～ 48h）也是明智的策略。镇静在脑损伤治疗中发挥重要的作用，主要机制为降低大脑氧代谢率、脑血流脑容量，改善大脑对缺血缺氧的耐受性，并间接降低升高的颅内压。

（1）镇静的目的与目标：防治患者发生寒战、焦虑或呼吸机不同步；预防癫痫发作；镇静有利于治疗性低温的实施；一些证据显示对脑缺血可发挥神经保护作用。

（2）镇静药物选择：心脏停搏后亚低温中镇静需要尽快实施，理想的药物应具备以下特征。若患者血流动力学稳定，血压正常，镇静最佳药物为丙泊酚（代谢快且停药后可以很快进行神经系统检查）；若患者存在低血压，可以应用低剂量的咪达唑仑或氯胺酮，必要时应用血管收缩药；心脏停搏后亚低温过程中同时应使用镇痛药（芬太尼或瑞芬太尼），降温过程中如有寒战可使用肌松药，帮助很快达到靶目标温度；心肺复苏后治疗性低温，丙泊酚与咪达唑仑相比，前者需要去甲肾上腺素的量是后者的 2 倍；注意心脏停搏后亚低温过程中镇静药物的药代学改变，常规剂量可能偏多，应当适当减量（吗啡、丙泊酚、咪达唑仑、芬太尼）。

（3）镇静何时停止：降温过程中不推荐进行唤醒试验，考虑到突然升温时寒战的不利影响，推荐体温恢复正常后（体温＞ 36℃）再停用镇静药。心脏停搏的最初 24h 内不推荐行唤醒试验。

（4）监测：心脏停搏后目前没有特殊工具监测镇静的深度，脑电图（EEG）、BIS、定量脑电图（qEEG）等可以作为预后的参考，不作为镇静是否充分的指标，神经系统的监测可以发现并发症（如癫痫）。

（5）控制寒战：亚低温降温过程中可能发生寒战，与降温时体温丢失、外周血管收缩、汗毛立起、骨骼肌收缩产热有关。丙泊酚、咪达唑仑直接抑制 γ- 氨基丁酸受体，抑制降温过程中脑部体温控制系统。镇痛药可以加强这种效果，尤其阿片类药物。综合作用的靶点为下丘脑体温调节中枢。可以根据不同研究阐明的亚低温过程中滴定镇静的寒战控制疗法，见表 40-1。

表 40-1　寒战镇静的控制策略

需镇静程度	干预措施	剂量
基本	对乙酰氨基酚	650 ～ 1000mg，每隔 4 ～ 6h
	硫酸镁	0.5 ～ 1.0mg/h 静脉注射，浓度目标：3~4mg/dl
	皮肤保温	最高温度 43℃
浅镇静	右美托咪定	0.2 ～ 1.5µg/（kg·h）
	芬太尼	25µg/h（起始剂量）
	哌替啶	50 ～ 100mg 肌内注射或静脉注射
中度镇静	右美托咪定 + 芬太尼	右美托咪定 0.2 ～ 1.5µg/（kg·h）联合芬太尼 25µg/h
深度镇静	丙泊酚	50 ～ 75µg/（kg·h）
	咪达唑仑	1 ～ 5mg/h
神经肌肉阻滞	罗库溴铵	0.3mg/kg 静脉注射（已有人工通气的患者）

（6）肌松药应用：心脏停搏后患者很少应用肌松药，通常都是优化心脏停搏后亚低温的治疗。肌松药可在低温初始阶段给予负荷剂量，用于镇静镇痛药无效，需阻止肌肉产热时。寒战与皮质及皮质下区域有关，单纯肌松药不能降低中枢神经元兴奋性，因此肌松药仅在严重肌抽搐患者中选择应用。

总之，应用镇静镇痛药物可以很快地、很好地维持 MTH 过程中的目标温度，目前仍需要更多研究证明，心脏停搏后镇静带给神经系统的保护作用。

3. 体外膜肺氧合镇静

（1）体外膜肺氧合（ECMO）建立阶段：呼吸或循环衰竭需要 ECMO 时候大多已建立人工气道或应用大剂量血管活性药物，建立 ECMO 需要镇静达到一定深度。此时患者呼吸循环均不稳定，应避免一次性给药速度过快、剂量过大，可能加重心、脑、肾等脏器功能损害。心脏手术术中行 ECMO 时，本身处于麻醉状态，通常不需另行镇静。

（2）ECMO 维持阶段：治疗早期深度镇静，病情缓解呼吸循环稳定基础上，可以考虑深度镇静，逐渐过渡至清醒 ECMO 治疗。①肺移植：倾向推荐清醒 ECMO，可避免镇静导致的血流动力学不稳定，长期插管并发症，避免菌群移位和静脉血栓、肌肉萎缩等，成为连接终末期肺病和肺移植的纽带。②心脏移植：病情重，循环不稳定，通常需要大剂量血管药物支持，目前临床患者保持清醒实施 ECMO 仍较少。虽有研究发现心源性休克后 ECMO 患者清醒状态实施与维持可防止机械通气、镇静、固定等相关并发症，优缺点仍需大规模的临床研究考证。

（3）ECMO 撤离阶段：大多病情趋于稳定，对持续镇静且深度适宜的患者可直接拔管，对清醒患者拔除 ECMO 为有创操作，且给予适当镇静镇痛。

4. 持续肾脏替代治疗 + 亚低温全方位降低氧耗策略　资料显示，对于去除诱因的顿抑心脏在充分休息后仍有部分患者可以康复，因 ECMO 心脏辅助价格昂贵，无法普及，严重心功能不全时心脏无法满足生理状态下的机体需求，可以通过非生理状态减少机体对心脏的需求，同样达到让心脏休息的平衡而康复。亚低温联合持续肾脏替代治疗（CRRT）等一系列的全方位降低氧耗策略，可减轻心脏前负荷，减少心脏作功，使心肌充分休息，同时降低机体代谢率，最终使心功能改善，为严重心力衰竭治疗开辟了新方法。包括：充分镇静呼吸机代替肺作功、CRRT 代替肾脏作功并减少容量负荷对心脏的需求。其中，镇静镇痛是重要的策略，可选用半衰期长的芬太尼 + 咪达唑仑复合，达到长程镇静的效果。

四、心血管术后镇静药的选择

心血管术后患者的适宜镇静药应具备以下特点：起效快、剂量 - 效应可预测、半衰期短无蓄积、对呼吸循环系统抑制最小、代谢方式不依赖肝肾功能、抗焦虑与遗忘作用同样可预测、停药后能迅速恢复、价格低廉等。理想的药物不存在，镇静药物种类多且通常联合应用，目前无明确证据说明推荐哪种药物，因此在药物选择上要根据患者个体化情况与临床表现进行治疗。最常用的镇静药物为苯二氮䓬类、丙泊酚和右美托咪定。

1. 苯二氮䓬类药物 可产生剂量相关的镇静、抗焦虑和顺行性遗忘作用，并有特异性受体拮抗剂氟马西尼，为其应用提供安全保障。临床常用地西泮、咪达唑仑。

（1）地西泮：单次给药起效快、苏醒快、可用于治疗急性躁动患者，半衰期长，反复用药可蓄积，故不适于持续镇静，常用剂量为 0.02 ～ 0.10mg/kg。

（2）咪达唑仑：作用机制为与 GABA 受体旁 BZ 受体结合，两者偶合于共同的氯离子通道，增强氯电流，细胞膜电位超极化。与 α_1 亚基结合产生镇静、顺行性遗忘及抗惊厥（大脑皮质）作用，与 α_2 亚基产生抗焦虑（边缘系统）、肌肉松弛（脊髓）作用。常用剂量负荷量 1 ～ 5mg，维持剂量 1 ～ 5mg/h。药代学：半衰期 3 ～ 11h，长期注射后可发生代谢性蓄积，经肝、肾代谢。对于心血管系统的主要影响包括：①血压，略下降，全身阻力轻度降低（体循环、肺循环）。②心率，轻度增快。③心脏指数轻度下降，左心室充盈压轻度下降，心肌收缩力无影响，对循环的影响主要源于外周血管扩张，回心血量的减少，但时间短暂，低血容量患者更严重。咪达唑仑是最常用的苯二氮䓬类镇静药。

2. 丙泊酚 最主要作用机制是与 GABA 受体 β 亚基结合，增强氯电流而产生催眠；激活海马 GABA 受体，抑制释放乙酰胆碱产生镇静；同时激活中枢抑制性氨基酸受体系统、α_2 受体、NMDA 受体等。药代学：半衰期注射后 30 ～ 60min，起效迅速，镇静深度呈剂量依赖。易于控制，其半衰期短，停药后迅速清醒，不易产生谵妄，主要经肝脏代谢。静脉注射时可出现暂时的剂量相关的循环和呼吸抑制，心功能差、血容量不足的患者尤甚，故临床多采用持续缓慢静脉输注，即丙泊酚靶控输注，负荷剂量 1 ～ 3mg/kg，维持剂量 0.3 ～ 4.0mg/（kg·h）。

对于心血管系统的主要影响包括下述几点。

（1）血压下降：心排血量、心脏指数、每搏指数、全身血管阻力减少、前后负荷均降低，收缩压一般下降 20% ～ 30%，阻力减低。

（2）血管扩张：机制为交感神经抑制、平滑肌细胞内钙移动影响。

（3）心脏抑制：抑制交感神经，压力感受器反射减弱。

（4）心率：可增加、减慢或不变。

心血管重症患者镇静治疗给药时，应用负荷量时宜减小剂量，以免导致血流动力学的波动。如使用过程中心率减慢，可采用儿茶酚胺类药物或起搏心律。目标镇静治疗可以减轻患者的应激反应，减少并发症的发生。

3. α_2 受体激动剂 右美托咪定可发挥剂量依赖性镇静和抗焦虑（脑和蓝斑核）、镇痛（脊髓和脊髓上部位）、减少血浆儿茶酚胺浓度、中枢性降压和减慢心率作用。常用剂量为 0.2 ～ 1.5μg/（kg·h），半衰期 2h，长期注射后无代谢性蓄积，经肝脏代谢。对于心血管系统的主要影响包括下述几点。

（1）减慢心率：α_{2A} 周围神经末梢突触前膜，抑制去甲肾上腺素释放（主要机制）。

（2）降低全身血管阻力：间接减低心肌收缩力、心排血量、血压，全身交感张力代偿性降低。

（3）初期血压升高：一过性 α_{2B} 作用导致的外周血管收缩。

（4）冠状动脉：直接收缩作用，交感神经张力的降低抵消了其血管收缩作用，心率减慢也减少其氧耗。

右美托咪定与苯二氮䓬类相比，可减少机械通气时间，但与丙泊酚类似。该药无呼吸抑制作用，可以为心血管手术患者提供很好的镇静、镇痛效果。右美托咪定是目前唯一兼具镇静与镇痛作用的药物，可减少其他镇静药物及阿片类药物的用量，心血管术后镇静有效、安全，产生可唤醒的 / 合作的镇静状态，并可预防与控制谵妄，效果理想。荟萃分析指出右美托咪定可降低心脏手术后 1 年死亡率。

五、镇静药物对心血管系统的影响

心血管手术患者镇静镇痛实施过程中，应密切进行循环功能监测，包括心率、心律、血压，并及时进行容量状态评估，定时评估镇静深度，同时深入了解各种镇静镇痛药物对心血管系统的影响，见表 40-2，避免过深或过浅，必要时需要根据血流动力学调整液体和缩血管药物应用。

表 40-2　镇静镇痛药物对心血管系统的影响

药物	血流动力学影响
右美托咪定	前负荷↓、后负荷↓、心率↓
咪达唑仑	前负荷↓、后负荷↓、轻度影响心率
阿片类镇痛药	心率↓、心肌收缩力（—）、前负荷↓、后负荷↓
丙泊酚	前负荷↓、后负荷↓、心肌收缩力↓

第二节　心血管手术后镇痛

一、心血管术后疼痛的病理生理改变

心血管手术后疼痛是机体受到手术（组织损伤）刺激后的一种反应，包括生理、心理和行为上的一系列反应。虽有警示和制动，有利于创伤愈合的"好"作用，但不利影响更值得关注。疼痛刺激会导致儿茶酚胺的升高，进而血压升高、心率增加、增加心肌氧耗，严重者可导致心律失常、心肌梗死和心力衰竭。围术期心肌缺血是术后心脏恶性事件和不良预后的主要因素，而术后疼痛与术后心肌缺血的发生率呈正相关。心血管手术伴发术后疼痛不仅增加患者的痛苦，也不利于疾病的康复。心血管手术后疼痛的不利影响分为以下两方面。

（一）短期不利影响

1. 增加氧耗量　交感神经系统的兴奋增加全身氧耗，对缺血脏器有不良影响。

2. 对心血管功能的影响　心率增快、血管收缩、心脏负荷增加、心肌耗氧量增加，冠心病患者心肌缺血及心肌梗死的危险性增加。

3. 对呼吸功能的影响　手术损伤后伤害性感受器的激活能触发多条有害脊髓反射弧，使膈神经的兴奋脊髓反射性抑制，引起术后肺功能降低，特别是上腹部和胸部手术后；疼痛导致呼吸浅快、呼吸辅助肌僵硬致通气量减少、无法有力地咳嗽、无法清除呼吸道分泌物，导致术后肺部并发症。

4. 对胃肠运动功能的影响　导致胃肠蠕动的减少和胃肠功能恢复的延迟。

5. 对泌尿系统功能的影响　尿道及膀胱肌动力减弱，引起尿潴留。

6. 对骨骼肌肉系统的影响　肌肉张力增加、肌肉痉挛，限制机体活动并促发深静脉血栓、甚至肺栓塞的发生。

7. 对神经内分泌系统的影响　神经内分泌应激反应增强，引发术后高凝状态及中枢免疫性反应；交感神经兴奋导致儿茶酚胺和分解代谢性激素的分泌增加，合成代谢性激素分泌降低。

8. 对心理情绪方面的影响　可导致焦虑、恐惧、无助、忧郁、不满、过度敏感、挫折、沮丧；也可造成家属恐慌、手足无措的感觉。

9. 其他　睡眠障碍会产生心情和行为上的不良影响。

（二）长期不利影响

（1）术后疼痛控制不佳是发展为慢性疼痛的危险因素。

（2）术后长期疼痛（持续 1 年以上）是心理、精神改变的风险因素。

二、心血管手术后疼痛特点

（一）疼痛部位

除切口部位疼痛外，心血管手术本身由于长时间胸骨撑开器应用及心脏本身疼痛特点，因此除了疼痛部位同一般手术在手术切口外，在患者左肩、左胸前区及后背部等骨关节部位都可出现疼痛。

（二）疼痛性质

因为疼痛引发的原因不同，其疼痛性质也呈现多种类型。切口和胸导管导致的疼痛为锐性疼痛。而心肌缺血引发的疼痛仍为绞痛和闷痛表现。胸骨撑开器及胸廓回缩引发的骨关节疼痛可表现为酸痛。针对不同性质疼痛有时需要鉴别具体原因，对因或对症治疗。

有研究表明，心血管术后第 1 天和第 2 天疼痛程度较重，且第 1 天为最高峰。有研究显示，疼痛视觉模拟评分（visual analogue scores，VAS），第 1 天为（3.7±2）分，第 2 天为（3.9±1.9）分。术后第 2 天或第 3 天疼痛开始减轻，术后 1 周疼痛较轻。青少年术后第 2 天疼痛较明显，女性较男性疼痛敏感。

（三）影响因素

术后疼痛可由手术切口、血管内导管、气管插管、胸管及有创操作和体位搬动引发，并且受到患者精神因素、活动受限及监护室环境影响和镇痛治疗不及时充分而加重。急性疼痛由于未能得到妥善治疗可引发慢性疼痛。

三、心血管手术后镇痛治疗

（一）镇痛方法

1. 传统方法 传统镇痛方法在于患者感知疼痛并诉求治疗后，医护人员再根据病情给予认为必要的单次或简单重复剂量的镇痛治疗。这种镇痛治疗一方面相对隐匿了一些没有诉求或无法诉求的而需要治疗的疼痛患者，另一方面由于受到监护室医疗力量的限制，很难达到及时有效的治疗。事实上，这种简单的方法常由于不能充分治疗心血管术后疼痛，而增加了这类患者的潜在危险性。

2. 患者自控镇痛（patient-controlled analgesia, PCA） 是目前临床广泛采用的一种治疗急性疼痛的方法，其意义在于通过负荷剂量＋持续剂量＋PCA 模式，应用最小有效镇痛药物剂量，在患者自身需求下依靠特殊装置给予及时的安全追加剂量，以达到安全有效及时的个体化镇痛治疗方法。目前，PCA 在临床应用根据途径不同分为：静脉 PCA；硬膜外 PCA；外周神经阻滞 PCA；皮下 PCA；经鼻腔给药 PCA。

（1）患者自控静脉镇痛（PCIA）：PCIA 由于心脏手术早期应用大剂量阿片类药物，且手术复杂性、术后机械通气及多种有创管路影响等诸多因素，在心血管手术中开展较晚。有研究认为，PCIA 可以较传统镇痛方法获得更好的效果，心肌缺血发生率低，肌钙蛋白 T 水平无明显变化，肺不张发生率低。但是也有研究认为，PCIA 与传统镇痛方法相比术后 24h 时的 VAS、ICU 停留时间、住院时间、患者舒适评分、镇静评分及不良反应和死亡率并无明显差异，但 PCIA 患者其 48h 时 VAS 评分较低，且具有统计学差异，而 PCIA 吗啡摄入总量却高于传统治疗组。因此单纯静脉阿片类镇痛药物的 PCIA 是否对心血管术后患者较传统镇痛治疗有益仍存在争议。

（2）患者硬膜外自控镇痛（PCEA）：早在 1954 年就有报道在心血管手术中应用胸段硬膜外镇痛，以减少手术应激反应、降低心肌缺血的发生，并用于术后镇痛。近年来，PCEA 用于冠状动脉血管旁路移植术（coronary artery bypass graft，CABG）后镇痛趋势有所增加。有研究认为，PCEA 术后 3d 静脉吗啡追加量明显少于未使用 PCEA 组。另外，术后 PCEA 组在缩短机械通气时间、促进患者早期活动自主呼吸、降低肺功能衰竭和心律失常发生率及降低 VAS 评分方面都有显著意义。但是两组心肌梗死和死亡率无明显差异。Fawcett 等的研究发现，PCEA 降低 24h 内心血管术后患者血浆儿茶酚胺水平，减少维持相同循环状态的血管活性药物使用量，显著改善第一秒用力呼气容积（forced expiratory volume in one second，FEV_1），用力肺活量（forced vital capacity，FVC）和峰值呼气流速（peak expiratory flow rate，PEF）。

但是 PCEA 对于心血管手术患者存在罕见但严重的硬膜外血肿和脓肿的潜在危险，限制了这种镇痛方法大规模的应用，且开展时间较晚，因此缺乏大宗前瞻性相关严重并发症的研究。该发生率的罕见及多种临床因素的影响，也使这方面的报道极少。Jack 等回顾性研究分析了 2837 例 PCEA 心血管术后镇痛的并发症，仅有 2 例患者出现需要脓肿切开引流并应用抗生素治疗的硬膜外穿刺部位感染，而无一例发生硬膜外血肿或脓肿。然而，在确保操作顺利成功的前提下，术后镇痛由于留置时间和 ICU 监护等问题仍存在一些特殊问题，如操作部位的感染和出血。

早先的椎管内血肿或脓肿发生率为 1/505 000～1/800。晚近开展的心血管术后硬膜外镇痛特别是持续硬膜外镇痛时这类并发症的报道较少，很多研究者推测其发生率可能较低，且目前大规模实施心血管术后硬膜外镇痛的较少。但是人们对这类可引发严重转归的并发症的顾虑始终没有降低。Jack 等对 2837 例心血管术后硬膜外镇痛患者进行了回顾性研究，并未有椎管内血肿和脓肿病例的发生。该作者认为主要可能是以下措施减少了相关并发症：①硬膜外导管置入术前 4 天停用抗血小板药物治疗。②手术当天术前进行硬膜外导管置入操作，并确定阻滞平面。③导管置入术由有经验的人员完成。④坚持基本无菌防护。⑤术前预防性静脉应用抗生素。⑥由有经验的医护人员进行连续的镇痛和神经评估。⑦抗血小板及抗凝治疗遵循美国区域麻醉协会硬膜外导管应用指南。

在监测血肿形成方面，对于阿片类药物敏感和神经检查中不能完全依从指令的患者都要考虑进行磁共振检查（MRI），以早期发现或排除椎管内血肿的可能。

总之，胸部 PCEA 可以获得较好的镇痛效果，有利于心血管患者术后恢复，但由于其潜在的罕见但严重的并发症，以及心血管患者术前多种合并症及抗凝治疗的不利因素的影响，因此，并未广泛应用于临床。

（3）皮下 PCA：随着 PCA 应用的发展，局部麻醉 PCA 也在心血管术后镇痛方面有所尝试。但有研究表明，在成人 10ml/h 的布比卡因皮下 PCA 应用并不能提供良好的胸骨正中切开术后疼痛问题。而报道指出，不同公斤体重组小儿患者给予相应持续布比卡因输注，并对于大于 5 岁并可理解 PCA 操作的患儿给予 PCA 治疗，可以显著减少先天性心脏病术后 72h 内吗啡和镇静药物应用。

3. 单次鞘内注药术后镇痛　由于心血管手术后疼痛最高峰在术后 24h，而鞘内注射镇痛药物镇痛效能高峰状态通常在注射后 6～7h，并可持续至术后 24h，因此理论上可以实施相关术后镇痛治疗。Yapici 等研究显示，实施单次鞘内注射吗啡 7μg/kg，可显著缩短 24h 内 CABG 术后患者拔管时间和 ICU 监护时间，并降低 24h 内 VAS 评分。该项研究剔除了凝血异常的患者，并且剔除了除阿司匹林治疗以外的抗凝治疗患者，并要求患者血小板在 $100×10^9$/L 以上。单次鞘内注射的术后镇痛方法虽然简单，并在 24h 内为 CABG 术后患者提供了良好的镇痛治疗，但在总体病死率及心血管事件发生率及住院时间上是否具有显著意义尚不可知，因此总体有效性尚需进一步研究支持。

4. 其他镇痛方法　还有肋间神经阻滞、胸骨旁神经阻滞和椎旁阻滞。研究提示，持续罗哌卡因肋间阻滞可明显减少静脉镇痛药应用，并使 VAS 评分降低。

（二）多模式镇痛及镇痛药物选择

通过联合应用不同作用机制的镇痛药物，利用其相互之间的叠加或协同作用，提高镇痛治疗效果，并降低单一作用机制药物剂量，从而降低不良事件发生率的镇痛方式称为多模式镇痛。多模式镇痛在心血管手术的应用虽然开展时间有限，但其潜在的良好前景将可能成为未来心血管术后的镇痛治疗趋势。

1. 心血管手术后的多模式镇痛　在阿片类镇痛药物为主的心血管术后镇痛研究中，较多的联合镇痛药物是非甾体抗炎药（non-steroidal anti-inflammatory drugs，NSAIDs）和阿片类药物，目前仍有增多趋势。Bainbridge 等对 20 项心胸手术术后镇痛的相关研究进行荟萃分析研究结果认为，在 1065 例多模式镇痛的患者中，术后 24h 时 VAS 评分显著降低，并且与对照组比较吗啡用量减少超过 7mg，而并发症的发生率包括死亡率、心肌梗死、肾衰竭及胃肠道出血并没有显著差异。但是联合应用 NSAIDs 的多模式镇痛并不减少阿片类药物恶心和呕吐及过度镇静的发生率。其中较为常见的 NSAIDs 为双氯芬酸、酮咯酸和吲哚美辛。由于病例数量限制，目前无法进行心脏手术和胸科手术比较分析，以及 NSAIDs 剂量相关并发症的分析研究。由于通气时间、输血和二次手术止血等数据在原始研究中没有完全记录，也未能进行相关分析。因此，虽然 NSAIDs 与阿片类镇痛药物联合应用有一定意义，但仍需要进一步的大型前瞻性研究支持并明确相关问题。

近期的一项心脏术后 PCEA 研究结果表明，0.75% 罗哌卡因 PCEA 联合应用吲哚美辛和萘普生与吗啡 PCIA 联合应用上述两种 NSAIDs 镇痛治疗相比，前者术后第 1 天及第 2 天 VAS 显著降低，而术后第 1 天和第 2 天 FEV_1 有轻度下降，第 3 天与对照组相比无差异。作者认为 PCEA 合并 NSAIDs 可以提供良好的术后镇痛并改善患者通气功能。

虽然多模式镇痛在心血管术后镇痛方面应用日趋增多，但目前还缺乏更广泛深入的研究。在镇痛药物选择、合理搭配及利弊权衡等方面还需要更多的临床证据。以下仅将已用于或可能用于心血管镇痛方面的多模式镇痛方式及药物种类进行相关阐述。

2. 多模式镇痛药物

（1）局部麻醉药：可经不同途径给药，进行术后镇痛治疗。①伤口浸润：随着近年来一次性浸润泵技术的进步，连续局部麻醉浸润技术也在心血管手术当中崭露头角。目前对婴幼儿先天性心脏病术后镇痛方面，伤口浸润技术达到了较为理想的效果。但成人心脏病手术切口浸润的效果目前尚需要改进。而且这项技术是否会引发感染和软骨细胞毒性尚存争议。②周围神经阻滞：随着目前心血管手术入路的改变，经胸切口由于神经支配区域相对有限，可以考虑进行肋间神经阻滞术后镇痛方法。但目前这类研究证据仍缺乏。③硬膜外阻滞：持续硬膜外阻滞是在心血管手术中开展较早，应用较为广泛的一种阻滞方法。可有效地降低术后阿片类镇痛药物的使用和 VAS，并对肺功能有明确的改善效果。但由于椎管内血肿和脓肿的顾虑，其应用利弊仍有待评估。

（2）N-甲基-D-天冬氨酸（N-methyl-D-aspartic acid，NMDA）受体拮抗剂：氯胺酮，该药物常用于先天性心脏病患儿及心力衰竭的心脏病患者的手术麻醉中。随着 NMDA 受体与伤害感受性疼痛传导和中枢敏化间的关系被发现，利用氯胺酮的非竞争性 NMDA 受体拮抗作用，将其作为潜在的抗痛觉过敏药物应用的努力一直没有停止。

大剂量（> 2mg/kg）的氯胺酮可以产生精神症状，而低剂量（< 1mg/kg）却没有此类副作用，并具有显著的镇静作用。越来越多的证据表明，低剂量的氯胺酮作为阿片类镇痛药物、局部麻醉药物和其他镇痛药物辅助用药时，可在疼痛管理中体现重要作用。局麻药进行伤口浸润时加入氯胺酮可通过外周机制改善镇痛效果。

（3）镁：镁离子可阻断 NMDA 通道。有研究表明，心脏手术术中给予 0.032mmol/（kg·h）硫酸镁输注，可降低术后 24h 内 VAS，减少吗啡用量，并缩短拔管时间。

（4）α_2 受体激动剂：α_2 受体存在于大鼠和人类的脊髓背角胶质中，其激动剂可阻滞躯体疼痛感受。该系统也存在于大脑中，并发挥镇静作用。这些作用使这类药物仅能成为术后镇痛药物的辅助药物。

研究已证实，可乐定在啮齿类动物和人类中具有抗感受伤害的作用。它既可以与大脑中 α_2 受体结合也可以与脊髓中 α_2 受体结合发挥作用。

（5）抗惊厥药：具有阻滞电压敏感型钙离子通道 $\alpha_2\delta$ 亚单位的抗惊厥药物在术后镇痛中有效。

加巴喷丁是钙离子通道 $\alpha_2\delta$ 亚单位阻滞剂，临床应用可增加镇静风险，但是可减少阿片类药物呕吐、瘙痒等不良反应；作为术后多模式镇痛的一部分，可降低 VAS。其在心血管术后镇痛治疗的应用资料有限。

（6）NSAIDs 与对乙酰氨基酚：前列腺素可降低损伤部位痛阈，导致中枢敏感化和周围未损伤组织痛阈降低。虽然，有研究表明环氧合酶（cyclooxygenase，COX）-2 的中枢抑制作用在疼痛伤害感受调节上具有重要作用，但 NSAIDs 主要作用部位在外周。NSAIDs 通过抑制前列腺素合成，减弱术后创伤导致的痛觉过敏。最近的围手术期急性疼痛管理操作指南特别强调"除非有禁忌证，否则所有患者均应连续给予 NSAIDs、昔布类或对乙酰氨基酚"。虽然目前 NSAIDs 推荐用于围手术期多模式镇痛中，应当注意所有 NSAIDs 的镇痛作用都有封顶效应而其副作用没有封顶效应。且在 FDA 警告中强烈警示了包括塞来昔布在内的所有 NSAIDs 都可能增加心血管事件和胃肠道出血的风险。因此使用 NSAIDs 时，必须遵循最低有效剂量最短用药时间的原则。

NSAIDs 具有改善镇痛效果，减少阿片类镇痛药物用量等作用，从而广泛应用于多模式镇痛中。但是该类药物有胃肠道出血的可能，因此在应用此类药物同时必须遵循最低有效剂量最短应用时间的原则。与此同时，也要加强应用期间胃肠道保护，抑酸剂应用及胃肠道出血方面的监测，如发现问题及早停止应用。

对乙酰氨基酚具有镇痛和退热的作用，因不良反应较少，因此可在高危患者中替代 NSAIDs 用于多模式镇痛。目前对其确切的镇痛机制尚不明确，但其与 NSAIDs 合用可通过叠加或协同作用进一步改善镇痛效果。

虽然这类镇痛药物在心血管术后应用有所报道，但病例有限，对于整体心血管安全性及应用后临床转归和经济效益方面的影响仍需要大规模前瞻性研究证实。

（7）阿片类镇痛药：在术后镇痛的地位，特别是经静脉途径至今还是不可替代的。阿片类药物分为强阿片类和弱阿片类；依据阿片类药物的内在活性，又分为完全激动剂、部分激动剂或激动 - 拮抗剂。在心血管术后镇痛中可采用的种类繁多，常用的阿片类药物如下所述。①吗啡：完全激动剂，为心血管术后镇痛常规用药，文献报道最多。常规配方为 0.5 ～ 1mg/ml，0.5 ～ 1mg/h 持续输注，负荷剂量一般为 2 ～ 5mg。②芬太尼：完全激动剂，为心血管术后镇痛常规用药。常规配方为 10μg/ml，10 ～ 15μg/h 持续输注，负荷剂量 20 ～ 50μg。③曲马多：完全激动剂，为弱阿片类药物。常规配方 10 ～ 12mg/ml，10 ～ 20mg/h 持续输注，负荷剂量 50 ～ 100mg。用药后出现致命性呼吸抑制的风险小，药物成瘾的可能性低。④瑞芬太尼：超短效阿片类镇痛剂，由于时效短、镇静强，较少用于术后镇痛。但在心血管术后机械通气患者可应用其镇痛镇静。有文献报道了瑞芬太尼复合丙泊酚对心脏术后机械通气患者的镇痛镇静效果 [瑞芬太尼以 0.05μg/（kg·min）为起始剂量持续静脉泵入，不给予负荷剂量]，并以芬太尼复合丙泊酚为对照组，比较两组镇静镇痛效果、机械通气时间、拔管时间、ICU 滞留时间、呼吸机相关性肺炎发生率及不良反应的发生情况，并观察药物对血流动力学的影响及对炎症指标的影响。结果显示：瑞芬太尼起效快，能迅速达到目标镇痛、镇静效果，实现可预知的恢复，利于评估病情。与传统阿片类药物比较，能够缩短机械通气时间及 ICU 停留时间，缩短拔管时间，并且瑞芬太尼可减少镇静药的使用量，从而减少了并发症的发生。瑞芬太尼由于代谢途径不同，以器官独立的方式迅速代谢，通过非特异性的血液和组织中的酯酶代谢成为临床非活性代谢物，能提供对特殊人群的使用，如肝肾功能损害者，不需要初始剂量的调整。术后对机械通气患者持续静脉输注瑞芬太尼 3 ～ 9μg/（kg·h）可获得良好的镇痛效果。

阿片类药物之间的不完全交叉耐受、不同个体受体结合能力的差异、药物代谢动力学差异及代谢产物的活性不同，决定了不同阿片类药物之间可以轮换给药或相互替换。特别在痛觉过敏的患者可交替应用不同种类的等效剂量阿片类药物。

四、心血管术后镇痛治疗评估

心血管手术人群年龄分布跨度大，术后镇静治疗时间较一般手术长，且术后认知功能障碍发生率较高，并且与镇痛治疗不完善同时存在。这对心血管手术术后镇痛治疗效果的评估带来了一定的影响，术后镇痛评估的有效性直接影响临床镇痛治疗判断和相关研究，因此如何选择较好的镇痛治疗评估表也是心血管术后镇痛治疗方面的一项重要因素。

（一）视觉模拟评分

视觉模拟评分（VAS）系统是一种简单、有效，疼痛强度最低限度参与的测量方法。该方法目前广泛应用于临床，也是大部分心血管手术术后镇痛评估主要量表。多数心血管术后镇痛研究将 VAS > 4 分作为临床镇痛效果不良的标志。但这种方法需要患者清醒、配合并能够理解研究者所表述的方法，这在心血管术后一些镇静条件下的患者，或婴幼儿及部分老年人较为困难。

（二）口述描绘评分法

口述描绘评分法（verbal rating scales，VRS）是通过让患者通过简单的形容词直接分级描述疼痛感受，相对视觉模拟评分系统患者可更为直接地表述疼痛感受。心血管术后老年患者容易出现认知功能障碍，并且由于功能退化对疼痛感知有时不如年轻人敏感。因此较多的疼痛分级和描述的理解反而可能造成评分不准确。研究发现，年龄 ≥ 65 岁的心血管手术患者，术后镇痛评级研究结果 VRS 相对于 VAS 成功评分的可能性更高，而两种方法随着术后时间的延长评分成功率均增加。因此认为，VRS 对于心血管术后老年人的有效性可能优于 VAS（表 40-3）。

表 40-3 口述描绘评分（VRS）

口述描绘	评分
无	0
轻度	1
中度	2
重度	3
难以忍受	4

（三）心脏疼痛评分表

心血管术后有些患者需要持续镇静、机械通气并应用肌松药物，对这类患者几乎不可能应用上述两种方法来进行疼痛治疗的评价。因此，如果要评价这类患者的镇痛治疗效果则需要另外的方法。临床工作中可以通过血浆儿茶酚胺水平来评价这类患者的镇痛效果，但这需要一定的操作时间，不利于疼痛的治疗。通过制订客观生理数据来判定镇痛治疗效果的方法即心脏疼痛评分表（cardiac analgesia assessment scale，CAAS）（表 40-4），有研究对 69 例先天性心血管患儿术后镇痛治疗进行了评价。研究显示，CAAS 评价系统的稳定性高于 VAS，两者评分相互之间也不完全吻合。CAAS引入了瞳孔大小评估阿片类药物的直接作用，并通过循环基础变化值反映机体对疼痛的生理反应，这种评估方法的客观性增强，对插管镇静和一些无法沟通的婴幼儿可以完成术后镇痛评估。另外，呼吸和运动反应的因素也加入了疼痛治疗判断，但是考虑到先天性心血管患儿通气换气功能状态的差异性较大，作者并没有进一步将氧合指标加入镇痛评分。

表 40-4　心脏疼痛评分（CAAS）

评分	0	1	2
瞳孔大小（mm）	≤ 2（针尖样）	3 ～ 4	> 4
心率增加幅度 [a]	< 5%	5% ～ 15%	> 15%
血压增加幅度（平均动脉压）	< 5%	5% ～ 15%	> 15%
呼吸或运动反应 [b]	无反应	搬动刺激后咳嗽微弱运动	搬动刺激后咳嗽或运动 > 1min

a. 起搏器患者评分为 1；b. 瘫痪患者评分为 1；评分 > 4 分需要进行镇痛干扰。

虽然目前疼痛评分系统种类繁多，但临床可操作性和各种临床条件的限制，导致临床广泛应用的并不多。VAS 是最为常用的简单有效的评估方法，但由于心血管术后患者一些条件限制，导致 VAS 评价效果下降甚或不能完成。VRS 和 CAAS 尝试应用于心血管手术老年和婴幼儿患者可获得较准确的术后镇痛评价，但是否确切有效仍需要进一步的大样本研究支持。

五、心血管术后镇痛相关注意事项

（一）痛觉过敏

早在 20 世纪 70 年代已发现阿片类药物痛觉过敏的现象。痛觉过敏的现象不同于阿片类药物的耐药性，前者增加致敏阿片类镇痛药物剂量会加重疼痛，而后者可以通过增加剂量缓解疼痛。瑞芬太尼的临床应用引发了对其痛觉过敏的研究。研究提示，大剂量瑞芬太尼可增高术后伤口疼痛敏感性，术后吗啡用量增加。但是新近研究显示，心脏手术中给予 0.3μg/（kg·min）持续静脉输注瑞芬太尼，术后疼痛程度和疼痛药物用量无明显增加。各项研究结果不尽相同，甚至大相径庭，这可能与手术类型不同、VAS 及 PCA 镇痛药物用量差异、缺乏客观评估指标等因素有关。这类药物是否确实引发痛觉过敏及临床如何及时准确判断相关问题，尚需要进一步研究。对于痛觉过敏的预防主要通过多模式镇痛来减少这种不良现象的发生，一旦确定发生痛觉过敏的现象需要果断更换其他阿片类镇痛药物。

（二）呼吸抑制及恶心呕吐

阿片类药物作为主要的术后镇痛药物，可能引起呼吸抑制及高发的恶心呕吐等不良反应。在术后镇痛治疗过程中均需关注并据具体情况进行处理，直至更换或停用。因此，心血管术后镇痛患者应加强监测其呼吸循环状态，并及时处理相关问题。

（三）皮肤瘙痒

皮肤瘙痒发生率约为 5%，其瘙痒发生率是剂量依赖性的，用药量越多，发生率越高。轻度瘙痒可用抗组胺药治疗，发生严重瘙痒时，可停用该镇痛药，也可换用其他类型药物，严重者丙泊酚 10 ～ 20mg 静脉注射。必要时小剂量静脉注射阿片受体拮抗剂纳洛酮 [0.25 ～ 0.5μg/（kg·h）]或混合激动/拮抗剂如纳布啡（每 4h，25μg/kg，PRN）或布托啡诺。但剂量必须保持足够小，以扭转瘙痒，而不是阿片类药物的镇痛作用。

第三节 小儿心血管手术后镇痛

长期以来，传统医学认为由于小儿神经系统发育未成熟，不会感受像成人一样的疼痛。最近动物和人体实验研究已证明，传统观念是错误的。现在认为由于发生更剧烈的免疫反应和缺乏中枢抑制因素，婴幼儿更有可能经历较成人更痛苦的疼痛。术后疼痛经历会产生长期影响，对小儿的生理功能有明显的影响，也对小儿的心理和神经系统有较强的作用，可以形成对疼痛及就医环境的恐惧等不良体验，如术后恢复期后长期的行为学改变及对疼痛耐受力降低，严重者甚至成年后仍有影响。小儿由于先天畸形行心血管手术者占有一定比例，对此类儿童术后疼痛治疗不足在过去广泛存在，分析其原因包括：认为小儿不会感觉疼痛或较成人遭受轻得多的疼痛；缺乏常规的疼痛评估；缺乏有关最新的小儿镇痛方式和正确剂量方面的知识；担心镇痛药引起呼吸抑制或其他不良反应；认为小儿镇痛会花费过多的时间与精力。近几年来，小儿手术后镇痛技术的开发和药物研究取得了明显进展，有关小儿手术后疼痛的知识在逐步普及。

一、小儿心血管术后疼痛的评估

由于新生儿、婴幼儿语言表达能力差，难以恰当描述疼痛的性质和严重程度。因此，小儿疼痛的评估有其特殊性和困难。小儿疼痛的评估常用自我评估法、行为评估法和生理评估法综合评定的结果。

（一）自我评估

语言评估虽然比较敏感，但仅适用于 7 岁以上的小儿。临床上应用较广的 VAS 有两类：一类是线性图，长度为 10cm，从左至右标有从白到红的颜色，左端代表无痛，向右疼痛加重，此类适用于 5 岁以上的小儿；另一类是面部疼痛等级评定量表法（faces pain rating scale）。画有多幅易为小儿理解的笑及哭的脸谱，适用于更小的患儿。

（二）行为学评估

行为学评估是新生儿、4 岁以下婴幼儿、智力残疾儿童主要的疼痛评估方法。声音、面部表情、身体活动等都与疼痛有关，可对面部表情、肢体运动反应、语言反应和自主反应程度进行综合评分。客观上，行为学评估仅仅是自我描述的重要补充，行为学上对长时程持续疼痛评估并不成熟，东安大略儿童医院疼痛评分 CHEOPS 法（Children'S Hospital of Eastern Ontario Pain Scale）广泛用于婴幼儿术后疼痛评估，其包含 6 项行为学指标（哭泣、面部表情、语言表达、体位、触摸伤口的企图、腿部位置）。CRIES 则包括 5 项评分：哭泣、氧耗量，增加生命体征、表情和失眠，以上方法都称有效，但并未完全验证，特别是对离开复苏室几小时后发生疼痛，此时行为学和生物学征象已趋于正常，各种评估手段的结果相差无几。总之，行为学评估可出色评估短时锐痛，但对于长期疼痛效果略差。训练医护人员发现不同年龄组小儿疼痛表现，并全面观察小儿以决定所观察到行为是由疼痛还是其他因素引起非常重要。

（三）生理评估法

生理评估法即生物学评估类似应激反应的评估，通过生理指标和血中化验指标进行评估。在尚不能说话的儿童，通过测定生理参数（心率、呼吸频率，血压及其变化）来评估疼痛。心率是评价短期锐痛的简便而合理的指标。最近研究将注意力转向疼痛引起副交感神经反应（心律变异性、迷走神经张力和下丘脑 - 垂体 - 肾上腺皮质系统等）。手术或创伤可引起应激激素（皮质醇、儿茶酚胺、生长激素和胰高血糖素）释放入血，其可促进愈合，却可能在新生患儿引起灾难性后果。健康婴儿中例行免疫接种也会引起皮质醇反应，但该反应与年龄、行为和基线值间有复杂关系。

由于大多数患儿没有自我评估能力，因此，行为评估和生理评估法在小儿疼痛评估中应用更为广泛。另外，任何一种方法都有优点和局限性，无论采用何种评分系统，评估应有规律重复进行，定时记录镇痛效果，而且只有综合性多参数评估才能更好地反映患儿疼痛感受的多方面特征。

二、小儿心血管术后疼痛治疗

（一）小儿心血管术后疼痛治疗原则

（1）一般不宜口服或肌内注射，因为小儿手术多用全麻。即便使用局部麻醉也会由于麻醉的作用导致口服药物后容易引起恶心呕吐和误吸。肌内注射本身就会引起疼痛，因此，尽量避免使用。

（2）渐进给药，也就是剂量由小到大，方法宜简不宜繁，如全麻手术结束后能用局麻药进行周围神经阻滞以预防术后疼痛者，就不用其他复杂的镇痛方法；能用副作用少的药物，就不用副作用多的药物；可用非吗啡类药物，就不用或少用吗啡类药物。

（3）定时限量给药，小儿给药一定注意不要一味迁就患儿过高的要求，为安全考虑，用药时要得到医护人员或父母的指导和照看，无论何种方法给药均要定时并限量用药。

（4）小量复合给药，可使每一种药物的剂量减少而效果却可以得到加强。吗啡类药仅适用于 5 ～ 6 岁以上的儿童（5 岁以下的婴幼儿应慎用），并且用量应从推荐剂量的 1/3 ～ 1/2 左右开始，再递增直至有效。例如，文献推荐硬膜外单次注入吗啡 0.06mg/kg 可产生良好的镇痛作用，但在硬膜外阻滞时可能还用了安定类药、氯胺酮基础麻醉和利多卡因局麻药等，所以在此基础上硬膜外注入吗啡的剂量应控制在 0.02 ～ 0.03mg/kg。

（5）除年龄、性别、体重、发育和病情等个体差异之外，还可能有其他因素会影响小儿的疼痛，故应定期、反复评估疼痛程度，及时调整给药剂量。

（6）始终密切监测生理指标如血压、心率及 SpO_2 等客观指标。

（二）小儿心血管术后镇痛方法

1. 小儿硬膜外镇痛　小儿椎管内脂肪少，神经鞘膜薄，血管丰富，局麻药易于扩散，硬膜外神经阻滞可产生良好的麻醉及镇痛作用。但胸段硬膜外穿刺可引起脊髓损伤故一般不建议行小儿胸段硬膜外阻滞。对于不能合作或焦虑的患儿，由经过训练的小儿麻醉医师在全麻或深度镇静下完成操作，被认为是小儿硬膜外穿刺置管的标准方法。小儿硬膜外穿刺多使用（18 ～ 19）G Touhy 穿刺针，（20 ～ 23）G 硬膜外导管。在婴幼儿可由骶孔向腰段或胸段置管，必要时导管位置可经放射学检查确认。一般认为置管（48 ～ 72）h 是安全的，需更长期置管时应考虑将导管理于皮下。

利多卡因和布比卡因是小儿阻滞麻醉的传统药物。利多卡因用于小儿持续硬膜外阻滞的优势在于多数实验室可测得其血药浓度从而指导输注速率。罗哌卡因（ropivacaine）和左旋布比卡因（1evobupivacaine）神经毒性和心脏毒性低，应用前景广泛。罗哌卡因具有感觉和运动分离阻滞特性，尤其适用于小儿术后镇痛。

脊髓内分布有大量 μ 受体，阿片类药物可单独或复合局麻药用于椎管内麻醉。阿片类药物与局麻药合用，可产生协同镇痛作用，允许局麻药使用较低浓度。阿片类药物被机体吸收后，可治疗硬膜外未涵盖皮区的不适，亦具有部分镇静作用，但若浓度过高，则有呼吸抑制的危险，因此必须持续监测和呼吸频率。新生儿和婴儿神经鞘发育相对不成熟，单独应用较低浓度局麻药即可提供完善镇痛，故不推荐使用阿片类药物。

硬膜外镇痛给药方案：单次间断给药，硬膜外间断给予吗啡曾是小儿术后镇痛的常用方式。与按需静脉给药相比，硬膜外给药可显著降低吗啡用量。但间断给药不能提供持续镇痛，并且程序烦琐，增加感染和误用药物机会，已逐渐被持续输注法所取代。患儿自控硬膜外镇痛（PCEA），研究表明，5 岁以上患儿已具备使用 PCA 的认知能力，可以理解并愿意应用 PCA。

2. 小儿神经阻滞镇痛　交感维持性疼痛（sympathetic maintained pain，SMP）是神经源性疼痛的一种。神经源性疼痛是指由中枢或外周神经系统损伤或疾病所引起的疼痛综合征，以自发性疼痛，痛觉过敏和痛觉超敏为特征。用局麻药阻滞支配疼痛区域的交感神经节所能缓解的疼痛即属于 SMP。其发展机制主要在于外周神经损伤后交感神经节后纤维与外周传入神经之间发生耦联，这种耦联既可以形成于神经损伤处，也可以形成于脊髓背角神经元。去甲肾上腺素介导了 SMP 的产生和维持。交感神经阻滞成为治疗 SMP 的主要方法。大多数 SMP 患者经广泛交感神经阻滞后可产生长期甚至永久性的症状缓解。

3. 小儿静脉镇痛　芬太尼虽被推荐为治疗中重度疼痛，但其过度镇静和呼吸抑制等副作用限制了它在小儿镇痛中的使用。采用传统的镇痛技术，阿片类受体激动剂的需要量在成人和小儿间有着明显的个体差异，需按小儿的需要量具体给药。芬太尼镇痛效价是哌替啶的 55 ～ 1000 倍，其作用时间短，且无明显镇静作用，所以适当的镇静可以提高镇痛效果。采用芬太尼 0.2μg/（kg·h）持续硬膜外注入对小儿实施术后镇痛，可获得安全、有效的镇痛效果。术后静脉自控镇痛患者合并注入吗啡、氯胺酮各 1mg/kg，其镇痛效果明显优于单纯注入吗啡 1mg/kg。氟哌利多有很强的镇静和镇吐作用，常与麻醉性镇痛药联合应用，而提高镇痛药物的作用，但可引起椎体外系综合征。

曲马多在国外早在 20 世纪 70 年代就应用于小儿。以往的报道，无论是静脉还是硬膜外注入，大多使用单次剂量，硬膜外（多为经骶管注入）一般为 1 ～ 2mg/kg，单独或与局麻药合用。静脉注射也大多在诱导时给予 0.5 ～ 2mg/kg。

非甾体抗炎药，氯诺昔康、布洛芬、帕瑞昔布等，通过抑制前列腺素的合成及激活神经内啡肽系统而发挥镇痛作用。非选择性环氧化酶抑制剂，在抑制环氧化酶 -2（Cox-2）产生镇痛效应的同时，也对环氧化酶 -1（Cox-1）产生抑制作用，故对胃肠道黏膜有一定刺激作用。帕瑞昔布是选择性 Cox-2 抑制剂，临床应用广泛，但目前仍然缺乏其在小儿术后镇痛中的临床依据。

4. 芬太尼缓释透皮贴剂 芬太尼缓释透皮贴剂（Transdermal Fentanyl, TDF）用于术后镇痛无创、简便、经济、有效，合理配伍用药可明显提高镇痛效果，为术后患者提供一种更为安全的镇痛手段，特别是对小儿可以无创镇痛。TDF 有效缓解疼痛，且耐受良好，特别适用于疾病进展后不能耐受口服阿片类药物的副作用或口服阿片类药物疗效差者。患儿及其父母对疼痛的缓解和生活质量的提高均较满意，多数儿童选择 TDF 镇痛。

（三）小儿心血管术后镇痛的并发症及防治

1. 小儿椎管内镇痛操作并发症及防治 多数小儿硬膜外穿刺置管要在全麻或深度镇静下完成，其安全性一直受到部分专家的质疑。但研究表明，严重并发症的发生率并不高于成人。术后在普通病房护理条件下，未见严重并发症和后遗症。更严重而罕见的操作并发症包括脊髓损伤、脊髓血肿、硬膜外脓肿或血肿、神经症状等。硬膜外阻滞患儿术后出现周围神经症状，应立即进行相应节段 MRI 检查。术后有穿刺部位感染征象，或患儿体温高于 38.5℃分析可能与硬膜外置管有关时，应拔除硬膜外导管。由经过训练的医师通过谨慎细致的操作，可将硬膜外穿刺置管并发症降到最低。

2. 呼吸抑制及防治 阿片类受体激动剂均有一定的呼吸抑制作用，在使用此类药物进行小儿术后镇痛时，必须向陪护小儿的人员说明注意事项；医护人员注意用药的剂量及速度；备好支持呼吸的器械及药品；必要时吸氧和（或）使用阿片受体拮抗剂如钠络酮。

3. 恶心呕吐及防治 恶心呕吐是术后镇痛常见副作用，常用的止吐药如下：氟哌利多是丁酰类镇静安定药，属多巴胺受体拮抗剂。文献报道，氟哌利多可有效预防术后恶心呕吐的发生，减轻术后镇痛中由阿片类药物引起的恶心呕吐。但多巴胺受体阻滞可引起锥体外系症状，表现为多汗、肌强直、眼球上翻等，一般多见于学龄儿童，造成患儿和家长的恐惧不安，甚至可致术后镇痛终止。盐酸格拉司琼是一种强效、高选择性 5-HT 受体拮抗剂，通过拮抗中枢化学感受区及外周迷走神经末梢的 5-HT 受体，从而抑制恶心呕吐的发生。与其他镇吐药物相比，其最大优点是副作用少，20 ～ 40ug/kg 能有效预防术后恶心呕吐。

（肖 洁 王祥瑞）

参考文献

杭燕南，王祥瑞，薛张纲，等，2013. 当代麻醉学 . 2 版 . 上海：上海科学技术出版社

张艳，皋源，杭燕南，2008. 心脏手术后机械通气患者瑞芬太尼镇痛对丙泊酚镇静的影响 . 2008 年第七次华东六省一市麻醉学学术会议暨浙江省麻醉学学术年会论文汇编

中华医学会麻醉学分会，2017. 中国麻醉学指南与专家共识（2017 版）. 北京：人民卫生出版社

Association of Paediatric Anaesthetists, 2012. Good practice in postoperative and procedural pain management. Pediatric Anesthesia, 22: 1-79

Bai J, Hsu L, Tang Y, et al, 2012. Validaton of the COMFORT Behaviour scale and the FLACC scale for pain assessment in Chinese children after cardiac surgery. Pain Manag Nurs, 13（1）: 18-26

Barr J, Fraser GL, Puntillo K, et al, 2013. Clinical practice guidelines for the management of pain, agitation, and delirium in adult patients in the intensive care unit. Crit Care Med, 41（9）: S30-38

Bernards CM, Shen DD, Sterling ES, et al, 2003. Epidural, cerebrospinal fluid, and plasma pharmacokinetics of epidural opioids（part1）: differences among opioids. Anesthesiology, 99（2）: 455-465

Bettelli G, 2010. Anaesthesia for the elderly outpatient: preoperative assessment and evaluation, anaesthetic technique and postoperative pain management. Curr Opin Anaesthesiol, 23（6）: 726-731

Brasher C, Gafsous B, Dugue S, et al, 2015. Postoperative pain management in children and infants: an update. Paediatric Drugs, 16（2）: 129-140

Breau L, Finley G, McGrath P, et al, 2002. Validation of the noncommunicating children's pain checklist-postoperative version. Anesthesiology, 96: 528-535

Brennan TJ, 2011. Pathophysiology of postoperative pain. Pain, 152（3 Suppl）: S33-40

Burch T, Seipel SJ, Coyle N, et al, 2017. Postoperative visual analog pain scores and overall anesthesia patient satisfaction. Crit Care Nurs Clin North Am, 29（4）: 419-426

Burch T, Seipel SJ, Coyle N, et al, 2017. Postoperative visual analog pain scores and overall anesthesia patient satisfaction. Crit Care Nurs Clin North Am, 29（4）: 419-426

Cevik F, Celik M, Clark PM, et al, 2011. Sedation and analgesia in intensive care: a comparison of fentanyl and remifentanil. Pain Res Treat, 2011: 650320

Dahl JB, Mathiesen O, Kehlet H, 2010. An expert opinion on postoperative pain management, with special reference to new developments. Expert Opin Pharmacother, 11（15）: 2459-2470

Fredrickson MJ, Paine C, Hamill J, 2010. Improved analgesia with the ilioinguinal block compared to the transverses abdominis plane block after pediatric inguinal surgery: a prospective randomized trial. Paediatr Anesthesia, 20: 1022-1027

Friedberg BL, 2017. Can friedberg's triad solve persistent anesthesia problems? over-medication, pain management, postoperative nausea and vomiting. Plast Reconstr Surg Glob Open, 5（10）: e1527

Howard RF, Lloyd-Thomas A, Thomas M, 2010. Nurse-controlled analgesia（NCA）following major surgery in10, 000 patients in a children's hospital. Paediatr Anaesth, 20（2）: 126-134

Jones RN, Marcantonio ER, Saczynski JS, et al, 2016. Preoperative cognitive performance dominates risk for delirium among older adults. J Geriatr Psychiatry Neurol, 29（6）

Krane EJ, Polaner D, 2014. The safety and effective of continuous peripheralnerve blockade in children. Anesth Analg, 118（3）: 499-500

Kumar K, Kirksey MA, Duong S, et al, 2017. A review of opioid-sparing modalities in perioperative pain management: methods to decrease opioid use postoperatively. Anesth Analg, 125（5）: 1749-1760

Luo J, Min S, 2017. Postoperative pain management in the postanesthesia care unit: an update. J Pain Res, 10: 2687-2698

Messerer B, Gutmann A, Vittinghoff M, et al, 2011. Postoperative pain assessment in special patient groups: part II. Children without cognitive impairment. Schmerz, 25（3）: 245-255

Messerer B, Meschik J, Gutmann A, et al, 2011. Postoperative pain assessment in special patient groups: part II. Children with cognitive impairment. Schmerz, 25（3）: 256-265

Michelet D, Andreu-Gallien J, Bensalah T, et al, 2012. A meta-analysis of the use of nonsteroidal anti-inflammatory drugs for pediatric postoperative pain. Anesth Analg, 114（2）: 393-406

Oliver WC Jr, Nuttall GA, Murari T, et al, 2011. A prospective, randomized, double-blind trial of 3 regimens for sedation and analgesia after cardiac surgery. J Cardiothorac Vasc Anesth, 25（1）: 110-119

Saczynski JS, Inouye SK, Kosar C, et al, 2014. Cognitive and brain reserve and the risk of postoperative delirium in older patients. Lancet Psychiatry, 1（6）: 437-443

Saczynski JS, Marcantonio ER, Quach L, et al, 2012. Cognitive trajectories after postoperative delirium. N Engl J Med, 367（1）: 30-39

Shin S, Kim HI, Kim NY, et al, 2017. Effect of postoperative analgesia technique on the prognosis of gastric cancer: a retrospective analysis. Oncotarget, 8（61）: 104594-104604

Sun Y, Gan TJ, Dubose JW, et al, 2008. Acupuncture and related techniques for postoperative pain: a systematic review of randomized controlled thais. Br J Anaesth, 101（2）: 151-160

Taylor J, Lney A, Anderson BJ, 2013. The relationship between age and morphine infusion rate in children. Paediati Anaesth, 23（1）: 40-44

Ummenhofer WC, Arends RH, Shen DD, et al, 2000. Comparative spinal distribution and clearance kinetics of intrathecally administered morphine, fentanyl, alfentanil, and sufentanil. Anesthesiology, 92（3）: 739-753

Vadivelu N, MitraS, Narayan D, 2010. Recent advances in postoperative pain management. Yale J Biol Med, 83（1）: 11-25

Vincent JL, De Backer D, 2014. Circulatory shock. N Engl J Med, 370（6）: 583

Walter-Nicolet E, Annequin D, Biran V, et al, 2010. Pain management in newborns: from prevention to treatment. Paediatr Drugs, 12: 353-365

Wardhan R, Chelly J, 2017. Recent advances in acute pain management: understanding the mechanisms of acute pain, the prescription of opioids, and the role of multimodal pain therapy. F1000Res, 6: 2065

Wen YR, Tan PH, Cheng JK, et al, 2011. Microglia: a promising target for treating neuropathic and postoperative pain, and morphine tolerance. J Formos Med Assoc, 110（8）: 487-494

Wu CL, Raja SN, 2011. Treatment of acute postoperative pain. Lancet, 377（9784）: 2215-2225

Zhang J, Ho KY, Wang Y, 2011. Efficacy of pregabalin in acute postoperative pain: a meta-analysis. Br J Anaesth, 106（4）: 454-462

第四十一章

心血管手术期间心搏骤停原因与处理

心血管手术期间心搏骤停的发生率在我国尚无准确统计数据；在欧洲，发生率为 0.7% ~ 2.9%，近年来已有显著降低。另有一项专门针对儿童心脏手术围术期心搏骤停的调查显示，其发生率为 0.79%。发生在心脏手术期间心搏骤停的预后差异较大，较好的预后比率为 17% ~ 79%。这种差异可能与抢救是否及时和病情等有关。

第一节 心血管手术期间心搏骤停的原因

一、麻醉因素

（一）深静脉穿刺引起心室颤动

虽然随着对深静脉穿刺认识的重视，但仍有深静脉穿刺放置导引钢丝时引起心室颤动导致心搏骤停的报道，特别是在小儿先天性心脏病患者。所以，注意避免导引钢丝置入过深、穿刺时加强心电监护、及时发现心律失常并处理。随着超声引导技术开展与逐渐普及，目前穿刺导致的心室颤动鲜有发生。

（二）麻醉诱导期间的气道问题

严重心脏疾病，即使是轻微的缺氧也可能导致心脏功能失代偿。气道梗阻导致通气困难、困难插管、插管期间误吸及插管后气管痉挛等均可引起心搏骤停。近年随着气道问题重视及困难气道处理用具的改进并普及，因气道问题导致心搏骤停很少发生。

（三）心肌氧供和氧需失衡

特别是缺血性心脏病麻醉诱导期间，心肌氧供和氧需严重失衡会诱发心室颤动、心搏骤停。表 41-1 罗列了心肌氧供和氧需的影响因素。从中可以看出，心动过速既增加氧需又降低氧供，如伴有低血压，将造成灾难性后果。

表 41-1　影响心肌氧供与氧耗的因素

增加心肌氧耗	降低心肌氧供
心动过速	心动过速
后负荷增加	主动脉舒张压降低
前负荷增加（LVEDP）	左心室舒张期末压增加（LVEDP）
增加心肌收缩力	血氧含量降低

因此，全麻诱导时应维持血流动力学稳定，合理选择用药，避免心动过速和低血压。主动脉狭窄的患者，心肌作功大，心肌氧耗可增加 1 倍以上。此时，保持窦性心律、适当的心率（70 ~ 90 次 / 分）和血压是保证心肌氧供和氧需的必要条件，同时应有足够的前负荷，必要时用去氧肾上腺素保持灌注压，以防止心搏骤停。

（四）体循环阻力与肺循环阻力失衡

体循环阻力与肺循环阻力失衡在紫绀型先天性心脏病患者中可加重患者缺氧，严重时造成心搏骤停。麻醉诱导药物中七氟烷、异氟烷、芬太尼或咪达唑仑都较少影响体循环和肺循环血流比率，氯胺酮是紫绀型患者的常用药物。同时应注意降低肺循环阻力的一般措施：①提高吸氧浓度。②采用呼吸机时既要避免过度膨肺，避免通气血流比例失调，又要保持适度过度通气达 $PaCO_2$ 30 ~ 35mmHg，避免呼吸性酸中毒。③纠正代谢性酸中毒，目标 pH 值 > 7.4。④避免寒战，体温维持在 37℃左右。⑤采用足够镇静镇痛，防止应激引起儿茶酚胺释放。

二、非麻醉因素

（一）心律失常

Brembilla-Perrot 等的一项调查指出，室性心动过速和心室颤动是发展为心搏骤停的首要原因。其他原因有缺血性心脏病冠脉阻塞或痉挛、长 QT 综合征、房室传导阻滞等。有 29% 的患者是室上性心律失常发展为心室颤动，在这些患者中，除了有预激综合征的患者，伴有心肌肥厚、心室扩张、缺血性心脏病或心功能障碍（EF < 35%）的患者也是重要的危险因素。如图 41-1 所示为一例心房颤动发展为心室颤动患者的心电图。心血管麻醉期间因心律失常不当处理导致心搏骤停比例较高，对于此类患者仔细分析原因，及时准确对因对症处理是避免心搏骤停具有重要意义。

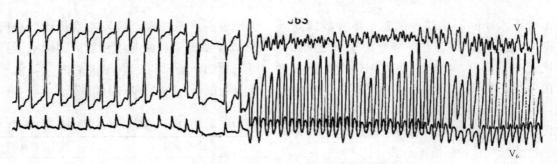

图 41-1　心房颤动发展为心室颤动患者的心电图案例

（二）过敏反应

围术期任何药物，如抗生素、血浆代用品、鱼精蛋白等发生过敏反应均可引发心搏骤停。特别是在鱼精蛋白注射过程中，除了 I 型过敏反应，严重肺动脉高压导致右心衰竭，低血压也可发展为心室颤动。心血管手术期间过敏反应及时发现、准确处理，虽然处理与非心脏手术期间稍有困难，但通常能避免心搏骤停。关键是避免误判，处理延误。

（三）心脏压塞

心脏压塞是心血管手术术后引起心搏骤停的最常见原因。多数因为肝素反跳现象、凝血系统障碍、止血不彻底、引流管不畅等。患者可不出现颈静脉怒张、奇脉、静脉压增高等体征，在心包积血量明显影响心脏舒张时，可突发心室颤动和心搏骤停。

（四）手术因素

手术中机械刺激或对心脏迷走神经刺激，均可产生反射性心室颤动或心搏骤停。在非体外循环下不停搏冠状动脉搭桥术中，对心脏搬动和移位，会严重影响回心血量及心室的舒张，严重低血压时可引起心搏骤停。

其他手术因素包括心脏大血管手术中突然的急性失血、心脏破裂；在心脏瓣膜置换术后瓣膜功能障碍，造成机械梗阻均可造成术中、术后的心搏骤停。在小儿先天性心脏病患者做心脏病介入治疗时，导管或植入物对心脏的机械刺激也可造成心搏骤停。

（五）水和电解质紊乱及酸碱平衡失调

心脏手术体外循环后，较易引起水和电解质紊乱及酸碱平衡失调，特别是钾离子异常，而心脏手术后，心肌兴奋性增加，对血钾变化敏感。利尿、体外循环中超滤等措施可能造成低血钾。而补钾，或心肌停搏液中的高钾可能造成血钾升高。目前临床血气电解质检测已普及，因电解质紊乱导致的心搏骤停已鲜有发生。

（六）体外循环后心力衰竭

心脏固有病变、外科处理不当及体外循环心肌保护不良，都有可能造成体外循环后心力衰竭。如不及时处理或重新建立体外循环，很快导致心搏骤停。

（七）其他器官疾病影响

如呼吸功能障碍后缺氧、张力性气胸等；各

种原因造成的低血压是发生术后心搏骤停的原因；另外，低温也是不容忽视的诱发因素之一，特别在患者进入手术室后，以及在 ICU 期间，保温非常重要。认识到这些原因有助于在心肺复苏同时能去除诱发因素，有利于心肺复苏的成功。

第二节　心脏手术期间心搏骤停的处理

对心脏手术患者围术期心搏骤停作出迅速的诊断，立即开始心肺复苏，对改善预后有重要意义。心搏骤停患者心脏按压每延迟 1min，生存率下降 10%；而心室颤动患者，除颤在 2min 内，成功率为 39%，而延迟到 2min 后，除颤成功率下降 22%。在手术室或监护室内，由于患者有较全面的监护，心搏骤停可立刻发现，多数已明确心搏骤停原因与类型。在非此类环境中，对于原先清醒的患者突然出现意识丧失及颈动脉或股动脉等大动脉搏动消失，即应当实施心外按压等心肺复苏措施。

心肺复苏（CPR）是指对心搏骤停的患者进行心肺功能抢救的措施，以达到恢复其自主呼吸和循环功能的目的。CPR 主要包括心脏复苏和呼吸支持。CPR 经多年的发展，已经逐步规范化。基本上可分为三期：①基础生命支持（basic life support，BLS），其目的在于迅速有效恢复重要脏器（心脑）的氧合和血供。②进一步生命支持（advanced life support，ALS），其目的在于继续维持气道通畅及有效的循环，提高心脏按压效果，促进心脏复跳、增加心脏功能，增加心脏和脑等重要脏器血流。③后续生命支持（prolonged life support，PLS），指以促进大脑功能恢复为重点的综合治疗措施。

目前的心肺复苏指南更加强调了心脏按压有效性和及早针对心室颤动除颤的重要性。具体措施可见相关指南。本章节着重介绍心脏手术期间心搏骤停抢救的一些特殊之处。

心血管手术期间发生心搏骤停时间与处理方法密切相关。在体外循环建立之前发生的心搏骤停，及时行心脏按压、纠正病因、积极建立体外循环显得尤为重要。有效按压，纠正或部分纠正

病因，电除颤多数可成功。不管电除颤成功与否，有效心脏按压下及早建立紧急体外循环是抢救成功的关键。可利用股动静脉插管建立体外循环。体外循环心肺复苏可为患者的重要脏器提供基本的灌注，而且可改善心室壁张力，纠正内环境的紊乱，改善微循环，快速回收失血等优点，提高患者生存率。

由于心血管手术患者围术期监护较为全面，而所处医疗环境特殊，因而心脏按压有效性和及早针对心室颤动除颤或针对心搏骤停诱发原因处理有特殊之处。对此，欧洲心胸外科协会在 2015 年特别为心脏手术患者术后心搏骤停的心肺复苏制订了新的指南，依据指南促进心血管手术患者围术期心搏骤停的心肺复苏做得更好。

总的来说，在手术室或在 ICU，及早除颤、及早开胸、谨慎使用肾上腺素是该指南强调的重点，关于与普通患者心搏骤停的心肺复苏指南不同之处如下所述。

（一）心搏骤停的识别

由于患者在手术室或在 ICU 大多有监测，且多数已经气管插管给予机械通气，因此心搏骤停最可能的第一提示是监护仪报警。一旦发生动脉监测为无脉搏波形，合并有中心静脉、肺动脉波形消失，应立刻查看大动脉搏动，同时检查是否监测仪脱落。如果查看大动脉 10s 无搏动，中心静脉、肺动脉波形消失，脉搏血氧饱和度波形消失，即便心电图显示窦性心律也应立即行心脏按压，根据动脉波形及压力判断按压效果，适度调整。同样，如果心电图表现为心室颤动或心搏骤停，也应立即心脏按压。

（二）心律转复

及早有效地除颤是此类患者抢救成功的关键。在过去的心肺复苏指南中，如为心室颤动患者，步骤为除颤一次紧接着心外按压 2min，接着评估心律。而新的指南指出，如遇上有心电监护心室颤动的患者，可立刻判断，且此时通常除颤仪是随时可用的。临床研究指出：第一次除颤成功率 78%，第二次 35%，第三次 14%。因此建议应该先做 3 次除颤。一方面提高心律转复成功率，另

一方面可能部分患者经 3 次除颤后无须心外按压，减少对心脏手术后胸骨的创伤，同时，强调如除颤不成功，应及早开胸。除颤应选择双相电流，在成人患者，除颤能量的选择可直接选择除颤仪能提供的最大能量。

（三）不可除颤的心搏骤停

30% ～ 50% 的患者初始心搏骤停是可除颤的心律。第二位的心律是心搏暂停和严重心动过缓，这些心律应用起搏器。在心脏手术后患者，如果有心外起搏导线，应立即连接起搏器，将起搏器置于 DDD 模式，心率 90 次 / 分，心房和心室输出电压调到最大。如果起搏器不能激发有效心脏搏出或起搏器在 1min 内不能准备好，应立即行心脏按压为主的心肺复苏。如没有心外起搏导线的患者，可行体外起搏电极起搏。但是尚无文献显示该方法的成功率，而且开始心外按压期间，安置起搏电极较烦琐，即使对该设备较熟悉人员也可能会干扰心外按压。而对于使用起搏器期间发生无脉电活动类型的心搏骤停患者，应暂时立即关闭起搏器，以排除潜在的心室颤动心律，为下一步诊治提供条件。

（四）心脏按压

实施心外按压时机与效果是抢救成功关键。按压效果依据有创动脉压。如果在无有创血压监测时发生心搏骤停，及时建立有创动脉压监测是关键。在心脏按压同时积极建立有创动脉压监测，必要时在超声引导下动脉穿刺。首选动脉为股动脉。心脏按压位置胸骨正中，按压幅度为下陷 4 ～ 5cm 深，压下和使胸廓自主抬起时间比应为 1 : 1，频率为 100 次 / 分或以上。在有动脉监测时，应做到按压时收缩压大于 80mmHg 及以上。如增加按压频率时增加了平均动脉压，就应增加频率。如果心外按压达不到可接受的血压就应立即开胸。

婴儿胸部按压法：①按压区为胸骨下 1/3 处，按压者示指放在紧靠两乳头连线处，中指和环指位于胸骨下 1/3 处，抬起示指，用中指和环指进行按压，注意避免按压剑突。②按压者的另一只手维持患儿头部位置，用 2 或 3 个指头（视小儿大小而定）按压胸骨，使胸骨下陷 1.3 ～ 2.5cm，按压频率每分钟 120 次，并配合人工呼吸进行。

③每次按压终了，手指不要离开胸骨，松弛时让胸骨回复到正常位置，节奏要均匀，按压和松弛所占的时间大致相同。

儿童胸部按压法（适用于 1 ～ 8 岁小儿）：①行按压者中指沿肋缘向上摸到肋骨和胸骨交界处，中指放于交界处，示指靠近中指，其上即为胸骨下 1/3 处。②同一只手的掌根部置于示指所指示的位置上，掌的横轴与胸骨平行，手指抬起离开肋骨，仅手掌根部保持和胸骨接触，另一只手保持患儿头位，这样可在按压后进行人工呼吸而不需重摆头位。③按压要轻柔，胸壁压下 2.5 ～ 4cm，每分钟按压 100 次，并伴随人工呼吸，每次按压后让胸骨回复到自然位置，但手不离开胸骨，按压和松弛所占时间相等。

8 岁以上小儿胸部按压方法基本和成人相同。

（五）气道管理

在围术期，呼叫帮助的人可快速到达，第二位到达现场的人员应承担起气道管理的责任。如果是未插管的患者，应 100% 氧气做人工面罩通气，成人频率为每 30 次心外按压，2 次通气；儿童频率为每 15 次按压，2 次通气。如果患者是气管插管机械通气的，第二位到达现场的人员应立即将呼吸机氧浓度改为 100% 的氧气，同时关闭 PEEP。

另外，虽然因气道或呼吸机问题引起心搏骤停较少，仍然应检查导管位置，该指南推荐用气囊手控呼吸情况下视诊和听诊：听诊双肺呼吸音；如有张力性气胸，应立即用大号导针在第二肋间穿刺；如果有气管导管堵塞，应立即吸引导管。

（六）药物

1. 肾上腺素 是心肺复苏基石，但不恰当的使用也会带来新问题。心血管手术期间心搏骤停的心肺复苏时肾上腺素应用应当在分析原因、对因处理后谨慎使用，避免肾上腺素不良影响。欧洲心肺复苏指南和美国心脏协会心肺复苏指南都指出，心搏停搏及无脉电活动患者在建立静脉通路后立即给予肾上腺素 1mg，之后在每 3 ～ 5min 的一个循环中给予肾上腺素 1mg；而心室颤动和无脉室性心动过速在第二次电除颤后给予肾上腺素。肾上腺素增加冠脉灌注压，但是复苏成功后也降低心排血量、增加心肌氧耗和氧需、出现恶性心律失常等不利因素。Holmberg 等对 11 000 例医院外发生心搏骤停患者调查指出，使用肾上腺素是预后不良预测因素之一。对实验室研究使用肾上腺素的好处为什么没有在临床运用中体现这一问题，Pytte 等的假设是实验室 CPR 的设备同临床 CPR 对肾上腺素血流动力学反应有差异，临床 CPR 在给予肾上腺素 2.5min 后才有峰效益。心血管手术期间心搏骤停肾上腺素应用通常不依指南，原因是此类患者发生心搏骤停原因通常明确，对因处理是第一位的，有效按压、及时除颤通常能恢复循环，不能依赖肾上腺素。而且肾上腺素通常不利于该类患者病理生理特征。如需要用肾上腺素，因从小剂量开始，避免用药过量。

2. 胺碘酮　美国复苏指南和欧洲复苏指南中指出，没有明确证据显示心肺复苏中常规给予抗心律失常药能改善生存率。但是 ARREST 和 ALIVE 两项大样本随机对照试验显示，在医院外心搏骤停使用胺碘酮可提高生存率。在一些临床试验和动物试验中（包括两篇心脏手术后的文献）结果显示，胺碘酮可提高心室颤动或血流动力学不稳定室性心动过速的心律转复成功率。因而，在心室颤动或无脉搏室性心动过速 3 次除颤失败后，建议胺碘酮 300mg 经静脉推注。心血管手术期间心搏骤停原因复杂，胺碘酮明确显著的循环功能影响可能并不利于循环复苏，临床工作中不会按指南要求应用胺碘酮，而是十分谨慎、缓慢用胺碘酮 1mg/kg，根据效应调整剂量。

3. 利多卡因　是最常用的室性心律失常治疗药，在心肺复苏中经常使用。心血管手术患者心脏多处于易激惹状态，心脏刺激、酸碱、电解质等内环境紊乱等易出现室性心律失常，并易演变为心室颤动。因此，通常需用适量利多卡因。利多卡因也利于除颤成功。鉴于心血管手术期间心搏骤停复苏后循环极其不稳，利多卡因首剂用量应小于 1mg/kg，根据效果调整用药。

4. 阿托品　虽然指南对心脏手术患者发生心搏骤停和严重心动过缓无血压患者，建议经中心静脉给阿托品 3mg。有研究对非心脏手术发生心搏骤停患者做了非随机对照临床试验，结果并不能得出阿托品提高医院内和医院外发生的心脏停搏生存率，且事实上许多临床医师并不会在此类患者中积极使用阿托品。因为心血管手术期间心搏骤停很少因迷走张力过高所致。

（七）急诊开胸

经 Medline 检索 527 篇关于心外按压和心内按压的文献，其中 15 篇提供较好证据能回答心外按压和心内按压两者比较的结果。虽然是非随机的对照，但心脏手术后心搏骤停患者，开胸心内按压后，患者恢复自主循环比率可达 46%～58%，而心外按压这一比率为 30%。动物实验和临床研究也显示，心内按压可提供更高的心排血量和更高的冠脉压。可见，心内按压比心外按压有明显优势。而且，心脏手术后患者，行急诊开胸所需器械相对简单，操作相对容易，可快速实现。因而，该指南建议，在心脏手术后心肺复苏 5～10min 后，建议急诊开胸做心内按压。在急诊开胸期间，可运用腹部按压技术提供这一期间人工循环。对于心脏手术后 10d 患者，该指南指出，是否急诊开胸心内按压要有资深医生做决定。另外，在急诊开胸后，如果患者获得了自主循环，应该追加一次抗生素的运用。

（八）急诊开胸后体外循环

急诊开胸后心脏按压如还不能使患者恢复自主循环，建立体外循环是进一步的选择。如前所述，在手术室内，麻醉诱导后发生心搏骤停，立即开胸建立体外循环是大多数医院的第一选择。在心脏术后 ICU，应设立紧急开胸心脏按压、建立体外循环单元，心血管术后心搏骤停复苏，时间就是生命。

（谢　波　薛　松）

参 考 文 献

江伟，2011. 心脏手术期间心脏停搏的原因与处理 // 孙大金，杭燕南，王祥瑞，等 . 心血管麻醉和术后处理 . 北京：科学出版社，847-853

Adam Z, Adam S, Khan P, et al, 2009. Could we use abdominal compressions rather than chest compression in patients who arrest after cardiac surgery? Interact Cardiovasc Thorac Surg, 8（1）：148-151

Boczar ME, Howard MA, Rivers EP, et al, 1995. A technique revisited: hemodynamic comparison of closed and open-chest cardiac massage during human cardiopulmonary resuscitation. Crit Care Med, 23（3）：498-503

Dunning J，Fabbri A，Kolh PH，2009. Guideline for resuscitation in cardiac arrest after cardiac surgery. Eur J Cardio-thorac Surg，36（1）：3-28

Dunning J，Fabbri A，Kolh PH，et al，2009. Guideline for resuscitation in cardiac arrest after cardiac surgery. Eur J Cardiothorac Surg，36（1）：3-28

Leeuwenburgh BP，Versteegh MI，Maas JJ，et al，2008. Should amiodarone or lidocaine be given to patients who arrest after cardiac surgery and fail to cardiovert from ventricular fibrillation? Interact Cardiovasc Thorac Surg，7（6）：1148-1151

Ley SJ，2015. Standards for resuscitation after cardiac surgery. Crit Care Nurse，35（2）：30-37

Li JK，Wang J，Li TF，2014. Interposed abdominal compression-cardiopulmonary resuscitation after cardiac surgery. Interact Cardiovasc Thorac Surg，19（6）：985-989

Lottes AE，Rundell AE，Geddes LA，et al，2007. Sustained abdominal compression during CPR raises coronary perfusion pressure as much as vasopressor drugs. Resuscitation，75（3）：515-524

Newland MC，Ellis SJ，Lydiatt CA，et al，2002. Anesthetic-related cardiac arrest and its mortality：a report covering 72，959 anesthetics over 10 years from a US teaching hospital. Anesthesiology，97（1）：108-115

第四十二章

心肺脑复苏

心搏骤停（cardiac arrest，CA）是指心脏因急性原因突然丧失泵血功能而导致循环功能停止，周身血液循环停滞，组织缺血、缺氧的临床死亡状态。脑组织发生缺氧或氧供应减少，立即引起患者意识消失和呼吸停止。针对心搏骤停所采取的抢救措施，称为"心肺复苏"（cardiopulmonary resuscitation，CPR）。20 世纪 60 年代开始强调维持脑组织的灌流是心肺复苏的重点，力争脑功能的完全恢复，把"心肺复苏"发展为"心肺脑复苏"（cardiopulmonary cerebral resuscitation，CPCR）。CPCR 一般分为 3 个阶段，即基础生命支持、高级生命支持和复苏后治疗。

早在 19 世纪，学者们就开始了呼吸心搏停止的研究抢救工作，如多种手法人工呼吸是在这基础上演变而来的。现代 CPR 技术从 50 年代末和 60 年代初开始，1954 年 Zoll 和 Kouwenhoven 等研究成功电除颤技术，1956 年抢救成功 1 例心室颤动患者。1955 年我国天津医学院王源旭等率先报道应用胸外心脏按压抢救心搏骤停患者成功。

目前美国每年有超过 50 万多人发生心搏骤停，抢救成功率 4%～8%。心搏骤停发生后，心肺复苏和除颤每延迟 1min 则生存率减少 8%。在我国，心血管疾病已成为我国居民死亡的首要原因，并呈现逐年增长的趋势。我国目前每年约有 54.4 万人发生心搏骤停，发病率接近发达国家水平，但整体抢救水平远低于发达国家，抢救成功率不足 1%。

在美国，手术室内与麻醉有关的死亡率为每年 8.2/1 000 000 左右，其中麻醉药过量及治疗剂量的麻醉药的不良反应是其最主要的死亡因素，而 85 岁以上的患者麻醉相关死亡率最高。一般认为麻醉最危险的时候是诱导和复苏时，但据统计大部分麻醉意外发生在麻醉维持期。

第一节　心搏骤停的病因、类型及诊断

心搏骤停本质上是一种临床综合征，是多种疾病的终末表现，也可以是某些疾病的首发症状。心搏骤停发作突然，30s 后即可昏迷，60s 后脑细胞开始死亡，6min 后全部脑细胞死亡。4～6min 是抢救的黄金时段，实践证明，4min 内进行复苏者，抢救成功率接近 50%，4～6min 进行复苏者抢救成功率 10%，超过 6min 生存率仅 4%，超过 10min 生存率为 0%。临床上常见的心搏骤停时心脏功能状态可表现为 4 种形式：①心室颤动；②无脉性室性心动过速；③无脉性心电活动，包括心肌电 - 机械分离、室性自搏心律、室性逸搏心律等；④心室停搏。

常见的心搏骤停原因：①心源性因素，如心肌缺血、心肌梗死、心肌病、心脏瓣膜病、心脏压塞、严重心律失常、阿 - 斯综合征、心力衰竭和心血管造影并发症等；②非心源性因素，包括创伤、淹溺、药物过量、窒息、出血、脑卒中等。小儿常见原因则为气道梗阻、烟雾吸入、溺水、感染、中毒等。

在手术室心搏骤停的常见原因：①神经反射因素，神经反射可直接导致心搏骤停，在缺氧、二氧化碳蓄积时更易发生。如颈、胸部手术刺激传出迷走神经，或者扩张肛门、刺激咽喉及气管隆突、刺激骨膜及牵拉内脏（尤其是牵拉胆囊）等可刺激传入神经引起传出迷走神经反射，均可能发生反射性心搏骤停；②血气和酸碱变化，严重缺氧、高碳酸血症均可引起心室颤动，全麻加深过快，椎管内麻醉阻滞范围过广及麻醉操作失误都可导致心搏骤停；③术前准备不足，以及麻醉选择不当，麻醉用药过量，麻醉药物、麻醉方

法及麻醉人员选择不妥；④疾病和体位因素，如先天性畸形（心脏缺损、膈疝），心脏压塞，心脏或大血管受压或牵拉、扭曲，患者体位的急剧搬动。尤其在全身麻醉下由仰卧位突然翻身成俯卧位等引起急骤的血流动力改变，术前低血容量，高热患者均可能促进心搏骤停；⑤手术因素，如胸腔、腹腔内及颅内手术均较其他部位容易发生心搏骤停，长时间复杂大手术及失血较多的手术更易诱发心搏骤停。

对于非专业人员来说，如果发现有人突然神智消失或晕厥，可轻拍其肩部并大声呼叫，如无反应（无回答、无活动），没有呼吸或仅有喘息，就应该立即怀疑已发生心搏骤停，不需要检查是否有脉搏。这时，应立即呼叫急救中心，启动应急反应系统，以争取时间获得专业人员的救助和得到电除颤器。即使是专业救治人员，在 10s 内还不能判断是否有脉搏，也应该立即开始 CPR。新版指南不再强调"看、听和感觉呼吸"。在手术台上，如果手术患者伤口不出血，或者出血颜色深暗，也应立即想到是否出现心搏骤停。如果认为事发现场不安全，可立即将患者转移到安全地带后进行急救。如果抢救已经开始，在转运途中尽可能不中断胸外按压。

第二节　心肺脑复苏程序

心肺脑复苏过程可分为 3 个阶段，①基础生命支持（basic life support，BLS）；②高级生命支持（advanced cardiovascular life support，ACLS）；③复苏后治疗（post-cardiac arrest care，PCAC）。基础生命支持多用于现场抢救，《2010 美国心脏协会心肺复苏及心血管急救指南》将以前的 A-B-C 改为现在的 C-A-B 三步骤，即胸外心脏按压（cardiac compression），保持气道通畅（airway），以及人工呼吸（breathing）。高级生命支持包括心脏用药（drugs）、心电图（ECG）监测，诊断和治疗各种心律失常、电击除颤（fibrillation treatment）、建立静脉通路和维持呼吸循环稳定。复苏后治疗包括病情评估（gauge）、以恢复神志为重点的脑复苏（cerebral resuscitation）及重症监测治疗（intensive care）。

一、基础生命支持

"生存链"概念是 CPCR 的重要组成部分，由《2010 美国心脏协会心肺复苏及心血管急救指南》首先提出，其内容包括：①立即识别心搏骤停并启动急救系统；②尽早进行心肺复苏，着重于胸外按压；③快速除颤；④有效的高级生命支持；⑤综合的心搏骤停后治疗。2015 版指南则在此基础上把院内和院外出现心搏骤停的患者区分开来，院外患者仍沿用 2010 版指南的生存链内容，而院内心搏骤停的生存链则强调加强监控、建立快速反应系统、多学科多团队的协作，其内容包括：①监测和预防；②识别和启动应急反应系统；③即时高质量心肺复苏；④快速除颤；⑤高级生命维持和骤停后护理。基础生命支持的关键是早期识别、启动应急反应系统，早期 CPR，早期除颤。

（一）心脏按压

绝大多数的心搏骤停发生在成人，初始心律多为心室颤动或无脉性室性心动过速。心搏骤停的最初数分钟内仍有氧存留在患者肺内和血液中，及早开始胸外心脏按压可尽早建立血液循环，将氧带到大脑和心脏。而在 A-B-C 程序中，当施救者开放气道以进行口对口人工呼吸、寻找防护装置或者装配通气设备的过程常会延误胸外按压，而且开放气道口对口呼吸是困难的，通常会妨碍旁观者进行心肺复苏。所以《2010 版美国心脏协会心肺复苏及心血管急救指南》将 A-B-C 程序改为 C-A-B 流程，鼓励旁观者进行 CPR。研究显示，对于心脏病因导致的心搏骤停，单纯胸外按压和同时进行按压和人工呼吸的 CPR 生存率相近。此处的例外是新生儿心搏骤停多由窒息导致，所以仍保留 A-B-C 的复苏程序。

（1）胸外心脏按压是在胸壁外施压对心脏间接按压的方法，其引起血液循环的原理有"心泵机制"（图 42-1）和"胸泵机制（图 42-2）"两种学说。20 世纪 60 年代提出的"心泵机制"，即按压产生心室内正压，推动血液进入主动脉和肺动脉。20 世纪 70 年代后期有学者提出按压时胸腔内压的升高才是推动血液前行的动力，心脏仅是血液流通的通道，并无泵的功能。目前认为胸外心脏按压导致人工循环，胸泵机制占80%，心泵机制占20%，但具体也以患者不同、病情不同而异。所谓的"心泵学说"和"胸泵学说"是胸外按压的两大主流机制。其中"心泵学说"提出较早，该学说认为胸外按压起效的机制为通过直接按压胸骨将力量传导至心脏，心脏位限于胸骨与脊柱之间而受挤压产生排血，在放松时血液回流，如此周而复始。而"胸泵学说"则认为在胸外按压时心脏并没有起到泵的作用，只是一条普通的管道，推动血流循环的是胸腔内外的压力梯度，胸廓具有泵的作用，肺血管床是血液的储存器。理由是：①加大胸腔内的压力或腹部加压时，可增加胸内泵血流量。②食管超声心电图显示，胸外挤压时，二尖瓣、三尖瓣并未关闭。③胸外按压时，主动脉压与中心静脉压同时升高，从而对心泵机制

产生怀疑。压迫胸骨下部，胸腔内压力上升，将血液从胸腔内推向胸腔外血管。胸外按压时，主动脉、左心室、上下腔静脉压力同时增高。因动脉对抗血管萎陷的抗力大于静脉，按压时动脉保持开放，且动脉管腔相对狭小，等量血液在动脉可产生较大抗力，从而使血压上升。同时，在胸腔入口处的大静脉被压陷（静脉壁比动脉壁薄），颈静脉瓣及上腔瓣防止血液反流。血液只能从动脉方向前流。按压放松时，胸腔内压力下降，形成胸外和胸内的静脉压差，静脉管腔开放，驱动血液从外周静脉返回心脏。动脉血也同时从胸腔外反向流向主动脉。由于受主动脉瓣阻挡，反流的血液有限，部分血液从冠状动脉开口流入冠状动脉，营养心肌。高质量的胸外心脏按压可产生相当于正常心排血量25%～33%的输出量，与心搏骤停前相比，脑血流小于30%，心肌血流小于10%。

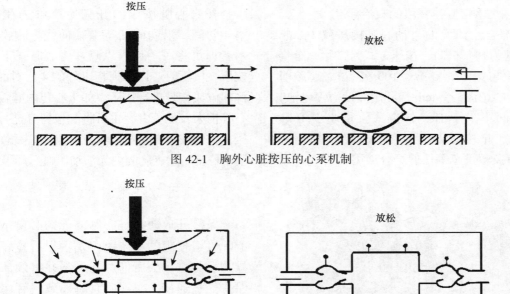

图 42-1　胸外心脏按压的心泵机制

图 42-2　胸外心脏按压的胸泵机制

无论患者是否为心脏病导致的心搏骤停，医护人员都应该进行胸外按压和通气。施行胸外心脏按压时，患者仰卧于硬板床或地上，头部与心脏平齐，如为软床背部应垫一木板。按压的部位在胸骨中下1/3交界处或两乳头连线中点。施救者紧靠患者胸部一侧，左手掌根部置于按压区，右手置于左手背上。手指向上方翘起，两臂与水平面垂直，凭自身重力通过双臂和双手掌，垂直向

胸骨加压。胸外心脏按压应有力而迅速，每次按压后为保证胸廓完全恢复原位，在按压间隙救助者双手应离开患者胸壁。推荐胸外按压：回复时间1：1。

高质量的胸外心脏按压：要求胸外按压频率100～120次/分，按压速率过快（超过140次/分）会导致按压幅度不足。按压深度至少5cm，但不超过6cm，过深可能导致并发症。按压：通气频率

30：2。要求保证每次按压后胸部充分回弹；维持胸外按压的连续性，尽量避免或减少因人工呼吸或电除颤而使心脏按压中断。在心脏按压过程中，容易发生疲劳而影响心脏按压的频率和深度，如果有 2 人以上进行心脏按压时，建议每 2min 就交换 1 次，但交换时不能影响按压，每次从按压者对面交换人。在心脏按压期间无论是人工呼吸、电除颤、建立人工气道或进行检查等操作，都应以不干扰心脏按压为原则，判断减少按压中断的标准是以胸外按压在整个心肺复苏中占的比例确定的，目标比例至少为 60%。未经训练的非专业施救者可在调度员指导下或者自行对心搏骤停的成人患者进行单纯胸外按压式心肺复苏。

人们发明了多种机械辅助装置用来进行胸外按压，相比徒手按压能最大化按压时间。但是目前进行的研究并未表明机械胸外按压优于人工按压，患者死亡率和神经系统预后并无差异。人工胸外按压仍然是治疗心搏骤停的救治标准。

我国上海自主研发的自动心脏按压仪（Auto CPR），原理为胸泵机制，按压方式为带状，全胸腔压力，频率可选 80 次 / 分，100 次 / 分，胸腔前后压低 15% ～ 20%（3 ～ 4cm），利用高动力锂电池，连续工作时间不少于 1h，便携式重量小于 10kg（图 42-3）。省时省力，可在急症室、病房、ICU、手术室及救护车等任何场合使用。

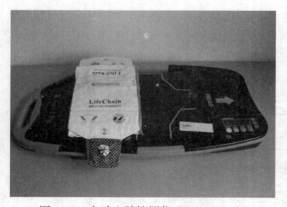

图 42-3　自动心脏按压仪（Auto CPR）

（2）切开胸壁直接挤压心脏称为开胸心脏按压或胸内心脏按压，其适应证为：①胸外心脏按压无效和胸部挤压伤；②胸廓先天性畸形和胸廓成形术后；③严重肺气肿和肺栓塞；④伴有心包、心肌或心瓣膜损伤和心脏压塞；⑤顽固性心室颤动，体外除颤无效者；⑥原患室壁瘤；⑦妊娠后

期；⑧长期接受皮质类固醇治疗、骨质松脆者；⑨继发于重度低温的心搏骤停；⑩胸内手术中发生心搏骤停。胸外心脏按压效果不佳者，只要具备开胸条件，应采用开胸心脏按压。尤其在手术室内，应于胸外心脏按压的同时，积极做开胸的准备，一旦准备就绪而胸外心脏按压仍未见效时，应立即开胸进行胸内心脏按压。胸内心脏按压效果确实，其脑血流量和心肌血流量比胸外心脏按压明显增高，平均动脉压可高于 50mmHg，为正常的 45% 以上，心脏指数为正常的 52%。不增高胸膜腔内压和中心静脉压，心脑灌流量明显增加，而颅内压明显低于胸外心脏按压。动物实验已证实，心搏骤停经短期胸外心脏按压无效后，开胸心脏按压可提高生存率；但心搏停止时间长（超过 25min），即使直接胸内心脏按压也无效。故院内心脏复苏时，胸外心脏按压如效果不佳，应尽快改为胸内心脏按压。

开胸心脏按压的开胸切口可选在胸骨左缘第 4 肋间，沿肋间切至左腋前线。胸膜切开后，术者即可将一手伸入纵隔并将心脏托于掌心进行按压。按压时应以除拇指以外的 4 指对准大鱼际肌群部位或胸骨进行按压。如果心包内有较多积液或心脏扩大较显著者，也可将心包剪开进行心包内按压，否则按压效果难以满意。自主心跳恢复、循环基本稳定、检查胸腔内无活动出血后即可关胸。

（二）开放气道

保持气道通畅是心肺复苏的必要条件，造成上呼吸道梗阻的主要原因是舌根后坠和呼吸道内异物。张口、头后仰、托下颌并将颈部抬起，可保持气道通畅。对误吸食物而致气管堵塞，应用吸引器将口内食物和分泌物吸干净。

（三）人工通气

人工通气的方法有口对口、口对鼻、口对面罩、球囊 - 面罩等。在院内球囊 - 面罩是最常用、最方便的方法。

进行口对口人工通气时，患者仰卧并使头部后仰，迅速解开衣扣和裤带以免妨碍呼吸动作，施救者以一手按住患者额部并用拇指和示指捏住鼻孔，另一手抬起下颌，并使口部微张，以便于吹气。有条件者可以在患者口部垫一块纱布或者其他衣料以策清洁。心搏骤停期间，CO_2 向肺脏的运输很少，大潮气量并不能促进体内 CO_2 的进一步排出，人工呼吸的主要目的是防止缺氧，研究证实，在维持同等氧合水平时，小潮气量同样有效。故吹气量宜小（400～600ml），以避免发生胃内容物反流。应确认患者胸廓随每次吸气上抬，再松开捏住患者鼻孔的手，让患者被动的呼出气体。呼气完毕后，给予另一次吹气。但施救者通常很难掌握吸气力度并难以判断具体的吹气量。所以指南中建议：每次人工呼吸时间应持续 1s 以上，并要见到胸廓的起伏，吹气前不需深吸气，避免过度通气或吹气过度用力。需要在此处说明的是，目前指南强调胸外按压的重要性，如果施救者不愿或不能为患者进行人工通气，那么也可以进行"单纯胸外按压"。但是对于医务人员来说，由于经过专业训练，所以应该尽可能同时给予患者按压和通气。

球囊 - 面罩结构简单、有效，有利于快速建立人工通气。尤其是对于可能有插管困难的患者，或者患者缺氧已经比较严重，马上进行经面罩人工通气有利于快速改善缺氧，并为创造插管良好条件。另外面罩加压通气也可以作为气管插管失败的补救手段。使用时将面罩扣于患者口鼻部，挤压呼吸囊即可将气体吹入患者肺内。使用面罩通气同样需要操作者经过良好的培训，缺乏训练的操作者常在按压面罩时将患者下颌同时下压，造成气道梗阻。正确的方式是单手托颌扣紧面罩，另一手按压气囊。若有困难救治者也可以双手托颌扣紧面罩，由另外一位救治者按压球囊。目前的研究并未显示面罩加压通气与给心搏骤停患者气管插管或者使用喉罩通气的预后有明显差异。

有条件的患者可以考虑建立人工气道，包括气管插管或者使用喉罩，不但可以改善通气效率，并且防止进一步的误吸等风险。它的缺点是对于操作者的技术要求比较高，插管时可能需要暂时中断胸外按压，目前最佳的插管时间还不清楚，并且研究也未显示其较面罩加压通气有更好的预后。对于插管困难的一些特殊患者，例如上呼吸道梗阻、喉痉挛、急性会厌炎，可考虑行紧急气管切开术或者环甲膜穿刺术。值得特别指出的是，在抢救插管过程中，对于某些牙关紧闭插管困难者，在没有完全把握的情况下，慎用肌松药等麻醉药物，以免消除患者自主呼吸，造成难以挽回的后果。建立人工气道后，按照每分钟 10 次的频率给患者做人工呼吸。

心肺复苏持续的时间目前没有统一的规定，以往有研究发现，复苏持续时间少于 5min 的，患者出院率 45%；而持续 20min 以上的，出院率仅不到 5%。新近中国台湾的一项研究结果则显示，心肺复苏持续不到 10min 者，自主循环恢复率达 90%，而持续 30min 以上者，自主循环恢复者约 50%。究竟心肺复苏时间多长为宜，以及何种患者可以从延长复苏时间获益仍不清楚。

二、高级生命支持

高级生命支持是基础生命支持的继续，是专业人员以高质量的复苏技术、复苏设备和药物治疗，以争取最佳疗效和预后的复苏阶段，也是生命链中的重要环节。

（一）生理指标监测

自主心搏和呼吸恢复是心肺复苏成功的标志。瞳孔缩小，对光反射恢复也是常用的心肺复苏有效指标。在手术室或监护室抢救的患者，进行呼气末 CO_2 分压（$PetCO_2$）测定有较高价值。在心肺复苏期间 $PetCO_2$ 与心排血量、心肌灌注压呈正相关，其增高可能是自主循环恢复的最早指征。插管患者如果经 20min 心肺复苏，$PetCO_2$ 仍然不能达到 10mmHg 以上，可以作为终止复苏的一个指标。此外，它还可以帮助确定气管插管的位置。目前虽然没有研究评估根据这些生理参数来决定采取何种心肺复苏措施的做法能够提高救治效果，但是指南仍然推荐在心肺复苏期间测量 $PetCO_2$、动脉舒张压、血压和中心静脉血氧饱和度等指标来评估和优化 CPR 质量，指导升压药使用，评估自主循环恢复情况。

（二）超声应用

近年来随着超声仪在急诊科、麻醉科和重症监护室的普及，超声被广泛用于诊断和评估病情。有学者提出在 CPR 期间使用超声来评估心脏的收缩能力，或者识别心搏骤停的原因，如低血容量、张力性气胸、心脏压塞和肺栓塞等。如能早期识别并辅以针对性的治疗措施，确实有可能改善复苏的效果，尤其是对于在心肺复苏过程中反复发生心搏骤停的患者，如能在心搏恢复的间隙快速进行心超检查，有可能发现导致心搏骤停的病因。但是在心肺复苏期间进行心脏超声检查很困难，因为不能因此而中断胸外按压，心脏超声检查通常只能采用剑突下四腔心切面，要求操作者必须熟练而且动作迅速，所得到的超声图像通常模糊而辨识困难。虽然如此，超声毕竟是目前心搏骤停管理中仅有的影像学方法，其能否改善心肺复苏患者的预后是个值得研究的问题。

（三）电除颤

高质量心肺复苏的同时进行早期除颤是提高心搏骤停患者生存率的关键。大部分（80% ～ 90%）成人突发的非创伤性心搏骤停的初始心律失常为心室颤动，而电除颤是目前治疗心室颤动和无脉性室性心动过速的最有效方法。施行电除颤的时间是复苏成功的关键。心室颤动后 4min 内、CPR 8min 内除颤明显改善预后。随着时间的推迟，除颤成功的概率迅速降低，每过 1min 约下降 7% ～ 8%。心室颤动通常在数分钟内转变为心搏骤停，此时复苏成功的希望很小。对于电除颤和心肺复苏何者为先的问题，目前多项研究显示无明显差别。指南建议当取得自动体外除颤器（automated external defibrillator，AED）时，应尽快除颤；当不能取得 AED，或者在 AED 准备期间，则应积极开始心肺复苏，等设备就位后尽快除颤。

胸外除颤时标准位置是将一电极板放置于胸骨右缘第 2 肋间，另一电极板置于左侧心尖部。此外也可以将一电极板置于左侧心前区，另一电极板置于心脏后面、右肩胛下角区或左肩胛下角区皆可。研究数据表明，这 4 种电极片位置对于治疗心房或心室心律失常的效果相同。电极下应垫以盐水纱布或导电糊并紧压胸壁，以免局部烧伤或降低除颤效果。除颤器为双向波者优于单向波，建议使用厂家推荐的电击能量，如果不清楚，则使用机器的最大能量。成人心室颤动或无脉性室性心动过速使用单相波除颤时首次和再次电击的能量为 360J。使用双相波除颤器时，对于双相指数截断波形，首次成人电击能量为 150 ～ 200J；对于直线双相波形，电击能量为 120J；如急救人员不熟悉设备特定能量，建议使用默认能量 200J。如心室颤动为细颤，应立即静脉注射 0.1% 肾上腺素 1 ～ 2ml，使细颤变成粗颤，再电击才能奏效。在开胸手术或胸内心脏按压时可做胸内直流电除颤，首次电击除颤尽可能采取小能量，以免损伤心肌。成人自 2.5J 开始逐渐增加至 20J，小儿自 1J 开始，增加至 10J 左右。

（四）抗心律失常药

对于顽固性或反复发作的心室颤动 / 无脉性室性心动过速，使用抗心律失常药物有助于改善预后。当然仅凭心律失常药物使得心室颤动 / 无脉性室性心动过速转复为正常心律不现实，用药的目的是在终止心室颤动后，帮助恢复或者维持自主循环。开放静脉、用药不能影响胸外按压和及时的电除颤。

心搏骤停推荐静脉及气管内用药。外周静脉通路给药快速安全有效，易于建立。但是经外周静脉给药，药物到达心脏明显延迟。颈外静脉或中心静脉通路起效快，峰值浓度高。但中心静脉穿刺要求中断胸外心脏按压，且操作要求较高，可能产生并发症。股静脉穿刺不影响心肺复苏操作，且用药后很快进入心脏，可以选用，但穿刺置管应插至横膈以上，以保证效果。无中心静脉而必须选用外周静脉时，应尽量用肘部静脉而不用肢体远端静脉。静脉用药后，应快速静脉滴注 30ml，以加速药液进入心脏。

复苏患者常进行气管插管，药物可经气管途径注入，将 30cm 长的细塑料管或心导管，经气管导管插入气管隆突或支气管内，将药液用 0.9% 氯化钠液或蒸馏水稀释至 10ml，注入气管内，并行加压张肺 5 ～ 6 次，使药液迅速进入支气管及肺泡内，该处黏膜吸收迅速。气管支气管的血液直接回流至左心房，故注入气管内的药物迅速吸收后在心脏可达到很高的浓度。据研究最快注药后 11 ～ 16s 即产生心脏效应。肾上腺素、阿托品、利多卡因等均可经气管内给药。注入气管内的药物剂量是静脉内用药的 2 ～ 2.5 倍。药物吸收可能受肺不张、肺水肿的影响。肾上腺素局部血管收缩作用也可能减少支气管内吸收。气管内用药后因通气血流比例改变，以及分流的增加，PaO_2 可能下降，应注意监测。

骨髓内用药适宜于小儿无静脉途径时。常选用胫骨远端穿刺，因该处骨皮质较薄，在胫骨内踝处旋转进针，至髓腔时阻力消失，回抽有血，提示已进入骨髓腔，注入药物后迅速被静脉窦吸收至中心循环，其吸收及分布方式与静脉内注射相同。

心内注射仅适用于其他途径用药无效时，自胸骨左缘第4肋进针，或在剑突下左肋缘进针，回抽有血，提示针已进入右心室内，据统计仅72%心内注射进入心脏，并发症有气胸、血胸、心肌冠状血管损伤、心包出血等，其最大缺点是中断心肺复苏。目前一般认为，心内、气管内、股静脉内用药，三种用药途径效果一致。

1. 胺碘酮　作用于心肌细胞膜，影响钠、钾和钙等离子通道。对于心室颤动/无脉性室性心动过速对电除颤、CPR或血管加压药无效者，可考虑应用胺碘酮。副作用有低血压和心动过缓。成人胺碘酮的初始单次剂量为150～300mg，溶于20～30ml生理盐水或葡萄糖液内快速推注，随后按1mg/min的速度静脉滴注6h，再减至0.5mg/min，每日最大剂量不超过2g。

2. 利多卡因　已长期、广泛用于抗心律失常，可减慢心肌动作电位4期自动去极化的速率，从而控制其自律性，抑制心室的异位激动。利多卡因适应于室性异位节律，包括频发室性期前收缩、室性心动过速及心室颤动。早期曾将其用于心肌梗死以抑制室性期前收缩，后来发现反而会增加患者的死亡率。但是对于心室颤动/无脉性室性心动过速患者利多卡因可减少其复发，改善预后，并未见有害影响。目前的证据不足以支持心搏骤停后常规使用利多卡因。对于心室颤动/无脉性室性心动过速对电除颤、CPR或血管加压药无效者，利多卡因效果并不优于胺碘酮，可以作为胺碘酮的替代药物。对于心搏骤停后恢复自主循环的患者可以考虑立即使用利多卡因预防心室颤动/无脉性室性心动过速复发。利多卡因单次静脉注射开始用量为1.0～1.5mg/kg，每5～10min可重复应用，重复用量为0.5～0.75mg/kg。一旦恢复窦性心律即可以2～4mg/min的速度连续静脉输注。

3. 镁　具有血管扩张作用，是调节细胞膜钠、钾、钙通道的重要因子。在临床研究中，对于各型心律失常所致的心搏骤停，镁未能增加患者恢复自主循环的成功率，因此对于成年人心搏骤停患者不建议常规使用镁剂。

4. β受体阻滞药　在一项针对因心室颤动/无脉性室性心动过速导致心搏骤停，恢复自主循环的患者的观察性研究中，发现使用施用β受体阻滞药与生存率增加相关。但是其因果关系未明，且β受体阻滞药可带来血流动力学不稳定、心力衰竭等多种副作用。目前的证据不足以支持心搏骤停后常规使用β受体阻滞药，但是心室颤动/无脉性室性心动过速导致心搏骤停患者入院后，可以考虑尽早开始或继续口服/静脉注射β受体阻滞药。

5. 阿托品　可阻断或逆转胆碱能介导的心率下降和房室结传导的降低，是治疗急性心动过缓的一线药物，但是目前没有前瞻性对照临床研究验证阿托品用于心室停搏型或缓慢心率的无脉心电活动（PEA）的效果。院外PEA型心脏停搏的成年患者使用阿托品，也不会产生神经学方面的远期效益。因此，2010年心肺复苏指南已不再推荐其为心肺复苏的常规用药。

无论是心搏骤停后立即使用抗心律失常药物，还是自主循环恢复后使用，目前都缺乏足够的证据。推荐的抗心律失常药物主要基于其短期疗效，目前各种抗心律失常药物都未见其能提高生存率或改善神经系统预后。

（五）血管活性药物

1. 肾上腺素　主要通过兴奋α受体，收缩外周血管，提高主动脉舒张压，增加冠状动脉灌注。同时收缩颈外动脉，增加脑血流量，因此有利于心、脑的复苏。而其β受体兴奋作用可能增加心脏作功、减少心肌灌注。现公认肾上腺素是治疗心搏骤停的首选药物，可使停搏的心脏恢复跳动。心室颤动患者用肾上腺素，可使颤动波由细弱转为粗大，心肌色泽由发绀转为红润，为电击除颤创造条件。对于不可电击的心律引发的心搏骤停，指南建议尽早给予肾上腺素。肾上腺素用法是1mg静脉注射，每3～5min重复一次。若静脉通路未建立，也可通过气管导管3mg滴注。肾上腺素剂量过大时也可能导致心动过速，加重心肌缺血，并可能诱发室性心动过速和心室颤动。

2. 血管升压素　为非肾上腺素能外周血管升

压药物，可兴奋 α 受体，加快浦肯野纤维和心肌传导，改善重要脏器血流，促进自主循环恢复。虽然有证据显示心搏骤停后给予血管升压素有助于恢复自主循环，但是血管升压素相比肾上腺素没有优势，联合应用血管升压素和肾上腺素也不优于单独使用肾上腺素。为了简化流程，目前指南已不推荐其应用。

心肺复苏期间恢复酸碱平衡最有效的方法是通过良好的胸外按压，增加心排血量，改善组织灌注，并辅以良好的通气。以往的研究提示，碳酸氢钠不能提高除颤成功率和生存率，静脉滴注碳酸氢钠有可能加重脑组织和细胞内酸中毒，引起电解质紊乱，且其纠酸作用维持时间短暂，目前已不主张心肺复苏期间常规使用，而仅在严重代谢性酸中毒（pH 值 < 7.2）时才使用。当患者同时合并危及生命的高钾血症、三环类抗抑郁药中毒等情况下可以使用碳酸氢钠。碳酸氢钠的首次用量为 1mmol/kg，每 10min 可重复给 0.5mmol/kg。给药期间注意保持良好的通气，根据动脉血气分析结果调整用量。

（六）围术期特殊情况的复苏治疗

1. 阿片类药物过量所致的心搏骤停 围术期阿片类药物过量的情况可能有术中阿片类药物使用过量，术后麻醉复苏不充分，残余阿片作用导致的呼吸抑制，术后阿片类镇痛药物使用过量。阿片类药物具有镇静和呼吸抑制作用，严重的呼吸抑制可能导致呼吸、心搏骤停。纳洛酮是强效的阿片受体拮抗剂，可迅速逆转阿片类药物所产生的中枢神经系统和呼吸系统副作用。安全性好，可以静脉、肌肉、鼻内、皮下用药，或者雾化吸入。对于阿片类药物过量所致的疑似心搏骤停患者，可在进行高质量 CPR 的同时，尽快采取措施恢复有效的人工通气。因为患者可能是发生了阿片类药物所致的严重呼吸抑制，而脉搏细弱难以准确判断心搏有无停止。肌内注射或鼻内滴注纳洛酮对于心搏骤停本身没有效果，但是可能逆转阿片类药物过量所致的呼吸抑制。

2. 局麻药中毒 引起严重的循环抑制，普通的复苏措施难以纠正，患者同时可以伴有神经系统毒性表现（躁动、惊厥、抑郁）。静脉滴注脂肪乳剂可以减少组织中的局麻药浓度，增加心肌收缩力。最初报道是静脉滴注脂肪乳剂用于局麻药布比卡因中毒的救治，但是用于心搏骤停的临床研究还没有，而动物实验显示脂肪乳剂对于局麻药中毒具有良好的治疗效果。指南推荐对于因局麻药中毒引起的心搏骤停患者，可以在标准复苏治疗的基础上，同时给予静脉脂肪乳剂。常用剂量为 20% 的长链甘油三酯 1.5ml/kg 于 1min 内静脉注射，继之以 0.25ml/kg 每分钟持续 30 ~ 60min。根据情况可以使用 1 ~ 2 次。第 1h 推荐的最大剂量为 10ml/kg。

3. 急性肺栓塞 是可逆性的疾病，围术期并不少见。肺动脉急性栓塞导致右心室压力急剧升高，多种血管活性介质释放导致的心源性休克和循环衰竭。近 5% 的急性肺栓塞患者可进展至心搏骤停，这部分患者死亡率可达 65% ~ 90%，5% ~ 13% 不明原因的心搏骤停由肺栓塞所致。对于高危、严重循环衰竭的肺栓塞目前的治疗手段主要是溶栓、外科切开或导管取栓、体外心肺复苏。对于急性肺栓塞所致的心搏骤停，情况允许的患者在高质量 CPR 的同时，应该争分夺秒的进行溶栓治疗。外科切开取栓术适用于溶栓早期未能见效，或者溶栓禁忌的患者，对于肺动脉栓塞所致的突发心搏骤停可以考虑紧急手术。1995 年首次报道在手术室外采用体外膜肺氧合（extracorporeal membrane oxygenation，ECMO）救治急性肺栓塞患者，ECMO 既可以作为肺栓塞导致心搏骤停的独立治疗措施，也可以作为溶栓、手术、导管治疗策略的一部分。有研究报道，12 例突发性肺栓塞致心搏骤停的患者，行 ECMO 支持后 10 例存活。有学者收集文献报道的 193 例 ECMO 救治的急性肺栓塞患者，其中 65% 的患者有心搏骤停，总生存率为 73%。

4. 妊娠期心搏骤停 妊娠期心搏骤停并不多见，对于妊娠妇女心肺复苏的关键在于进行高质量 CPR 的同时，减轻子宫对主动脉和下腔静脉的压力。可以将子宫向左侧推，为了避免影响胸外按压，患者常仍需保持仰卧位。

（七）体外循环心肺复苏

1976 年 Kenneth 对肺栓塞、心肺创伤和急性药物过量所致的心搏骤停 39 例，经常规心肺复苏无效，采用股动脉及股静脉插管进行体外循环抢救，其成功率达 64%。国内阜外医院对心脏手术后心搏停止患者进行紧急体外循环，平均动脉压可达 40～80mmHg，在体外循环下再次手术，患者抢救成功。随着 ECMO 技术的推广，一些医疗单位尝试对传统心肺复苏效果不佳者进行体外循环和氧合。建立体外循环进行心肺复苏技术复杂，需要训练有素的团队和专业的设备，以及多学科的支持。目前该方面的临床研究对于患者都有严格的纳入和排除标准，如患者合并症比较少，发生了心源性的心搏骤停，接受了超过 10min 的传统心肺复苏后仍未恢复自主循环。目前指南建议对于发生心搏骤停，且怀疑心搏骤停的病因可能可逆的患者，可以考虑进行体外心肺复苏。

中华医学会急诊医学分会复苏学组联合成人体外心肺复苏专家共识组共同制定了《成人体外心肺复苏专家共识》，为更好地指导急诊 ECPR 的规范开展提供参考。对院内外心搏骤停患者建立进行体外心肺复苏的详细流程（图 42-4）。如果符合体外心肺复苏的适应证，在实施常规高质量复苏的同时，快速有效地进行置管和连接体外膜肺氧合设备。首选置管方法可在超声引导下经皮股血管置管。

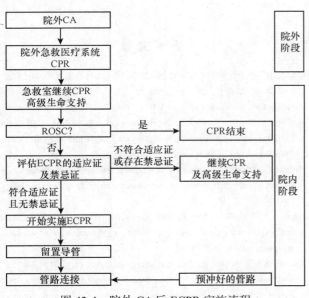

图 42-4　院外 CA 后 ECPR 实施流程

三、复苏后治疗

心脏复跳后，患者还可能伴有低温、缺血再灌注损伤等一系列病理生理改变仍然存在，并可能对多个器官产生进一步损害。因此，心搏骤停患者初期复苏处理后应在重症监护病房进行进一步治疗，包括维持呼吸、循环功能，目标温度管理，脑保护，神经系统评估等。

（一）呼吸管理

已经证实，心搏骤停后动脉血氧分压（PaO_2）和二氧化碳分压（$PaCO_2$）异常与患者的神经功能预后不良相关，并导致继发性神经功能损伤。此外约有一半的心搏骤停患者会出现早期肺部感染，很多患者还是 ARDS 高危人群，对他们进行有效的呼吸管理具有重要的意义。

心搏骤停后氧供管理的目标既要满足细胞代谢的需要，又要避免缺血再灌注期间高氧所致的潜在性损害。高氧血症会增加氧化应激，促进自由基生成并加重器官功能损害。维持正常氧分压有利于改善患者临床预后。动物实验显示，心搏骤停后的动物接受较低的吸入氧浓度时，会改善预后并减少神经元损伤。临床研究也提示，ICU 患者高氧血症组死亡率显著高于正常血氧组和低氧血症组，血氧分压每增加 100mmHg，死亡风险增加 24%。因此有学者建议，在恢复自主循环后，控制 FiO_2 以维持 SpO_2 在 94%～97%，PaO_2 维持在 70～100 mmHg。进一步的实验研究正在进行中。

$PaCO_2$ 与心搏骤停后的神经功能预后有重要的关系。研究显示，低碳酸血症与心搏骤停后患者的神经系统不良预后相关，而高碳酸血症对神经系统预后的影响尚不清楚。一项包含 8 个观察性研究，纳入超过 23 000 例患者的荟萃分析显示，与高碳酸血症和低碳酸血症相比，正常碳酸血症与良好神经系统预后相关性大。动脉血二氧化碳分压影响神经功能预后的机制可能与正压通气对血流动力学影响，脑血管收缩和低氧，缺血再灌注损伤有关。过度通气可能降低心排血量；动脉血二氧化碳分压是调节脑血流的主要因素，其每下降 1mmHg，脑血流量降低约 3%；二氧化碳还可能在细胞水平调节缺血再灌注损伤，通过介导线粒体氧化损伤促进细胞死亡，而高碳酸血症则表现为保护作用。对于大部分患者，应该将 $PaCO_2$ 维持在正常范围，除了一些特殊情况，例如，肺损伤患者允许稍高的 $PaCO_2$，颅内高压患者可以进行短暂的过度通气。

心搏骤停患者可能并发肺损伤和 ARDS，其机制有误吸、CPR 导致的肺挫伤、缺血再灌注损伤、感染、心搏骤停后综合征等。心搏骤停后机械通气策略尚未明确，小潮气量通气可使 ARDS 患者死亡率降低 9%，对于其他急诊患者也与低死亡率和低通气天数相关。一项长达 12 年的包括 812 例心搏骤停患者的研究提示，高潮气量、高平台压力和低 PEEP 与肺部并发症相关。低潮气量还可能减少促炎因子的释放来减轻脑和其他器官损伤。总之，心搏骤停患者可能伴发 ARDS，而小潮气量通气策略可能对伴有或不伴有 ARDS 的心搏骤停患者有益。

（二）循环支持

近 1/3 的患者在心搏骤停后立即出现明显的心肌功能障碍。心搏骤停后综合征患者常常由于血容量不足，血管调节功能减低、心功能不全及心律失常等原因导致血流动力学不稳定，表现为低血压、心脏指数降低和心脏节律异常。如果是冠状动脉疾患导致的心搏骤停，及时的再灌注治疗是最好的方法。如果心搏骤停为单纯心律失常所致可能需要安置起搏器或埋藏式心律转复除颤器，而预防性应用抗心律失常药物效果欠佳。心搏骤停的患者在头 24h 内，应该每隔 4 ~ 6h 监测血乳酸水平，通过补液或者使用血管活性药物将平均动脉压维持在 65mmHg 以上，收缩压 90 mmHg 以上，对于血流动力学不稳定患者可以考虑监测 CVP，必要时输注红细胞将血红蛋白保持在 80g/L 以上，对于反复发作的室性心动过速或心室颤动，可预防性地使用抗心律失常药物。如果经积极处理仍无法保证足够的组织灌注，则可考虑使用辅助器械保证循环。主动脉球囊反搏是应用最多的维持血压，保障组织灌注的仪器。如果血压仍然难以维持，可选择 ECMO 来辅助。

（三）目标温度管理

早在 1958 年，就有学者尝试对心肺复苏后昏迷的患者进行"治疗性低温"，这一策略目前被称为目标温度管理（targeted temperature management，TTM）。其内容包括对复苏后患者进行降温，后续复温，以及对发热的预防。对于院内的心肺复苏后恢复自主循环的患者，如果患者对言语命令无反应，或者 GCS 评分低于 8 分，可采用体表或血管内降温措施，将患者体温降至 32 ~ 36℃，并维持 24h 或以上，然后让患者自然复温或者控制体温上升速率 0.5℃ /h。如果低温期间出现心动过缓或者循环不稳定，可以将目标温度从 32℃ 提高到 36℃，目前尚无定论最佳的目标温度是多少。TTM 适宜的持续时间仍不清楚，有研究持续 TTM 达 72h 也未见更多益处，但是目前仍有许多研究者倾向于给患者更长时间的 TTM。TTM 复温后，超过 50% 的患者会出现发热，目前尚不清楚这个发热是否会造成神经系统损害，指南推荐将体温控制在低于 37.5℃。

（四）抽搐的治疗

心搏骤停后昏迷的患者因脑缺氧可能出现抽搐，发生率 12% ~ 22%。抽搐本身也可以诱发继发性脑损伤，加重昏迷。没有证据表明，心肺复苏自主循环恢复后，预防性使用抗癫痫药物能改善预后。对于抽搐发作的患者，应及时诊断，并积极用抗抽搐药物控制，常用咪达唑仑持续静脉输注。

（王学敏　江　伟）

参 考 文 献

中华医学会急诊医学分会复苏学组，2018. 成人体外心肺复苏专家共识. 中华急诊医学杂志，27（1）：22-29

Callaway CW, Donnino MW, Fink EL, et al, 2015. Part 8: Post-Cardiac Arrest Care: 2015 American Heart Association Guidelines Update for Cardiopulmonary Resuscitation and Emergency Cardiovascular Care. Circulation, 132（18 suppl 2）：S465-S482

Hashiba K, Okuda J, Maejima N, et al, 2012. Percutaneous cardiopulmonary support in pulmonary embolism with cardiac arrest.Resuscitation, 83: 183-187

Johnson NJ, Carlbom DJ, Galeski DF, 2017. Ventilator management and respiratory care after cardiac arrest: oxygenation, ventilation, infection, and injury. Chest

Kleinman ME, Brennan EE, Goldberger ZD, et al, 2015. Part 5: adult basic life support and cardiopulmonary resuscitation quality: 2015 American Heart AssociationGuidelines Update for Cardiopulmonary Resuscitation and Emergency Cardiovascular Care. Circulation, 132（suppl 2）：S414-S435

Kleinman ME, Goldberger ZD, Rea T, et al, 2018. 2017 American Heart Association Focused Update on Adult Basic Life Support and Cardiopulmonary Resuscitation Quality: an update to the American Heart Association Guidelines for Cardiopulmonary Resuscitation and Emergency Cardiovascular Care. Circulation, 137: e7-e13

Link MS，Berkow LC，Kudenchuk PJ，et al，2017. Part 7：adult advanced cardiovascular life support：2015 American Heart Association Guidelines Update for Cardiopulmonary Resuscitation and Emergency Cardiovascular Care. Circulation，132（suppl 2）：S444-S464

Neumar RW，Shuster M，Callaway CW，et al，2015. Part 1：executive summary：2015 American Heart Association Guidelines Update for Cardiopulmonary Resuscitation and Emergency Cardiovascular Care. Circulation，132（suppl 2）：S315-S367

Olasveengen TM，de Caen AR，Mancini ME，et al，2017. International Consensus on Cardiopulmonary Resuscitation and Emergency Cardiovascular Care Science With Treatment Recommendations Summary. Resuscitation，121：201-214

Sakuma M，Nakamura M，Yamada N，et al，2009. Percutaneous cardiopulmonary support for the treatment of acute pulmonary embolism：summarized review of the literature in Japan including our own experience. Ann Vasc Dis，2：7-16

Wong GC，Diepen SV，Aisworth C，et al，2017.Canadian Cardiovascular Society/Canadian Cardiovascular Critical Care Society/Canadian Association of Interventional Cardiology Position Statement on the Optimal Care of the Postarrest Patient.Canadian Journal of Cardiology，33：1-16

索　引